McMinn & Abrahams'

Clinical Atlas of

7th Edition

Human Anatomy

해부아틀라스

ELSEVIER

해부아틀라스, 이범이 외
Korean ISBN : 978-89-6069-428-6

Notice

본 출간물은 출간 시기에 맞춰 최신 정보를 최대한 정확하고 신중하게 검토하였습니다. 그러나 독자가 본 출간물의 어떤 내용이나 처치 방법, 의약품 사용법을 참조할 때에는 별도로 확인할 것을 권고합니다. 저자와 출판사는 본 출간물상의 오류나 누락에 의해 발생할 수 있는 인명 및 금전적 손해 및 손상에 대한 법적 책임을 지지 않습니다.

Printed in Korea.

해부아틀라스 7판

McMinn & Abrahams' Clinical Atlas of Human Anatomy 7th EDITION

2017년 3월 31일 1판 1쇄 인쇄
2017년 4월 10일 1판 1쇄 발행

지은이 | Peter H. Abrahams, Jonathan D. Spratt, Marios Loukas, Albert N. van Schoor
옮긴이 | 이범이 외
펴낸이 | 김진환
펴낸곳 | 정담미디어 · (주)학지사
04031 서울특별시 마포구 양화로 15길 20 마인드월드빌딩
대표전화_ 02-330-5188 팩스_ 02-326-0338
등 록 | 2010년 2월 8일 제313-2010-36호
메 일 | jdmpub@jdmpub.com
홈페이지 | http://www.jdmpub.com

ISBN 978-89-6069-428-6 93510

가 격 | 38,000원

※ 정담미디어는 학지사의 자매회사입니다.

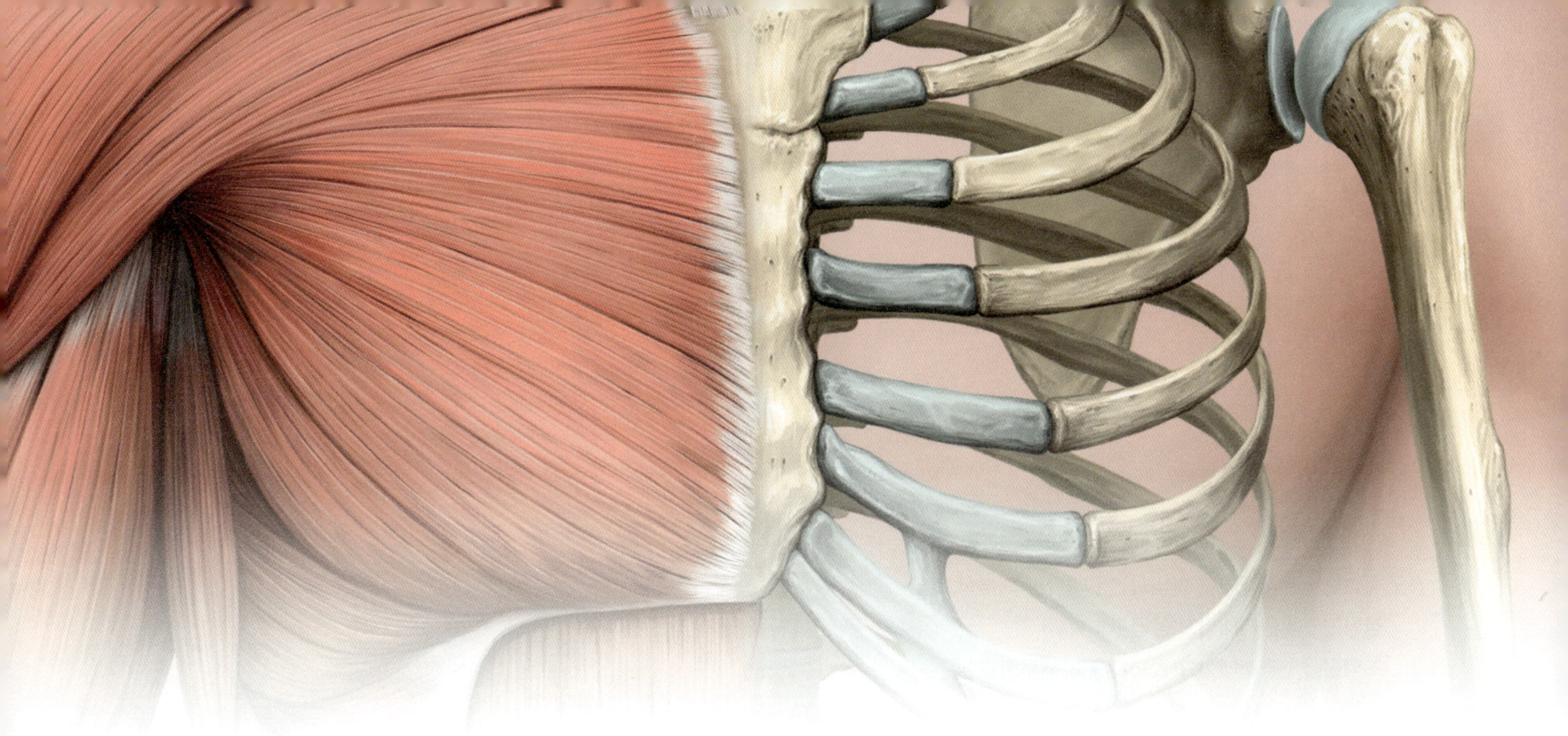

McMinn & Abrahams'

Clinical Atlas of

Human Anatomy

7th Edition

해부아틀라스

Peter H. Abrahams, Jonathan D. Spratt
Marios Loukas, Albert N. van Schoor 공저

이법이 외 공역

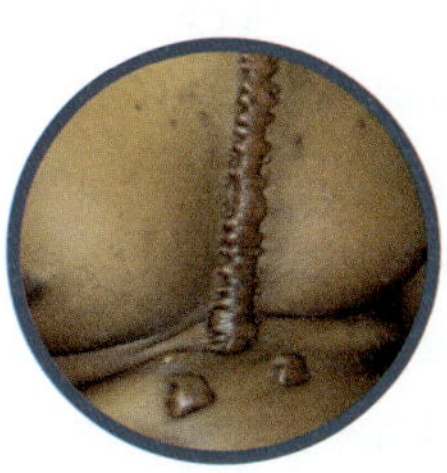
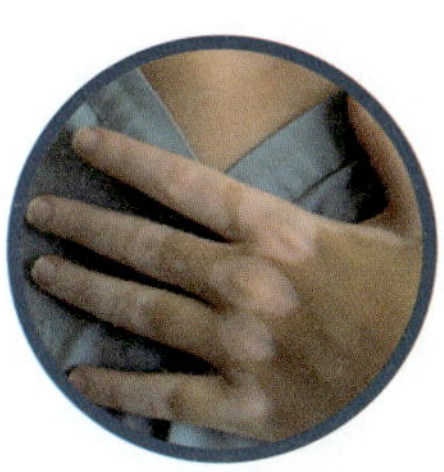
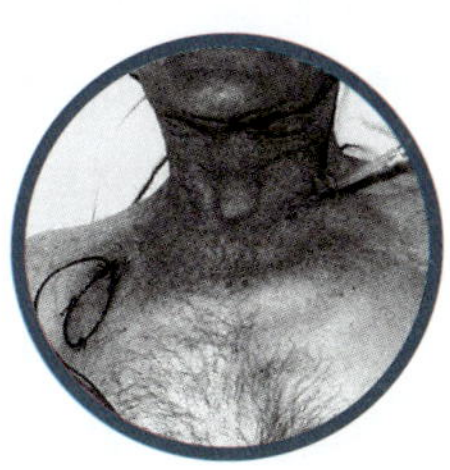
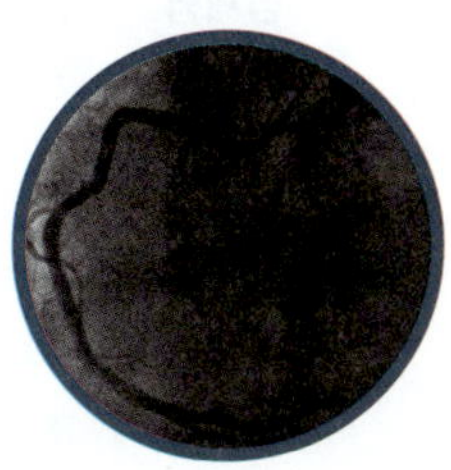
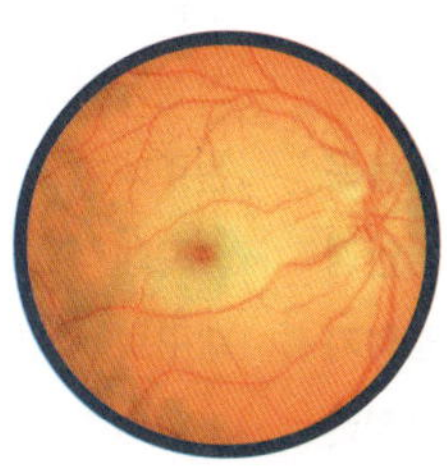

ELSEVIER

정담미디어

역자 명단

번역진

이법이 건국대학교(의학전문대학원 해부학교실)
정형근 을지대학교(응급구조학과)
조익현 경희대학교(한의과대학 해부학교실)

집필진

감경윤 인제대학교
구현모 경성대학교
권영은 청운대학교
권오현 안동과학대학교
김경완 청암대학교
김경태 제주한라대학교
김계엽 동신대학교
김금숙 대전과학기술대학교
김금순 경북전문대학교
김동현 구미대학교
김동환 강릉영동대학교
김미숙 경북전문대학교
김미숙 춘해보건대학교
김석범 제주한라대학교
김성호 신구대학교
김수한 가야대학교
김식현 선린대학교
김용수 신성대학교
김용욱 전주대학교
김인경 송곡대학교
김정기 대구보건대학교
김정현 마산대학교
김지성 수원여자대학교
김철용 울산과학대학교
김현주 한국교통대학교
김희탁 포항대학교
남궁승 강원대학교(도계)
나현주 동강대학교
노상균 선문대학교
노효련 강원대학교(도계)
박대성 광주보건대학교
박승택 원광대학교
박종항 광양보건대학교
박지원 대구가톨릭대학교
박지은 마산대학교
박충선 목포과학대학교
박혜숙 제주한라대학
방현수 김천대학교
배주한 구미대학교
서영미 원광보건대학교
심제명 강원대학교(도계)
양정화 제주한라대학교
양회송 청암대학교
염동삼 청양대학교
용준환 동남보건대학교
유경원 조선간호대학교
윤태형 동서대학교
이규상 우송대학교
이건철 경남정보대학교
이강진 한서대학교
이경순 동주대학교
이병기 원광보건대학교
이수재 여주대학교
이승아 전남과학대학교
이영미 강원대학교(도계)
이영미 선린대학교
이용덕 대구보건대학교
이윤미 구미대학교
이인모 동남보건대학교
이재국 선문대학교
이정원 여주대학교
이주상 한림성심대학교
이태식 동의과학대학교
이현민 호남대학교
이현주 수원과학대학교
이효철 호남대학교
임재동 대원대학교
장숙희 청암대학교
장 철 경남정보대학교
장혜원 충북보건과학대학교
정복희 호원대학교
정상길 광양보건대학교
정석희 전북대학교
정승은 혜전대학교
정추자 한중대학교
정한신 군장대학교
조남주 서남대학교
조미숙 나사렛대학교
조인술 영남이공대학교
차병현 을지대학교
최영자 원광보건대학교
최정현 남서울대학교
최진호 대구한의대학교
최청숙 강릉영동대학교
하미숙 춘해보건대학교
한동욱 신라대학교
한종만 대구보건대학교
함순예 백석대학교
함영림 대원대학교
형인혁 신성대학교
홍용근 인제대학교
홍은경 춘해보건대학교
황성배 경북전문대학교

저자 서문

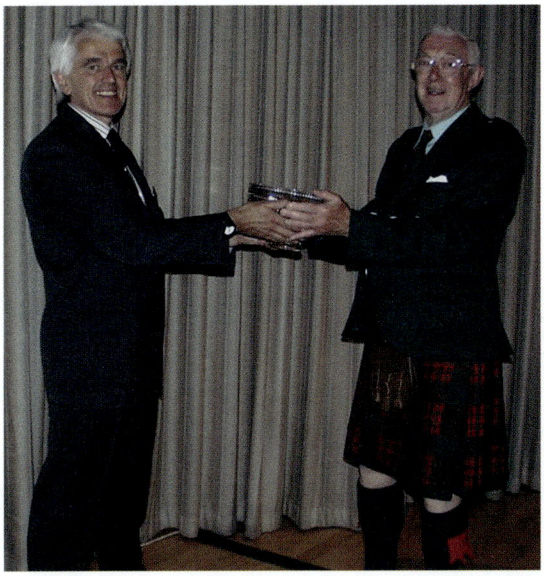

McMinn과 Abrahams의 『Clinical Atlas of Human Anatomy』의 7번째 판은 대규모 팀에 의한 40여 년간 이루어진 작업의 결정체이다. 처음 3편의 판은 Bob McMinn, Ralph Hutchings 그리고 Bari Logan 교수가 저술했으며, 최근 4편의 판은 John Pegington(College London 대학교), Sandy Marks(Massachusetts 대학교), Hanno Boon(남아프리카공화국 Pretoria 대학교)에 의해 완성되었고 이전의 헌신적인 노력에 대해서는 6번째 판에 실려 있다(www.studentconsult.com).

2012년 가을, Bob McMinn이 88세의 나이에 운명하였다는 슬픈 소식을 들었다. 아버지의 발자취를 따라 Bob은 1947년 Glasgow 대학교에서 의학을 전공했다. 그의 주요 학문적 경력은 런던에서 이루어졌는데, Kings College의 교수와 Royal College of Surgeons의 교수를 역임하였고, 그 과정에서 Bob은 MD뿐만 아니라 상처치유 및 조직회복 분야에서 박사학위도 받았다. 또한 1977년, McMinn의 『Color Atlas for Human』을 출간하면서 Bob의 이름이 알려졌다. 7번째 판에서 이르러서는 세계적으로 라틴어, 한국어, 중국어, 일본어 및 다수의 유럽어로 번역되어 2백만 권 이상이 판매되었다.

Bob은 영국 임상해부학자모임(British Association of Clinical Anatomists)의 창립 멤버이자, 영국해부학회장모임(Anatomical Society of Great Britain)의 멤버였으며, 진실로 친절하고 따뜻한 신사이자 저자의 멘토였다. Bob의 추천으로 1989년에 3판 출간 시에 편집위원이 된 저자는 학업 방향을 바꾸게 되었고, 임상해부학으로 인도되었다. 저자는 2000년에 BACA/AACA Cambridge 회의를 잊지 못하고 있다. 진정한 스코틀랜드인 Bob은 오직 스코틀랜드인만이 할 수 있는 발표를 하였다!

이 책은 PHA와 Jonathan Spratt(6번째 판의 작업을 수행한 Durham의 방사선과 전문가)가 저술하였다. Marios Loukas 교수는 서인도 제도의 그라나다 St. George 대학교에서 연구학장과 해부학교실의 주임교수를 역임하고 있으며, 지난 10년간 해부학 분야에서 놀라운 업적을 보여주었다. PHA는 Marios를 폴란드 의대 1학년 시절부터 알고 있었고, 15년 전부터는 그의 잠재적인 능력을 파악하였다. 그는 이제 국제적으로 인정받는 저자이며, 그리스, 폴란드 및 독일에서의 광범위한 교육과 Harvard 대학교와 카리브해에서의 대학원 경험을 바탕으로 이 책을 서술하였다.

Albert Van Schoor 박사는 남아프리카공화국의 Pretoria 대학교의 해부학자이고, 남아프리카 해부학회(Anatomical Society of Southern Africa, ASSA)의 명예회장이다. Albert의 교육 및 임상응용 연구에 대한 열정(소아에서의 임상해부학적 실기과정에 대한 연구로 박사학위 취득)은 Boon 교수에 의해 영향을 받았다. 또한 아프리카에서의 그의 경험과 의사들과의 교류로 인해 서구문화권에서는 얻을 수 없는 특별한 사진을 얻을 수 있었다.

이 책에 관여한 모든 저자들은 최초로 시작한 Bob의 패턴을 이어오고 있다. 이러한 제작 패턴은 보건전문가를 겨냥한 인체의 아틀라스를 제작하는 과정이자, 실제적인 인체 해부과정으로 방사선학, 내시경 또는 임상수기와 직접 연관되도록 제작되었다. 이를 위해 다음과 같은 내용들이 포함되었는데, 먼저 림프계통을 포함한 100개의 새로운 해부사진이 추가되었다. 또한 100개 이상의 해부와 연관된 방사선사진(MR, CT)이 추가되었으며, 임상 비네트를 위한 300개 이상의 방사선사진이 추가되었다.

감사의 글

해부시신을 기증하신 분과 그들의 가족 모두에게 진심으로 감사드린다. 이러한 일은 인류와 미래의 유익을 위한 궁극적인 기부이며, 미래 세대를 위한 의학지식의 선물이고, 보건의료 관련 학생을 교육하고 경험을 풍요롭게 하며, 오늘날의 학생들이 내일의 임상의와 교수가 되는데 도움을 줄 것이다.

이 책의 제작에는 5년에 걸친 대규모 팀의 노력으로 이루어졌고, 4대륙의 해부학자, 교수, 교사 및 학생들이 참여하였으며, 특히 영국, 남아프리카공화국, 미국 및 서인도 제도에서 오신 분들이 주축이 되었다. 4명의 저자는 우리와 함께 일한 모든 사람들에게 감사드린다.

해부 준비과정

Daniële Cavanagh, Franci Dorfling, Heinrich Hesse, Professor Greg Lebona, Lané Prigge, Soné du Plessis는 모두 남아프리카공화국의 Limpopo 대학교(Medunsa Campus) 출신이다. Nkhensani Mogale는 남아프리카공화국의 Johannesburg 대학교에서 오신 분이다. Rene Human-Baron와 Elsabè Smit는 남아프리카공화국의 Pretoria 대학교 출신이다. Theofanis Kollias, Elizabeth Hogan, Mohammed Irfan Ali와 Kathleen Bubb, Deon Forester, 그리고 Ewarld Marshall은 서인도 제도 그라나다의 George's University School of Medicine의 Anatomical Sciences과에서 오신 분들이다.

새로운 해부의 대부분은 2011년 7월, 그라나다에서 두 번째 Hanno Boon Masterclass에서 수행되었다. 해부에 기술적인 도움을 준 분들로는 Vicky Cottrell, Paul Danse, Maira du Plessis, Alison Tucker, Richard Tunstall, George Salter, Shane Tubbs 및 영국의 Warwick 대학교의 의과대학생들이었다(Ross Bannon, Matthew Boissaud-Cooke, Michael Brown, Edward Dawton, Sarah Diaper, Zara Eagle, Elizabeth Jane Harris, Morag Harris, Daniel Lin, Riwa Meshaka, Rob Neave, Charlotte Oakley, Chris Parry, Alison Rangedara, Farah Sadrudin, Jon Senior, Catherine Tart, Adam Walsh, Melanie Whitehead, John Williams, Katie Wooding, James Chambers 박사).

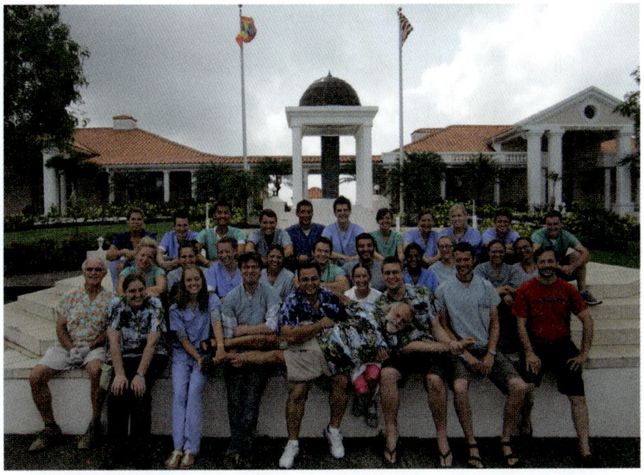

사진작업, 기술 및 연구분야

Laura Jane van Schoor(Laura Jane Photography, 남아프리카공화국) 그리고 Joanna Loukas(St. George 대학교, Anatomical Sciences과)는 사진작업을 담당하였고, Marius Loots, Gert Lewis, 그리고 Samuel Ngobeni(남아프리카공화국의 Pretoria 대학교, Anatomy과)는 해부과정을 보조하였다.

Carslon Dominique, Rodon Marast, Christopher Belgrave, Ryan Jacobs, Nadica Thomas-Dominique, Jacqueline Hope, Salisha Thomas 그리고 Yvonne James(St. Georges 대학교, Anatomical Sciences과)는 기

술적 보조와 실험실관리를 담당하였다.

또한 St. Georges 대학교의 해부학교실의 연구강사들이 도움을 주었다(Asma Mian 박사, Irfan Chaudhry, Philip Veith, Amit Sharma, Edward Sorenson, Matthew Prekupec 그리고 Christa Blaak).

책에 오류가 나오지 않도록 검토해주고, 독자들이 편하게 읽거나 전문지식을 연마하는 데 도움을 주고자 한 분들은 다음과 같다. Eng-Tat Ang, PT, PhD; James Chambers, MBChB, BSc(Hons); Sundeep Singh Deol MSc, PhD, MD; Petrut Gogalniceanu, BSc, Med, MRCS; Ruth Joplin, PhD; David A. Magezi MA(Cantab), BM BCh(Oxon), PhD(Notts); David Metcalfe, BSc(Hons), LLB(Hons), MRCS; Barry S Mitchell, BSc, PhD, MSc, FSB, FHEA; Tom Paterson BSc(Hons)Anatomy, MBChB Glasgow; Jamie Roebuck BSc, MBChB, FHEA; R. Subbu, MBChB, MRCS, BSci(HONS); Kapil Sugand, BSc, MBBS; Richard Tunstall, BMedSci, PhD, PGCLTHE, FHEA; Tom Turmezei, MA, MPhil, BMBCh, FRCR; Anne Waddingham, BSc, LCGI.

임상, 수술, 내시경, 초음파, 기타 양식 및 사례

(6번째 판 임상 사례에 대한 감사의 글 참조)

Elias Abdulah MD 박사, Chrystal Antoine MD, Nicole Avril MD, Danny Burns MD 교수, PhD, Melissa Brandford MD, Katusha Cornwall MD, Adegberno Fakoya MD, Nicole George MD, Robbie Hage MD 교수, PhD, DLO, MBA, ENT Surgeon, Kennard Philip MD, 그리고 Kazzara Raeburn MD(서인도 제도 그라나다의 St. George 대학교의 해부학교실); Kitt Shaffer 교수(MD), PhD(미국 Boston University의 방사선과교실); Robert Ward MD 박사(미국 Boston University의 방사선과교실); MA Strydom 박사, Steve Biko(남아프리카공화국의 Academic Hospital); MJ Heystek 박사, M Maharaj, E Poulet, 그리고 E Raju(남아프리카공화국 Pretoria 대학교의 가정의학과교실); PS Levay 박사 그리고 Dvan Zyl 교수(남아프리카공화국 Pretoria 대학교의 내과학교실); AK Mynhardt 박사(남아프리카공화국 Pretoria 대학교 박사); MY Gamieldien 박사(남아프리카공화국 Pretoria 대학교의 Oral & Dental Hospital); 남아프리카공화국의 Limpopo 대학교(Medunsa campus)의 성형외과학교실원; Richard Wellings 박사(영국 UHCW Trust and Warwick Medical School의 방사선과 교수); Ms. Kavita Singh 그리고 Mr. Janos Balega(영국 Birmingham의 Pan-Birmingham Gynaecology Cancer Centre의 종양학자); Adam Iqbal 박사(UHCW Trust and Warwick Medical School); Mr. Michael Brown 그리고 Mr. Mark Mobley(영국의 Warwick Medical School, Warwick 대학교); Ms. Nadia Boujo 그리고 Mr. Alfred Boujo(런던); Vibart Yaw 박사(서인도 제도 그라나다의 St. George 대학교 출신 구강외과의사); Ankur Gulati 박사(영국의 The London Chest Hospital의 심장전문의사).

사용자 설명서

이 책의 일반적인 순서는 '머리에서 발끝까지'로 배열되어 있다. 머리와 목 부분(뇌를 포함) 다음에는 척주와 척수 그리고 팔, 가슴, 배와 골반, 다리 순서로 배열되며, 마지막에는 림프계통에 대해 보여주고 있다. 그리고 각 챕터에서 골격 부분이 첫 번째로 표시되며, 뒤를 이어 해부 부분이 나오고, 이때 방향을 포함한 표면구조도 볼 수 있다. 모든 구조는 숫자로 표시되며, 각 이미지 옆의 목록에서 찾아볼 수 있다. 리더의 끝 부분에 있는 화살촉을 통하여 레이블이 붙은 구조를 확인할 수 있다. 텍스트는 준비 방법을 이해하는 데 필요한 것으로 서술되어 있다.

역자 서문

이 책은 Elsevier 출판사의 McMinn과 Abraham의 『Clinical atlas of human anatomy』의 7판을 번역한 것이다.

역자가 느낀 이 책의 특징을 요약하면 다음과 같다.

첫째, 이 책의 가장 큰 장점은 기존의 해부학 아틀라스와는 달리 실제로 시체를 해부한 사진을 중심으로 편집되었다는 것이다. 우선 해부학 사진이 매우 세밀하게 표층과 심층이 구분되어 공간적인 이해를 돕고 있으며, 전반적인 사진의 질-포커스, 컬러감, 컬러음영이 매우 뛰어나다는 장점이 있다.

둘째, 해당부위의 장기와 관련된 임상질환과 관련된 여러 방사선사진이 추가되어 있어서, 해부학을 공부하는 학생뿐만 아니라 방사선과 관련된 전공자에게도 유익하다.

이 책은 모두 한글용어로 번역하였으며, 의학용어는 2015년에 대한해부학회에서 발간한 용어집을 기준으로 정리되어 있다. 한자 해부학용어에 익숙한 세대와 새로운 한글 해부학용어를 배우는 세대가 모두 쉽게 이해할 수 있도록 영어용어, 한글용어(한자용어)로 배열하였다.

끝으로 어려운 도서출판 환경에서도 과감한 지원을 통해 번역작업을 마무리할 수 있도록 도움을 아끼지 않으신 정담미디어 김진환 사장님과 관련 임직원 여러분들께 감사드린다.

1989년 한양대학교 의과대학 졸업
1994년 한양대학교 의학박사
1996년부터 현재까지 건국대학교 의학전문대학원 해부학교실 교수

이법이

차례

머리, 목, 뇌 Head, neck and brain 1

척주와 척수 Vertebral column and spinal cord 2

위팔 Upper limb 3

가슴 Thorax 4

배와 골반 Abdomen and pelvis 5

다리 Lower Limb 6

림프계통 Lymphatics 7

Orientation

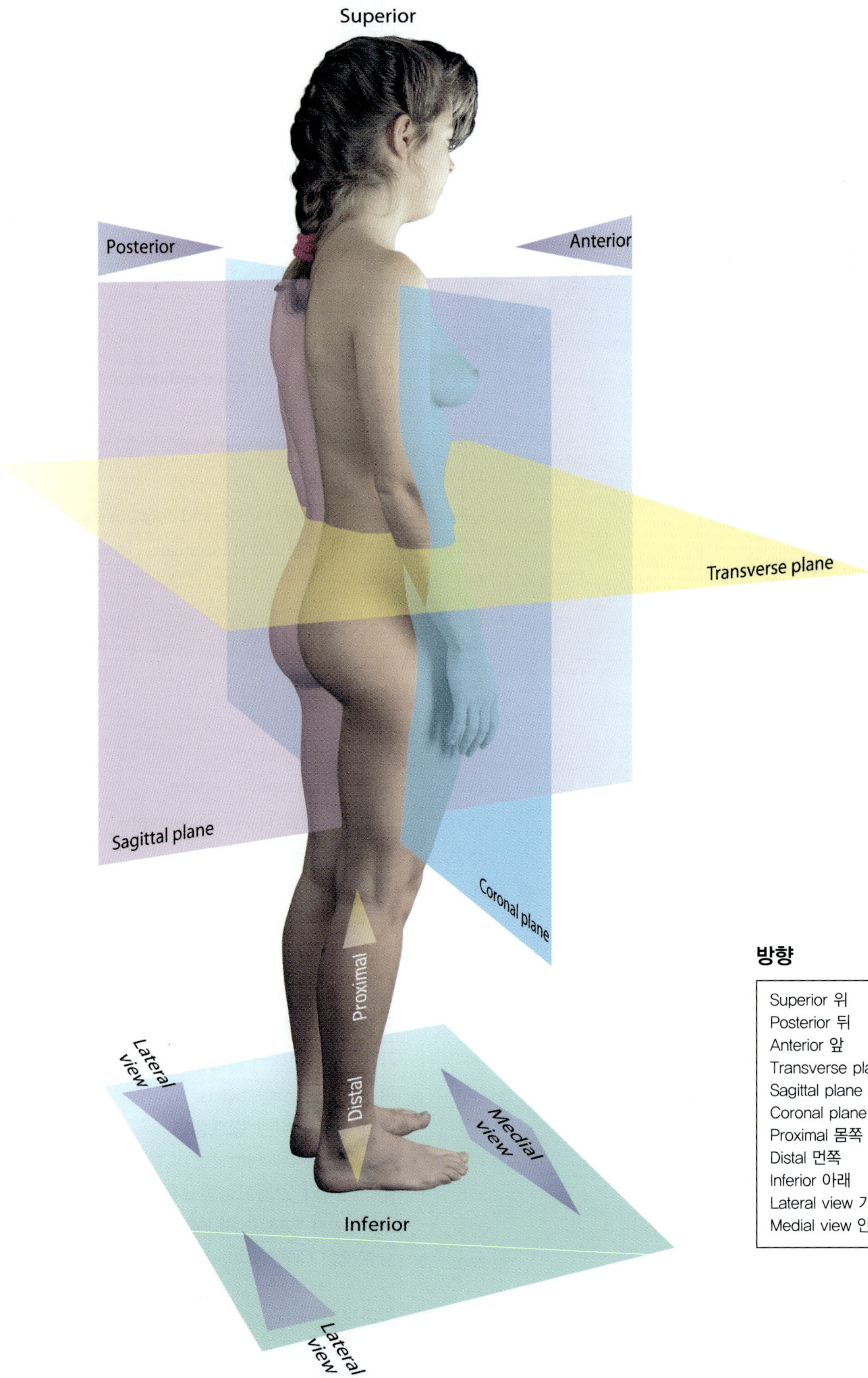

방향

Superior	위
Posterior	뒤
Anterior	앞
Transverse plane	가로면
Sagittal plane	시상면
Coronal plane	관상면
Proximal	몸쪽
Distal	먼쪽
Inferior	아래
Lateral view	가쪽모습
Medial view	안쪽모습

머리, 목, 뇌 Head, neck and brain

1

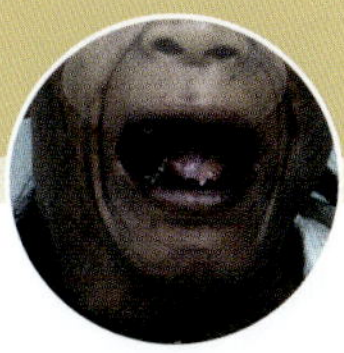
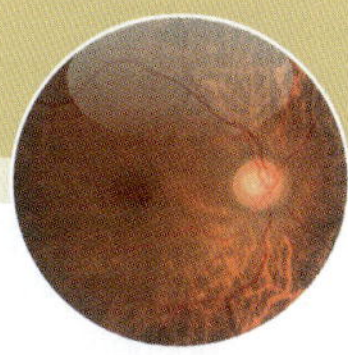
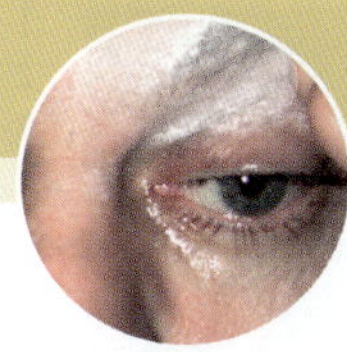
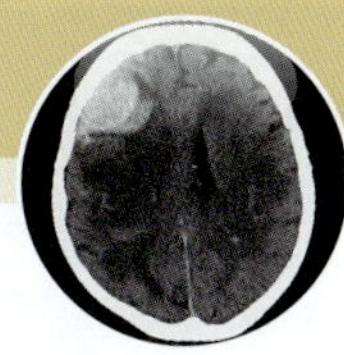

머리뼈 Skull 앞모습

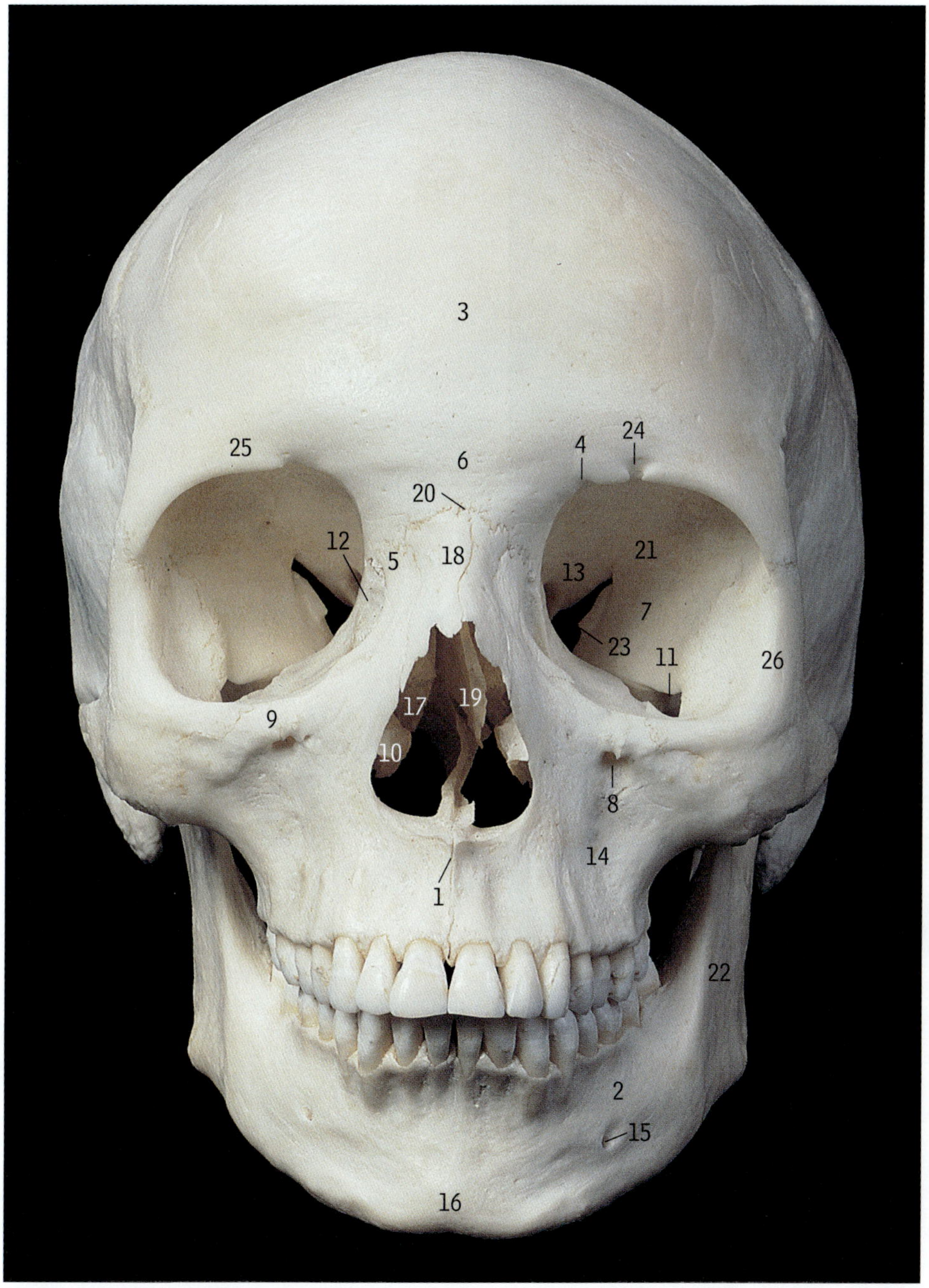

1 Anterior nasal spine 앞코가시(전비극)
2 Body of mandible 턱뼈몸통(하악체)
3 Frontal bone 이마뼈(전두골)
4 Frontal notch 이마뼈패임(전두절흔)
5 Frontal process of maxilla 위턱뼈(상악골)의 이마돌기(전두돌기)
6 Glabella 미간
7 Greater wing of sphenoid bone 나비뼈(접형골)의 큰날개(대익)
8 Infra-orbital foramen 눈확아래구멍(안와하공)
9 Infra-orbital margin 눈확아래모서리(안와하연)
10 Inferior nasal concha 코선반뼈(하비갑개)
11 Inferior orbital fissure 아래눈확틈새(하안와열)
12 Lacrimal bone 눈물뼈(누골)
13 Lesser wing of sphenoid bone 나비뼈(접형골)의 작은날개(소익)
14 Maxilla 위턱뼈(상악골)
15 Mental foramen 턱끝구멍(이공)
16 Mental protuberance 턱끝융기(이융기)
17 Middle nasal concha 중간코선반(중비갑개)
18 Nasal bone 코뼈(비골)
19 Nasal septum 코중격(비중격)
20 Nasion 코뿌리점(비근점)
21 Orbit (orbital cavity) 눈확(안와)
22 Ramus of mandible 턱뼈가지(하악지)
23 Superior orbital fissure 위눈확틈새(상안와열)
24 Supra-orbital foramen 눈확위구멍(안와상공)
25 Supra-orbital margin 눈확위모서리(안와상연)
26 Zygomatic bone 광대뼈(관골)

'skull'은 아래턱뼈(mandible, 하악골)를 포함한 머리뼈를 뜻하고, 'cranium'은 아래턱뼈를 뺀 머리뼈를 뜻하는 용어이다.

머리덮개뼈(calvarium, 두개관)는 머리뼈의 둥근천장을 이루는 부분을 일컫는 용어로서 뇌를 둘러싸는 뼈를 표현할 때 쓴다.

머리뼈의 앞면을 따로 얼굴뼈대(facial skeleton, 안면골격)라고도 한다.

눈확위구멍(supra-orbital foramen)(24)과 눈확아래구멍(infra-orbital foramen)(8) 및 턱끝구멍(mental foramen)(15)은 같은 수직면에 놓여 있다.

머리뼈를 이루는 낱개뼈에 대한 설명은 pp.18~27을, 눈확을 이루는 낱개뼈에 대한 설명은 p.12를, 치아에 대한 설명은 pp.13~19를 참조한다.

삼각골절, pp.80~82 참조.

머리뼈 Skull *근육부착, 앞모습*

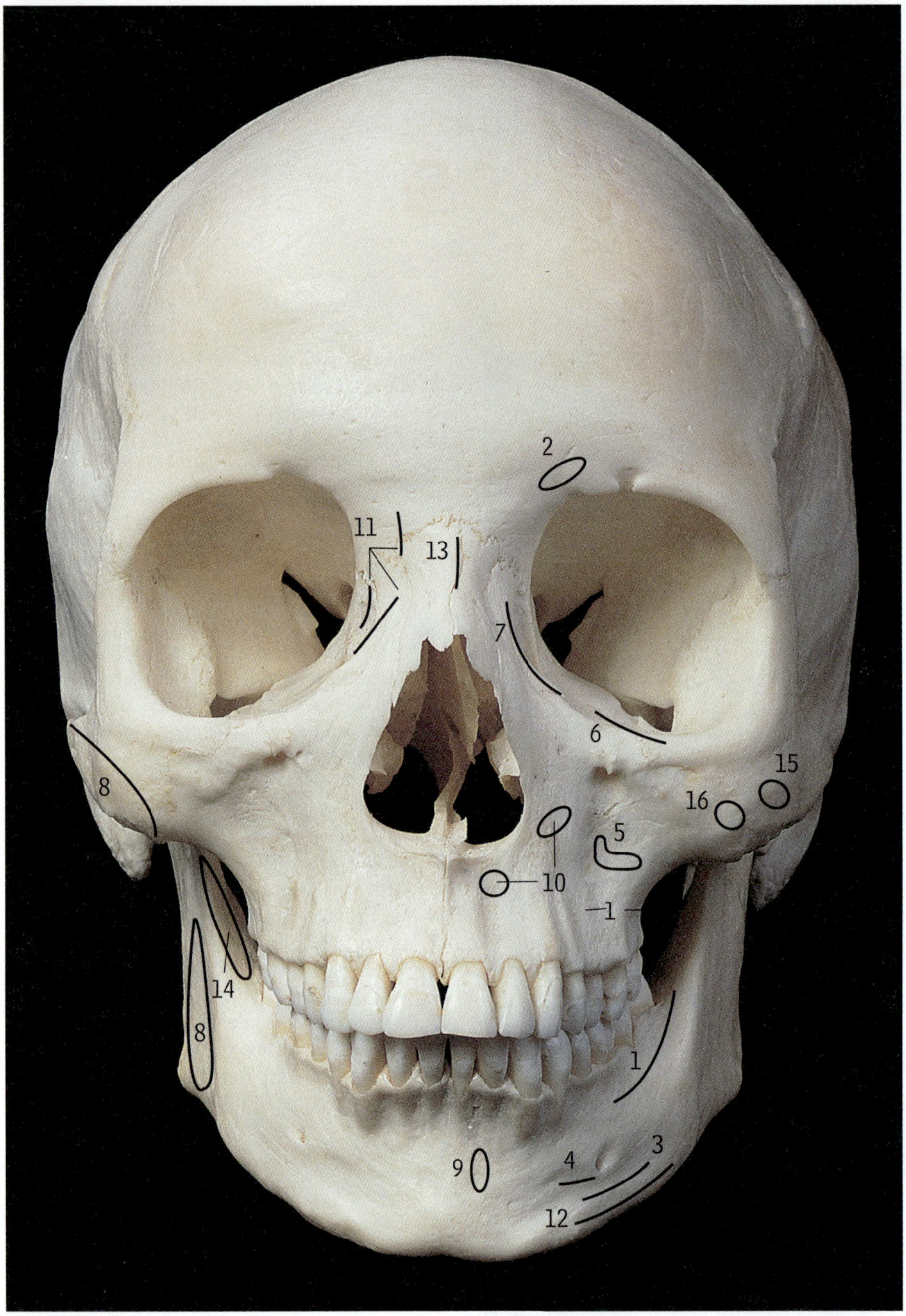

1 Buccinator 볼근(협근)
2 Corrugator supercilii 눈썹주름근(추미근)
3 Depressor anguli oris 입꼬리내림근(구각하체근)
4 Depressor labii inferioris 아래입술내림근(하순하체근)
5 Levator anguli oris 입꼬리올림근(구각거근)
6 Levator labii superioris 위입술올림근(상순거근)
7 Levator labii superioris alaeque nasi 위입술콧방울올림근(상순비익거근)
8 Masseter 깨물근(교근)
9 Mentalis 턱끝근(이근)
10 Nasalis 코근(비근)
11 Orbicularis oculi 눈둘레근(안륜근)
12 Platysma 넓은목근(광경근)
13 Procerus 눈살근(비근근)
14 Temporalis 관자근(측두근)
15 Zygomaticus major 큰광대근(대관골근)
16 Zygomaticus minor 작은광대근(소관골근)

머리뼈 Skull *방사선사진, 15° 각도의 뒤앞투영*

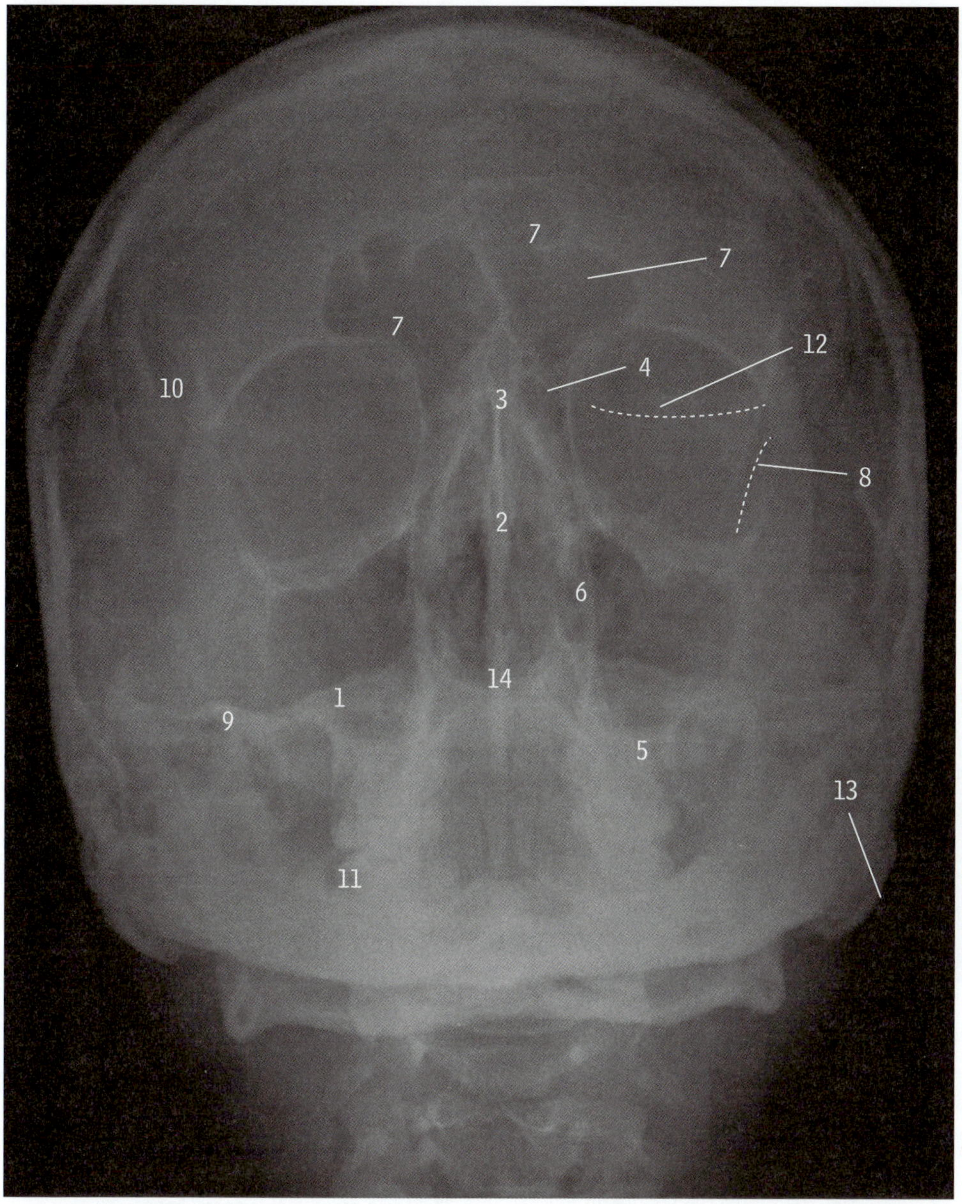

1 Basi-occiput 뒤통수뼈(후두골)의 바닥
2 Body of sphenoid 나비뼈(접형골)의 몸통(체)
3 Crista galli 볏돌기(계관)
4 Ethmoidal air cells 벌집뼈벌집(사골봉소)
5 Floor of maxillary sinus (antrum) 위턱굴(상악동)의 바닥
6 Foramen rotundum 원형구멍(정원공)
7 Frontal sinus 이마굴(전두동)
8 Greater wing of sphenoid 나비뼈(접형골)의 큰날개(대익)
9 Internal acoustic meatus 속귀길(내이도)
10 Lambdoid suture 시옷봉합(람다상봉합)
11 Lateral mass of atlas (first cervical vertebra) 고리뼈 혹은 첫째목뼈(환추 혹은 제1경추)의 가쪽덩이(외측괴)
12 Lesser wing of sphenoid 나비뼈(접형골)의 작은날개(소익)
13 Mastoid process 꼭지돌기(유양돌기)
14 Nasal septum 코중격(비중격)

머리뼈 Skull 오른쪽 모습

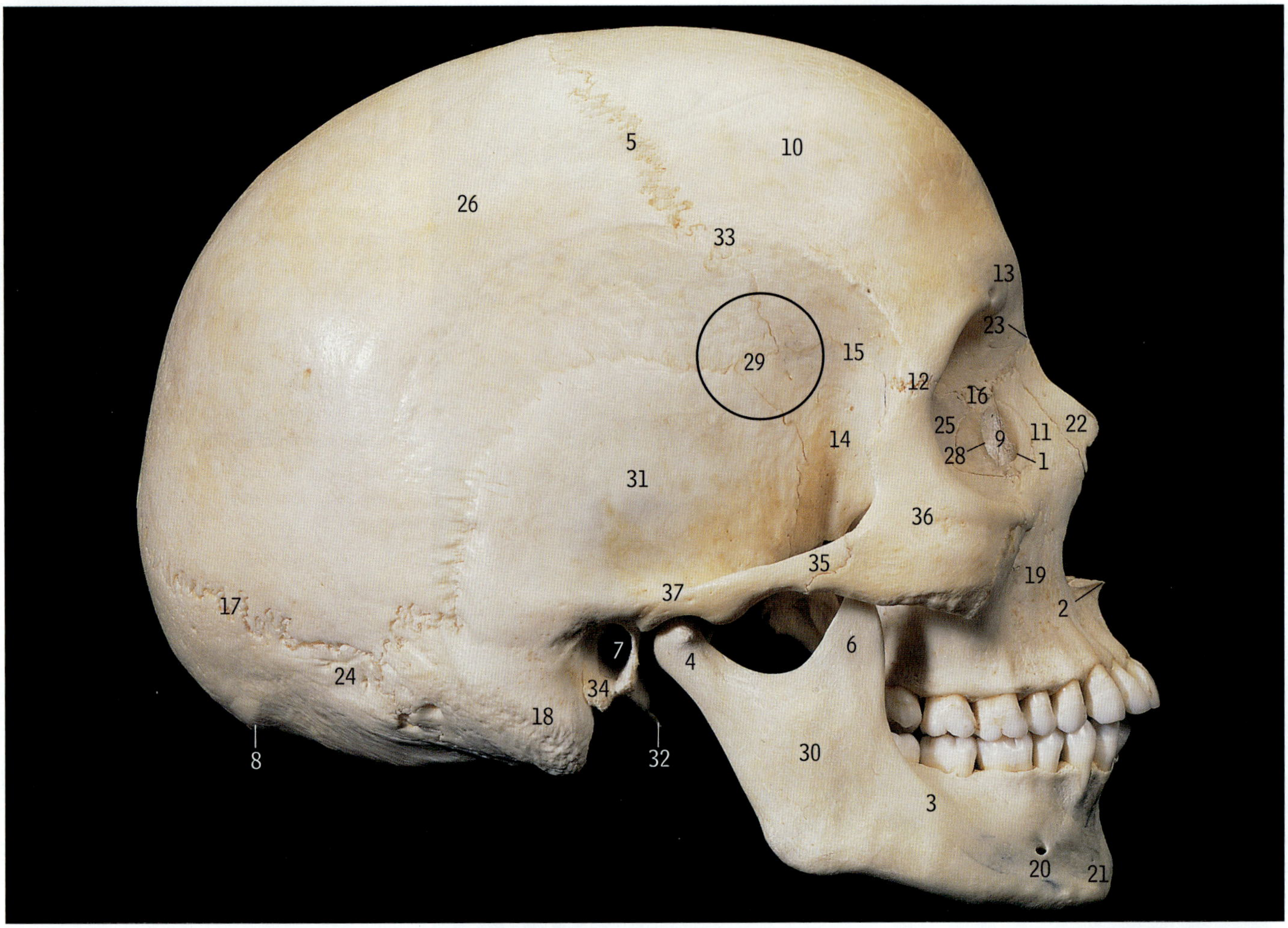

1 Anterior lacrimal crest 앞눈물능선(전누낭릉)
2 Anterior nasal spine 앞코가시(전비극)
3 Body of mandible 턱뼈몸통(하악체)
4 Condyle of mandible 아래턱뼈(하악골)의 관절돌기
5 Coronal suture 관상봉합
6 Coronoid process of mandible 아래턱뼈(하악골)의 근육돌기(구상돌기)
7 External acoustic meatus of temporal bone 관자뼈(측두골)의 바깥귀길(외이도)
8 External occipital protuberance (inion) 바깥뒤통수뼈융기(외후두융기, 뒤통수점)
9 Fossa for lacrimal sac 눈물주머니오목(누낭와)
10 Frontal bone 이마뼈(전두골)
11 Frontal process of maxilla 위턱뼈(상악골)의 이마돌기(전두돌기)
12 Frontozygomatic suture 이마광대봉합(전두관골봉합)
13 Glabella 미간
14 Greater wing of sphenoid bone 나비뼈(접형골)의 큰날개(대익)
15 Inferior temporal line 아래관자선(하측두선)
16 Lacrimal bone 눈물뼈(누골)
17 Lambdoid suture 시옷봉합(람다상봉합)
18 Mastoid process of temporal bone 관자뼈(측두골)의 꼭지돌기(유양돌기)
19 Maxilla 위턱뼈(상악골)
20 Mental foramen 턱끝구멍(이공)
21 Mental protuberance 턱끝융기(이융기)
22 Nasal bone 코뼈(비골)
23 Nasion 코뿌리점(비근점)
24 Occipital bone 뒤통수뼈(후두골)
25 Orbital plate of ethmoid bone 벌집뼈(사골)의 눈확판(안와판)
26 Parietal bone 마루뼈(두정골)
27 Pituitary fossa (sella turcica) 안장(p.5 A 참조)
28 Posterior lacrimal crest 뒤눈물능선(후누낭릉)
29 Pterion (encircled) 관자놀이점
30 Ramus of mandible 턱뼈가지(하악지)
31 Squamous part of temporal bone 관자뼈(측두골)의 비늘부분(인부)
32 Styloid process of temporal bone 관자뼈(측두골)의 붓돌기(경상돌기)
33 Superior temporal line 위관자선(상측두선)
34 Tympanic part of temporal bone 관자뼈(측두골)의 고막틀부분(고실부)
35 Zygomatic arch 광대활(관골궁)
36 Zygomatic bone 광대뼈(관골)
37 Zygomatic process of temporal bone 관자뼈(측두골)의 광대돌기(관골돌기)

관자놀이점(pterion)(29)은 어느 한 곳의 점이 아니라 이마뼈(frontal bone)(10), 마루뼈(parietal bone)(26), 관자뼈의 비늘부분(squamous part of temporal bone)(31), 나비뼈의 큰날개(greater wing of sphenoid bone)(14)가 서로 만나는 영역을 가리킨다. 이곳은 그 안으로 중간뇌막동맥(middle meningeal a.)의 앞가지가 주행하기 때문에 해부학적으로 매우 중요한 부위이다(p.17 참조).

경질막바깥출혈(경막외출혈), pp.80~82 참조.

머리뼈 Skull

A 방사선사진, 측면투영

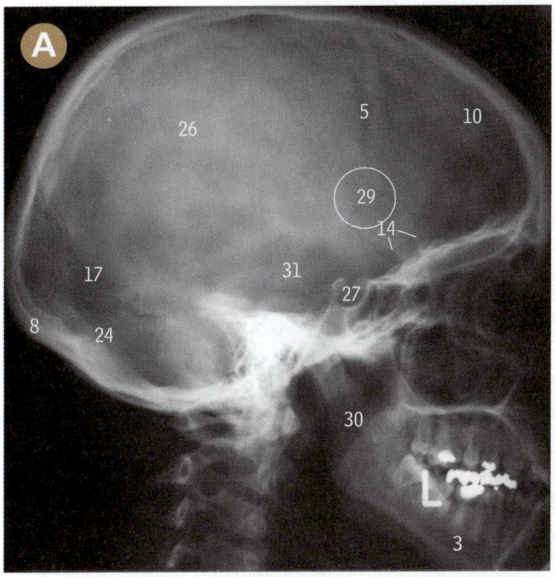

그림 A와 C는 p.4 참조

C 부위별로 색칠한 머리뼈

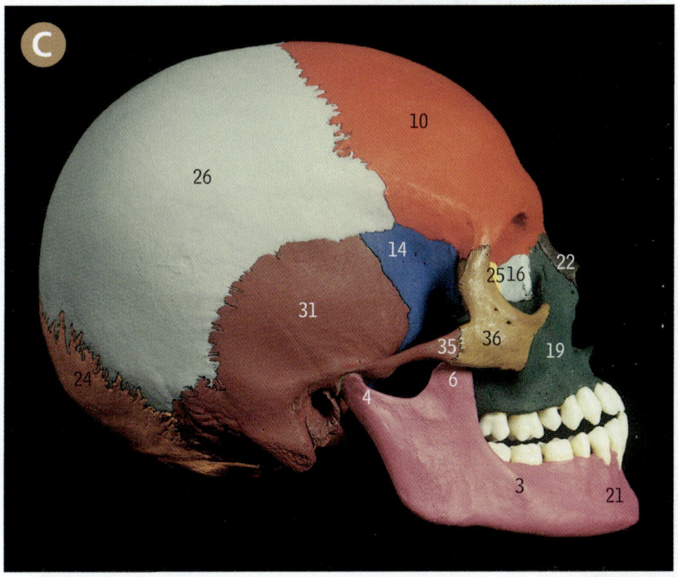

B 머리덮개 해부

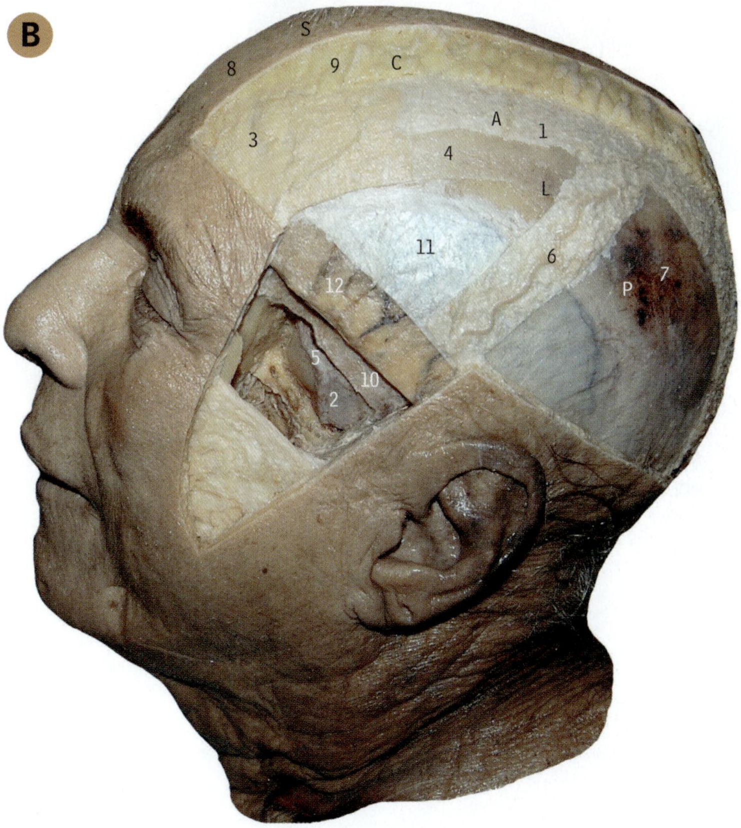

머리덮개(scalp, 두피)의 층

S, skin 피부; **C,** connective tissue 결합조직; **A,** aponeurosis of occipitofrontalis 머리덮개널힘줄; **L,** loose areolar tissue 성긴결합조직; **P,** periosteum 뼈막

1 Aponeurosis of occipitofrontalis 뒤통수이마근(후두전두근)의 널힘줄(건막)
2 Dura mater 경질막(경막)
3 Frontalis muscle(covered by loose areolar tissue) 성긴결합조직(소성결합조직)으로 둘러싸인 이마근(전두근)
4 Loose areolar tissue 성긴결합조직(소성결합조직)
5 Middle meningeal artery impression on dura mater 경질막(경막)으로 돌출된 중간뇌막동맥(중경막동맥)
6 Parietal branch of the superficial temporal artery 얕은관자동맥(천측두동맥)의 마루(두정)가지
7 Periosteum 뼈막(골막)
8 Skin 피부
9 Subcutaneous tissue 피부밑조직(피하조직)
10 Temporal bone 관자뼈(측두골)
11 Temporal fascia 관자근막(측두근막)
12 Temporalis muscle 관자근(측두근)

머리뼈 Skull *근육부착, 오른쪽 모습*

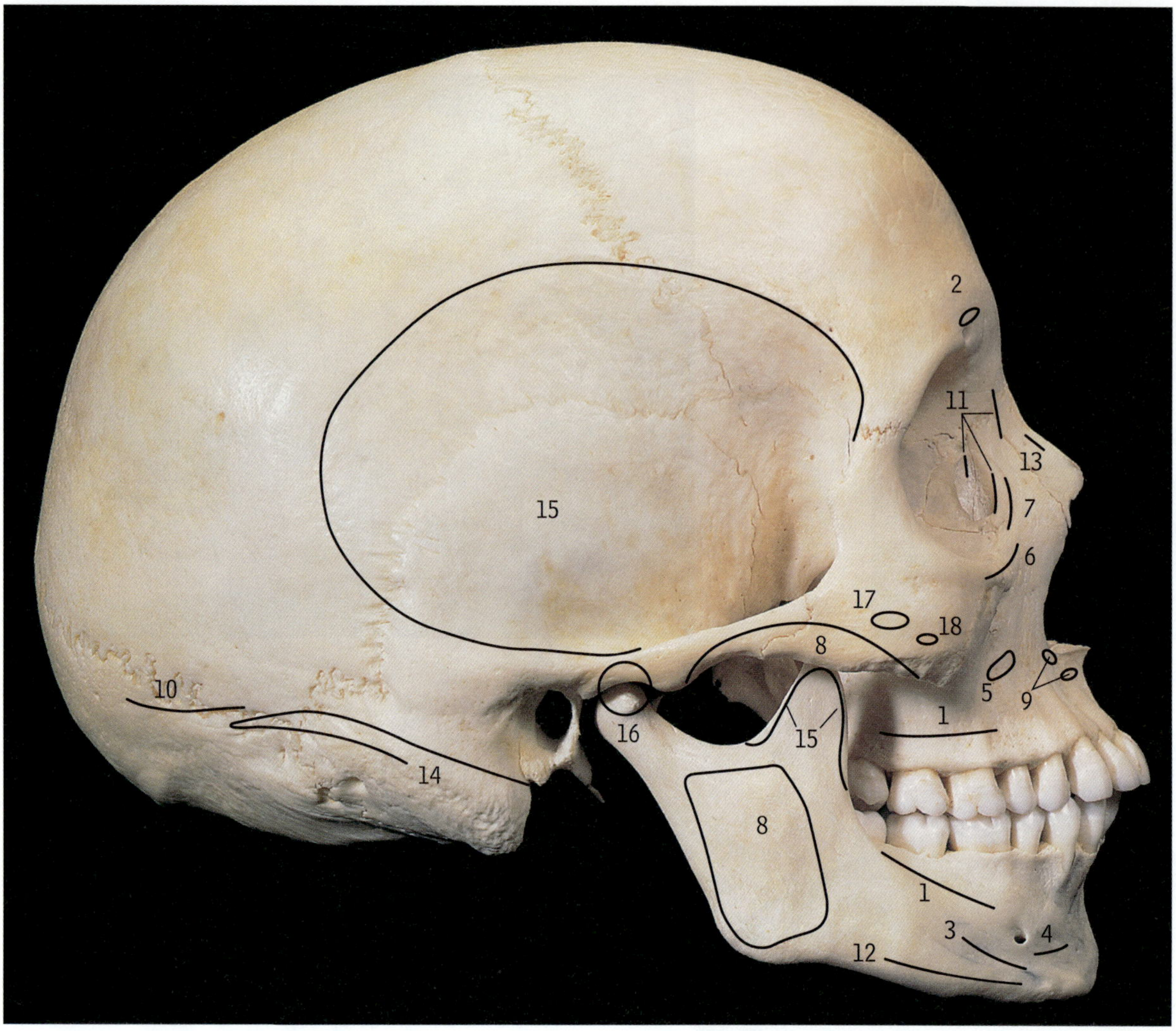

1 Buccinator 볼근(협근)
2 Corrugator supercilii 눈썹주름근(추미근)
3 Depressor anguli oris 입꼬리내림근(구각하체근)
4 Depressor labii inferioris 아래입술내림근(하순하체근)
5 Levator anguli oris 입꼬리올림근(구각거근)
6 Levator labii superioris 위입술올림근(상순거근)
7 Levator labii superioris alaeque nasi 위입술콧방울올림근(상순비익거근)
8 Masseter 깨물근(교근)
9 Nasalis 코근(비근)
10 Occipital part of occipitofrontalis 뒤통수이마근(후두전두근)의 뒤통수힘살(후두복근)
11 Orbicularis oculi 눈둘레근(안륜근)
12 Platysma 넓은목근(광경근)
13 Procerus 눈살근(비근근)
14 Sternocleidomastoid 목빗근(흉쇄유돌근)
15 Temporalis 관자근(측두근)
16 Temporomandibular joint 턱관절(악관절)
17 Zygomaticus major 큰광대근(대관골근)
18 Zygomaticus minor 작은광대근(소관골근)

볼근(buccinator muscle)(1)은 3개의 큰어금니(molar teeth)와 인접한 위턱과 아래턱에서 일어난다(치아에 대한 자세한 설명은 pp.13~19 D 참조).

관자근(temporalis, 위쪽)(15)의 이는곳(origin)은 머리뼈 옆면에 있는 광대활 위쪽의 관자우묵(temporal fossa)이고, 관자근(아래쪽)(15)의 닿는곳(insertion)은 턱뼈패임(mandibular notch)에서 시작하여 근육돌기(coronoid process)를 지나 턱뼈가지(ramus of mandible)의 앞면까지이다.

깨물근(masseter)(8)은 광대활(zygomatic arch)에서 일어나 턱뼈가지의 가쪽면에 닿는다.

턱관절(측두하악관절) 탈구, pp.80~82 참조.

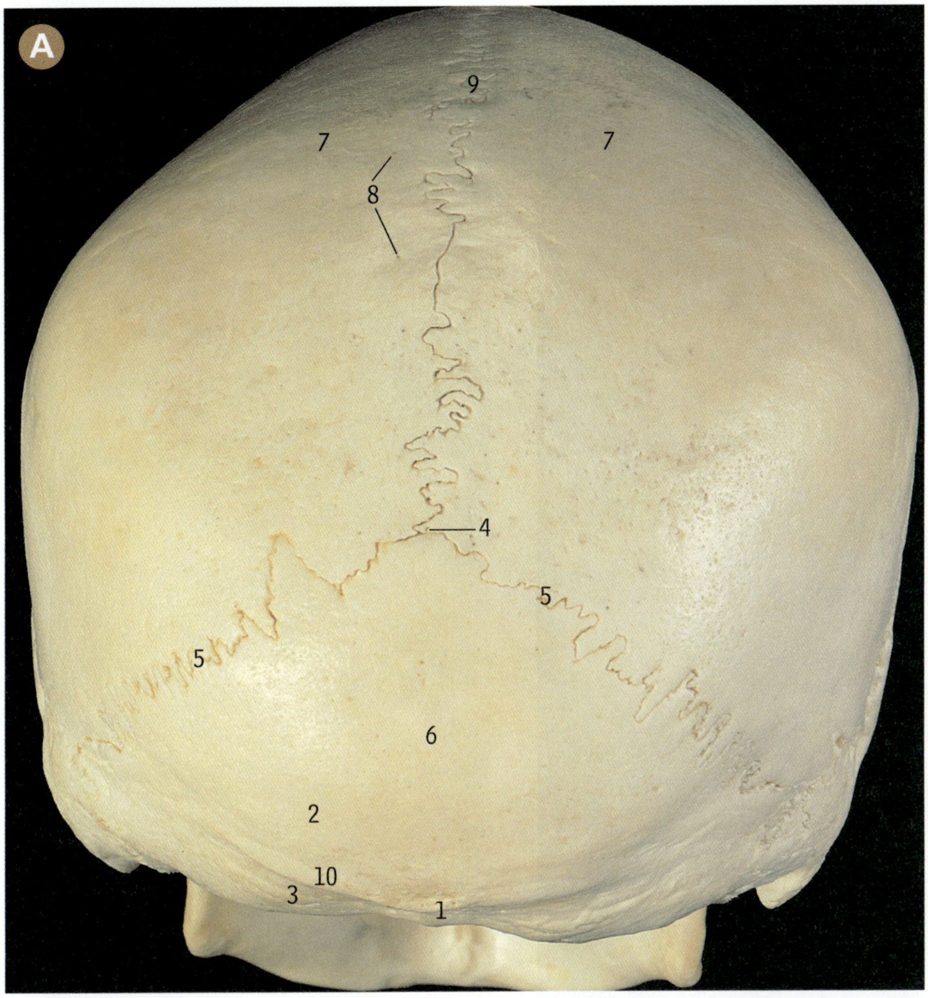

A 머리뼈 Skull *뒷모습*

1 External occipital protuberance (inion) 바깥뒤통수뼈융기(외후두융기)와 외후두융기정점(뒤통수점)
2 Highest nuchal line 맨위목덜미선(최상항선)
3 Inferior nuchal line 아래목덜미선(하항선)
4 Lambda 시옷점(람다)
5 Lambdoid suture 시옷봉합(람다상봉합)
6 Occipital bone 뒤통수뼈(후두골)
7 Parietal bone 마루뼈(두정골)
8 Parietal foramina 마루뼈구멍(두정공)
9 Sagittal suture 시상봉합
10 Superior nuchal line 위목덜미선(상항선)

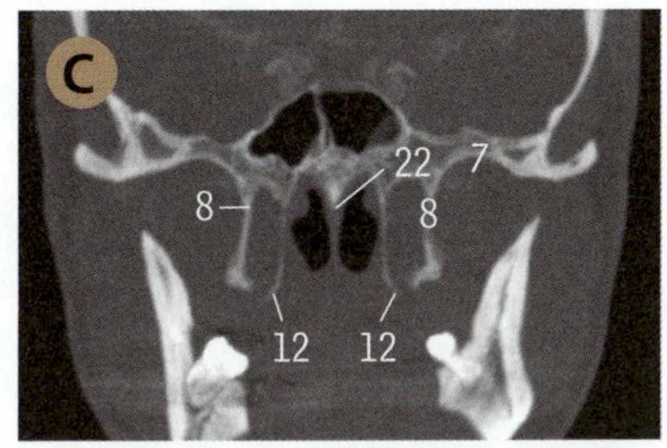

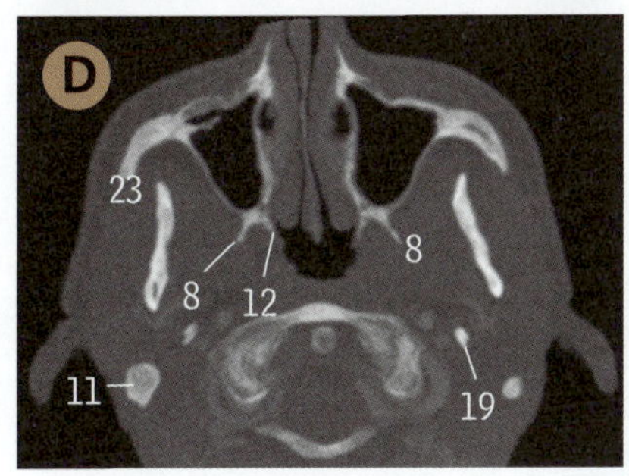

그림 C와 D는 아래참조

B 머리뼈 Skull *오른쪽 관자아래부위, 비스듬한 아래모습*

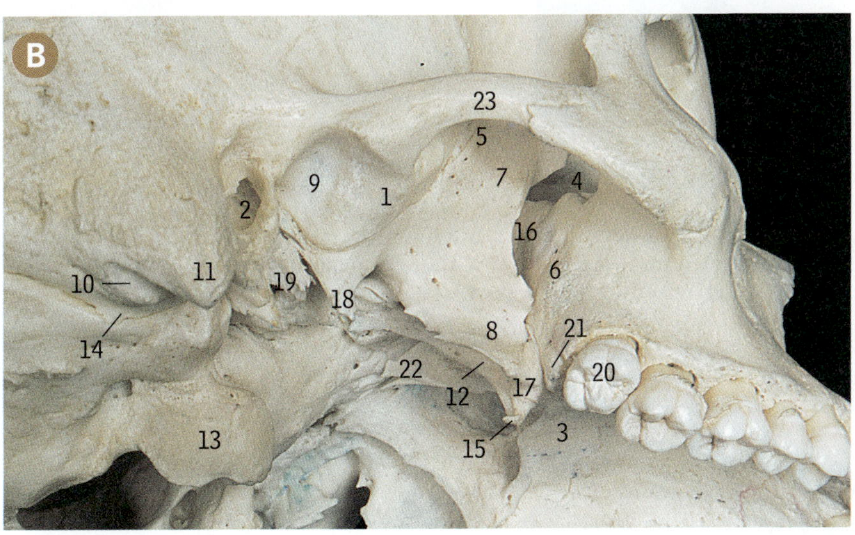

1 Articular tubercle 관절결절
2 External acoustic meatus 바깥귀길(외이도)
3 Horizontal plate of palatine bone 입천장뼈(구개골)의 수평판
4 Inferior orbital fissure 아래눈확틈새(하안와열)
5 Infratemporal crest 관자아래능선(측두하릉)
6 Infratemporal (posterior) surface of maxilla 위턱뼈(상악골)의 관자아래면 혹은 뒷면(측두하면 혹은 후면)
7 Infratemporal surface of greater wing of sphenoid bone 나비뼈(접형골) 큰날개(대익)의 관자아래면(측두하면)
8 Lateral pterygoid plate 날개돌기의 가쪽판(외측익돌판)
9 Mandibular fossa 턱관절오목(하악와)
10 Mastoid notch 꼭지패임(유돌절흔)
11 Mastoid process 꼭지돌기(유양돌기)
12 Medial pterygoid plate 날개돌기의 안쪽판(내측익돌판)
13 Occipital condyle 뒤통수뼈관절융기(후두과)
14 Occipital groove 뒤통수동맥고랑(후두동구)
15 Pterygoid hamulus 날개갈고리(익돌구)
16 Pterygomaxillary fissure and pterygopalatine fossa 날개위턱틈새(익상악열)와 날개입천장오목(익구개와)
17 Pyramidal process of palatine bone 입천장뼈(구개골)의 날개패임돌기(추체돌기)
18 Spine of sphenoid bone 나비뼈가시(접형골극)
19 Styloid process and sheath 붓돌기(경상돌기)와 붓집(경상돌기초)
20 Third molar tooth 셋째큰어금니(제3대구치)
21 Tuberosity of maxilla 위턱뼈융기(상악결절)
22 Vomer 보습뼈(서골)
23 Zygomatic arch 광대활(관골궁)

Ⓐ 머리뼈 Skull 위모습

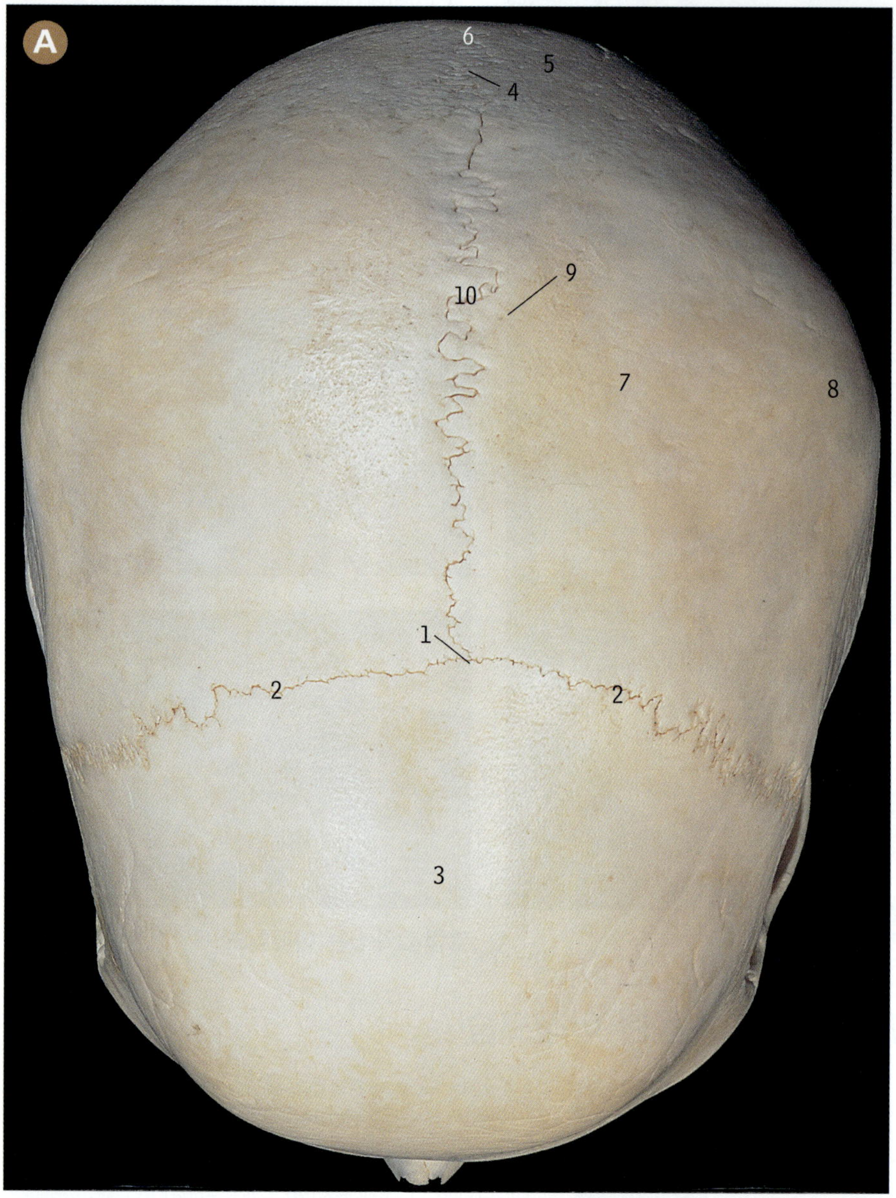

1 Bregma 정수리점(전정)
2 Coronal suture 관상봉합
3 Frontal bone 이마뼈(전두골)
4 Lambda 시옷점(람다)
5 Lambdoid suture 시옷봉합(람다상봉합)
6 Occipital bone 뒤통수뼈(후두골)
7 Parietal bone 마루뼈(두정골)
8 Parietal eminence 마루뼈융기(두정융기)
9 Parietal foramen 마루뼈구멍(두정공)
10 Sagittal suture 시상봉합

마루뼈융기(parietal eminence)(A8)는 머리뼈에서 가쪽으로 가장 많이 튀어나온 곳이다.

정수리점(bregma)(A1)은 시상봉합(sagittal suture)(A10)과 관상봉합(coronal suture)(A2)이 만나는 곳이다. 태어날 때 이곳은 이마뼈와 마루뼈가 서로 만나지 않고 막으로 이루어진 앞숫구멍(anterior fontanelle, 대천문)(p.14의 D1 참조)이었다.

시옷점(lambda)(A4)은 시상봉합과 시옷봉합(lambdoid suture)(A5)이 만나는 곳인데, 정수리점과 마찬가지로 태어날 때 이곳은 마루뼈와 뒤통수뼈가 서로 만나지 않고 막으로 이루어진 뒤숫구멍(posterior fontanelle, 소천문)(p.14의 C13 참조)이었다.

그림의 이마뼈 가운데에 숫자 3으로 표시된 곳은 원래 태아 때 이마봉합(frontal suture, 전두봉합)이 있었던 자리이다(p.14의 A5 참조). 이마봉합은 성인이 된 후에도 계속 남아 있을 수 있으며, 다른 말로 metopic suture라고도 표현한다.

거미막과립(arachnoid granulation, 지주막과립)(p.62의 B1 참조)은 뇌척수액을 위시상정맥굴로 내보내는 구조인데, 이것과 맞닿는 이마뼈나 마루뼈에 불규칙한 오목(depression)(B2)을 남기기도 한다.

후추통머리뼈, pp.80~82 참조.

Ⓑ 머리뼈 Skull
머리덮개뼈의 속면, 중심부분

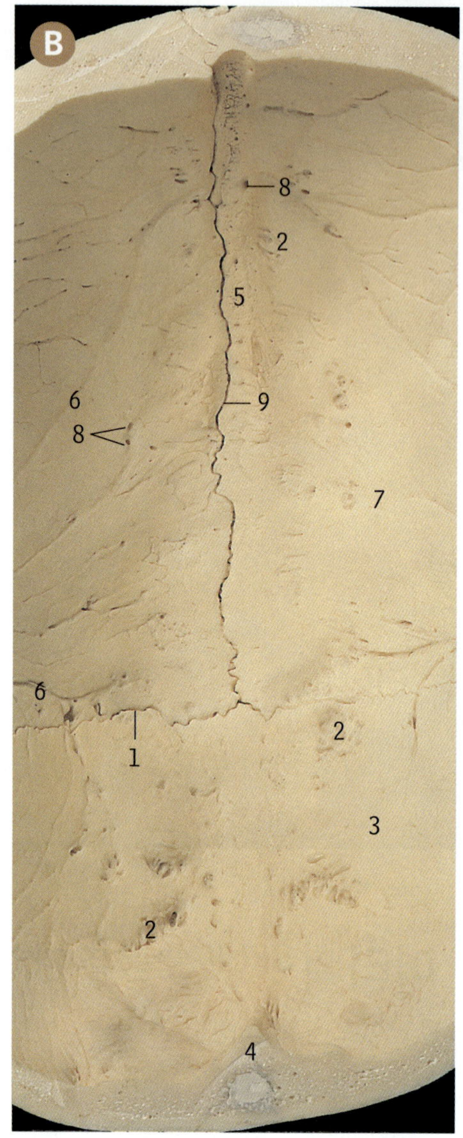

1 Coronal suture 관상봉합
2 Depressions for arachnoid granulations 거미막과립(지주막과립)에 의한 오목
3 Frontal bone 이마뼈(전두골)
4 Frontal crest 이마뼈능선(전두릉)
5 Groove for superior sagittal sinus 위시상정맥굴고랑(상시상동구)
6 Grooves for middle meningeal vessels 중간뇌막동맥고랑(중경막동맥구)
7 Parietal bone 마루뼈(두정골)
8 Parietal foramina 마루뼈구멍(두정공)
9 Sagittal suture 시상봉합

머리뼈 Skull *머리뼈바닥의 바깥면*

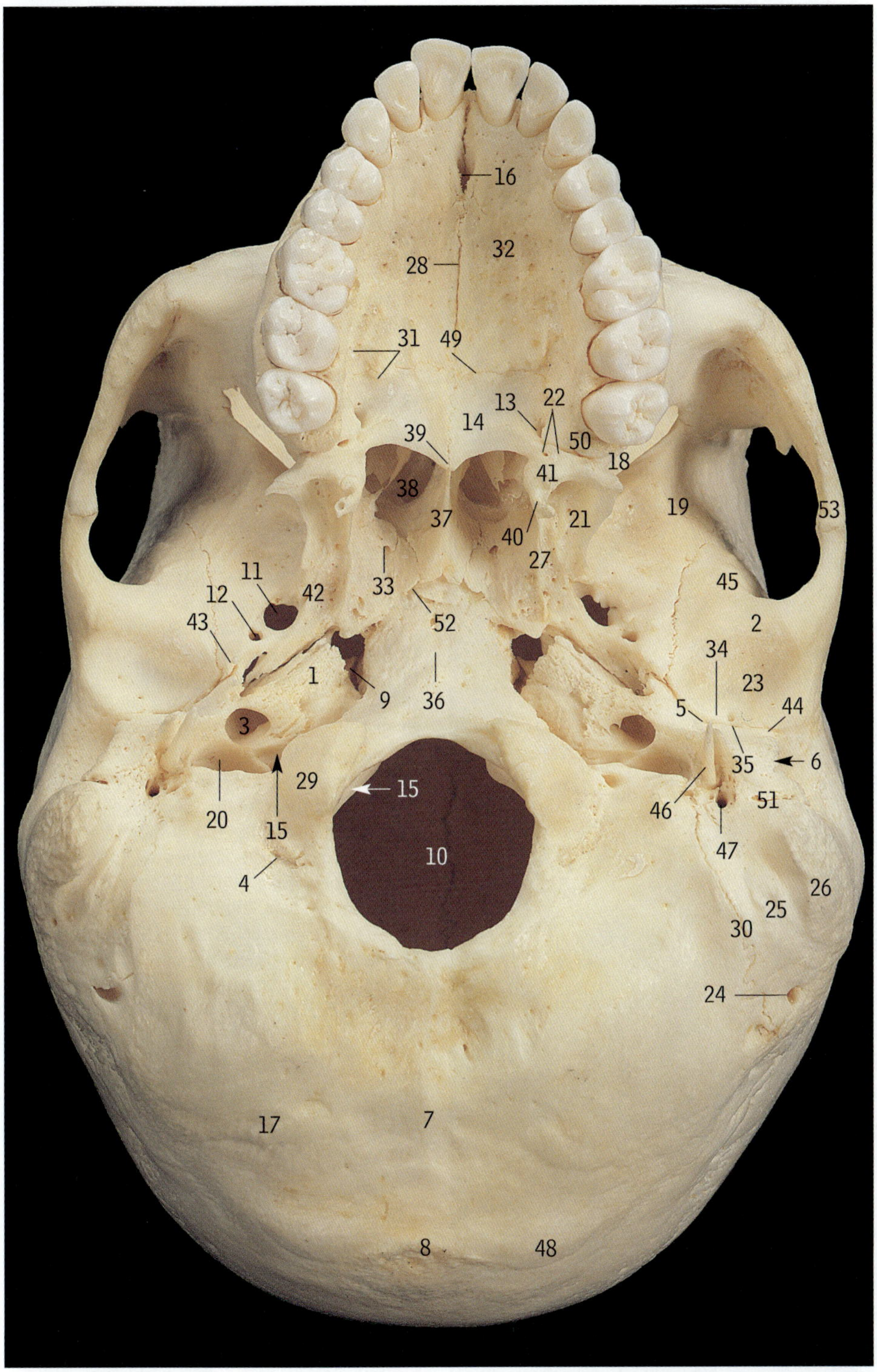

위턱뼈의 입천장돌기(palatine process)(32)와 입천장뼈의 수평판(horizontal plate)(14)이 만나서 입의 천장 및 코의 바닥을 이루는 단단입천장(hard palate, 경구개)을 형성한다.

관자뼈 바위부분의 아래면에 있는 목동맥관(carotid canal)(3)은 머리뼈 안으로 바로 들어가지 않고 바위부분 속에서 앞안쪽을 향해 직각으로 굽어진 다음 파열구멍(foramen lacerum)(9)의 뒤에서 머리뼈 안으로 열린다.

1 Apex of petrous part of temporal bone 관자뼈(측두골)의 바위끝(추체첨)
2 Articular tubercle 관절결절
3 Carotid canal 목동맥관(경동맥관)
4 Condylar canal (posterior) 뒤에 위치한 관절융기관(과관)
5 Edge of tegmen tympani 고실천장(고실개)의 모서리
6 External acoustic meatus 바깥귀길(외이도)
7 External occipital crest 바깥뒤통수뼈능선(외후두릉)
8 External occipital protuberance 바깥뒤통수뼈융기(외후두융기)
9 Foramen lacerum 파열구멍(파열공)
10 Foramen magnum 큰구멍(대공)
11 Foramen ovale 타원구멍(난원공)
12 Foramen spinosum 뇌막동맥구멍(극공)
13 Greater palatine foramen 큰입천장구멍(대구개공)
14 Horizontal plate of palatine bone 입천장뼈(구개골)의 수평판
15 Hypoglossal canal 혀밑신경관(설하신경관)
16 Incisive fossa 앞니오목(절치와)
17 Inferior nuchal line 아래목덜미선(하항선)
18 Inferior orbital fissure 아래눈확틈새(하안와열)
19 Infratemporal crest of greater wing of sphenoid bone 나비뼈(접형골) 큰날개(대익)의 관자아래능선(측두하능선)
20 Jugular foramen 목정맥구멍(경정맥공)
21 Lateral pterygoid plate 날개돌기의 가쪽판(외측익돌판)
22 Lesser palatine foramina 작은입천장구멍(소구개공)
23 Mandibular fossa 턱관절오목(하악와)
24 Mastoid foramen 꼭지구멍(유돌공)
25 Mastoid notch 꼭지패임(유돌절흔)
26 Mastoid process 꼭지돌기(유양돌기)
27 Medial pterygoid plate 날개돌기의 안쪽판(내측익돌판)
28 Median palatine (intermaxillary) suture 정중입천장봉합(정중구개봉합)
29 Occipital condyle 뒤통수뼈관절융기(후두과)
30 Occipital groove 뒤통수동맥고랑(후두동구)
31 Palatine grooves and spines 입천장고랑(구개구)과 입천장가시(구개극)
32 Palatine process of maxilla 위턱뼈(상악골)의 입천장돌기(구개돌기)
33 Palatinovaginal canal 입천장칼집관(구개골초돌관)
34 Petrosquamous fissure 바위비늘틈새(추체인열)
35 Petrotympanic fissure 바위고막틈틈새(추체고실열)
36 Pharyngeal tubercle 인두결절
37 Posterior border of vomer 보습뼈(서골)의 뒤모서리(후연)
38 Posterior nasal aperture (choana) 뒤콧구멍(후비공)
39 Posterior nasal spine 뒤코가시(후비극)
40 Pterygoid hamulus 날개갈고리(익돌구)
41 Pyramidal process of palatine bone 입천장뼈(구개골)의 날개패임돌기(추체돌기)
42 Scaphoid fossa 배오목(주상와)
43 Spine of sphenoid bone 나비뼈가시(접형골극)
44 Squamotympanic fissure 바위고막틈틈새(추체고실열)
45 Squamous part of temporal bone 관자뼈(측두골)의 비늘부분(인부)
46 Styloid process 붓돌기(경상돌기)
47 Stylomastoid foramen 붓꼭지구멍(경유돌공)
48 Superior nuchal line 위목덜미선(상항선)
49 Transverse palatine (palatomaxillary) suture 입천장위턱봉합(구개상악봉합)
50 Tuberosity of maxilla 위턱뼈융기(상악결절)
51 Tympanic part of temporal bone 관자뼈(측두골)의 고막틀부분(고실부)
52 Vomerovaginal canal 보습칼집관(서골초돌관)
53 Zygomatic arch 광대활(관골궁)

머리속감염, 머리뼈(두개골) 골절, pp.80~82 참조.

머리뼈 Skull *근육부착, 머리뼈바닥의 바깥면*

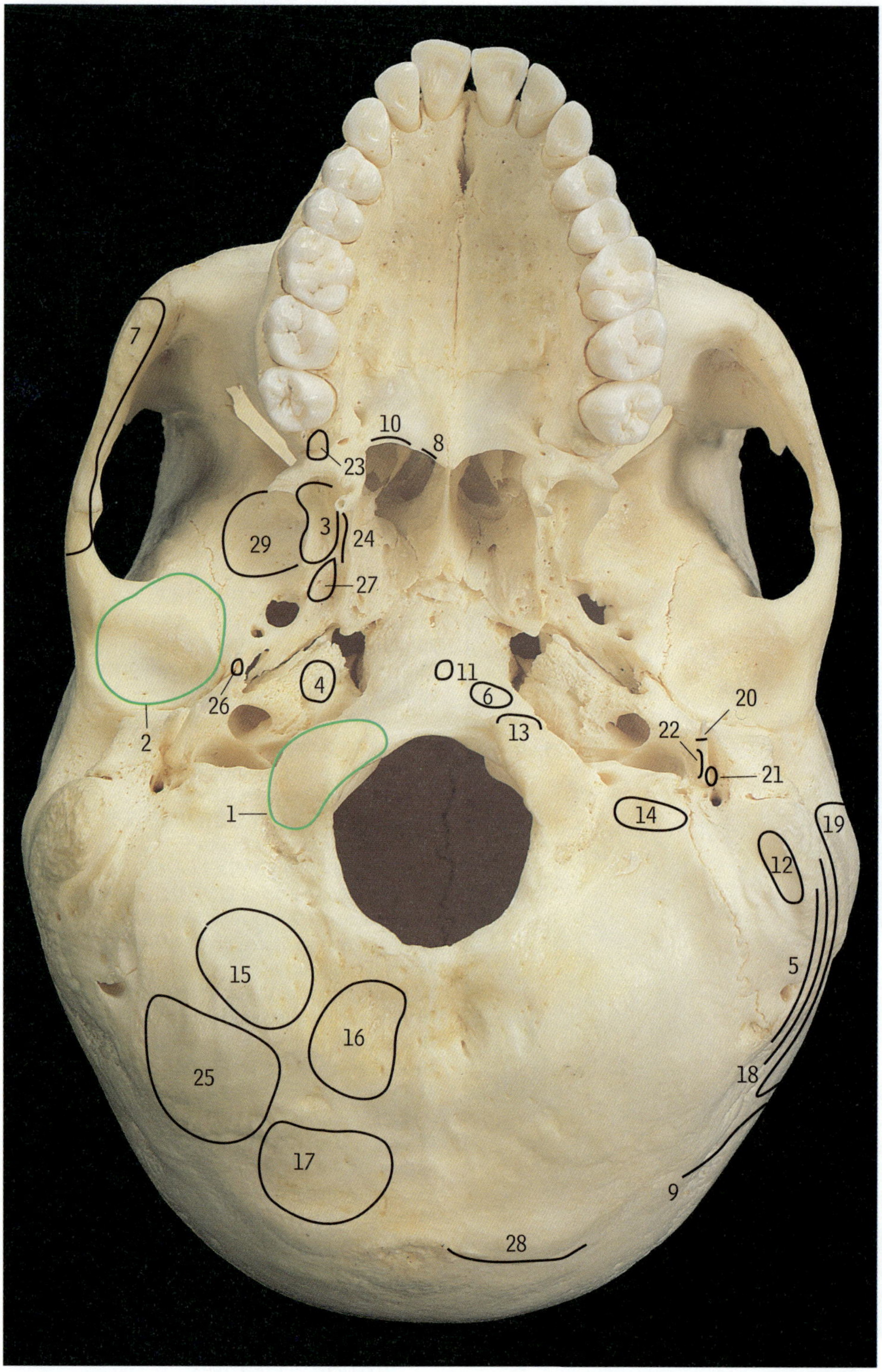

초록색선: 고리뒤통수관절 및 턱관절의 관절주머니가 붙는 곳

1 Capsule attachment of atlanto-occipital joint 고리뒤통수관절(환추후두관절)의 관절주머니(관절낭)
2 Capsule attachment of temporomandibular joint 턱관절(측두하악관절)의 관절주머니(관절낭)
3 Deep head of medial pterygoid 안쪽날개근(내측익돌근)의 깊은갈래(심두)
4 Levator veli palatini 입천장올림근(구개범거근)
5 Longissimus capitis 머리가장긴근(두최장근)
6 Longus capitis 머리긴근(두장근)
7 Masseter 깨물근(교근)
8 Musculus uvulae 목젖근(구개수근)
9 Occipital part of occipitofrontalis 뒤통수이마근(후두전두근)의 뒤통수힘살(후두복근)
10 Palatopharyngeus 입천장인두근(구개인두근)
11 Pharyngeal raphe 인두솔기(인두봉선)
12 Posterior belly of digastric 두힘살근(이복근)의 뒤힘살(후복)
13 Rectus capitis anterior 앞머리곧은근(전두직근)
14 Rectus capitis lateralis 가쪽머리곧은근(외측두직근)
15 Rectus capitis posterior major 큰뒤머리곧은근(대후두직근)
16 Rectus capitis posterior minor 작은뒤머리곧은근(소후두직근)
17 Semispinalis capitis 머리반가시근(두반극근)
18 Splenius capitis 머리널판근(두판상근)
19 Sternocleidomastoid 목빗근(흉쇄유돌근)
20 Styloglossus 붓혀근(경돌설근)
21 Stylohyoid 붓목뿔근(경돌설골근)
22 Stylopharyngeus 붓인두근(경돌인두근)
23 Superficial head of medial pterygoid 안쪽날개근(내측익돌근)의 얕은갈래(천두)
24 Superior constrictor 위인두수축근(상인두수축근)
25 Superior oblique 위머리빗근(상두사근)
26 Tensor tympani 고막긴장근(고막장근)
27 Tensor veli palatini 입천장긴장근(구개범장근)
28 Trapezius 등세모근(승모근)
29 Upper head of lateral pterygoid 가쪽날개근(외측익돌근)의 위갈래(상두)

날개돌기(pterygoid process)의 안쪽판(medial plate)에는 날개근(pterygoid m.)이 붙지 않는다. 뒤쪽으로 뻗어나와 위인두수축근(superior constrictor)(24)의 이는곳으로 작용할 뿐이다.

두 개의 날개근은 모두 날개돌기의 가쪽판(lateral plate)에 붙는다. 안쪽날개근(medial pterygoid)(3)은 그 안쪽에 붙고 가쪽날개근(lateral pterygoid)(29)은 그 가쪽에 붙는다. 날개돌기의 가쪽판은 살짝 가쪽으로 휘어져 있는데, 그 이유는 아래턱뼈를 뒤로 또는 가쪽으로 움직이기 위해 근육들이 지속적으로 수축하기 때문이다(pp.18~19 참조).

머리뼈(두개골) 골절, pp.80~82 참조.

머리뼈 Skull *머리뼈바닥의 속면(머리뼈우묵)*

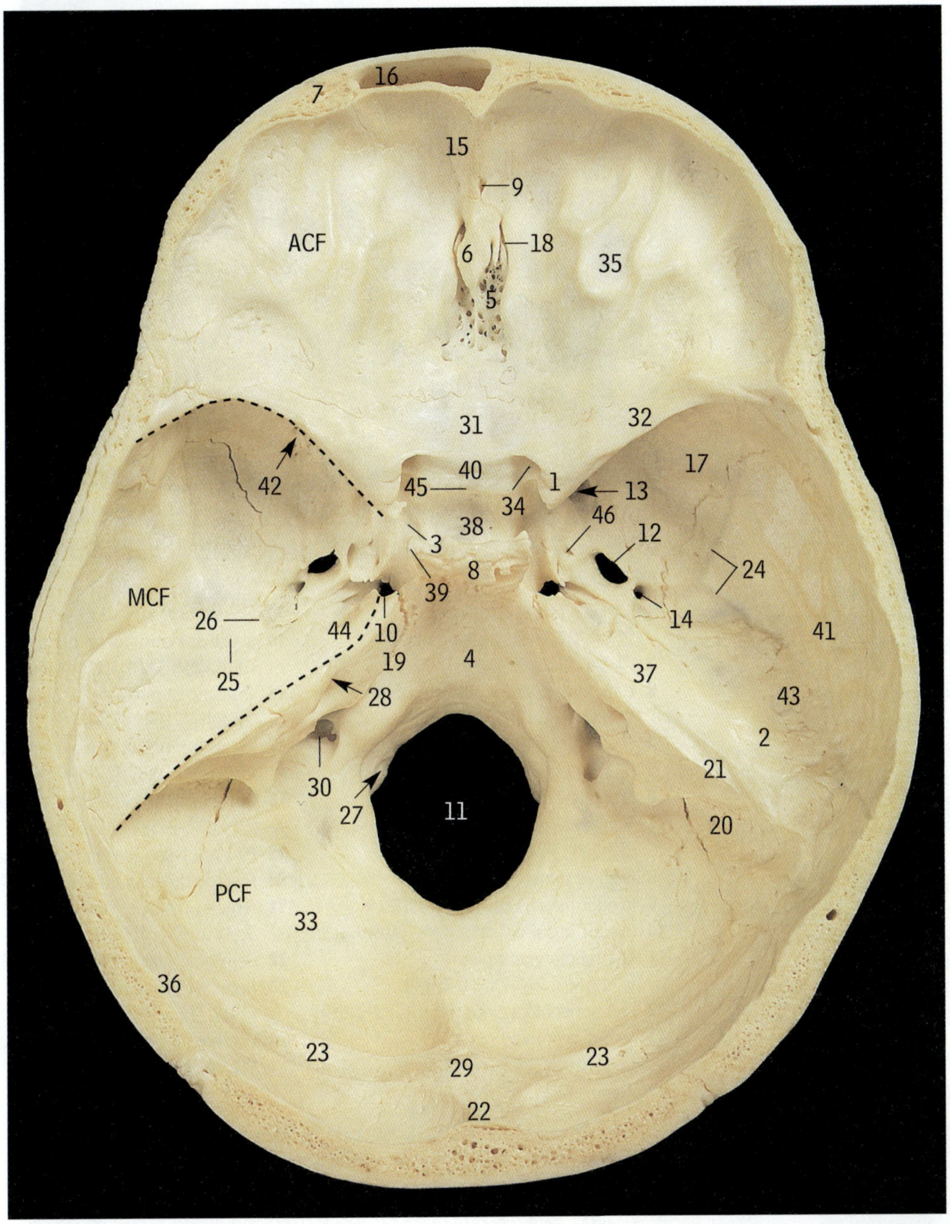

앞머리뼈우묵(anterior cranial fossa)의 뒤쪽 경계는 앞침대돌기(anterior clinoid process)(1)를 포함한 나비뼈 작은날개(lesser wing)(32)의 자유모서리와 시각교차고랑(prechiasmatic groove)(40)의 앞모서리이다.

나비 모양의 중간머리뼈우묵(middle cranial fossa)은 좌우 가쪽부분(lateral part)과 중심부분(central part)으로 나누어 설명할 수 있다. 중심부분에는 나비뼈몸통의 위면에 해당하는 안장(pituitary fossa)(38)이 있으며, 그 앞쪽에 시각교차고랑(40) 및 그 뒤쪽에 안장등(dorsum sellae)(8)과 뒤침대돌기(posterior clinoid processes)(39)가 있다. 가쪽부분은 나비뼈 작은날개(32)의 뒤모서리에서부터 관자뼈바위부분의 위모서리에 있는 위바위정맥굴고랑(groove for superior petrosal sinus)(21)까지이다.

가운데에 큰구멍(foramen magnum)(11)이 있는 뒤머리뼈우묵(posterior cranial fossa)은 안장등(8)과 위바위정맥굴고랑(21)의 뒤쪽에 있는 구조이다.

경질막(dura mater, 경막)의 부착 및 접힘은 pp.51~53과 62를 참조한다.

1 Anterior clinoid process 앞침대돌기(전상돌기)
2 Arcuate eminence 활꼴융기(궁상융기)
3 Carotid groove 목동맥고랑(경동맥구)
4 Clivus 비스듬틀(사대)
5 Cribriform plate of ethmoid bone 벌집뼈(사골)의 체판(사판)
6 Crista galli 볏돌기(계관)
7 Diploë 판사이층(판간층)
8 Dorsum sellae 안장등(안배)
9 Foramen caecum 막구멍(맹공)
10 Foramen lacerum 파열구멍(파열공)
11 Foramen magnum 큰구멍(대공)
12 Foramen ovale 타원구멍(난원공)
13 Foramen rotundum 원형구멍(정원공)
14 Foramen spinosum 뇌막동맥구멍(극공)
15 Frontal crest 이마뼈능선(전두릉)
16 Frontal sinus 이마굴(전두동)
17 Greater wing of sphenoid bone 나비뼈(접형골)의 큰날개(대익)
18 Groove for anterior ethmoidal nerve and vessels 앞벌집신경(전사골신경)과 혈관의 고랑(구)
19 Groove for inferior petrosal sinus 아래바위정맥굴고랑(하추체동구)
20 Groove for sigmoid sinus 구불정맥굴고랑(에스상동구)
21 Groove for superior petrosal sinus 위바위정맥굴고랑(상추체동구)
22 Groove for superior sagittal sinus 위시상정맥굴고랑(상시상동구)
23 Groove for transverse sinus 가로정맥굴고랑(횡동구)
24 Grooves for middle meningeal vessels 중간뇌막동맥고랑(중경막동맥구)
25 Hiatus and groove for greater petrosal nerve 큰바위신경관틈새(대추체신경열공)와 큰바위신경고랑(대추체신경구)
26 Hiatus and groove for lesser petrosal nerve 작은바위신경관틈새(소추체신경열공)와 작은바위신경고랑(소추세신경구)
27 Hypoglossal canal 혀밑신경관(설하신경관)
28 Internal acoustic meatus 속귀길(내이도)
29 Internal occipital protuberance 속뒤통수뼈융기(내후두융기)
30 Jugular foramen 목정맥구멍(경정맥공)
31 Jugum of sphenoid bone 나비뼈접합부분(접형골접합부)
32 Lesser wing of sphenoid bone 나비뼈(접형골)의 작은날개(소익)
33 Occipital bone (cerebellar fossa) 뒤통수뼈(후두골)의 소뇌우묵(소뇌와)
34 Optic canal 시각신경관(시신경관)
35 Orbital part of frontal bone 이마뼈(전두골)의 눈확부분(안와부)
36 Parietal bone (postero-inferior angle only) 마루뼈(두정골)의 뒤아래부분(후하부)
37 Petrous part of temporal bone 관자뼈(측두골)의 바위부분(추체부)
38 Pituitary fossa (sella turcica) 안장
39 Posterior clinoid process 뒤침대돌기(후상돌기)
40 Prechiasmatic groove 시각교차고랑(시신경교차구)
41 Squamous part of temporal bone 관자뼈(측두골)의 비늘부분(인부)
42 Superior orbital fissure 위눈확틈새(상안와열)
43 Tegmen tympani 고실천장(고실개)
44 Trigeminal impression 삼차신경절자국(삼차신경절압흔)
45 Tuberculum sellae 안장결절
46 Venous (emissary) foramen 이끌정맥구멍(도출정맥공)

후각없음증(후각상실증), 머리뼈바닥골절(두개저골절), pp.80~82 참조.

Ⓐ 머리뼈 Skull *왼쪽 눈확의 뼈*

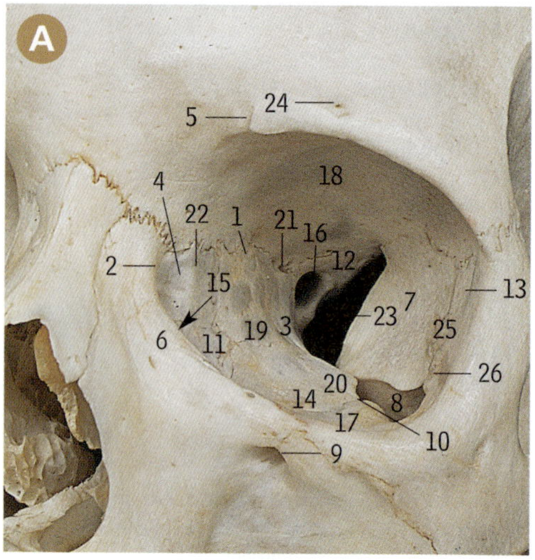

1 Anterior ethmoidal foramen 앞벌집구멍(전사골공)
2 Anterior lacrimal crest 앞눈물능선(전누낭릉)
3 Body of sphenoid bone, forming medial wall 안쪽벽(내측벽)을 이루는 나비뼈몸통(접형골체)
4 Fossa for lacrimal sac 눈물주머니오목(누낭와)
5 Frontal notch 이마뼈패임(전두절흔)
6 Frontal process of maxilla, forming medial wall 안쪽벽(내측벽)을 이루는 위턱뼈(상악골)의 이마돌기(전두돌기)
7 Greater wing of sphenoid bone, forming lateral wall 가쪽벽(외측벽)을 이루는 나비뼈(접형골)의 큰날개(대익)
8 Inferior orbital fissure 아래눈확틈새(하안와열)
9 Infra–orbital foramen 눈확아래구멍(안와하공)
10 Infra–orbital groove 눈확아래고랑(안와하구)
11 Lacrimal bone, forming medial wall 안쪽벽(내측벽)을 이루는 눈물뼈(누골)
12 Lesser wing of sphenoid bone, forming roof 천장을 이루는 나비뼈(접형골)의 작은날개(소익)
13 Marginal tubercle 모서리결절(면결절)
14 Maxilla, forming floor 바닥을 이루는 위턱뼈(상악골)
15 Nasolacrimal canal 코눈물뼈관(비루관)
16 Optic canal 시각신경관(시신경관)
17 Orbital border of zygomatic bone, forming floor 바닥을 이루는 광대뼈(관골)의 눈확모서리(안와연)
18 Orbital part of frontal bone, forming roof 천장을 이루는 이마뼈(전두골)의 눈확부분(안와부)
19 Orbital plate of ethmoid bone, forming medial wall 안쪽벽(내측벽)을 이루는 벌집뼈(사골)의 눈확판(안와판)
20 Orbital process of palatine bone, forming floor 바닥을 이루는 입천장뼈(구개골)의 눈확돌기(안와돌기)
21 Posterior ethmoidal foramen 뒤벌집구멍(후사골공)
22 Posterior lacrimal crest 뒤눈물능선(후누낭릉)
23 Superior orbital fissure 위눈확틈새(상안와열)
24 Supra–orbital foramen 눈확위구멍(안와상공)
25 Zygomatic bone forming lateral wall 가쪽벽(외측벽)을 이루는 광대뼈
26 Zygomatico–orbital foramen 광대눈확구멍(관골안와공)

Ⓒ 코안 Nasal cavity *가쪽벽*

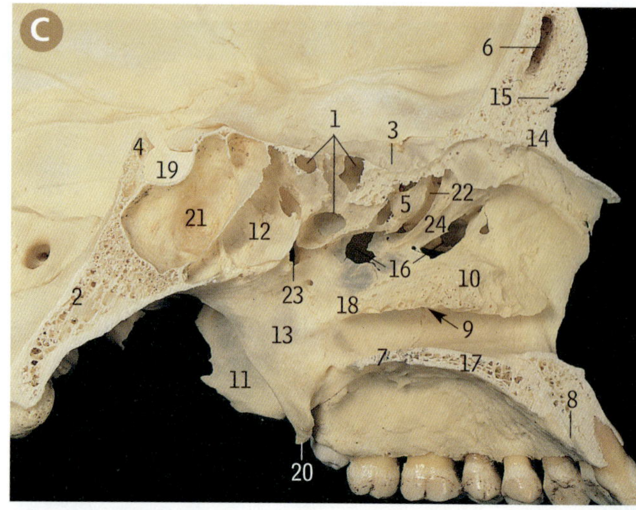

머리뼈를 정중시상절단한 그림으로서 벌집뼈벌집 및 벌집뼈융기(5)를 노출시키기 위하여 코중격 및 위코선반과 중간코선반을 제거하였다.

1 Air cells of ethmoidal sinus 벌집뼈벌집(사골봉소)
2 Clivus 비스듬틀(사대)
3 Cribriform plate of ethmoid bone 벌집뼈(사골)의 체판(사판)
4 Dorsum sellae 안장등(안배)
5 Ethmoidal bulla 벌집뼈융기(사골포)
6 Frontal sinus 이마굴(전두동)
7 Horizontal plate of palatine bone 입천장뼈(구개골)의 수평판
8 Incisive canal 앞니관(절치관)
9 Inferior meatus 아래콧길(하비도)
10 Inferior nasal concha 코선반뼈(하비갑개)
11 Lateral pterygoid plate 날개돌기의 가쪽판(외측익돌판)
12 Left sphenoidal sinus 왼나비굴(좌접형동)
13 Medial pterygoid plate 날개돌기의 안쪽판(내측익돌판)
14 Nasal bone 코뼈(비골)
15 Nasal spine of frontal bone 이마뼈(전두돌)의 코가시(비극)
16 Opening of maxillary sinus 위턱굴(상악동)의 입구
17 Palatine process of maxilla 위턱뼈(상악골)의 입천장돌기(구개돌기)
18 Perpendicular plate of palatine bone 입천장뼈(구개골)의 수직판
19 Pituitary fossa (sella turcica) 안장
20 Pterygoid hamulus 날개갈고리(익돌구)
21 Right sphenoidal sinus 오른나비굴(우접형동)
22 Semilunar hiatus 반달틈새(반월열공)
23 Sphenopalatine foramen 나비입천장구멍(접구개공)
24 Uncinate process of ethmoid bone 벌집뼈(사골)의 갈고리돌기(구상돌기)

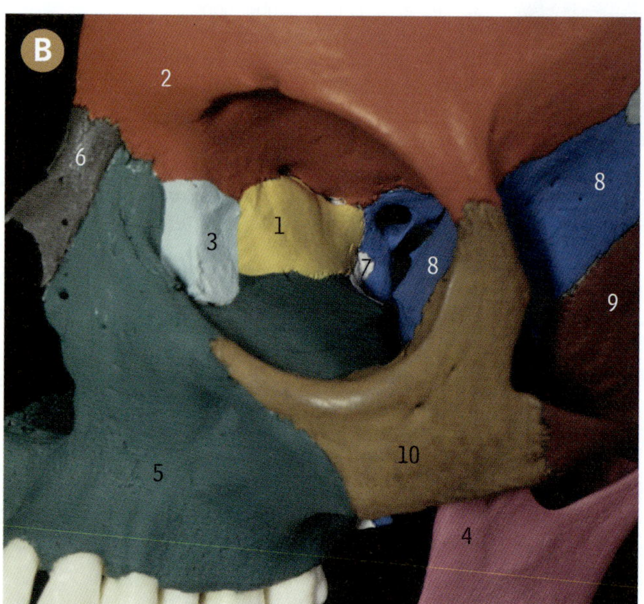

코안(nasal cavity)의 천장은 주로 벌집뼈의 체판(cribriform plate)(C3)으로 이루어져 있다. 코안의 뒤쪽에는 나비굴(C21, 12)이 들어 있는 나비뼈몸통이 있고, 그 앞쪽에는 코뼈(nasal bone)(C14) 및 이마뼈의 코가시(nasal spine)(C15)가 있다.

코안의 바닥은 위턱뼈의 입천장돌기(palatine process)(C17)와 입천장뼈의 수평판(horizontal plate)(C7)으로 이루어져 있다.

코안의 안쪽벽에는 코중격(nasal septum)이 있다. 코중격은 두 개의 뼈와 하나의 연골로 이루어져 있는데, 각각 벌집뼈의 수직판(perpendicular plate)과 보습뼈(vomer) 및 코중격연골(septal cartilage)이다.

코안의 가쪽벽은 주로 위턱뼈의 안쪽면(C16)으로 이루어져 있으며, 그 위쪽에는 벌집뼈의 일부분(C1, 5, 24)과 눈물뼈가 있고, 아래쪽에는 코선반뼈(inferior concha)(C10)가 있으며, 뒤쪽에는 입천장뼈의 수직판(perpendicular plate)(C18)이 있다.

Ⓑ 머리뼈 Skull *왼쪽 눈확, 낱개뼈*

1 Ethmoid 벌집뼈(사골)
2 Frontal 이마뼈(전두골)
3 Lacrimal 눈물뼈(누골)
4 Mandible 아래턱뼈(하악골)
5 Maxilla 위턱뼈(상악골)
6 Nasal 코뼈(비골)
7 Palatine 입천장뼈(구개골)
8 Sphenoid 나비뼈(접형골)
9 Temporal 관자뼈(측두골)
10 Zygomatic 광대뼈(관골)

코곁동굴(부비동)의 병리, pp.80~82 참조.

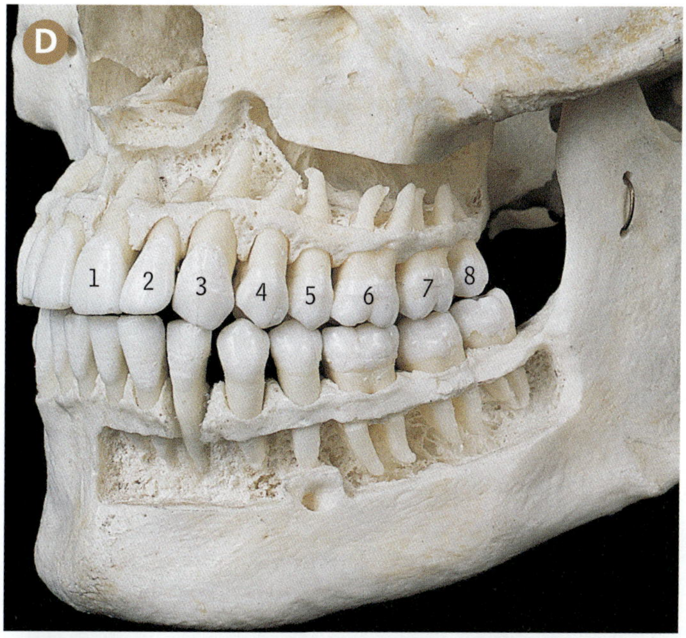

D 간니(영구치) Permanent teeth

왼쪽 앞모습

1 First (central) incisor 중심앞니(중절치)
2 Second (lateral) incisor 가쪽앞니(측절치)
3 Canine 송곳니(견치)
4 First premolar 첫째작은어금니(제1소구치)
5 Second premolar 둘째작은어금니(제2소구치)
6 First molar 첫째큰어금니(제1대구치)
7 Second molar 둘째큰어금니(제2대구치)
8 Third molar 셋째큰어금니(제3대구치)

위턱치아와 아래턱치아는 서로 상응하는 구조이며 치아의 이름도 서로 같다. 치과에서는 치아의 이름보다 그림과 같이 치아에 번호(1~8)를 매겨 각각을 구분한다. 셋째큰어금니를 사랑니(wisdom tooth)라고도 한다.

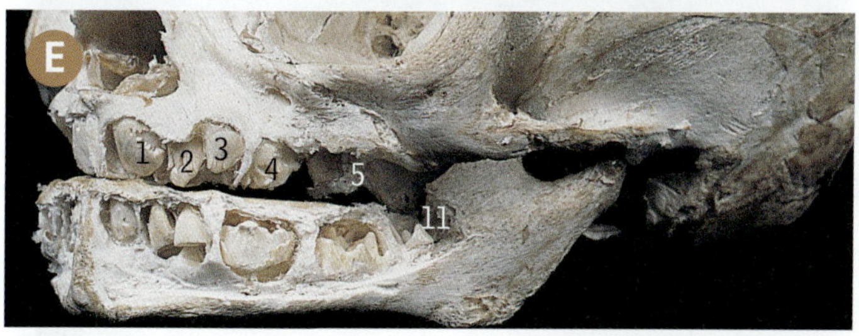

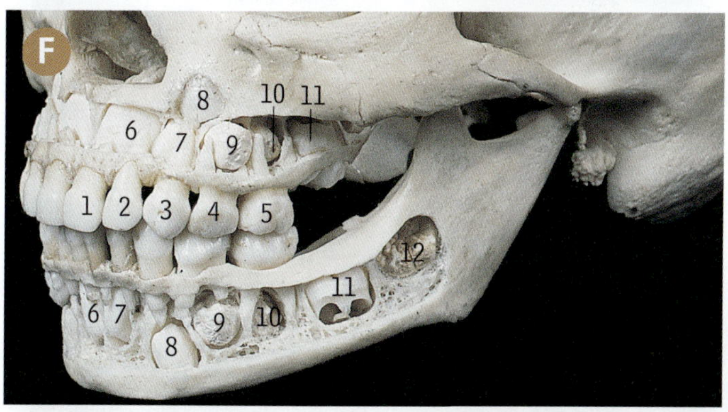

위턱과 아래턱 Upper and lower jaws

왼쪽 앞모습

E 젖니(deciduous teeth, 유치)가 돋지 않은 신생아

F 젖니는 돋고 간니(permanent teeth, 영구치)가 돋지 않은 4세 소아

1 First (central) incisor of deciduous dentition 젖니(유치)의 중심앞니(중절치)
2 Second (lateral) incisor of deciduous dentition 젖니(유치)의 가쪽앞니(측절치)
3 Canine of deciduous dentition 젖니(유치)의 송곳니(견치)
4 First molar of deciduous dentition 젖니(유치)의 첫째큰어금니(제1대구치)
5 Second molar of deciduous dentition 젖니(유치)의 둘째큰어금니(제2대구치)
6 First (central) incisor of permanent dentition 간니(영구치)의 중심앞니(중절치)
7 Second (lateral) incisor of permanent dentition 간니(영구치)의 가쪽앞니(측절치)
8 Canine of permanent dentition 간니(영구치)의 송곳니(견치)
9 First premolar of permanent dentition 간니(영구치)의 첫째작은어금니(제1소구치)
10 Second premolar of permanent dentition 간니(영구치)의 둘째작은어금니(제2소구치)
11 First molar of permanent dentition 간니(영구치)의 첫째큰어금니(제1대구치)
12 Second molar of permanent dentition 간니(영구치)의 둘째큰어금니(제2대구치)

젖니의 큰어금니(molar)가 간니의 작은어금니(premolar)로 대치되는 것이다.

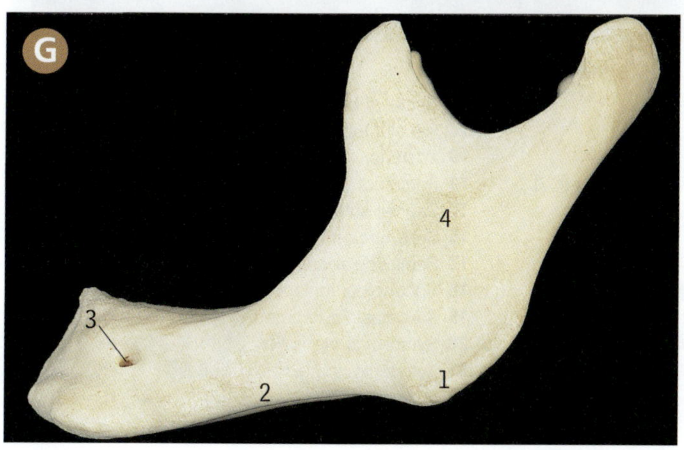

G 무치아래턱뼈 Edentulous mandible

노인, 왼쪽 모습

1 Angle 턱뼈각(하악각)
2 Body 턱뼈몸통(하악체)
3 Mental foramen 턱끝구멍(이공)
4 Ramus 턱뼈가지(하악지)

치아가 소실되면 이틀뼈(alveolar bone)가 흡수되기 때문에 턱끝구멍(mental foramen)(3)과 턱뼈관(mandibular canal)이 아래턱뼈의 위모서리에 가까워진다. 턱뼈가지(ramus)(4)와 턱뼈몸통(body)(2)이 이루는 턱뼈각(angle)(1)은 점점 무뎌지면서 그림 E와 F에서 보듯이 소아의 턱처럼 변한다.

만삭태아의 머리뼈 Skull of a full-term fetus

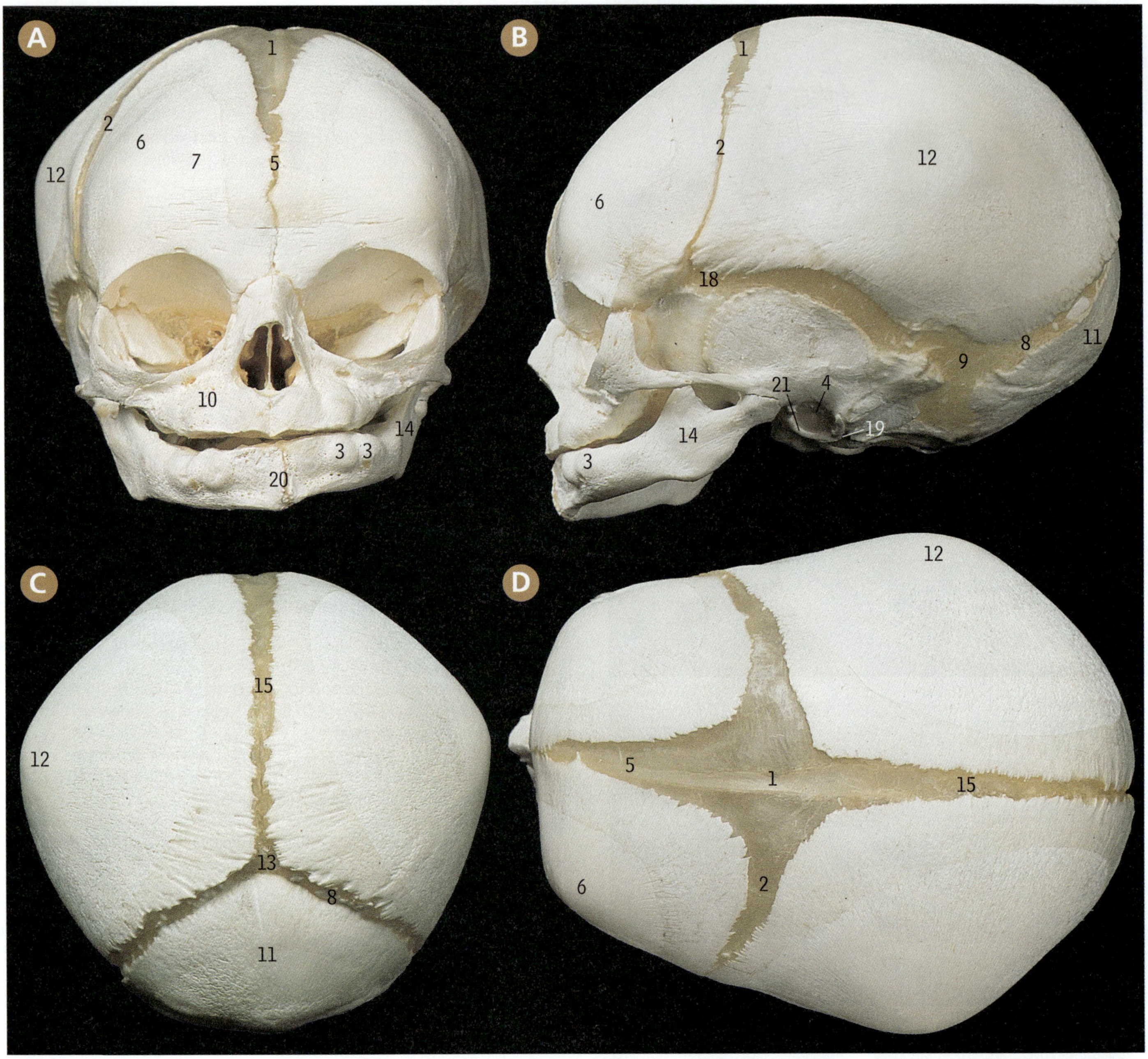

A 앞모습

B 왼쪽 모습

C 뒷모습

D 위모습

1 Anterior fontanelle 앞숫구멍(대천문)
2 Coronal suture 관상봉합
3 Elevations over deciduous teeth in body of mandible 젖니(유치)에 의한 턱뼈몸통(하악체)의 융기
4 External acoustic meatus 바깥귀길(외이도)
5 Frontal suture 이마봉합(전두봉합)
6 Frontal tuberosity 이마뼈융기(전두돌기)
7 Half of frontal bone 이마뼈(전두골)의 반
8 Lambdoid suture 시옷봉합(람다상봉합)
9 Mastoid fontanelle 뒤가쪽숫구멍(후측두천문)
10 Maxilla 위턱뼈(상악골)
11 Occipital bone 뒤통수뼈(후두골)
12 Parietal tuberosity 마루뼈융기(두정융기)
13 Posterior fontanelle 뒤숫구멍(소천문)
14 Ramus of mandible 턱뼈가지(하악지)
15 Sagittal suture 시상봉합
16 Sella turcica 안장(터어키안)
17 Semicircular canals, superior 위반고리뼈관, 위
18 Sphenoidal fontanelle 앞가쪽숫구멍(전측두천문)
19 Stylomastoid foramen 붓꼭지구멍(경유돌공)
20 Symphysis menti 턱뼈결합(하악결합)
21 Tympanic ring 고막틀고리(고실륜)

입술갈림증(구순열)과 입천장갈림증(구개열), pp.80~82 참조.

태아 머리뼈의 방사선사진 Fetal skull radiographs

E *앞면투영*

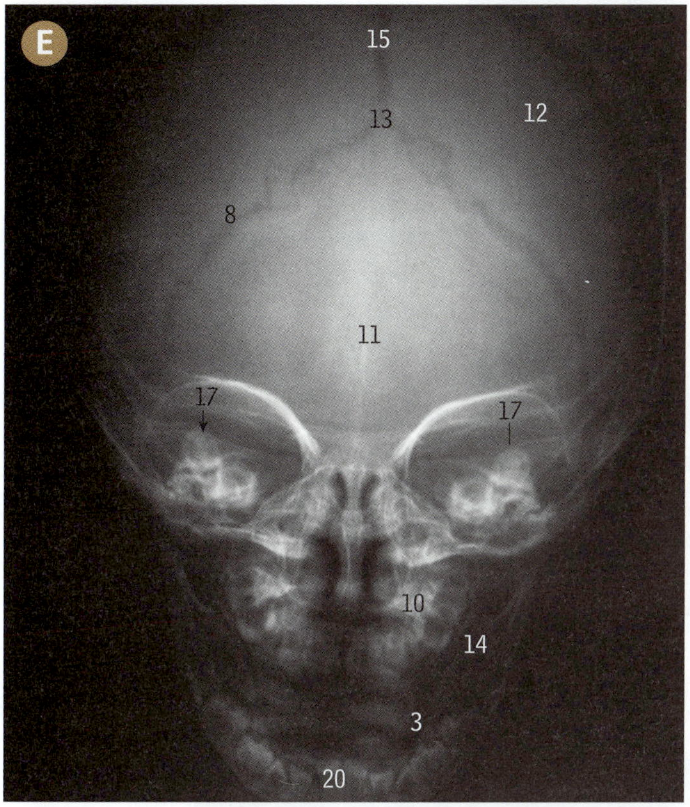

F *측면투영*

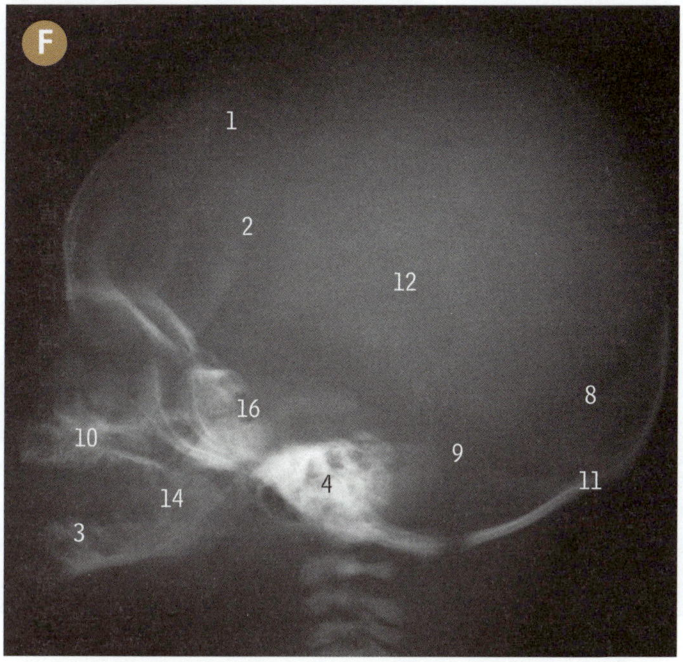

태아는 코안(nasal cavity)과 위턱굴(maxillary sinus)이 작고 치아가 돋지 않았기 때문에 머리뼈 중에서 얼굴을 차지하는 뼈의 비율이 성인보다 상대적으로 낮다.

뒤숫구멍(posterior fontanelle)(C13, E13)은 생후 2개월에 닫히고, 앞숫구멍(anterior fontanelle)(A1, D1, F1)은 2세 때 닫힌다.

2세 때 생기기 시작하는 꼭지돌기(mastoid process)가 아직 없기 때문에 붓꼭지구멍(stylomastoid foramen)(B19) 및 이곳으로 나오는 얼굴신경(facial n.)이 표면에서 얕게 위치한다.

G

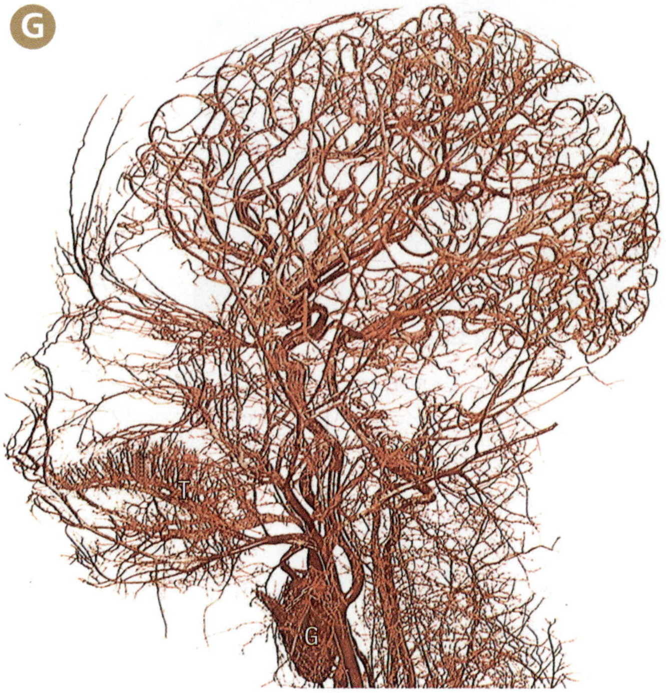

G 머리와 목의 동맥에 대한 캐스트수지

Resin cast of head and neck arteries

만삭태아, 왼쪽 모습

태아의 동맥을 수지로 캐스트한 그림으로서 동맥들이 짙게 모여 있는 목 앞의 구조는 갑상샘(thyroid gland, G)이고, 그 위쪽 및 앞쪽에 가느다란 동맥들이 모여 있는 곳은 혀(tongue, T)이다.

물뇌증(수두증), 머리덮개상처, pp.80~82 참조.

머리뼈 Skull Ⓐ 시상절단한 다음 각 뼈를 색깔로 구분한 왼쪽 머리뼈

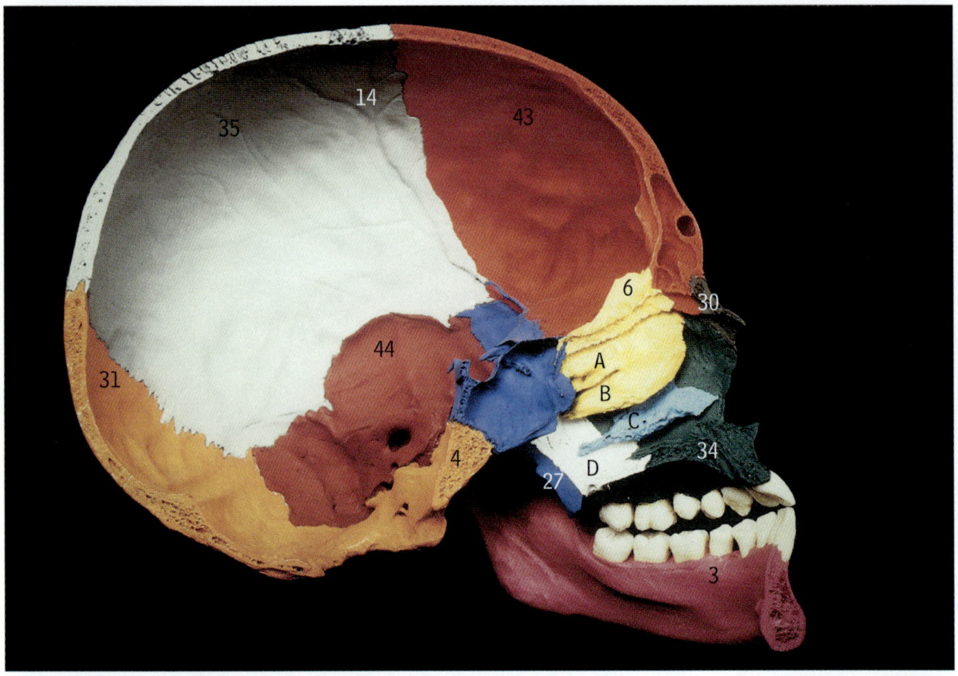

A Superior nasal concha 위코선반(상비갑개)
B Middle nasal concha 중간코선반(중비갑개)
C Inferior nasal concha 코선반뼈(하비갑개)
D Palatine bone 입천장뼈(구개골)

기타 그림의 번호에 대한 설명은 p.17 참조.

NB: 코선반(concha)을 노출시키기 위해서 벌집뼈(사골)의 수직판(perpendicular plate)을 제거하였다.

Ⓑ 뒤에서 불빛을 비춘 머리뼈의 앞모습

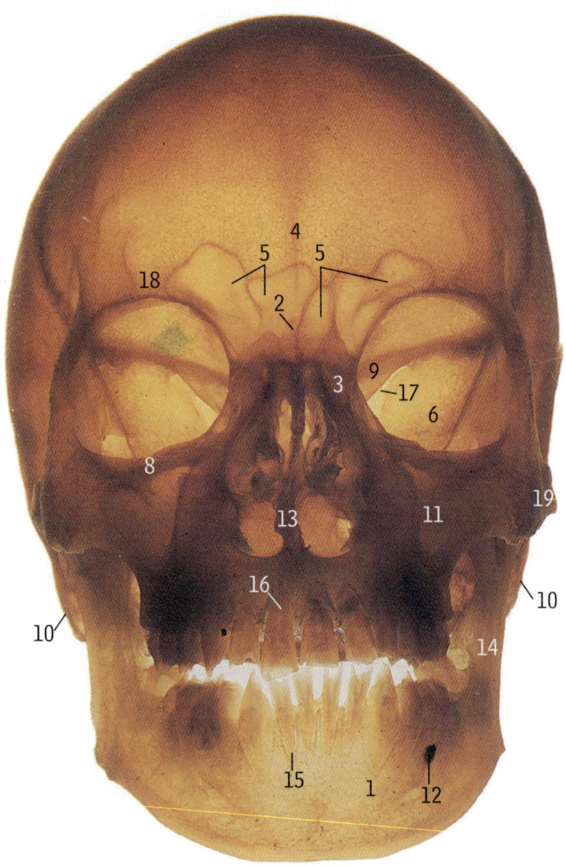

Ⓒ 얼굴뼈의 방사선사진, 뒤앞으로 촬영한 모습

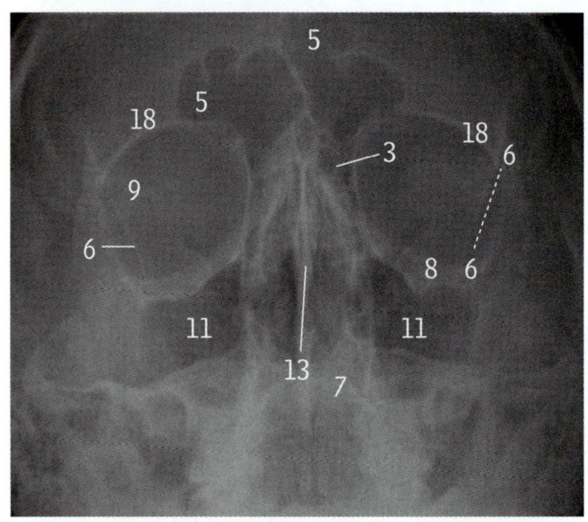

p.1의 머리뼈와 비교 참조.

1 Body of mandible 턱뼈몸통(하악체)
2 Crista galli 볏돌기(계관)
3 Ethmoidal air cells 벌집뼈벌집(사골봉소)
4 Frontal crest 이마뼈능선(전두릉)
5 Frontal sinus 이마굴(전두동)
6 Greater wing of sphenoid bone 나비뼈(접형골)의 큰날개(대익)
7 Inferior nasal concha 코선반뼈(하비갑개)
8 Infra-orbital margin 아래눈확모서리(안와하연)
9 Lesser wing of sphenoid bone 나비뼈(접형골)의 작은날개(소익)
10 Mastoid process 꼭지돌기(유양돌기)
11 Maxillary sinus 위턱굴(상악동)
12 Mental foramen 턱끝구멍(이공)
13 Nasal septum 코중격(비중격)
14 Ramus of mandible 턱뼈가지(하악지)
15 Root of lower lateral incisor 아래 가쪽앞니(측절치)의 뿌리
16 Root of upper central incisor 위 중심앞니(중절치)의 뿌리
17 Superior orbital fissure 위눈확틈새(상안와열)
18 Supra-orbital margin 위눈확모서리(안와상연)
19 Zygomatic arch 광대활(관골궁)

눈확바깥파열골절(안와외파열골절), 꼭지돌기염(유양돌기염), pp.80~82 참조.

머리뼈 Skull

시상절단한 왼쪽 머리뼈

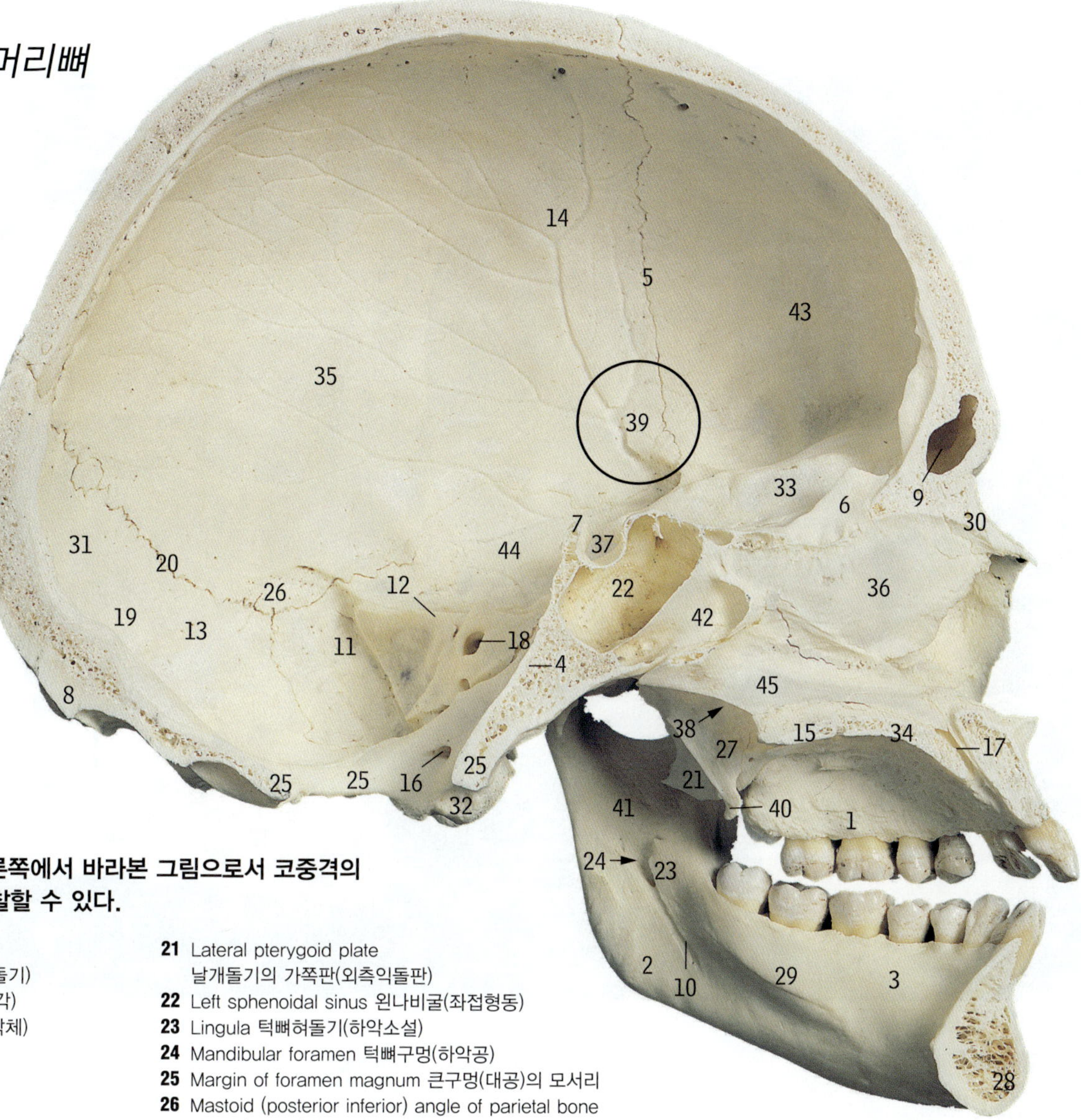

왼쪽 머리뼈의 속모습을 오른쪽에서 바라본 그림으로서 코중격의 뼈부분(36과 45)도 함께 관찰할 수 있다.

1 Alveolar process of maxilla 위턱뼈(상악골)의 이틀돌기(치조돌기)
2 Angle of mandible 턱뼈각(하악각)
3 Body of mandible 턱뼈몸통(하악체)
4 Clivus 비스듬틀(사대)
5 Coronal suture 관상봉합
6 Crista galli of ethmoid bone 벌집뼈(사골)의 볏돌기(계관)
7 Dorsum sellae 안장등(안배)
8 External occipital protuberance 바깥뒤통수뼈융기(외후두융기)
9 Frontal sinus 이마굴(전두동)
10 Groove for mylohyoid nerve 턱목뿔근신경고랑(악설골근신경구)
11 Groove for sigmoid sinus 구불정맥굴고랑(에스상동구)
12 Groove for superior petrosal sinus 위바위정맥굴고랑(상추체동구)
13 Groove for transverse sinus 가로정맥굴고랑(횡동구)
14 Grooves for middle meningeal vessels (anterior division) 중간뇌막동맥고랑(중경막동맥구) (앞갈래)
15 Horizontal plate of palatine bone 입천장뼈(구개골)의 수평판
16 Hypoglossal canal 혀밑신경관(설하신경관)
17 Incisive canal 앞니관(절치관)
18 Internal acoustic meatus in petrous part of temporal bone 관자뼈(측두골)의 바위부분(추체부)에 있는 속귀길(내이도)
19 Internal occipital protuberance 속뒤통수뼈융기(내후두융기)
20 Lambdoid suture 시옷봉합(람다상봉합)
21 Lateral pterygoid plate 날개돌기의 가쪽판(외측익돌판)
22 Left sphenoidal sinus 왼나비굴(좌접형동)
23 Lingula 턱뼈혀돌기(하악소설)
24 Mandibular foramen 턱뼈구멍(하악공)
25 Margin of foramen magnum 큰구멍(대공)의 모서리
26 Mastoid (posterior inferior) angle of parietal bone 마루뼈(두정골)의 꼭지각(유양각)
27 Medial pterygoid plate 날개돌기의 안쪽판(내측익돌판)
28 Mental protuberance 턱끝융기(이융기)
29 Mylohyoid line 턱목뿔근선(악설골근선)
30 Nasal bone 코뼈(비골)
31 Occipital bone 뒤통수뼈(후두골)
32 Occipital condyle 뒤통수뼈관절융기(후두과)
33 Orbital part of frontal bone 이마뼈(전두골)의 눈확부분(안와부)
34 Palatine process of maxilla 위턱뼈(상악골)의 입천장돌기(구개돌기)
35 Parietal bone 마루뼈(두정골)
36 Perpendicular plate of ethmoid bone 벌집뼈(사골)의 수직판
37 Pituitary fossa (sella turcica) 안장
38 Posterior nasal aperture (choana) 뒤콧구멍(후비공)
39 Pterion (encircled) 관자놀이점(접형골대익후상점)
40 Pterygoid hamulus of medial pterygoid plate 안쪽날개판(내측익돌판)의 날개갈고리(익돌구)
41 Ramus of mandible 턱뼈가지(하악지)
42 Right sphenoidal sinus 오른나비굴(우접형동)
43 Squamous part of frontal bone 이마뼈(전두골)의 비늘부분(인부)
44 Squamous part of temporal bone 관자뼈(측두골)의 비늘부분(인부)
45 Vomer 보습뼈(서골)

코중격(nasal septum)을 이루는 두 개의 뼈는 보습뼈(vomer)(45)와 벌집뼈의 수직판(perpendicular plate of ethmoide bone)(36)이며, 그 앞부분에 코중격연골(septal cartilage, pp.58~59)이 위치한다.

그림에서 가운데 공간이 나비굴(sphenoidal sinus)(42와 22)이며, 정중선을 넘어 왼쪽으로 치우친 오른나비굴(42)이 함께 절단된 모습을 확인할 수 있다. 왼나비굴(22) 위에 있는 안장(pituitary fossa)(37)이 아래로 움푹 들어간 모습도 관찰할 수 있다.

중간뇌막동맥고랑(groove for middle meningeal vessels)(14)은 머리덮개뼈를 따라 위쪽 및 뒤쪽으로 주행한다. 동그랗게 표시한 원은 관자놀이점(pterion)(39)의 위치를 머리뼈 안쪽에 표시한 것으로서 p.4를 참조하여 안팎을 비교하기 바란다.

경질막바깥출혈(경막외출혈), 뇌하수체종양, pp.80~82 참조.

아래턱뼈 Mandible

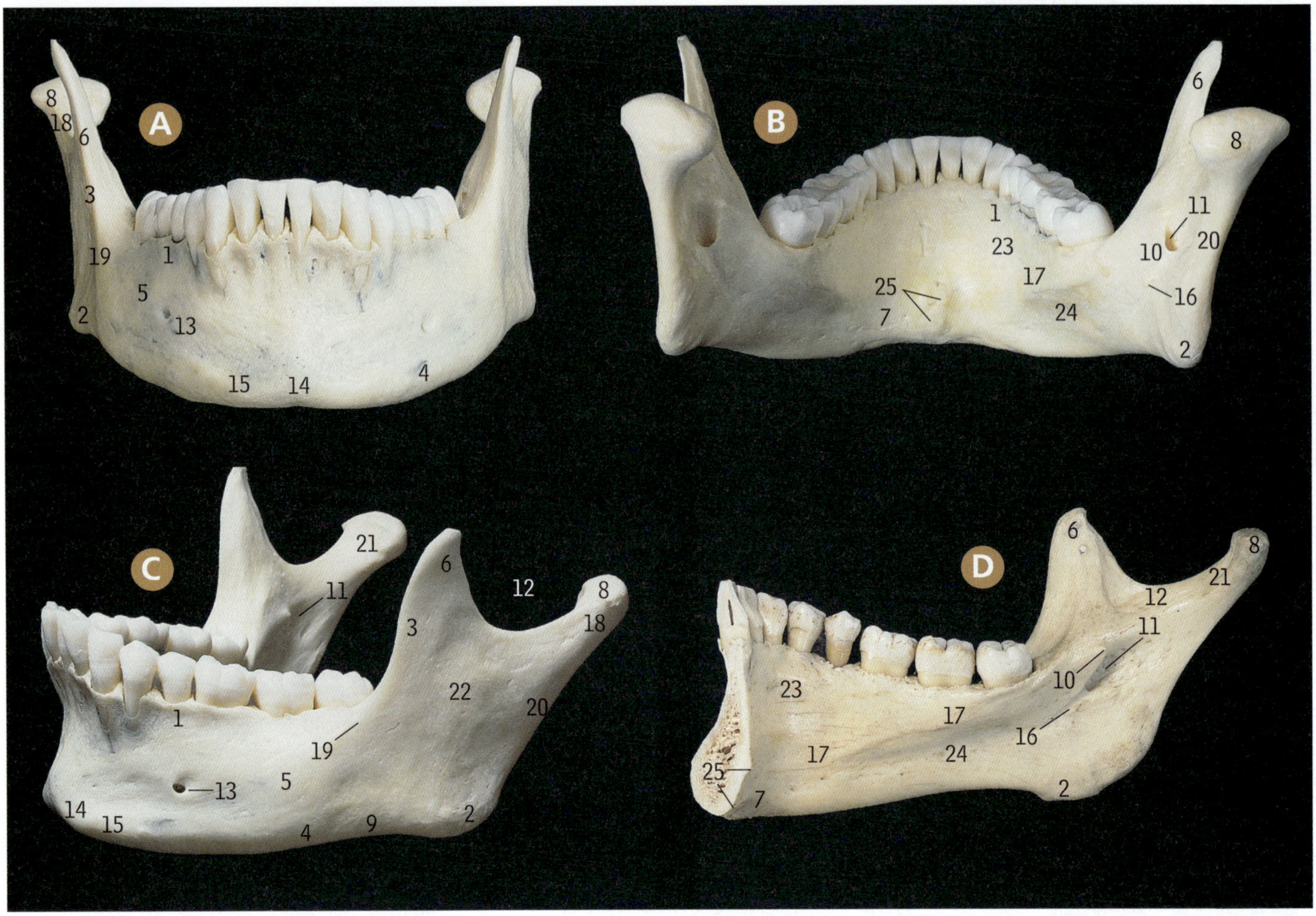

A 앞모습

B 뒷모습

C 왼쪽 앞모습

D 오른쪽 아래턱뼈의 안쪽 모습

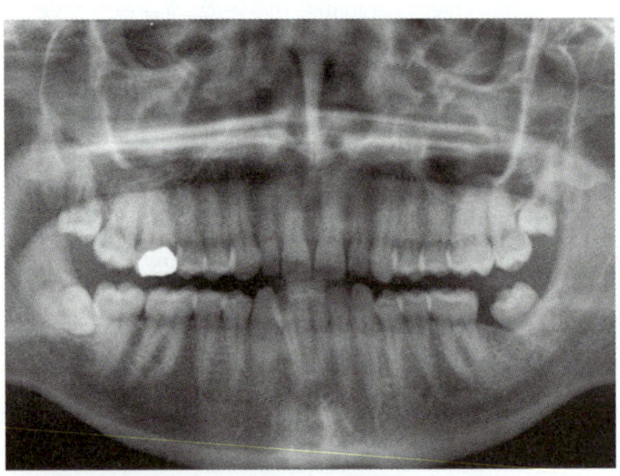

파노라마방사선사진(Orthopantomogram)

1 Alveolar part 이틀부분(치조부)
2 Angle 턱뼈각(하악각)
3 Anterior border of ramus 턱뼈가지(하악지)의 앞모서리(전연)
4 Base 턱뼈바닥(하악저)
5 Body 턱뼈몸통(하악체)
6 Coronoid process 근육돌기(근돌기)
7 Digastric fossa 두힘살근오목(이복근와)
8 Head 턱뼈머리(하악두)
9 Inferior border of ramus 턱뼈가지(하악지)의 아래모서리(하연)
10 Lingula 턱뼈혀돌기(하악소설)
11 Mandibular foramen 턱뼈구멍(하악공)
12 Mandibular notch 턱뼈패임(하악절흔)
13 Mental foramen 턱끝구멍(이공)
14 Mental protuberance 턱끝융기(이융기)
15 Mental tubercle 턱끝결절(이결절)
16 Mylohyoid groove 턱목뿔근신경고랑(악설골신경구)
17 Mylohyoid line 턱목뿔근선(악설골근선)
18 Neck 턱뼈목(하악경)
19 Oblique line 빗선(사선)
20 Posterior border of ramus 턱뼈가지(하악지)의 뒤모서리(후연)
21 Pterygoid fovea 날개근오목(익돌근와)
22 Ramus 턱뼈가지(하악지)
23 Sublingual fossa 혀밑샘오목(설하선와)
24 Submandibular fossa 턱밑샘오목(악하선와)
25 Superior and inferior mental spines (genial tubercles) 위아래턱끝가시(상하이극)

턱뼈머리(head)(8) 및 날개근오목(pterygoid fovea)(21)을 포함한 턱뼈목(neck)(18)을 합쳐서 관절돌기(condylar process)라고 한다.

이틀부분(alveolar part)(1)에는 치아뿌리를 담기 위한 치아확(socket)이 있다.

턱뼈바닥(base)(4)은 턱뼈몸통(body)(5)의 아래모서리이며, 턱뼈가지(ramus)(22)의 아래모서리(inferior boeder)(9)로 이행된다.

다른치아에 덮여있는 사랑니, 꼭지돌기염(유양돌기염), pp.80~82 참조.

아래턱뼈 Mandible *근육부착*

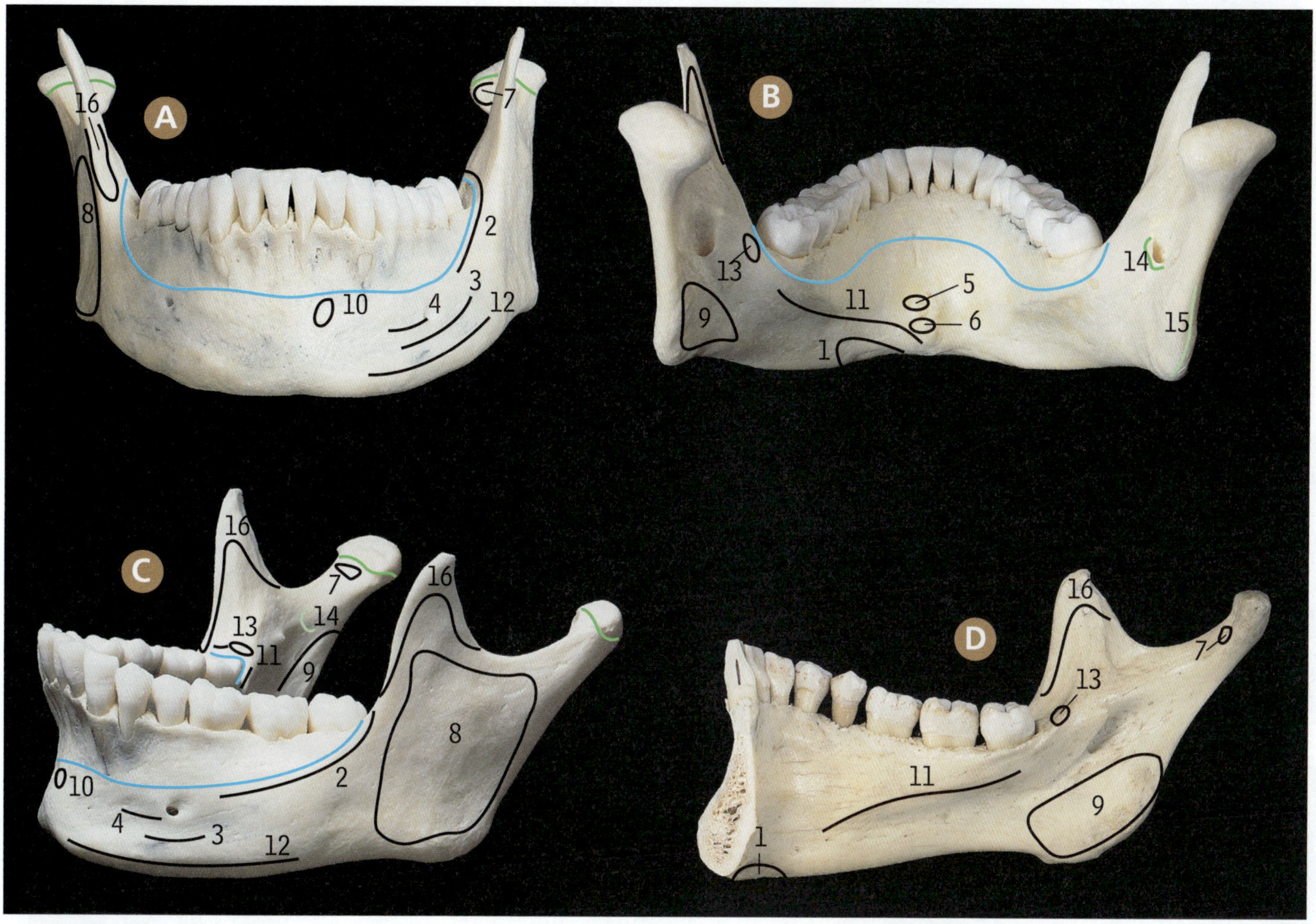

A 앞모습

B 뒷모습

C 왼쪽 앞모습

D 오른쪽 아래턱뼈의 안쪽 모습

초록색선: 턱관절의 관절주머니가 붙는 곳
파란색선: 입점막(구강점막)의 경계선
연두색선: 인대가 붙는 곳

1 Anterior belly of digastric 두힘살근(이복근)의 앞힘살(전복)
2 Buccinator 볼근(협근)
3 Depressor anguli oris 입꼬리내림근(구각하체근)
4 Depressor labii inferioris 아래입술내림근(하순하체근)
5 Genioglossus 턱끝혀근(이설근)
6 Geniohyoid 턱끝목뿔근(이설골근)
7 Lateral pterygoid 가쪽날개근(외측익돌근)
8 Masseter 깨물근(교근)
9 Medial pterygoid 안쪽날개근(내측익돌근)
10 Mentalis 턱끝근(이근)
11 Mylohyoid 턱목뿔근(악설골근)
12 Platysma 넓은목근(광경근)
13 Pterygomandibular raphe and superior constrictor 날개아래턱솔기(익돌하악봉선)와 위인두수축근(상인두수축근)
14 Sphenomandibular ligament 나비아래턱인대(접형하악인대)
15 Stylomandibular ligament 붓아래턱인대(경돌하악인대)
16 Temporalis 관자근(측두근)

가쪽날개근(lateral pterygoid)(A7)은 턱뼈목에 있는 날개근오목(pterygoid fovea)에 닿는다. 이때 턱관절(temporomandibular joint)의 관절주머니와 관절원반(articular disc)에도 동시에 닿는다(p.42의 A27과 A28).

안쪽날개근(medial pterygoid)(B9와 C9)은 턱목뿔근신경 고랑(groove for mylohyoid n.)의 아래쪽에 있는 턱뼈각(angle of the mandible)의 안쪽면에 닿는다.

깨물근(masseter)(C8)은 턱뼈가지(ramus)의 가쪽면에 닿는다.

관자근(temporalis)(C16)은 근육돌기(coronoid process)뿐만 아니라 뒤쪽으로는 턱뼈패임(mandibular notch)의 깊은 곳까지, 아래쪽으로는 턱뼈가지의 앞을 지나 거의 셋째큰어금니까지 닿는다.

볼근(buccinator)(C2)은 날개아래턱솔기(pterygomandibular raphe)(C13)에서 일어나 세 개의 큰어금니(molar teeth)를 덮으며 앞쪽으로 뻗는다.

턱끝혀근(genioglossus)(B5)은 위턱끝가시(superior mental spine)에서 일어나고, 턱끝목뿔근(geniohyoid)(B6)은 아래턱끝가시(inferior mental spine)에서 일어난다.

턱목뿔근(mylohyoid)(11)은 턱목뿔근선(mylohyoid line)에서 일어난다.

턱뼈목의 가쪽면에 붙는 턱관절의 가쪽인대(lateral lig.)는 그림에 나타내지 않았다.

골절된 아래턱뼈(하악골), pp.80~82 참조.

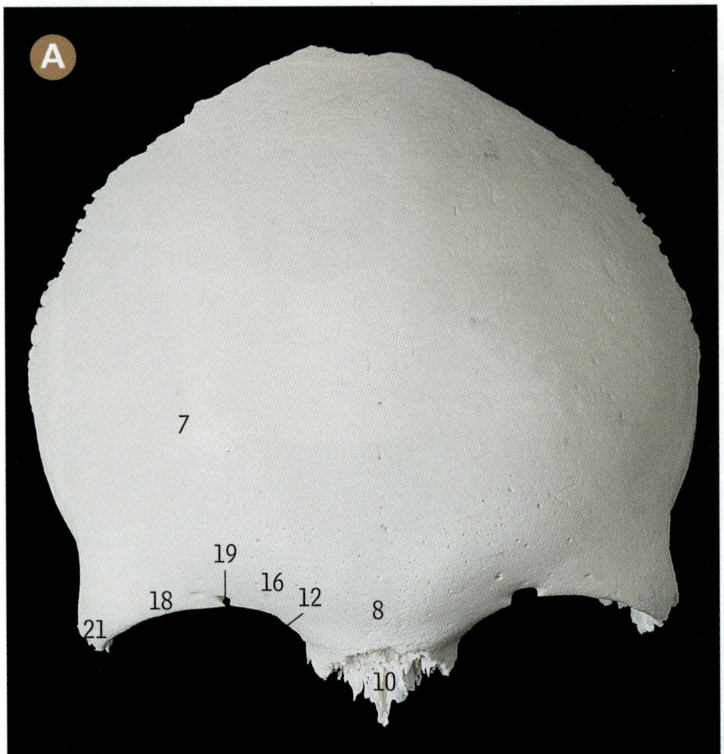

이마뼈 Frontal bone

A 앞모습(바깥면)

B 왼쪽 모습(바깥면)

C 아래모습

D 이마뼈 속면의 위뒷모습(왼쪽 이마뼈, 벌집패임이 아래쪽)

1 Anterior ethmoidal canal (position of groove) 앞벌집구멍(전사골공)
2 Ethmoidal notch 벌집패임(사골절흔)
3 Foramen caecum 막구멍(맹공)
4 Fossa for lacrimal gland 눈물샘오목(누선와)
5 Frontal crest 이마뼈능선(전두릉)
6 Frontal sinus 이마굴(전두동)
7 Frontal tuberosity 이마뼈융기(전두돌기)
8 Glabella 미간
9 Inferior temporal line 아래관자선(하측두선)
10 Nasal spine 코가시(비극)
11 Orbital part 눈확부분(안와부)
12 Position of frontal notch or foramen 이마뼈패임(전두절흔) 혹은 이마뼈구멍(전두공)의 위치
13 Posterior ethmoidal canal(position of groove) 뒤벌집구멍(후사골공)
14 Roof of ethmoidal air cells 벌집뼈벌집(사골봉소)의 천장
15 Sagittal crest 위시상정맥굴고랑(상시상동구)
16 Superciliary arch 눈썹활(미궁)
17 Superior temporal line 위관자선(상측두선)
18 Supra-orbital margin 위눈확모서리(안와상연)
19 Supra-orbital notch or foramen 눈확위패임(안와상절흔) 또는 눈확위구멍(안와상공)
20 Trochlear fovea (or tubercle) 도르래오목(활차와)
21 Zygomatic process 광대돌기(관골돌기)

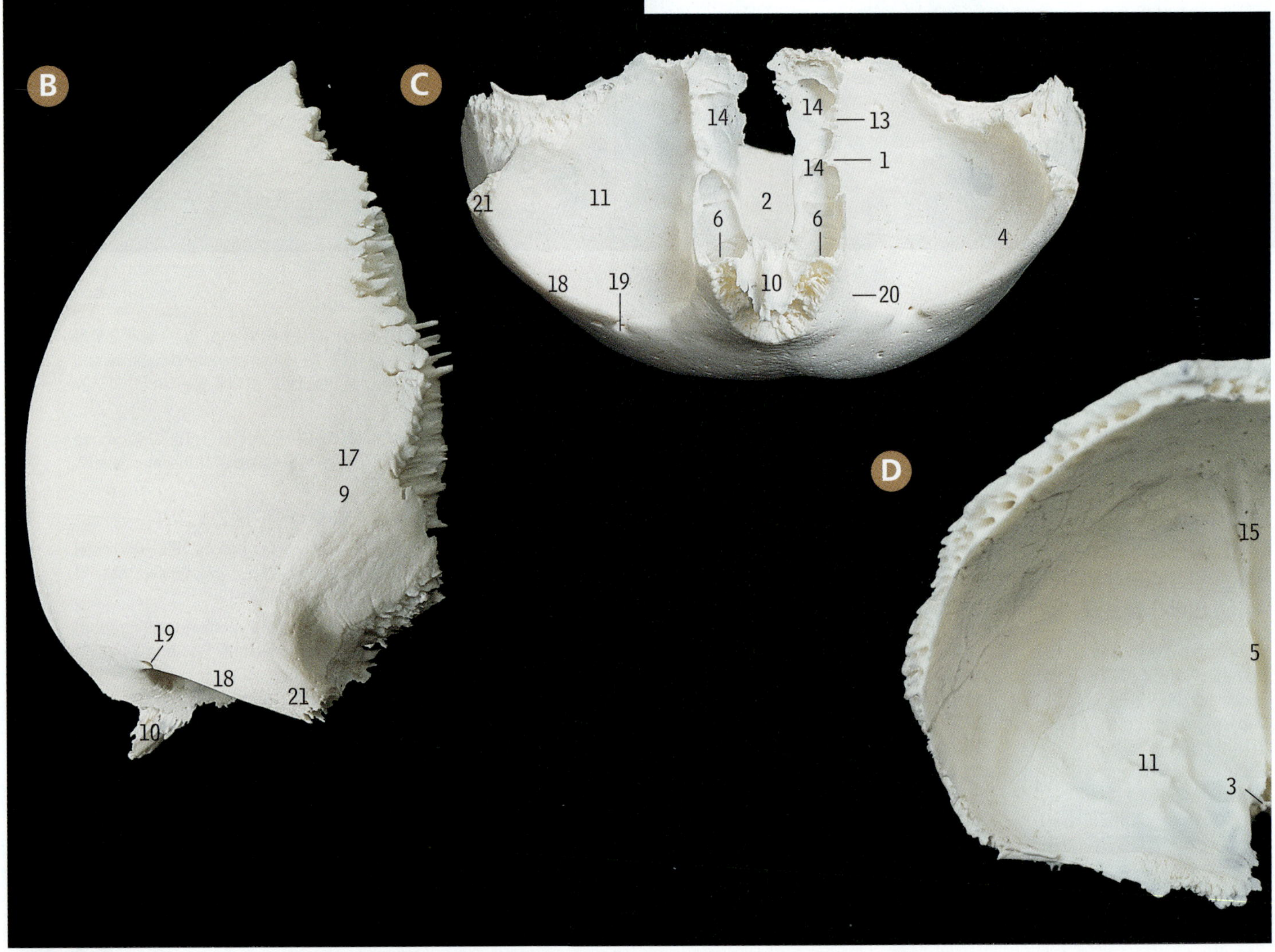

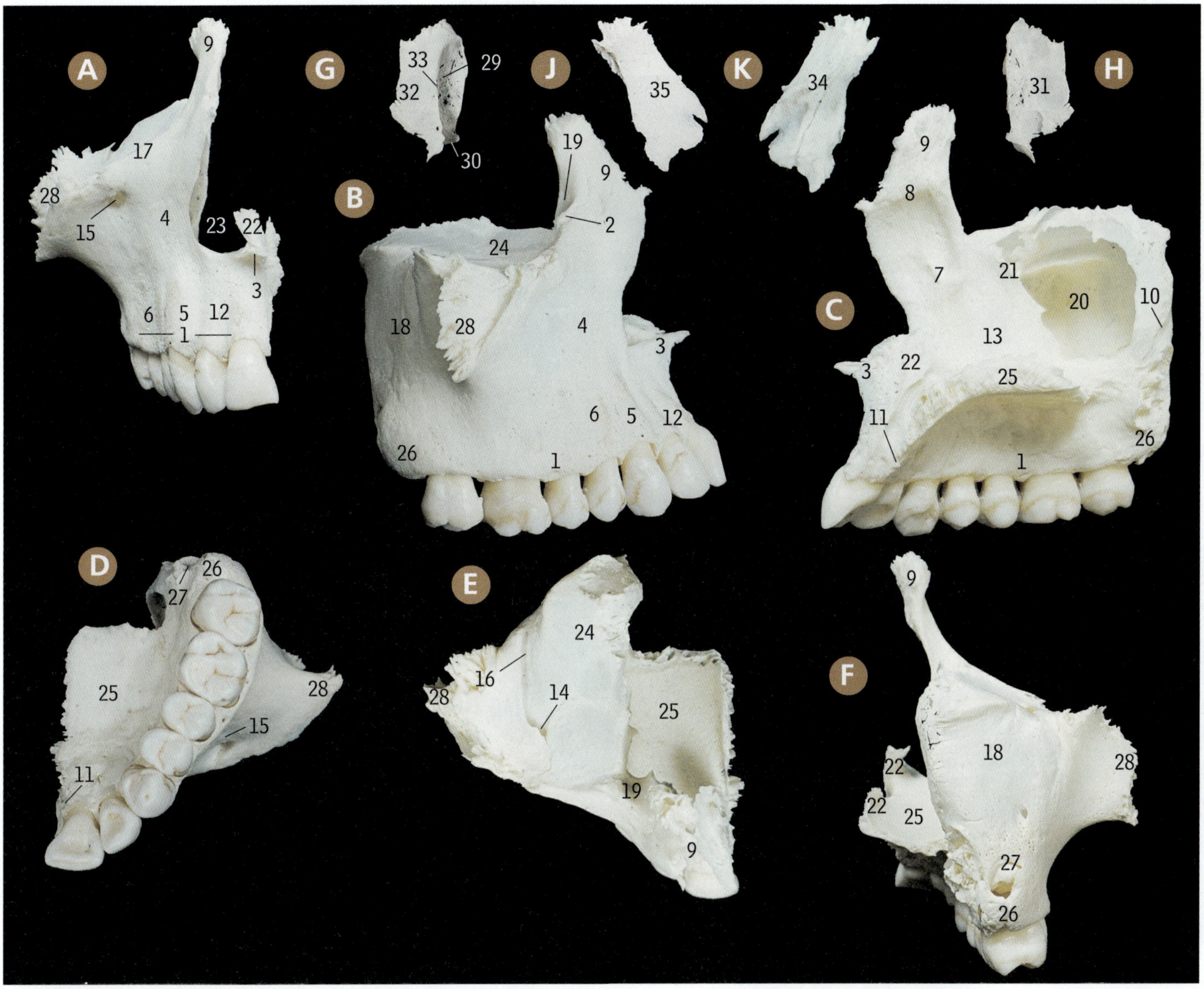

오른쪽 위턱뼈 Right maxilla

A 앞모습(바깥면)

B 가쪽 모습

C 안쪽 모습

D 아래모습

E 위모습

F 뒷모습

1 Alveolar process 이틀돌기(치조돌기)
2 Anterior lacrimal crest 앞눈물능선(전누낭릉)
3 Anterior nasal spine 앞코가시(전비극)
4 Anterior surface 앞면
5 Canine eminence 송곳니융기(견치융기)
6 Canine fossa 송곳니오목(견치와)
7 Conchal crest 코선반능선(비갑개릉)
8 Ethmoidal crest 벌집능선(사골릉)
9 Frontal process 이마돌기(전두돌기)
10 Greater palatine canal (position of groove) 큰입천장관(대구개관)
11 Incisive canal 앞니관(절치관)
12 Incisive fossa 앞니오목(절치와)
13 Inferior meatus 아래콧길(하비도)
14 Infra-orbital canal 눈확아래관(안와하관)
15 Infra-orbital foramen 눈확아래구멍(안와하공)
16 Infra-orbital groove 눈확아래고랑(안와하구)
17 Infra-orbital margin 눈확아래모서리(안와하연)
18 Infratemporal surface 관자아래면(측두하면)
19 Lacrimal groove 눈물고랑(누낭구)
20 Maxillary hiatus and sinus 위턱굴구멍(상악동열공)과 위턱굴(상악동)
21 Middle meatus 중간콧길(중비도)
22 Nasal crest 코능선(비릉)
23 Nasal notch 코패임(비절흔)
24 Orbital surface 눈확면(안와면)
25 Palatine process 입천장돌기(구개돌기)
26 Tuberosity 위턱뼈융기(상악결절)
27 Unerupted third molar tooth 돋지 않은 셋째큰어금니(제3대구치)
28 Zygomatic process 광대돌기(관골돌기)

오른쪽 눈물뼈 Right lacrimal bone

G 가쪽 모습(눈확쪽)

H 안쪽 모습(코쪽)

29 Lacrimal groove 눈물고랑(누낭구)
30 Lacrimal hamulus 눈물뼈갈고리(누골구)
31 Nasal surface 코면
32 Orbital surface 눈확면(안와면)
33 Posterior lacrimal crest 뒤눈물능선(후누낭릉)

오른쪽 코뼈 Right nasal bone

J 가쪽 모습

K 안쪽 모습

34 Internal surface and groove for anterior ethmoidal nerve 앞벌집신경(전사골신경)이 지나는 고랑과 속면
35 Lateral surface 가쪽면

오른쪽 입천장뼈 Right palatine bone

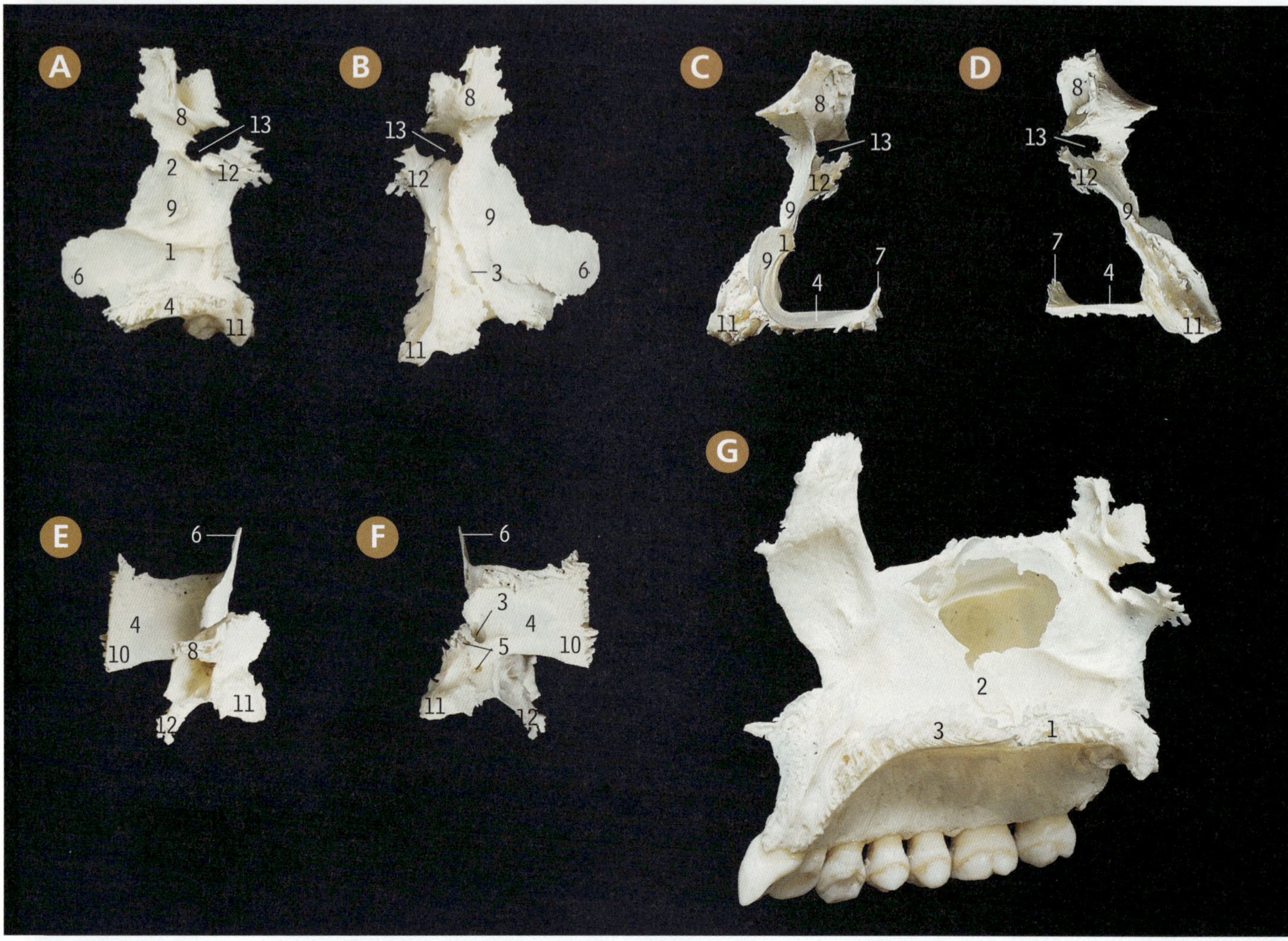

A 안쪽 모습

B 가쪽 모습

C 앞모습

D 뒷모습

E 위모습

F 아래모습

G 관절을 이룬 오른쪽 위턱뼈와 입천장뼈의 안쪽 모습

1. Conchal crest 코선반능선(비갑개릉)
2. Ethmoidal crest 벌집능선(사골릉)
3. Greater palatine groove 큰입천장고랑(대구개구)
4. Horizontal plate 수평판
5. Lesser palatine canals 작은입천장관(소구개관)
6. Maxillary process 위턱돌기(상악돌기)
7. Nasal crest 코능선(비릉)
8. Orbital process 눈확돌기(안와돌기)
9. Perpendicular plate 수직판
10. Posterior nasal spine 뒤코가시(후비극)
11. Pyramidal process 날개패임돌기(추체돌기)
12. Sphenoidal process 나비돌기(접형돌기)
13. Sphenopalatine notch 나비입천장패임(접구개절흔)

(G)
1. Horizontal plate of palatine 입천장뼈(구개골)의 수평판
2. Maxillary process of palatine 입천장뼈(구개골)의 위턱돌기(상악돌기)
3. Palatine process of maxilla 위턱뼈(상악골)의 입천장돌기(구개돌기)

오른쪽 관자뼈 Right temporal bone

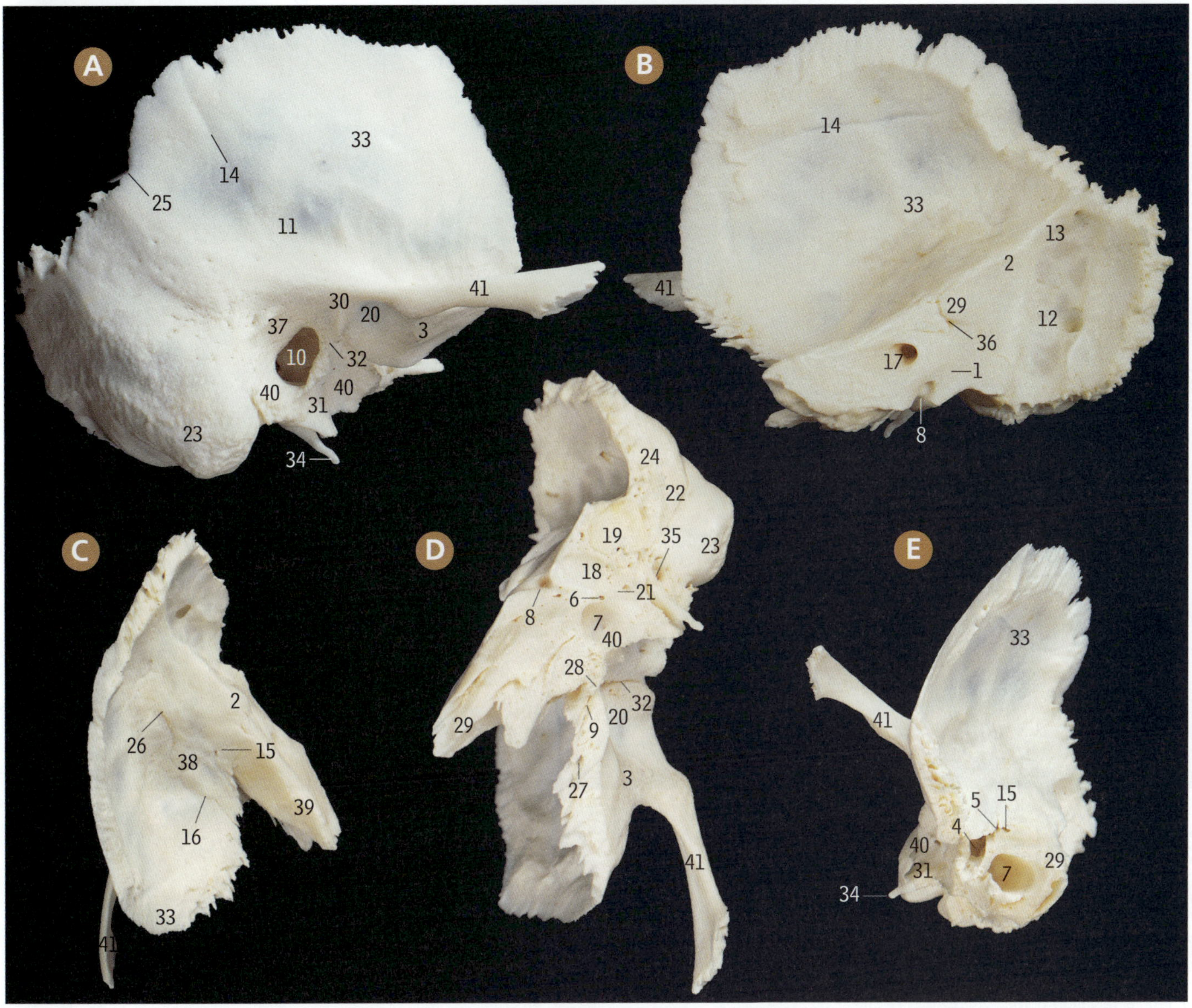

A 바깥면
B 속면
C 위모습
D 아래모습
E 앞모습

1 Aqueduct of vestibule 안뜰수도관(전정수관)
2 Arcuate eminence 활꼴융기(궁상융기)
3 Articular tubercle 관절결절
4 Auditory (eustachian) tube 귀관(이관)
5 Canal for tensor tympani 고막긴장근반관(고막장근반관)
6 Canaliculus for tympanic branch of glossopharyngeal nerve 혀인두신경(설인신경)의 고실신경이 지나는 고실소관
7 Carotid canal 목동맥관(경동맥관)
8 Cochlear canaliculus 달팽이소관(와우소관)
9 Edge of tegmen tympani 고실천장의 모서리
10 External acoustic meatus 바깥귀길(외이도)
11 Groove for middle temporal artery 중간관자동맥고랑(중측두동맥구)
12 Groove for sigmoid sinus 구불정맥굴고랑(에스상동구)
13 Groove for superior petrosal sinus 위바위정맥굴고랑(상추체동구)
14 Grooves for branches of middle meningeal vessels 중간뇌막동맥고랑(중경막동맥구)
15 Hiatus and groove for greater petrosal nerve 큰바위신경관틈새(대추체신경열공)와 큰바위신경고랑(대추체신경구)
16 Hiatus and groove for lesser petrosal nerve 작은바위신경관틈새(소추체신경열공)와 작은바위신경고랑(소추체신경구)
17 Internal acoustic meatus 속귀길(내이도)
18 Jugular fossa 목정맥오목(경정맥와)
19 Jugular surface 목정맥면(경정맥면)
20 Mandibular fossa 턱관절오목(하악와)
21 Mastoid canaliculus for auricular branch of vagus nerve 미주신경의 귓바퀴가지(이개지)가 지나는 꼭지소관(유양소관)
22 Mastoid notch 꼭지패임(유돌절흔)
23 Mastoid process 꼭지돌기(유양돌기)
24 Occipital groove 뒤통수동맥고랑(후두동구)
25 Parietal notch 마루패임(두정절흔)
26 Petrosquamous fissure (from above) 바위비늘틈새(위모습)
27 Petrosquamous fissure (from below) 바위비늘틈새(아래모습)
28 Petrotympanic fissure 바위고막틈새(추체고실열)
29 Petrous part 바위부분(추체부)
30 Postglenoid tubercle 뒤턱관절오목결절
31 Sheath of styloid process 붓돌기집(경상돌기초)
32 Squamotympanic fissure 바위고막틈새(추체고실열)
33 Squamous part 비늘부분(인부)
34 Styloid process 붓돌기(경상돌기)
35 Stylomastoid foramen 붓꼭지구멍(경유돌공)
36 Subarcuate fossa 활밑오목(궁하와)
37 Suprameatal triangle 귀길위오목
38 Tegmen tympani 고실천장(고실개)
39 Trigeminal impression on apex of petrous part 바위부분 꼭대기(추체첨)의 삼차신경절자국(삼차신경절압흔)
40 Tympanic part 고막틀부분(고실부)
41 Zygomatic process 광대돌기(관골돌기)

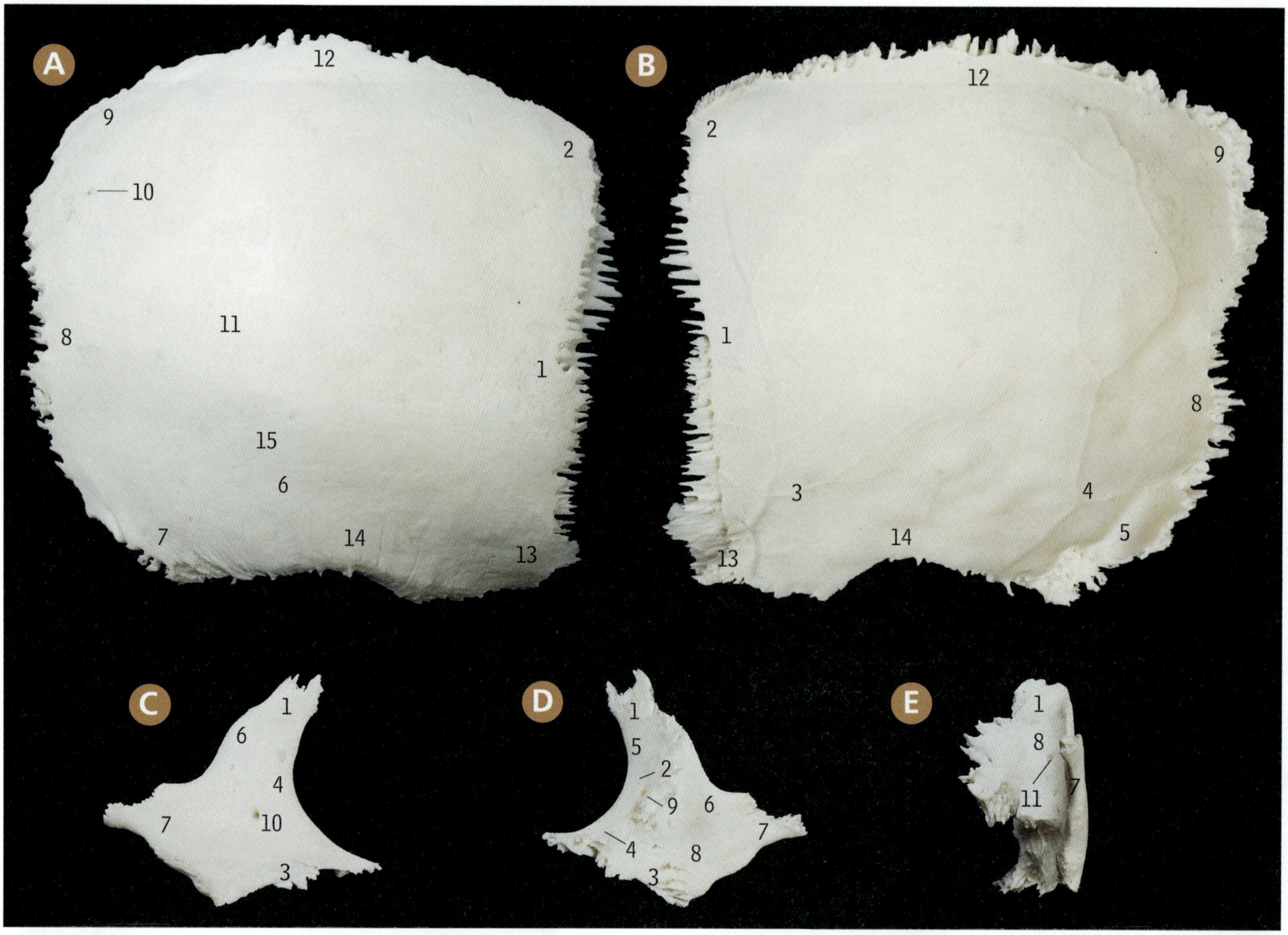

오른쪽 마루뼈 Right parietal bone

A 바깥면

B 속면

1 Frontal (anterior) border 이마모서리(전두연)
2 Frontal (antero-superior) angle 이마각(전두각)
3 Furrows for frontal branch of middle meningeal vessels (anterior division) 중간뇌막동맥(중경막동맥)의 이마가지(전두가지)의 고랑(앞갈래)
4 Furrows for parietal branch of middle meningeal vessels (posterior division) 중간뇌막동맥(중경막동맥)의 마루가지(두정가지)의 고랑(뒤갈래)
5 Groove for sigmoid sinus at mastoid angle 꼭지각(유양각)에 위치한 구불정맥굴고랑(에스자정맥동고랑)
6 Inferior temporal line 아래관자선(하측두선)
7 Mastoid (postero-inferior) angle 꼭지각(유양각)(뒤아래)
8 Occipital (posterior) border 뒤통수모서리(후두연)
9 Occipital (postero-superior) angle 뒤통수각(후두각)(뒤위)
10 Parietal foramen 마루뼈구멍(두정공)
11 Parietal tuberosity 마루뼈융기(두정융기)
12 Sagittal (superior) border 정중모서리(시상연)
13 Sphenoidal (antero-inferior) angle 나비각(앞아래)
14 Squamosal (inferior) border 비늘모서리(인연)
15 Superior temporal line 위관자선(상측두선)

오른쪽 광대뼈 Right zygomatic bone

C 가쪽면

D 안쪽 모습

E 뒷모습

1 Frontal process 이마돌기(전두돌기)
2 Marginal tubercle 모서리결절(면결절)
3 Maxillary border 위턱모서리(상악연)
4 Orbital border 눈확모서리(안와연)
5 Orbital surface 눈확면(안와면)
6 Temporal border 관자모서리(측두연)
7 Temporal process 관자돌기(측두돌기)
8 Temporal surface 관자면(측두면)
9 Zygomatico-orbital foramen 광대눈확구멍(관골안와공)
10 Zygomaticofacial foramen 광대얼굴구멍(관골안면공)
11 Zygomaticotemporal foramen 광대관자구멍(관골측두공)

관자뼈(temporal bone)(p.4의 37)의 광대돌기(zygomatic process)와 광대뼈(zygomatic bone)(C7와 D7)의 관자돌기(temporal process)가 만나 광대활(zygomatic arch)(p.4와 35)을 형성한다.

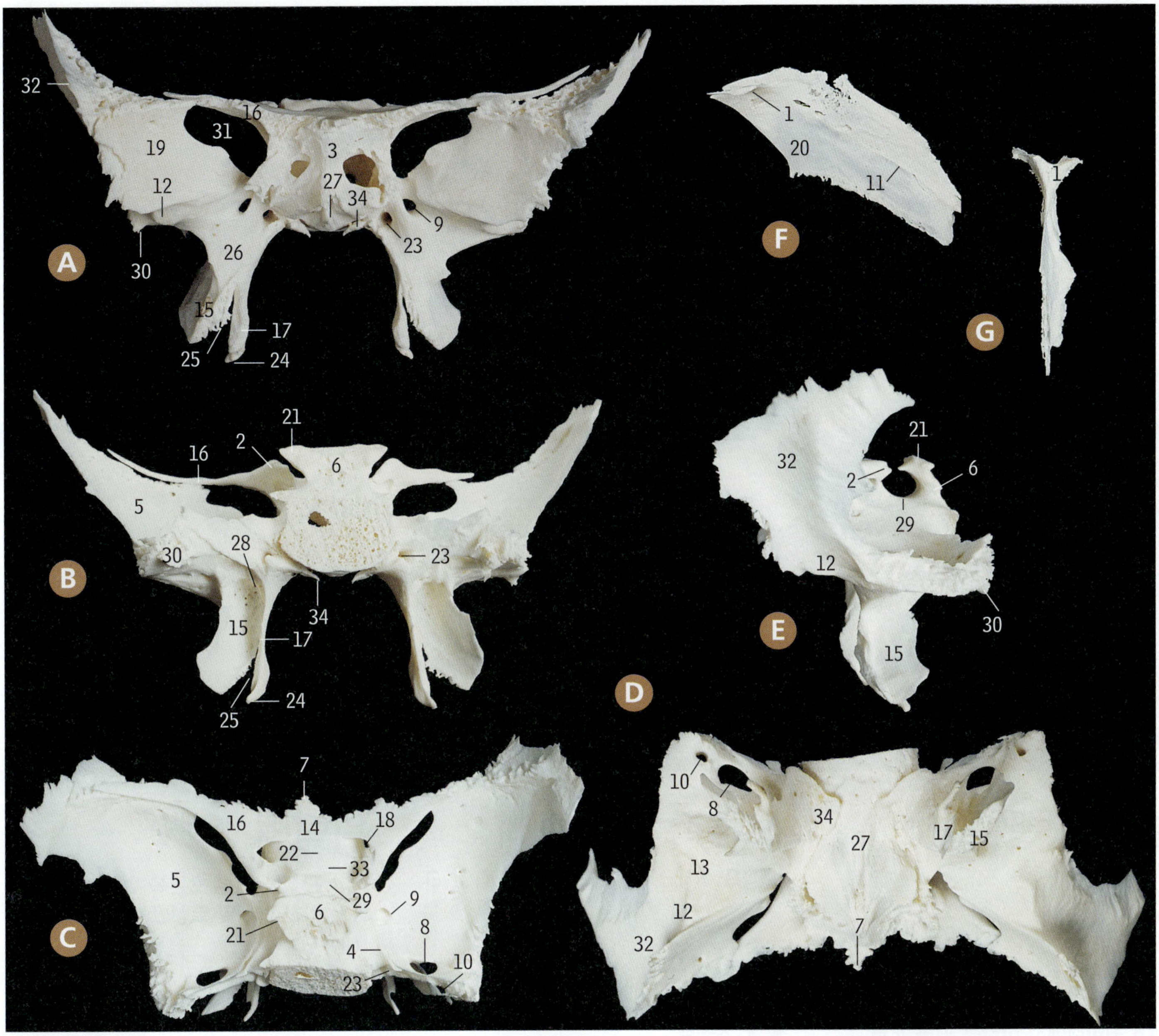

나비뼈 Sphenoid bone

A 앞모습

B 뒷모습

C 위와 뒷모습

D 아래모습

E 왼쪽 모습

보습뼈 Vomer

F 오른쪽 모습

G 뒷모습

1 Ala 보습뼈날개(서골익)
2 Anterior clinoid process 앞침대돌기(전상돌기)
3 Body with openings of sphenoidal sinuses 나비뼈몸통(접형골체부)과 나비굴구멍(접형동공)
4 Carotid groove 목동맥고랑(경동맥구)
5 Cerebral surface of greater wing 큰날개(대익)의 대뇌면
6 Dorsum sellae 안장등(안배)
7 Ethmoidal spine 벌집가시(사골극)
8 Foramen ovale 타원구멍(난원공)
9 Foramen rotundum 원형구멍(정원공)
10 Foramen spinosum 뇌막동맥구멍(극공)
11 Groove for nasopalatine nerve and vessels 코입천장신경(비구개신경)과 혈관이 지나는 고랑
12 Infratemporal crest of greater wing 큰날개(대익)의 관자아래능선(측두하능선)
13 Infratemporal surface of greater wing 큰날개(대익)의 관자아래면(측두하면)
14 Jugum 나비뼈접합부분(접형골접합부)
15 Lateral pterygoid plate 날개돌기의 가쪽판(가쪽익돌판)
16 Lesser wing 작은날개(소익)
17 Medial pterygoid plate 날개돌기의 안쪽판(내측익돌판)
18 Optic canal 시각신경관(시신경관)
19 Orbital surface of greater wing 큰날개(대익)의 눈확면(안와면)
20 Posterior border 뒤모서리(후연)
21 Posterior clinoid process 뒤침대돌기(후상돌기)
22 Prechiasmatic groove 교차고랑
23 Pterygoid canal 날개관(익돌관)
24 Pterygoid hamulus 날개갈고리(익돌구)
25 Pterygoid notch 날개패임(익돌절흔)
26 Pterygoid process 날개돌기(익상돌기)
27 Rostrum 나비뼈부리(접형골문)
28 Scaphoid fossa 배오목(주상와)
29 Sella turcica (pituitary fossa) 안장
30 Spine 나비뼈가시(접형골극)
31 Superior orbital fissure 위눈확틈새(상안와열)
32 Temporal surface of greater wing 큰날개(대익)의 관자면(측두면)
33 Tuberculum sellae 안장결절
34 Vaginal process 칼집돌기(초상돌기)

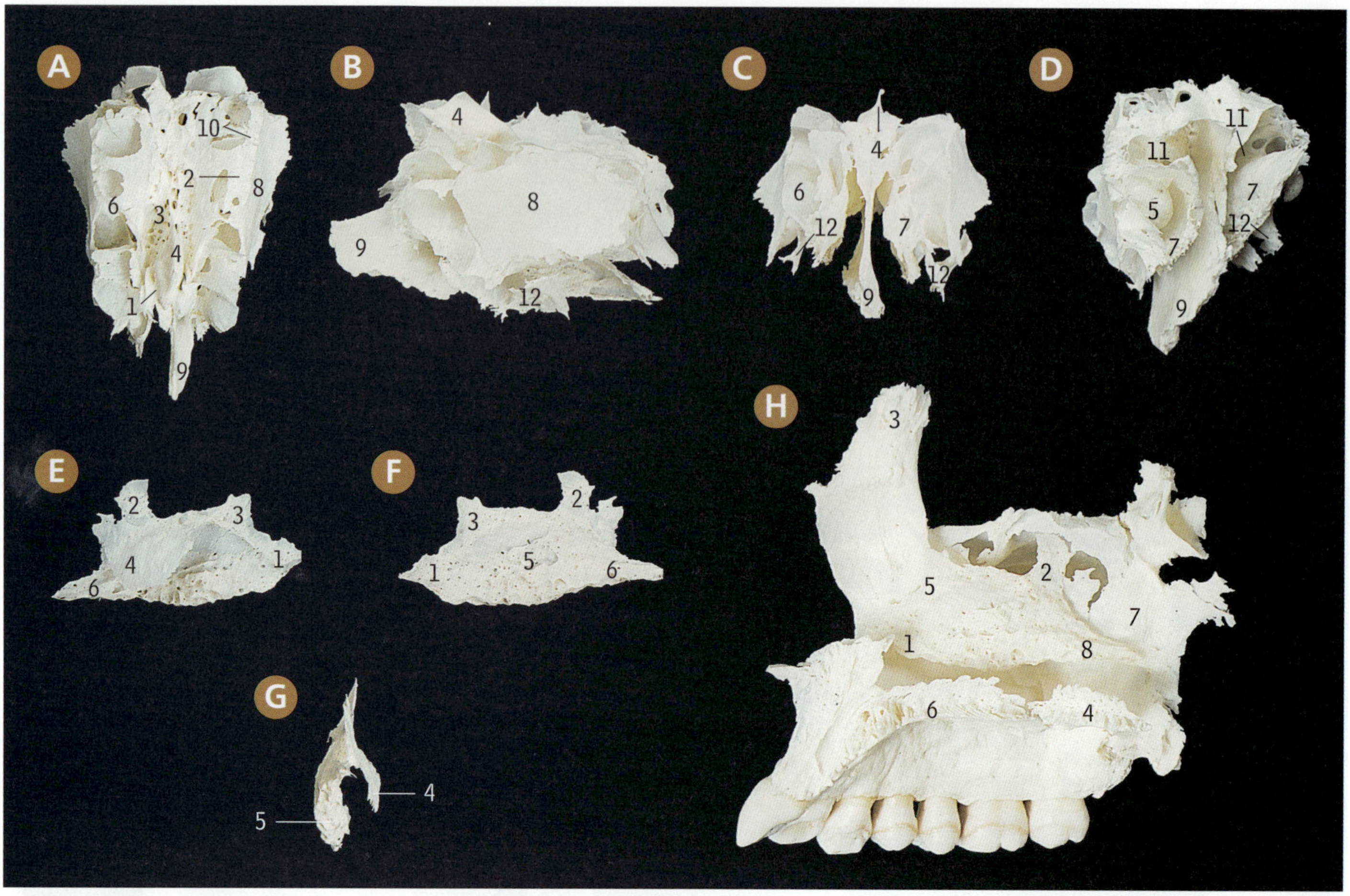

벌집뼈 Ethmoid bone

A 위모습

B 왼쪽 모습

C 앞모습

D 뒤아래에서 바라본 왼쪽 모습

1 Ala of crista galli 볏돌기날개(계관익)
2 Anterior ethmoidal groove 앞벌집고랑(전사골구)
3 Cribriform plate 체판(사판)
4 Crista galli 볏돌기(계관)
5 Ethmoidal bulla 벌집뼈융기(사골포)
6 Ethmoidal labyrinth (containing ethmoidal air cells) 벌집뼈벌집(사골봉소)이 들어 있는 벌집뼈미로(사골미로)
7 Middle nasal concha 중간코선반(중비갑개)
8 Orbital plate 눈확판(안와판)
9 Perpendicular plate 수직판
10 Posterior ethmoidal groove 뒤벌집고랑(후사골구)
11 Superior nasal concha (meatus) 위코선반(상비갑개)과 위콧길(상비도)
12 Uncinate process 갈고리돌기(구상돌기)

오른쪽 코선반뼈 Right inferior nasal concha

E 가쪽면

F 안쪽 모습

G 뒷모습

1 Anterior end 앞끝
2 Ethmoidal process 벌집돌기(사골돌기)
3 Lacrimal process 눈물돌기(누골돌기)
4 Maxillary process 위턱돌기(상악돌기)
5 Medial surface 안쪽면
6 Posterior end 뒤끝

위턱뼈 Maxilla

H 관절을 이룬 오른쪽 위턱뼈와 입천장뼈 및 코선반뼈의 안쪽 모습

1 Anterior end of inferior nasal concha 코선반뼈(하비갑개)의 앞끝
2 Ethmoidal process of inferior nasal concha 코선반뼈(하비갑개)의 벌집돌기(사골돌기)
3 Frontal process of maxilla 위턱뼈(상악골)의 이마돌기(전두돌기)
4 Horizontal plate of palatine 입천장뼈(구개골)의 수평판
5 Lacrimal process of inferior nasal concha 코선반뼈(하비갑개)의 눈물돌기(누골돌기)
6 Palatine process of maxilla 위턱뼈(상악골)의 입천장돌기(구개돌기)
7 Perpendicular plate of palatine 입천장뼈의 수직판
8 Posterior end of inferior nasal concha 코선반뼈(하비갑개)의 뒤끝

뒤통수뼈 Occipital bone

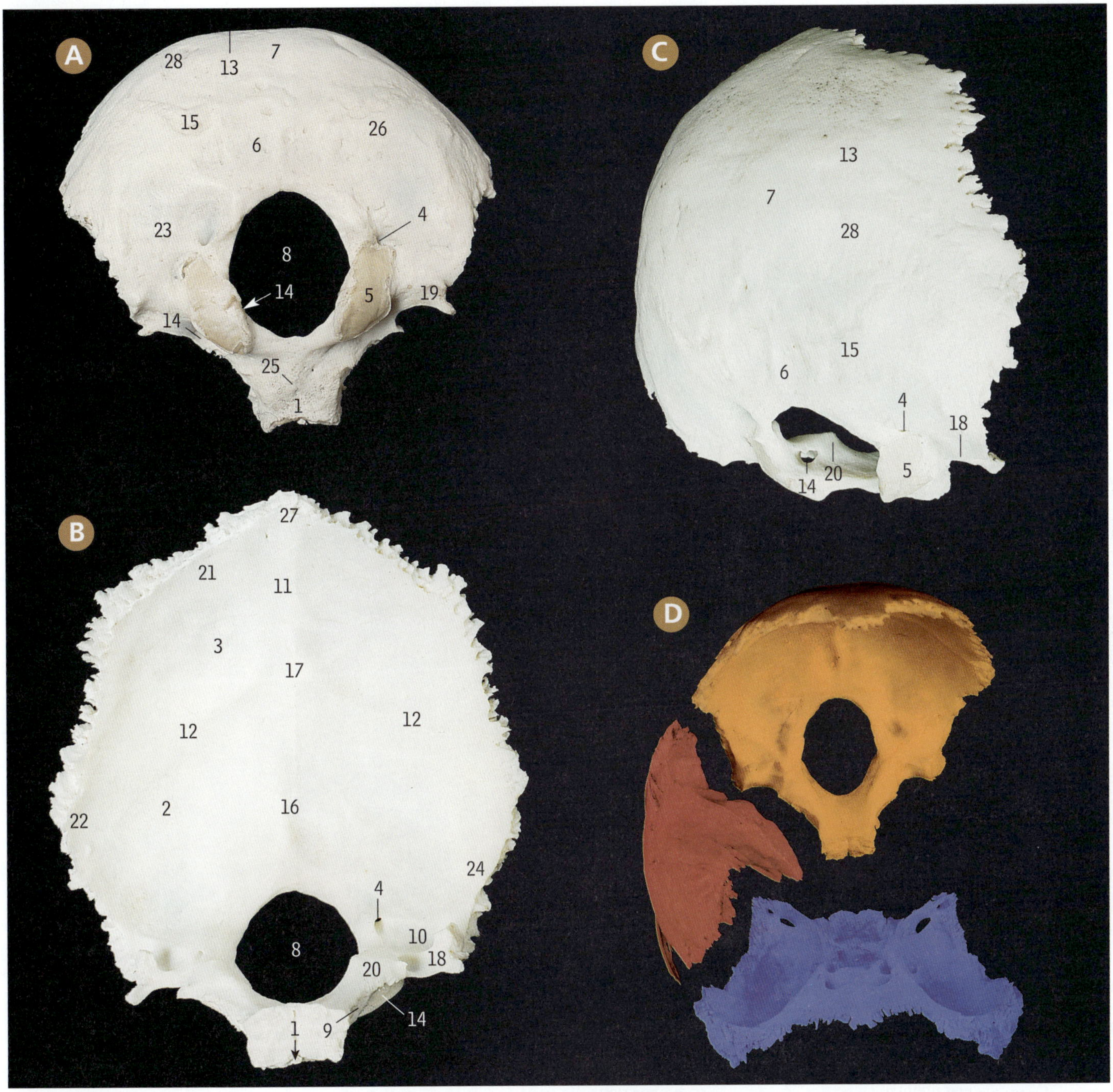

A 아래모습(바깥면)

B 속면

C 오른쪽 아래모습(바깥면)

D 머리뼈바닥을 이루는 낱개뼈
뒤통수뼈(오렌지색),
관자뼈(빨간색),
나비뼈(파란색)

1 Basilar part 바닥부분(저부)
2 Cerebellar fossa 소뇌우묵(소뇌와)
3 Cerebral fossa 대뇌우묵(대뇌와)
4 Condylar fossa (and condylar canal in B and C) 관절융기오목(과와) 그리고 B와 C에서는 관절융기관(과관)
5 Condyle 뒤통수뼈관절융기(후두과)
6 External occipital crest 바깥뒤통수뼈능선(외후두릉)
7 External occipital protuberance 바깥뒤통수뼈융기(외후두융기)
8 Foramen magnum 큰구멍(대공)
9 Groove for inferior petrosal sinus 아래바위정맥굴고랑(하추체동구)
10 Groove for sigmoid sinus 구불정맥굴고랑(에스상동구)
11 Groove for superior sagittal sinus 위바위정맥굴고랑(상추체동구)
12 Groove for transverse sinus 가로정맥굴고랑(횡동구)
13 Highest nuchal line 맨위목덜미선(최상항선)
14 Hypoglossal canal 혀밑신경관(설하신경관)
15 Inferior nuchal line 아래목덜미선(하항선)
16 Internal occipital crest 속뒤통수뼈능선(내후두릉)
17 Internal occipital protuberance 속뒤통수뼈융기(내후두융기)
18 Jugular notch 목정맥구멍패임(경정맥절흔)
19 Jugular process 목정맥구멍돌기(경정맥돌기)
20 Jugular tubercle 목정맥구멍결절(경정맥결절)
21 Lambdoid margin 시옷모서리(람다연)
22 Lateral angle 가쪽각(외측각)
23 Lateral part 가쪽부분
24 Mastoid margin 꼭지모서리(유양연)
25 Pharyngeal tubercle 인두결절
26 Squamous part 비늘부분
27 Superior angle 위각(상각)
28 Superior nuchal line 위목덜미선(상항선)

목 Neck 오른쪽 앞모습의 표면해부학

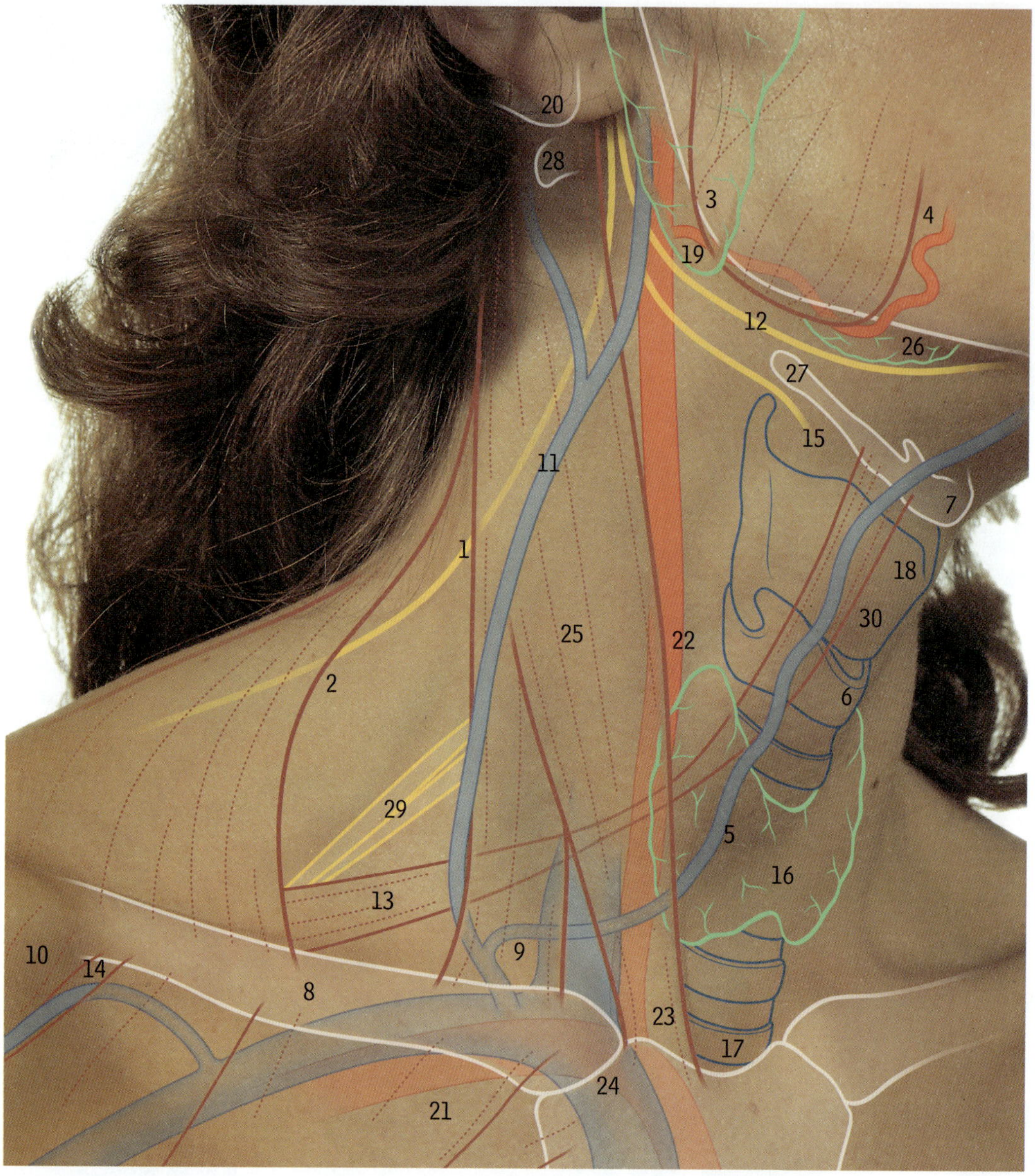

목빗근(sternocleidomastoid)의 앞모서리 및 후두(larynx)와 기관(trachea)의 옆면 사이를 살짝 누르면 온목동맥(common carotid a.)(22)의 맥박을 느낄 수 있다.

반지연골(cricoid cartilage)(6)은 복장뼈자루(manubrium of sternum)에 있는 목아래패임(jugular notch)(17)의 5 cm 위쪽에 있다.

속목정맥(internal jugular v.)의 아래쪽 끝부분은 앞에서 보았을 때 목빗근의 복장부분(sternal head of sternocleidomastoid)(23) 및 빗장부분(clavicular head)(9) 사이에 형성된 틈새의 뒤에 위치하며, 바로 이곳에서 빗장밑정맥(subclavian v.)과 만나 팔머리정맥(brachiocephalic v.)(24)으로 합류한다.

팔신경얼기(brachial plexus)의 위줄기(upper trunk)(29)는 뒤목삼각(posterior triangle of neck)의 아래부분에서 끈과 같은 구조처럼 만져질 수 있다.

1 Accessory nerve emerging from sternocleidomastoid 목빗근(흉쇄유돌근)의 뒤로 나오는 더부신경(부신경)
2 Accessory nerve passing under anterior border of trapezius 등세모근(승모근)의 앞모서리 밑으로 들어가는 더부신경(부신경)
3 Angle of mandible 턱뼈각(하악각)
4 Anterior border of masseter and facial artery 깨물근(교근)의 앞모서리와 얼굴동맥(안면동맥)
5 Anterior jugular vein 앞목정맥(전경정맥)
6 Arch of cricoid cartilage 반지연골활(윤상연골궁)
7 Body of hyoid bone 목뿔뼈몸통(설골체)
8 Clavicle 빗장뼈(쇄골)
9 Clavicular head of sternocleidomastoid 목빗근(흉쇄유돌근)의 빗장부분(쇄골두)
10 Deltoid 어깨세모근(삼각근)
11 External jugular vein 바깥목정맥(외경정맥)
12 Hypoglossal nerve 혀밑신경(설하신경)
13 Inferior belly of omohyoid 어깨목뿔근(견갑설골근)의 아래힘살(하복)
14 Infraclavicular fossa and cephalic vein 빗장아래오목(쇄골하와)과 노쪽피부정맥(요골측피부정맥)
15 Internal laryngeal nerve 위후두신경(상후두신경)의 속가지(내측지)
16 Isthmus of thyroid gland 갑상샘잘룩(갑상선협부)
17 Jugular notch and trachea 목아래패임(경정맥절흔)과 기관
18 Laryngeal prominence (Adam's apple) 후두융기
19 Lowest part of parotid gland 귀밑샘(이하선)의 아래부분
20 Mastoid process 꼭지돌기(유양돌기)
21 Pectoralis major 큰가슴근(대흉근)
22 Site for palpation of common carotid artery 온목동맥(총경동맥)을 촉진하는 곳
23 Sternal head of sternocleidomastoid 목빗근(흉쇄유돌근)의 복장부분(흉골두)
24 Sternoclavicular joint and union of internal jugular and subclavian veins to form brachiocephalic vein 복장빗장관절(흉쇄관절) 및 팔머리정맥(완두정맥)으로 모이는 속목정맥(내경정맥)과 빗장밑정맥(쇄골하정맥)
25 Sternocleidomastoid 목빗근(흉쇄유돌근)
26 Submandibular gland 턱밑샘(악하선)
27 Tip of greater horn of hyoid bone 목뿔뼈(설골)의 큰뿔(대각)의 끝부분
28 Tip of transverse process of atlas 고리뼈(환추)의 가로돌기(횡돌기)의 끝부분
29 Upper trunk of brachial plexus 팔신경얼기(완신경총)의 위줄기(상간)
30 Vocal cord position 성대의 위치

기운목(사경), 수두대상포진바이러스감염, pp.80~82 참조.

목의 옆면 Side of the neck *오른쪽, 깊은부분*

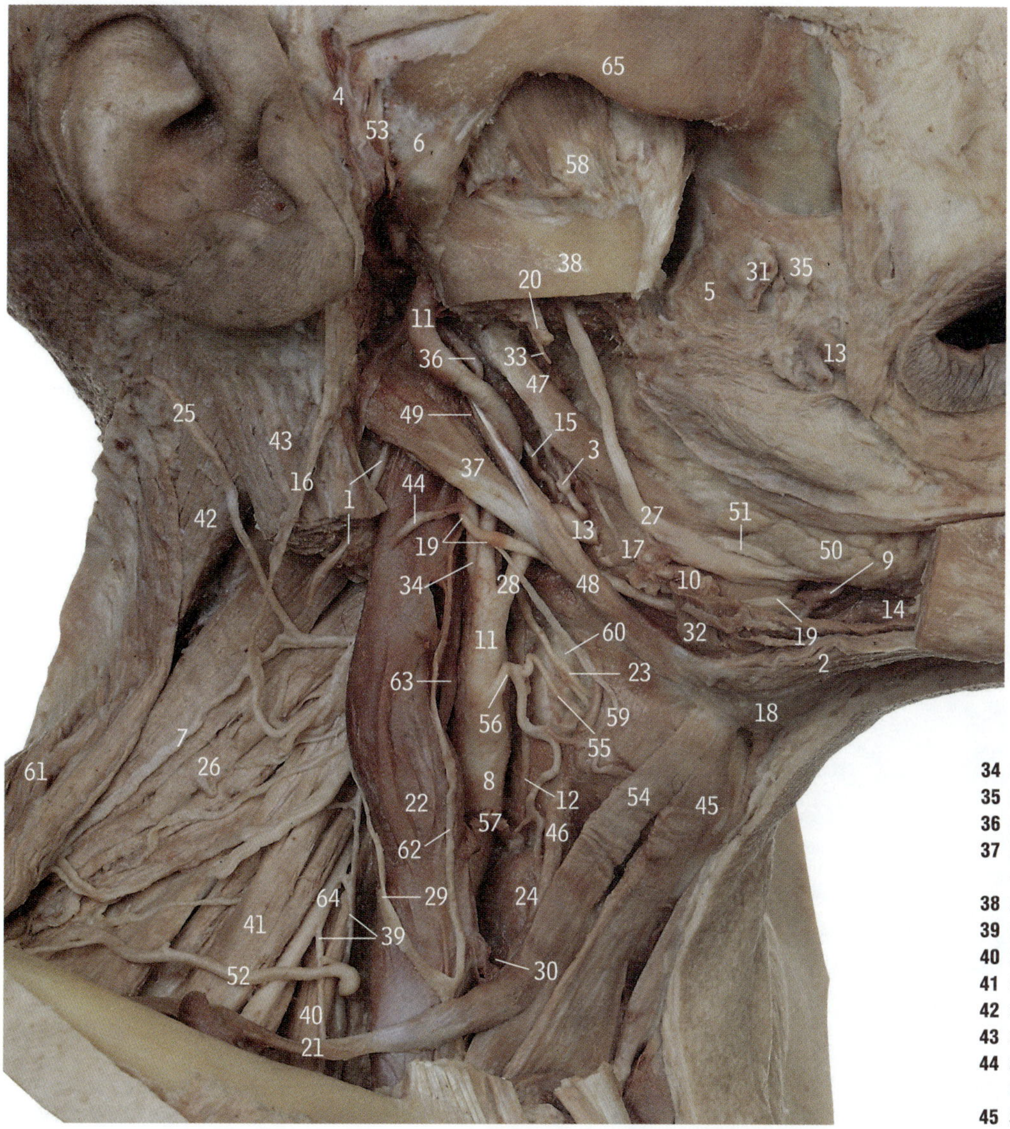

혀신경(lingual n.)(27)은 목뿔혀근(hyoglossus)(17)보다 얕은 위치에 있는데, 특히 이곳에서는 둥글었던 신경이 납작해지며 턱밑샘 깊은부분(deep part of submandibular gland)(10)의 바로 위를 지나게 된다. 이후 턱밑샘관(submandibular duct)(51)을 휘감으며 혀를 향해 가쪽에서 안쪽으로 주행한다.

위후두신경 속가지(internal laryngeal n.)(23)와 위후두동맥(superior laryngeal a.)(55)은 방패목뿔막(thyrohyoid membrane)(60)을 뚫고 후두 안으로 들어간다.

혀밑신경(hypoglossal n.)(19)은 혀근육을 지배하는 것 외에도 턱끝목뿔근(geniohyoid)(14)과 방패목뿔근(thyrohyoid)(59)에 대한 신경섬유를 내보내며, 목신경고리의 위뿌리(upper root of ansa cervicalis)(62)를 형성하는 데에도 기여한다. 2개의 근육 및 목신경고리로 나가는 신경섬유는 사실 혀밑신경핵(hypoglossal nucleus)에서 나온 신경섬유가 아니라 혀밑신경을 만나 함께 주행한 첫째목신경(first cervical n.)의 신경섬유이다. 첫째목신경섬유는 목신경고리의 위뿌리를 형성한 다음 복장목뿔근(sternohyoid)(45)과 어깨목뿔근(omohyoid)(21과 54)도 지배한다.

1 Accessory nerve 더부신경(부신경)
2 Anterior belly of digastric and nerve 두힘살근(이복근)의 앞힘살(전복)과 신경
3 Ascending palatine artery 오름입천장동맥(상행구개동맥)
4 Auriculotemporal nerve 귓바퀴관자신경(이개측두신경)
5 Buccinator 볼근(협근)
6 Capsule of temporomandibular joint 턱관절(측두하악관절)의 관절주머니(관절낭)
7 Cervical nerves to trapezius 등세모근(승모근)을 지배하는 목신경(경신경)
8 Common carotid artery 온목동맥(총경동맥)
9 Deep lingual artery 깊은혀동맥(설심동맥)
10 Deep part of submandibular gland 턱밑샘(악하선)의 깊은부분
11 External carotid artery 바깥목동맥(외경동맥)
12 External laryngeal nerve 위후두신경(상후두신경)의 바깥가지
13 Facial artery 얼굴동맥(안면동맥)
14 Geniohyoid 턱끝목뿔근(이설골근)
15 Glossopharyngeal nerve 혀인두신경(설인신경)
16 Great auricular nerve 큰귓바퀴신경(대이개신경)
17 Hyoglossus 목뿔혀근(설골설근)
18 Hyoid bone 목뿔뼈(설골)
19 Hypoglossal nerve 혀밑신경(설하신경)
20 Inferior alveolar nerve 아래이틀신경(하치조신경)
21 Inferior belly of omohyoid 어깨목뿔근(견갑설골근)의 아래힘살(하복)
22 Internal jugular vein 속목정맥(내경정맥)
23 Internal laryngeal nerve 위후두신경(상후두신경)의 속가지(내측지)
24 Lateral lobe of thyroid gland 갑상샘(갑상선)의 가쪽엽(외측엽)
25 Lesser occipital nerve 작은뒤통수신경(소후두신경)
26 Levator scapulae 어깨올림근(견갑거근)
27 Lingual nerve 혀신경(설신경)
28 Linguofacial trunk 혀얼굴동맥(설안면동맥간)
29 Lower root of ansa cervicalis 목신경고리(경신경고리)의 아래뿌리(하근)
30 Middle thyroid vein 중간갑상정맥(중갑상선정맥)
31 Molar salivary glands 어금니(대구치) 주위에 있는 침샘(타액선)
32 Mylohyoid and nerve 턱목뿔근(악설골근)과 턱목뿔근신경(악설골신경)
33 Nerve to mylohyoid 턱목뿔근신경(악설골신경)
34 Occipital artery 뒤통수동맥(후두동맥)
35 Parotid duct 귀밑샘관(이하선관)
36 Posterior auricular artery 뒤귓바퀴동맥(후이개동맥)
37 Posterior belly of digastric 두힘살근(이복근)의 뒤힘살(후복)
38 Ramus of mandible 아래턱뼈가지(하악지)
39 Roots of phrenic nerve 가로막신경(횡격신경)의 뿌리
40 Scalenus anterior 앞목갈비근(전사각근)
41 Scalenus medius 중간목갈비근(중사각근)
42 Splenius capitis 머리널판근(두판상근)
43 Sternocleidomastoid 목빗근(흉쇄유돌근)
44 Sternocleidomastoid branch of occipital artery 뒤통수동맥(후두동맥)의 목빗근가지(흉쇄유돌근지)
45 Sternohyoid 복장목뿔근(흉골설골근)
46 Sternothyroid 복장방패근(흉골갑상근)
47 Styloglossus 붓혀근(경돌설근)
48 Stylohyoid 붓목뿔근(경돌설골근)
49 Stylohyoid ligament 붓목뿔인대(경돌설골인대)
50 Sublingual gland 혀밑샘(설하선)
51 Submandibular duct 턱밑샘관(악하선관)
52 Superficial cervical artery 얕은목동맥(천경동맥)
53 Superficial temporal artery 얕은관자동맥(천측두동맥)
54 Superior belly of omohyoid 어깨목뿔근(견갑설골근)의 위힘살(상복)
55 Superior laryngeal artery 위후두동맥(상후두동맥)
56 Superior thyroid artery 위갑상동맥(상갑상선동맥)
57 Superior thyroid vein 위갑상정맥(상갑상선정맥)
58 Temporalis 관자근(측두근)
59 Thyrohyoid and nerve 방패목뿔근(갑상설골근)과 방패목뿔신경(갑상설골근신경)
60 Thyrohyoid membrane 방패목뿔막(갑상설골막)
61 Trapezius 등세모근(승모근)
62 Upper root of ansa cervicalis 목신경고리(경신경고리)의 위뿌리(상근)
63 Vagus nerve 미주신경
64 Ventral ramus of fifth cervical nerve 다섯째목신경(제5경신경)의 앞가지(전지)
65 Zygomatic arch 광대활(관골궁)

목의 앞면 Front of the neck *깊은부분*

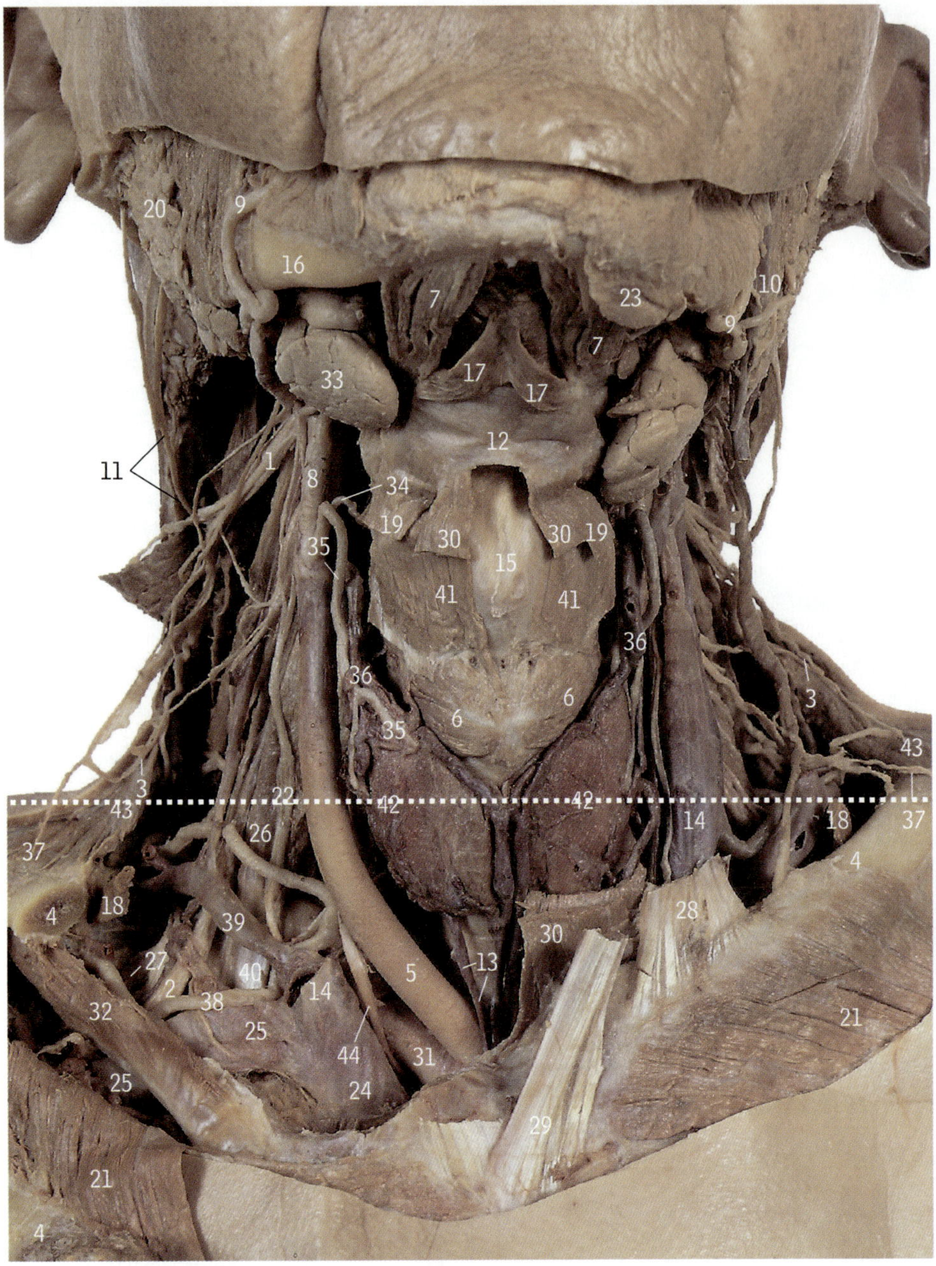

빗장밑근(subclavius)(32)을 노출시키기 위하여 오른쪽 빗장뼈(clavicle)(4)를 잘라서 앞쪽으로 젖혔다. 점선은 CT의 수평면 높이이다.

1 Accessory nerve 더부신경(부신경)
2 Brachial plexus (roots) 팔신경얼기(상완신경총)의 뿌리(근)
3 Cervical nerves to trapezius 등세모근(승모근)에 분포하는 목신경(경신경)
4 Clavicle 빗장뼈(쇄골)
5 Common carotid artery 온목동맥(총경동맥)
6 Cricothyroid 반지방패근(윤상갑상근)
7 Digastric, anterior belly 두힘살근(이복근)의 앞힘살(전복)
8 External carotid artery 바깥목동맥(외경동맥)
9 Facial artery 얼굴동맥(안면동맥)
10 Facial vein 얼굴정맥(안면정맥)
11 Great auricular nerve 큰귓바퀴신경(대이개신경)
12 Hyoid bone, body 목뿔뼈몸통(설골체)
13 Inferior thyroid vein 아래갑상정맥(하갑상선정맥)
14 Internal jugular vein 속목정맥(내경정맥)
15 Laryngeal prominence 후두융기
16 Mandible 아래턱뼈(하악골)
17 Mylohyoid, anomalous fibres 턱목뿔근(악설골근)의 이상섬유
18 Omohyoid, inferior belly 어깨목뿔근(견갑설골)의 아래힘살(하복)
19 Omohyoid, superior belly 어깨목뿔근(견갑설골)의 위힘살(상복)
20 Parotid gland 귀밑샘(이하선)
21 Pectoralis major 큰가슴근(대흉근)
22 Phrenic nerve 가로막신경(횡격신경)
23 Platysma 넓은목근(광경근)
24 Right brachiocephalic vein 오른팔머리정맥(우완두정맥)
25 Right subclavian vein 오른빗장밑정맥(우쇄골하정맥)
26 Scalenus anterior 앞목갈비근(전사각근)
27 Scalenus medius 중간목갈비근(중사각근)
28 Sternocleidomastoid, clavicular head 목빗근(흉쇄유돌근)의 빗장부분(쇄골두)
29 Sternocleidomastoid, sternal head 목빗근(흉쇄유돌근)의 복장부분(흉골두)
30 Sternohyoid 복장목뿔근(흉골설골근)
31 Subclavian artery 빗장밑동맥(쇄골하동맥)
32 Subclavius 빗장밑근(쇄골하근)
33 Submandibular gland 턱밑샘(악하선)
34 Superior laryngeal artery 위후두동맥(상후두동맥)
35 Superior thyroid artery 위갑상동맥(상갑상선동맥)
36 Superior thyroid vein 위갑상정맥(상갑상선정맥)
37 Supraclavicular nerve 빗장위신경(쇄골상신경)
38 Suprascapular artery 어깨위동맥(견갑상동맥)
39 Suprascapular vein 어깨위정맥(견갑상정맥)
40 Tendon of scalenus anterior 앞목갈비근(전사각근)의 힘줄
41 Thyrohyoid 방패목뿔근(갑상설골근)
42 Thyroid gland, lateral lobe 갑상샘(갑상선)의 가쪽엽(측엽)
43 Trapezius 등세모근(승모근)
44 Vagus nerve 미주신경

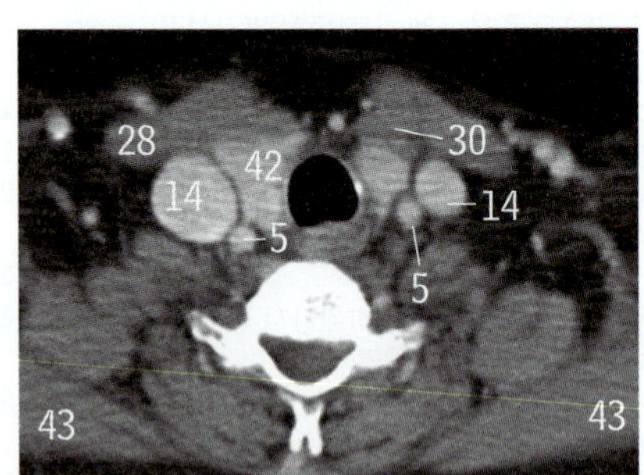

더부신경마비(부신경마비), 갑상샘종(갑상선종대), 침샘확장증, 턱밑샘(악하선) 종양, pp.80~82 참조.

오른쪽 목 Right side of the neck

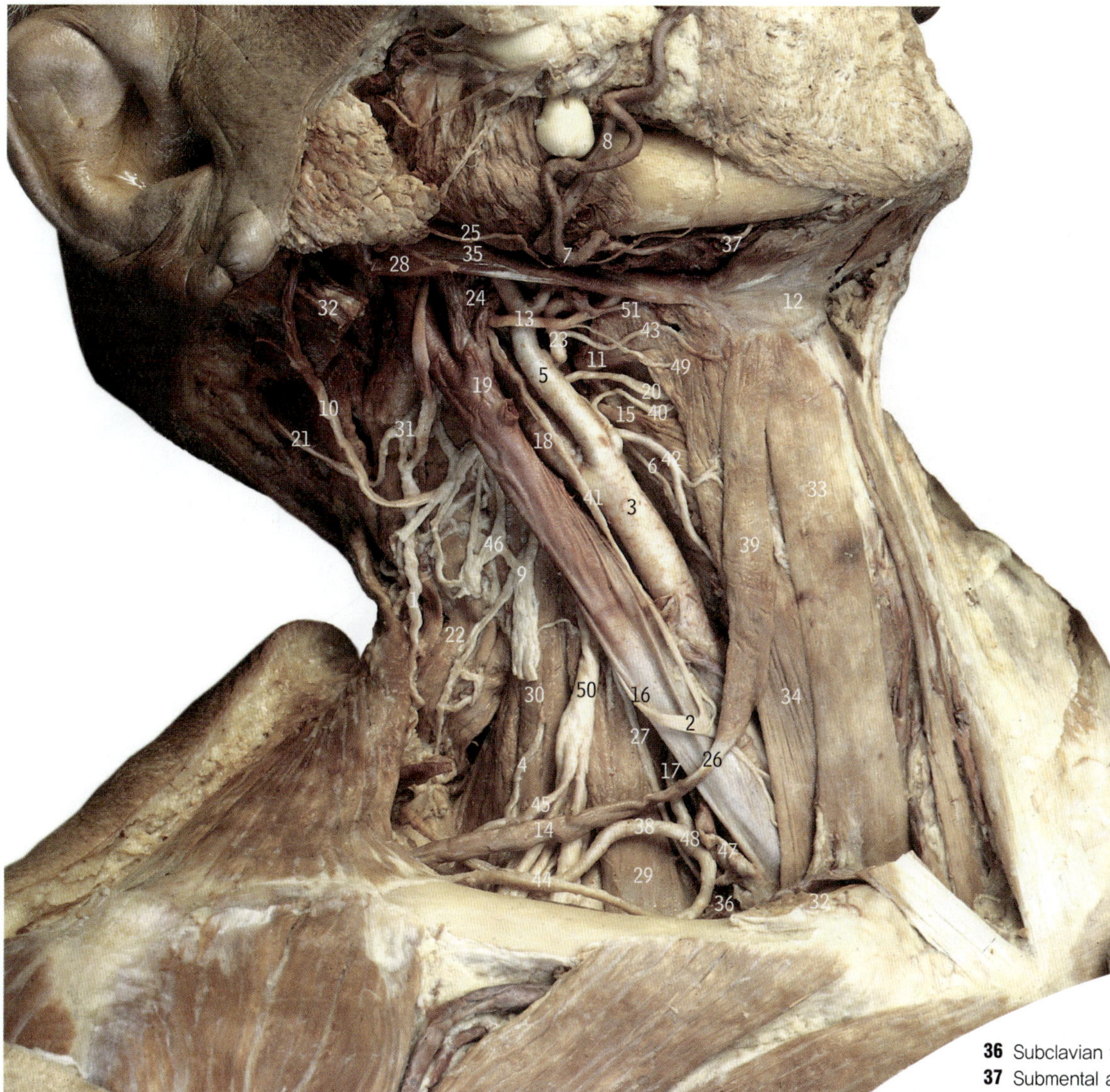

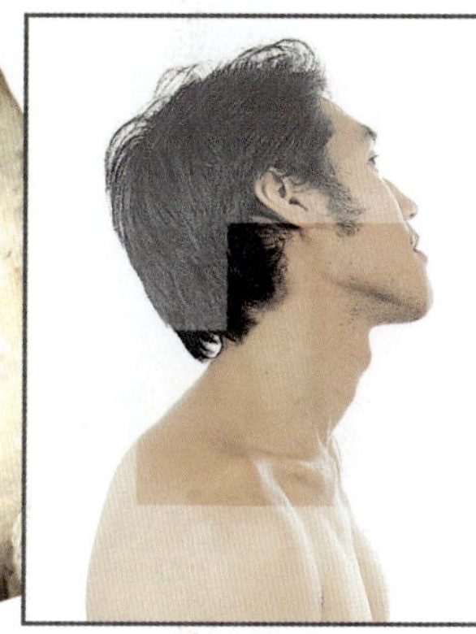

1 Accessory nerve 더부신경(부신경)
2 Ansa cervicalis 목신경고리(경신경고리)
3 Common carotid artery 온목동맥(총경동맥)
4 Dorsal scapular nerve 등쪽어깨신경(견갑배신경)
5 External carotid artery 바깥목동맥(외경동맥)
6 External laryngeal nerve
위후두신경(상후두신경)의 바깥가지(외측지)
7 Facial artery 얼굴동맥(안면동맥)
8 Facial vein 얼굴정맥(안면정맥)
9 Fourth cervical nerve ventral rami
넷째목신경(제4경신경)의 앞가지(전지)
10 Great auricular nerve 큰귓바퀴신경(대이개신경)
11 Greater horn of hyoid bone 목뿔뼈(설골)의 큰뿔(대각)
12 Hyoid bone 목뿔뼈(설골)
13 Hypoglossal nerve 혀밑신경(설하신경)
14 Inferior belly of omohyoid
어깨목뿔근(견갑설골근)의 아래힘살(하복)
15 Inferior constrictor of pharynx
아래인두수축근(하인두수축근)
16 Inferior root of ansa cervicalis
목신경고리(경신경고리)의 아래뿌리(하근)
17 Inferior thyroid artery 아래갑상동맥(하갑상선동맥)
18 Internal carotid artery 속목동맥(내경동맥)
19 Internal jugular vein (double at upper end)
위끝이 두갈래인 속목정맥(내경정맥)
20 Internal laryngeal nerve and thyrohyoid membrane
위후두신경(상후두신경)의 속가지와 방패목뿔막(갑상설골막)
21 Lesser occipital nerve 작은뒤통수신경(소후두신경)
22 Levator scapulae 어깨올림근(견갑거근)
23 Lingual artery 혀동맥(설동맥)
24 Lingual vein 혀정맥(설정맥)
25 Marginal mandibular branch of facial nerve
얼굴신경(안면신경)의 아래턱모서리가지(하악연지)
26 Omohyoid tendon 어깨목뿔근(견갑설골근)의 힘줄
27 Phrenic nerve 가로막신경(횡격신경)
28 Posterior belly of digastric
두힘살근(이복근)의 뒤힘살(후복)
29 Scalenus anterior 앞목갈비근(전사각근)
30 Scalenus medius 중간목갈비근(중사각근)
31 Second cervical nerve ventral rami
둘째목신경(제2경신경)의 앞가지(전지)
32 Sternocleidomastoid 목빗근(흉쇄유돌근)
33 Sternohyoid 복장목뿔근(흉골설골근)
34 Sternothyroid 복장방패근(흉골갑상근)
35 Stylohyoid 붓목뿔근(경돌설골근)
36 Subclavian vein 빗장밑정맥(쇄골하정맥)
37 Submental artery 턱끝밑동맥(이하동맥)
38 Transverse cervical artery (superficial)
가로목동맥(경횡동맥)의 얕은가지(천지)
39 Superior belly of omohyoid
어깨목뿔근(견갑설골근)의 위힘살(상복)
40 Superior laryngeal artery 위후두동맥(상후두동맥)
41 Superior root of ansa cervicalis
목신경고리(경신경고리)의 위뿌리(상근)
42 Superior thyroid artery 위갑상동맥(상갑상선동맥)
43 Suprahyoid artery on hyoglossus
목뿔혀근(설골설근)의 위에 있는 혀동맥(설동맥)의
목뿔위가지(설골상지)
44 Suprascapular artery 어깨위동맥(견갑상동맥)
45 Suprascapular nerve 어깨위신경(견갑상신경)
46 Third cervical nerve ventral rami
셋째목신경(제3경신경)의 앞가지(전지)
47 The right lymphatic duct termination
오른림프관(우림프관)의 종말부분
48 Thyrocervical trunk 갑상목동맥(갑상경동맥)
49 Thyrohyoid and nerve 방패목뿔근과 신경
50 Upper trunk of brachial plexus
팔신경얼기(완신경총)의 위줄기(상간)
51 Vena comitans of hypoglossal nerve
혀밑신경(설하신경)의 동반정맥(반행정맥)

아가미물혹(아가미낭), 목동맥협착증(경동맥협착증), pp.80~82 참조.

왼쪽 목 Left side of the neck *왼쪽 앞모습*

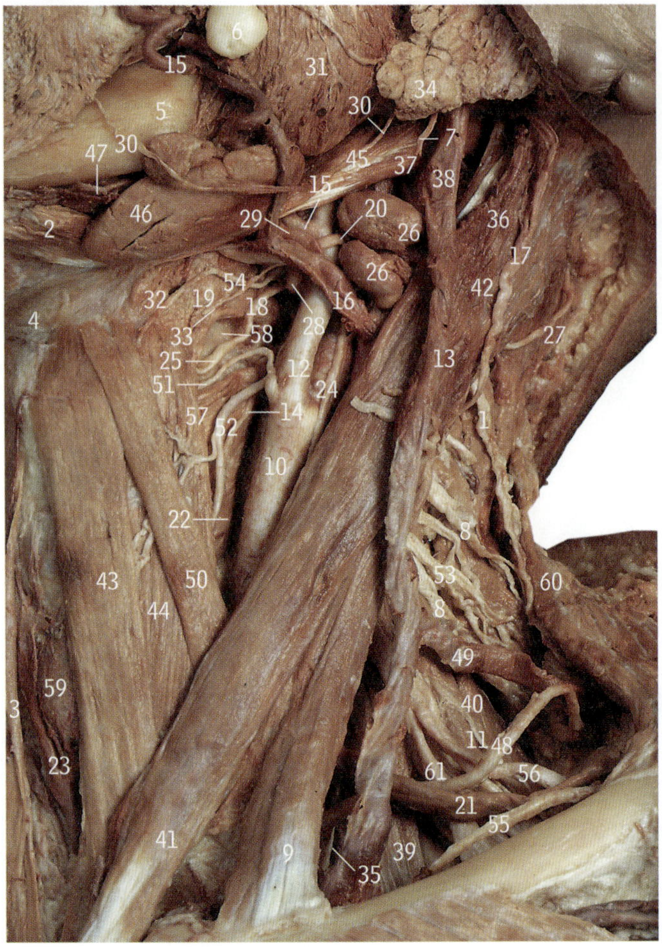

넓은목근(platysma)과 목근막 (deep cervical fascia)을 제거하였다.

그림과 같이 얼굴의 20%에서는 얼굴신경의 턱모서리가지(marginal mandibular branch)(30)가 아래로 쳐지면서 턱밑샘(submandibular gland)(46)의 위로 지나간다.

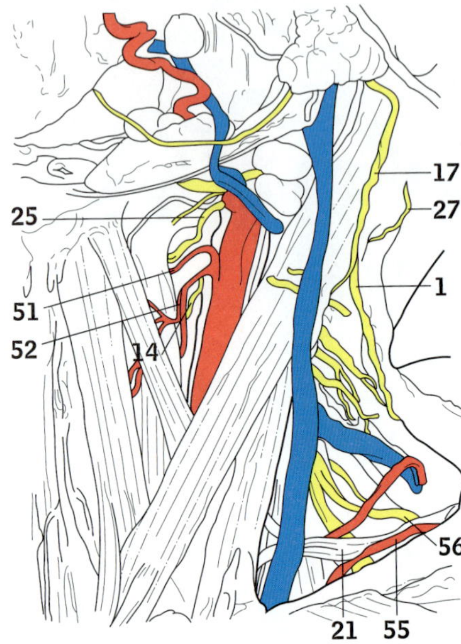

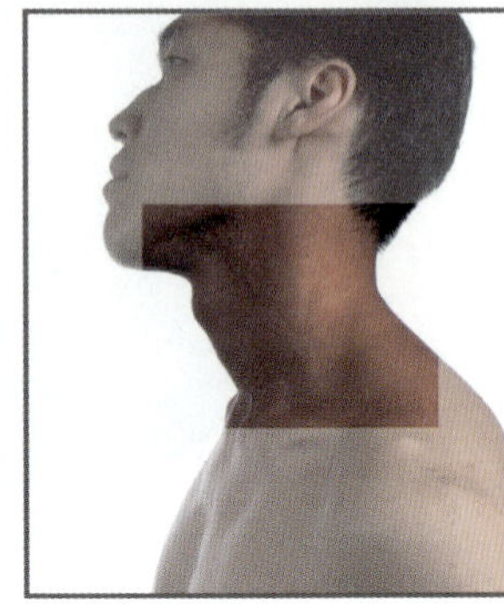

1 Accessory nerve 더부신경(부신경)
2 Anterior belly of digastric 두힘살근(이복근)의 앞힘살(전복)
3 Anterior jugular vein 앞목정맥(전경정맥)
4 Body of hyoid bone 목뿔뼈몸통(설골체)
5 Body of mandible 턱뼈몸통(하악체)
6 Buccal fat pad 볼지방덩이(볼지방체)
7 Cervical branch of facial nerve 얼굴신경(안면신경)의 목가지(경지)
8 Cervical nerves to trapezius 등세모근(승모근)을 지배하는 목신경(경신경)
9 Clavicular head of sternocleidomastoid 목빗근(흉쇄유돌근)의 빗장부분(쇄골두)
10 Common carotid artery 온목동맥(총경동맥)
11 Dorsal scapular nerve 등쪽어깨신경(견갑배신경)
12 External carotid artery 바깥목동맥(외경동맥)
13 External jugular vein 바깥목정맥(외경정맥)
14 External laryngeal nerve 위후두신경(상후두신경)의 바깥가지(외측지)
15 Facial artery 얼굴동맥(안면동맥)
16 Facial vein 얼굴정맥(안면정맥)
17 Great auricular nerve 큰귓바퀴신경(대이개신경)
18 Greater horn of hyoid bone (underlying 25) 지시선 25의 밑에 위치한 목뿔뼈(설골)의 큰뿔(대각)
19 Hyoglossus 목뿔혀근(설골설근)
20 Hypoglossal nerve 혀밑신경(설하신경)
21 Inferior belly of omohyoid 어깨목뿔근(견갑설골근)의 아래힘살(하복)
22 Inferior constrictor of pharynx 아래인두수축근(하인두수축근)
23 Inferior thyroid vein 아래갑상정맥(하갑상선정맥)
24 Internal carotid artery and superior root of ansa cervicalis 속목동맥(내경동맥)과 목신경고리(경신경고리)의 위뿌리(상근)
25 Internal laryngeal nerve 위후두신경(상후두신경)의 속가지(내측지)
26 Jugulodigastric lymph nodes 목정맥두힘살근림프절(경정맥이복근림프절)
27 Lesser occipital nerve 작은뒤통수신경(소후두신경)
28 Lingual artery 혀동맥(설동맥)
29 Lingual vein 혀정맥(설정맥)
30 Marginal mandibular branch of facial nerve 얼굴신경(안면신경)의 턱모서리가지(하악연지)
31 Masseter 깨물근(교근)
32 Mylohyoid 턱목뿔근(악설골근)
33 Nerve to thyrohyoid 방패목뿔근가지(갑상설골근가지)
34 Parotid gland 귀밑샘(이하선)
35 Phrenic nerve (on scalenus anterior) 앞목갈비근(전사각근)의 위에 있는 가로막신경(횡격신경)
36 Posterior auricular vein 뒤귓바퀴정맥(후이개정맥)
37 Posterior belly of digastric 두힘살근(이복근)의 뒤힘살(후복)
38 Posterior branch of retromandibular vein 아래턱뒤정맥(후하악정맥)의 뒤가지(후지)
39 Scalenus anterior 앞목갈비근(전사각근)
40 Scalenus medius 중간목갈비근(중사각근)
41 Sternal head of sternocleidomastoid 목빗근(흉쇄유돌근)의 복장부분(흉골두)
42 Sternocleidomastoid 목빗근(흉쇄유돌근)
43 Sternohyoid 복장목뿔근(흉골설골근)
44 Sternothyroid 복장방패근(흉골갑상근)
45 Stylohyoid 붓목뿔근(경돌설골근)
46 Submandibular gland 턱밑샘(악하선)
47 Submental artery and vein 턱끝밑동 · 정맥(하악하동 · 정맥)
48 Superficial cervical artery 얕은목동맥(천경동맥)
49 Superficial cervical vein 얕은목정맥(천경정맥)
50 Superior belly of omohyoid 어깨목뿔근(견갑설골근)의 위힘살(상복)
51 Superior laryngeal artery 위후두동맥(상후두동맥)
52 Superior thyroid artery 위갑상동맥(상갑상선동맥)
53 Supraclavicular nerve (cut upper edge) 위끝이 잘린 빗장위신경(쇄골상신경)
54 Suprahyoid artery 혀동맥(설동맥)의 목뿔위가지(설골상지)
55 Suprascapular artery 어깨위동맥(견갑상동맥)
56 Suprascapular nerve 어깨위신경(견갑상신경)
57 Thyrohyoid 방패목뿔근(갑상설골근)
58 Thyrohyoid membrane 방패목뿔막(갑상설골막)
59 Thyroid gland (left lobe) 갑상샘(갑상선)의 왼엽(좌엽)
60 Trapezius 등세모근(승모근)
61 Upper trunk of brachial plexus 팔신경얼기(상완신경총)의 위줄기(상근)

목동맥잡음(경동맥잡음), 목동맥 변이(경동맥변이), 목림프절비대, pp.80~82 참조.

오른쪽 얼굴 아래부분과 목 위부분 Right lower face and upper neck

A 귀밑샘부위와 목부위　　**B** 턱밑부위

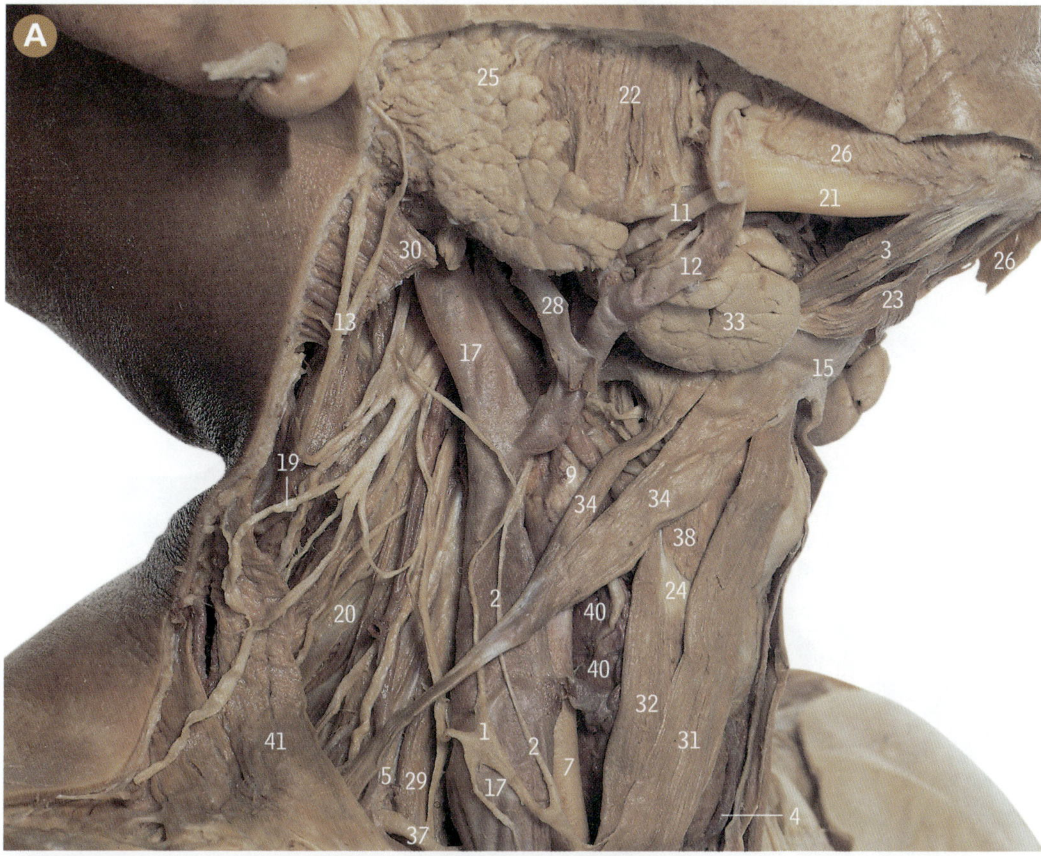

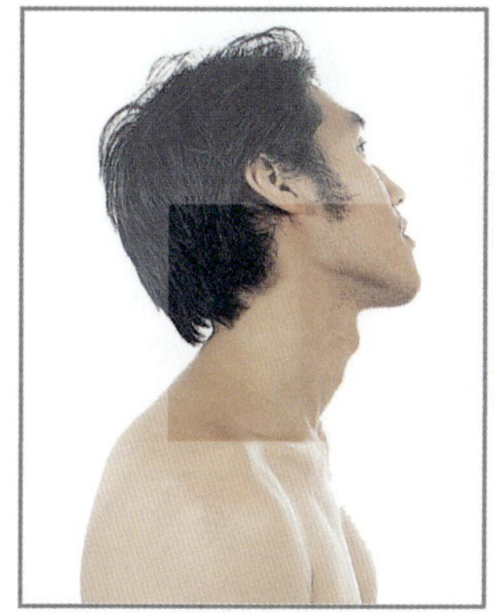

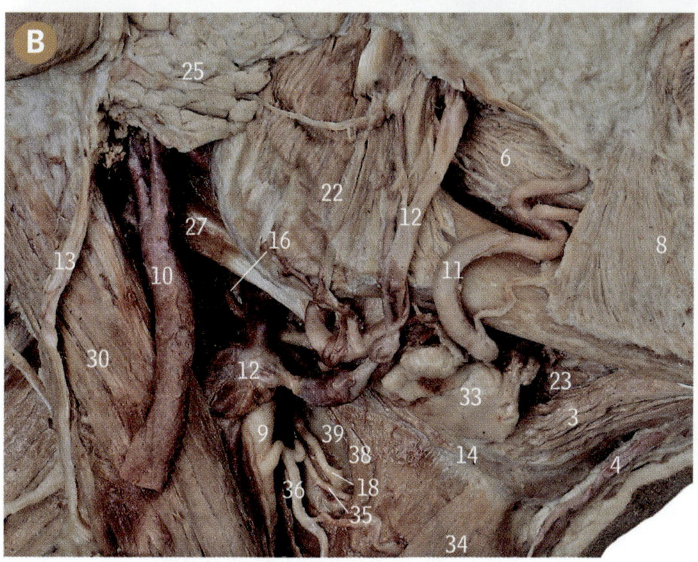

1 Ansa cervicalis, inferior branch 목신경고리(경신경고리)의 아래뿌리(하근)
2 Ansa cervicalis, superior branch 목신경고리(경신경고리)의 위뿌리(상근)
3 Anterior belly of digastric 두힘살근(이복근)의 앞힘살(전복)
4 Anterior jugular vein 앞목정맥(전경정맥)
5 Brachial plexus (roots) 팔신경얼기(상완신경총)의 뿌리(근)
6 Buccinator 볼근(협근)
7 Common carotid artery 온목동맥(총경동맥)
8 Depressor anguli oris 입꼬리내림근(구각하체근)
9 External carotid artery 바깥목동맥(외경동맥)
10 External jugular vein 바깥목정맥(외경정맥)
11 Facial artery 얼굴동맥(안면동맥)
12 Facial vein 얼굴정맥(안면정맥)
13 Great auricular nerve 큰귓바퀴신경(대이개신경)
14 Greater horn of hyoid bone 목뿔뼈(설골)의 큰뿔(대각)
15 Hyoid bone 목뿔뼈(설골)
16 Hypoglossal nerve 혀밑신경(설하신경)
17 Internal jugular vein 속목정맥(내경정맥)
18 Internal laryngeal nerve 위후두신경(상후두신경)의 속가지(내측지)
19 Lesser occipital nerve 작은뒤통수신경(소후두신경)
20 Levator scapulae 어깨올림근(견갑거근)
21 Mandible 아래턱뼈(하악골)
22 Masseter 깨물근(교근)
23 Mylohyoid 턱목뿔근(악설골근)
24 Oblique line of the thyroid cartilage 방패연골(갑상연골)의 빗선(사선)
25 Parotid gland and facial nerve branches at anterior border 귀밑샘(이하선) 및 그 앞모서리의 얼굴신경(안면신경)
26 Platysma 넓은목근(광경근)
27 Posterior belly of digastric 두힘살근(이복근)의 뒤힘살(후복)
28 Retromandibular vein 아래턱뒤정맥(하악후정맥)
29 Scalenus anterior 앞목갈비근(전사각근)
30 Sternocleidomastoid 목빗근(흉쇄유돌근)
31 Sternohyoid 복장목뿔근(흉골설골근)
32 Sternothyroid 복장방패근(흉골갑상근)
33 Submandibular gland 턱밑샘(악하선)
34 Superior belly of omohyoid (bifid) 갈라진 형태의 어깨목뿔근(견갑설골근)의 위힘살(상복)
35 Superior laryngeal artery 위후두동맥(상후두동맥)
36 Superior thyroid artery 위갑상동맥(상갑상선동맥)
37 Suprascapular artery 어깨위동맥(견갑상동맥)
38 Thyrohyoid 방패목뿔근(갑상설골근)
39 Thyrohyoid membrane 방패목뿔막(갑상설골막)
40 Thyroid gland (right lobe) 갑상샘(갑상선)의 오른엽(우엽)
41 Trapezius 등세모근(승모근)

볼거리(유행성 이하선염), 귀밑샘절제술(이하선적출), 귀밑샘종양(이하선종양), pp.80~82 참조.

왼쪽 얼굴 아래부분과 목 위부분 Left lower face and upper neck

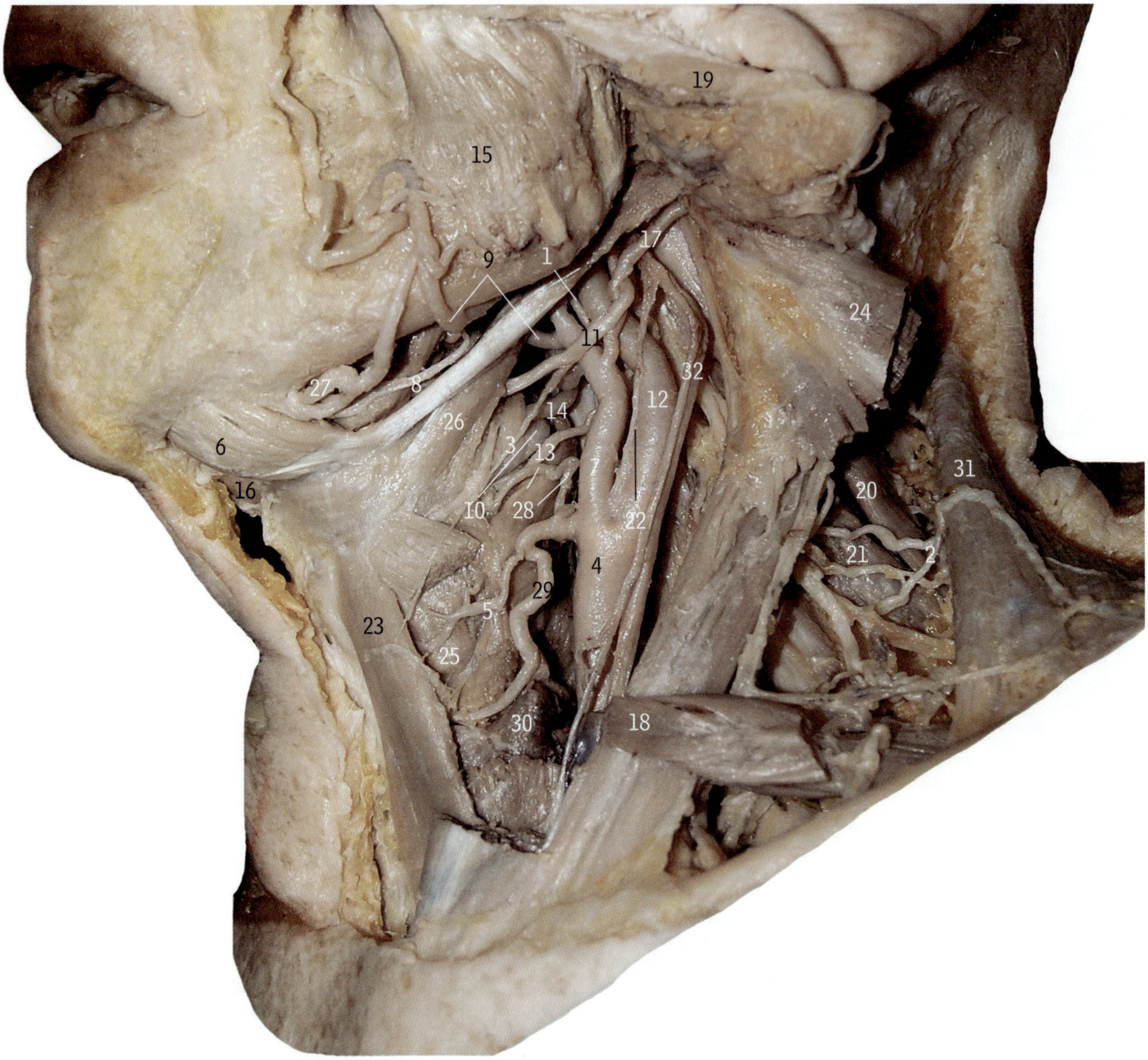

1 Ascending pharyngeal artery
오름인두동맥(상행인두동맥)
2 Branches of cervical plexus
목신경얼기(경신경총)의 가지
3 C1 (descendens hypoglossi) 첫째목신경(제1경신경)
4 Common carotid artery 온목동맥(총경동맥)
5 Cricothyroid artery 반지방패동맥(윤상갑상동맥)
6 Digastric muscle (anterior belly)
두힘살근(이복근)의 앞힘살(전복)
7 External carotid artery 바깥목동맥(외경동맥)
8 Facial nerve, marginal branch
얼굴신경(안면신경)의 모서리가지(하악연지)
9 Facial artery 얼굴동맥(안면동맥)
10 Greater horn of the hyoid bone
목뿔뼈(설골)의 큰뿔(대각)
11 Hypoglossal nerve 혀밑신경(설하신경)
12 Internal carotid artery 속목동맥(내경동맥)
13 Internal laryngeal nerve
위후두신경(상후두신경)의 속가지(내측지)
14 Lingual artery 혀동맥(설동맥)
15 Masseter muscle 깨물근(교근)
16 Mylohyoid muscle 턱목뿔근(악설골근)
17 Occipital artery 뒤통수동맥(후두동맥)
18 Omohyoid muscle (reflected)
젖혀진 어깨목뿔근(견갑설골근)
19 Parotid gland (reflected) 젖혀진 귀밑샘(이하선)
20 Scalenus posterior muscle 뒤목갈비근(후사각근)
21 Scalenus medius muscle 중간목갈비근(중사각근)
22 Sinus nerve to carotid sinus and body
목동맥팽대(경동맥동)와 목동맥토리(경동맥소체)에 분포하는 목동맥팽대신경(경동맥신경)
23 Sternohyoid muscle 복장목뿔근(흉골설골근)
24 Sternocleidomastoid muscle (reflected)
젖혀진 목빗근(흉쇄유돌근)
25 Sternothyroid muscle (cut)
잘린 복장방패근(흉골갑상근)
26 Stylohyoid muscle 복장방패근(흉갑상근)
27 Submental artery 턱끝밑동맥(이하동맥)
28 Superior laryngeal artery 위후두동맥(상후두동맥)
29 Superior thyroid artery 위갑상동맥(상갑상선동맥)
30 Thyroid gland (lateral lobe)
갑상샘(갑상선)의 가쪽엽(측엽)
31 Trapezius muscle 등세모근(승모근)
32 Vagus nerve 미주신경

목동맥 내막제거술, pp.80~82 참조.

오른쪽 목 Right side of the neck *깊은부분*

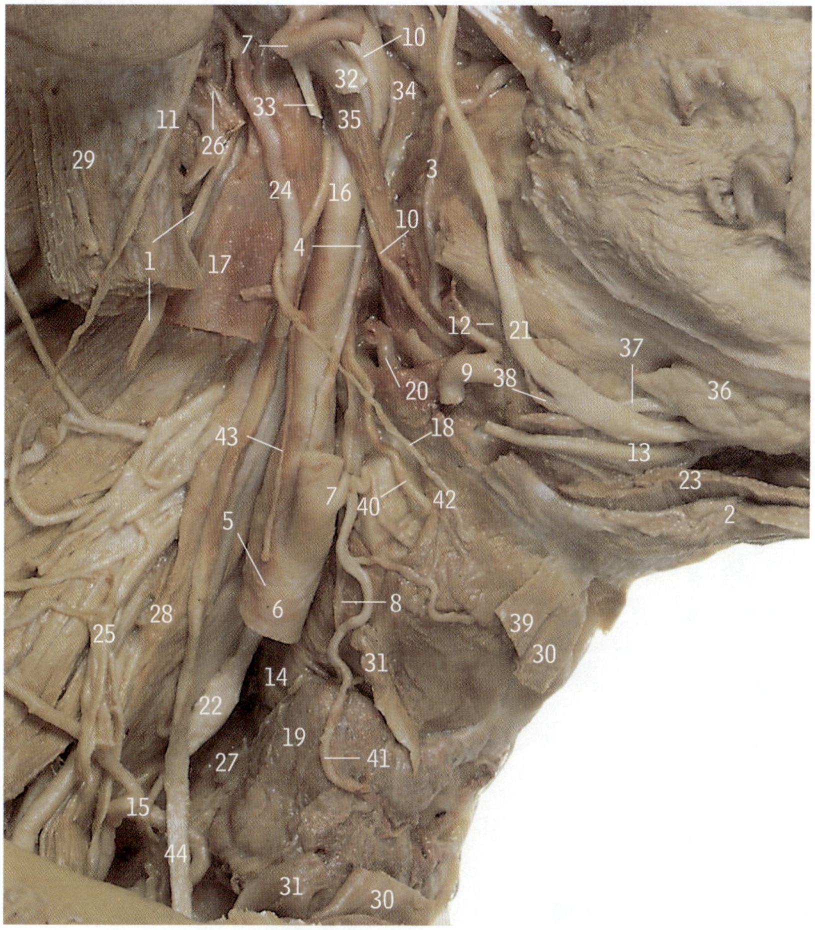

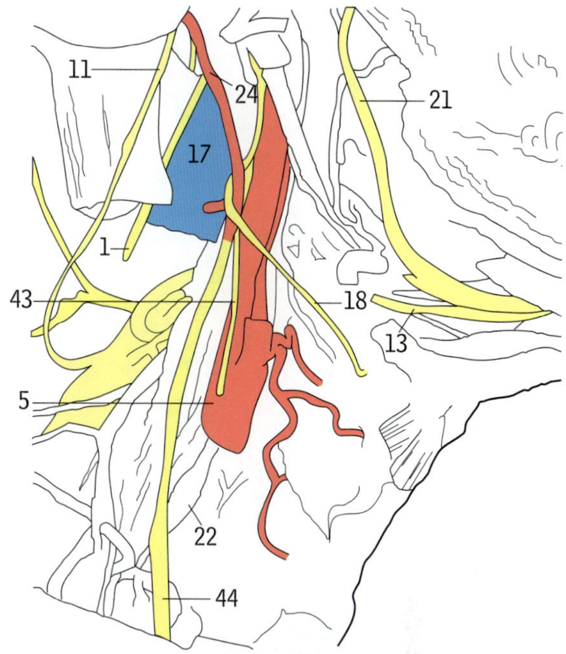

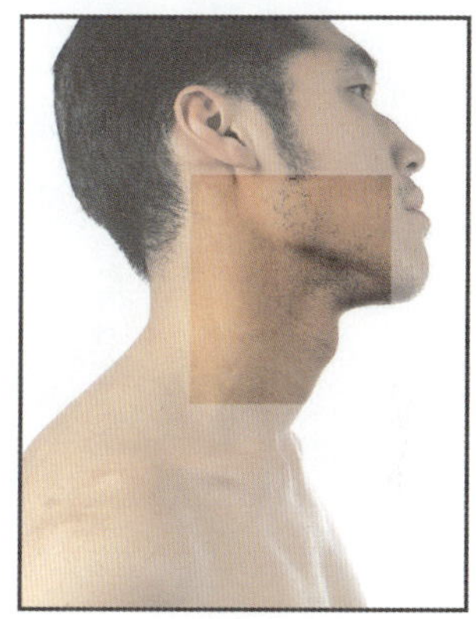

1 Accessory nerve 더부신경(부신경)
2 Anterior belly of digastric 두힘살근(이복근)의 앞힘살(전복)
3 Ascending palatine artery 오름입천장동맥(상행구개동맥)
4 Ascending pharyngeal artery 오름인두동맥(상행인두동맥)
5 Carotid sinus 목동맥팽대(경동맥동)
6 Common carotid artery 온목동맥(총경동맥)
7 External carotid artery 바깥목동맥(외경동맥)
8 External laryngeal nerve 위후두신경(상후두신경)의 바깥가지(외측지)
9 Facial artery 얼굴동맥(안면동맥)
10 Glossopharyngeal nerve 혀인두신경(설인신경)
11 Great auricular nerve 큰귓바퀴신경(대이개신경)
12 Hyoglossus 목뿔혀근(설골설근)
13 Hypoglossal nerve 혀밑신경(설하신경)
14 Inferior constrictor 아래인두수축근(하인두수축근)
15 Inferior thyroid artery 아래갑상동맥(하갑상선동맥)
16 Internal carotid artery 속목동맥(내경동맥)
17 Internal jugular vein 속목정맥(내경정맥)
18 Internal laryngeal nerve 위후두신경(상후두신경)의 속가지(내측지)
19 Lateral lobe of thyroid gland 갑상샘(갑상선)의 가쪽엽(외측엽)
20 Lingual artery 혀동맥(설동맥)
21 Lingual nerve 혀신경(설신경)
22 Middle cervical sympathetic ganglion 중간목신경절(중경신경절)
23 Mylohyoid 턱목뿔근(악설골근)
24 Occipital artery 뒤통수동맥(후두동맥)
25 Phrenic nerve 가로막신경(횡격신경)
26 Posterior belly of digastric 두힘살근(이복근)의 뒤힘살(후복)
27 Recurrent laryngeal nerve 되돌이후두신경(반회신경)
28 Scalenus anterior 앞목갈비근(전사각근)
29 Sternocleidomastoid 목빗근(흉쇄유돌근)
30 Sternohyoid 복장목뿔근(흉골설골근)
31 Sternothyroid 복장방패근(흉골갑상근)
32 Styloglossus 붓혀근(경돌설근)
33 Stylohyoid (cut end displaced medially) 끝부분이 잘려서 안쪽으로 이동된 붓목뿔근(경상설골근)
34 Stylohyoid ligament 붓목뿔인대(경돌설골인대)
35 Stylopharyngeus 붓인두근(경돌인두근)
36 Sublingual gland 혀밑샘(설하선)
37 Submandibular duct 턱밑샘관(악하선관)
38 Submandibular ganglion 턱밑신경절(악하신경절)
39 Superior belly of omohyoid 어깨목뿔근(견갑설골근)의 위힘살(상복)
40 Superior laryngeal artery 위후두동맥(상후두동맥)
41 Superior thyroid artery 위갑상동맥(상갑상선동맥)
42 Thyrohyoid and nerve 방패목뿔근(갑상설골근)과 방패목뿔신경(갑상설골근신경)
43 Upper root of ansa cervicalis 목신경고리(경신경고리)의 위뿌리(상근)
44 Vagus nerve 미주신경

혀밑신경(hypoglossal n.)(13)은 아래로 내려가면서 뒤통수동맥(occipital a.)(24)을 휘감은 다음 바깥목동맥(external carotid a.)(7)과 혀동맥(lingual a.)(20)의 얕은 곳으로 주행한다.

혀인두신경(glossopharyngeal n.)(10)은 앞을 향해 아래로 내려가면서 붓인두근(stylopharyngeus)(35)의 가쪽면을 휘감는다.

갑상샘(thyroid gland)(19)을 노출시키기 위하여 복장목뿔근(sternohyoid)(30)과 어깨목뿔근(omohyoid)(39) 및 복장방패근(sternothyroid)(31)의 일부를 제거하였다. 갑상샘 뒤에 있는 아래갑상동맥(inferior thyroid a.)(15) 및 이 동맥의 깊은 곳에서 인두로 들어가기 위하여 아래인두수축근(inferior constrictor)(14)의 밑을 지나는 되돌이후두신경(recurrent laryngeal n.)(27)을 주의 깊게 관찰하기 바란다.

척주앞부위
Prevertebral region

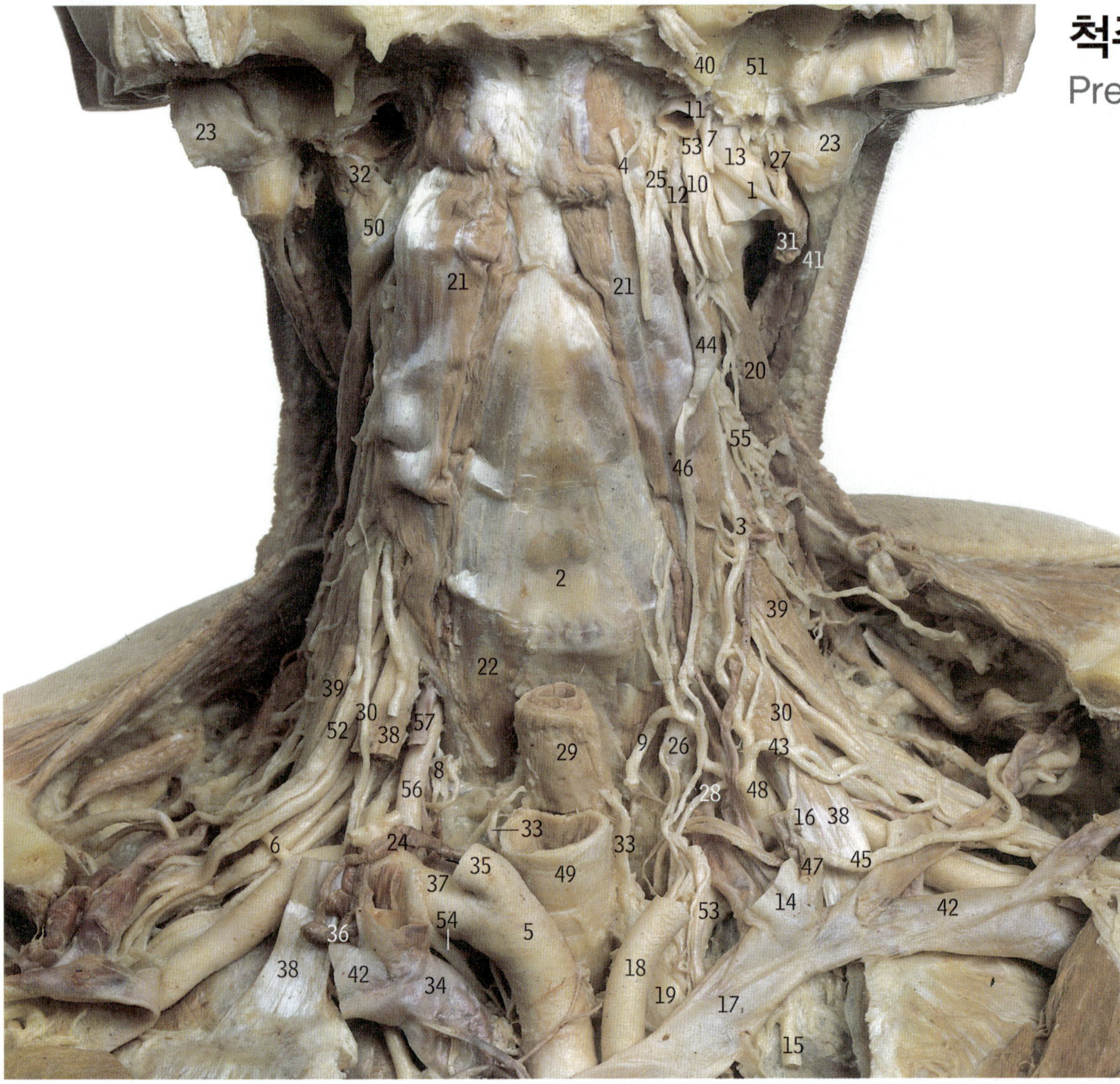

1 Accessory nerve (spinal root)
더부신경(부신경)의 척수뿌리(척수근)
2 Anterior longitudinal ligament 앞세로인대(전종인대)
3 Ascending cervical artery and vein
오름목동 · 정맥(상행경동 · 정맥)
4 Ascending pharyngeal artery 오름인두동맥(상행인두동맥)
5 Brachiocephalic artery 팔머리동맥(완두동맥)
6 Dorsal scapular artery 등쪽어깨동맥(배측견갑동맥)
7 Glossopharyngeal nerve 혀인두신경(설인신경)
8 Inferior cervical ganglion 아랫목신경절(하경신경절)
9 Inferior thyroid artery 아래갑상동맥(하갑상선동맥)
10 Inferior vagal ganglion 미주신경의 아래신경절(하신경절)
11 Internal carotid artery 속목동맥(내경동맥)
12 Internal carotid nerve 속목신경(내경동맥신경)
13 Internal jugular vein, upper end
속목정맥(내경정맥)의 위끝(상단)
14 Internal jugular vein, lower end
속목정맥(내경정맥)의 아래끝(하단)
15 Internal thoracic artery 속가슴동맥(내흉동맥)
16 Jugular lymphatic trunk 목림프줄기(경림프본관)
17 Left brachiocephalic vein 왼팔머리정맥(좌완두정맥)
18 Left common carotid artery 왼온목동맥(좌총경동맥)
19 Left subclavian artery 왼빗장밑동맥(좌쇄골하동맥)
20 Levator scapulae 어깨올림근(견갑거근)
21 Longus capitis 머리긴근(두장근)
22 Longus colli 목긴근(경장근)
23 Mastoid process 꼭지돌기(유양돌기)
24 Mediastinal lymphatic trunk
세로칸림프줄기(종격림프본관)
25 Meningeal branch of ascending pharyngeal artery
오름인두동맥(상행인두동맥)의 뇌막가지(경막지)
26 Middle cervical ganglion 중간목신경절(중경신경절)
27 Occipital artery 뒤통수동맥(후두동맥)
28 Oesophageal branch of inferior thyroid artery
아래갑상동맥(하갑상선동맥)의 식도가지(식도지)
29 Oesophagus 식도
30 Phrenic nerve 가로막신경(횡격신경)
31 Posterior belly of digastric
두힘살근(이복근)의 뒤힘살(후복)
32 Rectus capitis lateralis 가쪽머리곧은근(외측두직근)
33 Recurrent laryngeal nerve 되돌이후두신경(반회신경)
34 Right brachiocephalic vein 오른팔머리정맥(우완두정맥)
35 Right common carotid artery
오른온목동맥(우총경동맥)
36 Right lymphatic duct 오른림프관(우림프관)
37 Right subclavian artery
오른빗장밑동맥(우쇄골하동맥)
38 Scalenus anterior 앞목갈비근(전사각근)
39 Scalenus medius 중간목갈비근(중사각근)
40 Spine of sphenoid bone 나비뼈가시(접형골극)
41 Sternocleidomastoid 목빗근(흉쇄유돌근)
42 Subclavian vein 빗장밑정맥(쇄골하정맥)
43 Superficial cervical artery 얕은목동맥(천경동맥)
44 Superior cervical ganglion 위목신경절(상경신경절)
45 Suprascapular artery 어깨위동맥(견갑상동맥)
46 Sympathetic trunk 교감신경줄기
47 Thoracic duct 가슴림프관(흉관)
48 Thyrocervical trunk 갑상목동맥(갑상경동맥)
49 Trachea 기관
50 Transverse process of atlas
고리뼈(환추)의 가로돌기(횡돌기)
51 Tympanic part of temporal bone
관자뼈(측두골)의 고막틀부분(고실부)
52 Upper trunk of brachial plexus
팔신경얼기(상완신경총)의 위줄기(상간)
53 Vagus nerve, on left 왼미주신경
54 Vagus nerve, on right 오른미주신경
55 Ventral ramus of third cervical nerve
셋째목신경(제3경신경)의 앞가지(전지)
56 Vertebral artery 척추동맥(추골동맥)
57 Vertebral vein 척추정맥(추골정맥)

호너증후군, pp.80~82 참조.

목의 뿌리
Root of the neck

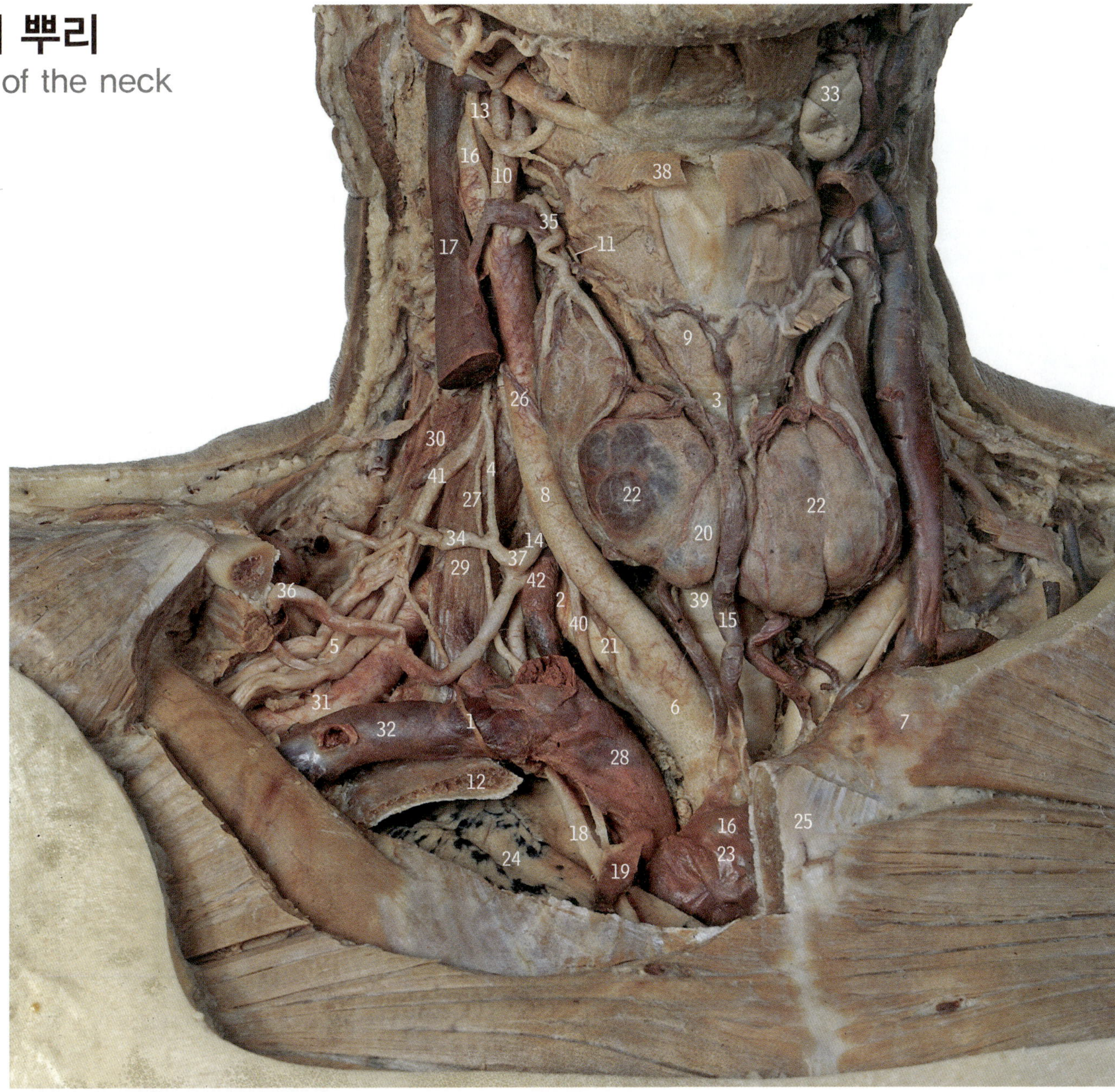

1 Accessory phrenic nerve 덧가로막신경(부횡격신경)
2 Ansa subclavia 빗장밑신경고리(쇄골하고리)
3 Arch of cricoid cartilage 반지연골활(윤상연골궁)
4 Ascending cervical artery 오름목동맥(상행경동맥)
5 Brachial plexus 팔신경얼기(완신경총)
6 Brachiocephalic artery 팔머리동맥(완두동맥)
7 Capsule of sternoclavicular joint 복장빗장관절(흉쇄관절)의 관절주머니(관절낭)
8 Common carotid artery 온목동맥(총경동맥)
9 Cricothyroid muscle 반지방패근(윤상갑상근)
10 External carotid artery 바깥목동맥(외경동맥)
11 External laryngeal nerve 위후두신경(상후두신경)의 바깥가지(외측지)
12 First rib (sectioned) 절단된 상태의 첫째갈비뼈(제1늑골)
13 Hypoglossal nerve 혀밑신경(설하신경)
14 Inferior thyroid artery 아래갑상동맥(하갑상선동맥)
15 Inferior thyroid veins 아래갑상정맥(하갑상선정맥)
16 Internal carotid artery 속목동맥(내경동맥)
17 Internal jugular vein 속목정맥(내경정맥)
18 Internal thoracic artery 속가슴동맥(내흉동맥)
19 Internal thoracic vein 속가슴정맥(내흉정맥)
20 Isthmus of thyroid gland 갑상샘잘룩(갑상선협부)
21 Jugular lymphatic trunk 목림프줄기(경림프본관)
22 Lateral lobe of thyroid gland 갑상샘(갑상선)의 가쪽엽(외측엽)
23 Left brachiocephalic vein 왼팔머리정맥(좌완두정맥)
24 Lung apex 허파꼭대기
25 Manubrium of sternum 복장뼈자루
26 Middle thyroid vein 중간갑상정맥(중갑상선정맥)
27 Phrenic nerve 가로막신경(횡격신경)
28 Right brachiocephalic vein 오른팔머리정맥(우완두정맥)
29 Scalenus anterior 앞목갈비근(전사각근)
30 Scalenus medius 중간목갈비근(중사각근)
31 Subclavian artery 빗장밑동맥(쇄골하동맥)
32 Subclavian vein 빗장밑정맥(쇄골하정맥)
33 Submandibular gland 턱밑샘(악하선)
34 Superficial cervical artery 얕은목동맥(천경동맥)
35 Superior thyroid artery and vein 위갑상동 · 정맥(상갑상동 · 정맥)
36 Suprascapular artery 어깨위동맥(견갑상동맥)
37 Thyrocervical trunk 갑상목동맥(갑상경동맥)
38 Thyrohyoid 방패목뿔근(갑상설골근)
39 Trachea 기관
40 Vagus nerve 미주신경
41 Ventral ramus of fifth cervical nerve 다섯째목신경(제5경신경)의 앞가지(전지)
42 Vertebral vein 척추정맥(추골정맥)

속목정맥(내경정맥) 도관삽입, 빗장밑정맥(쇄골하정맥) 도관삽입, pp.80~82 참조.

얼굴 Face *오른쪽 모습의 얕은부분*

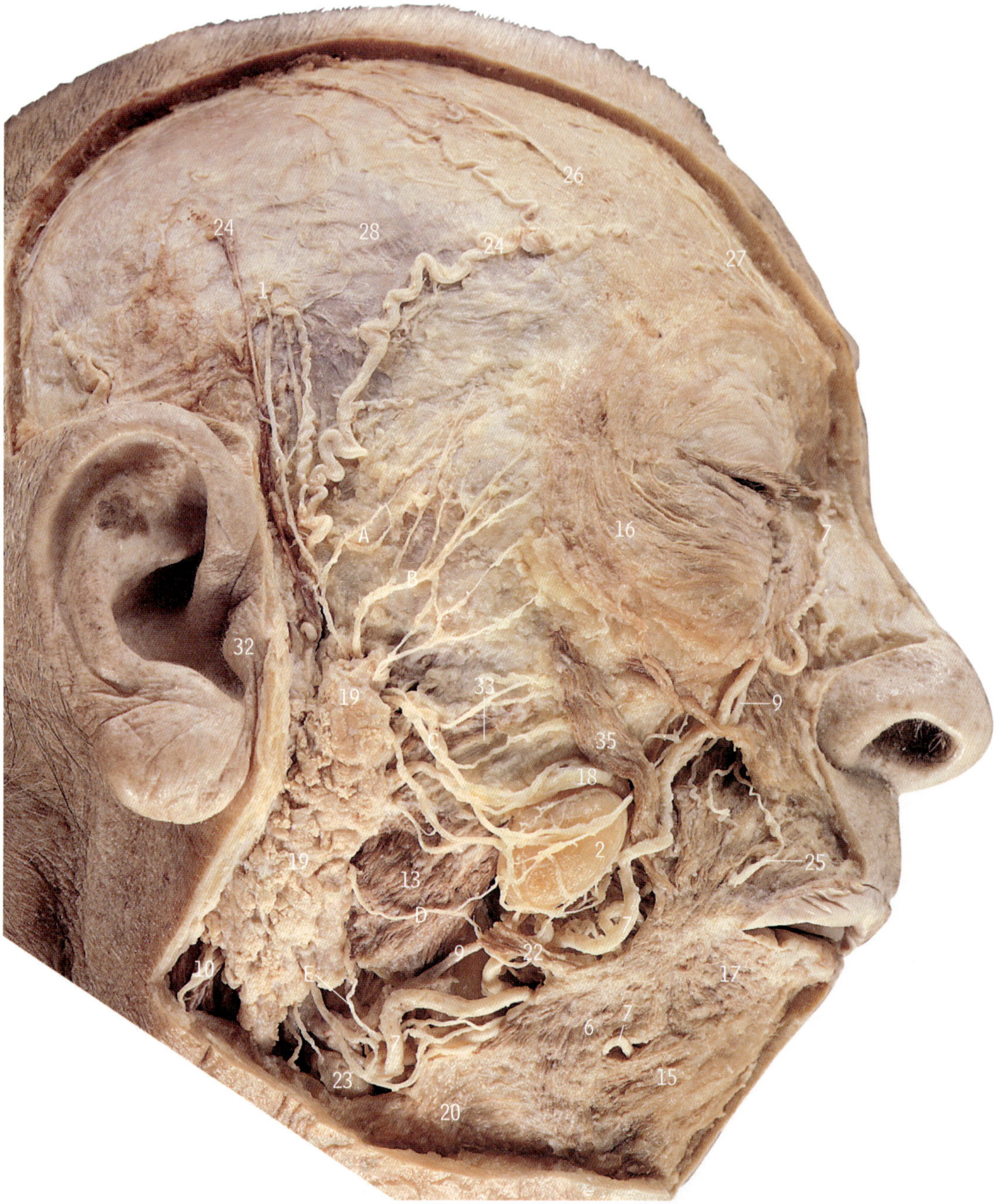

피부와 일부 지방을 제거하였다. 얼굴신경의 관자가지(A), 광대가지(B), 볼가지(C), 턱모서리가지(D), 목가지(E)를 그림에 표시하였다.

1 Auriculotemporal nerve 귓바퀴관자신경(이개측두신경)
2 Buccal fat pad 볼지방덩이(볼지방체)
3 Buccal nerve (V3) 볼신경(협신경)
4 Buccinator 볼근(협근)
5 Capsule of temporomandibular joint 턱관절(측두하악관절)의 관절주머니
6 Depressor anguli oris 입꼬리내림근(구각하체근)
7 Facial artery 얼굴동맥(안면동맥)
8 Facial nerve (A, B, C, D, E branches) 얼굴신경(안면신경)의 A, B, C, D, E 가지
9 Facial vein 얼굴정맥(안면정맥)
10 Great auricular nerve 큰귓바퀴신경(대이개신경)
11 Infra-orbital nerve 눈확아래신경(안와하신경)
12 Mandible, body 턱뼈몸통(하악체)
13 Masseter 깨물근(교근)
14 Mental nerve 턱끝신경(이신경)
15 Mentalis 턱끝근(이근)
16 Orbicularis oculi 눈둘레근(안륜근)
17 Orbicularis oris 입둘레근(구륜근)
18 Parotid duct 귀밑샘관(이하선관)
19 Parotid gland 귀밑샘(이하선)
20 Platysma 넓은목근(광경근)
21 Retromandibular vein 아래턱뒤정맥(하악후정맥)
22 Risorius, overlying facial artery and vein 얼굴동 · 정맥(안면동 · 정맥)을 덮고 있는 입꼬리당김근(소근)
23 Submandibular gland 턱밑샘(악하선)
24 Superficial temporal vessels 얕은관자동 · 정맥
25 Superior labial artery 위입술동맥(상순동맥)
26 Supraorbital nerve 눈확위신경(안와상신경)
27 Supratrochlear nerve 도르래위신경(활차상신경)
28 Temporal fascia 관자근막(측두근막)
29 Temporal line, inferior 아래관자선
30 Temporal line, superior 위관자선
31 Temporalis 관자근(측두근)
32 Tragus 귀구슬(이주)
33 Transverse facial artery 가로얼굴동맥(안면횡동맥)
34 Zygomatic arch 광대활(관골궁)
35 Zygomaticus major 큰광대근(대관골근)

오른쪽 관자우묵 Right temporal fossa

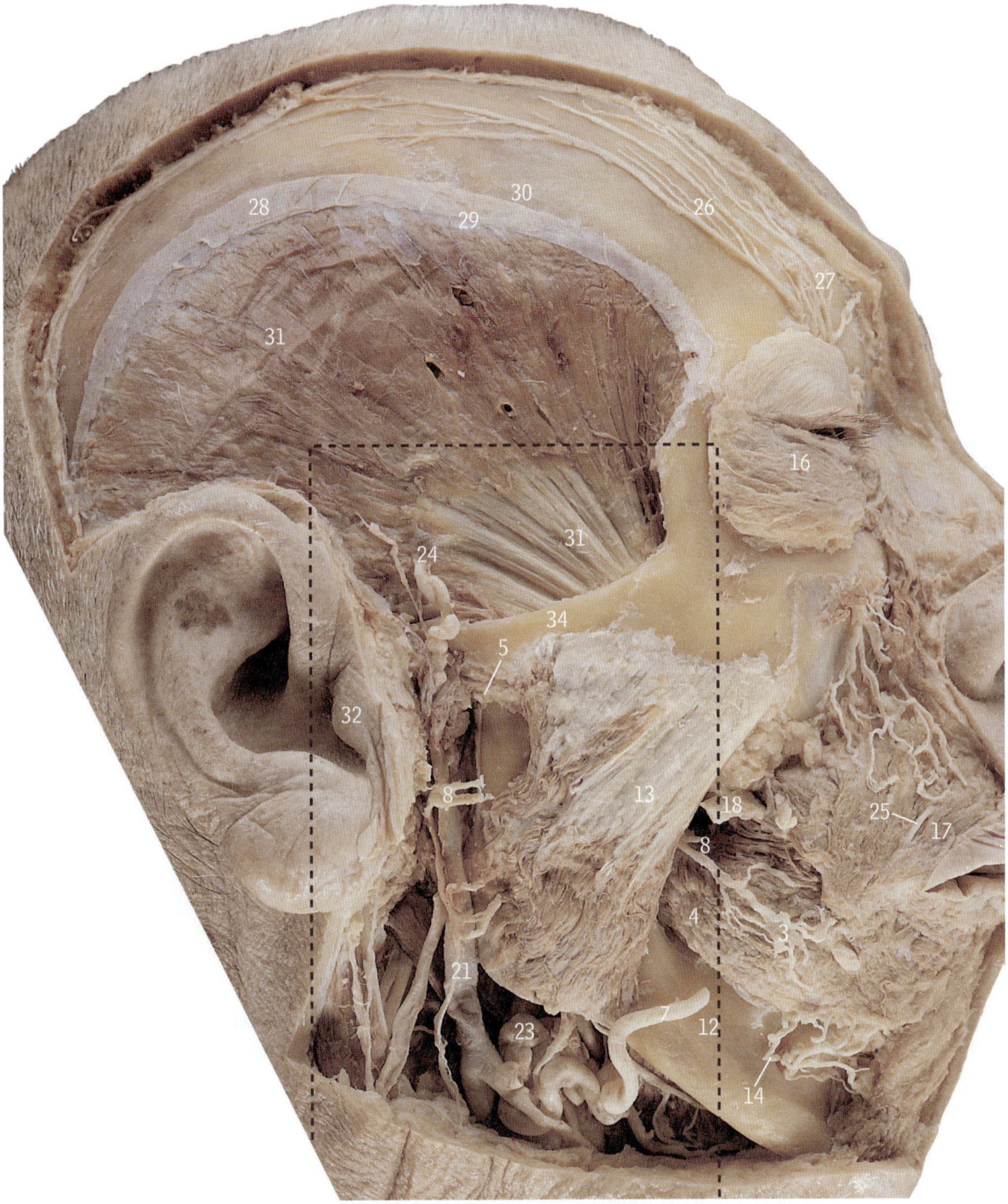

관자근막과 귀밑샘 및 얼굴신경의 가지들을 대부분 제거하였다. 점선으로 표시한 부위에 대한 깊은 구조는 다음 쪽을 참조한다.

관자아래우묵 Infratemporal fossa *깊은부분*

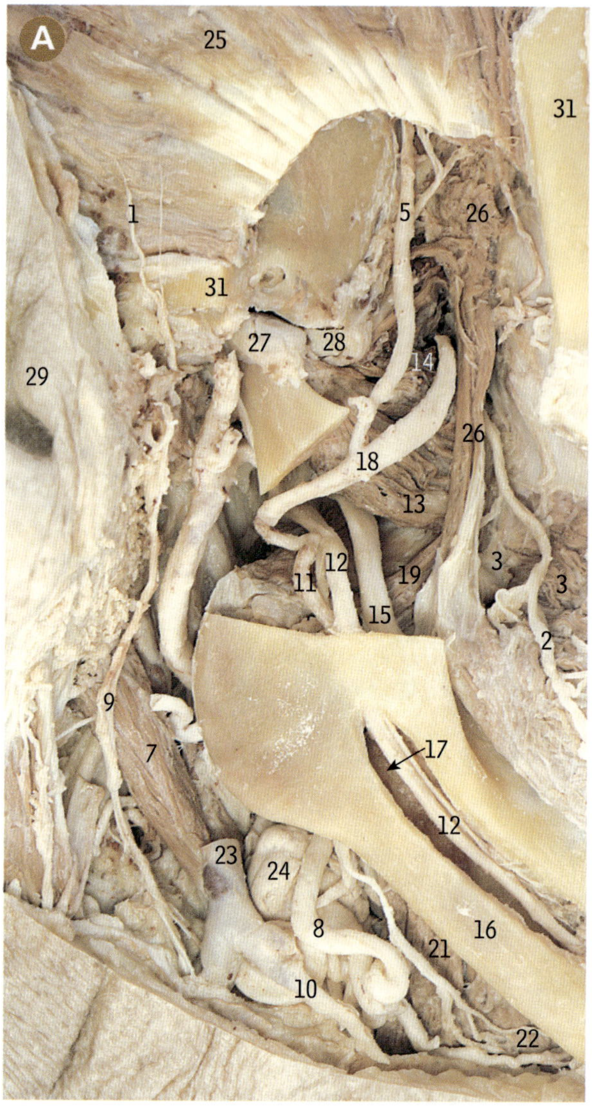

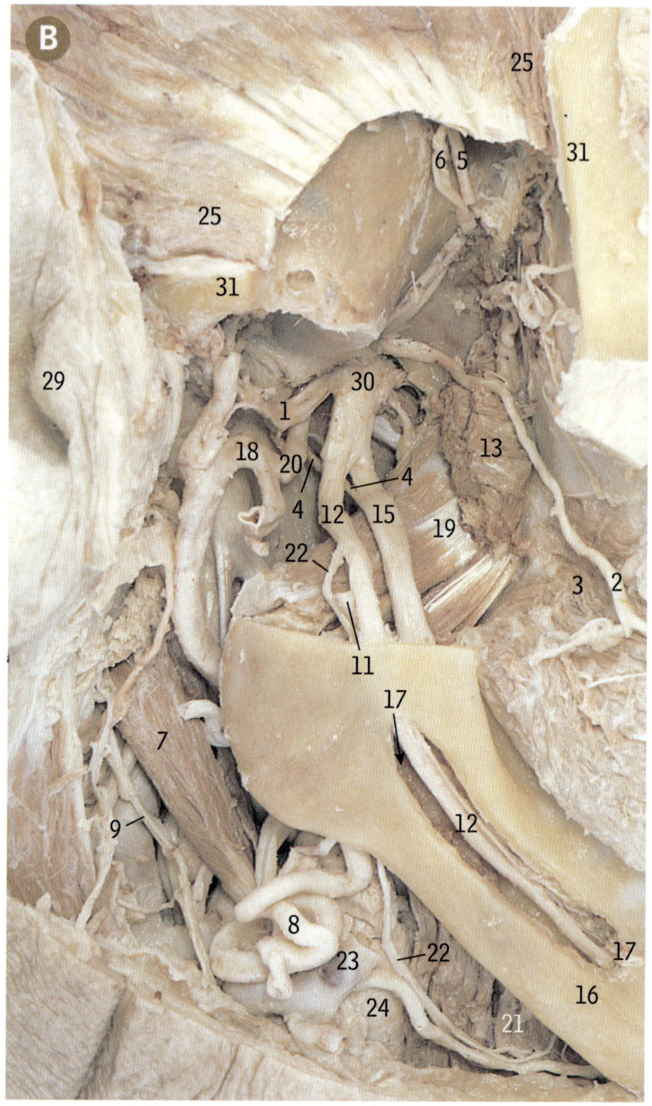

A **깨물근, 광대활의 일부, 관자근의 아래부분, 턱뼈목과 관절돌기를 제외한 턱뼈가지의 위부분 등을 제거하였다. 이로 인해 관자아래우묵(infratemporal fossa)의 얕은 구조인 날개근정맥얼기(pterygoid venous plexus)를 관찰할 수 있다.**

B **깊은 구조를 노출시키기 위하여 관자근의 깊은갈래와 가쪽날개근 및 턱뼈목과 관절돌기를 제거하였다.**

1 Auriculotemporal nerve 귓바퀴관자신경(이개측두신경)
2 Buccal nerve (V3) 볼신경(협신경)
3 Buccinator 볼근(협근)
4 Chorda tympani 고실끈신경(고삭신경)
5 Deep temporal artery 깊은관자동맥(심측두동맥)
6 Deep temporal nerve 깊은관자신경(심측두신경)
7 Digastric, posterior belly 두힘살근(이복근)의 뒤힘살(후복)
8 Facial artery 얼굴동맥(안면동맥)
9 Facial nerve, cervical branch 얼굴신경(안면신경)의 목가지(경지)
10 Facial vein 얼굴정맥(안면정맥)
11 Inferior alveolar artery 아래이틀동맥(하치조동맥)
12 Inferior alveolar nerve 아래이틀신경(하치조신경)
13 Lateral pterygoid, inferior head 가쪽날개근(외측익돌근)의 아래갈래(하두)
14 Lateral pterygoid, superior head 가쪽날개근(외측익돌근)의 위갈래(상두)
15 Lingual nerve 혀신경(설신경)
16 Mandible, body 턱뼈몸통(하악체)
17 Mandibular canal (opened) 열린상태의 턱뼈관(하악관)
18 Maxillary artery 위턱동맥(상악동맥)
19 Medial pterygoid 안쪽날개근(내측익돌근)
20 Middle meningeal artery 중간뇌막동맥(중경막동맥)
21 Mylohyoid 턱목뿔근(악설골근)
22 Nerve to mylohyoid 턱목뿔근신경(악설골신경)
23 Retromandibular vein 아래턱뒤정맥(하악후정맥)
24 Submandibular gland 턱밑샘(악하선)
25 Temporalis 관자근(측두근)
26 Temporalis, deep head (sphenomandibularis) 관자근(측두근)의 깊은갈래(심두), 나비아래턱근
27 Temporomandibular joint, capsule 턱관절(측두하악관절)의 관절주머니
28 Temporomandibular joint, disc 턱관절(측두하악관절)의 관절원반
29 Tragus 귀구슬(이주)
30 Trigeminal nerve, mandibular division (V3) 삼차신경의 아래턱신경(하악신경)
31 Zygomatic arch 광대활(관골궁)

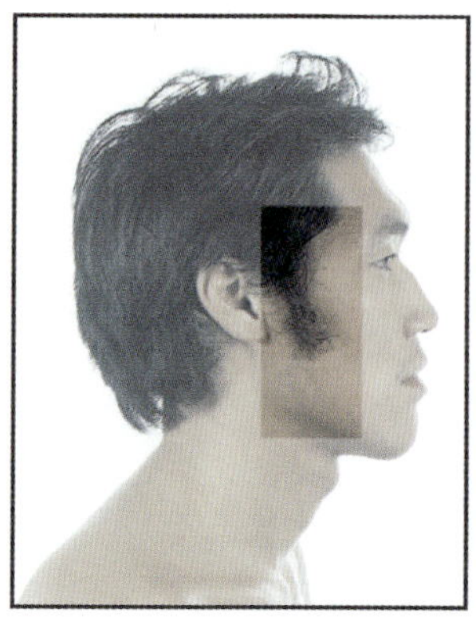

Ⓐ 얼굴의 관상절단 Coronal section of cadaveric face *관자근의 갈래*

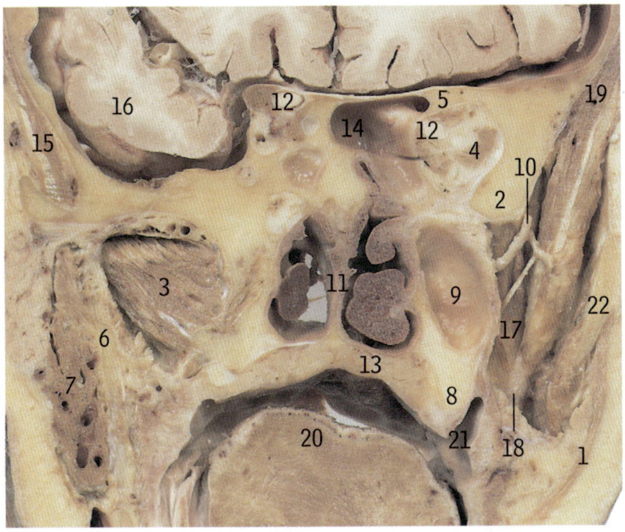

1 Buccinator 볼근(협근)
2 Greater wing of sphenoid 나비뼈(접형골)의 큰날개(대익)
3 Lateral pterygoid 가쪽날개근(외측익돌근)
4 Lateral rectus 가쪽곧은근(외측직근)
5 Lesser wing of sphenoid 나비뼈(접형골)의 작은날개(소익)
6 Mandible 아래턱뼈(하악골)
7 Masseter 깨물근(교근)
8 Maxilla 위턱뼈(상악골)
9 Maxillary air (paranasal) sinus 위턱굴(상악동)
10 Maxillary artery, muscular branches 위턱동맥(상악동맥)의 근육가지
11 Nasal septum 코중격(비중격)
12 Optic nerve 시각신경(시신경)
13 Palate 입천장(구개)
14 Sphenoidal sinus 나비굴(접형동)
15 Temporal bone 관자뼈(측두골)
16 Temporal lobe, brain 뇌의 관자엽(측두엽)
17 Temporalis, deep head (sphenomandibularis, Zenker 1955)
관자근(측두근)의 깊은갈래(심두), 나비아래턱근이라고도 함(Zenker, 1955)
18 Temporalis, insertion 관자근(측두근)의 닿는곳(정지부)
19 Temporalis, superficial head 관자근(측두근)의 얕은갈래(천두)
20 Tongue 혀
21 Vestibule of oral cavity 입안뜰(구강전정)
22 Zygoma 광대뼈(관골)

Ⓑ 얼굴의 관상 자기공명영상 Coronal MRI of face *씹기근육*

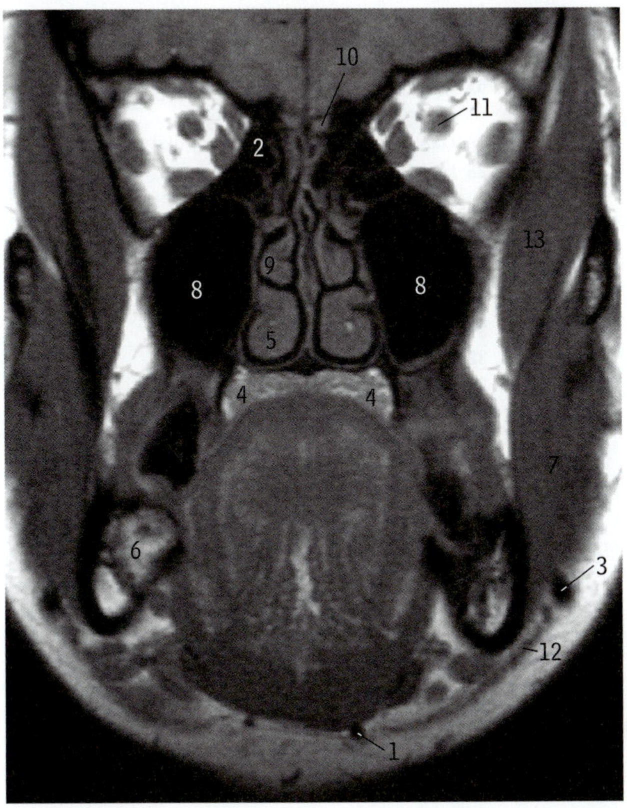

1 Anterior jugular vein 앞목정맥(전경정맥)
2 Ethmoid air cells 벌집뼈벌집(사골봉소)
3 Facial artery 얼굴동맥(안면동맥)
4 Hard palate 단단입천장(경구개)
5 Inferior concha 코선반뼈(하비갑개)
6 Mandible 아래턱뼈(하악골)
7 Masseter 깨물근(교근)
8 Maxillary sinus 위턱굴(상악동)
9 Middle concha 중간코선반(중비갑개)
10 Olfactory tract 후각로(후삭)
11 Optic nerve 시각신경(시신경)
12 Platysma 넓은목근(광경근)
13 Temporalis 관자근(측두근)

Ⓒ 코중격의 내시경모습 Endoscopic view of nasal septum (choanae)

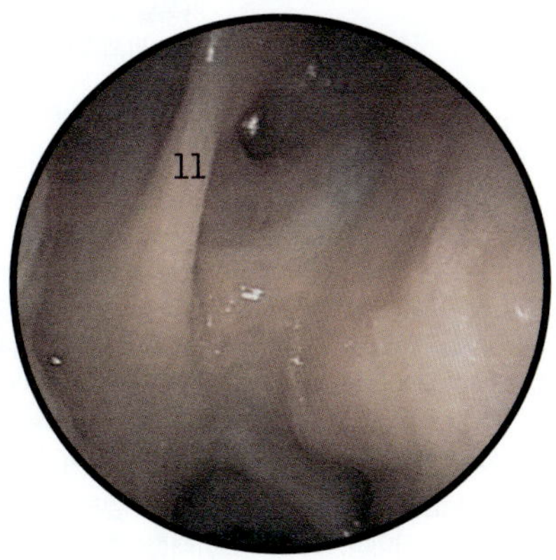

아랫이틀신경차단(하치조신경차단), pp.80~82 참조.

오른쪽 삼차신경 및 얼굴신경과 바위신경 Right trigeminal, facial and petrosal nerves

관련된 신경절

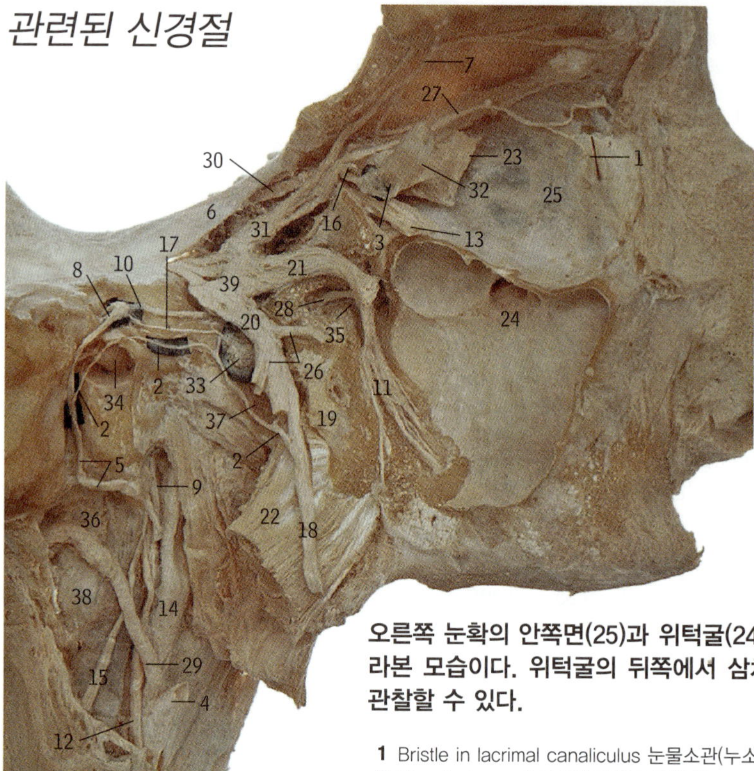

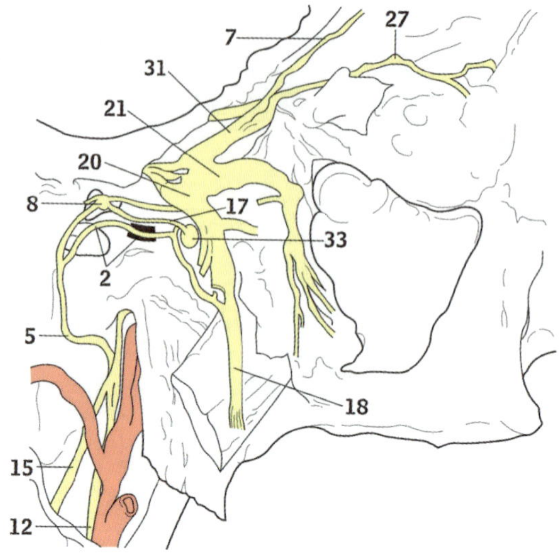

오른쪽 눈확의 안쪽면(25)과 위턱굴(24)을 남긴 채 오른쪽 머리뼈의 대부분을 제거한 다음 가쪽에서 바라본 모습이다. 위턱굴의 뒤쪽에서 삼차신경의 세 가지인 눈신경(31), 위턱신경(21), 아래턱신경(20)을 관찰할 수 있다.

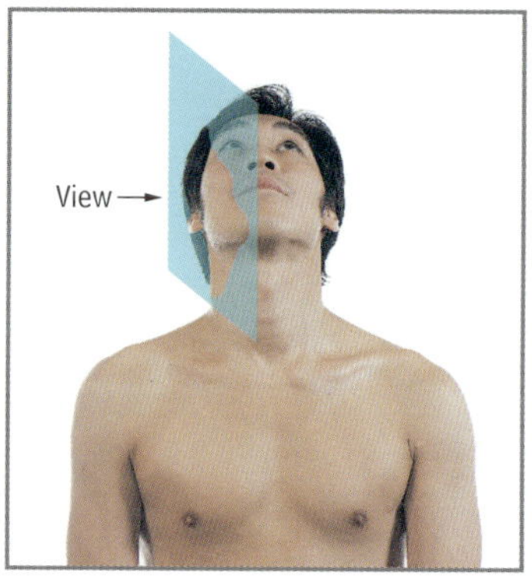

1 Bristle in lacrimal canaliculus 눈물소관(누소관)에 낀 털
2 Chorda tympani 고실끈신경(고삭신경)
3 Ciliary ganglion 섬모체신경절(모양체신경절)
4 External carotid artery 바깥목동맥(외경동맥)
5 Facial nerve 얼굴신경(안면신경)
6 Free margin of tentorium cerebelli 소뇌천막의 자유모서리
7 Frontal nerve 이마신경(전두신경)
8 Geniculate ganglion of facial nerve 얼굴신경(안면신경)의 무릎신경절(슬신경절)
9 Glossopharyngeal nerve 혀인두신경(설인신경)
10 Greater petrosal nerve 큰바위신경(대추체신경)
11 Greater and lesser palatine nerves 큰 · 작은입천장신경(대 · 소구개신경)
12 Hypoglossal nerve 혀밑신경(설하신경)
13 Inferior rectus 아래곧은근(하직근)
14 Internal carotid artery 속목동맥(내경동맥)
15 Internal jugular vein and accessory nerve 속목정맥(내경정맥)과 더부신경(부신경)
16 Lacrimal nerve 눈물샘신경(누선신경)
17 Lesser petrosal nerve 작은바위신경(소추체신경)
18 Lingual nerve 혀신경(설신경)
19 Lower head of lateral pterygoid and lateral pterygoid plate 가쪽날개근(외측익돌근)의 아래갈래(하두)와 날개돌기(익돌기)의 가쪽판(외측판)
20 Mandibular nerve 아래턱신경(하악신경)
21 Maxillary nerve 위턱신경(상악신경)
22 Medial pterygoid 안쪽날개근(내측익돌근)
23 Medial rectus 안쪽곧은근(내측직근)
24 Medial wall of maxillary sinus and ostium 위턱굴(상악동)의 안쪽벽과 구멍
25 Medial wall of orbit 눈확(안와)의 안쪽벽
26 Muscular branches of mandibular nerve 아래턱신경(하악신경)의 근육가지
27 Nasociliary nerve 코섬모체신경(비모양체신경)
28 Nerve of pterygoid canal 날개관신경(익돌관신경)
29 Occipital artery 뒤통수동맥(후두동맥)
30 Oculomotor nerve 눈돌림신경(동안신경)
31 Ophthalmic nerve 눈신경(안신경)
32 Optic nerve 시각신경(시신경)
33 Otic ganglion 귀신경절(이신경절)
34 Position of tympanic membrane 고막의 위치
35 Pterygopalatine ganglion 날개입천장신경절(익구개신경절)
36 Rectus capitis lateralis 가쪽머리곧은근(외측두직근)
37 Tensor veli palatini 입천장긴장근(구개범장근)
38 Transverse process of atlas 고리뼈(환추)의 가로돌기(횡돌기)
39 Trigeminal ganglion 삼차신경절

큰바위신경(greater petrosal n.)(10)은 얼굴신경의 무릎신경절(geniculate ganglion)(8)에서 나오며, 이후 눈물샘을 지배하는 신경과 같은 막에 싸여 함께 주행한다(물론 코샘도 지배함). 큰바위신경에는 다리뇌(pons)의 위침샘핵(superior salivary nucleus)에서 나온 신경절이전섬유(preganglionic fiber)가 들어 있는데, 이 섬유는 중간머리뼈우묵(middle cranial fossa)(p.11의 25)의 바닥에 있는 고랑을 지나 파열구멍(foramen lacerum)으로 들어간 다음 날개관신경(nerve of pterygoid canal)(28)이 되어 날개입천장신경절(pterygopalatine ganglion)(35)과 만나게 된다. 날개입천장신경절에서 연접한 신경절이후섬유(postganglionic fiber)는 위턱신경(maxillary n.)을 만나 같은 막에 싸여 주행하다가 광대신경과의 교통가지(communicating branch with zygomatic n.)를 통해 눈물샘신경(lacrimal n.)을 만나 함께 눈확으로 들어간다.

작은바위신경(lesser petrosal n.)(17)은 얼굴신경과도 일부 연결되지만 혀인두신경(glossopharyngeal n.)의 가지이다. 다리뇌의 아래침샘핵(inferior salivary nucleus)에서 나온 혀인두신경의 고실신경(tympanic n.)은 고실신경얼기(tympanic plexus)(p.60의 C19)를 통해 가운데귀(middle ear)의 점막을 지배한 다음 중간머리뼈우묵의 바닥에 형성된 고랑(p.11의 26)을 따라 타원구멍(foramen ovale)으로 들어가 귀신경절(otic ganglion)(33)과 만난다. 귀신경절에서 연접한 신경절이후섬유는 아래턱신경(mandibular n.)(20)을 만나 함께 주행하다가 귀밑샘(parotid gland)을 지배하기 위하여 귓바퀴관자신경(auriculotemporal n.)에서 빠져나온다.

고실끈신경(chorda tympani)(2)은 붓꼭지구멍(stylomastoid foramen)으로 나가기 직전의 얼굴신경(5)에서 일어난다. 신경절이전섬유인 고실끈신경은 고막(tympanic membrane)(34)의 위부분을 지나 관자뼈를 가로지른 다음 바위고막틈새(petrotympanic fissure)(p.9의 35)로 빠져나가 혀신경(lingual n.)(18)을 통해 턱밑신경절(submandibular ganglion)(p.59와 C35)과 만난다. 이곳에서 연접한 신경절이후섬유는 턱밑샘(submandibular gland)과 혀밑샘(sublingual gland)의 부교감 지배 및 혀의 앞 2/3에 대한 맛 감각을 담당한다.

귀신경절(33)은 보통 아래턱신경(20)의 안쪽에 바짝 붙어 있지만 그림에서는 이해를 돕기 위하여 신경절 안쪽을 검게 표시한 다음 아래턱신경으로부터 떼어놓았다.

인두 Pharynx *뒤면, 뒷모습*

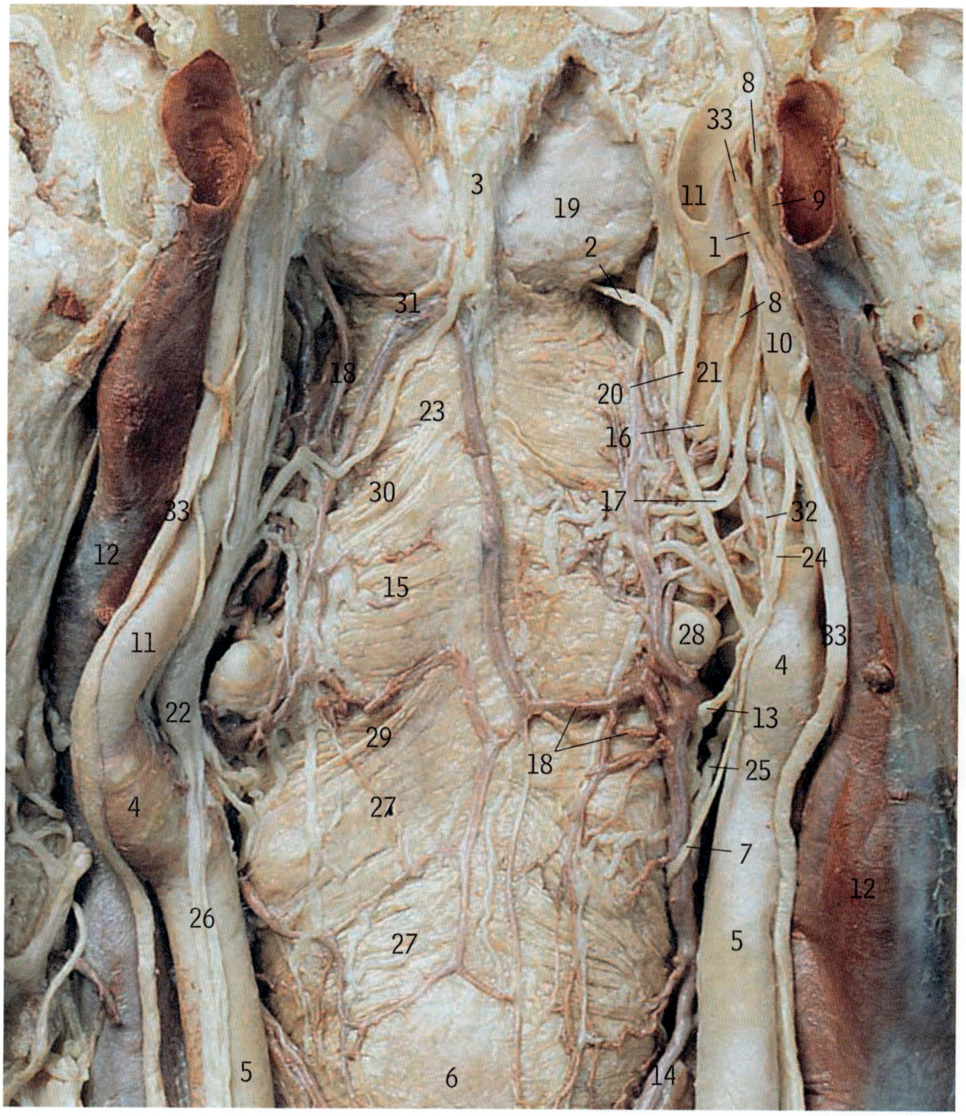

목혈관신경집(carotid sheath)과 인두수축근을 노출시키기 위하여 척주(vertebral column)를 제거하였다.

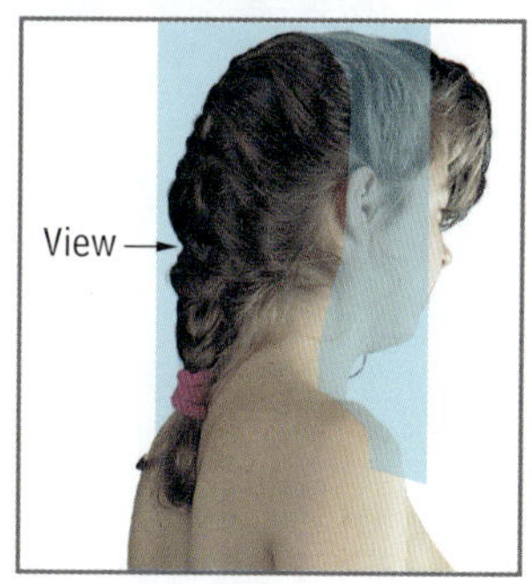

1 Accessory nerve 더부신경(부신경)
2 Ascending pharyngeal artery 오름인두동맥(상행인두동맥)
3 Attachment of pharyngeal raphe to pharyngeal tubercle of base of skull 머리뼈바닥(두개저)의 인두결절에 붙는 인두솔기(인두봉선)
4 Carotid sinus 목동맥팽대(경동맥동)
5 Common carotid artery 온목동맥(총경동맥)
6 Cricopharyngeal part of inferior constrictor 아래인두수축근(하인두수축근)의 반지인두부분(윤상인두부분)
7 External laryngeal nerve 위후두신경(상후두신경)의 바깥가지(외측지)
8 Glossopharyngeal nerve 혀인두신경(설인신경)
9 Hypoglossal nerve 혀밑신경(설하신경)
10 Inferior ganglion of vagus nerve 미주신경의 아래신경절(하신경절)
11 Internal carotid artery 속목동맥(내경동맥)
12 Internal jugular vein 속목정맥(내경정맥)
13 Internal laryngeal nerve 위후두신경의 속가지(내측지)
14 Lateral lobe of thyroid gland 갑상샘(선)의 가쪽엽(외측엽)
15 Middle constrictor 중간인두수축근(중인두수축근)
16 Pharyngeal branch of glossopharyngeal nerve 혀인두신경(설인신경)의 인두가지
17 Pharyngeal branch of vagus nerve 미주신경의 인두가지
18 Pharyngeal veins 인두정맥
19 Pharyngobasilar fascia 인두결절근막
20 Posterior meningeal artery 뒤뇌막동맥(후경막동맥)
21 Stylopharyngeus 붓인두근(경돌인두근)
22 Superior cervical sympathetic ganglion 위목신경절(상경신경절)
23 Superior constrictor 위인두수축근(상인두수축근)
24 Superior laryngeal branch of vagus nerve 미주신경의 위후두신경(상후두신경)
25 Superior thyroid artery 위갑상동맥(상갑상선동맥)
26 Sympathetic trunk 교감신경줄기
27 Thyropharyngeal part of inferior constrictor 아래인두수축근(하인두수축근)의 방패인두부분(갑상인두부분)
28 Tip of greater horn of hyoid bone 목뿔뼈(설골)의 큰뿔(대각)의 끝부분
29 Upper border of inferior constrictor 아래인두수축근(하인두수축근)의 위모서리
30 Upper border of middle constrictor 중간인두수축근(중인두수축근)의 위모서리
31 Upper border of superior constrictor 위인두수축근(상인두수축근)의 위모서리
32 Vagal branch to carotid body 목동맥토리(경동맥소체)의 미주가지
33 Vagus nerve 미주신경

구역반사, pp.80~82 참조.

인두의 뒤벽 Posterior pharyngeal wall *뒷모습*

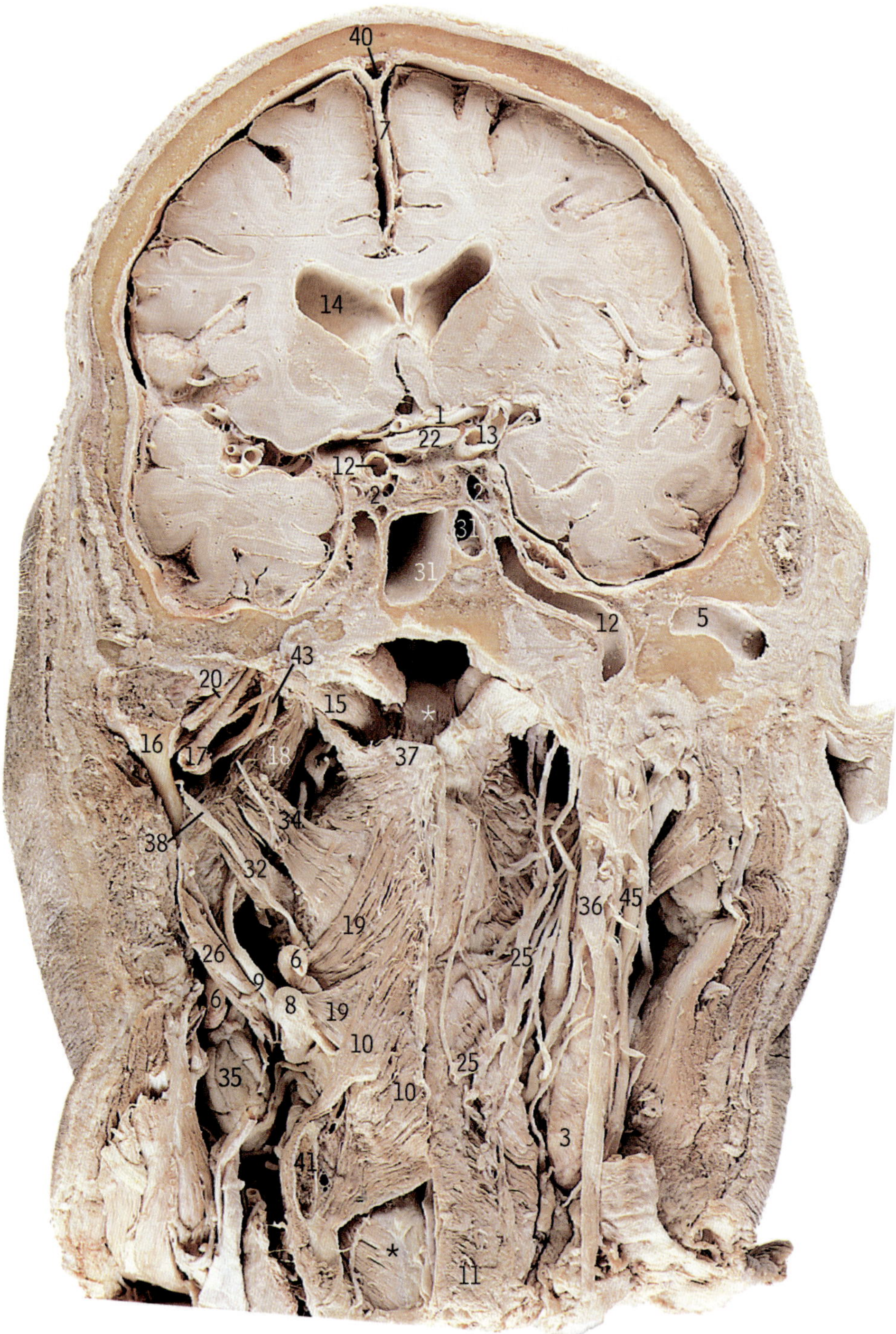

인두의 뒤벽과 평행하게 머리와 목을 약간 비스듬히 관상절단하였다.

코인두(nasopharynx)와 후두인두(laryngopharynx)를 노출시키기 위하여 각각 별표(*)한 곳인 인두결절근막 위부분과 아래인두수축근 아래부분을 제거하였다.

그림의 번호에 대한 설명은 p.47을 참조하기 바란다.

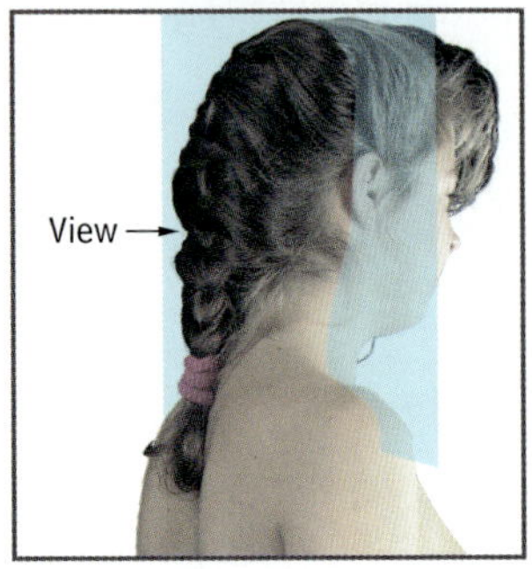

인두주머니(인두낭), 편도제거, pp.80~82 참조.

Ⓐ '열린' 인두 'Opened' pharynx *뒷모습*

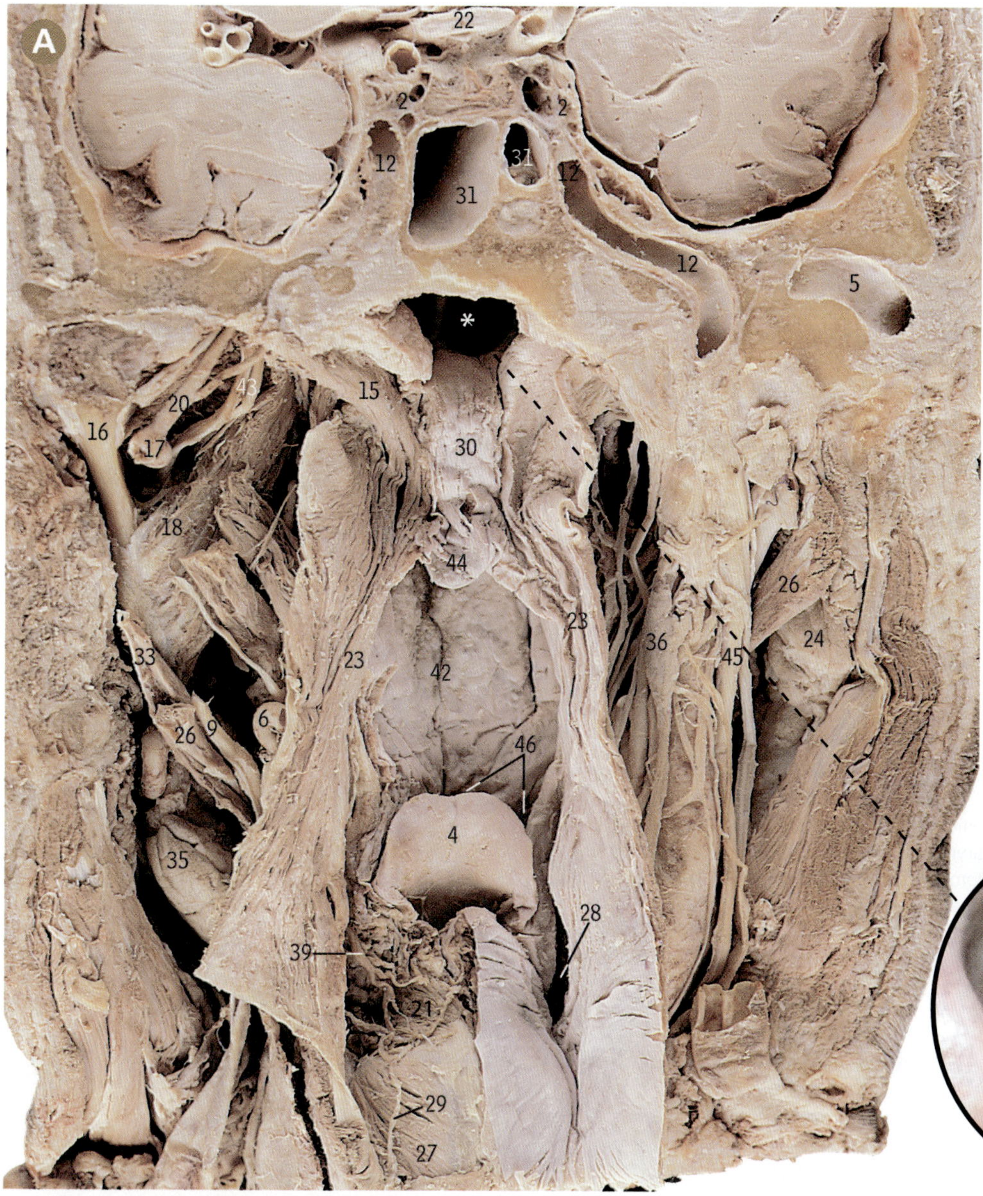

인두의 뒤벽을 열어 젖힌 다음 인두의 속모습을 확대한 그림이며, 인두의 왼쪽 벽은 점막을 제거하였다.

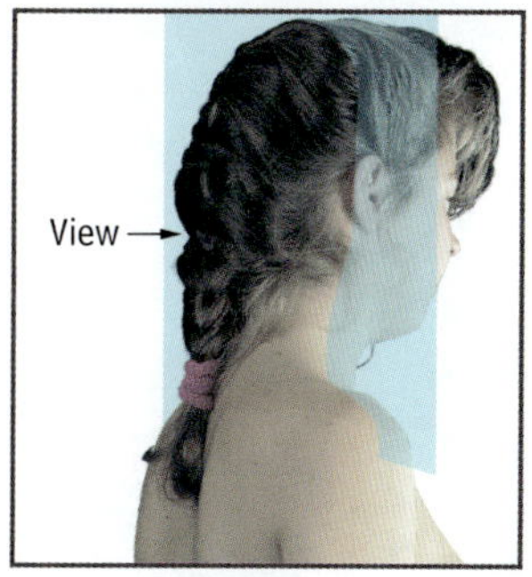

Ⓑ 코중격과 뒤콧구멍의 내시경사진

Endoscopic view of choanae and posterior nasal septum

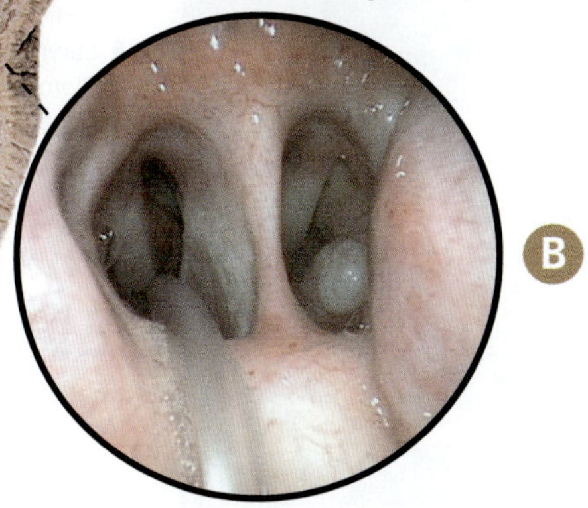

1 Anterior cerebral artery 앞대뇌동맥(전대뇌동맥)
2 Cavernous sinus 해면정맥굴(해면정맥동)
3 Common carotid 온목동맥(총경동맥)
4 Epiglottis 후두덮개(후두개)
5 External auditory canal 바깥귀길(외이도)
6 Facial artery 얼굴동맥(안면동맥)
7 Falx cerebri 대뇌낫(대뇌겸)
8 Hyoid-tip of greater horn 목뿔뼈(설골)의 큰뿔(대각)의 끝부분
9 Hypoglossal nerve 혀밑신경(설하신경)
10 Inferior constrictor 아래인두수축근(하인두수축근)
11 Inferior constrictor-cricopharyngeus part 아래인두수축근(하인두수축근)의 반지인두부분(윤상인두부분)
12 Internal carotid 속목동맥(내경동맥)
13 Internal carotid giving off middle cerebral 속목동맥(내경동맥)에서 시작된 중간대뇌동맥(중대뇌동맥)
14 Lateral ventricle 가쪽뇌실(측뇌실)
15 Levator veli palatini 입천장올림근(구개범거근)
16 Mandible, neck 턱뼈목(하악경)
17 Maxillary artery 위턱동맥(상악동맥)
18 Medial pterygoid 안쪽날개근(내측익돌근)
19 Middle constrictor 중간인두수축근(중인두수축근)
20 Middle meningeal artery 중간뇌막동맥(중경막동맥)
21 Oblique arytenoid 빗모뿔근(사피열근)
22 Optic chiasm 시각교차(시신경교차)
23 Palatopharyngeus 입천장인두근(구개인두근)
24 Parotid gland 귀밑샘(이하선)
25 Pharyngeal plexus of veins 인두정맥얼기(인두정맥총)
26 Posterior belly of digastric 두힘살근(이복근)의 뒤힘살(후복)
27 Posterior crico-arytenoid 뒤반지모뿔근(후윤상피열근)
28 Piriform fossa (recess) 조롱박오목(이상와 혹은 이상함요)
29 Recurrent laryngeal nerve 되돌이후두신경(반회신경)
30 Soft palate, nasal surface 물렁입천장(연구개)의 코면(비강면)
31 Sphenoidal sinus 나비굴(접형동)
32 Styloglossus muscle 붓혀근(경돌설근)
33 Stylohyoid muscle 붓목뿔근(경돌설골근)
34 Stylopharyngeus, with glossopharyngeal nerve 붓인두근(경돌인두근) 및 혀인두신경(설인두신경)
35 Submandibular gland 턱밑샘(악하선)
36 Superior cervical ganglion 위목신경절(상경신경절)
37 Superior constrictor 위인두수축근(상인두수축근)
38 Superior pharyngeal branch of vagus 미주신경의 위인두가지(상인두가지)
39 Superior laryngeal nerve, internal branch 위후두신경(상인두신경)의 속가지(내측지)
40 Superior sagittal sinus 위시상정맥굴(상시상정맥동)
41 Thyroid cartilage lamina, cut 잘린 방패연골(갑상연골)의 판
42 Tongue, dorsum, posterior third 혀(설)의 혀등(설배)의 뒤쪽 1/3
43 Trigeminal nerve, mandibular division 삼차신경의 아래턱신경(하악신경)
44 Uvula 목젖(구개수)
45 Vagus 미주신경
46 Vallecula 후두덮개계곡(후두개곡)

인두염, pp.80~82 참조.

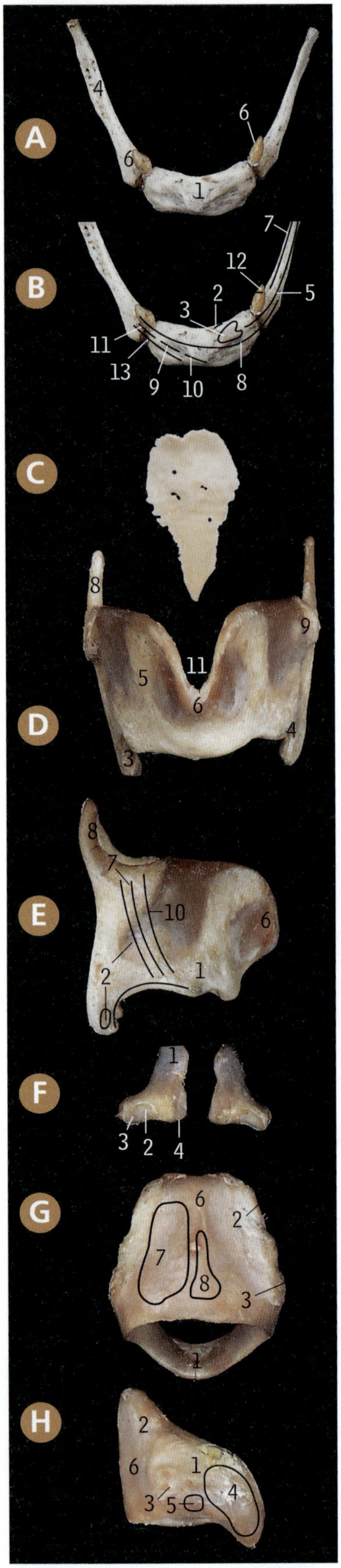

목뿔뼈 Hyoid bone

A 위앞모습 **B** 근육부착

1 Body 목뿔뼈몸통(설골체)
2 Genioglossus 턱끝혀근(이설근)
3 Geniohyoid 턱끝목뿔근(이설골근)
4 Greater horn 큰뿔(대각)
5 Hyoglossus 목뿔혀근(설골설근)
6 Lesser horn 작은뿔(소각)
7 Middle constrictor 중간인두수축근(중인두수축근)
8 Mylohyoid 턱목뿔근(악설골근)
9 Omohyoid 어깨목뿔근(견갑설골근)
10 Sternohyoid 복장목뿔근(흉골설골근)
11 Stylohyoid 붓목뿔근(경돌설골근)
12 Stylohyoid ligament 붓목뿔인대(경돌설골인대)
13 Thyrohyoid 방패목뿔근(갑상설골근)

후두덮개 Epiglottis

C 연골, 앞모습

방패연골 Thyroid

D 연골, 앞모습 **E** 오른쪽 모습, 근육부착

1 Cricothyroid 반지방패근(윤상갑상근)
2 Inferior constrictor 아래인두수축근
3 Inferior horn 아래뿔(하각)
4 Inferior tubercle 아래방패결절(하갑상결절)
5 Lamina 판
6 Laryngeal prominence (Adam's apple) 후두융기
7 Sternothyroid 복장방패근(흉골갑상근)
8 Superior horn 위뿔(상각)
9 Superior tubercle 위방패결절(상갑상결절)
10 Thyrohyoid 방패목뿔근(갑상설골근)
11 Thyroid notch 방패패임(갑상절흔)

모뿔연골 Arytenoid cartilages

F 뒷모습

1 Apex 모뿔연골끝(피열연골첨)
2 Articular surface for cricoid cartilage 반지연골(윤상연골)의 관절면
3 Muscular process 근육돌기
4 Vocal process 성대돌기

후두 Laryngeal *표면해부학*

I 가쪽 모습 **J** 앞모습

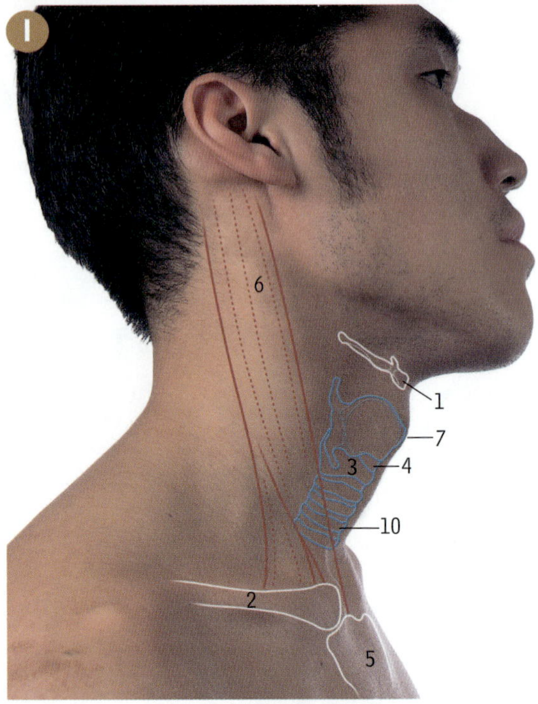

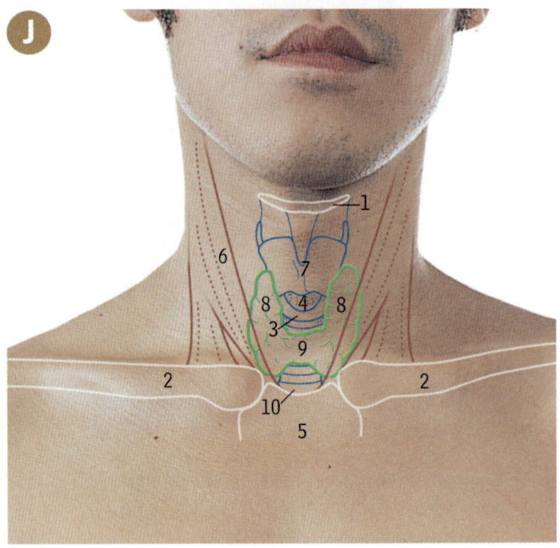

반지연골 Cricoid cartilages *근육부착*

G 뒤아래모습

1 Arch 반지연골활(윤상연골궁)
2 Articular surface for arytenoid cartilage 모뿔관절면(피열관절면)
3 Articular surface for inferior horn of thyroid cartilage 방패관절면(갑상관절면)
4 Cricothyroid 반지방패근(윤상갑상근)
5 Inferior constrictor 아래인두수축근(하인두수축근)
6 Lamina 반지연골판(윤상연골판)
7 Posterior crico-arytenoid 뒤반지모뿔근(후윤상피열근)
8 Tendon of oesophagus 반지식도힘줄(윤상식도건)

H 오른쪽 모습

1 Body of hyoid bone 목뿔뼈몸통(설골체)
2 Clavicle 빗장뼈(쇄골)
3 Cricoid cartilage 반지연골(윤상연골)
4 Cricothyroid ligament/membrane 반지방패인대/막(윤상갑상인대/막)
5 Manubrium 복장뼈자루(흉골병)
6 Sternomastoid muscle 목빗근(흉쇄유돌근)
7 Thyroid cartilage, laryngeal prominence 방패연골(갑상연골)의 후두융기
8 Thyroid gland, lateral lobe 갑상샘(갑상선)의 가쪽엽(외측엽)
9 Thyroid gland, isthmus 갑상샘잘룩(갑상선협부)
10 Tracheal ring 기관연골고리

기관절개술, pp.80~82 참조.

A 혀와 후두어귀두
Tongue and the inlet of the larynx *위모습*

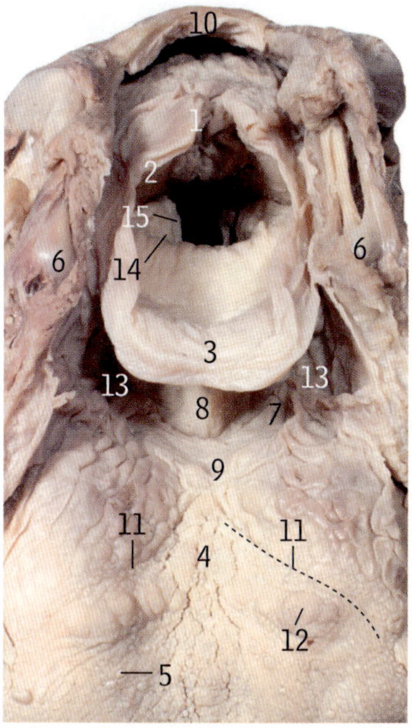

1 Corniculate cartilage in aryepiglottic fold
모뿔덮개주름(피열후두개주름)에 있는 잔뿔연골(소각연골)
2 Cuneiform cartilage in aryepiglottic fold
모뿔덮개주름(피열후두개주름)에 있는 쐐기연골(설상연골)
3 Epiglottis 후두덮개(후두개)
4 Foramen caecum 막구멍(맹공)
5 Fungiform papilla 버섯유두(심상유두)
6 Hyoid, greater horn 목뿔뼈(설골)의 큰뿔(대각)
7 Lateral glosso-epiglottic fold
가쪽혀덮개주름(외측설후두개주름)
8 Median glosso-epiglottic fold
정중혀덮개주름(정중설후두개주름)
9 Pharyngeal part of dorsum of tongue
혀등(설배)의 인두부분
10 Posterior wall of pharynx 인두의 뒤벽
11 Sulcus terminalis
한쪽에 점선으로 표시된 혀분계고랑(설분계구)
12 Vallate papilla 성곽유두(유곽유두)
13 Vallecula 후두덮개계곡(후두개곡)
14 Vestibular fold (false vocal cord)
안뜰주름(전정주름) 혹은 거짓성대(가성대)
15 Vocal fold (true vocal cord) 성대주름 혹은 혹은 성대

B 후두 Larynx *뒷모습*

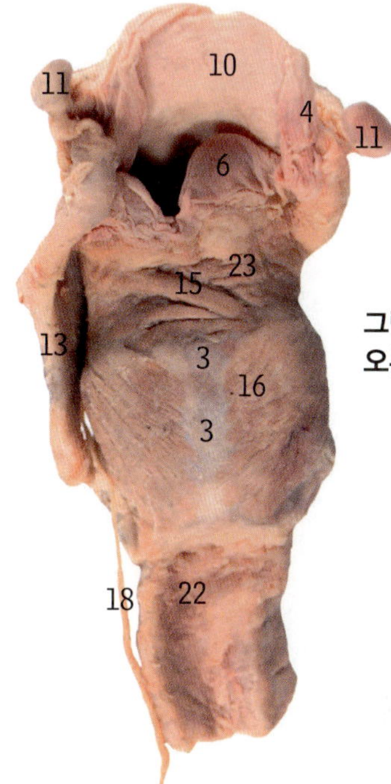

그림 B 설명은 오른쪽 아래 참조.

후두의 내재근 Intrinsic musclesof the laryn

C *뒷모습*

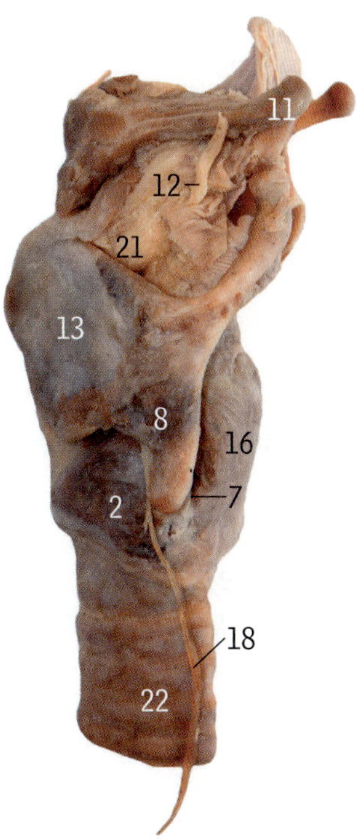

D *오른쪽 모습*

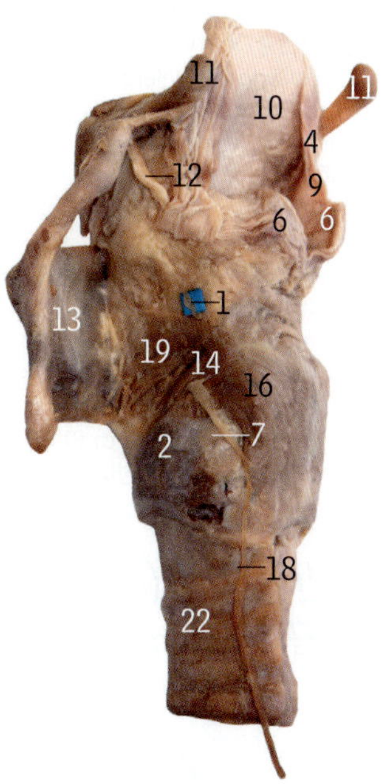

E *왼쪽 모습*

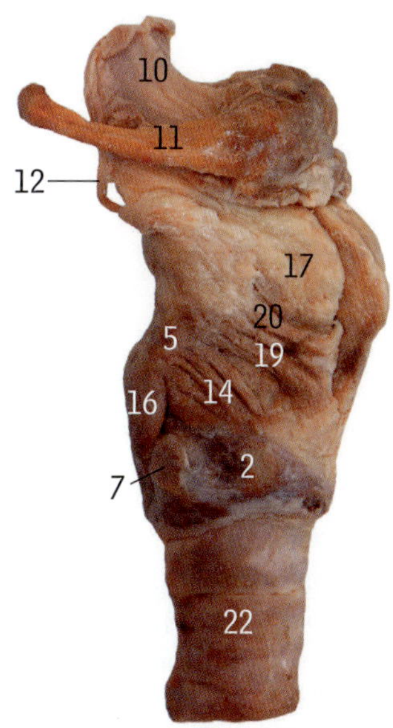

그림 D는 방패연골의 오른판(right lamina)을 제거한 모습이고, 그림 E는 방패연골판을 앞쪽으로 젖힌 모습이다.

1 Anastomosis of internal and recurrent laryngeal nerves (galen's anastomosis)
되돌이후두신경(반회후두신경)과 위후두신경(상후두신경)의 속가지(내측지)의 교통(갈랜교통)
2 Arch of cricoid cartilage 반지연골활(윤상연골궁)
3 Area on lamina of cricoid cartilage for tendon of oesophagus 반지연골판(윤상연골판)에서 반지식도힘줄(윤상식도건)이 붙는 곳
4 Aryepiglottic fold 모뿔덮개주름(피열후두개주름)
5 Aryepiglottic muscle 모뿔덮개근(피열후두개근)
6 Corniculate cartilage 잔뿔연골(설상연골)
7 Cricothyroid joint 반지방패관절(윤상갑상관절)
8 Cricothyroid muscle (reflected from cricoid attachment) 이는곳을 잘라서 젖힌 반지방패근(윤상방패근)
9 Cuneiform cartilage 쐐기연골(소각연골)
10 Epiglottis 후두덮개(후두개)
11 Greater horn of hyoid bone
목뿔뼈(설골)의 큰뿔(대각)
12 Internal laryngeal nerve
위후두신경(상후두신경)의 속가지(내측지)
13 Lamina of thyroid cartilage 방패연골판(갑상연골판)
14 Lateral crico-arytenoid muscle
가쪽반지모뿔근(외측윤상피열근)
15 Oblique arytenoid muscle 빗모뿔근(사피열근)
16 Posterior crico-arytenoid muscle
뒤반지모뿔근(후윤상피열근)
17 Quadrangular membrane 네모막(사각막)
18 Recurrent laryngeal nerve
되돌이후두신경(반회신경)
19 Thyro-arytenoid muscle 방패모뿔근(갑상피열근)
20 Thyro-epiglottic muscle 방패덮개근(갑상후두개근)
21 Thyrohyoid membrane 방패목뿔막(갑상설골막)
22 Trachea 기관
23 Transverse arytenoid muscle
가로모뿔근(횡피열근)

기관내삽관, 되돌이후두신경마비(반회후두신경마비), pp.80~82 참조.

A 후두 Larynx 시상절단, 오른쪽 모습

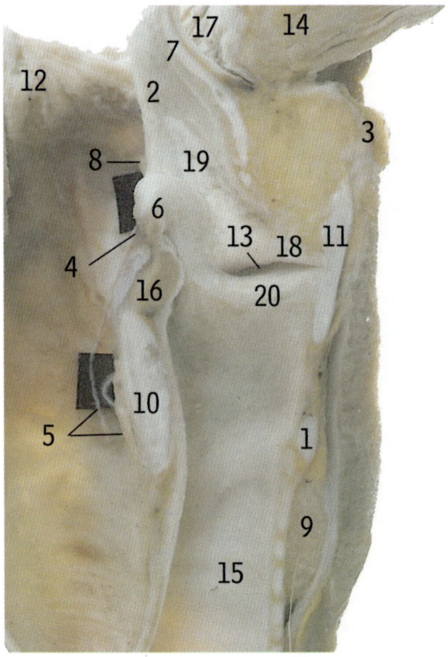

성대주름(vocal fold)(20)은 안뜰주름(vestibular fold)(18)의 아래에 있다.

1 Arch of cricoid cartilage 반지연골활(윤상연골궁)
2 Aryepiglottic fold and inlet of larynx 모뿔덮개주름(피열후두개주름)과 후두어귀
3 Body of hyoid bone 목뿔뼈몸통(설골체)
4 Branches of internal laryngeal nerve anastomosing with recurrent laryngeal nerve 위후두신경(상후두신경)의 속가지(내측지)의 되돌이후두신경(반회후두신경)과의 교통가지
5 Branches of recurrent laryngeal nerve 되돌이후두신경(반회후두신경)의 가지
6 Corniculate cartilage and apex of arytenoid cartilage 잔뿔연골(소각연골)과 모뿔연골끝(피열연골첨)
7 Epiglottis 후두덮개(후두개)
8 Internal laryngeal nerve entering piriform recess 위후두신경(상후두신경)의 속가지(내측지)
9 Isthmus of thyroid gland 갑상샘잘룩(갑상선협부)
10 Lamina of cricoid cartilage 반지연골판(윤상연골판)
11 Lamina of thyroid cartilage 방패연골판(갑상연골판)
12 Pharyngeal wall 인두벽
13 Sinus of larynx (laryngeal ventricle) 후두실
14 Tongue 혀
15 Trachea 기관
16 Transverse arytenoid muscle 가로모뿔근(횡피열근)
17 Vallecula 후두덮개계곡(후두개곡)
18 Vestibular fold 안뜰주름(전정주름)
19 Vestibule of larynx 후두안뜰(후두전정)
20 Vocal fold 성대주름

안뜰주름(vestibular fold)과 성대주름(vocal fold) 사이 공간을 후두실(sinus of larynx)(A13)이라고 하며, 이 공간은 안뜰주름과 방패모뿔근(thyroarytenoid m.)의 안쪽 사이에 형성되어 있는 후두실주머니(laryngeal saccule)와 연결된다.

양쪽 안뜰주름(A18) 사이를 안뜰틈새(rima of the vestibule)라고 하고, 양쪽 성대주름 사이를 성대문틈새(rima of glottis)라고 한다.

안뜰주름은 흔히 거짓성대(false vocal cord)라고도 일컫는다.

위후두신경 바깥가지(external laryngeal n.)(p.29의 12)의 지배를 받는 반지방패근(cricothyroid)(p.49의 C8)을 제외하고 나머지 후두의 내재근들(intrinsic mm.)은 되돌이후두신경(recurrent laryngeal n.)의 지배를 받는다.

B 후두 Larynx 속모습, 반으로 절단

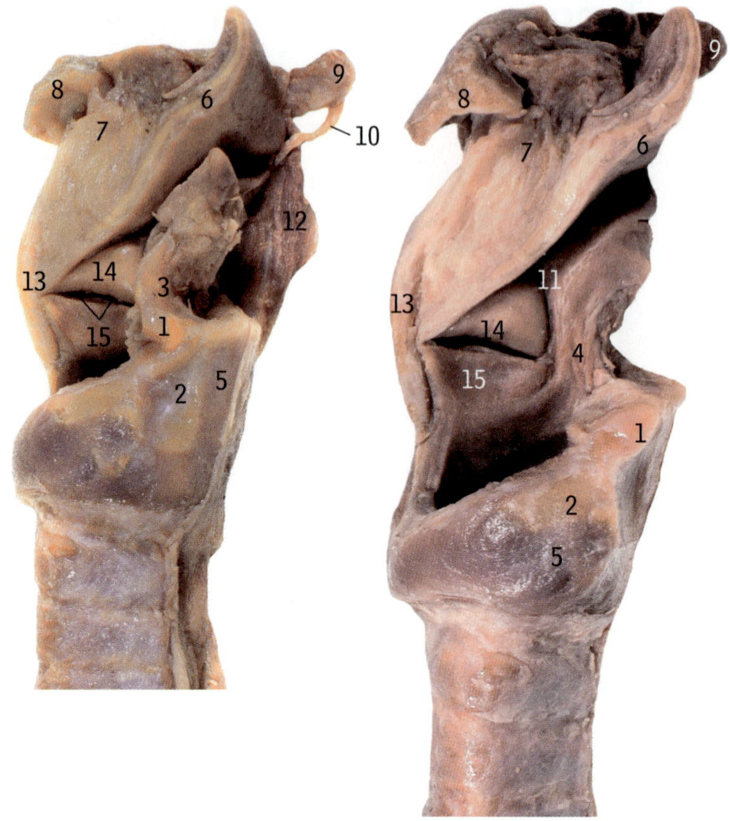

1 Articular facet on cricoid for left arytenoid cartilage 왼반지연골(좌윤상연골)의 모뿔관절면
2 Articulation site of thyroid and cricoid cartilages 반지연골(윤상연골)과 방패연골(갑상연골)이 관절을 이루는 곳
3 Arytenoid cartilage, left, lateral surface 왼모뿔연골(좌모피연골)의 바깥쪽면
4 Arytenoid cartilage, right, medial surface 오른모뿔연골(우피열연골)의 안쪽면
5 Cricoid cartilage, lamina 반지연골(윤상연골)의 판
6 Epiglottis 후두덮개(후두개)
7 Hyoepiglottic ligament 목뿔덮개인대(설골후두개인대)
8 Hyoid arch, cross-section 목뿔활(설골궁)의 가로단면
9 Hyoid, greater horn 목뿔뼈(설골)의 큰뿔(대각)
10 Internal laryngeal nerve 후위두신경(상후두신경)
11 Quadrangular membrane 네모막(사각막)
12 Thyrohyoid membrane 방패목뿔막(갑상설골막)
13 Thyroid cartilage, lamina, cross-section 방패연골판(갑상연골판)의 가로단면
14 Vestibular fold (false vocal cord) 안뜰주름(전정주름) 혹은 거짓성대(가성대)
15 Vocal fold (true vocal cord) 성대주름 혹은 성대

반지연골(cricoid cartilage)과 기관연골고리(tracheal ring)의 내시경사진

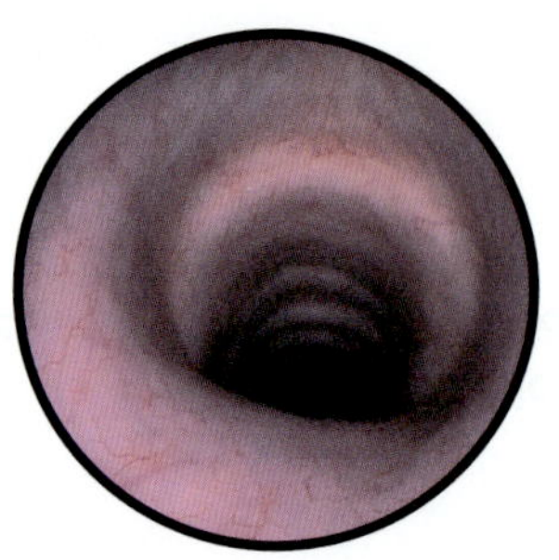

머리뼈우묵 Cranial fossae

Ⓐ 경질막이 보존된 머리뼈우묵 Ⓑ 경질막 일부가 제거된 머리뼈우묵

Ⓐ

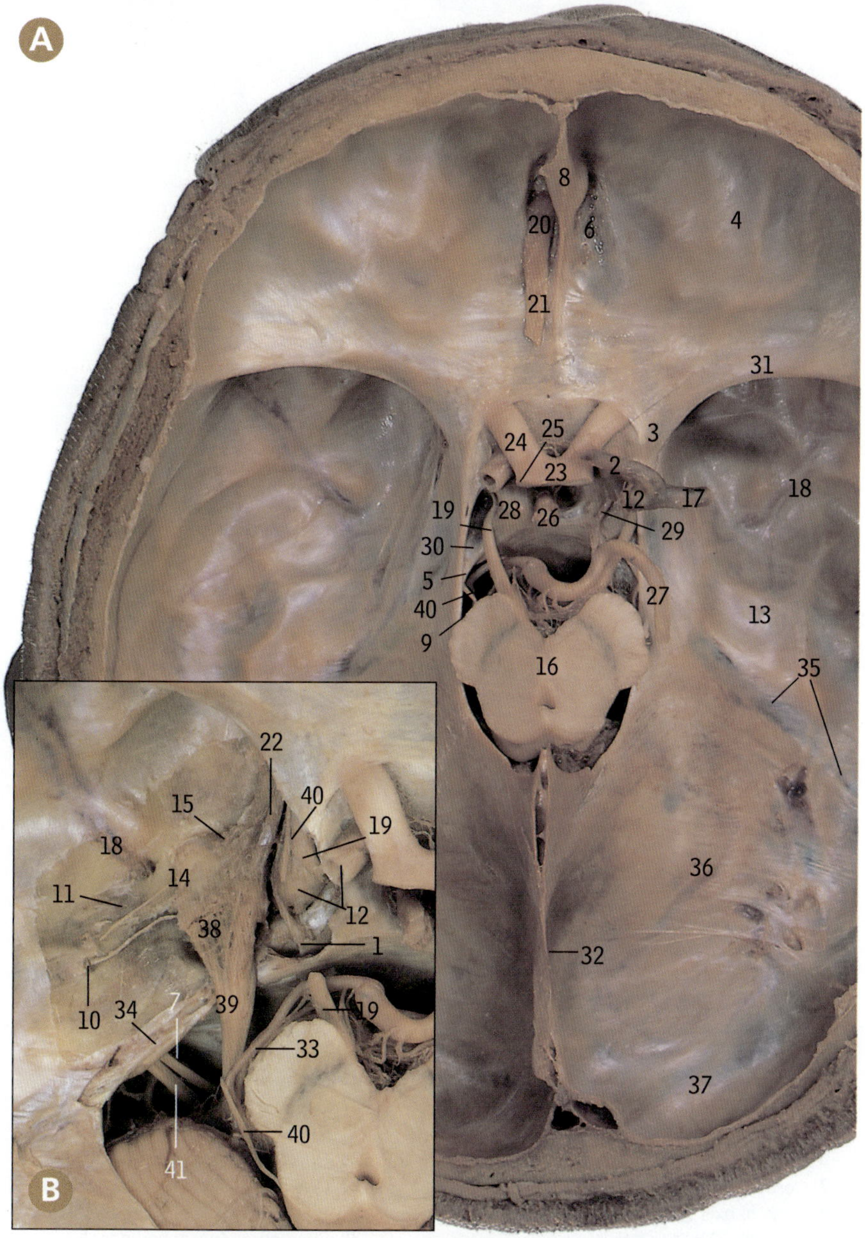

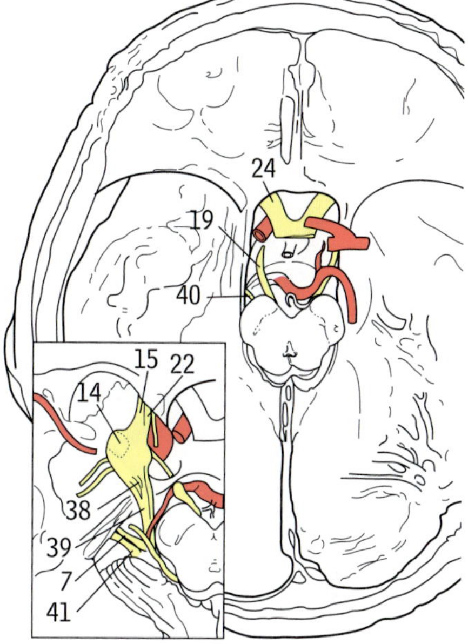

1 Abducent nerve 갓돌림신경(외전신경)
2 Anterior cerebral artery 앞대뇌동맥(전대뇌동맥)
3 Anterior clinoid process 앞침대돌기(전상돌기)
4 Anterior cranial fossa 앞머리뼈우묵(전두개와)
5 Attached margin of tentorium cerebella 소뇌천막의 부착부위
6 Cribriform plate of ethmoid bone 벌집뼈(사골)의 체판(사판)
7 Facial nerve 얼굴신경(안면신경)
8 Falx cerebri attached to crista galli 볏돌기(계관)에 붙어 있는 대뇌낫(대뇌겸)
9 Free margin of tentorium cerebella 소뇌천막의 자유모서리
10 Hiatus for greater petrosal nerve 큰바위신경관틈새(큰추체신경열공)
11 Hiatus for lesser petrosal nerve 작은바위신경관틈새(소추체신경열공)
12 Internal carotid artery 속목동맥(내경동맥)
13 Lateral part of middle cranial fossa 중간머리우묵(중두개와)의 가쪽부분
14 Mandibular nerve 아래턱신경(하악신경)
15 Maxillary nerve 위턱신경(상악신경)
16 Midbrain (superior colliculus level) 위둔덕(상구)높이의 중간뇌(중뇌)
17 Middle cerebral artery 중간대뇌동맥(중대뇌동맥)
18 Middle meningeal vessels 중간뇌막혈관(중경막혈관)
19 Oculomotor nerve 눈돌림신경(동안신경)
20 Olfactory bulb 후각망울(후구)
21 Olfactory tract 후각로(후삭)
22 Ophthalmic nerve 눈신경(안신경)
23 Optic chiasma 시각교차(시신경교차)
24 Optic nerve 시각신경(시신경)
25 Optic tract 시각로(시삭)
26 Pituitary stalk 뇌하수체줄기
27 Posterior cerebral artery 뒤대뇌동맥(후대뇌동맥)
28 Posterior clinoid process 뒤침대돌기(후침상돌기)
29 Posterior communicating artery 뒤교통동맥(후교통동맥)
30 Roof of cavernous sinus 해면정맥굴(해면정맥동)의 천장
31 Sphenoparietal sinus (at posterior border of lesser wing of sphenoid bone) [나비뼈(접형골)의 작은날개(소익)의 뒤모서리에 위치한] 나비마루정맥굴(접형두정정맥동)
32 Straight sinus (at junction of falx cerebri and tentorium cerebelli) [대뇌낫(대뇌겸)과 소뇌천막의 만나는 부위에 위치한] 곧은정맥굴(직정맥동)
33 Superior cerebellar artery 위소뇌동맥(상소뇌동맥)
34 Superior petrosal sinus 위바위정맥굴(상추체정맥굴)
35 Superior petrosal sinus (at attached margin of tentorium cerebelli) (소뇌천막의 부착부위에 위치한) 위바위정맥굴(상추체정맥굴)
36 Tentorium cerebella 소뇌천막
37 Transverse sinus (at attached margin of tentorium cerebelli) 가로정맥굴(횡정맥동)
38 Trigeminal ganglion 삼차신경절
39 Trigeminal nerve 삼차신경
40 Trochlear nerve 도르래신경(활차신경)
41 Vestibulocochlear nerve 속귀신경(내이신경)

해면정맥굴 혈전증(해면정맥동혈전증), pp.80~82 참조.

머리의 시상단면 Sagittal section of the head

A *머리안 오른쪽 반의 왼쪽 모습*

B *코인두의 내시경사진*

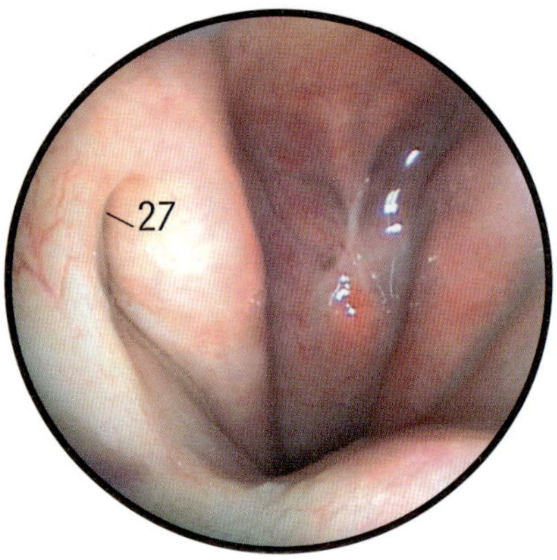

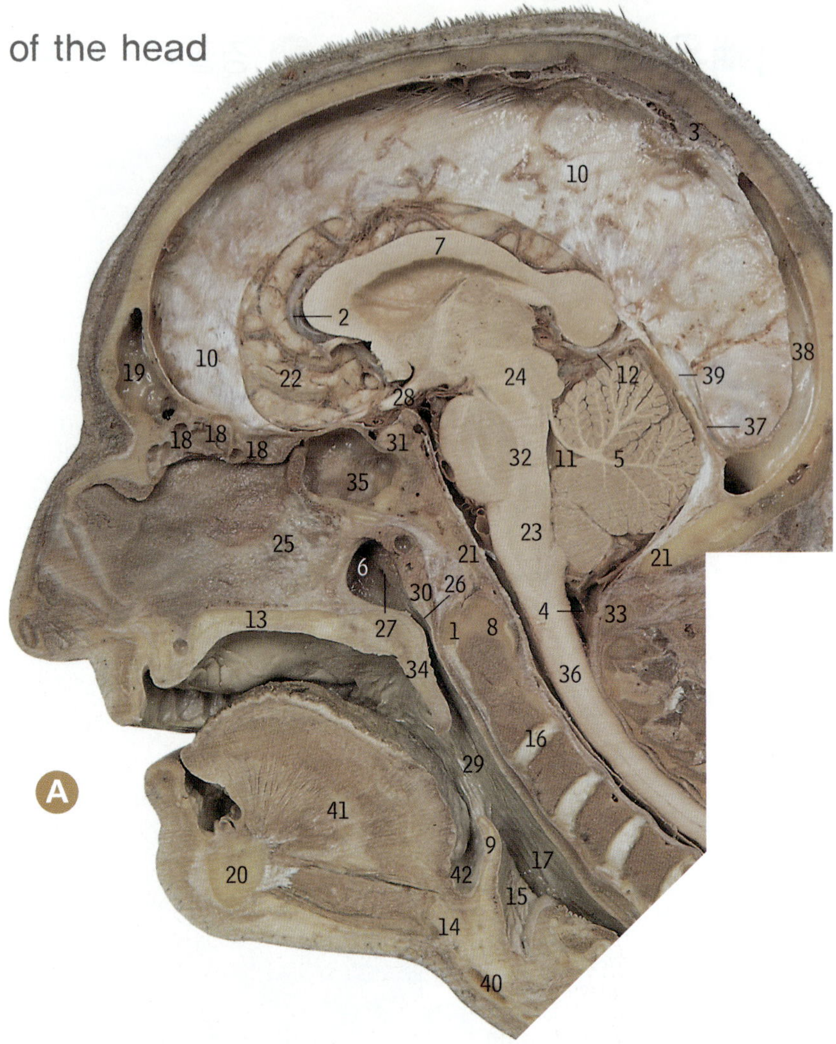

대뇌낫(falx cerebri, 대뇌겸)(10)은 두개의 대뇌반구를 나눈다. 소뇌천막(tentorium cerebelli)(39)은 대뇌반구의 뒤부분과 소뇌(5)를 나눈다.

C *자기공명영상*

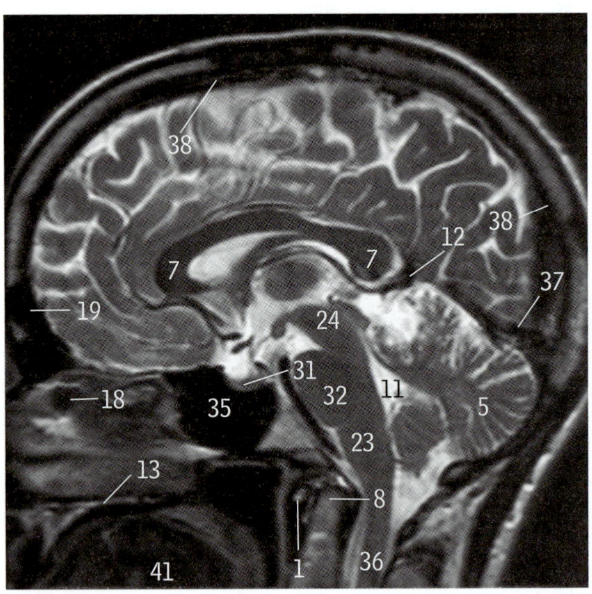

1 Anterior arch of atlas 고리뼈(환추)의 앞고리(환추전궁)
2 Anterior cerebral artery 앞대뇌동맥(전대뇌동맥)
3 Arachnoid granulations 거미막과립(지주막과립)
4 Cerebellomedullary cistern (cisterna magna) 소뇌숨뇌수조(소뇌연수수조)
5 Cerebellum 소뇌
6 Choana (posterior nasal aperture) 뒤콧구멍(후비공)
7 Corpus callosum 뇌들보(뇌량)
8 Dens of axis 중쇠뼈(축추)의 치아돌기(치돌기)
9 Epiglottis 후두덮개(후두개)
10 Falx cerebri 대뇌낫(대뇌겸)
11 Fourth ventricle 넷째뇌실(제4뇌실)
12 Great cerebral vein 큰대뇌정맥(대대뇌정맥)
13 Hard palate 단단입천장(경구개)
14 Hyoid bone 목뿔뼈(설골)
15 Inlet of larynx 후두어귀
16 Intervertebral disc between axis and third cervical vertebra 중쇠뼈(축추)와 셋째목뼈(제3경추) 사이의 척추사이원반
17 Laryngeal part of pharynx 인두의 후두부분
18 Left ethmoidal air cells 왼벌집뼈벌집(좌사골봉소)
19 Left frontal sinus 왼이마굴(좌전두동)
20 Mandible 아래턱뼈(하악골)
21 Margin of foramen magnum 큰구멍의 둘레(대공의 둘레)
22 Medial surface of right cerebral hemisphere 오른쪽 대뇌반구의 안쪽면
23 Medulla oblongata 숨뇌(연수)
24 Midbrain 중간뇌(중뇌)
25 Nasal septum (bony part) 코중격의 뼈부분(비중격의 골부)
26 Nasopharynx 코인두(비인두)
27 Opening of auditory tube 귀관(이관)의 열리는 부분
28 Optic chiasma 시각교차(시신경교차)
29 Oral part of pharynx (oropharynx) 인두의 입부분 혹은 입인두(구인두)
30 Pharyngeal (nasopharyngeal) tonsil (adenoids) 인두편도
31 Pituitary gland 뇌하수체
32 Pons 다리뇌(뇌교)
33 Posterior arch of atlas 고리뼈(환추)의 뒤고리(후궁)
34 Soft palate 물렁입천장(연구개)
35 Sphenoidal sinus 나비굴(접형동)
36 Spinal cord 척수
37 Straight sinus 곧은정맥굴(직정맥동)
38 Superior sagittal sinus 위시상정맥굴(상시상정맥동)
39 Tentorium cerebella 소뇌천막
40 Thyroid cartilage 방패연골(갑상연골)
41 Tongue 혀(설)
42 Vallecula 후두덮개계곡(후두개곡)

아데노이드 비대, 뇌하수체졸중, pp.80~82 참조.

A 뇌경질막과 뇌신경 Cerebral dura mater and cranial nerves

1 Abducent nerve 갓돌림신경(외전신경)
2 Arachnoid granulations 거미막과립(지주막과립)
3 Attached margin of tentorium cerebella 소뇌천막의 부착부위
4 Choana (posterior nasal aperture) 뒤콧구멍(후비공)
5 Clivus 비스듬틀(사대)
6 Dens of axis 중쇠뼈(축추)의 치아돌기(치돌기)
7 Falx cerebri 대뇌낫(대뇌겸)
8 Free margin of tentorium cerebella 소뇌천막의 자유연
9 Glossopharyngeal, vagus and accessory nerves 혀인두신경(설인신경), 미주신경 및 더부신경(부신경)
10 Inferior sagittal sinus 아래시상정맥굴(하시상정맥동)
11 Internal carotid artery 속목동맥(내경동맥)
12 Margin of foramen magnum 큰구멍(대공)의 가장자리
13 Medulla oblongata 숨뇌(연수)
14 Motor root of facial nerve 얼굴신경(안면신경)의 운동뿌리
15 Nasal septum 코중격(비중격)
16 Oculomotor nerve 눈돌림신경(동안신경)
17 Olfactory tract 후각로(후삭)
18 Optic nerve 시각신경(시신경)
19 Pituitary gland 뇌하수체
20 Posterior arch of atlas 고리뼈(환추)의 뒤고리(환추후궁)
21 Rootlets of hypoglossal nerve 혀밑신경(설하신경)의 잔뿌리
22 Sensory root (nervus intermedius) of facial nerve 얼굴신경(안면신경)의 감각뿌리
23 Sphenoidal sinus 나비굴(접형동)
24 Sphenoparietal sinus 나비마루정맥굴(접형두정정맥동)
25 Spinal cord 척수
26 Spinal part of accessory nerve 더부신경(부신경)의 척수부분
27 Straight sinus 곧은정맥굴(직정맥동)
28 Superior sagittal sinus 위시상정맥굴(상시상정맥동)
29 Tentorium cerebella 소뇌천막
30 Transverse sinus 가로정맥굴(횡정맥동)
31 Trigeminal nerve 삼차신경
32 Trochlear nerve 도르래신경(활차신경)
33 Vertebral artery 척추동맥
34 Vestibulocochlear nerve 속귀신경(내이신경)

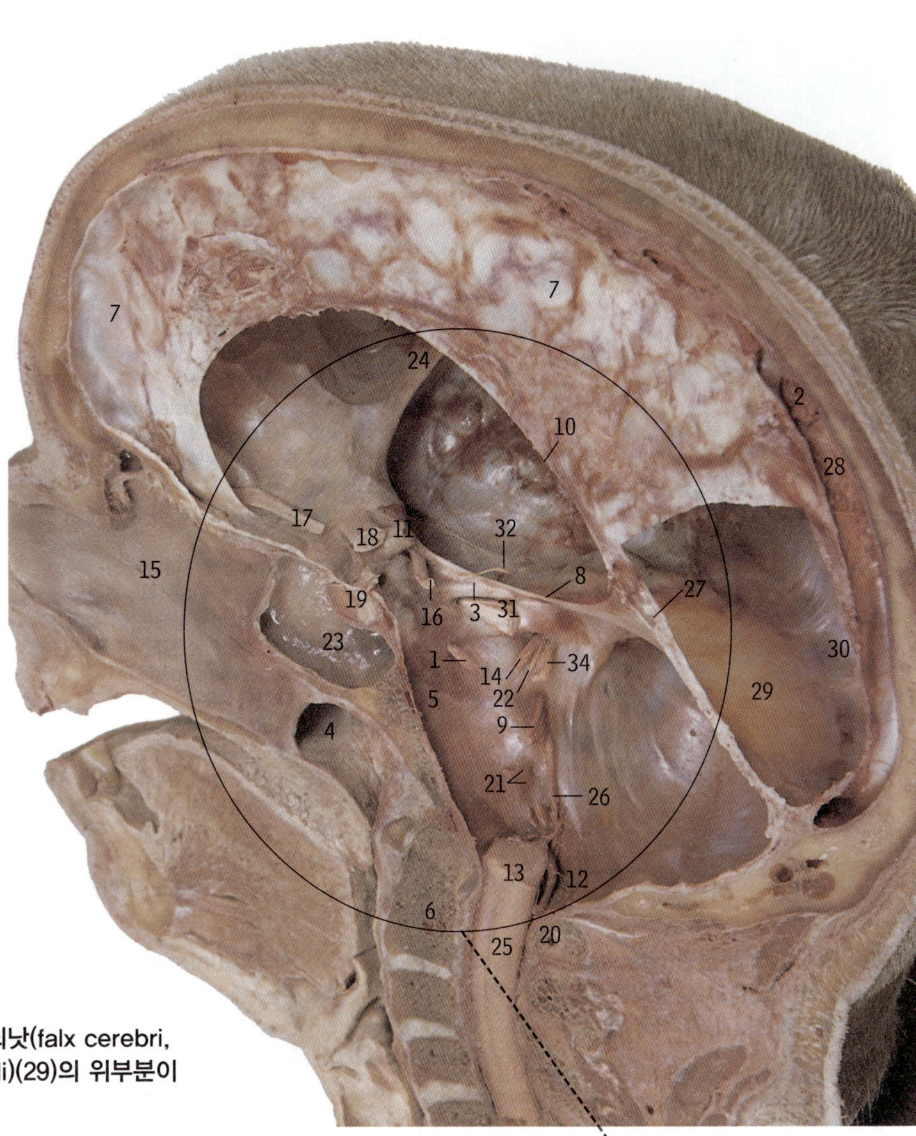

왼쪽 그리고 뒤에서 비스듬하게 뇌를 관찰할 때, 대뇌낫(falx cerebri, 대뇌겸)(7)의 뒤부분과 소뇌천막(tentorium cerebelli)(29)의 위부분이 관찰된다.

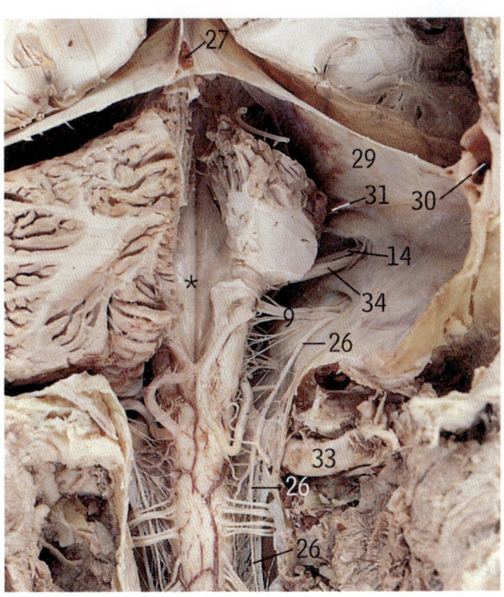

B 오른쪽 뒤머리뼈우묵

Right posterior cranial fossa

뒷모습

넷째뇌실(fourth ventricle, 제4뇌실, 별표 표시된 부분)의 바닥을 보여주기 위하여 머리뼈(skull, 두개골)의 뒤부분, 경질막(dura), 위 목뼈(upper cervical vertebral, 상위경추)의 고리판(laminae, 추궁판), 오른쪽 소뇌반구(right cerebellar hemisphere) 전부와 왼쪽 소뇌반구의 대부분을 제거하였다.

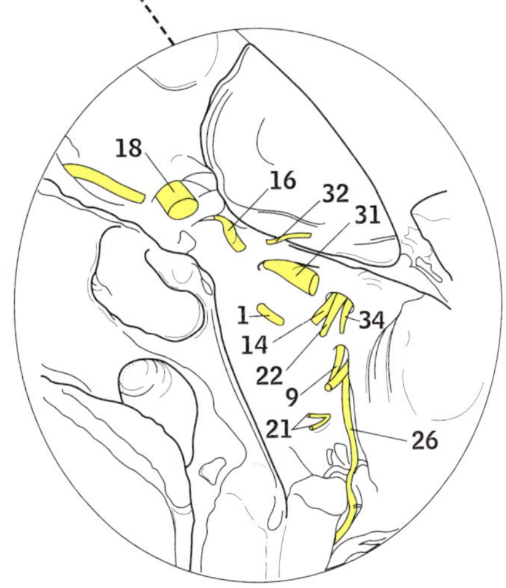

머리뼈절개술(개두술), 경질막밑출혈(경막하출혈), pp.80~82 참조.

오른쪽 눈확의 위모습 Superior view of right orbit

A 얕은모습

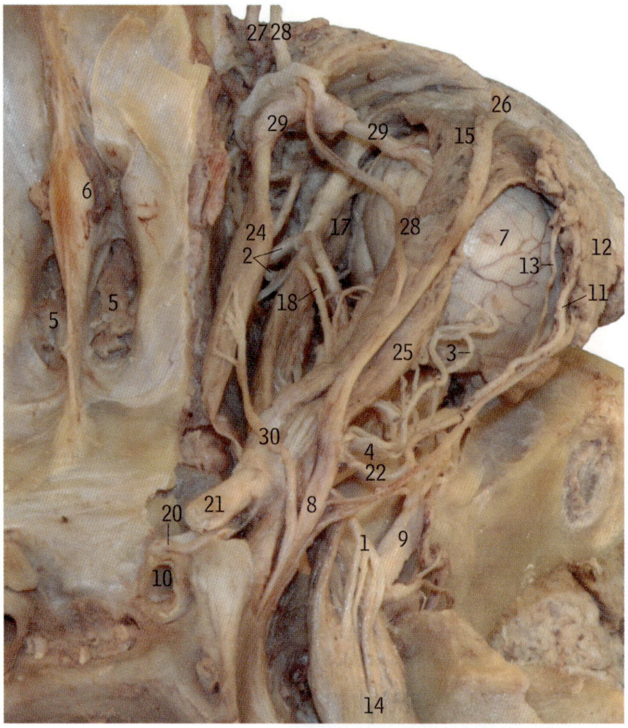

B 근육을 젖힌 후 깊은모습

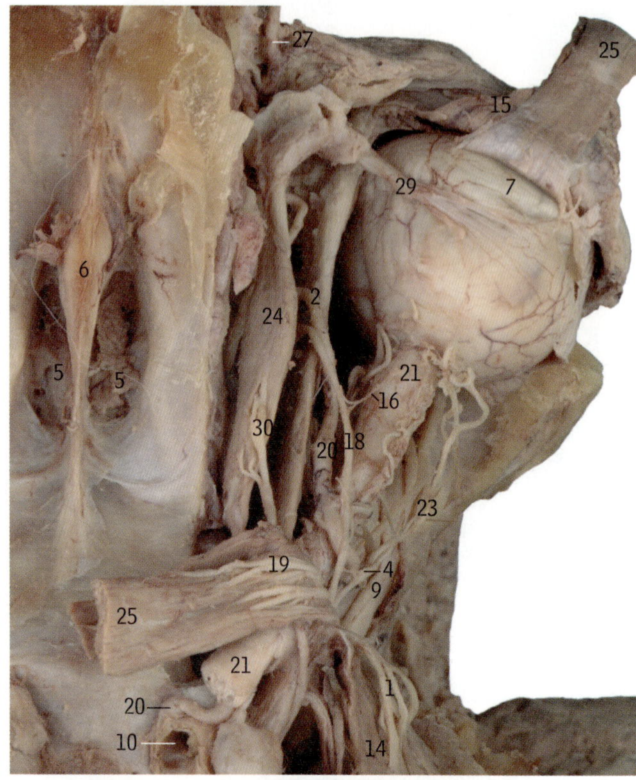

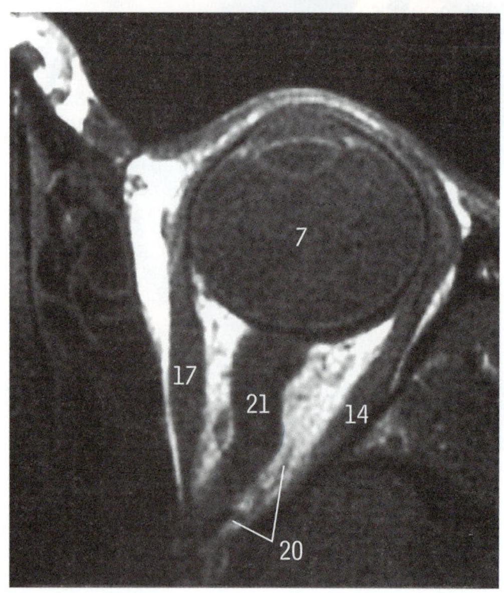

1 Abducent nerve 갓돌림신경(외전신경)
2 Anterior ethmoidal artery and nerve 앞벌집동맥(전사골동맥) 및 신경
3 Ciliary arteries 섬모체동맥(모양체동맥)
4 Ciliary ganglion 섬모체신경절(모양체신경절)
5 Cribriform plate of ethmoid bone 벌집뼈(사골)의 체판(사판)
6 Crista galli 볏돌기(계관)
7 Eyeball 안구
8 Frontal nerve 이마신경(전두신경)
9 Infra-orbital nerve 눈확아래신경(안와하신경)
10 Internal carotid artery 속목동맥(내경동맥)
11 Lacrimal artery 눈물샘동맥(누선동맥)
12 Lacrimal gland 눈물샘(누선)
13 Lacrimal nerve 눈물샘신경(누선신경)
14 Lateral rectus 가쪽곧은근(외측직근)
15 Levator palpebrae superioris 눈꺼풀올림근(상안검거근)
16 Long ciliary nerve 긴섬모체신경(장모양체신경)
17 Medial rectus 안쪽곧은근(내측직근)
18 Nasociliary nerve 코섬모체신경(비모양체신경)
19 Nerve to superior rectus 위곧은근(상직근)에 분포하는 신경
20 Ophthalmic artery 눈동맥(안동맥)
21 Optic nerve 시각신경(시신경)
22 Posterior ciliary artery 뒤섬모체동맥(후모양체동맥)
23 Short ciliary nerves 짧은섬모체신경(단모양체신경)
24 Superior oblique 위빗근(상사근)
25 Superior rectus 위곧은근(상직근)
26 Supra-orbital nerve 눈확위신경(안와상신경)
27 Supratrochlear artery 도르래위동맥(활차상동맥)
28 Supratrochlear nerve 도르래위신경(활차상신경)
29 Tendon of superior oblique 위곧은근(상직근)의 힘줄(건)
30 Trochlear nerve 도르래신경(활차신경)

갓돌림신경마비(외전신경마비), 눈돌림신경마비(동안신경마비), 안와봉와직염, 도르래신경마비(활차신경마비), pp.80~82 참조.

오른쪽 눈확의 가쪽 모습 Lateral view of right orbit

A 얕은모습

B 깊은모습

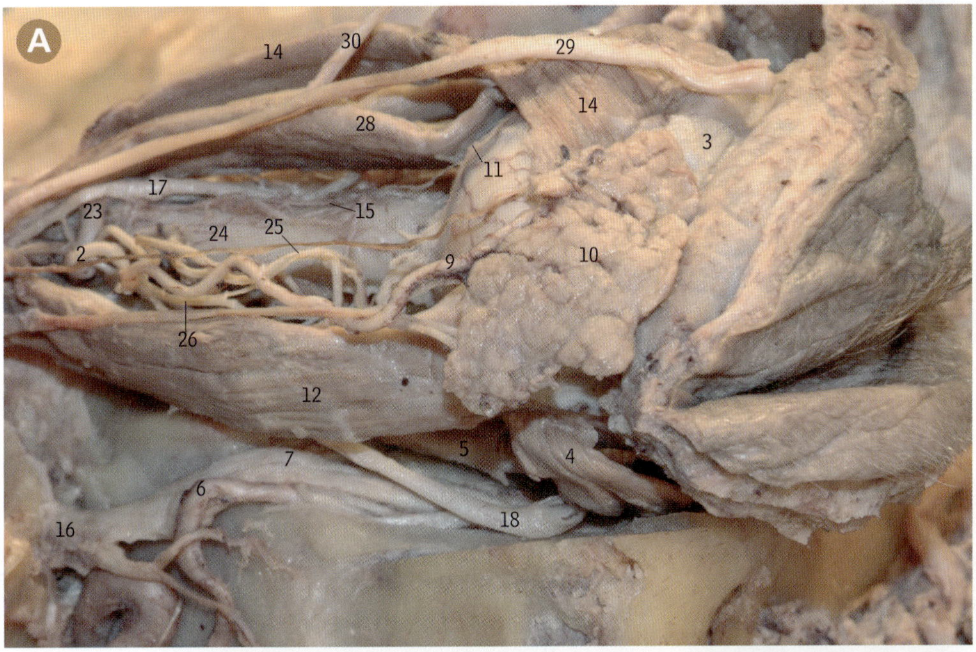

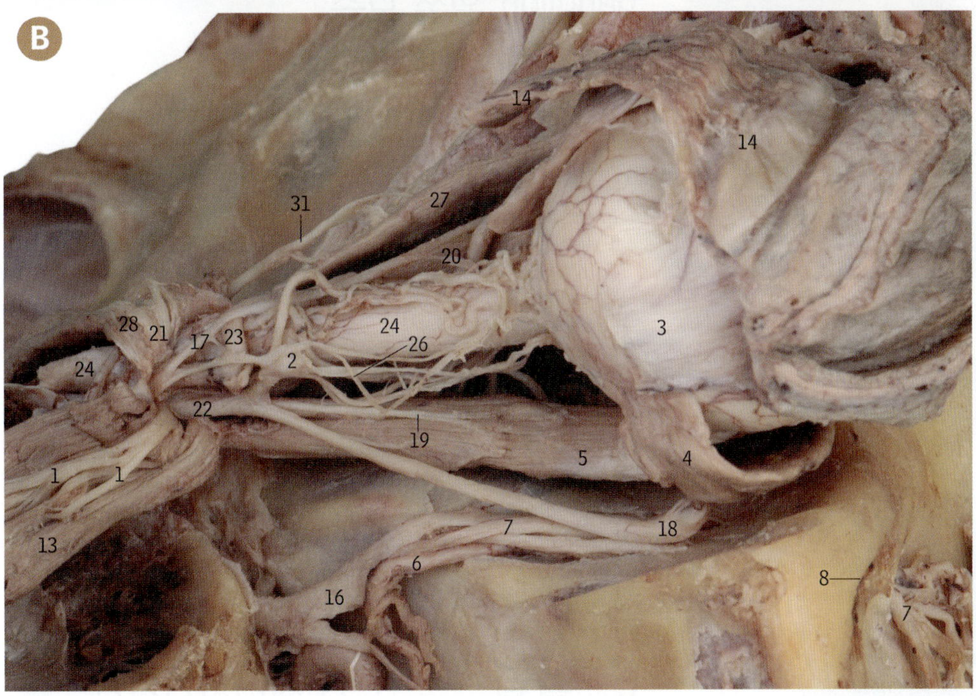

1 Abducent nerve 갓돌림신경(외전신경)
2 Ciliary ganglion 섬모체신경절(모양체신경절)
3 Eyeball 안구
4 Inferior oblique 아래빗근(하사근)
5 Inferior rectus 아래곧은근(하직근)
6 Infra-orbital artery 눈확아래동맥(안와하동맥)
7 Infra-orbital nerve 눈확아래신경(안와하신경)
8 Infra-orbital foramen 눈확아래구멍(안와하공)
9 Lacrimal artery 눈물샘동맥(누선동맥)
10 Lacrimal gland 눈물샘(누선)
11 Lacrimal nerve 눈물샘신경(누선신경)
12 Lateral rectus 가쪽곧은근(외측직근)
13 Lateral rectus (reflected backwards) 뒤로 젖혀진 가쪽곧은근(외측직근)
14 Levator palpebrae superioris 눈꺼풀올림근(상안검거근)
15 Long ciliary nerve 긴섬모체신경(장모양체신경)
16 Maxillary branch of trigeminal nerve 삼차신경의 위턱신경(상악신경)
17 Nasociliary nerve 코섬모체신경(비모양체신경)
18 Nerve to inferior oblique 안쪽곧은근(내측직근)에 분포하는 신경
19 Nerve to inferior rectus 아래곧은근(하직근)에 분포하는 신경
20 Nerve to medial rectus 안쪽곧은근(내측직근)에 분포하는 신경
21 Nerve to superior rectus 위곧은근(상직근)에 분포하는 신경
22 Oculomotor nerve, inferior division 눈돌림신경(동안신경)의 아래가지(하지)
23 Ophthalmic artery 눈동맥(안동맥)
24 Optic nerve 시각신경(시신경)
25 Short ciliary artery 짧은섬모체동맥(단모양체동맥)
26 Short ciliary nerves 짧은섬모체신경(단모양체신경)
27 Superior oblique 위빗근(상사근)
28 Superior rectus 위곧은근(상직근)
29 Supra-orbital nerve 눈확위신경(안와상신경)
30 Supratrochlear nerve 도르래위신경(활차상신경)
31 Trochlear nerve 도르래신경(활차신경)

A

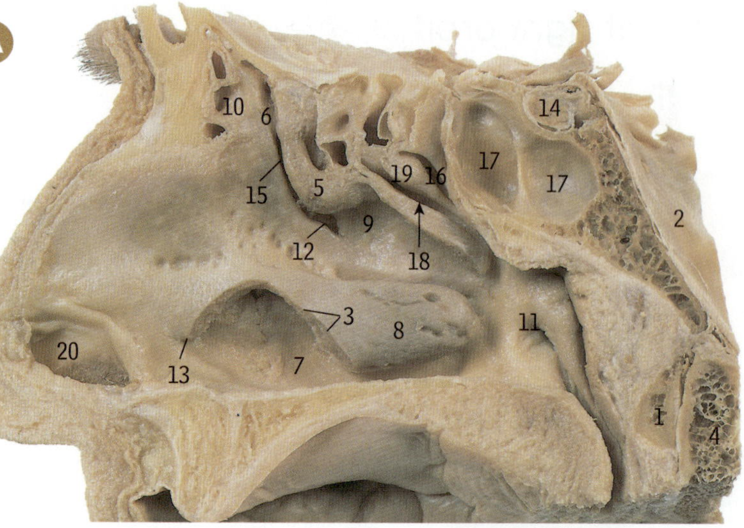

B

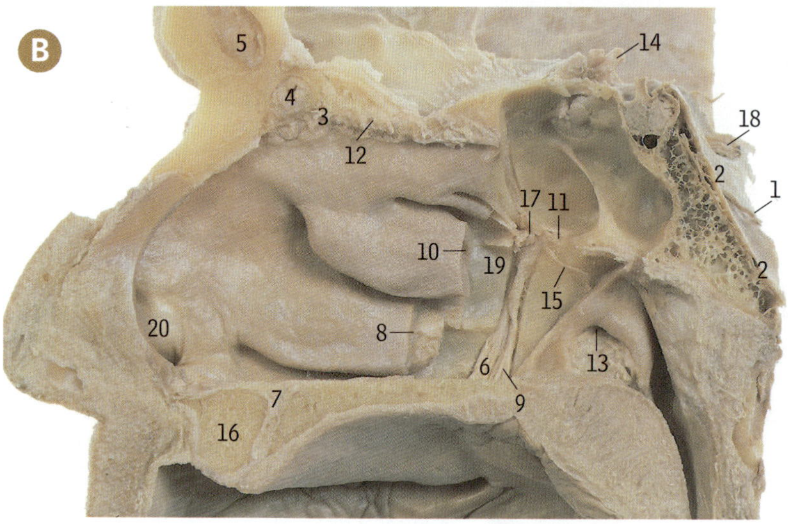

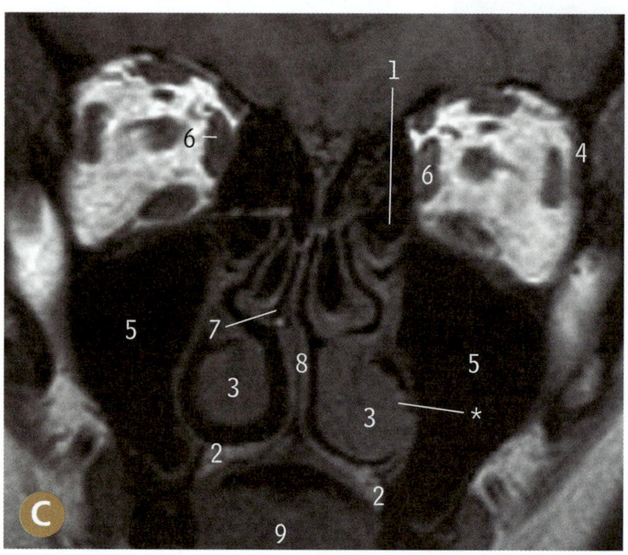

A 오른쪽 코안의 가쪽벽
Lateral wall of the right nasal cavity

1 Anterior arch of atlas 고리뼈(환추)의 앞고리(환추전궁)
2 Clivus 비스듬틀(사대)
3 Cut edge of inferior nasal concha 아래코선반(하비갑개)의 절단부위
4 Dens of axis 중쇠뼈(축추)의 치아돌기(치돌기)
5 Ethmoidal bulla 벌집뼈융기(사골포)
6 Ethmoidal infundibulum 벌집뼈깔때기(사골누두)
7 Inferior meatus 아래콧길(하비도)
8 Inferior nasal concha 아래코선반(하비갑개)
9 Middle meatus 중간콧길(중비도)
10 Opening of anterior ethmoidal air cells 앞벌집뼈벌집(전사골봉소)이 열리는 곳
11 Opening of auditory tube 귀관(이관)의 열리는 곳
12 Opening of maxillary sinus 위턱굴(상악동)의 열리는 곳
13 Opening of nasolacrimal duct 코눈물관(비루관)의 열리는 곳
14 Pituitary gland 뇌하수체
15 Semilunar hiatus 반달틈새(반월열공)
16 Sphenoethmoidal recess 나비벌집오목(접형사골오목)
17 Sphenoidal sinus 나비굴(접형동)
18 Superior meatus 위콧길(상비도)
19 Superior nasal concha 위코선반(상비갑개)
20 Vestibule 코안뜰(비전정)

B 오른쪽 코안과 날개입천장신경절
Right nasal cavity and pterygopalatine ganglion *왼쪽 모습*

1 Abducent nerve 갓돌림신경(외전신경)
2 Clivus 비스듬틀(사대)
3 Cribriform plate of ethmoid 벌집뼈(사골)의 체판(사판)
4 Ethmoidal air cell (anterior) 앞벌집뼈벌집(전사골봉소)
5 Frontal sinus 이마굴(전두동)
6 Greater palatine nerve 큰입천장신경(대구개신경)
7 Incisive foramen 앞니구멍(절치공)
8 Inferior nasal concha, cut edge of mucoperiosteum 아래코선반(하비갑개)의 절단부위
9 Lesser palatine nerves 작은입천장신경(소구개신경)
10 Middle nasal concha, cut 중간코선반(중비갑개)의 절단부위
11 Nerve of pterygoid canal 날개관신경(익돌관신경)
12 Olfactory nerve fibres 후각신경섬유(후신경섬유)
13 Opening of auditory tube 귀관(이관)의 열리는 곳
14 Optic nerve 시각신경(시신경)
15 Pharyngeal branch to ganglion 신경절에 분포하는 인두가지
16 Premaxilla 앞니뼈(절치골)
17 Pterygopalatine ganglion 날개입천장신경절(익돌구개신경절)
18 Trigeminal nerve 삼차신경
19 Vertical plate of palatine bone 입천장뼈(구개골)의 수직판
20 Vestibule 코안뜰(비전정)

C 얼굴 Face *관상 자기공명영상*

1 Ethmoid air cells 벌집뼈벌집(사골봉소)
2 Hard palate 단단입천장(경구개)
3 Inferior concha 아래코선반(하비갑개)
4 Lacrimal gland 눈물샘(누선)
5 Maxillary sinus 위턱굴(상악동)
6 Medial rectus muscle 안쪽곧은근(내측직근)
7 Middle meatus 중간콧길(중비도)
8 Nasal septum 코중격(비중격)
9 Tongue 혀(설)

중이압평형, 비용종, 코경유위삽관, pp.80~82 참조.

오른쪽 삼차신경가지 Right trigeminal nerve branches *정중모습*

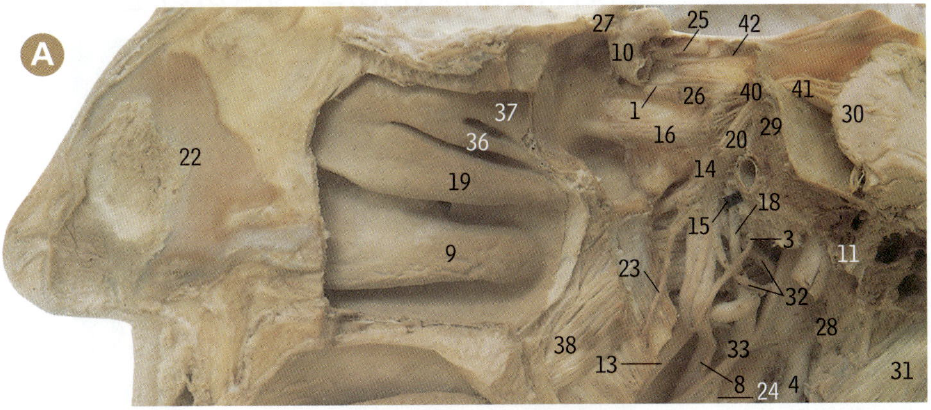

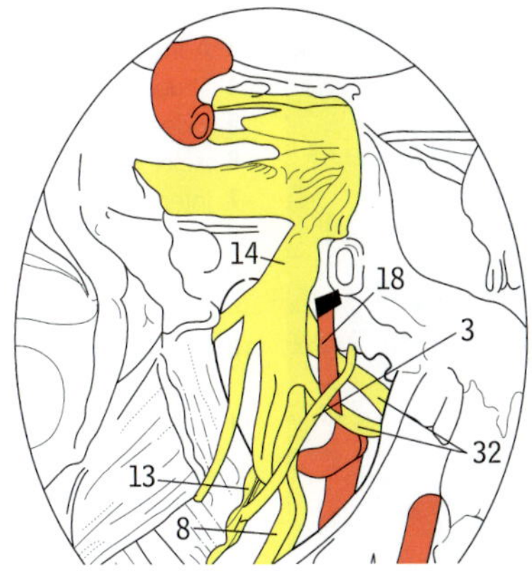

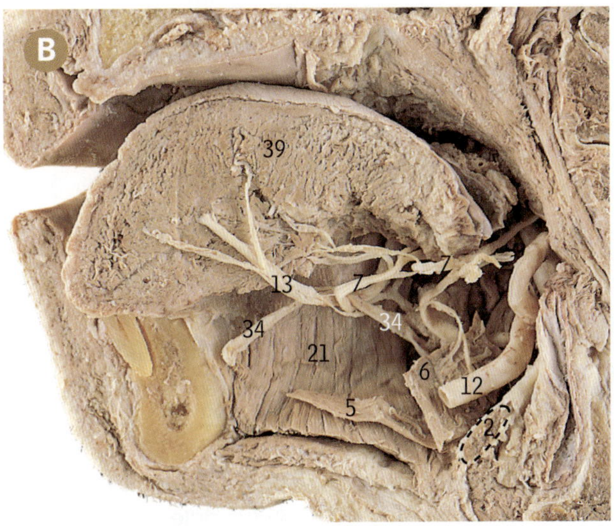

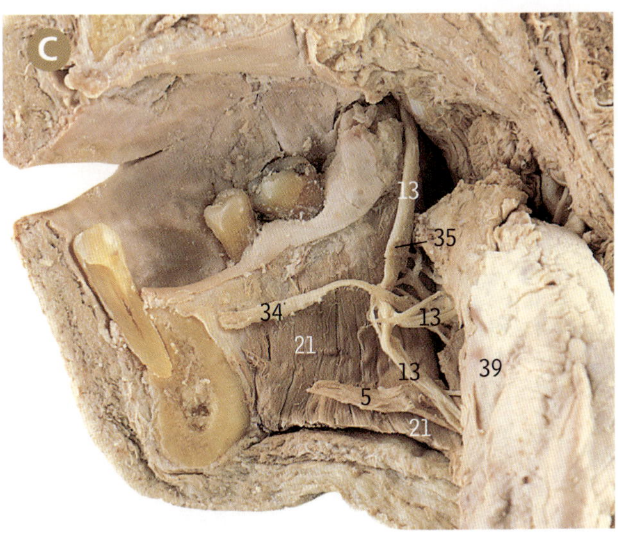

A 정중의 바로 왼쪽의 시상단면

B **C** 턱목뿔근, 혀밑샘 그리고 입안점막을 제거한 후 정중의 바로 오른쪽의 시상단면. 혀는 그림 C에서 보여진 것처럼 안쪽으로 젖혔다.

1 Abducent nerve 갓돌림신경(외전신경)
2 Body of hyoid bone 목뿔뼈(설골)의 몸통
3 Chorda tympani 고실끈신경(고삭신경)
4 External carotid artery 바깥목동맥(외경동맥)
5 Geniohyoid 턱끝목뿔근(이설골근)
6 Hyoglossus 목뿔혀근(설골설근)
7 Hypoglossal nerve 혀밑신경(설하신경)
8 Inferior alveolar nerve 아래이틀신경(하치조신경)
9 Inferior nasal concha 아래코선반(하비갑개)
10 Internal carotid artery 속목동맥(내경동맥)
11 Jugular bulb 목정맥팽대(경정맥팽대)
12 Lingual artery 혀동맥(설동맥)
13 Lingual nerve 혀신경(설신경)
14 Mandibular branch of trigeminal nerve 삼차신경의 아래턱신경(하악신경)
15 Marker in auditory tube 귀관(이관)의 표시
16 Maxillary branch of trigeminal nerve 삼차신경의 위턱신경(상악신경)
17 Medial pterygoid 안쪽날개근(내측익돌근)
18 Middle meningeal artery 중간뇌막동맥(중경막동맥)
19 Middle nasal concha 중간코선반(중비갑개)
20 Motor root of trigeminal nerve 삼차신경의 운동뿌리(운동근)
21 Mylohyoid 턱목뿔근(하악설골근)
22 Nasal septum (cartilaginous part) 코중격(비중격)의 연골부분
23 Nerve to medial pterygoid 안쪽날개근(내측익돌근)에 분포하는 신경
24 Nerve to mylohyoid 턱목뿔근(하악설골근)가지
25 Oculomotor nerve 눈돌림신경(동안신경)
26 Ophthalmic branch of trigeminal nerve 삼차신경의 눈신경(안신경)
27 Optic nerve 시각신경(시신경)
28 Parotid gland 귀밑샘(이하선)
29 Petrous part of temporal bone 관자뼈(측두골)의 바위부분(추체부)
30 Pons 다리뇌(뇌교)
31 Posterior belly of digastric 두힘살근(이복근)의 뒤힘살(후복)
32 Roots of auriculotemporal nerve 귓바퀴관자신경(이개측두신경)의 뿌리
33 Sphenomandibular ligament and maxillary artery 나비아래턱인대(접형하악인대)와 위턱동맥(상악동맥)
34 Submandibular duct 턱밑샘관(악하선관)
35 Submandibular ganglion 턱밑신경절(악하신경절)
36 Superior nasal concha 위코선반(상비갑개)
37 Supreme nasal concha 맨위코선반(최상비갑개)
38 Tensor veli palatine 입천장긴장근(구개범장근)
39 Tongue 혀(설)
40 Trigeminal ganglion 삼차신경절
41 Trigeminal nerve 삼차신경
42 Trochlear nerve 도르래신경(활차신경)

혀밑신경마비(설하신경마비), 입안병리, 혀암(설암), pp.80~82 참조.

Ⓐ 오른쪽 바깥귀 Right external ear

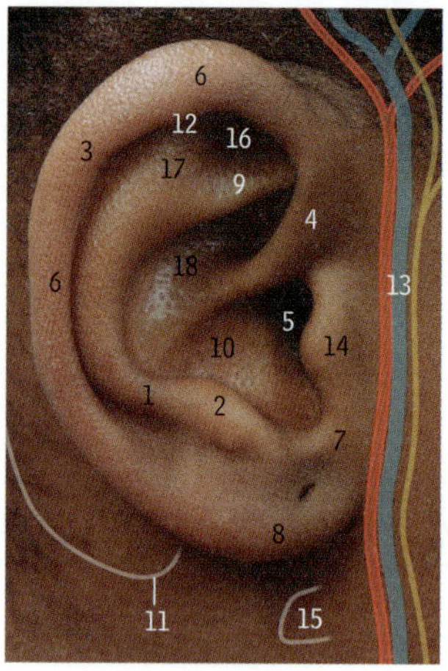

1 Antihelix 맞둘레(대륜)
2 Antitragus 맞구슬(대주)
3 Auricular tubercle 귀바퀴결절(이개결절)
4 Crus of helix 귀둘레다리(이륜각)
5 External acoustic meatus 바깥귀길(외이도)
6 Helix 귀둘레(이륜)
7 Intertragic notch 귀구슬사이패임(주간절흔)
8 Lobule 귓불(이수)
9 Lower crus of antihelix 맞구슬(대주)의 아래다리(하각)
10 Lower part of concha 귀조가비(이갑개)의 아래부분
11 Mastoid process 꼭지돌기(유양돌기)
12 Scaphoid fossa 배오목(주상와)
13 Superficial temporal vessels and auriculotemporal nerve 얕은관자혈관(천측두혈관)과 귀바퀴관자신경(이개측두신경)
14 Tragus 귀구슬(이주)
15 Transverse process of atlas 고리뼈(환추)의 가로돌기(횡돌기)
16 Triangular fossa 세모오목(삼각와)
17 Upper crus of antihelix 맞구슬(대주)의 위다리(상각)
18 Upper part of concha 귀조가비(이갑개)의 위부분

Ⓑ 오른쪽 고막 Right tympanic membrane

검이경(auriscope)을 사용하여 본 모습

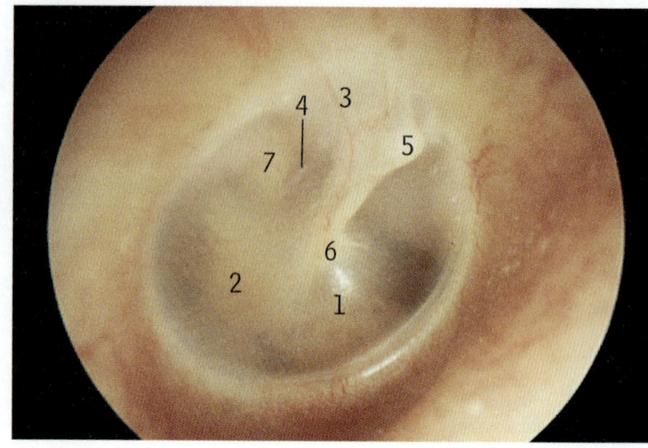

1 Cone of light (light reflex) 빛반사(대광반사)의 광추
2 Pars tensa 긴장부분(긴장부)
3 Pars flaccida 이완부분(이완부)
4 Chorda tympani 고실끈신경(고삭신경)
5 Malleus, lateral process 망치뼈(추골)의 가쪽돌기(외측돌기)
6 Umbo 고막배꼽(고막제)
7 Incus, long process 모루뼈(침골)의 긴다리(장각)

Ⓐ 오른쪽 관자뼈와 귀 Right temporal bone and ear

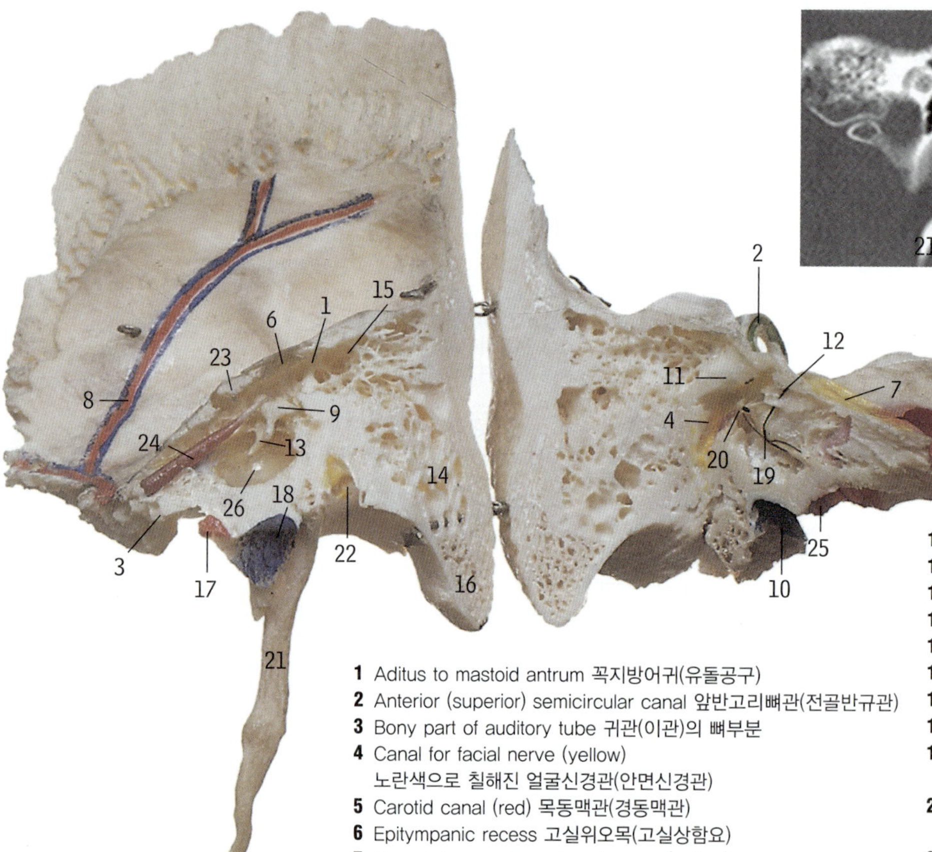

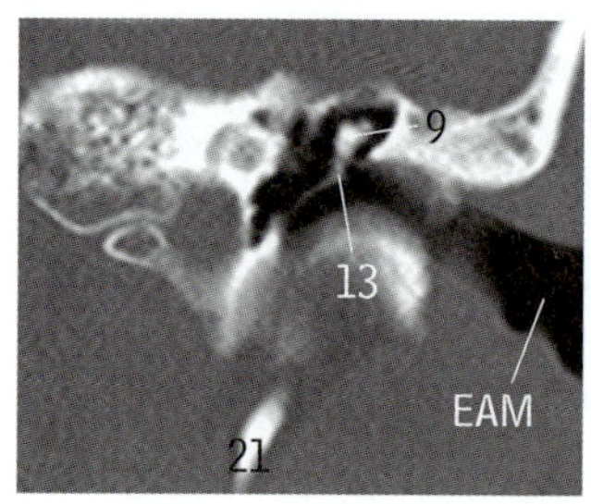

바위부분(petrous part, 암석부분)의 위부분을 일부 제거하여 관자뼈를 2등분하여 책을 펼친 것처럼 열어놓았다. 이 단면에서 고실(tympanic cavity)을 확인할 수 있다. 그림의 왼쪽에는 고막(tympanic membrane)(26)을 포함하여 가운데귀(middle ear, 중이)의 가쪽벽이 위치하고 오른쪽에는 안쪽벽을 확인할 수 있다.

1 Aditus to mastoid antrum 꼭지방어귀(유돌공구)
2 Anterior (superior) semicircular canal 앞반고리뼈관(전골반규관)
3 Bony part of auditory tube 귀관(이관)의 뼈부분
4 Canal for facial nerve (yellow) 노란색으로 칠해진 얼굴신경관(안면신경관)
5 Carotid canal (red) 목동맥관(경동맥관)
6 Epitympanic recess 고실위오목(고실상함요)
7 Groove for greater petrosal nerve (yellow) 노란색으로 칠해진 큰바위신경고랑(대추체신경구)
8 Groove for middle meningeal vessels 중간뇌막동맥고랑(중경막동맥구)
9 Incus 모루뼈(침골)
10 Jugular bulb (blue) 목정맥팽대(경정맥구)
11 Lateral semicircular canal 가쪽반고리관(외측반규관)
12 Lesser petrosal nerve 작은바위신경(소추체신경)
13 Malleus 망치뼈(추골)
14 Mastoid air cells 꼭지벌집(유돌봉소)
15 Mastoid antrum 꼭지방(유돌동)
16 Mastoid process 꼭지돌기(유양돌기)
17 Part of carotid canal (red) 목동맥관(경동맥관)의 부분
18 Part of jugular bulb (blue) 목정맥팽대(경정맥구)의 일부
19 Promontory with overlying tympanic plexus 고실신경얼기(고실신경총)에 의해 덮힌 고실곶(갑각)
20 Stapes in oval window and stapedius muscle 등자근(등골근)과 타원창(난원창)의 등자뼈(등골)
21 Styloid process 붓돌기(경상돌기)
22 Stylomastoid foramen 붓꼭지구멍(경유돌공)
23 Tegmen tympani 고실천장(고실개)
24 Tensor tympani muscle in its canal 관속에 위치한 고막긴장근(고막장근)
25 Tympanic branch of glossopharyngeal nerve entering its canaliculus 소관으로 들어가는 혀인두신경(설인신경)의 고실가지
26 Tympanic membrane 고막

청각과민, 고막천공, 귀의 통증(특히 연관통), pp.80~82 참조.

귀 Ear 오른쪽 관자뼈

A 얼굴신경과 그 가지 그리고 가운데귀

B A의 확대된 모습

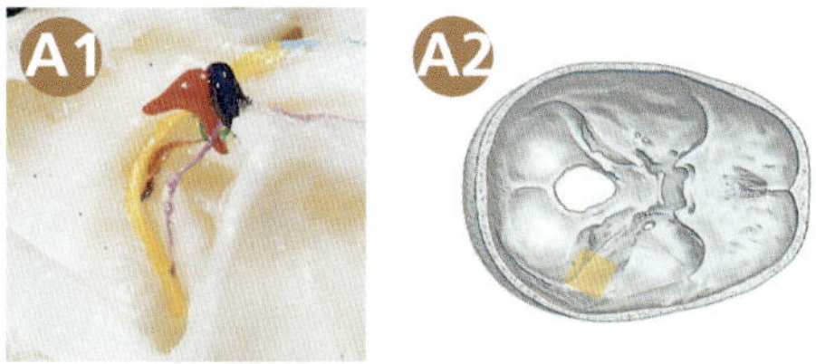

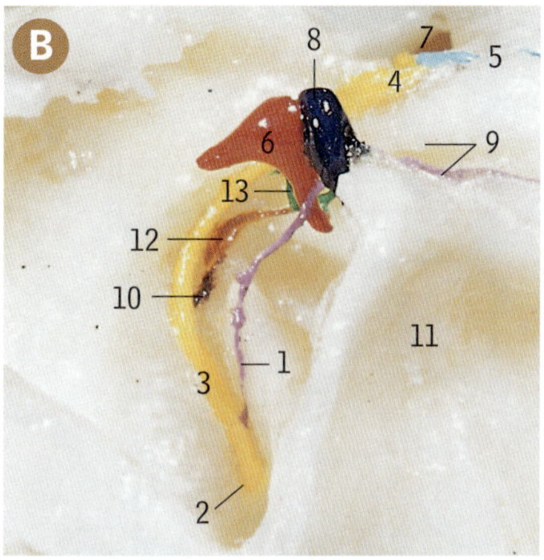

이 해부는 앞쪽 그리고 안쪽으로 본 오른쪽 모습과 위모습이다. 정상적으로 고실위오목(epitympanic recess, 고실상함요)에 뻗어 있는 망치뼈(malleus, 추골)(8)의 위부분 그리고 모루뼈(incus, 침골)(6)를 확인하기 위하여 뼈들은 제거하였다. 얼굴신경관(facial canal, 안면신경관)(2)의 위부분이 열려서 고실끈신경(chorda tympani, 고삭신경)(1)과 등자근(stapedius, 등골근)에 분포하는 신경(10)이 얼굴신경(facial nerve, 안면신경)(3)에서 분지되는 것을 확인할 수 있고, 얼굴신경의 무릎신경절(geniculate ganglion, 슬신경절)에서 큰바위신경(greater petrosal nerve, 대추체신경)(5)이 분지되는 것을 확인할 수 있다.

1 Chorda tympani 고실끈신경(고삭신경)
2 Facial canal leading to stylomastoid foramen 붓꼭지구멍(경유돌공)에 이르는 얼굴신경관(안면신경관)
3 Facial nerve 얼굴신경(안면신경)
4 Geniculate ganglion of facial nerve 얼굴신경(안면신경)의 무릎신경절(슬신경절)
5 Greater petrosal nerve 큰바위신경(대추체신경)
6 Incus 모루뼈(침골)
7 Internal acoustic meatus 속귀길(내이동)
8 Malleus 망치뼈(추골)
9 Margin of auditory tube 귀관(이관)의 가장자리
10 Nerve to stapedius 등자근신경(등골근신경)
11 Paraffin wax (for support) overlying tympanic membrane 고막을 지지하는 파라핀 왁스
12 Stapedius 등자근(등골근)
13 Stapes 등자뼈(등골)

> 등자근(stapedius, 등골근)(12)의 힘줄은 고실(tympanic cavity)의 뒤벽에 있는 작은 원뿔모양의 돌출부, 즉 피라미드융기(pyramid)에서 나온다.

귀 Ear

C 오른쪽 관자뼈; 가운데귀와 속귀의 확대모습

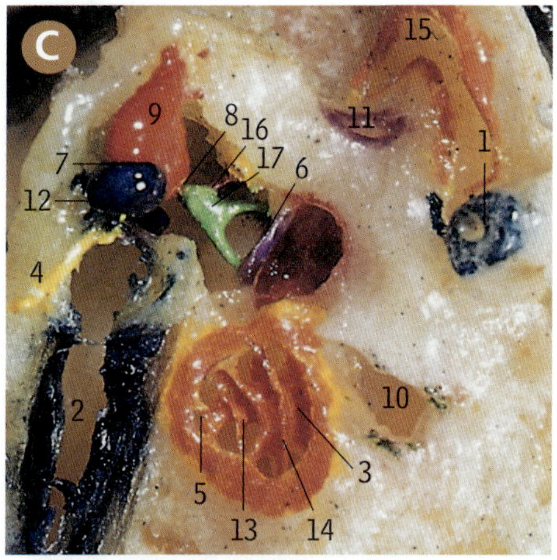

이 해부는 뒤 그리고 가쪽으로 본 위모습이다. 가운데귀(middle ear, 중이)의 공간에는 3개의 귓속뼈(auditory ossicles, 이소골)가 관찰된다 – 망치뼈(malleus, 추골)(12), 모루뼈(incus, 침골)(9) 그리고 등자뼈(stapes, 등골)(17). 고막(tympanic membrane)과 바깥귀길(external acoustic meatus, 외이도)은 관찰이 안 되지만 그림 7의 밑에 위치한다. 달팽이(cochlea, 와우)는 내부 뼈구조를 보여주기 위하여 열었다(3, 5, 13, 14).

1 Anterior (superior) semicircular canal 앞반고리관(전반규관)
2 Auditory tube 귀관(이관)
3 Bony canal of cochlea 뼈달팽이관(골와우관)
4 Chorda tympani 고실끈신경(고삭신경
5 Cupola of cochlea 달팽이(와우)의 팽대꼭대기
6 Footplate of stapes in oval window of vestibule 안뜰(전정)의 타원창(난원창)에 위치한 등자뼈바닥(등골저)
7 Incudomalleolar joint 모루망치관절(침추관절)
8 Incudostapedial joint 모루등자관절(침등관절)
9 Incus 모루뼈(침골)
10 Internal acoustic meatus 속귀길(내이도)
11 Lateral semicircular canal 가쪽반고리관(외측반규관)
12 Malleus 망치뼈(추골)
13 Modiolus of cochlea 달팽이(와우)의 달팽이축(와우축)
14 Osseous spiral lamina of cochlea 달팽이뼈나선판(와우골나선판)
15 Posterior semicircular canal 뒤반고리관(후반규관)
16 Stapedius tendon 등자근(등골근)의 힘줄(건)
17 Stapes 등자뼈(등골)

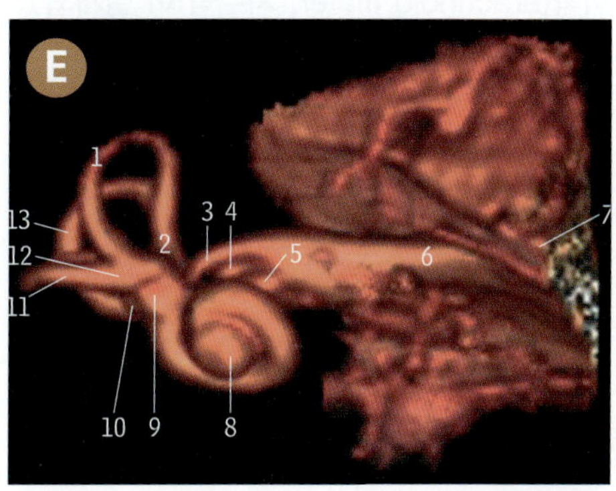

오른쪽 귀 Right ear

D 그림의 일부 위모습

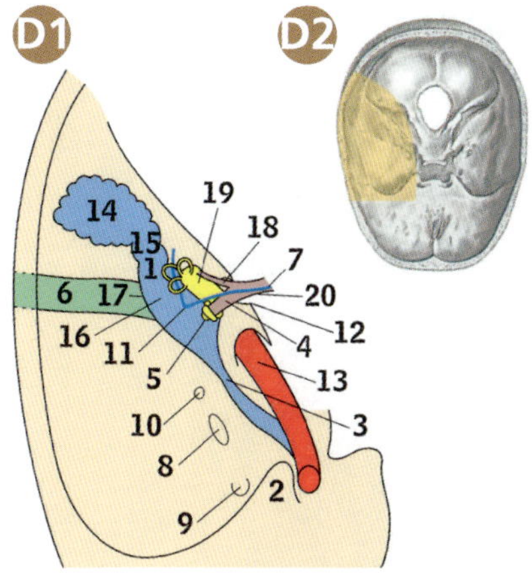

1 Aditus to mastoid antrum 꼭지방어귀(유돌공구)
2 Anterior clinoid process 앞침대돌기(전침상돌기)
3 Auditory tube 귀관(이관)
4 Cochlear nerve 달팽이신경(와우신경)
5 Cochlear part of inner ear 속귀(내이)의 달팽이(와우)부분
6 External acoustic meatus 바깥귀길(외이도)
7 Facial nerve 얼굴신경(안면신경)
8 Foramen ovale 타원구멍(난원공)
9 Foramen rotundum 둥근구멍(정원공)
10 Foramen spinosum 뇌막동맥구멍(극공)
11 Geniculate ganglion of facial nerve 얼굴신경(안면신경)의 무릎신경절(슬신경절)
12 Internal acoustic meatus 속귀길(내이도)
13 Internal carotid artery emerging from foramen lacerum 파열구멍(파열공)에서 나오는 속목동맥(내경동맥)
14 Mastoid air cells 꼭지벌집(유돌봉소)
15 Mastoid antrum 꼭지방(유돌동)
16 Middle ear 가운데귀(중이)
17 Tympanic membrane 고막
18 Vestibular nerve 안뜰신경(전정신경)
19 Vestibular part of inner ear 속귀(내이)의 안뜰(전정)부분
20 Vestibulocochlear nerve 속귀신경(내이신경)

E 속귀의 CT 영상(3D 재구성)

1 Anterior (superior) semicircular canals (SSC) 앞반고리관(전반규관)
2 Common crus 온반고리관뼈다리(골총각)
3 Labyrinthine segment of facial nerve 얼굴신경(안면신경)의 미로구역
4 Superior vestibular nerve 위안뜰신경(상전정신경)
5 Cochlear nerve 달팽이신경(와우신경)
6 Vestibulocochlear nerve 속귀신경(내이신경)
7 Abducent nerve CN VI 갓돌림신경(외전신경)
8 Cochlea 달팽이(와우)
9 Vestibule 안뜰(전정)
10 Oval window 타원창(난원창)
11 Lateral SCC 가쪽반고리관(외측반규관)
12 Lateral SCC, ampulla 가쪽반고리관(외측반규관)의 팽대
13 Posterior SCC 뒤반고리관(후반규관)

미로염(내이염), pp.80~82 참조.

A 머리덮개와 대뇌낫

Cranial vault and falx

아래모습

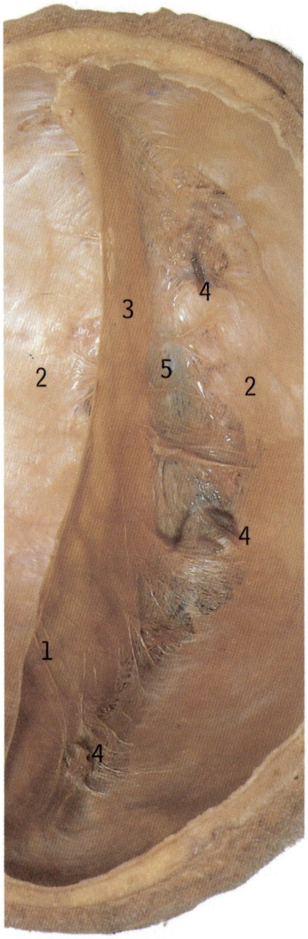

머리덮개(cranial vault, 두개관)를 아래에서 보면, 대뇌낫(falx cerebri, 대뇌겸)(3)은 머리덮개(vault, 두개관)(2)를 싸고 있는 경질막(dura mater)과 연속적이며, 뒤쪽(back)(1)에서 보면 소뇌천막(tentorium cerebella)은 대뇌낫에서 절개하였다.

1 Cut edge of falx cerebri
대뇌낫(대뇌겸)의 절단끝
2 Dura mater over cranial vault
머리뼈(두개골)의 지붕을 싸는 경질막(경막)
3 Falx cerebri 대뇌낫(대뇌겸)
4 Superior cerebral veins
위대뇌정맥(상대뇌정맥)
5 Superior sagittal sinus
위시상정맥굴(상시상정맥동)

B 뇌 Brain

위모습

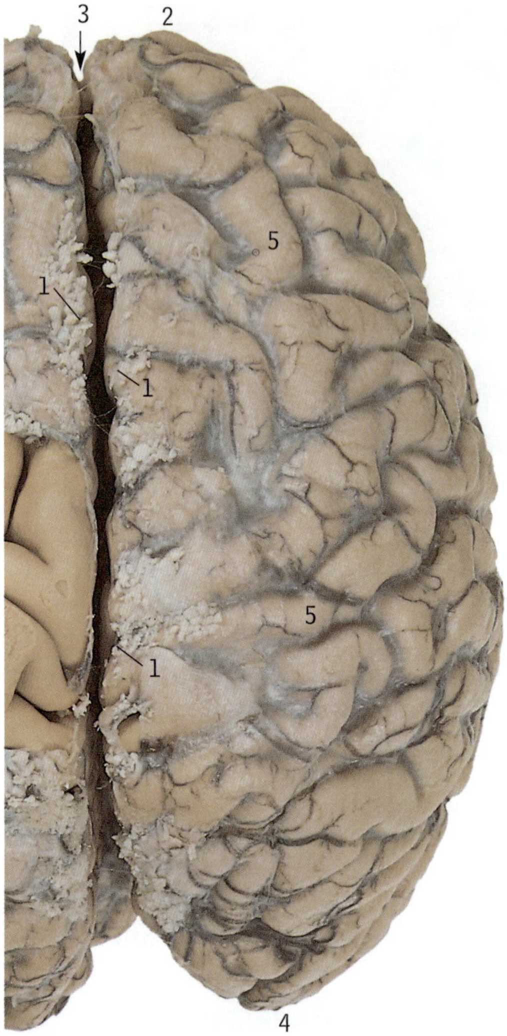

오른쪽 대뇌반구(cerebral hemisphere)는 거미막(arachnoid mater, 지주막)과 거미막과립(arachnoid granulations, 지주막과립)(1)에 덮여 있고, 거미막과립은 세로틈새(longitudinal fissure, 종렬)(3) 근처에서 확인할 수 있다. 왼쪽 대뇌반구(cerebral hemisphere)의 일부는 거미막밑공간(subarachnoid space, 지주막하강)을 보여주기 위하여 거미막(arachnoid mater, 지주막)이 절개되었다.

1 Arachnoid granulations 거미막과립(지주막과립)
2 Frontal pole 이마극(전두극)
3 Longitudinal fissure 대뇌세로틈새(대뇌종렬)
4 Occipital pole 뒤통수극(후두극)
5 Superolateral surface 위가쪽면(상외측면)

C 뇌 Brain

오른쪽 대뇌반구의 위모습

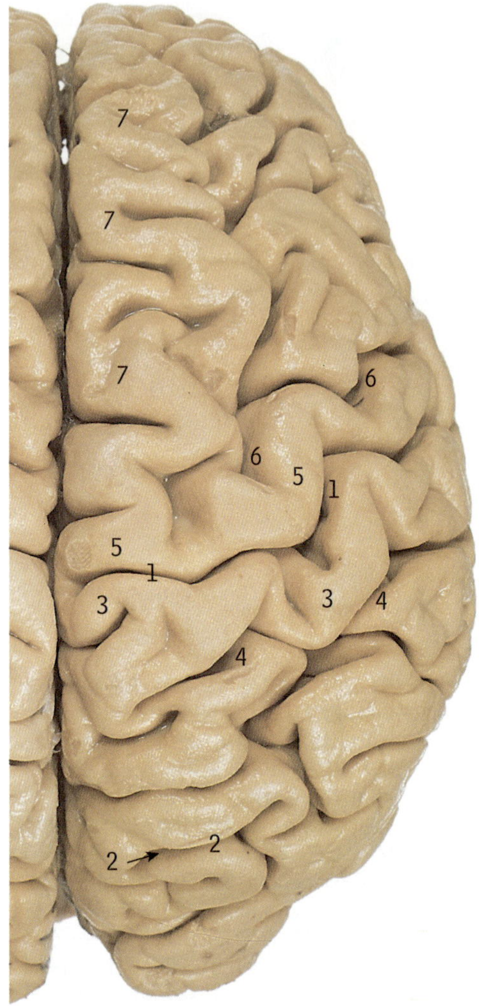

이랑(gyrus, 회)과 고랑(sulcus, 구)을 확인하기 위하여 거미막(arachnoid mater, 지주막)과 혈관을 제거하였다. 가장 중요한 것은 중심고랑(central sulcus, 중심구)(1), 중심앞이랑(precentral gyrus, 중심전회)(5) 그리고 중심뒤이랑(postcentral gyrus, 중심후회)(3)이다.

1 Central sulcus 중심고랑(중심구)
2 Parieto-occipital sulcus
마루뒤통수고랑(두정후두구)
3 Postcentral gyrus 중심뒤이랑(중심후회)
4 Postcentral sulcus 중심뒤고랑(중심후구)
5 Precentral gyrus 중심앞이랑(중심전회)
6 Precentral sulcus 중심앞고랑(중심전구)
7 Superior frontal gyrus 위이마이랑(상전두회)

거미막밑출혈(지주막하출혈), pp.80~82 참조.

뇌 Brain Ⓐ 오른쪽 모습 Ⓑ 오른쪽 대뇌반구의 오른쪽 모습

Ⓐ

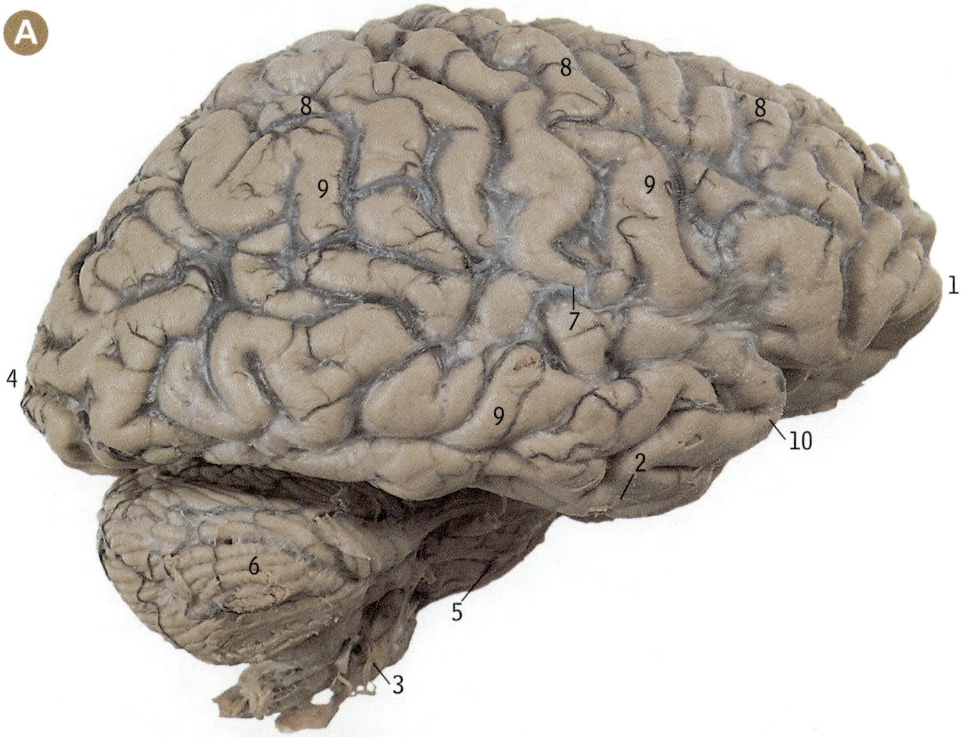

p.62의 그림 B처럼 거미막(arachnoid mater, 지주막)이 온전한 상태에서 혈관들이 거미막속에 관찰되며, 좀 더 큰 것이 정맥(veins)(7)이다.

1 Frontal pole 이마극(전두극)
2 Inferior cerebral veins 아래대뇌정맥(하대뇌정맥)
3 Medulla oblongata and vertebral artery 숨뇌(연수)와 척추동맥
4 Occipital pole 뒤통수극(후두극)
5 Pons and basilar artery 다리뇌(뇌교)와 뇌바닥동맥(뇌저동맥)
6 Right cerebellar hemisphere 오른소뇌반구
7 Superficial middle cerebral vein overlying lateral sulcus 가쪽고랑(외측구)를 덮는 얕은중간대뇌정맥(천중대뇌정맥)
8 Superior cerebral veins 위대뇌정맥(상대뇌정맥)
9 Superolateral surface of right cerebral hemisphere 오른대뇌반구의 위가쪽면(상외측면)
10 Temporal pole 관자극(측두극)

Ⓑ

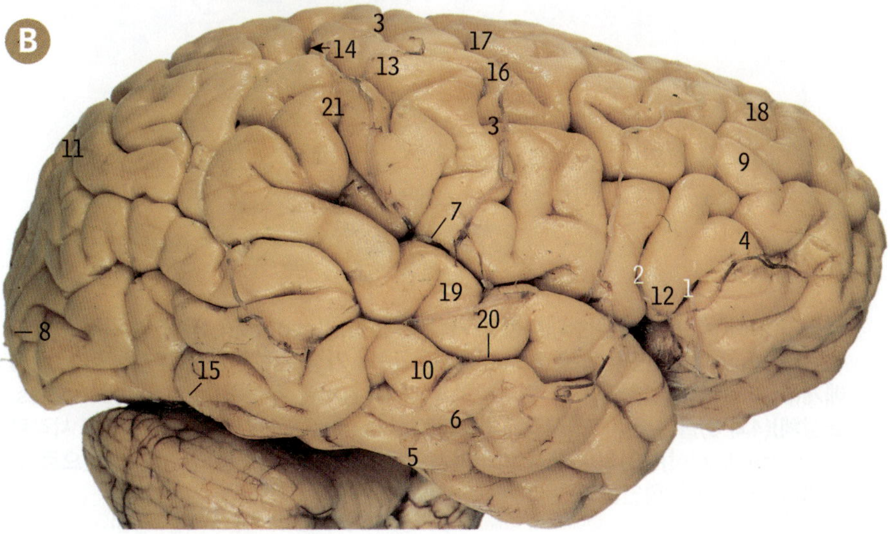

거미막(arachnoid mater, 지주막)을 제거하면 중간대뇌동맥(middle cerebral artery, 중대뇌동맥, 표시 안 됨)의 큰 가지가 가쪽고랑(lateral sulcus, 외측구)(7)에서 나오는 모습이 확인된다. 여기서는 중심고랑(central sulcus, 중심구)(16), 중심뒤이랑(postcentral gyrus, 중심후회)(13), 중심고랑(central sulcus, 중심구)(3) 그리고 가쪽고랑(lateral sulcus, 외측구)(7)과 같은 가장 중요한 이랑과 고랑을 볼 수 있다.

1 Anterior ramus of lateral sulcus 가쪽고랑(외측구)의 앞가지(전지)
2 Ascending ramus of lateral sulcus 가쪽고랑(외측구)의 오름가지(상행가지)
3 Central sulcus 중심고랑(중심구)
4 Inferior frontal gyrus 아래이마이랑(하전두회)
5 Inferior temporal gyrus 아래관자이랑(하측두회)
6 Inferior temporal sulcus 아래관자고랑(하측두구)
7 Lateral sulcus (posterior ramus) 가쪽고랑(외측구)의 뒤가지(후지)
8 Lunate sulcus 초승달고랑(월상구)
9 Middle frontal gyrus 중간이마이랑(중전두회)
10 Middle temporal gyrus 중간관자고랑(중측두구)
11 Parieto-occipital sulcus 마루뒤통수고랑(두정후두구)
12 Pars triangularis 세모부분(삼각부분)
13 Postcentral gyrus 중심뒤이랑(중심후회)
14 Postcentral sulcus 중심뒤고랑(중심후구)
15 Pre-occipital notch 뒤통수앞패임(후두전절흔)
16 Precentral gyrus 중심앞이랑(중심전회)
17 Precentral sulcus 중심앞고랑(중심전구)
18 Superior frontal gyrus 위이마이랑(상전두회)
19 Superior temporal gyrus 위관자이랑(상측두회)
20 Superior temporal sulcus 위관자고랑(상측두구)
21 Supramarginal gyrus 모서리위이랑(연상회)

p.62의 그림 C1과 위 그림에서의 B3은 중심고랑을 표시한 것이다. 중심고랑(central sulcus, 중심구)은 이마엽(frontal lobe, 전두엽)과 마루엽(parietal lobe, 두정엽) 사이의 경계를 이룬다.

뒤통수앞패임(pre-occipital notch, 후두전절흔)(B15)에서 마루뒤통수고랑(parieto-occipital sulcus, 두정후두구)(B11)까지는 마루엽(parietal lobe, 두정엽)과 뒤통수엽(occipital lobe, 후두엽) 사이의 경계를 이룬다. 이 가상선의 앞쪽의 대뇌반구부분과 가쪽고랑(lateral sulcus, 외측구)의 아래부분, 좀 더 엄밀하게는 가쪽고랑(lateral sulcus, 외측구)(B7)의 뒤가지 아래부분은 관자엽(temporal lobe, 측두엽)을 형성한다.

중심앞이랑(precentral gyrus, 중심전회)(B16)과 중심뒤이랑(postcentral gyrus, 중심후회)(B13)은 각각 전통적으로 운동과 감각영역('motor' and 'sensory' areas)으로 알려져 있다.

언어운동영역(motor speech areas)은 대개 왼쪽대뇌반구에 위치하며, 가쪽고랑(lateral sulcus, 외측구)의 오름가지와 앞가지(ascending and anterior rami)(B2, 1)와 세모부분(pars triangularis, 삼각부분)(B12)이 언어운동영역을 구성한다.

청각영역(auditory areas)은 특히, 가쪽고랑(lateral sulcus, 외측구)(B7) 속에 위치한 위관자이랑(superior temporal gyrus, 상측두회)(B19) 부분이다.

A 뇌 Brain 아래모습

이것은 머리뼈(skull, 두개골)에서 뇌를 적출한 직후 어떠한 해부도 시행하지 않는 뇌의 아래모습이다. 거미막(arachnoid mater, 지주막)은 일부 찢겨져서 그 속의 혈관도 관찰된다.

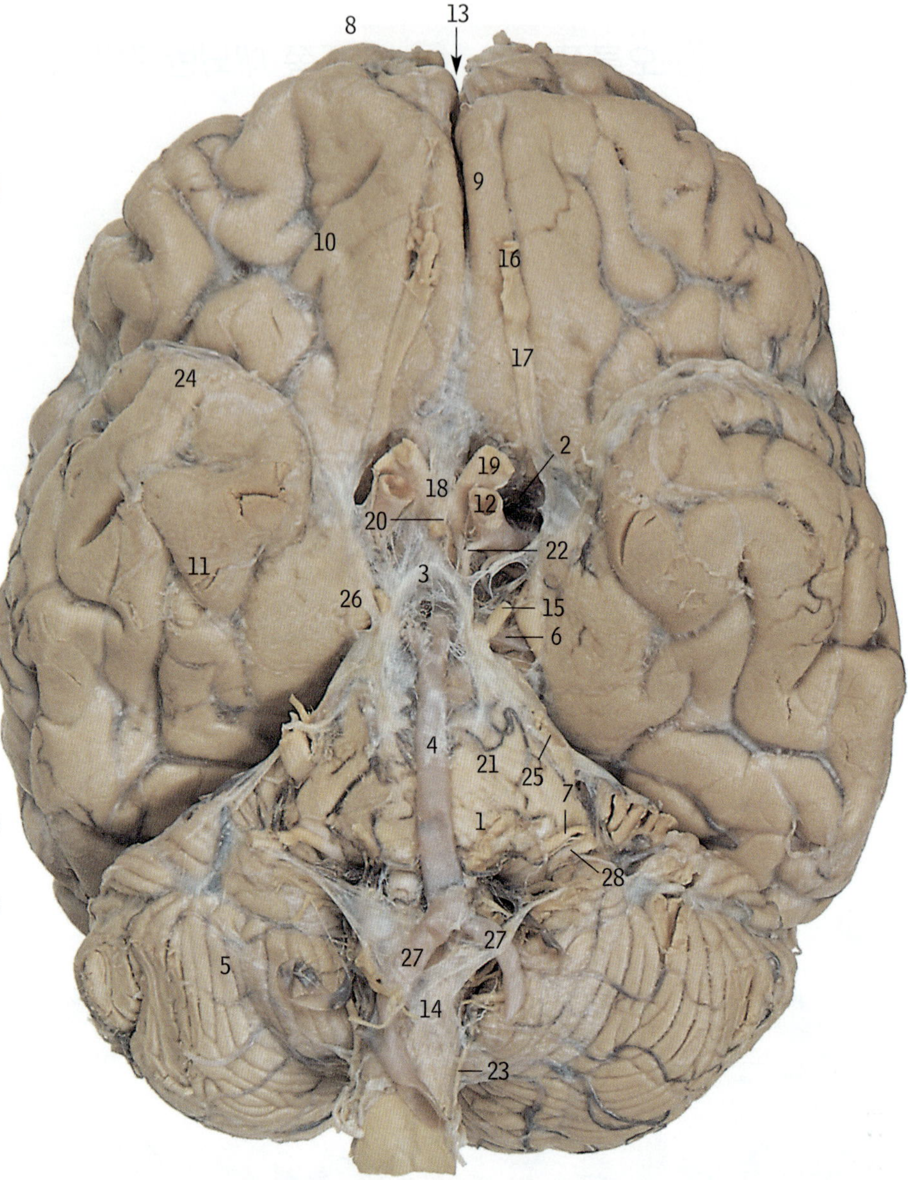

1 Abducent nerve 갓돌림신경(외전신경)
2 Anterior perforated substance 앞관통질(전유공질)
3 Arachnoid mater overlying mamillary bodies 유두체를 덮고 있는 거미막(지주막)
4 Basilar artery 뇌바닥동맥(뇌저동맥)
5 Cerebellar hemisphere 소뇌반구
6 Crus of cerebral peduncle (midbrain) 중간뇌(중뇌)의 대뇌다리(대뇌각)의 대뇌섬유다리
7 Facial nerve 얼굴신경(안면신경)
8 Frontal pole 이마극(전두극)
9 Gyrus rectus 곧은이랑(직회)
10 Inferior surface of frontal lobe 이마엽(전두엽)의 아래면
11 Inferior surface of temporal lobe 관자엽(측두엽)의 아래면
12 Internal carotid artery 속목동맥(내경동맥)
13 Longitudinal fissure 대뇌세로틈새(대뇌종렬)
14 Medulla oblongata 숨뇌(연수)
15 Oculomotor nerve 눈돌림신경(동안신경)
16 Olfactory bulb 후각망울(후구)
17 Olfactory tract 후각로(후삭)
18 Optic chiasma 시각교차(시신경교차)
19 Optic nerve 시각신경(시신경)
20 Pituitary stalk (infundibulum) 뇌하수체줄기 혹은 깔때기(누두)
21 Pons 다리뇌(뇌교)
22 Posterior communicating artery 뒤교통동맥(후교통동맥)
23 Spinal part of accessory nerve 더부신경(부신경)의 척수부분
24 Temporal pole 관자극(측두극)
25 Trigeminal nerve 삼차신경
26 Uncus 갈고리이랑(구회)
27 Vertebral artery 척추동맥
28 Vestibulocochlear nerve 속귀신경(내이신경)

B 시각로와 무릎체

Optic tract and geniculate bodies *아래모습*

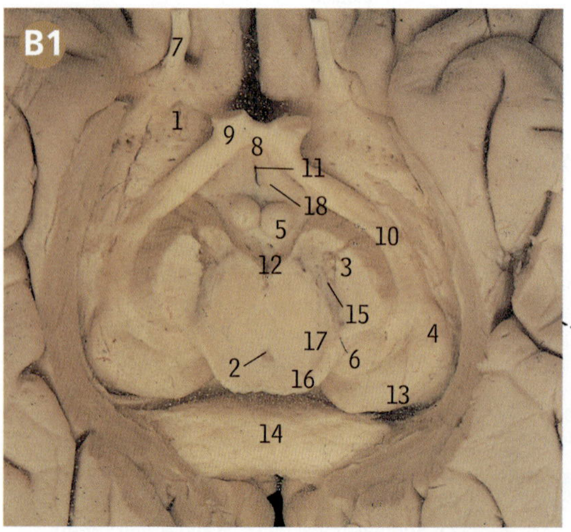

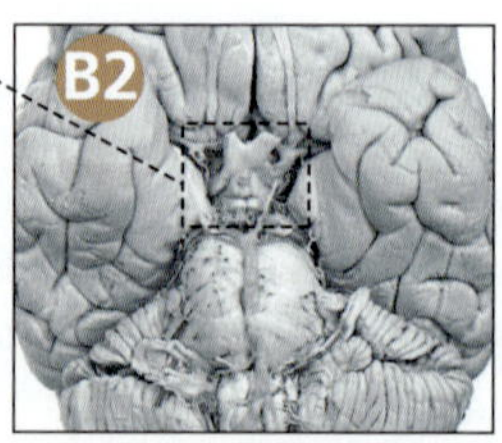

뇌줄기(brainstem, 뇌간)는 대부분 제거하여, 중간뇌(midbrain, 중뇌)의 위부분만 관찰된다. 또한 대뇌반구(cerebral hemisphere)의 가장 안쪽부분도 제거하였다. 시상베개(pulvinar, 시상침)(13)의 뒤부분의 아래에 위치한 무릎체(geniculate bodies, 슬상체)(4와 6)를 확인하고, 시각교차(optic chiasma, 시신경교차)(8) 그리고 시각로(optic tract, 시삭)(10)의 주행을 따라가서 중간뇌(midbrain, 중뇌)(3)의 양옆으로 뒤로 돌아가는 것을 확인한다.

1 Anterior perforated substance 앞관통질(전유공질)
2 Aqueduct of midbrain 중간뇌수도관(중뇌수도관)
3 Crus of midbrain 중간뇌(중뇌)의 대뇌섬유다리
4 Lateral geniculate body 가쪽무릎체(외측슬상체)
5 Mamillary body 유두체
6 Medial geniculate body 안쪽무릎체(내측슬상체)
7 Olfactory tract 후각로(후삭)
8 Optic chiasma 시각교차(시신경교차)
9 Optic nerve 시각신경(시신경)
10 Optic tract 시각로(시삭)
11 Pituitary stalk (infundibulum) 뇌하수체줄기 혹은 깔때기(누두)
12 Posterior perforated substance 뒤관통질(후유공질)
13 Pulvinar of thalamus 시상베개(시상침)
14 Splenium of corpus callosum 뇌들보(뇌량)의 팽대
15 Substantia nigra of midbrain 중간뇌(중뇌)의 흑색질(흑질)
16 Tectum of midbrain 중간뇌(중뇌)의 덮개
17 Tegmentum of midbrain 중간뇌(중뇌)의 뒤판(피개)
18 Tuber cinereum 회색융기(회백융기)

A 뇌 Brain 아래모습

A1

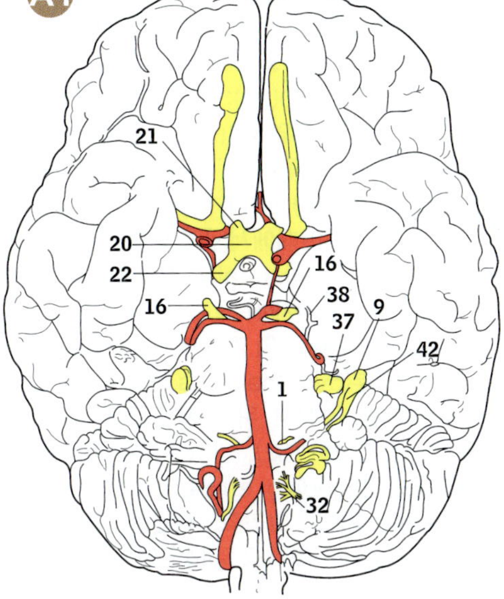

A2

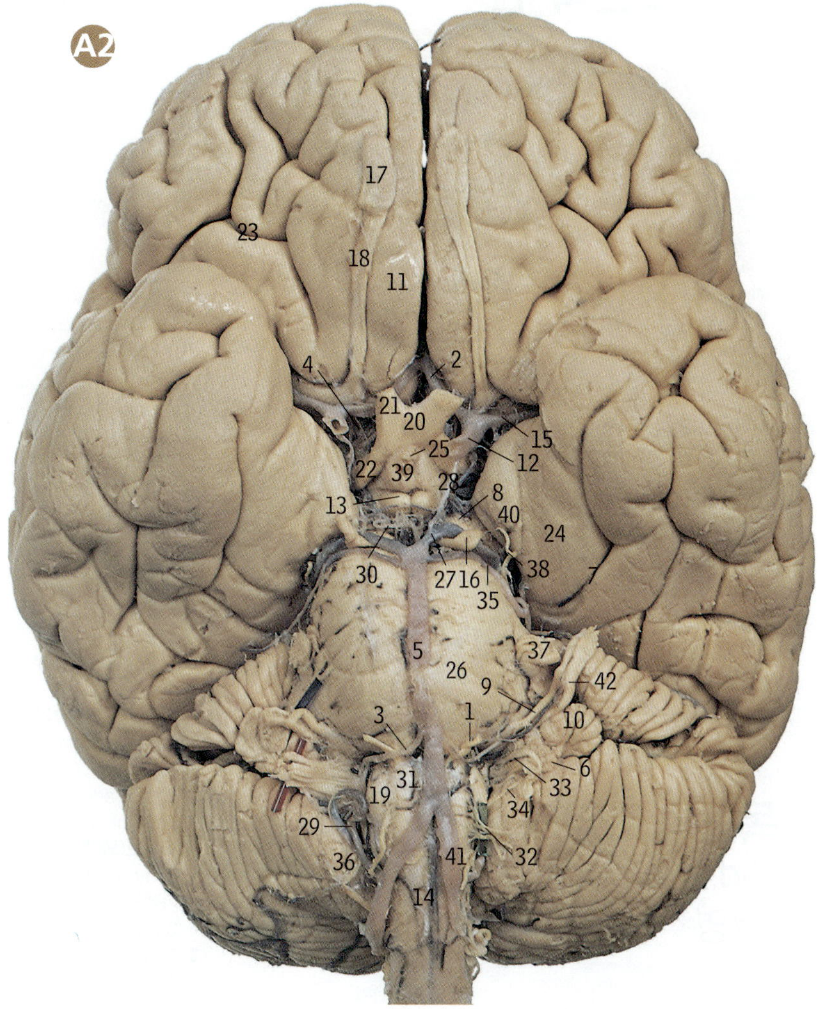

1 Abducent nerve 갓돌림신경(외전신경)
2 Anterior cerebral artery 앞대뇌동맥(전대뇌동맥)
3 Anterior inferior cerebellar artery 앞아래소뇌동맥(전하소뇌동맥)
4 Anterior perforated substance 앞관통질(전유공질)
5 Basilar artery 뇌바닥동맥(뇌저동맥)
6 Choroid plexus from lateral recess of fourth ventricle 넷째뇌실 가쪽오목(제4뇌실 외측함요)의 맥락얼기(맥락총)
7 Collateral sulcus 곁고랑(측부구)
8 Crus of cerebral peduncle 대뇌다리(대뇌각)의 대뇌섬유다리
9 Facial nerve 얼굴신경(안면신경)
10 Flocculus of cerebellum 소뇌의 타래(편엽)
11 Gyrus rectus 곧은이랑(직회)
12 Internal carotid artery 속목동맥(내경동맥)
13 Mamillary body 유두체
14 Medulla oblongata 숨뇌(연수)
15 Middle cerebral artery 중간대뇌동맥(중대뇌동맥)
16 Oculomotor nerve 눈돌림신경(동안신경)
17 Olfactory bulb 후각망울(후구)
18 Olfactory tract 후각로(후삭)
19 Olive of Medulla oblongata 숨뇌(연수)의 올리브
20 Optic chiasma 시각교차(시신경교차)
21 Optic nerve 시각신경(시신경)
22 Optic tract 시각로(시삭)
23 Orbital sulcus 눈확고랑(안와구)
24 Parahippocampal gyrus 해마곁이랑(해마방회)
25 Pituitary stalk (infundibulum) 뇌하수체줄기(깔때기)
26 Pons 다리뇌(뇌교)
27 Posterior cerebral artery 뒤대뇌동맥(후대뇌동맥)
28 Posterior communicating artery 뒤교통동맥(후교통동맥)
29 Posterior inferior cerebellar artery 뒤아래소뇌동맥(후하소뇌동맥)
30 Posterior perforated substance 뒤관통질(후유공질)
31 Pyramid of Medulla oblongata 숨뇌(연수)의 피라미드(추체)
32 Rootlets of hypoglossal nerve (superficial to marker) 혀밑신경(설하신경)의 잔뿌리(근사)
33 Roots of glossopharyngeal, vagus and accessory nerves 혀인두신경(설인신경), 미주신경 및 더부신경(부신경)의 뿌리(근)
34 Spinal part of accessory nerve 더부신경(부신경)의 척수부분
35 Superior cerebellar artery 위소뇌동맥(상소뇌동맥)
36 Tonsil of cerebellum 소뇌의 편도
37 Trigeminal nerve 삼차신경
38 Trochlear nerve 도르래신경(활차신경)
39 Tuber cinereum and median eminence 회색융기(회백융기) 및 정중융기
40 Uncus 갈고리이랑(구회)
41 Vertebral artery 척추동맥
42 Vestibulocochlear nerve 속귀신경(내이신경)

B 뇌 Brain
수조를 보여주는 횡단 자기공명영상

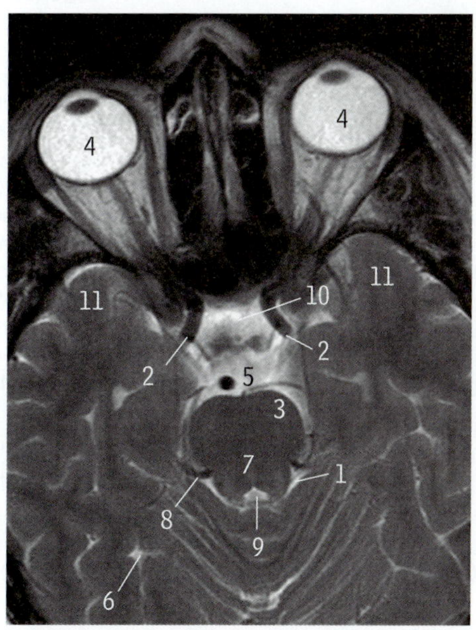

1 Ambient cistern 중간뇌주위수조(중뇌주위수조)
2 Carotid artery, internal 속목동맥(내경동맥)
3 Cerebral peduncle 대뇌다리(대뇌각)
4 Globe 안구
5 Interpeduncular cistern 다리사이수조(각간조)
6 Lateral ventricle, posterior horn 가쪽뇌실(측뇌실)의 뒤뿔(후각)
7 Midbrain 중간뇌(중뇌)
8 Posterior cerebral artery 뒤대뇌동맥(후대뇌동맥)
9 Quadrigeminal cistern 네둔덕수조(사구수조)
10 Suprachiasmatic cistern 교차위수조
11 Temporal lobe 관자엽(측두엽)

A 뇌의 오른쪽 반 Right half of the brain *정중시상단면의 왼쪽 모습*

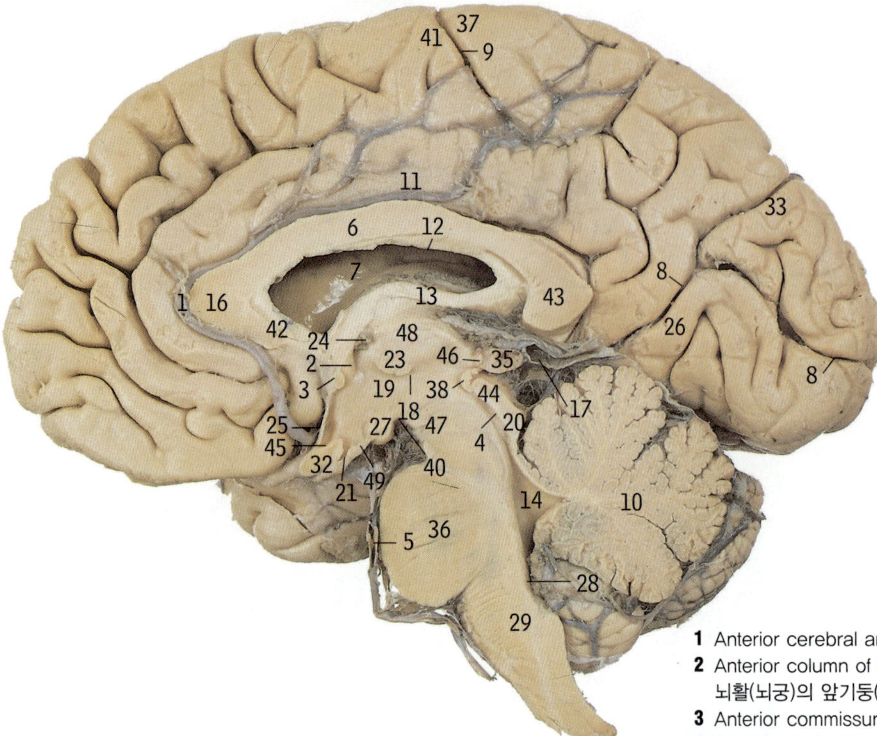

뇌를 반으로 절단하면 오른쪽 대뇌반구(cerebral hemi-sphere)의 안쪽면과 절단된 뇌줄기(brainstem, 뇌간)를 관찰할 수 있다. 중간뇌(midbrain, 중뇌)(4, 20, 44, 47); 다리뇌(pons, 뇌교)(36); 그리고 숨뇌(Medulla oblongata, 연수)(29). 투명사이막(septum pellucidum, 투명중격)(12)은 정중앙의 구조로서, 투명사이막의 잘린 모서리(cut edge)(12)가 뇌들보(corpus callosum, 뇌량)(6)의 몸통 아래에서 관찰되며, 투명사이막을 절개한 이유는 가쪽뇌실(lateral ventricle, 외측뇌실)(7)의 내부구조를 좀 더 자세히 보기 위함이다. 셋째뇌실(third ventricle, 제3뇌실)의 가쪽벽에는 시상(thalamus)(48)과 시상하부(hypothalamus)(19)가 관찰되며, 셋째뇌실의 바닥에는 앞에서 뒤 순서로 시각교차(optic chiasma, 시신경교차)(32), 뇌하수체줄기(pituitary stalk)(21), 정중융기(median eminence)(49), 유두체(mamillary bodies)(27) 그리고 뒤관통질(posterior perforated substance, 후유공질)(40)이 관찰된다.

B 목동맥조영도

Carotid arterogram

가쪽촬영

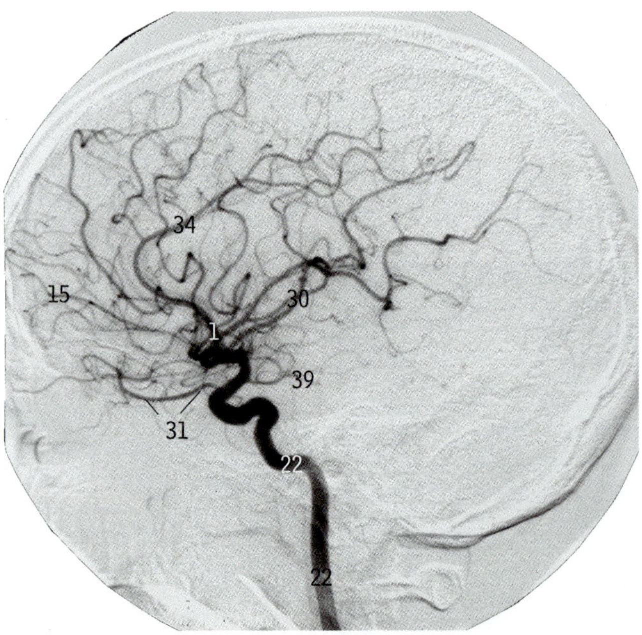

1 Anterior cerebral artery 앞대뇌동맥(전대뇌동맥)
2 Anterior column of fornix 뇌활(뇌궁)의 앞기둥(전주)
3 Anterior commissure 앞맞교차(전교련)
4 Aqueduct of midbrain 중간뇌수도관(중뇌수도관)
5 Basilar artery 뇌바닥동맥(뇌저동맥)
6 Body of corpus callosum 뇌들보(뇌량)의 몸통(체)
7 Body of lateral ventricle 가쪽뇌실(측뇌실)의 몸통(체)
8 Calcarine sulcus 새발톱고랑(조거구)
9 Central sulcus 중심고랑(중심구)
10 Cerebellum 소뇌
11 Cingulate gyrus 띠이랑(대상회)
12 Cut edge of septum pellucidum 투명사이막(투명중격)의 절단끝
13 Fornix 뇌활(뇌궁)
14 Fourth ventricle 넷째뇌실(제4뇌실)
15 Frontopolar artery 이마극동맥(전두극동맥)
16 Genu of corpus callosum 뇌들보(뇌량)의 무릎(슬부)
17 Great cerebral vein 큰대뇌정맥(대대뇌정맥)
18 Hypothalamic sulcus 시상하부고랑(시상하구)
19 Hypothalamus 시상하부
20 Inferior colliculus of midbrain 중간뇌(중뇌)의 아래둔덕(하구)
21 Infundibular recess (base of pituitary stalk) 깔때기오목(누두함요)
22 Internal carotid artery 속목동맥(내경동맥)
23 Interthalamic connexion 시상사이붙음(시상간교)
24 Interventricular foramen and choroid plexus 뇌실사이구멍(실간공) 및 맥락얼기(맥락총)
25 Lamina terminalis 종말판(종판)
26 Lingual gyrus 혀이랑(설상회)
27 Mamillary body 유두체
28 Median aperture of fourth ventricle 넷째뇌실(제4뇌실)의 정중구멍(정중구)
29 Medulla oblongata 숨뇌(연수)
30 Middle cerebral artery 중간대뇌동맥(중대뇌동맥)
31 Ophthalmic artery 눈동맥(안동맥)
32 Optic chiasma 시각교차(시신경교차)
33 Parieto-occipital sulcus 마루뒤통수고랑(두정후두구)
34 Pericallosal artery 뇌들보주위동맥(뇌량주위동맥)
35 Pineal body 솔방울샘(송과체)
36 Pons 다리뇌(뇌교)
37 Postcentral gyrus 중심뒤이랑(중심후회)
38 Posterior commissure 뒤맞교차(후교련)
39 Posterior communicating artery 뒤교통동맥(후교통동맥)
40 Posterior perforated substance 뒤관통질(후유공질)
41 Precentral gyrus 중심앞이랑(중심전회)
42 Rostrum of corpus callosum 뇌들보(뇌량)의 부리
43 Splenium of corpus callosum 뇌들보(뇌량)의 팽대
44 Superior colliculus of midbrain 중간뇌(중뇌)의 위둔덕(상구)
45 Supra-optic recess 시각위오목(시각교차위오목)
46 Suprapineal recess 솔방울위오목(송과체위오목)
47 Tegmentum of midbrain 중간뇌(중뇌)의 뒤판(피개)
48 Thalamus 시상
49 Tuber cinereum and median eminence 회색융기(회백융기) 및 정중융기

셋째뇌실(third ventricle, 제3뇌실)의 가쪽벽에는 시상(thalamus)(A48)과 시상하부(hypothalamus)(A19)가 위치한다.

넷째뇌실(fourth ventricle, 제4뇌실)(A14)은 대부분 다리뇌(pons, 뇌교)(A36)와 소뇌(cerebellum)(A10) 사이에 위치하며, 넷째뇌실의 아래끝은 숨뇌(medulla oblongata, 연수)(A29)의 위부분의 뒤에 위치한다(p.53 그림 B 참조).

중간뇌수도관(aqueduct of the midbrain, 중뇌수도관)(A4)은 셋째뇌실과 넷째뇌실을 연결한다; 뇌척수액(cerebrospinal fluid)은 정상적으로 셋째뇌실에서 넷째뇌실로 흐른다.

뇌실사이구멍(interventricular foramen, 실간공)(A24)은 셋째뇌실을 가쪽뇌실(lateral ventricle, 외측뇌실)에 연결하며, 뇌실사이구멍의 경계는 앞으로는 뇌활(fornix, 뇌궁)(A2)의 앞기둥(anterior column, 전주) 그리고 뒤로는 시상(thalamus)(A48)에 의한다.

C 뇌Brain 방사선 촬영에 의한 정중시상단면

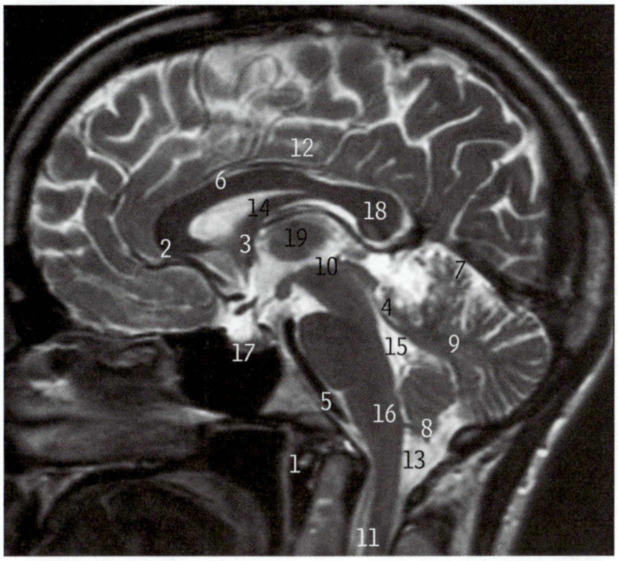

1 Anterior arch of atlas 고리뼈(환추)의 앞고리(환추전궁)
2 Anterior cerebral artery 앞대뇌동맥(전대뇌동맥)
3 Anterior commissure 앞맞교차(전교련)
4 Aqueduct of Sylvius 중간뇌수도관(중뇌수도관)
5 Basilar artery 뇌바닥동맥(뇌저동맥)
6 Body of corpus callosum 뇌들보(뇌량)의 몸통(체)
7 Cerebellar folia 소뇌이랑(소뇌회)
8 Cerebellar tonsil 소뇌편도
9 Cerebellum 소뇌
10 Cerebral peduncle of midbrain 대뇌섬유다리(대뇌각)
11 Cervical spinal cord 척수의 목분절(경수)
12 Cingulate gyrus 띠이랑(대상회)
13 Cisterna magna 큰수조(대조)
14 Fornix 뇌활(뇌궁)
15 Fourth ventricle 넷째뇌실(제4뇌실)
16 Medulla oblongata 숨뇌(연수)
17 Pituitary gland 뇌하수체
18 Splenium of corpus callosum 뇌들보(뇌량)의 팽대
19 Thalamus in lateral wall third ventricle 셋째뇌실(제3뇌실)의 가쪽벽에 위치한 시상

D 뇌신경
Cranial nerves

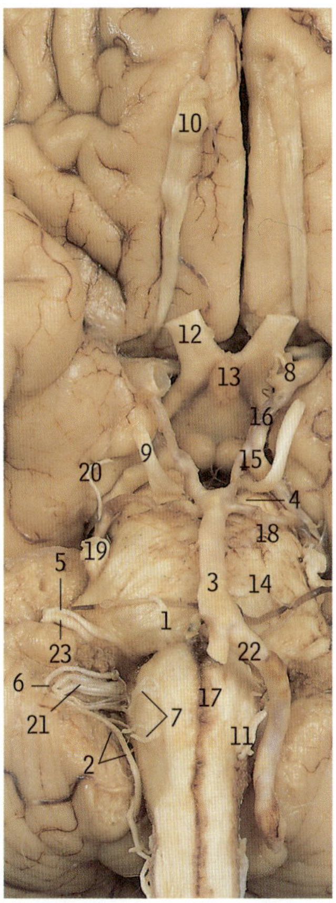

E 뇌바닥의 동맥들 Endoscopy – base of brain

뇌의 중심부의 배쪽에서 본 그림이다. 그림의 왼쪽에 위치한 오른쪽 척추동맥(vertebral artery)은 왼쪽 척추동맥(vertebral artery)(22)과 만나는 곳에서 제거하였다. 첫째뇌신경인 후각신경(olfactory nerve)이 후각망울(olfactory bulb, 후구)(10)로 들어가는 부분은 보이지 않는데, 그 이유는 뇌를 적출하면서 손상되었기 때문이다. 혀인두신경(glossopharyngeal nerve)(6), 미주신경(vagus nerve)(21)과 더부신경(accessory nerve, 부신경)(2)을 구성하는 신경뿌리는 명확하게 구분되지 않지만, 더부신경의 척수부분(spinal part)(2)은 숨뇌(medulla oblongata, 연수)의 양옆으로 주행하여 더부신경의 뇌부분(cranial part)과 만난다.

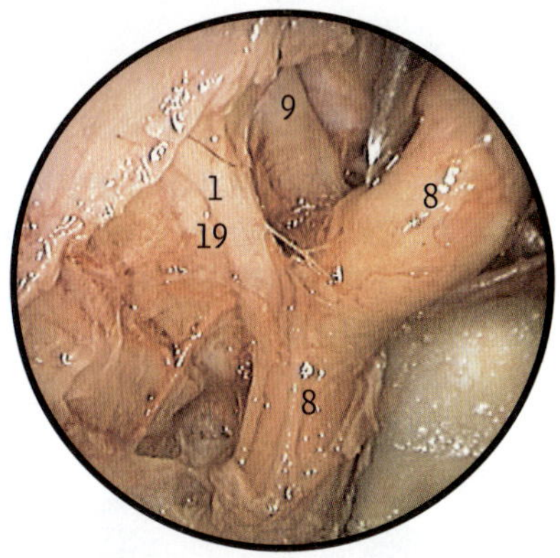

1 Abducent nerve 갓돌림신경(외전신경)
2 Accessory nerve, spinal root 더부신경(부신경)의 척수부분
3 Basilar artery 뇌바닥동맥(뇌저동맥)
4 Crus of cerebral peduncle 대뇌다리의 대뇌섬유다리
5 Facial nerve 얼굴신경(안면신경)
6 Glossopharyngeal nerve 혀인두신경(설인신경)
7 Hypoglossal nerve 혀밑신경(설하신경)
8 Internal carotid artery 속목동맥(내경동맥)
9 Oculomotor nerve 눈돌림신경(동안신경)
10 Olfactory bulb 후각망울(후구)
11 Olive of medulla oblongata 숨뇌(연수)의 올리브
12 Optic nerve 시각신경(시신경)
13 Pituitary stalk 뇌하수체줄기
14 Pons 다리뇌(뇌교)
15 Posterior cerebral artery 뒤대뇌동맥(후대뇌동맥)
16 Posterior communicating artery 뒤교통동맥(후교통동맥)
17 Pyramid of Medulla oblongata 숨뇌(연수)의 피라미드(추체)
18 Superior cerebellar artery 위소뇌동맥(상소뇌동맥)
19 Trigeminal nerve 삼차신경
20 Trochlear nerve 도르래신경(활차신경)
21 Vagus nerve 미주신경
22 Vertebral artery 척추동맥
23 Vestibulocochlear nerve 속귀신경(내이신경)

눈돌림신경(oculomotor nerve, 동안신경)(D9)은 대뇌섬유다리(crus of the cerebral peduncle, 대뇌각)(D4)의 안쪽에서 나오고 도르래신경(trochlear nerve, 활차신경)(D20)은 대뇌섬유다리(crus of the cerebral peduncle, 대뇌각)의 가쪽을 감고 돌아서 나온다. 눈돌림신경과 도르래신경은 뒤대뇌동맥(posterior cerebral artery, 후대뇌동맥)(D15)과 위소뇌동맥(superior cerebellar artery, 상소뇌동맥(D18) 사이를 통과한다.

도르래신경(trochlear nerve, 활차신경)(D20)은 뇌줄기(brain-stem, 뇌간)의 뒤면에서 나오는 유일한 뇌신경이다.

삼차신경(trigeminal nerve)(D19)은 다리뇌(pons, 뇌교)(D14)의 가쪽에서 나온다.

갓돌림신경(abducent nerve, 외전신경)(D1)은 다리뇌(D14)와 피라미드(pyramid)(D17) 사이에서 나온다.

얼굴신경(facial nerve, 안면신경)(D5)과 속귀신경(vestibulocochlear nerves, 내이신경)(D23)은 다리뇌와 숨뇌(medulla oblongata, 연수)가 가쪽에서 만나는 곳에서 나온다.

혀인두신경(glossopharyngeal nerve)(D6)과 미주신경(vagus nerve)(D21) 그리고 더부신경의 뇌부분(cranial root of the accessory nerve)은 올리브(olive)(D11)의 가쪽에 있는 숨뇌(medulla oblongata, 연수)에서 나온다.

혀밑신경(hypoglossal nerve, 설하신경)(D7)은 숨뇌(연수) 피라미드(D17) 올리브(D11) 사이의 숨뇌(medulla oblongata, 연수)에서 나온다.

더부신경(accessory nerve, 부신경)의 척수부분(spinal part)은 치아인대(denticulate ligament)의 등쪽에서 척수(spinal cord)의 위 5~6 목분절(upper five or six cervical segments)의 가쪽면에서 나온다(p.69, 그림 G27 참조).

뇌바닥의 동맥들 Arteries of the base of the brain

A 염료가 주입된 동맥들 **B** 동맥고리(Willis)와 바닥동맥 **C** 동맥고리(Willis)의 MR 혈관조영상

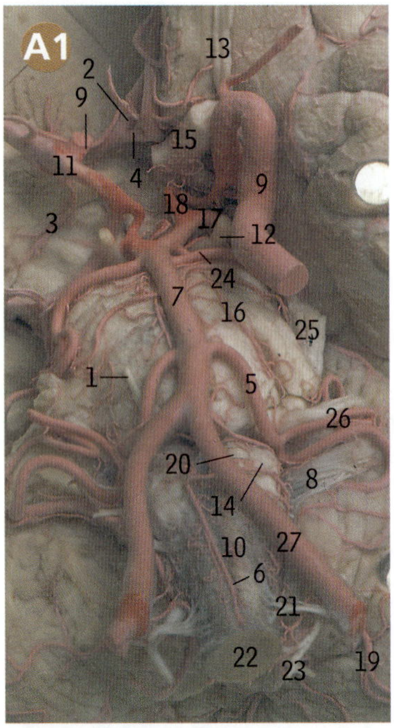

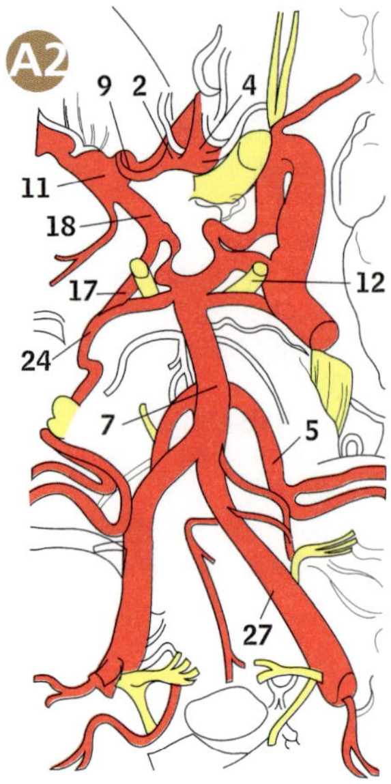

그림의 왼쪽에 있는 오른쪽 대뇌반구(right cerebral hemisphere)는 오른쪽 중간대뇌동맥(right middle cerebral artery, 중대뇌동맥)(11)을 관찰하기 위하여 절제하였다.

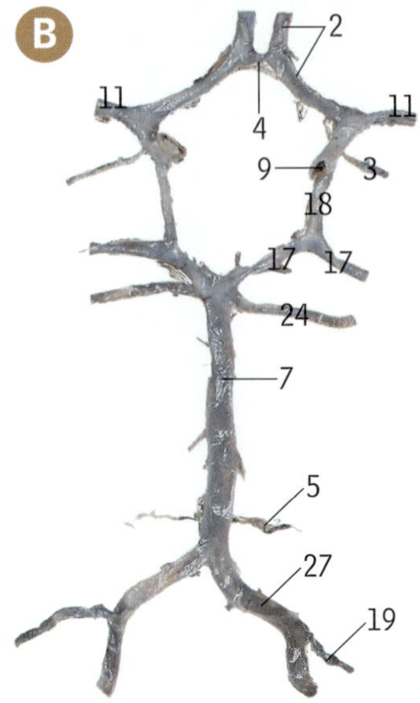

뇌의 바닥(base of the brain)에서 서로 연결된 모습의 동맥들을 제거하여 생체에서의 위치에 맞게 펼쳐보았다.

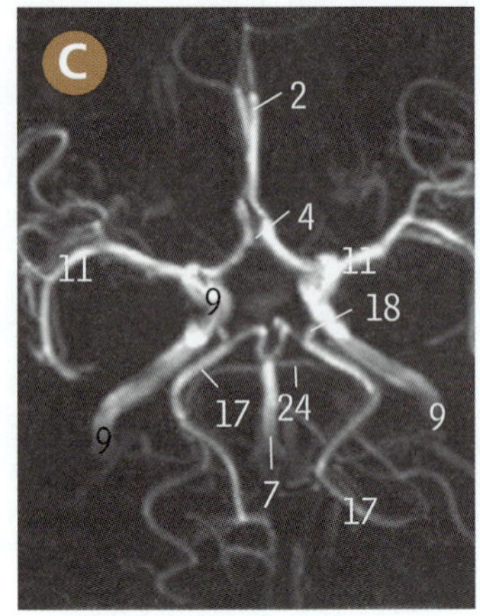

D 뇌바닥에서 머리안의 내시경사진

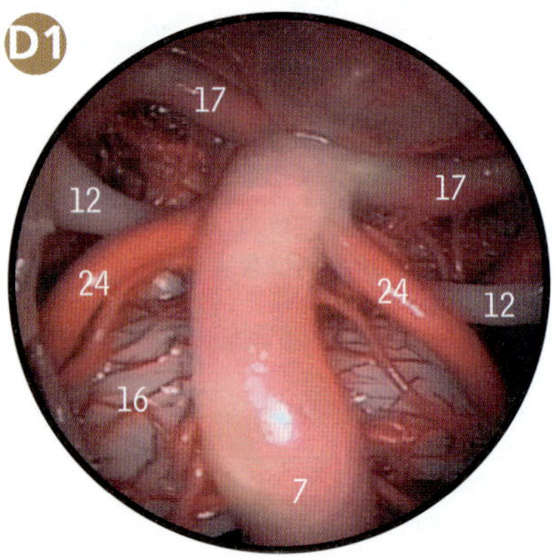

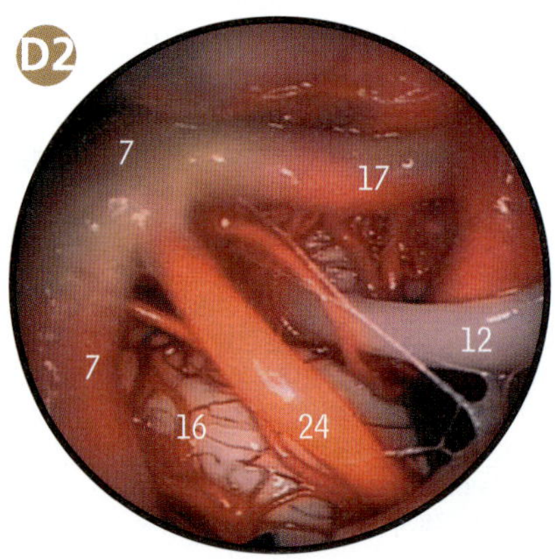

1 Abducent nerve 갓돌림신경(외전신경)
2 Anterior cerebral artery 앞대뇌동맥(전대뇌동맥)
3 Anterior choroidal artery 앞맥락동맥(전맥락총동맥)
4 Anterior communicating artery 앞교통동맥(전교통동맥)
5 Anterior inferior cerebellar artery 앞아래소뇌동맥(전하소뇌동맥)
6 Anterior spinal artery 앞척수동맥
7 Basilar artery with pontine branches 다리뇌가지를 갖고 있는 뇌바닥동맥(뇌저동맥)
8 Filaments of glossopharyngeal, vagus and accessory nerves 혀인두신경(설인신경), 미주신경 및 더부신경(부신경)
9 Internal carotid artery 속목동맥(내경동맥)
10 Medulla oblongata 숨뇌(연수)
11 Middle cerebral artery 중간대뇌동맥(중대뇌동맥)
12 Oculomotor nerve 눈돌림신경(동안신경)
13 Olfactory tract 후각로(후삭)
14 Olive 올리브
15 Optic nerve 시각신경(시신경)
16 Pons 다리뇌(뇌교)
17 Posterior cerebral artery 뒤대뇌동맥(후대뇌동맥)
18 Posterior communicating artery 뒤교통동맥(후교통동맥)
19 Posterior inferior cerebellar artery 뒤아래소뇌동맥(후하소뇌동맥)
20 Pyramid 피라미드
21 Rootlets of first cervical nerve 첫째목신경(제1경신경)의 잔뿌리
22 Spinal cord 척수
23 Spinal part of accessory nerve 더부신경(부신경)의 척수부분
24 Superior cerebellar artery 위소뇌동맥(상소뇌동맥)
25 Trigeminal nerve 삼차신경
26 Unusually large branch of 5 overlying facial and vestibulocochlear nerves 얼굴신경(안면신경)과 속귀신경(내이신경)을 비정상적으로 덮고 있는 가지들
27 Vertebral artery 척추동맥

딸기동맥자루(딸기상동맥류), pp.80~82 참조.

F 뇌줄기와 넷째뇌실의 바닥 Brainstem and floor of the fourth ventricle

뇌줄기(brainstem, 뇌간)의 뒤면에서, 넷째뇌실의 바닥을 관찰하기 위하여 중간뇌(midbrain, 중뇌)의 위끝 즉, 위둔덕(superior colliculi, 상구)(15)의 바로 위에서 뇌의 나머지는 절제하였다. 소뇌(cerebellum)는 위소뇌다리(superior cerebellar peduncle, 상소뇌각)(14), 중간소뇌다리(middle cerebellar peduncle)(12)와 아래소뇌다리(inferior cerebellar peduncle)(6)에서 절제하였다.

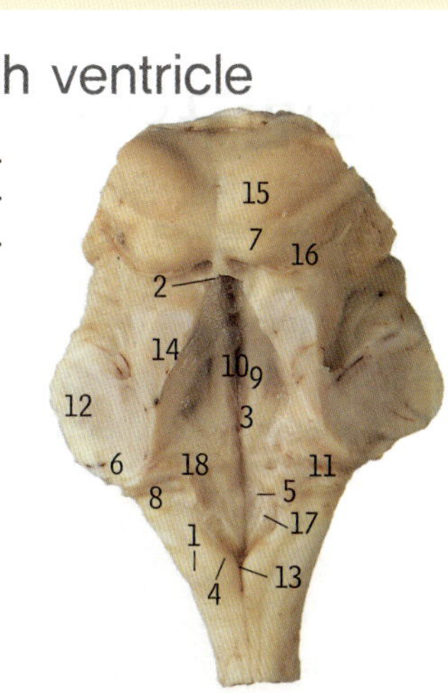

1 Cuneate tubercle 쐐기결절(설상결절)
2 Cut edge of superior medullary velum 위숨뇌천장(상수범)의 절단끝
3 Facial colliculus 얼굴둔덕(안면신경구)
4 Gracile tubercle 널판결절(박결절)
5 Hypoglossal triangle 혀밑삼각(설하삼각)
6 Inferior cerebellar peduncle 아래소뇌다리(하소뇌각)
7 Inferior colliculus 아래둔덕(하구)
8 Lateral recess 가쪽오목(외측함요)
9 Medial eminence 안쪽융기(내측융기)
10 Median sulcus 정중고랑(정중구)
11 Medullary striae 넷째뇌실섬유줄(제4뇌실수조)
12 Middle cerebellar peduncle 중간소뇌다리(중소뇌각)
13 Obex 빗장(문)
14 Superior cerebellar peduncle 위소뇌다리(위소뇌각)
15 Superior colliculus 위둔덕(상구)
16 Trochlear nerve 도르래신경(활차신경)
17 Vagal triangle 미주삼각
18 Vestibular area 안뜰구역(전정구역)

G 뇌줄기와 척수의 위부분

Brainstem and upper part of the spinal cord

척추뼈를 제거한 후 뒷모습

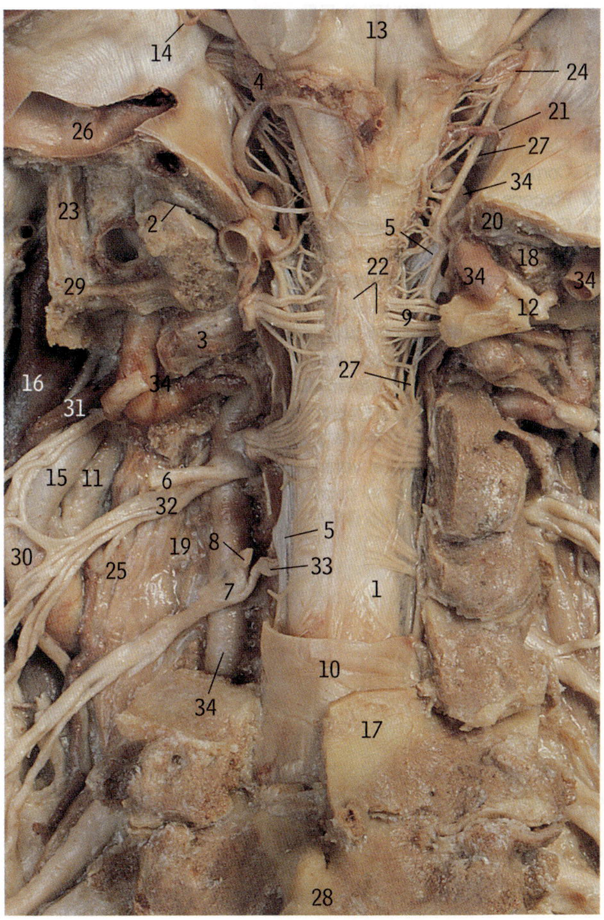

뇌줄기(brainstem, 뇌간)와 척수(spinal cord)의 연속성을 보여주기 위하여 머리뼈(skull, 두개골)의 뒤부분과 위쪽 척추뼈(vertebrae)를 제거하였으며, 척수에서 뒤잔뿌리(dorsal nerve rootlets)(9)가 나오는 것을 확인할 수 있다. 더부신경(accessory nerve, 부신경)의 척수부분(spinal part)(27)은 큰구멍(foramen magnum, 대공)(20)을 통하여 위로 주행하여 더부신경의 뇌부분(cranial root of the accessory nerve)과 목정맥구멍(jugular foramen, 경정맥공)(24)에서 만난다. 치아인대(denticulate ligament)(5)의 앞쪽에 위치한 앞잔뿌리(ventral nerve rootlets)(33)는 합쳐서 앞뿌리(ventral nerve root, 전근)를 형성하고, 치아인대(denticulate ligament)(5)의 뒤쪽에 위치한 뒤잔뿌리도 합쳐서 뒤뿌리(dorsal nerve root, 후근)(8)가 되고 앞뿌리와 뒤뿌리는 합쳐서 척수신경절(dorsal root ganglion)(7)을 지나자 곧 척수신경(spinal nerve)이 되어서 곧바로 앞가지(ventral ramus)(32)와 뒤가지(dorsal ramus)(6)로 나뉜다.

1 Arachnoid mater 거미막(지주막)
2 Atlanto-occipital joint 고리뒤통수관절(환추후두관절)
3 Capsule of lateral atlanto-axial joint 가쪽고리중쇠관절(외측환추축추관절)의 피막
4 Choroid plexus emerging from lateral recess of fourth ventricle 넷째뇌실(제4뇌실)의 가쪽오목(외측함요)으로 나오는 맥락얼기맥락총
5 Denticulate ligament 치아인대(치상인대)
6 Dorsal ramus of third cervical nerve 셋째목신경(제3경신경)의 뒤가지(후지)
7 Dorsal root ganglion of fourth cervical nerve 넷째목신경(제4경신경)의 척수신경절
8 Dorsal root of fourth cervical nerve 넷째목신경(제4경신경)의 뒤뿌리(후근)
9 Dorsal rootlets of second cervical nerve 둘째목신경(제2경신경)의 뒤잔뿌리
10 Dura mater 경질막(경막)
11 External carotid artery 바깥목동맥(외경동맥)
12 First cervical nerve and posterior arch of atlas 첫째목신경(제1경신경)과 고리뼈(환추)의 뒤활(후궁)
13 Floor of the fourth ventricle 넷째뇌실(제4뇌실)의 바닥
14 Internal acoustic meatus with facial and vestibulocochlear nerves and labyrinthine artery 얼굴신경(안면신경), 속귀신경(내이신경)과 미로동맥이 지나는 속귀길(내이도)
15 Internal carotid artery 속목동맥(내경동맥)
16 Internal jugular vein 속목정맥(내경정맥)
17 Lamina of sixth cervical vertebra 여섯째목뼈(제6경추)의 고리판(추궁판)
18 Lateral mass of atlas 고리뼈(환추)의 가쪽덩이(외측괴)
19 Longus capitis 머리긴근(두장근)
20 Margin of foramen magnum 큰구멍(대공)의 가장자리
21 Posterior inferior cerebellar artery 뒤아래소뇌동맥(후하소뇌동맥)
22 Posterior spinal arteries 뒤척수동맥(후척수동맥)
23 Rectus capitis lateralis 가쪽머리곧은근(외측두직근)
24 Roots of glossopharyngeal, vagus and cranial part of accessory nerves and jugular foramen 혀인두신경(설인신경), 미주신경과 더부신경(부신경)의 뇌부분의 뿌리 그리고 목정맥구멍(경정맥공)
25 Scalenus anterior 앞목갈비근(전사각근)
26 Sigmoid sinus 구불정맥굴(에스자동맥동)
27 Spinal part of accessory nerve 더부신경(부신경)의 척수부분
28 Spinous process of seventh cervical vertebra 일곱째목뼈(제7경추)의 가시돌기(극돌기)
29 Transverse process of atlas 고리뼈(환추)의 가로돌기(횡돌기)
30 Vagus nerve 미주신경
31 Vein from vertebral venous plexuses 척추정맥얼기(척추정맥총)의 정맥
32 Ventral ramus of third cervical nerve 셋째목신경(경신경)의 앞가지(전지)
33 Ventral rootlets of fourth cervical nerve 넷째목신경(경신경)의 앞잔뿌리
34 Vertebral artery 척추동맥

넷째뇌실(fourth ventricle, 제4뇌실)의 마름모 모양의 바닥의 아래부분에는 숨뇌(medulla oblongata, 연수)의 일부인 혀밑삼각(hypoglossal triangle, 설하삼각)(F5)과 미주삼각(vagal triangle)(F17)이 위치하고, 다리뇌(pons, 뇌교)의 일부도 관찰된다.

널판결절(gracile tubercle, 박결절)(F4)과 쐐기결절(cuneate tubercles, 설상결절)(F1)은 그 밑에 각각 위치하는 널판핵(gracile nucleus, 박핵)과 쐐기핵(cuneate nucleus, 설상핵)에 의해 돌출된 구조이다. 뒤섬유단(posterior white columns)을 형성한 신경섬유가 각각 널판신경로(gracile tract) 그리고 쐐기신경로(cuneate tract)가 되어서 이곳 널판핵과 쐐기핵에서 신경연접한 후에 나온 신경섬유는 안쪽섬유띠(medial lemniscus, 내측모대)가 되어 뇌줄기(brainstem, 뇌간)를 경유하여 시상(thalamus)에 간다.

넷째뇌실(fourth ventricle, 제4뇌실)의 바닥에 위치하는 안쪽융기(medial eminence, 내측융기)(F9)의 아래끝에 얼굴둔덕(facial colliculus, 안면신경구)(F3)이란 돌출부가 관찰되는데, 이러한 돌출 원인은 다리뇌(pons, 뇌교)의 깊은 곳에 위치한 얼굴신경핵(facial nucleus, 안면신경핵) 때문에 형성된 것이 아니고, 얼굴신경(facial nerve, 안면신경)의 신경섬유가 갓돌림신경핵(abducent nerve nucleus, 외전신경핵)을 감고 돌아서 형성된 것이다.

척추동맥(vertebral artery)(G34)은 고리뼈(atlas, 환추골)의 가로돌기구멍(foramen in the transverse process, 횡돌기공)을 나온 후에 고리뼈(atlas, 환추골)(G18)의 가쪽덩이(lateral mass, 외측괴)를 뒤로 감고돌아 뒤고리(posterior arch, 후궁)를 거친 후에 위로 주행하여 머리뼈 안으로 들어간다.

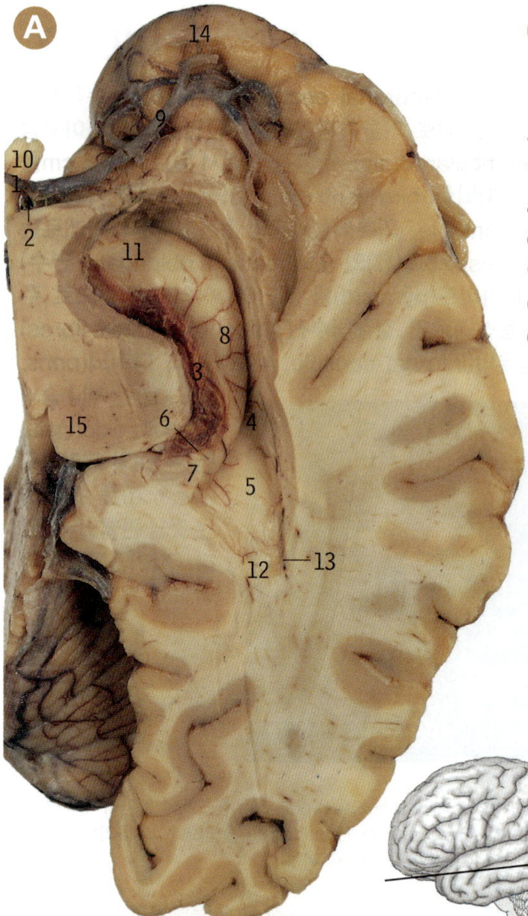

A 오른쪽 가쪽뇌실의 아래뿔

Inferior horn of right lateral ventricle

관자엽(temporal lobe, 측두엽)(14)의 앞쪽부분의 위쪽을 넘어 가쪽으로 주행하는 중간대뇌동맥(middle cerebral artery, 중대뇌동맥)(9)을 관찰하기 위하여, 가쪽고랑(lateral sulcus, 외측구)의 앞부분 위쪽의 뇌를 제거하였다. 아래뿔(inferior horn, 하각)의 바닥(floor)에 위치한 해마(hippocampus)(11과 8)를 관찰하기 위하여 일부 관자엽(temporal lobe, 측두엽)을 열었다.

1. Anterior cerebral artery 앞대뇌동맥(전대뇌동맥)
2. Anterior choroidal artery 앞맥락동맥(전맥락총동맥)
3. Choroid plexus 맥락돌기(맥락총)
4. Collateral eminence 곁고랑융기(측부융기)
5. Collateral trigone 곁고랑삼각(측부삼각)
6. Fimbria 해마술(해마체)
7. Fornix 뇌활(뇌궁)
8. Hippocampus 해마
9. Middle cerebral artery 중간대뇌동맥(중대뇌동맥)
10. Optic nerve 시각신경(시신경)
11. Pes hippocampi 해마발(해마족)
12. Posterior horn 뒤뿔(후각)
13. Tapetum 뇌실벽판
14. Temporal pole of temporal lobe 관자엽(측두엽)의 관자극(측두극)
15. Thalamus 시상

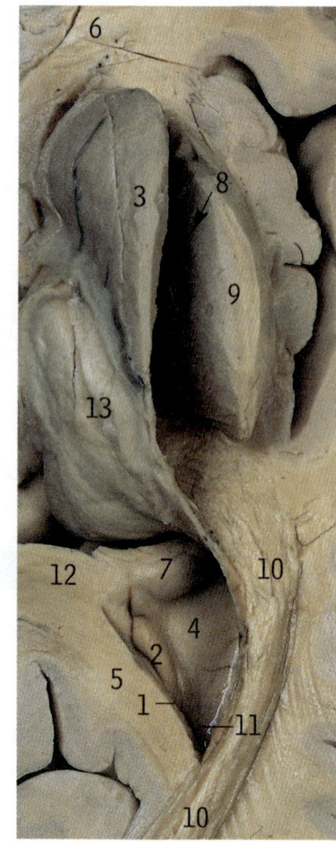

B 오른쪽 대뇌반구의 해부

Right cerebral hemisphere dissection *위모습*

꼬리핵(caudate nucleus, 미상핵)(3), 시상(thalamus)(13) 그리고 렌즈핵(lentiform nucleus)(9)을 보여주기 위하여 뇌의 많은 부분을 제거하였다. 보이는 간격(intervening gap)은 속섬유막(internal capsule, 내포)(8)이 위치했던 곳이다. 시각부챗살(optic radiation, 시방사)(10)이 가쪽뇌실(lateral ventricle, 외측뇌실)의 뒤뿔(posterior horn, 후각)의 가쪽으로 주행하여 뒤로 가는 것을 관찰할 수 있다.

1. Bulb 팽대(구)
2. Calcar avis 새발톱돌기(조거)
3. Caudate nucleus 꼬리핵(미상핵)
4. Collateral trigone 곁고랑삼각(측부삼각)
5. Forceps major 큰집게(대겸자)
6. Forceps minor 작은집게(소겸자)
7. Fornix 뇌활(뇌궁)
8. Internal capsule 속섬유막(내포)
9. Lentiform nucleus 렌즈핵
10. Optic radiation 시각부챗살(시방사)
11. Posterior horn of lateral ventricle 가쪽뇌실(측뇌실)의 아래뿔(하각)
12. Splenium of corpus callosum 뇌들보(뇌량)의 팽대
13. Thalamus 시상

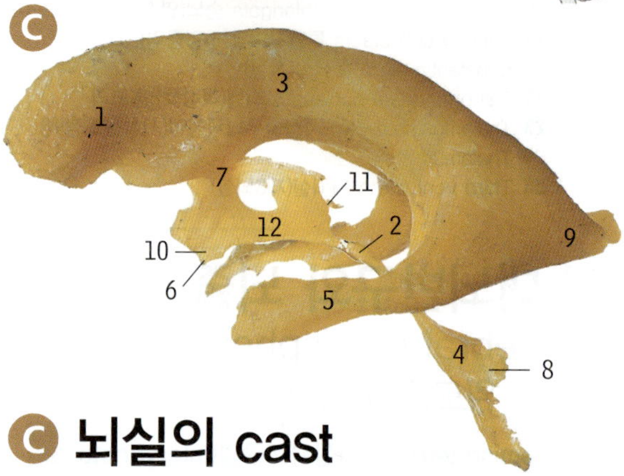

C 뇌실의 cast

Cast of the cerebral ventricles *왼쪽 모습*

이와 같이 옆에서 보면, 왼쪽 가쪽뇌실(lateral ventricle, 외측뇌실)이 좀 더 오른쪽을 덮고 있는 것처럼 보인다.

1. Anterior horn of lateral ventricle 가쪽뇌실(측뇌실)의 앞뿔(전각)
2. Aqueduct of midbrain 중간뇌수도관(중뇌수도관)
3. Body of lateral ventricle 가쪽뇌실(측뇌실)의 몸통
4. Fourth ventricle 넷째뇌실(제4뇌실)
5. Inferior horn of lateral ventricle 가쪽뇌실(측뇌실)의 아래뿔(하각)
6. infundibular recess of third ventricle 셋째뇌실(제3뇌실)의 깔때기오목(누두함요)
7. Interventricular foramen 뇌실사이구멍(실간공)
8. Lateral recess 가쪽오목(외측함요)
9. Posterior horn of lateral ventricle 가쪽뇌실(측뇌실)의 뒤뿔(후각)
10. Supra-optic recess of third ventricle 셋째뇌실(제3뇌실)의 시각위오목(시각교차위오목)
11. Suprapineal recess of third ventricle 셋째뇌실(제3뇌실)의 솔방울위오목(송과체위오목)
12. Third ventricle (with gap for interthalamic connexion) 시상사이붙음(시상간교)을 포함한 셋째뇌실(제3뇌실)

셋째뇌실(third ventricle, 제3뇌실)(C12)은 각각의 가쪽뇌실(lateral ventricle, 외측뇌실)의 위쪽 끝에서 뇌실사이구멍(interventricular foramen, 실간공)(C7)을 통하여 교통된다.

가쪽뇌실(lateral ventricle, 외측뇌실)의 주요부분은 몸통(body)(C3)이다. 뇌실사이구멍(interventricular foramen, 실간공)(C7)의 앞쪽부분은 앞뿔(anterior horn, 전각)(C1)이며, 앞뿔은 이마엽(frontal lobe, 전두엽)까지 연장된다. 가쪽뇌실의 뒤쪽 끝은 두 부분, 즉 뒤통수엽(occipital lobe, 후두엽)까지 뒤로 연장된 뒤뿔(posterior horn, 후각)(C9)과 관자엽(temporal lobe, 측두엽)까지 아래 그리고 앞으로 연장된 아래뿔(inferior horn, 하각)(C5)로 나뉜다.

셋째뇌실(C12)의 아래 뒤끝은 중간뇌수도관(aqueduct of the midbrain, 중뇌수도관)(C2)을 통하여 넷째뇌실(fourth ventricle, 제4뇌실)(C4)과 교통한다.

아래뿔(inferior horn, 하각)의 바닥에는 안쪽으로 해마(hippocampus)(A11와 8) 그리고 가쪽으로 곁고랑융기(collateral eminence, 측부융기)(A4)가 위치한다. 뒤뿔(posterior horn, 후각)(A12와 B11)과의 연결부위에서 곁고랑융기(collateral eminence, 측부융기)는 곁고랑삼각(collateral trigone, 측부삼각)(A5, B4)으로 넓어진다. 곁고랑융기(collateral eminence, 측부융기)(A4)는 곁고랑(collateral sulcus)이 안쪽으로 돌출되어 형성된 것이다.

뒤뿔(posterior horn, 후각)의 안쪽벽에는 뇌들보(corpus callosum, 뇌량)의 섬유에 의해 형성된 팽대(bulb)(B1)와 새발톱고랑(calcarine sulcus, 조거구)이 안쪽으로 돌출되어 형성된 새발톱돌기(calcar avis, 조거)(B2)가 관찰된다.

A 뇌신경 Cranial nerve *I 후각신경*

A1 A2

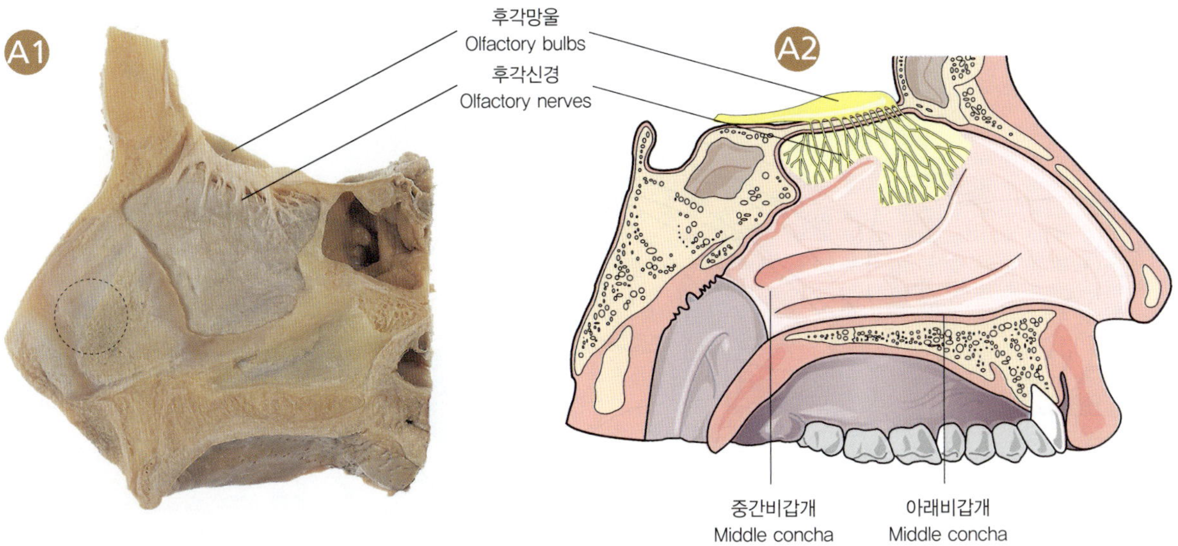

p.58, 64, 65 참조.

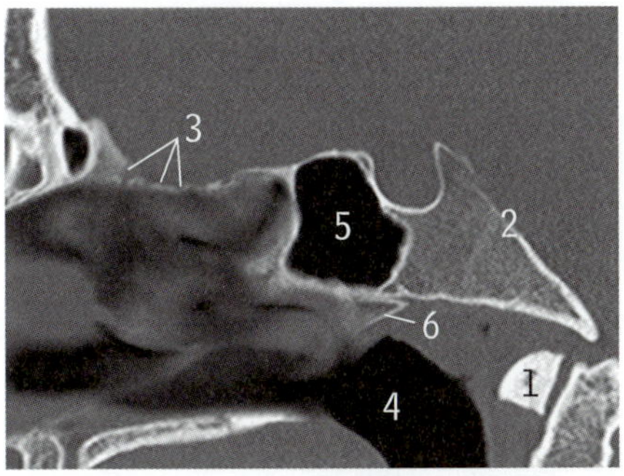

1. Anterior arch of C1 고리뼈(환추)의 앞고리(전궁)
2. Clivus 비스듬틀(사대)
3. Cribriform plate 체판(사판)
4. Nasopharynx 코인두(비인두)
5. Sphenoidal air sinus 나비굴(접형동)
6. Vomer 보습뼈(서골)

후각점막의 사진
Endoscopy of olfactory mucosa

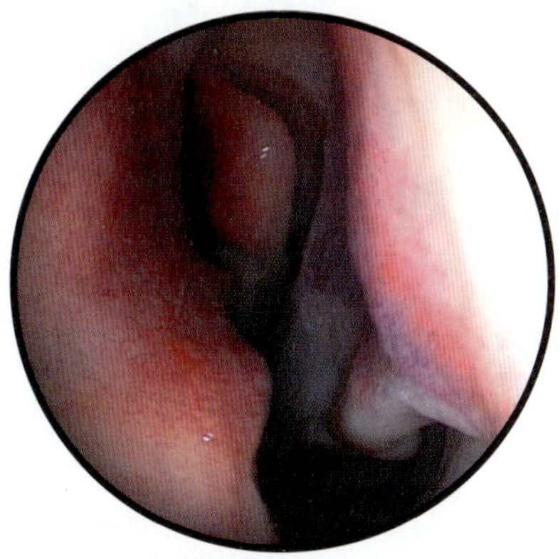

B 뇌신경 Cranial nerve *II 시각신경*

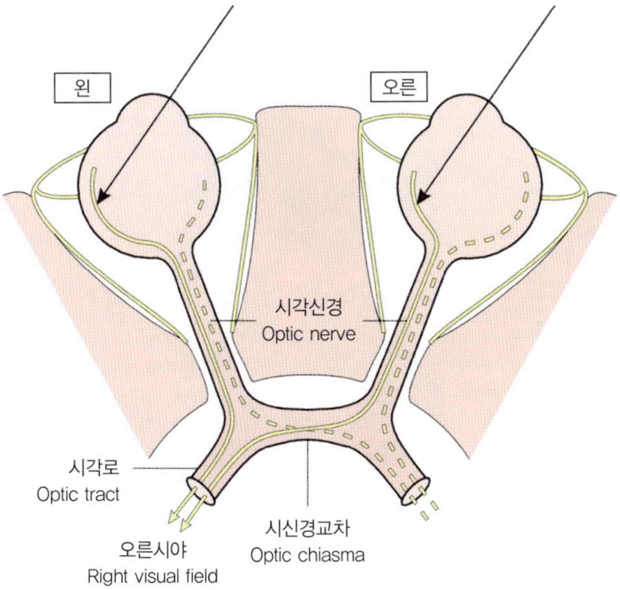

p.53, 57, 58, 65 참조.

C 눈의 안저 Fundus of eye *망막의 검안경사진*

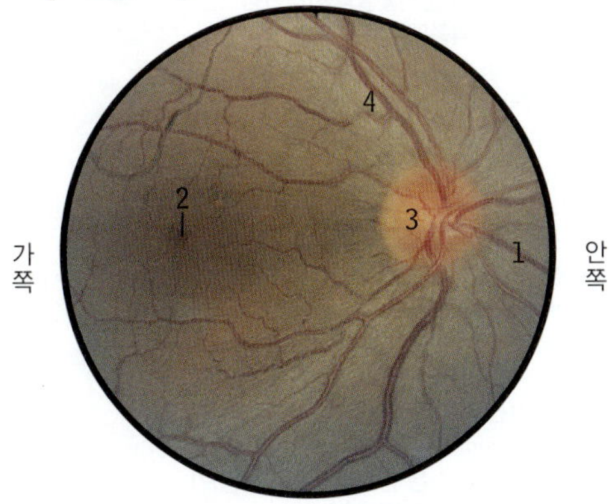

1. Inferior nasal branches of central vein and artery 중심정맥 및 동맥의 아래코가지(하비지)
2. Macula with central fovea 중심오목(중심와)을 포함한 황반
3. Optic disc 시각신경원반(시신경원판)
4. Superior temporal branches of central vein and artery 중심정맥 및 동맥의 위관자가지(상측두지)

후각없음증(후각상실증), 코피, 검안경, 검영법, 편도선염, pp.80~82 참조.

뇌신경 Cranial nerves *III–눈돌림신경, IV–도르래신경, VI–갓돌림신경*

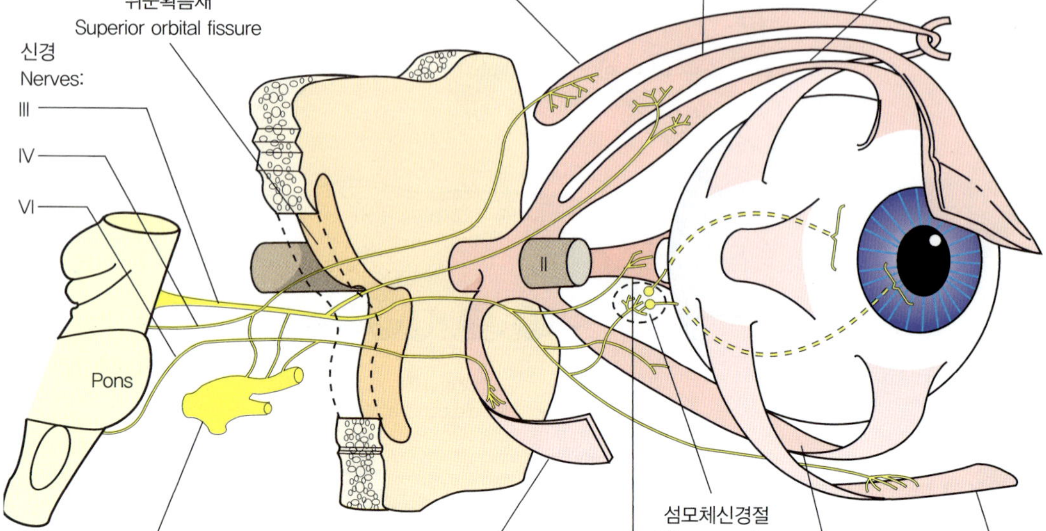

셋째뇌신경: p.53, 54~57, 65 참조.
넷째뇌신경: pp.54~57, 65 참조.
여섯째뇌신경: p.53, 54~57, 65 참조.

섬모체신경절 Ciliary ganglion

1 Abducent nerve 갓돌림신경(외전신경)
2 Ciliary ganglion 섬모체신경절(모양체신경절)
3 Eyeball 안구
4 Frontal nerve 이마신경(전두신경)
5 Inferior oblique 아래빗근(하사근)
6 Inferior rectus 아래곧은근(하직근)
7 Infra-orbital artery 눈확아래동맥(안와하동맥)
8 Infra-orbital nerve 눈확아래신경(안와하신경)
9 Lacrimal artery 눈물샘동맥(누선동맥)
10 Lateral rectus, reflected 젖혀진 가쪽곧은근(외측직근)
11 Levator palpebrae superioris 눈꺼풀올림근(상안검거근)
12 Maxillary artery 위턱동맥(상악동맥)
13 Maxillary branch of trigeminal nerve
삼차신경의 위턱신경(상악신경)
14 Nasociliary nerve 코섬모체신경(비모양체신경)
15 Nerve to inferior rectus
아래직근(하직근)에 분포하는 신경
16 Oculomotor nerve 눈돌림신경(동안신경)
17 Ophthalmic artery 눈동맥(안동맥)
18 Optic nerve in anterior cranial fossa
앞머리뼈우묵(전두개와)에 위치한 시각신경(시신경)
19 Optic nerve in orbit
눈확(안와)에 위치한 시각신경(시신경)
20 Sensory root to ciliary ganglion
섬모체신경절(모양체신경절)로 가는 감각뿌리(감각신경근)
21 Short ciliary arteries 짧은섬모체동맥(단모양체동맥)
22 Short ciliary nerves 짧은섬모체신경(단모양체신경)
23 Sphenopalatine nerve 나비입천장신경(익상구개신경)
24 Superior rectus 위곧은근(상직근)
25 Supra-orbital nerve 눈확위신경(안와상신경)
26 Supratrochlear nerve 도르래위신경(활차상신경)

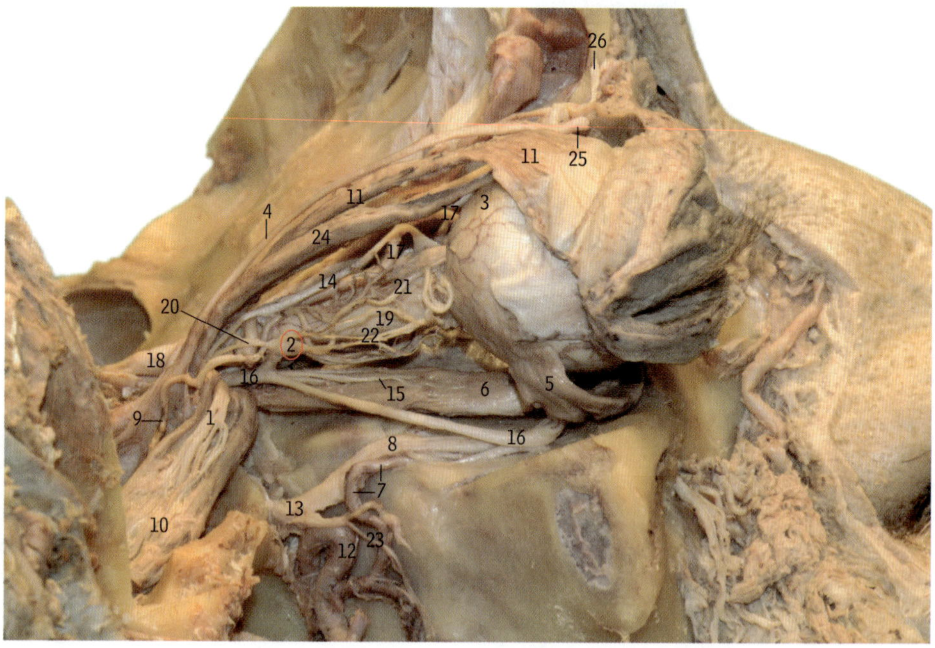

갓돌림신경마비(외전신경마비), 조절반사, 눈돌림신경마비(동안신경마비), 도르래신경마비(활차신경마비), pp.80~82 참조.

뇌신경 Cranial nerves

A v–삼차신경의 개요

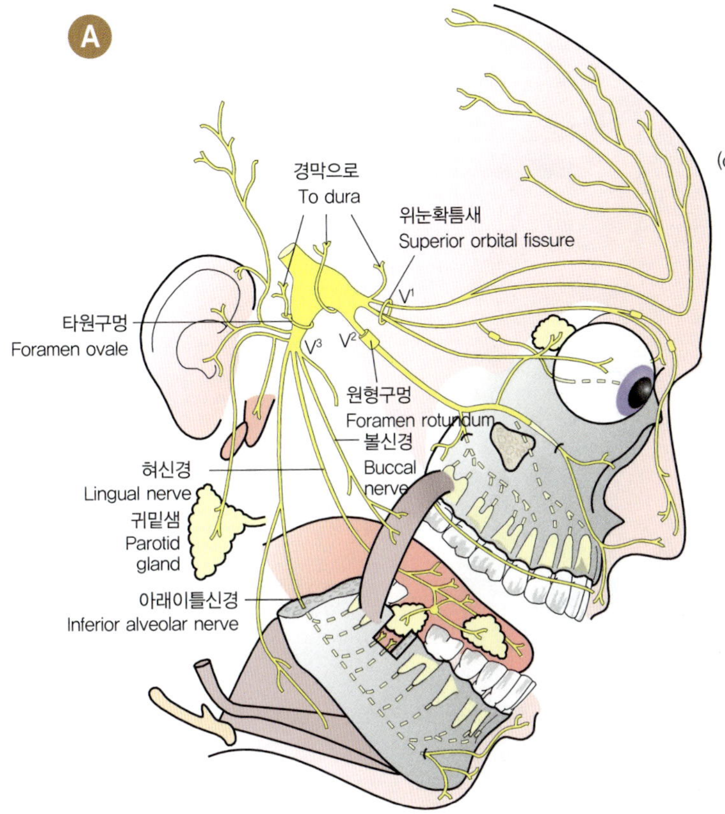

B 삼차신경의 첫째가지인 눈신경

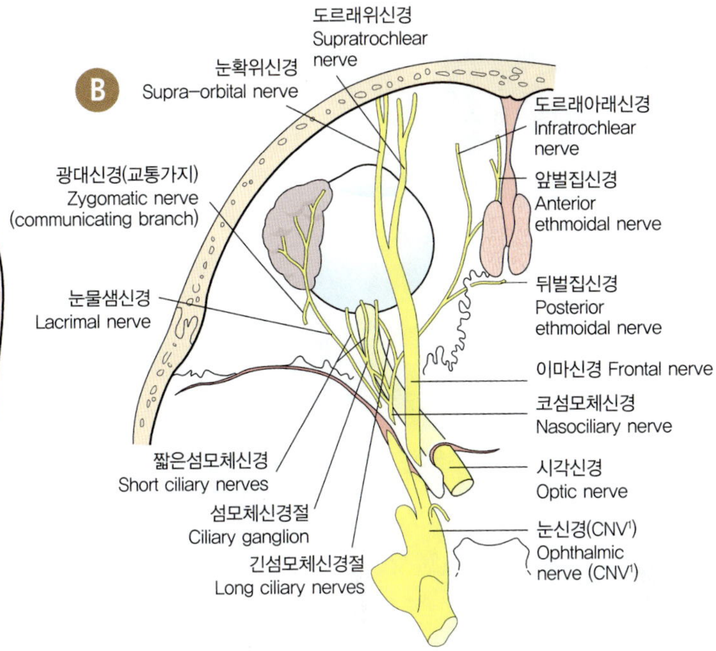

삼차신경: p.44, 51 참조.
눈신경: p.44, 51, 54~57 참조.

C 삼차신경의 둘째가지인 위턱신경

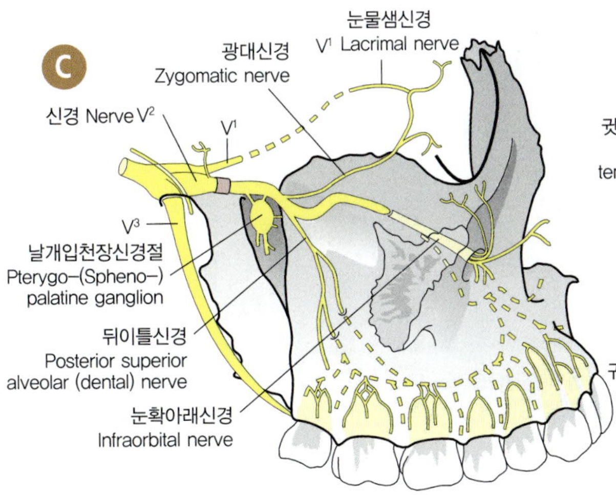

위턱신경: p.44, 51 참조.
아래턱신경: p.42, 44, 59 참조.

D 삼차신경의 셋째가지인 아래턱신경

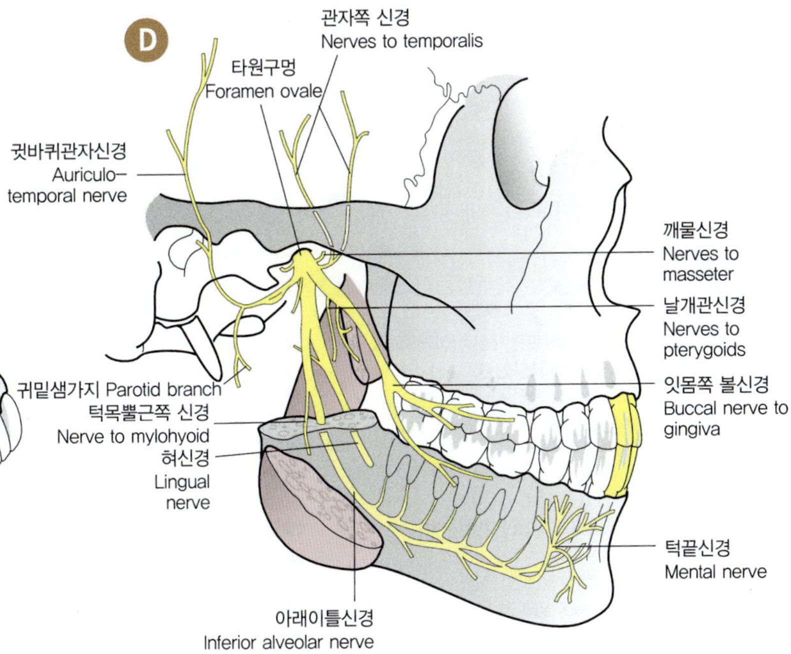

삼차신경 Trigeminal nerve

가지 그리고 관련된 부교감신경절

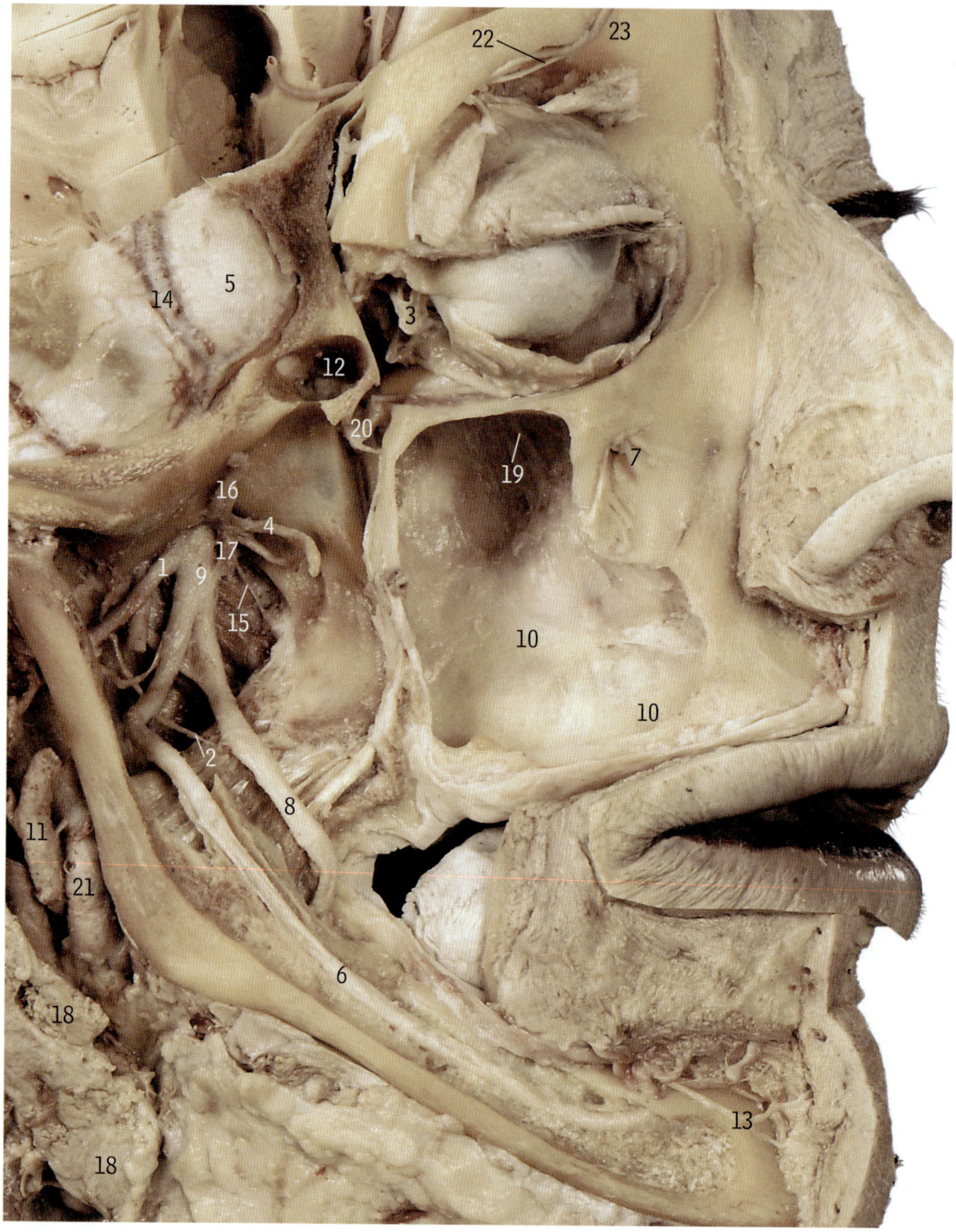

1 Auriculotemporal nerve 귓바퀴관자신경(이개측두신경)
2 Chorda tympani 고실끈신경(고삭신경)
3 Ciliary ganglion 섬모체신경절(모양체신경절)
4 Deep temporal nerve 깊은관자신경(심측두신경)
5 Dura mater 경질막(경막)
6 Inferior alveolar nerve within canal 관속의 아래이틀신경(하치조신경)
7 Infra-orbital nerve 눈확아래신경(안와하신경)
8 Lingual nerve 혀신경(설신경)
9 Mandibular nerve 아래턱신경(하악신경)
10 Maxillary air sinus (opened) 열려진 위턱굴(상악동)
11 Maxillary artery 위턱동맥(상악동맥)
12 Maxillary nerve 위턱신경(상악신경)
13 Mental nerve 턱끝신경(이신경)
14 Middle meningeal artery 중간뇌막동맥(중경막동맥)
15 Nerve to lateral pterygoid 가쪽날개근신경(외측익돌근신경)
16 Nerve to masseter 깨물근신경(교근신경)
17 Otic ganglion 귀신경절(이신경절)
18 Parotid gland 귀밑샘(이하선)
19 Posterior superior alveolar nerves 뒤위이틀신경(후상치조신경)
20 Pterygopalatine ganglion 날개입천장신경절(익돌구개신경절)
21 Retromandibular vein 아래턱뒤정맥(하악후정맥)
22 Supra-orbital nerve 위눈확신경(안와상신경)
23 Supratrochlear nerve 도르래위신경(활차상신경)

Ⓐ 뇌신경 Cranial nerves *VII–얼굴신경*

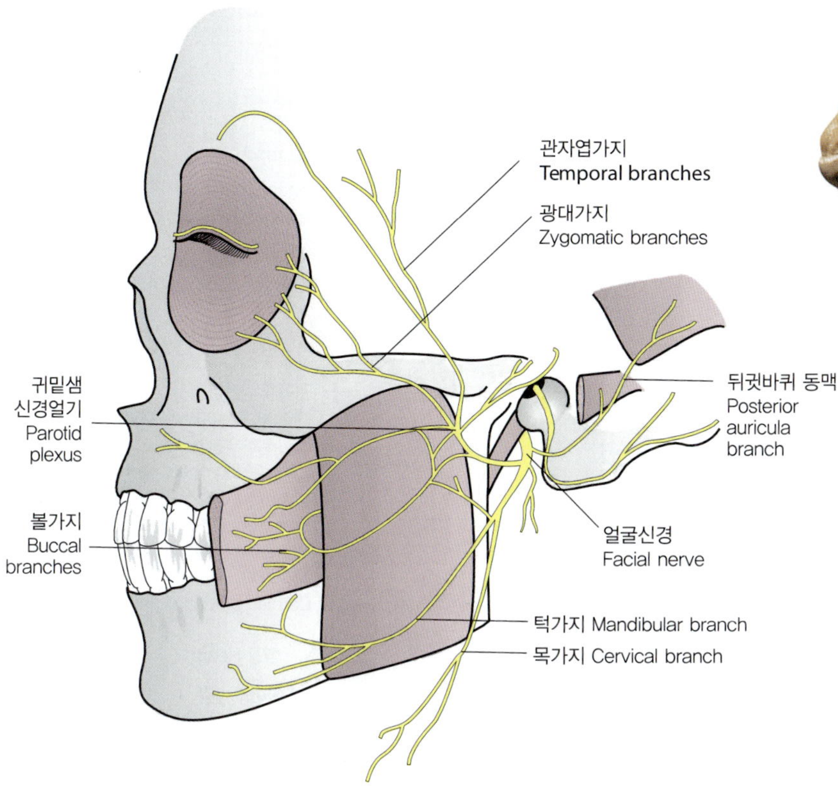

Ⓑ 코연골 Nasal cartilage

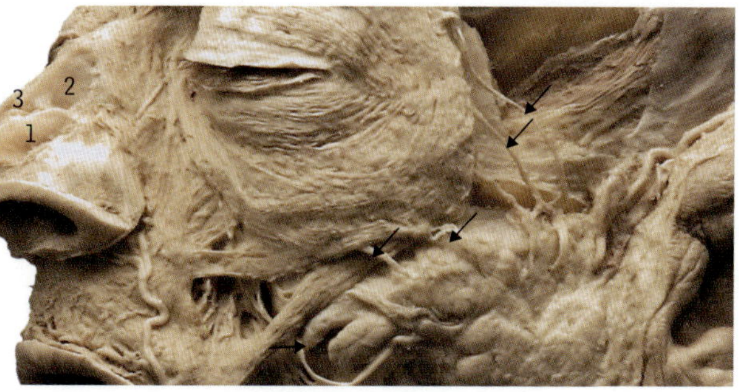

1 Lateral crus of alar cartilage
콧방울연골(비익연골)의 가쪽다리(외측각)
2 Lateral nasal cartilage 가쪽코연골(외측비연골)
3 Septal angle 코중격각(비중격각)

> **NB: 얼굴신경(facial nerve, 안면신경)의 가지가 귀밑샘(parotid gland, 이하선 화살표시)을 빠져나온다.**

pp.39~41, 53, 61, 67 참조.

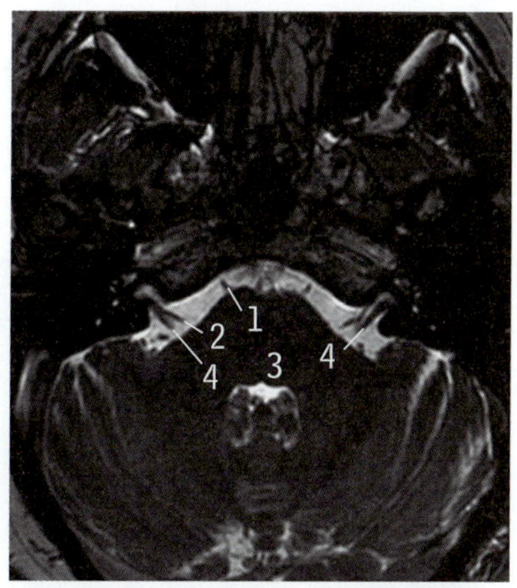

숨뇌다리뇌연결 높이의 횡단 MR

1 Abducent nerve (CN VI)
갓돌림신경(외전신경)
2 Facial nerve (CN VII) 얼굴신경(안면신경)
3 Pons 다리뇌(교뇌)
4 Vestibulocochlear nerve (CN VIII)
속귀신경(내이신경)

Ⓒ 뇌신경 Cranial nerves *VIII–속귀신경*

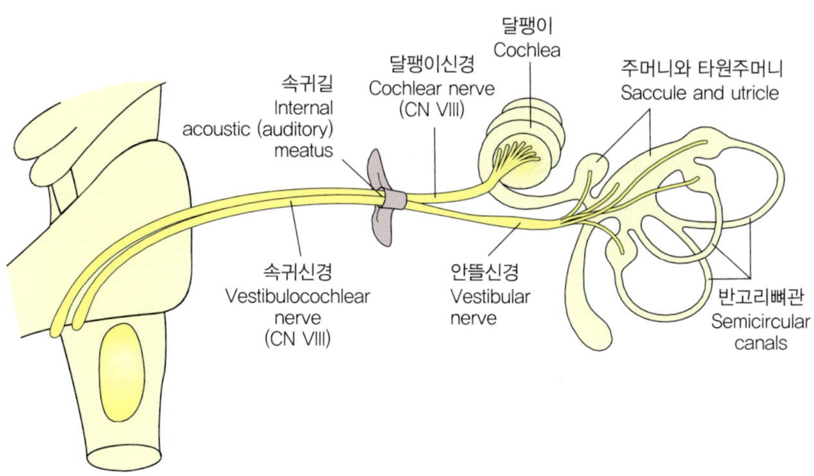

p.51, 53, 61, 67 참조.

속귀신경집종(청신경초종), 얼굴신경마비(안면신경마비), 청각과민, 귀의 통증, pp.80~82 참조.

뇌신경 Cranial nerves

A XI–혀인두신경

B X–미주신경

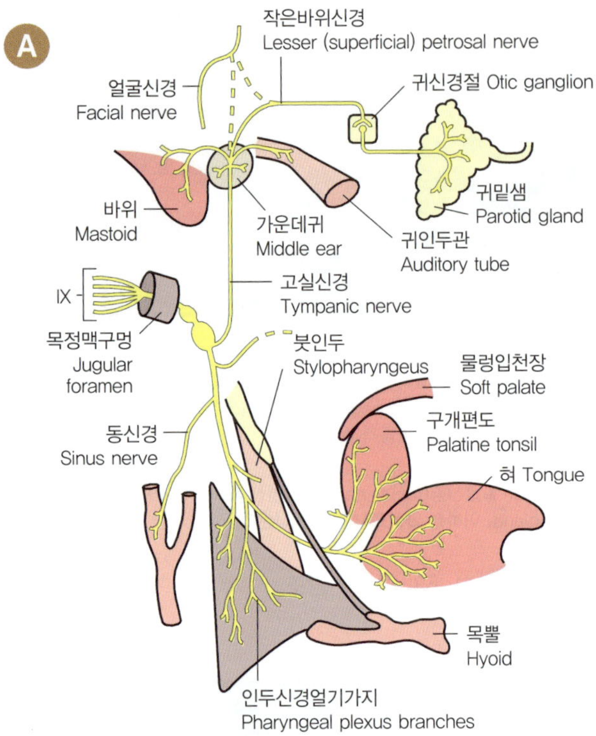

pp.44~47, 53, 67 참조.

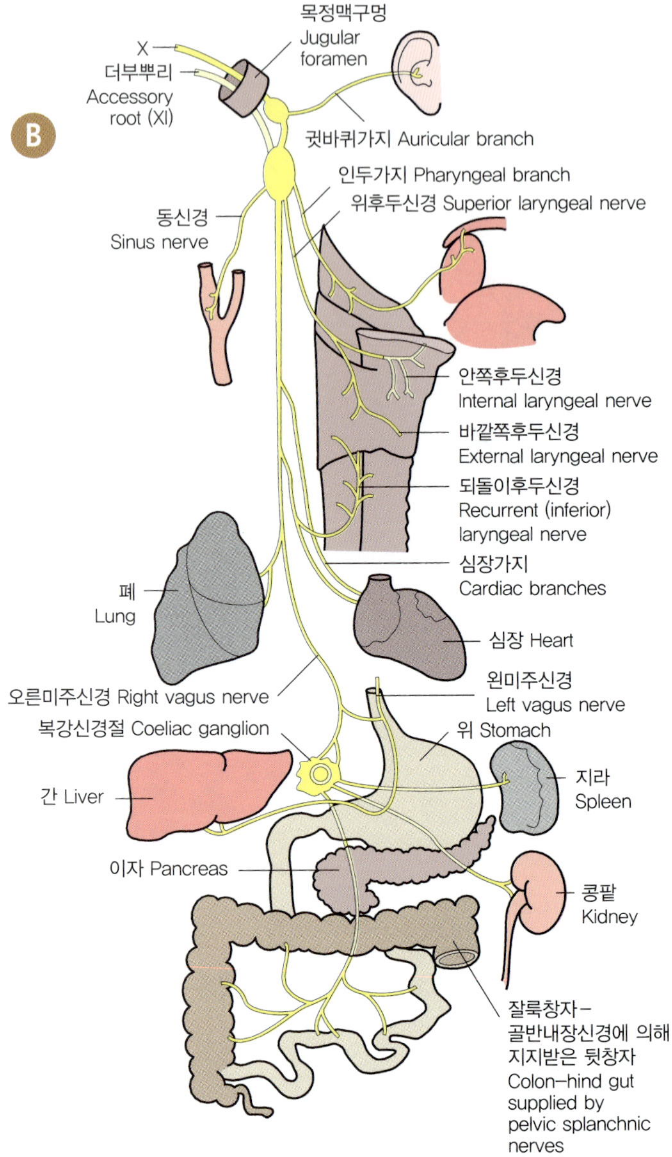

pp.44~47, 53, 67, 69 참조.

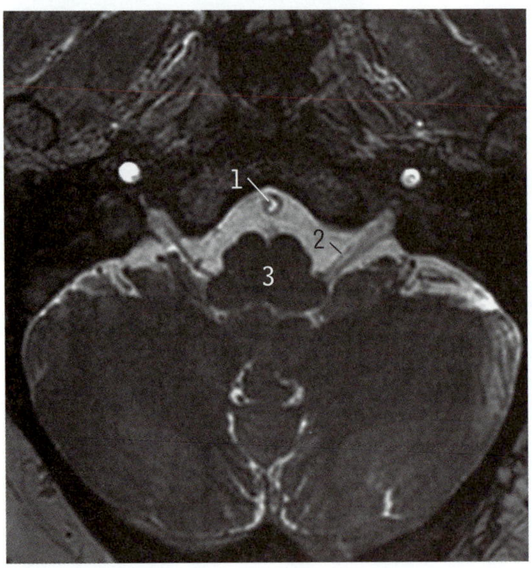

숨뇌 위부분의 횡단 MR axial MR

1 Basilar artery 뇌바닥동맥(뇌저동맥)
2 Hypoglossal nerve rootlets
허밑신경(설하신경)의 잔뿌리
3 Medulla 숨뇌(연수)

귀밑샘종양(이하선종양), 되돌이후두신경마비(반회후두신경마비), pp.80~82 참조.

뇌신경 Cranial nerves

A XI–더부신경

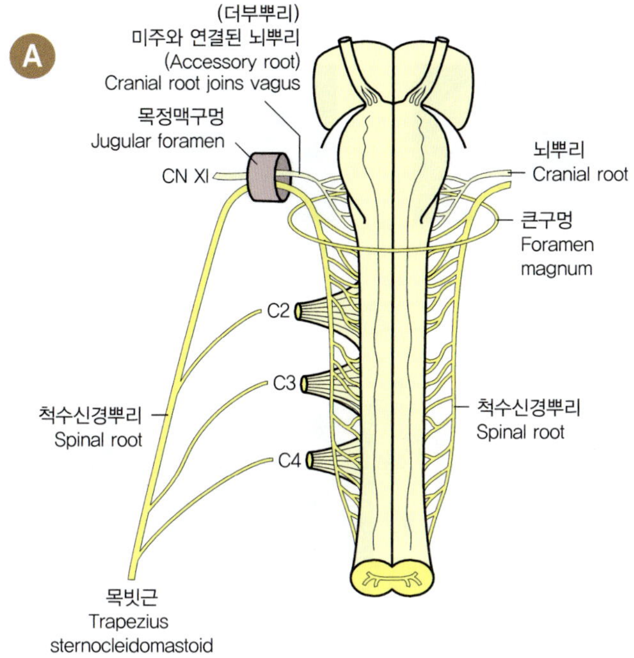

p.53, 67 참조.

B XII–혀밑신경

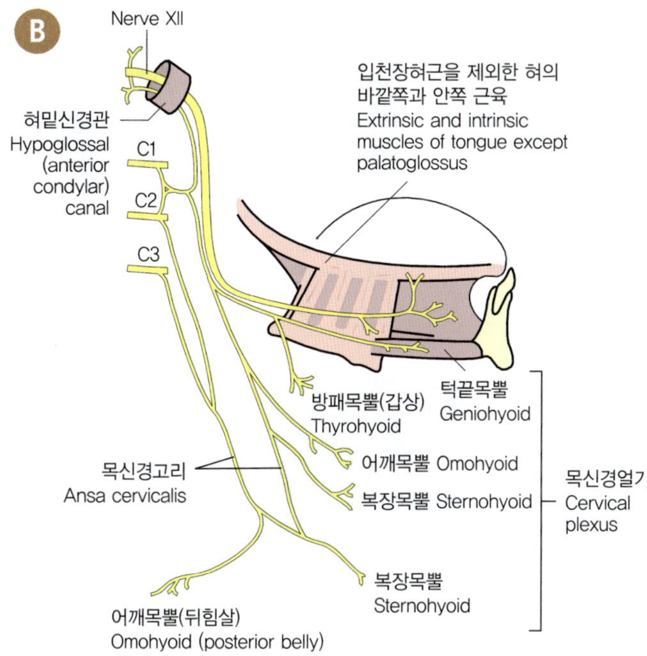

p.47, 59, 67 참조.

C 머리부분의 자율신경계 Cranial autonomics

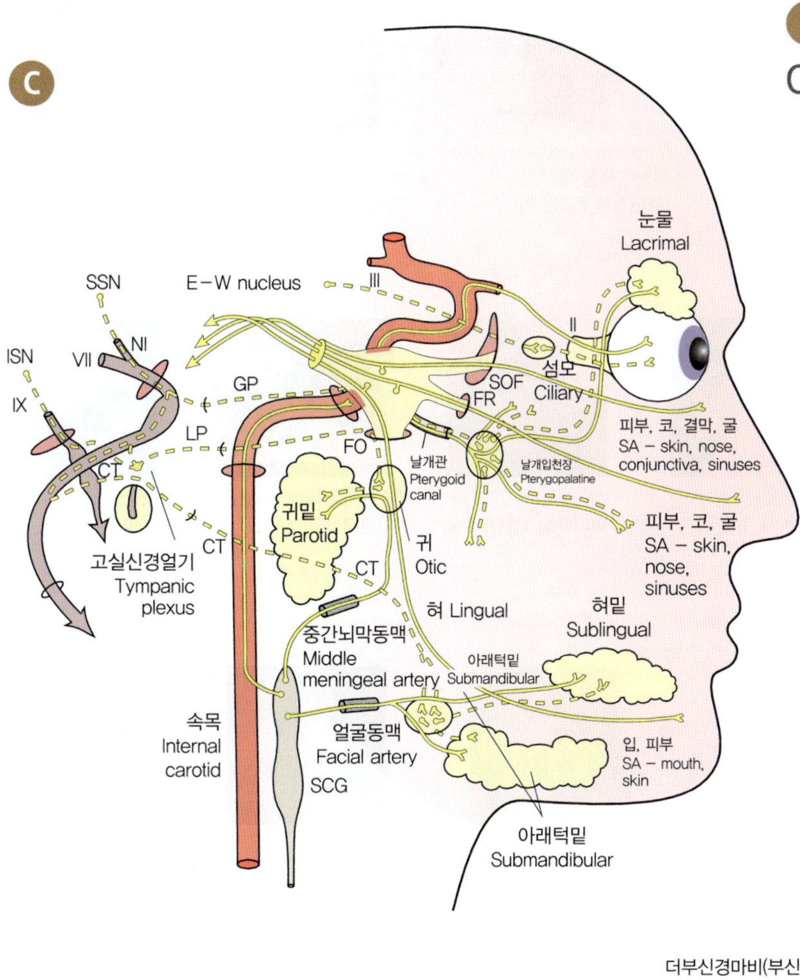

CT chorda tympani 고실끈신경(고삭신경)
E.W Edinger.Westphal 덧눈돌림신경핵
FO foramen ovale 타원구멍(난원공)
FR foramen rotundum 둥근구멍(정원공)
GP greater petrosal 큰바위신경(대추체신경)
ISN inferior salivatory nucleus 아래침샘핵(하타액핵)
LP lesser petrosal 작은바위신경(소추체신경)
NI nervus intermedius 중간신경
SA somatic afferent 몸들신경(체구심성신경)
SCG superior cervical ganglion 위목신경절(상경신경절)
SOF superior orbital fissure 위눈확틈새(상안와열)
SSN superior salivatory nucleus 위침샘핵(상타액핵)

더부신경마비(부신경마비), 구역질반사, 혀밑신경마비(설하신경마비), pp.80~82 참조.

머리, 목, 뇌 Head, neck and brain
임상사진

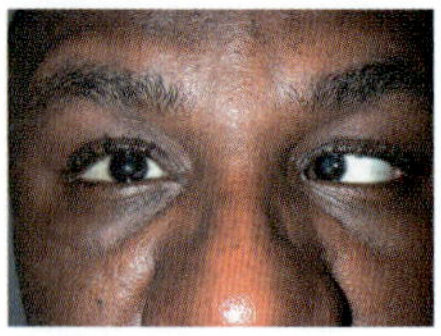
Abducent nerve palsy
갓돌림신경마비
(외전신경마비)

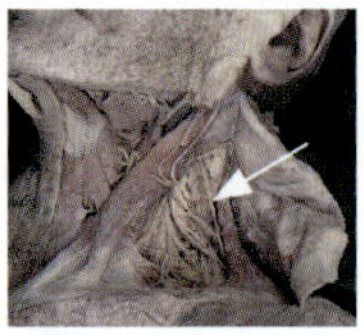
Accessory nerve palsy
더부신경마비
(부신경마비)

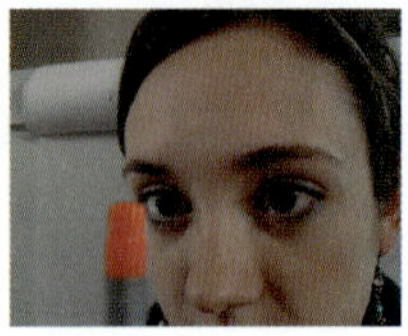
Accommodation reflex
조절반사

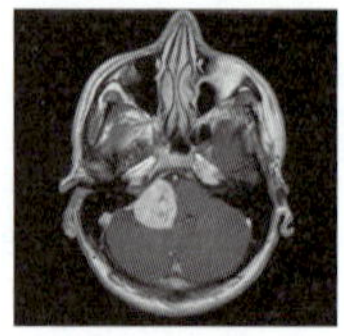
Acoustic neuroma
속귀신경집종
(청신경초종)

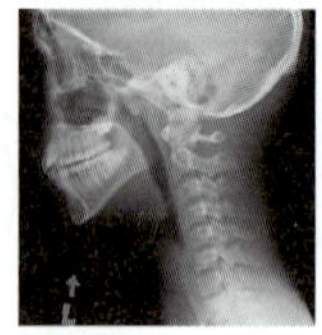
Adenoid enlargement
아데노이드 비대

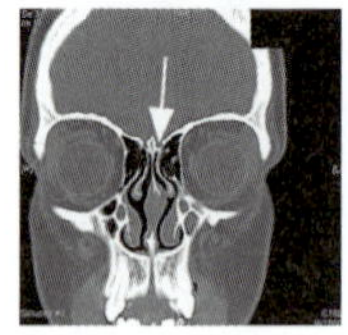
Anosmia
후각없음증(후각상실증)

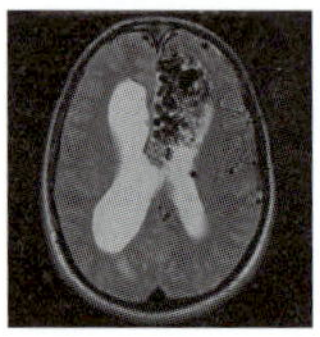
Arteriovenous fistulae
동정맥샛길
(동정맥루)

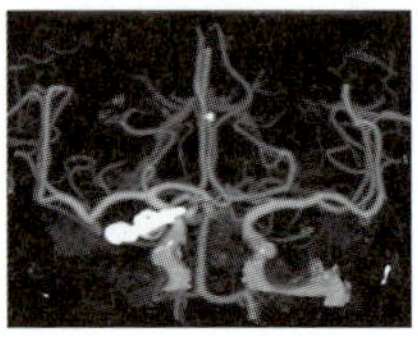
Berry aneurysm
딸기동맥자루
(딸기상동맥류)

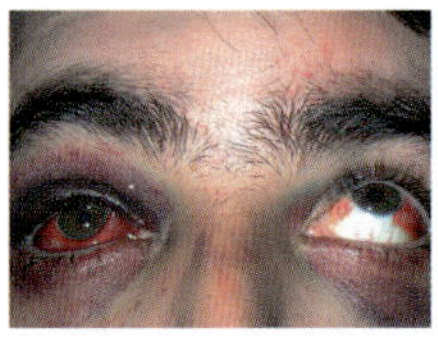
Blow-out fractures of the orbit
눈확바깥파열골절
(안와외파열골절)

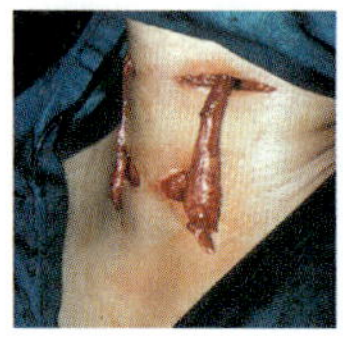
Branchial cysts
아가미물혹(아가미낭)

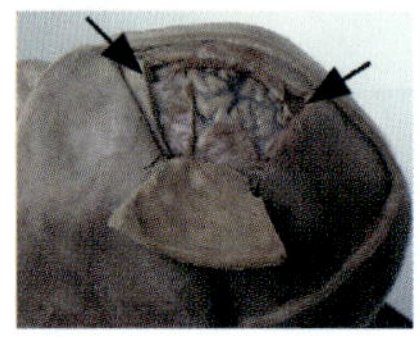
Burr holes
머리뼈뚫개구멍(천두공)

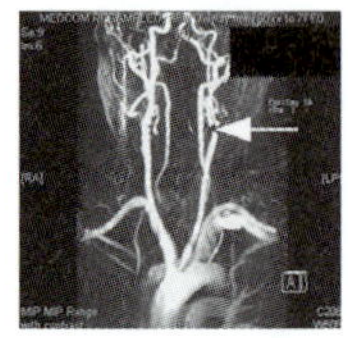
Carotid artery bruits
목동맥잡음(경동맥잡음)

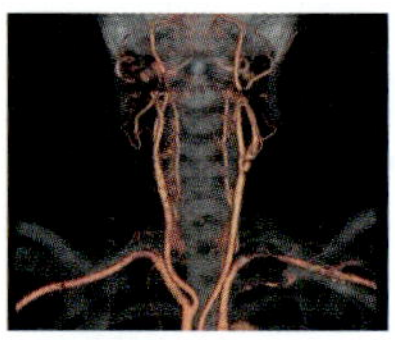
Carotid artery stenosis
목동맥협착증
(경동맥협착증)

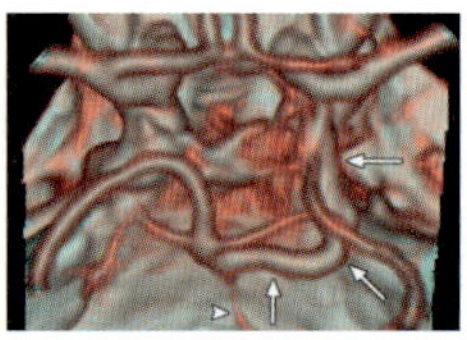
Carotid artery variants
목동맥 변이(경동맥변이)

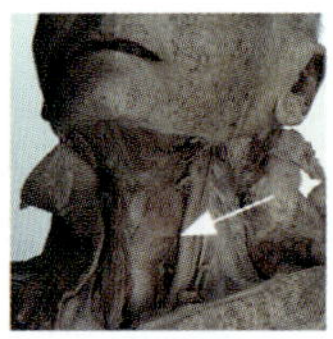
Carotid endarterectomy
목동맥 내막제거술

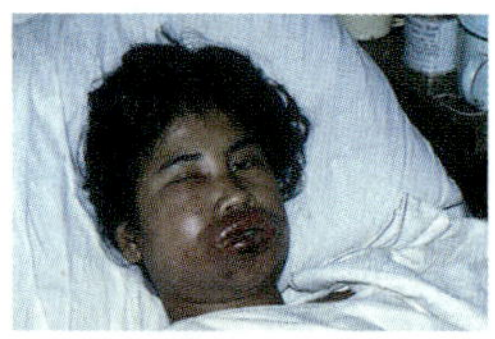
Cavernous sinus thrombosis
해면정맥굴 혈전증
(해면정맥동혈전증)

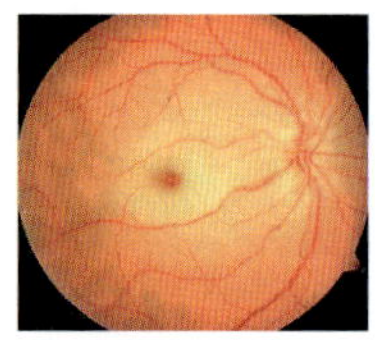
Central retinal artery occlusion
중심망막동맥폐색

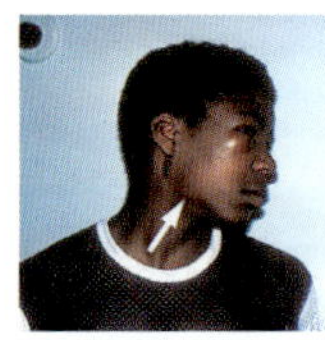
Cervical lymph node enlargement
목 림프절 비대

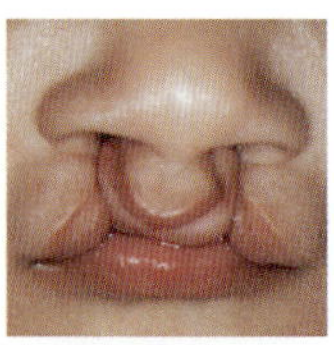
Cleft lip and palate
입술갈림증(구순열)과
입천장갈림증(구개열)

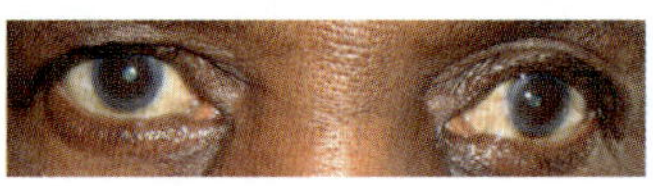
Corneal arcus 각막환

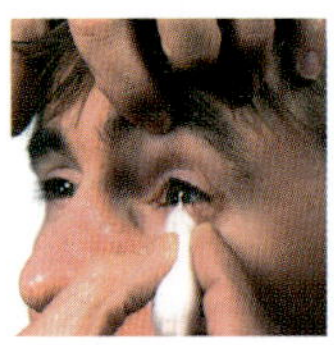
Corneal reflex
각막반사

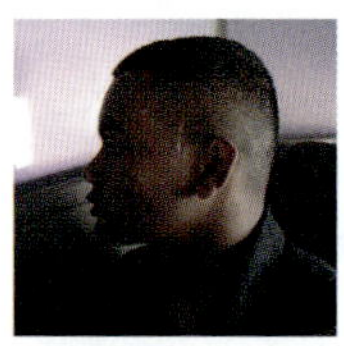
Craniotomy
머리뼈절개술(개두술)

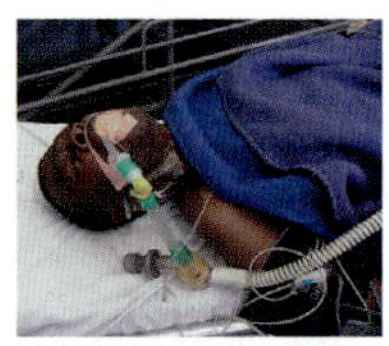
Endotracheal intubation
기관내삽관

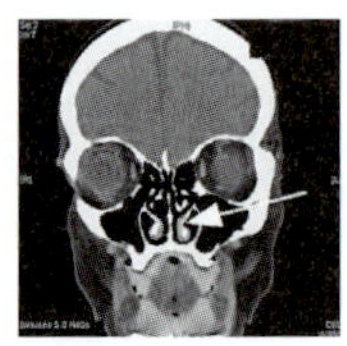
Epistaxis
코피

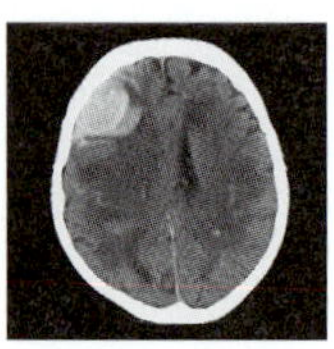
Extradural haemorrhage
경질막바깥출혈
(경막외출혈)

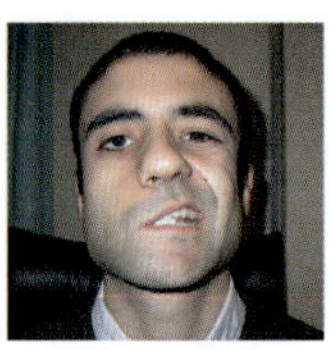
Facial nerve(Bell's) palsy
얼굴신경마비
(안면신경마비)

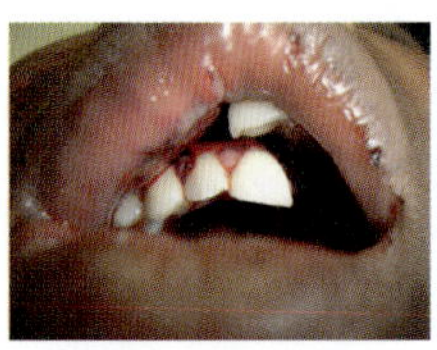
Fractured mandible
골절된 아래턱뼈
(하악골)

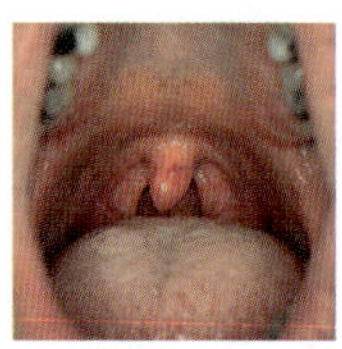
Gag reflex
구역반사

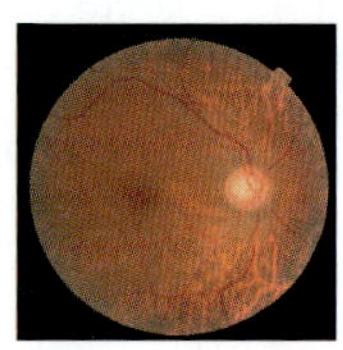
Glaucoma
녹내장

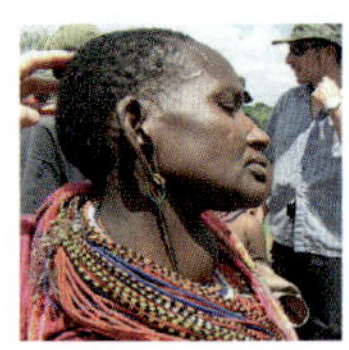
Goitre
갑상샘종(갑상선종대)

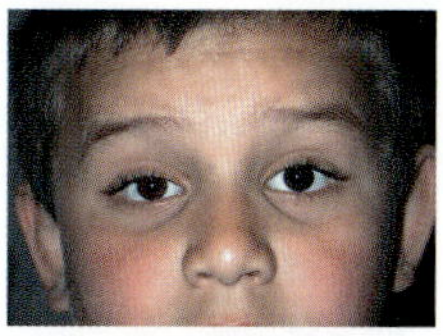

Horner's syndrome
호너증후군

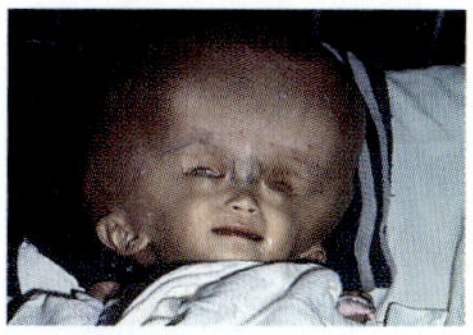

Hydrocephalus
물뇌증(수두증)

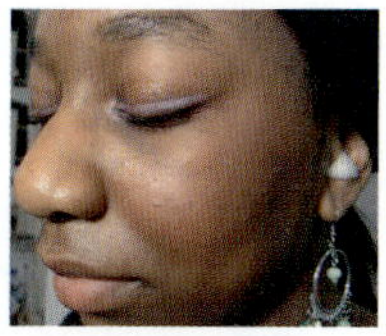

Hyperacusis
청각과민

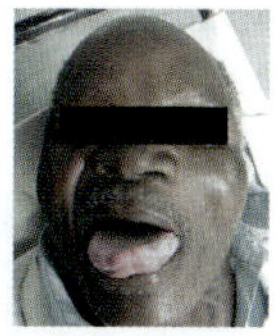

Hypoglossal nerve palsy
혀밑신경마비
(설하신경마비)

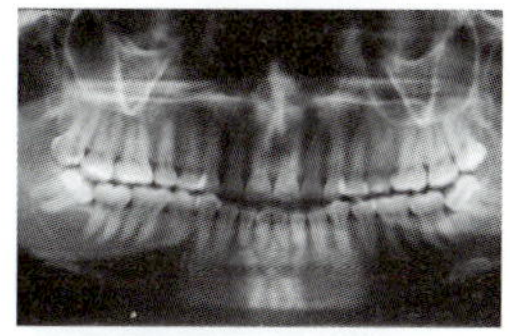

Impacted wisdom tooth
다른 치아에 덮여 있는 사랑니

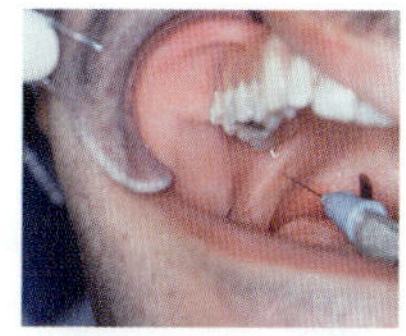

Inferior alveolar nerve block
아랫이틀신경차단
(하치조신경차단)

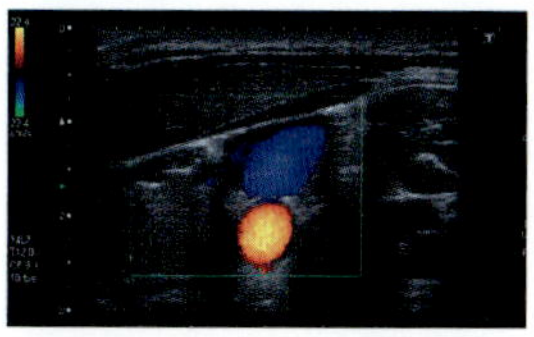

Internal jugular vein catheterisation
속목정맥(내경정맥) 도관삽입

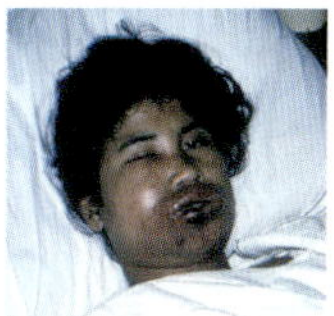

Intracranialspread of infection – face
염증의 머릿속확산
–얼굴

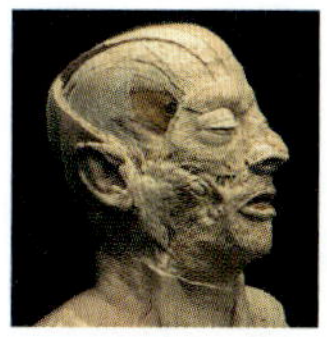

Intracranial spread of infection – scalp
염증의 머리속확산
–머리덮개

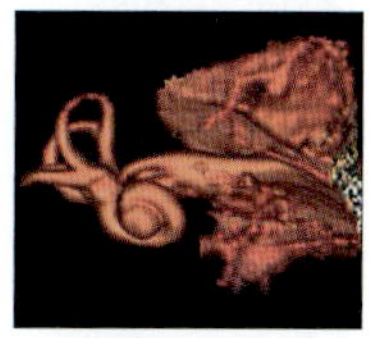

Labyrinthitis
미로염(내이염)

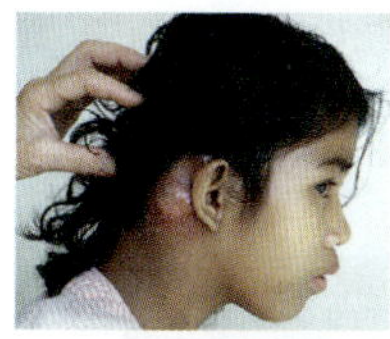

Mastoiditis
꼭지돌기염(유양돌기염)

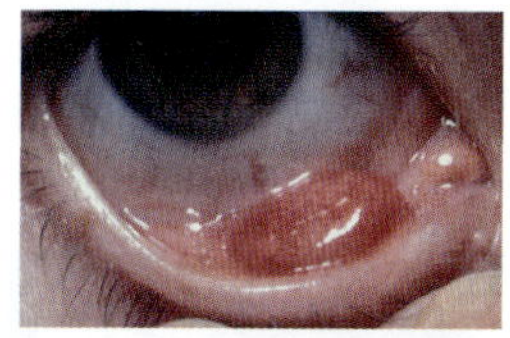

Meibomian cyst(chalazion)
눈다래끼(산립종)

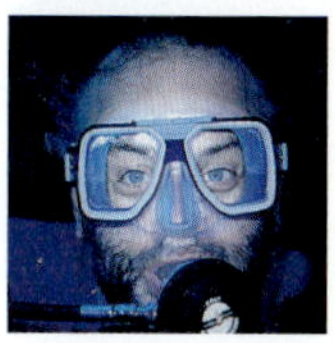

Middle ear pressure equalisation
중이압평형

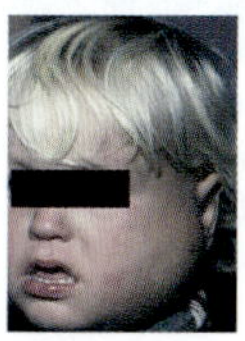

Mumps
볼거리
(유행성 이하선염)

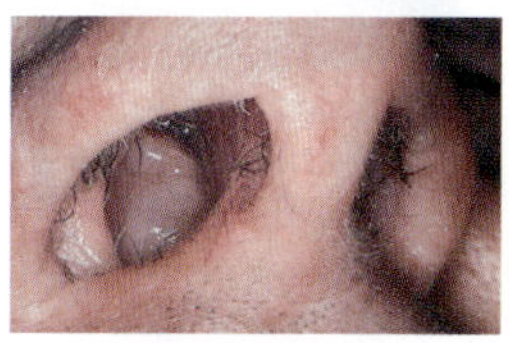

Nasal polyps 비용종

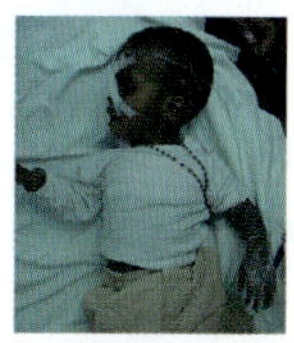

Nasogastric intubation
코경유위삽관

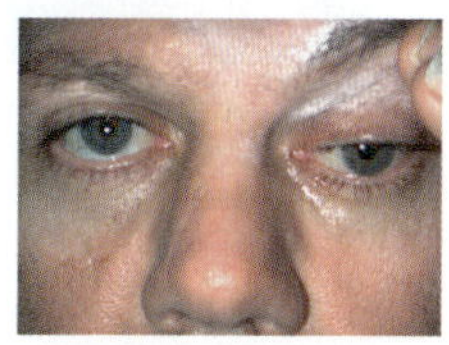

Oculomotor nerve palsy
눈돌림신경마비
(동안신경마비)

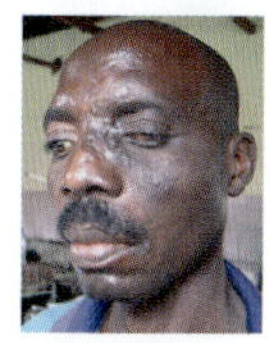

Ophthalmic herpes zoster
눈대상포진

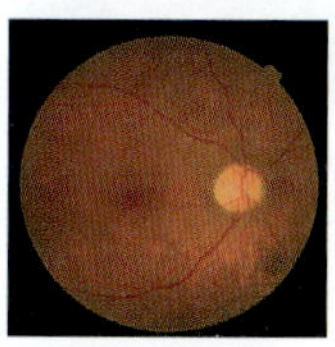

Ophthalmoscopy
검안경

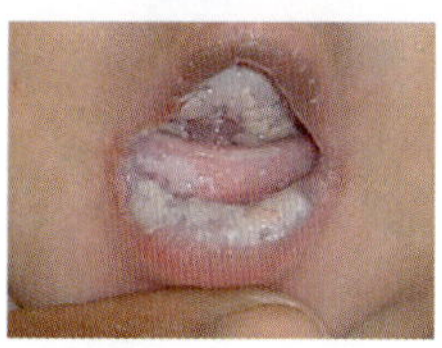

Oral pathology
입안병리

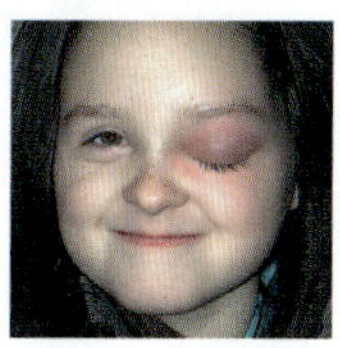

Orbital cellulitis
안와봉와직염

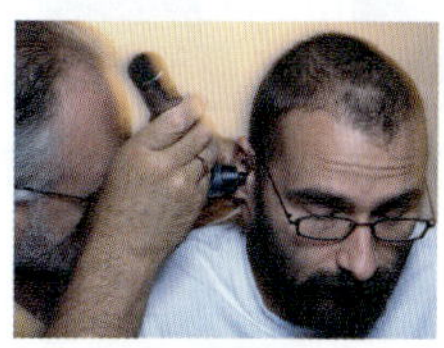

Otalgia (referred pain)
귓의 통증(연관통)

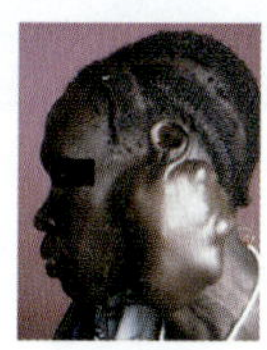

Parotid tumours
귀밑샘종양
(이하선종양)

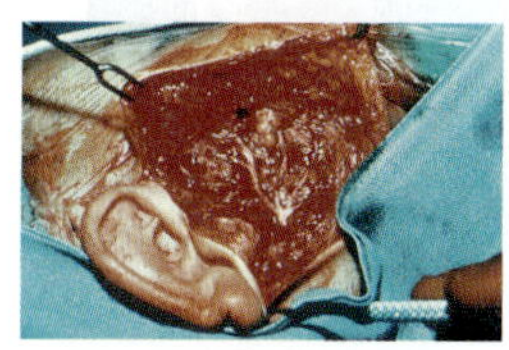

Parotidectomy
귀밑샘절제술(이하선적출)

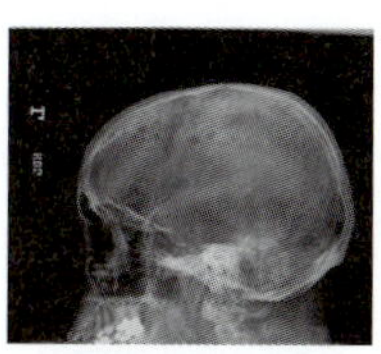

Pepperpot skull
후추통머리뼈

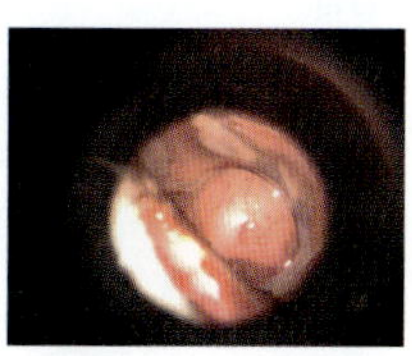

Perforated drum
고막천공

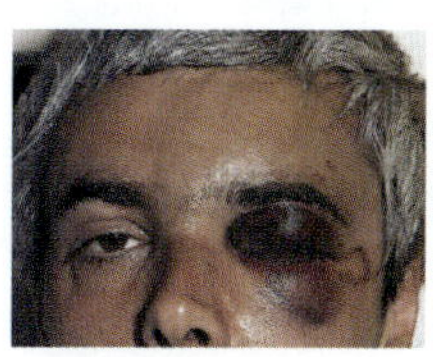

Periorbital and subconjunctiva haemorrhage
눈확주위와 결막밑출혈

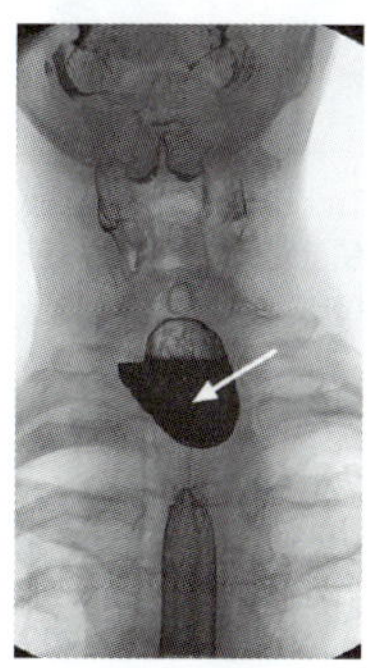

Pharyngeal pouch
인두주머니(인두낭)

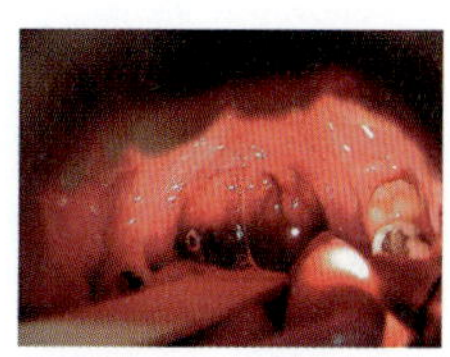

Pharyngitis
인두염

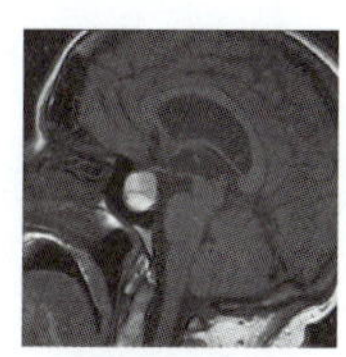

Pituitary apoplexy
뇌하수체졸중

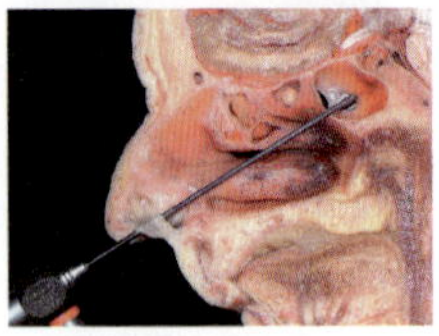
Pituitary tumour
뇌하수체종양

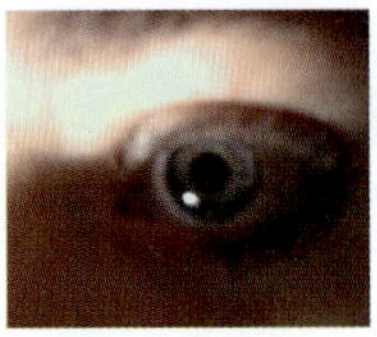
Pupillary reflex
동공반사

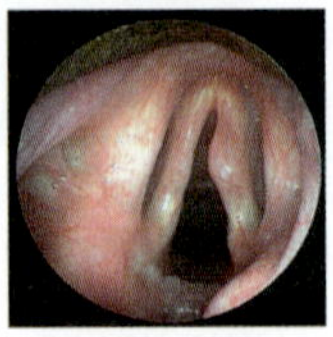
Recurrent laryngeal nerve palsy
되돌이후두신경마비
(반회후두신경마비)

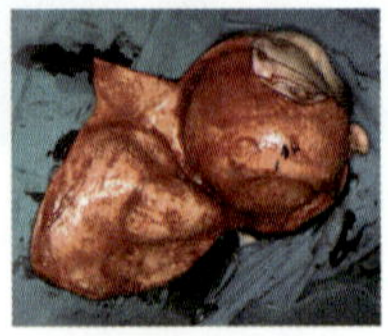
Scalp wounds
머리덮개상처

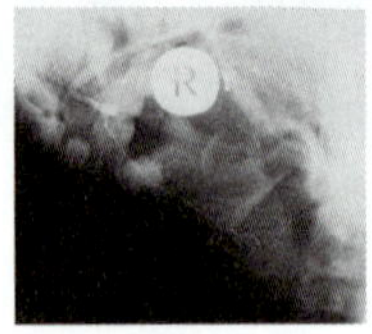
Sialectasis
침샘확장증

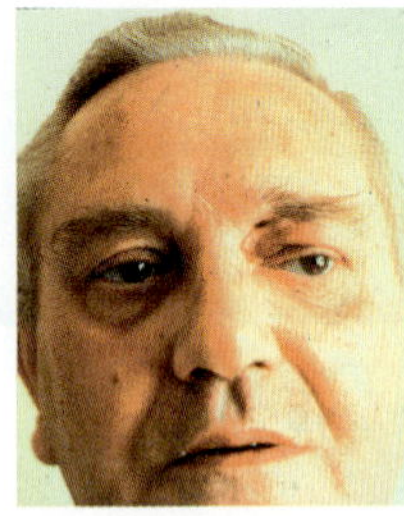
Sinus pathology
코곁동굴(부비동)의 병리

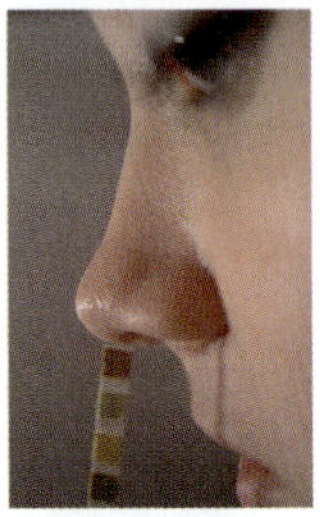
Skull base fracture
머리뼈바닥골절
(두개저골절)

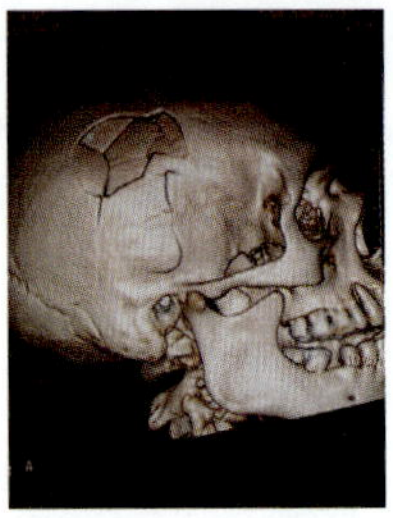
Skull fracture
머리뼈골절
(두개골 골절)

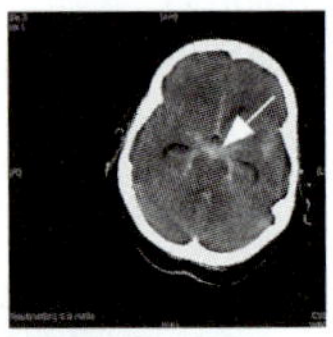
Subarachnoid haemorrhage
거미막밑출혈
(지주막하출혈)

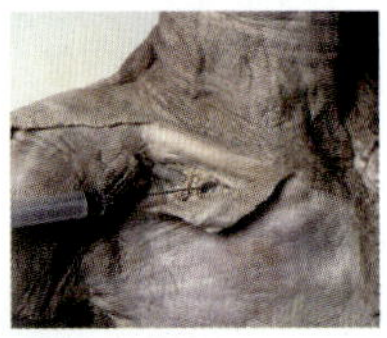
Subclavian vein catheterisation
빗장밑정맥(쇄골하정맥)
도관삽입

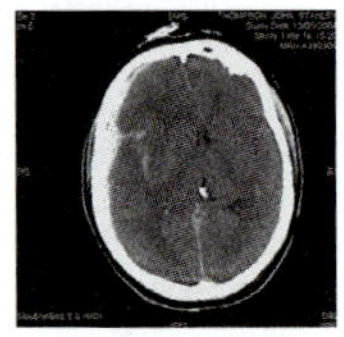
Subdural haemorrhage
경질막밑출혈
(경막하출혈)

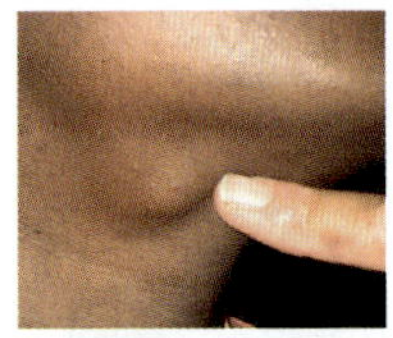
Submandibular tumour
턱밑샘(악하선) 종양

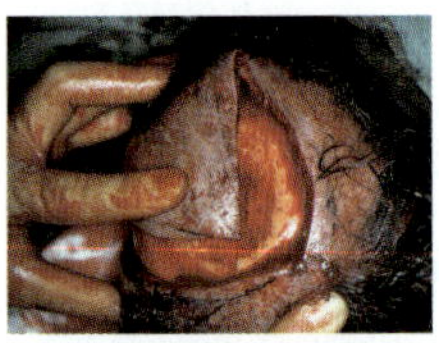
Surgical flaps of scalp
머리덮개피판술

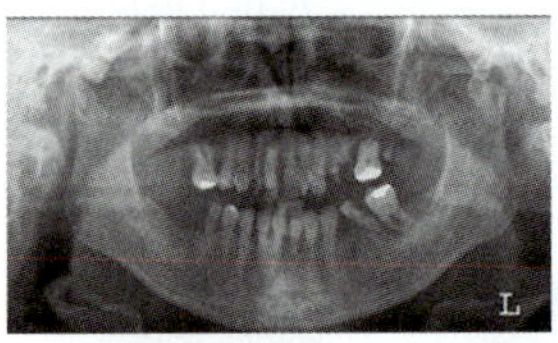
Temporomandibular joint (TMJ) dislocation
턱관절(측두하악관절) 탈구

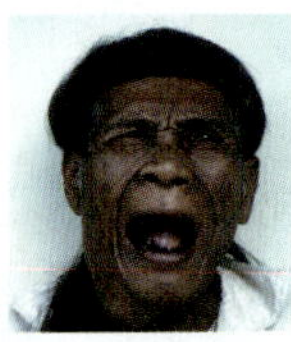
Tongue carcinoma
혀암(설암)

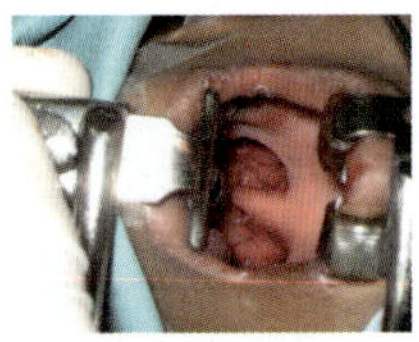
Tonsillectomy
편도제거

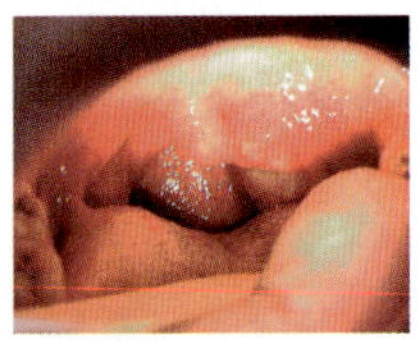
Tonsillitis
편도염

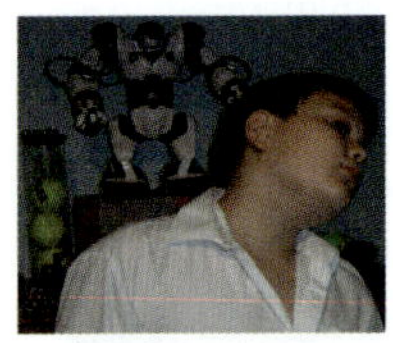
Torticollis
기운목(사경)

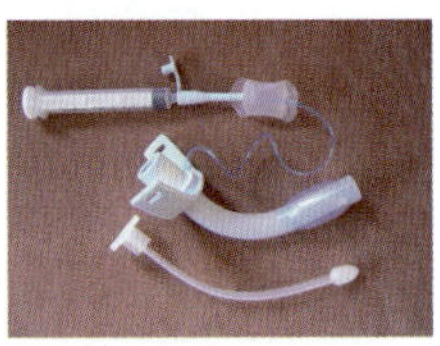
Tracheostomy
기관절개술

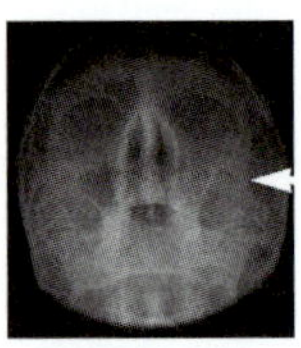
Tripod fracture
삼각골절

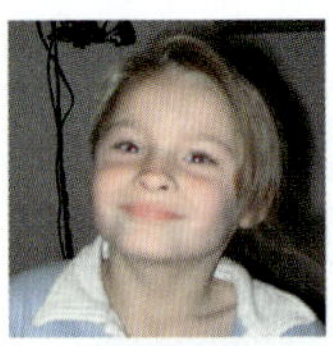
Trochlear nerve palsy
도르래신경(활차신경)
마비

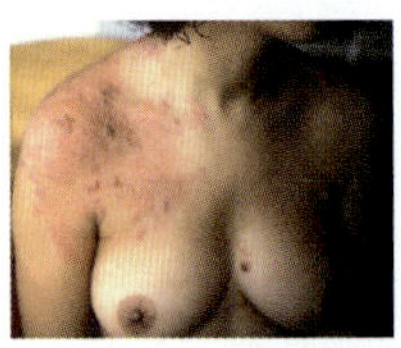
Varicella-zoster virus infection - head and neck
머리와 목의 수두대상포진바이러스감염

척주와 척수 Vertebral column and spinal cord

2

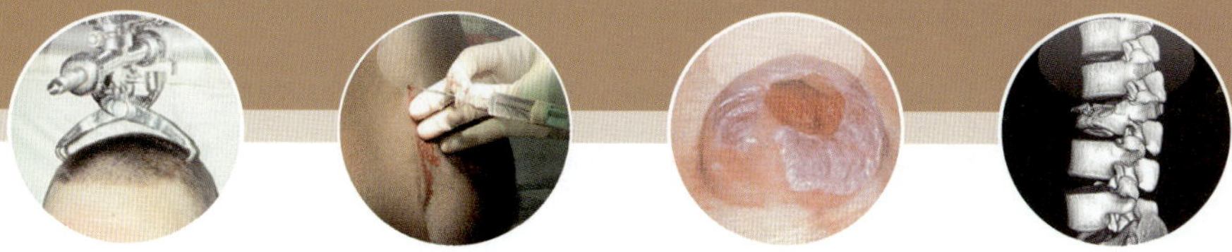

등과 척주 Back and vertebral column

A *표면해부학* **B** *몸통뼈대* **C** *척주*

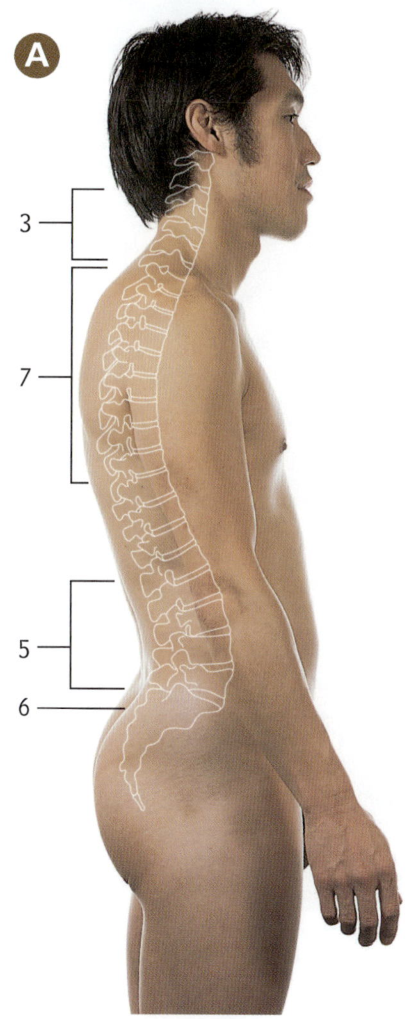

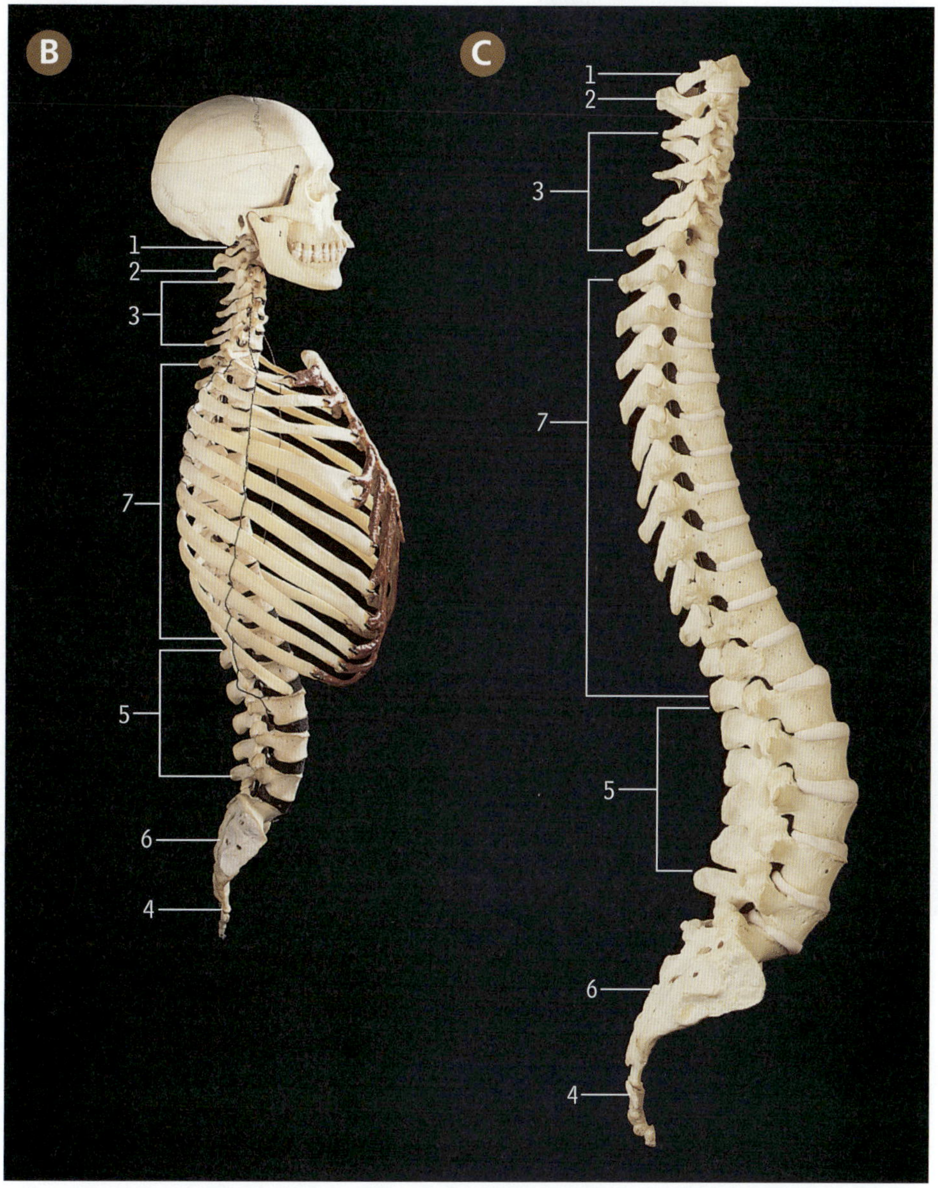

1 Atlas vertebra 고리뼈(환추)
2 Axis vertebra 중쇠뼈(축추)
3 Cervical vertebrae, lordosis
앞굽음(전만)상태의 목뼈(경추)
4 Coccyx 꼬리뼈(미골)
5 Lumbar vertebrae, lordosis
앞굽음(전만)상태의 허리뼈(요추)
6 Sacrum 엉치뼈(천골)
7 Thoracic vertebrae, kyphosis
뒤굽음(후만)상태의 등뼈(흉추)

등과 어깨 Back and shoulder

A 표면해부학

1 Coccyx 꼬리뼈(미골)
2 Deltoid 어깨세모근(삼각근)
3 External oblique 배바깥빗근(외복사근)
4 Gluteus maximus 큰볼기근(대둔근)
5 Iliac crest 엉덩뼈능선(장골릉)
6 Latissimus dorsi 넓은등근(광배근)

B 근육

7 Medial border scapula (dotted) 어깨뼈(견갑골)의 안쪽모서리(내연)
8 Rhomboid major 큰마름근(대능형근)
9 Rhomboid minor 작은마름근(소능형근)
10 Sacrum 엉치뼈(천골)
11 Trapezius 등세모근(승모근)
12 Thoracolumbar fascia 등허리근막(흉요근막)

A

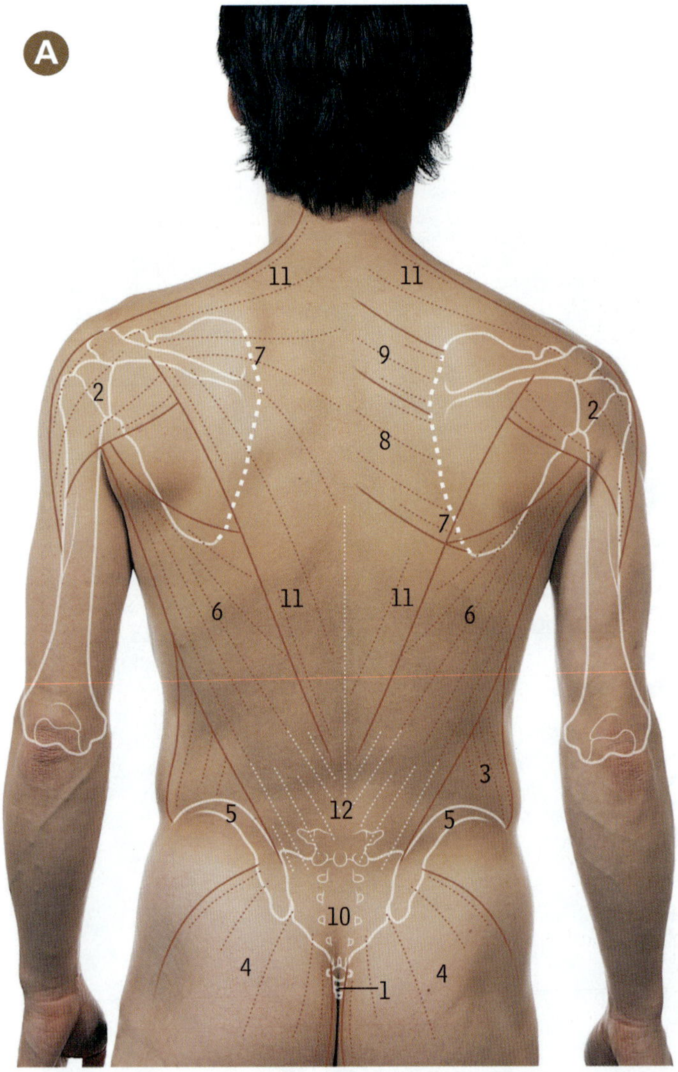

B

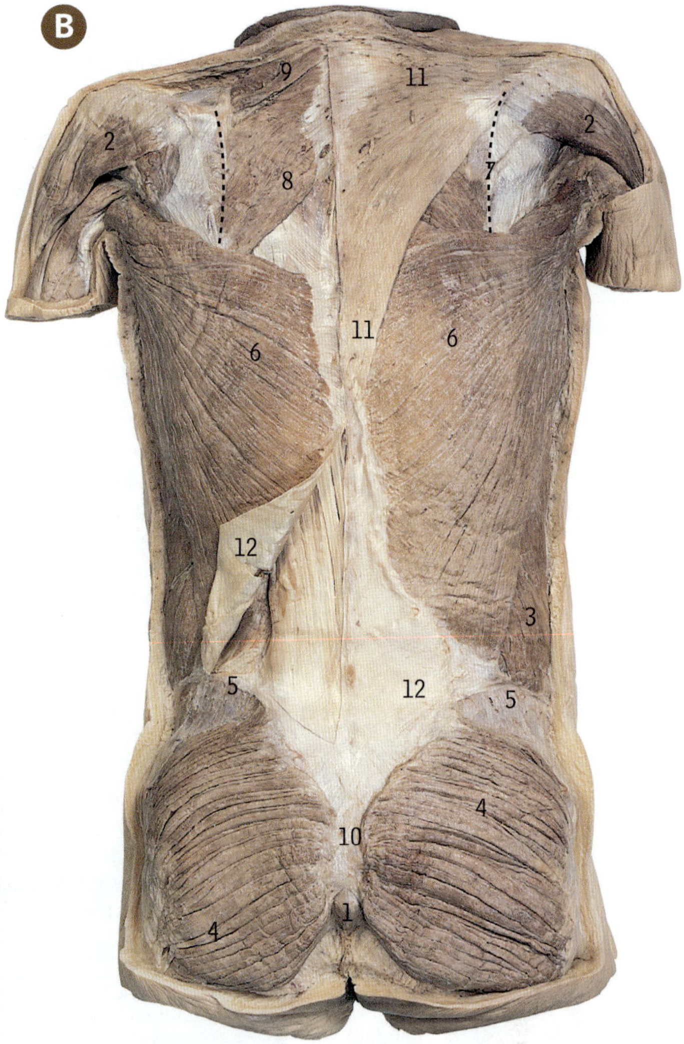

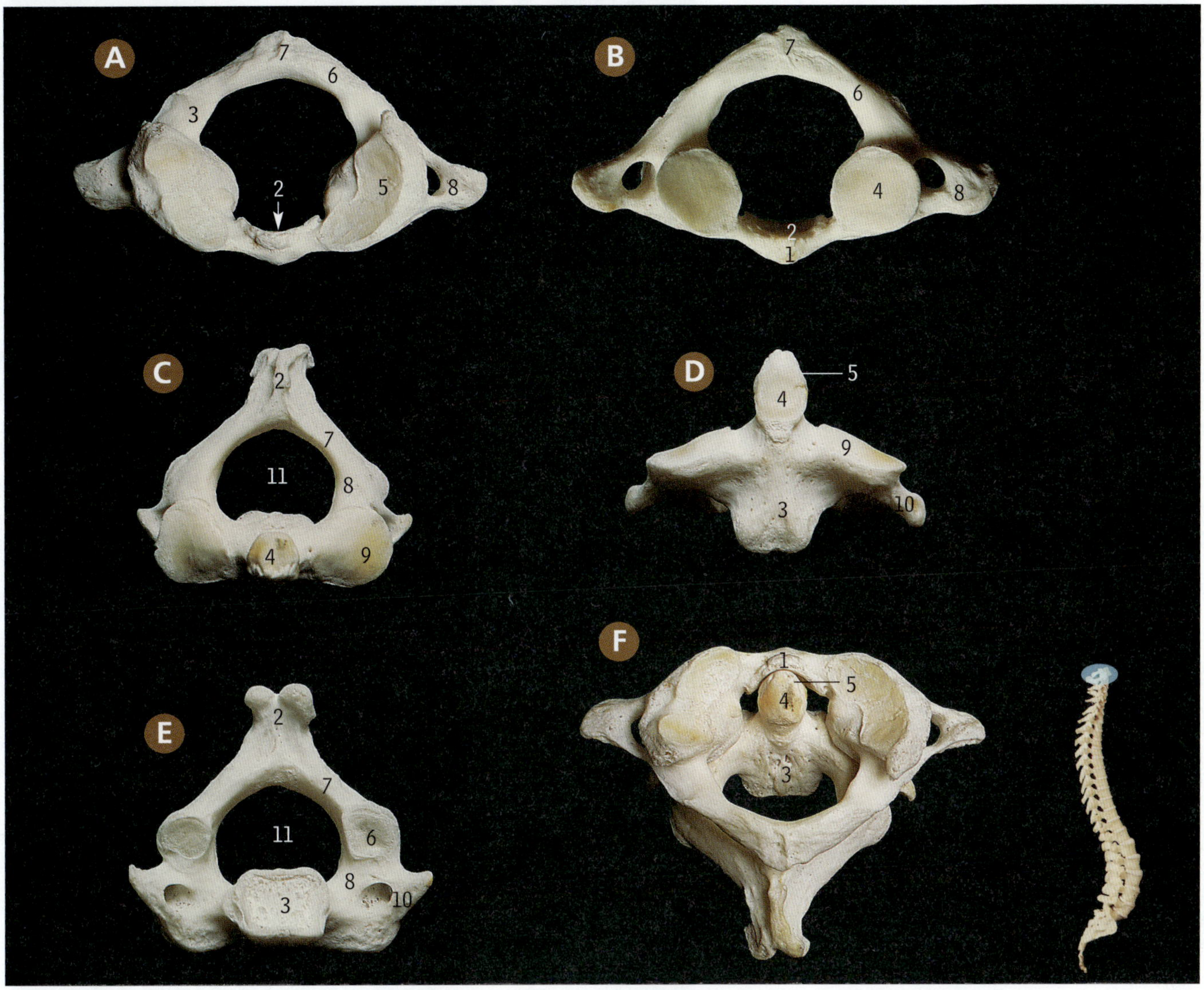

첫째목뼈 First cervical vertebra *고리뼈*

A 위모습

B 아래모습

1 Anterior arch and tubercle 앞고리(전궁) 및 앞결절(전결절)
2 Facet for dens of Axis 중쇠뼈(축추)의 치아돌기오목(치돌기와)
3 Groove for vertebral artery척추동맥고랑(추골동맥구)
4 Lateral mass with inferior articular facet 아래관절오목(하관절와)을 포함한 가쪽덩이(외측괴)
5 Lateral mass with superior articular facet 위관절오목(상관절와)을 포함한 가쪽덩이(외측괴)
6 Posterior arch 뒤고리(후궁)
7 Posterior tubercle 뒤결절(후결절)
8 Transverse process and foramen 가로돌기(횡돌기) 및 가로구멍(횡돌기공)

위관절오목(superior articular facets, 상관절와)(5)은 오목하며, 콩팥모양이다.

아래관절오목(inferior articular facets, 하관절와)(4)은 원형이며, 전반적으로 편평하다.

앞고리(anterior arch, 전궁)(1)는 뒤고리(posterior arch, 후궁)(6)보다 짧고 직선적이며, 앞고리의 뒤면에는 중쇠뼈(축추골)의 치아돌기오목(facet for the dens, 치돌기와)(2)이 위치한다.

고리뼈(atlas 환추골)는 척추뼈몸통(body, 추체)이 없다.

둘째목뼈 Second cervical vertebra *중쇠뼈*

C 위모습

E 아래모습

D 앞모습

F 고리뼈와 관절한 상태의 위모습

1 Anterior arch of atlas 고리뼈(환추)의 앞고리(전궁)
2 Bifid spinous process 끝이 양쪽으로 나뉜 가시돌기(극돌기)
3 Body 척추뼈몸통(추체)
4 Dens 치아돌기(치돌기)
5 Impression for alar ligament 날개인대(익상인대)에 의한 자국(압흔)
6 Inferior articular facet 아래관절오목(하관절와)
7 Lamina 고리판(추궁판)
8 Pedicle 고리뿌리(추궁근)
9 Superior articular surface 위관절면(상관절면)
10 Transverse process and foramen 가로돌기(횡돌기) 및 가로구멍(횡돌기공)
11 Vertebral foramen 척추뼈구멍(추공)

중쇠뼈(axis축추골)의 가장 큰 특징은 치아돌기(dens, 치돌기)(4)가 척추뼈몸통(body, 추체)에서 위로 돌출되어 있는 점이다. 치아돌기는 고리뼈(atlas, 환추골)의 척추뼈몸통(body, 추체)을 의미한다.

치아돌기골절(치상돌기골절), p.108 참조.

다섯째목뼈 Fifth cervical vertebra

전형적인 목뼈

A 위모습　　B 앞모습　　C 왼쪽 모습

1 Anterior tubercle of transverse process 가로돌기(횡돌기)의 앞결절(전결절)
2 Bifid spinous process 끝이 양쪽으로 나뉜 가시돌기(극돌기)
3 Body 척추뼈몸통(추체)
4 Foramen of transverse process 가로구멍(횡돌기공)
5 Inferior articular process 아래관절돌기(하관절돌기)
6 Intertubercular lamella of transverse process 가로돌기(횡돌기)의 결절사이판
7 Lamina 고리판(추궁판)
8 Pedicle 고리뿌리(추궁근)
9 Posterior tubercle of transverse process 가로돌기(횡돌기)의 뒤결절(후결절)
10 Posterolateral lip (uncus) 뒤가쪽입술 혹은 갈고리(구)
11 Superior articular process 위관절돌기(상관절돌기)
12 Vertebral foramen 척추뼈구멍(추공)

일곱째목뼈 Seventh cervical vertebra

솟을뼈

D 위모습

1 Anterior tubercle of transverse process 가로돌기(횡돌기)의 앞결절(전결절)
2 Body 척추뼈몸통(추체)
3 Foramen of transverse process 가로구멍(횡돌기공)
4 Intertubercular lamella of transverse process 가로돌기(횡돌기)의 결절사이판
5 Lamina 고리판(추궁판)
6 Pedicle 고리뿌리(추궁근)
7 Posterior tubercle of transverse process 가로돌기(횡돌기)의 뒤결절(후결절)
8 Posterolateral lip (uncus) 뒤가쪽입술 혹은 갈고리(구)
9 Spinous process with tubercle 결절을 갖고 있는 가시돌기(극돌기)
10 Superior articular process 위관절돌기(상관절돌기)
11 Vertebral foramen 척추뼈구멍(추공)

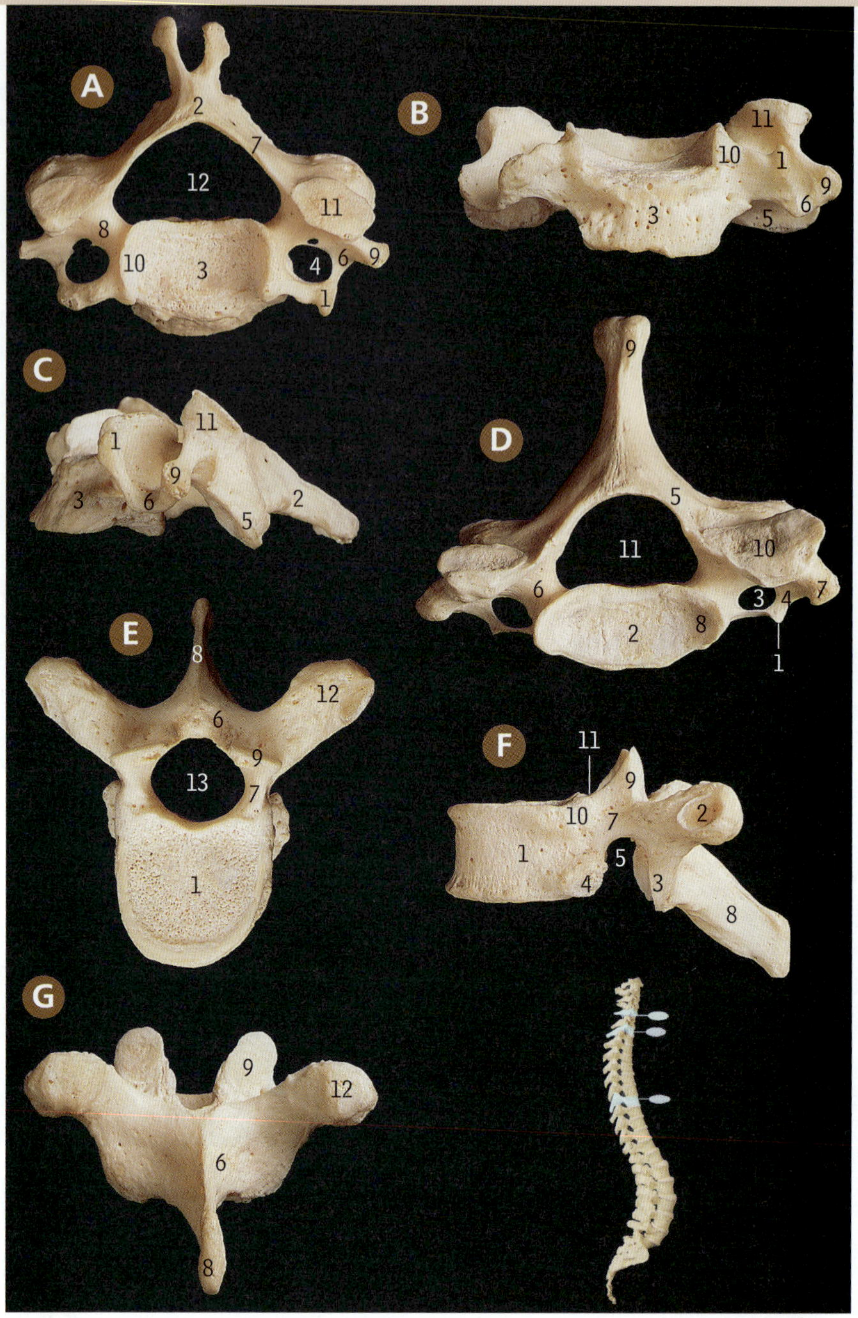

첫째부터 일곱째까지 모든 목뼈(cervical vertebrae, 경추)는 가로돌기(transverse process, 횡돌기)에 한 개의 구멍이 있다(A4).

셋째에서 여섯째까지 목뼈(cervical vertebrae, 경추)는 전형적인 모습을 갖고 있어서, 위관절돌기(superior articular processes, 상관절돌기)의 관절면은 뒤로 그리고 위를 향하며(A11, C11), 척추뼈몸통(body, 추체)의 위면에는 뒤가쪽에 입술 같은 돌출이 있고(A10), 척추뼈구멍(vertebral foramen, 추공)은 삼각형이며(A12) 그리고 가시돌기(spinous process, 극돌기)는 끝이 양쪽으로 나뉘어져 있다(A2).

여섯째목뼈(cervical vertebrae, 경추)의 앞결절(anterior tubercle, 전결절)은 크며, 이것을 목동맥결절(carotid tubercle, 경동맥결절)이라고 한다.

일곱째목뼈(cervical vertebrae, 경추)의 가시돌기(spinous process, 극돌기)는 끝이 갈라지지 않고 길게 뻗어 있어서 솟을뼈(vertebra prominens, 융추골)라고도 한다(D9).

목뼈(cervical vertebrae, 경추)에서 갈비성분(rib element)은 가로돌기(transverse process, 횡돌기)의 앞뿌리(anterior root), 앞결절(anterior tubercle, 전결절), 척수신경의 앞가지가 지나는 결절사이판(intertubercular lamella) 그리고 뒤결절(posterior tubercle)의 앞부분(D1, 4, 7)과 같은 구조에서 관찰된다.

강직척추염, p.108 참조.

일곱째등뼈 Seventh thoracic vertebra

전형적인 척추뼈

E 위모습
F 왼쪽 모습
G 뒷모습

1 Body 척추뼈몸통(추체)
2 Costal facet of transverse process 가로돌기(횡돌기)의 갈비오목(늑골와)
3 Inferior articular process 아래관절돌기(하관절돌기)
4 Inferior costal facet 아래갈비오목(하늑골와)
5 Inferior vertebral notch 아래척추뼈패임(하추절흔)
6 Lamina 고리판(추궁판)
7 Pedicle 고리뿌리(추궁근)
8 Spinous process 가시돌기(극돌기)
9 Superior articular process 위관절돌기(상관절돌기)
10 Superior costal facet 위갈비오목(상늑골와)
11 Superior vertebral notch 위척추뼈패임(상추절흔)
12 Transverse process 가로돌기(횡돌기)
13 Vertebral foramen 척추뼈구멍(추공)

전형적인 등뼈(thoracic vertebrae, 흉추)는 둘째부터 아홉째등뼈에서 관찰되며, 척추뼈몸통(body, 추체)에 갈비오목(costal facet)이 위치하고(F10, 4), 또한 가로돌기(transverse process, 횡돌기)에 갈비오목(costal facet)이 위치하고(F2), 척추뼈구멍(vertebral foramen, 추공)은 둥글고(E13), 가시돌기(spinous process, 극돌기)는 뒤 아래로 향하며(F8, G8), 위관절돌기(superior articular processes, 상관절돌기)는 수직모양이며 관절오목은 편평하고 뒤 가쪽으로 향한다(E9, F9, G9).

첫째등뼈 First thoracic vertebra

A 위모습

B 앞모습과 왼쪽 모습

1 Body 척추뼈몸통(추체)
2 Inferior articular process 아래관절돌기(하관절돌기)
3 Inferior costal facet 아래갈비오목(하늑골와)
4 Lamina 고리판(추궁판)
5 Pedicle 고리뿌리(추궁근)
6 Posterolateral lip (uncus) 뒤가쪽입술 혹은 갈고리(구)
7 Spinous process 가시돌기(극돌기)
8 Superior articular process 위관절돌기(상관절돌기)
9 Superior costal facet 위갈비오목(상늑골와)
10 Transverse process with costal facet 갈비오목(늑골와)을 갖고있는 가로돌기(횡돌기)
11 Vertebral foramen 척추뼈구멍(추공)

열째, 열한째등뼈

Tenth and eleventh thoracic vertebrae

C 왼쪽에서 본 열째등뼈

D 왼쪽에서 본 열한째등뼈

1 Body 척추뼈몸통(추체)
2 Costal facet 갈비오목(늑골와)
3 Inferior articular process 아래관절돌기(하관절돌기)
4 Inferior vertebral notch 아래척추뼈패임(하추절흔)
5 Pedicle 고리뿌리(추궁근)
6 Spinous process 가시돌기(극돌기)
7 Superior articular process 위관절돌기(상관절돌기)
8 Transverse process 가로돌기(횡돌기)

열두째등뼈

Twelfth thoracic vertebra

E 왼쪽 모습

F 위모습

G 뒷모습

1 Body 척추뼈몸통(추체)
2 Costal facet 갈비오목(늑골와)
3 Inferior articular process 아래관절돌기(하관절돌기)
4 Inferior tubercle 아래결절(하결절)
5 Lateral tubercle 가쪽결절(외측결절)
6 Pedicle 고리뿌리(추궁근)
7 Spinous process 가시돌기(극돌기)
8 Superior articular process 위관절돌기(상관절돌기)
9 Superior tubercle 위결절(상결절)

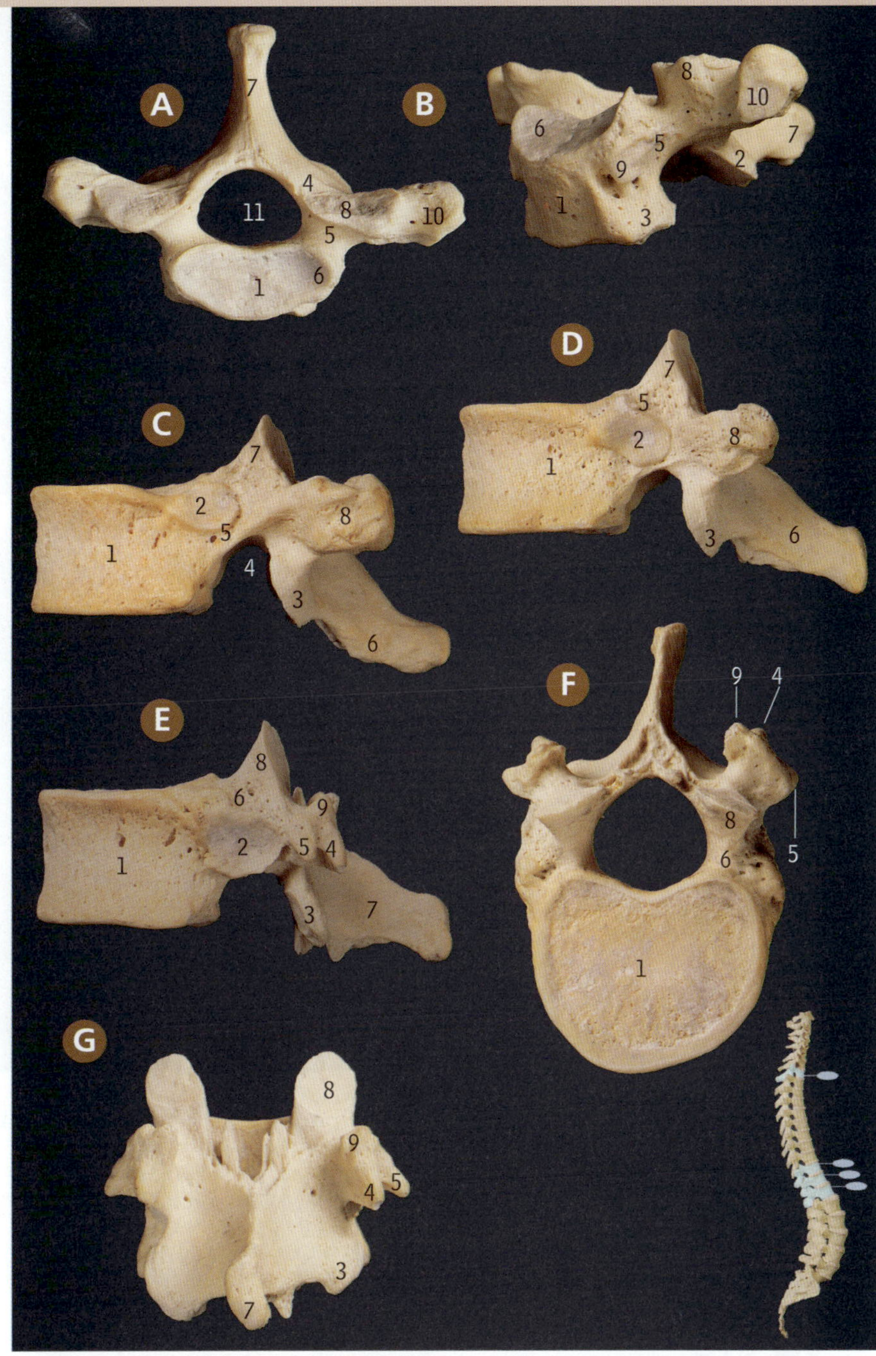

비전형적인 등뼈(thoracic vertebrae, 흉추)는 첫째, 열째, 열한째, 열둘째등뼈에서 관찰된다.

첫째등뼈(thoracic vertebrae, 흉추)는 척추뼈몸통(body, 추체)의 위면의 양쪽에 뒤가쪽입술(posterolateral lip)(A6, B6)이 위치하고, 전형적인 목뼈처럼 척추뼈구멍(vertebral foramen, 추공)은 삼각형이며 척추뼈몸통의 옆에 완전한 위갈비오목(superior costal facets, 위늑골와)(B9)이 위치한다.

열째, 열한째, 열둘째등뼈에서는 척추뼈몸통의 옆에 한 개의 갈비오목(costal facets, 늑골와)이 위치하고, 척추뼈몸통의 위면은 점차 허리뼈처럼 고리뿌리(pedicle, 추궁근)(C2, D2, E2)에 합쳐지며, 가로돌기(transverse process, 횡돌기)에 갈비오목(costal facet)은 없다.

척추전방전위증, p.108 참조.

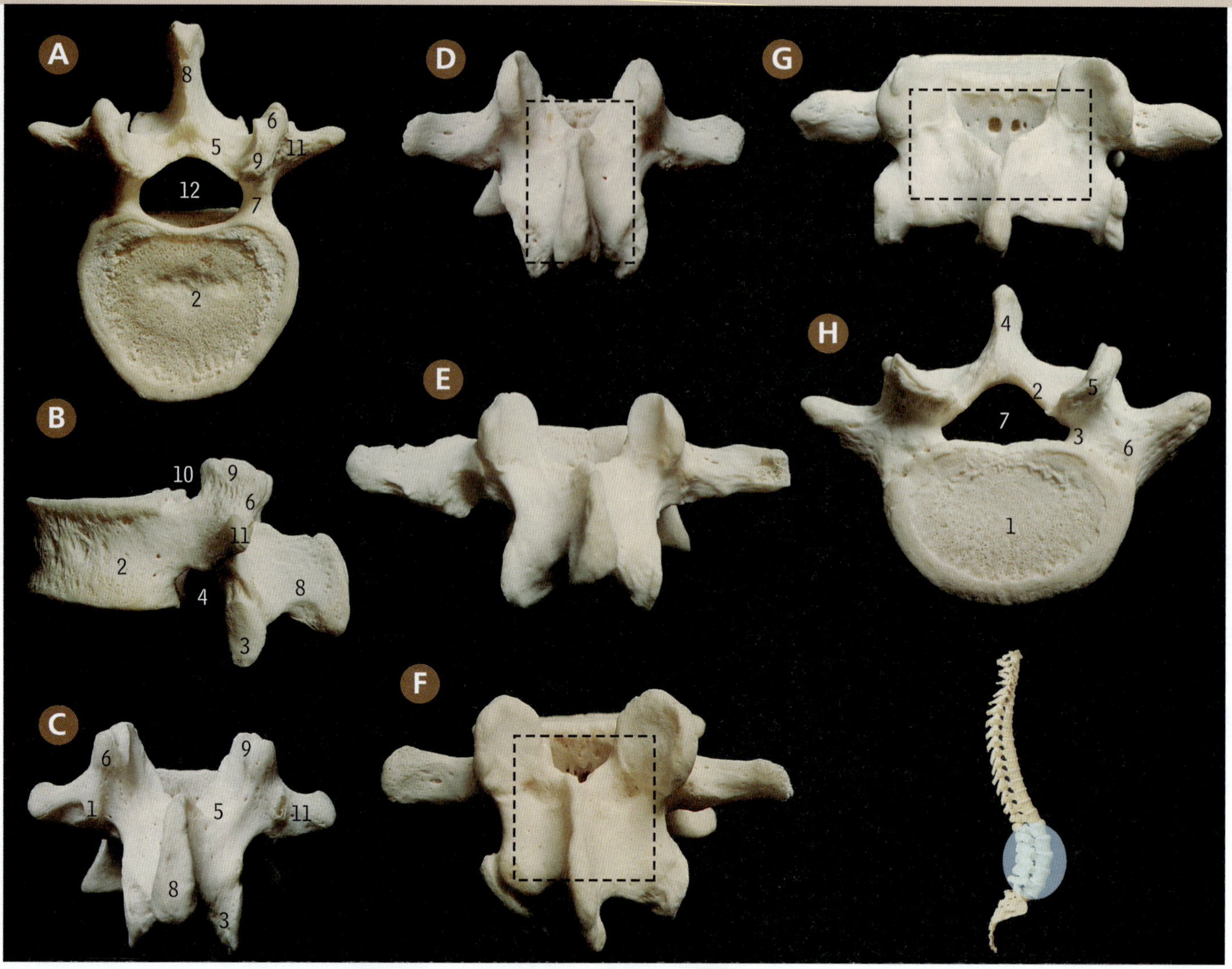

첫째허리뼈
First lumbar vertebra

A 위모습

B 왼쪽 모습

C 뒷모습

1 Accessory process 덧돌기(부돌기)
2 Body 척추뼈몸통(추체)
3 Inferior articular process
아래관절돌기(하관절돌기)
4 Inferior vertebral notch
아래척추뼈패임(하추절흔)
5 Lamina 고리판(추궁판)
6 Mamillary process 꼭지돌기(유돌기)
7 Pedicle 고리뿌리(추궁근)
8 Spinous process 가시돌기(극돌기)
9 Superior articular process
위관절돌기(상관절돌기)
10 Superior vertebral notch
위척추뼈패임(상추절흔)
11 Transverse process 가로돌기(횡돌기)
12 Vertebral foramen 척추뼈구멍(추공)

허리뼈(lumbar vertebrae, 요추)의 특징은 다음과 같다. 척추뼈몸통(body, 추체)은 크고, 가로돌기(transverse process, 횡돌기) 그리고 척추뼈몸통(body, 추체)에는 갈비오목(costal facets, 늑골와)이 없고, 척추뼈구멍(vertebral foramen, 추공)은 삼각형이며(A12), 가시돌기(spinous process, 극돌기)는 뒤로 향하고 가시돌기의 모양은 사각형 혹은 손도끼모양(hatchet-shaped)(B8)을 나타내며, 위관절돌기(superior articular processes, 상관절돌기)는 수직모양이며 뒤 안쪽으로 향하며(A9), 위관절돌기의 뒤모서리에는 꼭지돌기(mamillary process, 유돌기)가 위치한다(A6).

허리뼈(lumbar vertebrae, 요추)의 갈비성분(rib element)은 가로돌기(transverse process, 횡돌기)이다(A11).

등뼈와 허리뼈에서는 돌기사이관절(facet joint, 후관절)의 경사도가 변하는 척추뼈 위치는 일정하지 않다.

뒷모습

D 둘째허리뼈

E 셋째허리뼈

F 넷째허리뼈

G 다섯째허리뼈

위모습

H 다섯째허리뼈

1 Body 척추뼈몸통(추체)
2 Lamina 고리판(추궁판)
3 Pedicle 고리뿌리(추궁근)
4 Spinous process
가시돌기(극돌기)
5 Superior articular process
위관절돌기(상관절돌기)
6 Transverse process fusing
with Pedicle and body
고리뿌리(추궁근)와 척추뼈몸통(추체)과 합쳐진 가로돌기(횡돌기)
7 Vertebral foramen
척추뼈구멍(추공)

허리뼈(lumbar vertebrae, 요추)의 뒷모습에서 4개의 관절돌기(articular processes)가 이루는 모양은 첫째, 둘째 허리뼈에서는 수직모양의 직사각형(점선으로 표시된 것)이고, 셋째, 넷째 허리뼈에서는 정사각형이고, 다섯째 허리뼈에서는 수평모양의 직사각형이다.

다섯째허리뼈(lumbar vertebrae, 요추)는 가로돌기(transverse process, 횡돌기)(H6)가 고리뿌리(pedicle, 추궁근)(H3)처럼 직접 척추뼈몸통(body, 추체)의 옆에 합쳐지는 특징이 있다.

척추궁절제술, 허리척추관협착증(요추척추관협착증), 척추골절, 허리뼈골절(요추골절), p.108 참조.

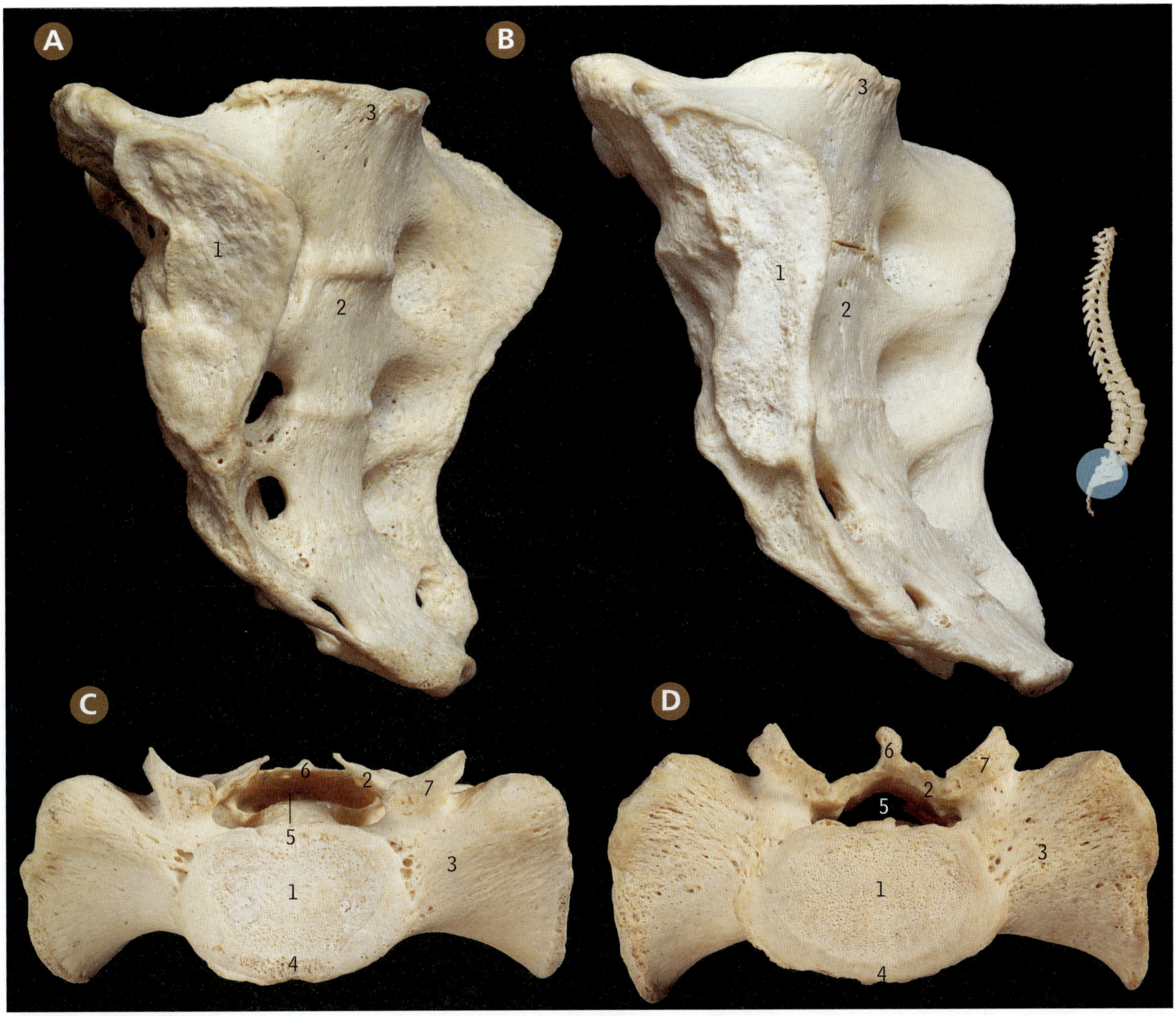

엉치뼈 Sacrum

오른쪽 앞모습

A 여성에서

B 남성에서

1 Auricular surface 귓바퀴면(이상면)
2 Pelvic surface 골반면
3 Promontory 엉치뼈곶(천골곶, 갑각)

여성의 골반면(pelvic surface)은 처음 3개의 엉치뼈(sacral vertebrae, 천추)의 경우에는 비교적 직선적이며 아래로 갈수록 굽어져 있다. 남성의 골반면은 전반적으로 굽어져 있다.

엉치엉덩관절(sacro–iliac joint, 천장관절)의 관절주머니는 귓바퀴면(auricular or articular surface, 이상면)(A1, B1)의 모서리에 부착된다.

엉치뼈바닥 Base of the sacrum

위면

C 여성에서

1 Body of first sacral vertebra 첫째엉치뼈(제1천골)의 척추뼈몸통(추체)
2 Lamina 고리판(추궁판)
3 Lateral part (ala) 가쪽부분(외측부)
4 Promontory 엉치뼈곶(천골곶, 갑각)

D 남성에서

5 Sacral canal 엉치뼈관(천골관)
6 Spinous tubercle of median sacral crest 정중엉치뼈능선(정중천골능선)의 가시결절(극결절)
7 Superior articular process 위관절돌기(상관절돌기)

남성의 첫째엉치뼈(sacral vertebrae, 천추) 척추뼈몸통(body, 추체)의 가로직경(transverse diameter, 횡직경)은 여성보다 커서, 엉치뼈(sacrum)의 바닥 중 큰 부분을 차지한다(D1과 C1을 비교).

그림 C에서, 약간의 이분척추(spina bifida)가 관찰되는데, 이러한 이분척추는 척추고리(vertebral arch, 척추궁)에서 고리판(lamina, 추궁판)(2)이 합쳐지지 못한 것이다. 그림 D와 비교한다.

엉치뼈되기(천추화), p.108 참조.

골반뼈 Bony pelvis *앞모습과 위모습*

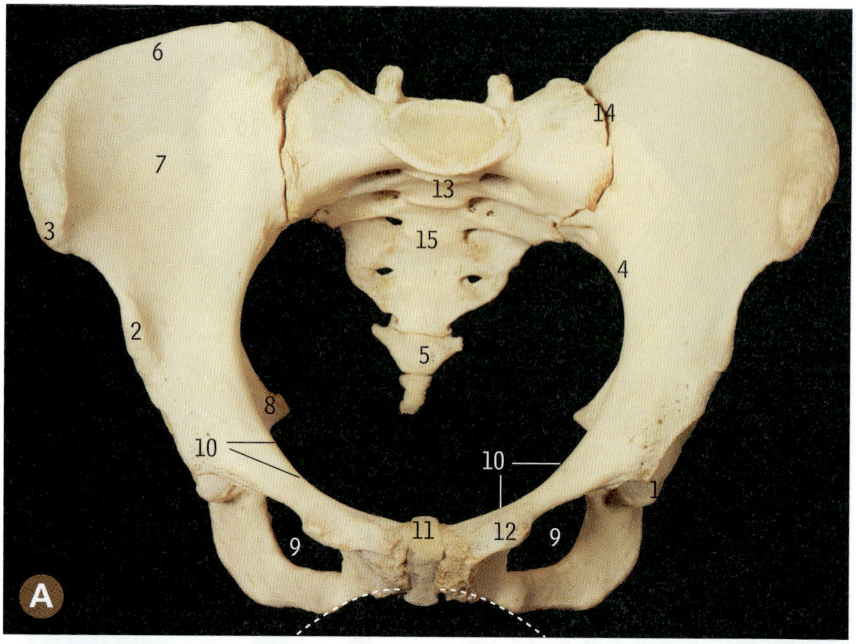

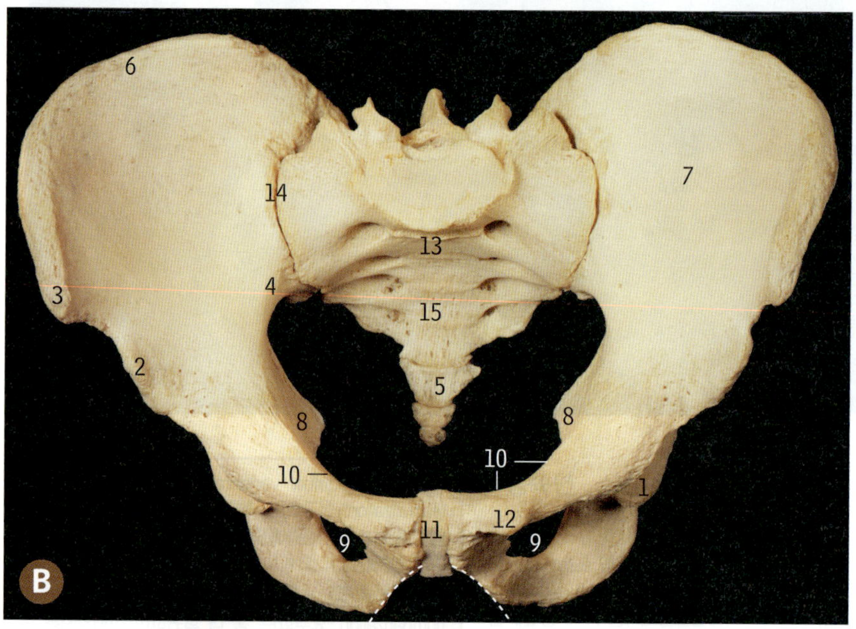

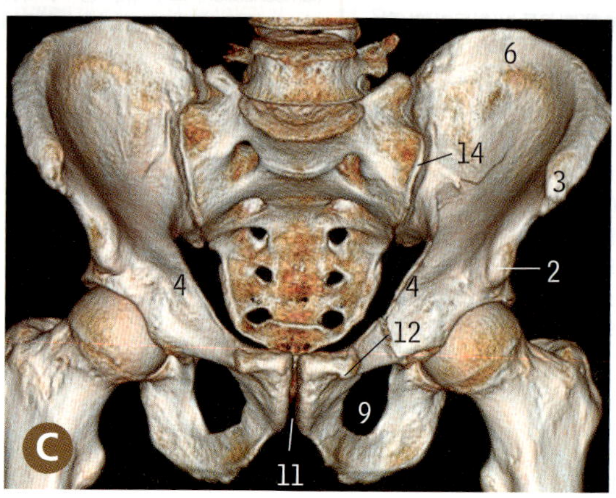

A 여성

B 남성

C 앞모습

1 Acetabulum 절구(관골구)
2 Anterior inferior iliac spine 앞아래엉덩가시(하전장골극)
3 Anterior superior iliac spine 앞위엉덩가시(상전장골극)
4 Arcuate line 활꼴선(궁상선)
5 Coccyx 꼬리뼈(미골)
6 Iliac crest 엉덩뼈능선(장골릉)
7 Iliac fossa 엉덩뼈오목(장골와)
8 Ischial spine 궁둥뼈가시(좌골극)
9 Obturator foramen 폐쇄구멍(폐쇄공)
10 Pectineal line 두덩근선(치골근선)
11 Pubic symphysis 두덩결합(치골결합)
12 Pubic tubercle 두덩뼈결절(치골결절)
13 Sacral promontory 엉치뼈곶(천골곶, 갑각)
14 Sacro-iliac joint 엉치엉덩관절(천장관절)
15 Sacrum 엉치뼈(천골)

골반입구(pelvic inlet)는 골반테두리(pelvic brim, 골반연)라고 하며, 그 경계는 엉치뼈곶(sacral promontory, 천골곶)(13), 활꼴선(arcuate line, 궁상선)(4), 두덩근선(pectineal lines, 치골근선)(10), 두덩뼈능선(crest of the pubic bones, 치골릉), 그리고 앞쪽으로 두덩결합(pubic symphysis, 치골결합)(11)에 의해 형성된다.

여성의 골반입구(pelvic inlet)는 좀 더 원형이며, 남성에서는 좀 더 심장모양이다.

여성의 엉치뼈(sacrum, 천골)는 좀 더 넓고, 짧고, 덜 굽어져 있다.

여성의 궁둥뼈가시(ischial spines, 좌골극)는 양쪽 사이가 좀 더 벌어져 있다.

그림에서 점선으로 표시된 여성의 두덩밑각(subpubic angle, 치골하각)은 대략 90~120°로 크고, 남성에서는 60~90°이다.

척추뼈, 갈비뼈와 복장뼈 Vertebrae, ribs and sternum *뼈발생중심*

A 6개월 된 태아의 전형적인 척추뼈

B 생후 4세 때

C **D** 사춘기 때

E 생후 4세 때 고리뼈

F 중쇠뼈의 일차 그리고 이차뼈발생중심

G 전형적인 갈비뼈의 이차뼈발생중심

H 출생 시 일차뼈발생중심을 갖고 있는 복장뼈

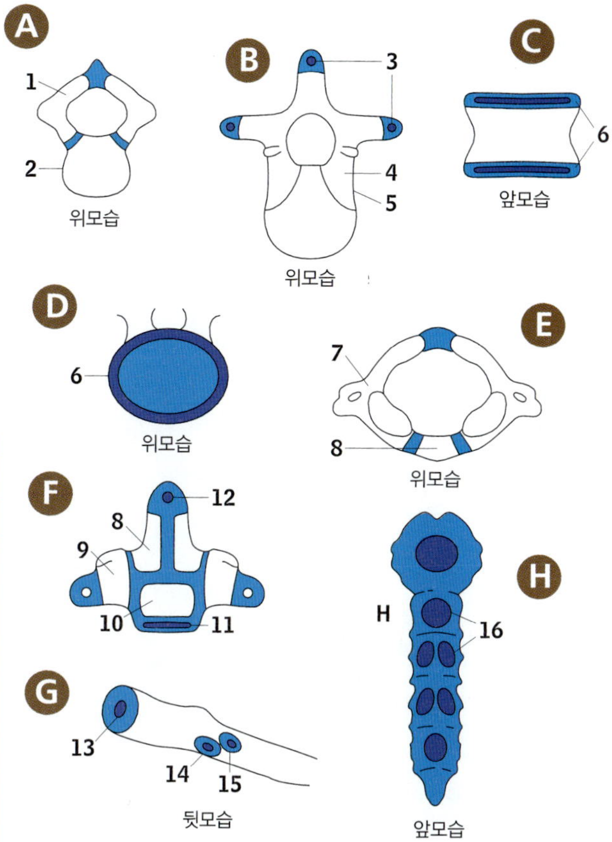

전형적인 척추뼈(vertebra, 추골)는 처음에는 연골상태지만, 태아 초기에 3개의 일차뼈발생중심(primary ossification centres, 일차화골중심)에서 뼈발생이 된다. 3개의 일차뼈발생중심은 척추뼈몸통(A2)에 한 개, 그리고 신경고리(neural arch)(A1)의 각각의 1/2에 한 개씩 위치한다. 성인에서 고리뿌리(pedicle, 추궁근)(B4)가 붙는 척추뼈몸통의 부분은 신경고리의 일차뼈발생중심의 부분이다. 이 부분에서 일차뼈발생중심이 만나기 때문에 이것을 신경고리척추뼈결합(neurocentral junction)(B5)이라고 한다. 신경고리의 각각의 1/2과 신경고리척추뼈결합은 출생 후 6세까지 여러 번 합쳐진다. 일차뼈발생은 점차 가로돌기와 가시돌기로 확장되며, 사춘기무렵에 이차뼈발생중심(B3)이 척추뼈의 끝에 출현하며, 대략 25세경에는 합쳐진다(허리뼈에서는 추가적으로 꼭지돌기를 위한 이차뼈발생중심도 관찰된다). 척추뼈몸통의 위면과 아래면의 가장자리에는 링 모양의 뼈끝선이 관찰된다(C6, D6).

고리뼈에서는 일차뼈발생이 중심가쪽덩이에 한 개씩 위치하고(E7), 뒤고리의 1/2 인접부위와 앞고리(E8)에서 관찰되며, 융합은 8세경에 완성된다.

중쇠뼈에서는 5개의 일차뼈발생중심이 위치한다. 한 개는 척추뼈몸통에(F10), 한 개는 각 가쪽덩이에 한 개씩(F9) 그리고 치아돌기의 각 1/2에 한 개씩(F8)이다. 중쇠뼈의 일차뼈발생은 3세경에 융합된다. 중쇠뼈의 이차뼈발생중심은 치아돌기의 끝에(F12, 이것은 2세경에 출현하여 12세에 융합된다) 그리고 척추뼈몸통의 아래면에서 관찰할 수 있다(F11, 이것은 사춘기에 출현하고 25세경에 융합된다).

엉치뼈는 5개의 엉치뼈가 융합된 것으로, 많은 뼈발생중심이 척추뼈몸통부위, 신경고리의 각 1/2부위, 갈비성분부위, 척추뼈몸통의 뼈끝부위 및 이상면에 나타난다. 대부분은 20세에 융합되지만 늦게 융합될 수도 있다.

전형적인 갈비뼈에서는 일차뼈발생중심은 몸통부위에 나타나고, 이차뼈발생중심은 머리부위(G13), 결절의 관절부분과 비관절부분(articular and non-articular parts of the tubercle)(G14, 15)에서 사춘기에 나타나서 20세경에 융합된다.

복장뼈에서는 일차뼈발생중심의 숫자는 가변적이며(H16), 1~2개는 복장뼈자루(manubrium, 흉골병) 및 복장뼈몸통의 4개 분절에 각 한 개씩에 나타난다. 융합은 사춘기부터 25세까지 일어난다. 복장뼈(sternum)의 'Bullet holes'은 복장뼈구멍(sternal foramina)이라고 하며, 융합이 안 되어 생긴다.

I 척추뼈 Vertebrae *발생학적 기원*

빨간색: 갈비성분(rib element), 초록색: 몸통(centrum), 노란색: 신경고리(neural arch)

목뼈(cervical vertebrae, 경추), 허리뼈(lumbar vertebrae, 요추) 그리고 엉치뼈(sacral vertebrae, 천추)의 일부는 등뼈(thoracic vertebrae, 흉추)가 갈비뼈(ribs, 늑골)와 관절하는 부분과 상응한다. 이러한 것을 갈비성분(rib element)이라고 하며 빨간색으로 표시되었다.

목뼈: 앞결절(anterior tubercle, 전결절)과 뒤결절(posterior tubercle, 후결절), 결절사이판(intertubercular lamella)

등뼈: 갈비뼈(ribs, 늑골)

허리뼈: 가로돌기(transverse process, 횡돌기)의 앞부분

엉치뼈: 귓바퀴면(auricular or articular surface, 이상면)을 포함하여 가쪽부분

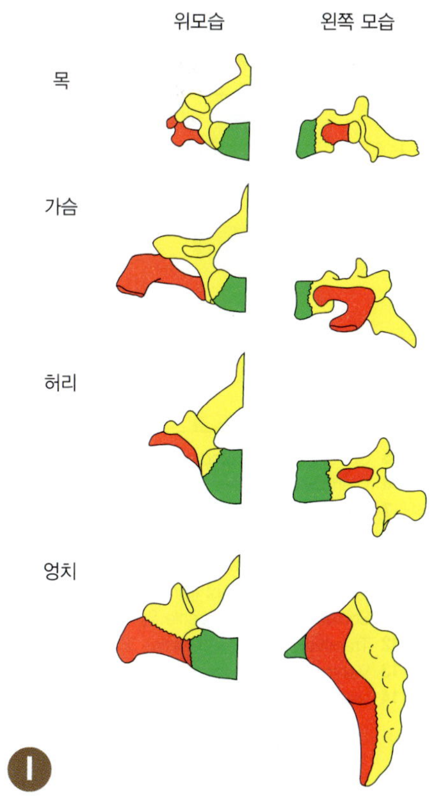

척주와 척수 Vertebral column and spinal cord

A 목뼈부위의 앞모습

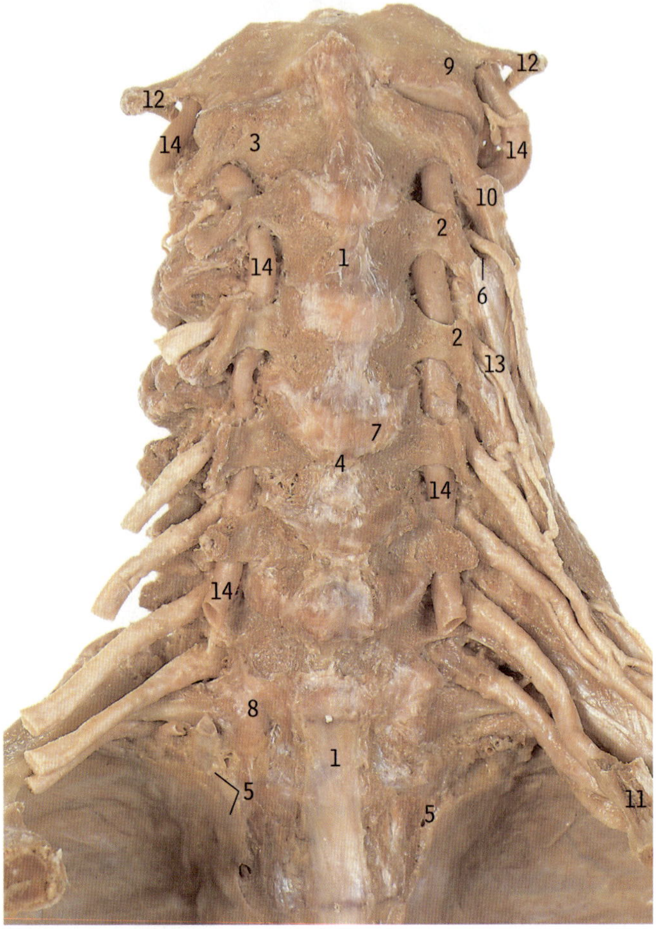

B 목뼈부위의 뒷모습

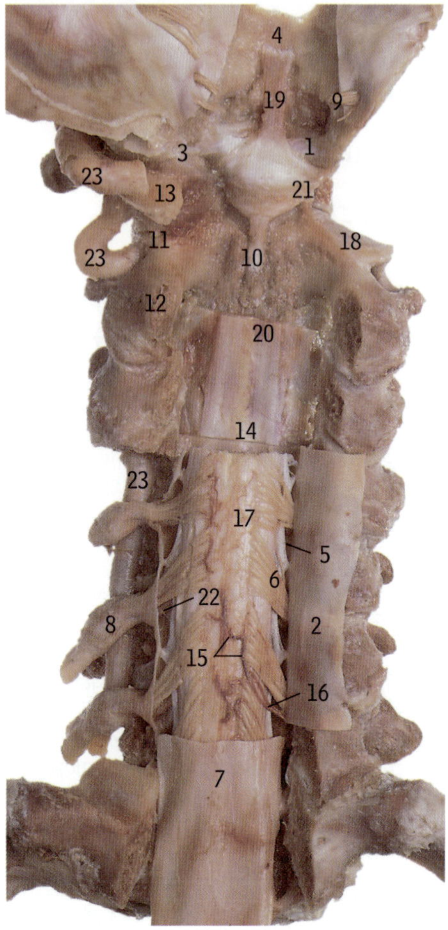

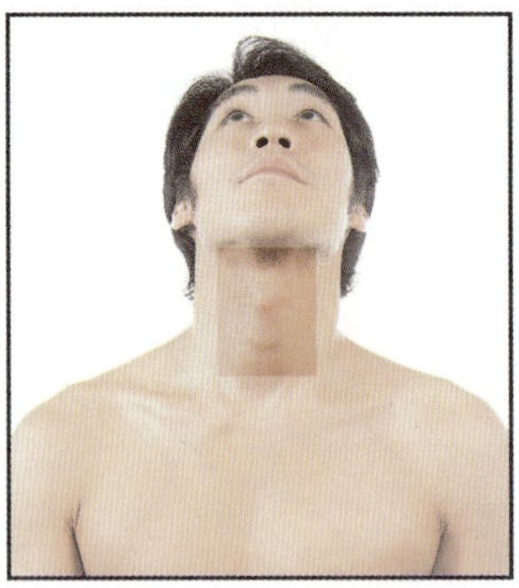

척추동맥(vertebral artery)(14)은 목뼈(cervical vertebrae, 경추)의 가로돌기(transverse process, 횡돌기)에 있는 구멍에서 관찰된다.

1 Anterior longitudinal ligament 앞세로인대(전종인대)
2 Anterior tubercle of transverse process 가로돌기(횡돌기)의 앞결절(전결절)
3 Axis 중쇠뼈(축추)
4 Body of the fifth cervical vertebra 다섯째목뼈(제5경추)의 척추뼈몸통(추체)
5 Cut edge of the pleura 가슴막(늑막)의 절단끝
6 Intertubercular lamella of transverse process 가로돌기(횡돌기)의 결절사이판
7 Intervertebral disc 척추사이원반(추간판)
8 Joint of head of first rib 첫째갈비뼈(제1늑골)의 머리의 관절
9 Lateral mass of atlas 고리뼈(환추)의 가쪽덩이(외측괴)
10 Posterior tubercle of transverse process 가로돌기(횡돌기)의 뒤결절(후결절)
11 Scalenus anterior muscle 앞목갈비근(전사각근)
12 Transverse process of atlas 고리뼈(환추)의 가로돌기(횡돌기)
13 Ventral ramus of third cervical nerve 셋째목신경(제3경신경)의 앞가지(전지)
14 Vertebral artery 척추동맥

십자인대(cruciform lig.)(19, 10), 가로인대(transverse lig.)(횡인대)(21) 그리고 날개인대(alar lig., 익상인대)(1)를 보여주기 위하여 머리뼈의 대부분, 척추뼈고리, 뇌줄기 그리고 척수의 위쪽부분을 제거하였다. 아래로는 등쪽뿌리(dorsal roots)(6)와 배쪽뿌리(ventral roots)(22)를 보여주기 위하여 거미막(arachnoid, 지주막)과 경질막(dura mater)(2)은 젖혔다.

1 Alar ligament 날개인대(익상인대)
2 Arachnoid and dura mater (reflected) 젖혀진 거미막(지주막)과 경질막(경막)
3 Atlanto-occipital joint 고리뒤통수관절(환추후두관절)
4 Basilar part of occipital bone and position of attachment of tectorial membrane 뒤통수뼈(후두골)의 바닥부분 그리고 덮개막(피개막)의 부착부위의 위치
5 Denticulate ligament 치아인대(치상인대)
6 Dorsal rootlets of spinal nerve 척수신경의 뒤잔뿌리
7 Dura mater 경질막(경막)
8 Dural sheath over dorsal root ganglion 척수신경절을 싸는 경질막집
9 Hypoglossal nerve and canal 혀밑신경(설하신경)과 혀밑신경관(설하신경관)
10 Inferior longitudinal band of cruciform ligament 십자인대의 아래세로부분
11 Lateral atlanto-axial joint 가쪽고리중쇠관절(외측환축관절)
12 Pedicle of axis 중쇠뼈(축추)의 고리뿌리(추궁근)
13 Posterior arch of atlas 고리뼈(환추)의 뒤고리(후궁)
14 Posterior longitudinal ligament 뒤세로인대(후종인대)
15 Posterior spinal arteries 뒤척수동맥(후척수동맥)
16 Radicular artery 뿌리동맥(근동맥)
17 Spinal cord 척수
18 Superior articular surface of axis 중쇠뼈(축추)의 위관절면(상관절면)
19 Superior longitudinal band of cruciform ligament 십자인대의 위세로부분
20 Tectorial membrane 덮개막(피개막)
21 Transverse ligament of atlas (transverse part of cruciform ligament) 고리뼈(환추)의 가로인대(횡인대)
22 Ventral rootlets of spinal nerve 척수신경의 앞잔뿌리
23 Vertebral artery 척추동맥

척주와 척수 Vertebral column and spinal cord

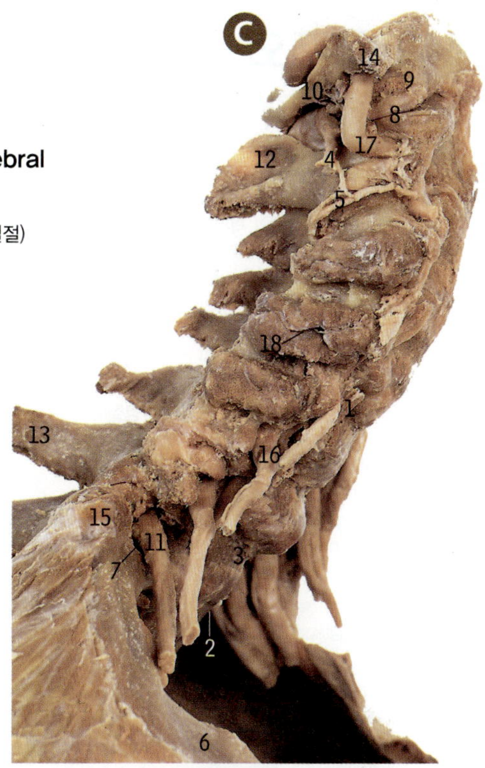

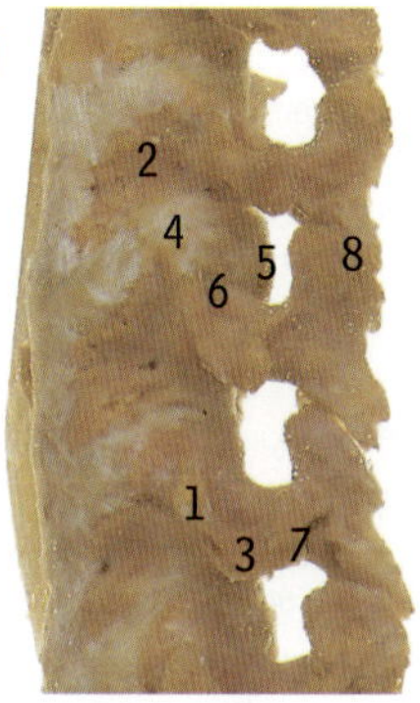

C 목뼈부위와 위 등뼈부위의 오른쪽 모습

척수신경의 배쪽뿌리(ventral roots)(16)와 등쪽뿌리(dorsal roots)(4)가 척추사이구멍(intervertebral foramina, 추간공)(7)을 통하여 나온다.

1. Anterior tubercle of transverse process of fifth cervical vertebra 다섯째목뼈(제5경추) 가로돌기(횡돌기)의 앞결절(전결절)
2. Body of first thoracic vertebra 첫째등뼈(제1흉추)의 척추뼈몸통(추체)
3. Body of seventh cervical vertebra 일곱째목뼈(제7경추)의 척추뼈몸통(추체)
4. Dorsal ramus of first cervical nerve 첫째목신경(제1경신경)의 뒤가지
5. First cervical nerve 첫째목신경(제1경신경)
6. First rib 첫째갈비뼈(제1늑골)
7. Intervertebral foramen 척추사이구멍(추간공)
8. Lateral atlanto-axial joint 가쪽고리중쇠관절(외측환축관절)
9. Lateral mass of atlas 고리뼈(환추)의 가쪽덩이(외측괴)
10. Posterior arch of atlas 고리뼈(환추)의 뒤고리(후궁)
11. Seventh cervical nerve 일곱째목신경(제7경신경)
12. Spinous process of second cervical vertebra 둘째목뼈(제2경추)의 가시돌기(극돌기)
13. Spinous process of seventh cervical vertebra 일곱째목뼈(제7경추)의 가시돌기(극돌기)
14. Transverse process of atlas 고리뼈(환추)의 가로돌기(횡돌기)
15. Tubercle of first rib 첫째갈비뼈(제1늑골)의 결절
16. Ventral ramus of fifth cervical nerve 다섯째목신경(제5경신경)의 앞가지
17. Vertebral artery 척추동맥
18. Zygapophyseal joint 돌기사이관절(추간관절)

> 첫째와 둘째척수신경(spinal nerves)이 각각 고리뼈(atlas, 환추골)의 뒤고리(posterior arch, 후궁)의 위, 아래로 지난다.

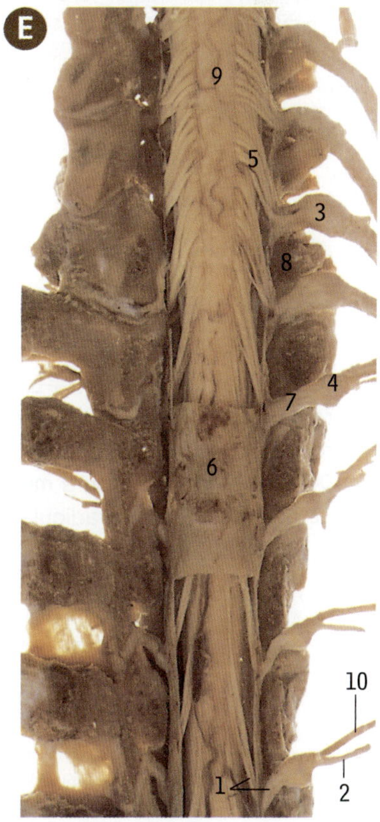

D 목부위의 왼쪽 모습

척추사이구멍(intervertebral foramina, 추간공)(5)의 경계를 명확히 보여주기 위하여 연부조직(soft tissue)은 제거하였고, p.98 그림 A의 등뼈(thoracic vertebrae, 흉추)와 비교해 본다.

1. Anterior tubercle of transverse process of fifth cervical vertebra 다섯째목뼈(제5경추) 가로돌기(횡돌기)의 앞결절(전결절)
2. Body of third cervical vertebra 셋째목뼈(제3경추)의 척추뼈몸통(추체)
3. Intertubercular lamella of transverse process of fifth cervical vertebra 다섯째목뼈(제5경추)의 가로돌기(횡돌기)의 결절사이판
4. Intervertebral disc 척추사이원반(추간판)
5. Intervertebral foramen 척추사이구멍(추간공)
6. Pedicle 고리뿌리(추궁근)
7. Posterior tubercle of transverse process of fifth cervical vertebra 다섯째목뼈(제5경추) 가로돌기(횡돌기)의 뒤결절(후결절)
8. Zygapophyseal joint 돌기사이관절(추간관절)

> 각각의 척추사이구멍(intervertebral foramen, 추간공)(D5)의 경계는 앞으로는 척추뼈몸통(body, 추체)과 척추사이원반(intervertebral disc, 추간판)(D2, 4) 그리고 위와 아래로는 고리뿌리(pedicles, 추궁근)(D6), 뒤로는 돌기사이관절(zygapophyseal joint, 추간관절)(D8)에 의해 형성된다.
>
> 등과 허리부위(thoracic and lumbar regions)에서는 척추뼈의 숫자와 같은 쌍의 신경이 위치하며(등에서는 12개, 허리에서는 5개), 그리고 척수신경은 해당 척추뼈의 고리뿌리(pedicles, 추궁근)의 아래에서 나온다. 목부위에서는 7개의 목뼈(cervical vertebrae, 경추)와 8개의 목신경(cervical nerves, 경신경)이 있다. 첫째목신경은 뒤통수뼈(occipital bone, 후두골)와 고리뼈(atlas, 환추골)에서 나오고 여덟째목신경은 일곱째목뼈의 고리뿌리 아래로 나온다.

E 아래 목뼈부위와 위 등뼈부위의 뒷모습

뒤잔뿌리(dorsal nerve rootlets)(5)가 척수(spinal cord)(9)에서 나와 뒤뿌리(dorsal nerve root, 후근)로 합쳐져 경질막집(dural sheath, 경질막초)(7)으로 들어가는 것을 보여주기 위하여 척추뼈고리(vertebral arches, 척추궁)와 대부분의 경질막(dura mater), 거미막(arachnoid, 지주막)을 제거하였다. 앞뿌리(ventral nerve roots)도 비슷하게 척수의 앞쪽에서 나오지만, 이 그림에서는 뒤뿌리 때문에 가려져 확실치 않다.

1. Angulation of nerve roots entering dural sheath 신경뿌리가 경질막집(경질막초)으로 들어가는 곳
2. Dorsal ramus of fifth thoracic nerve 다섯째가슴신경(제5흉신경)의 뒤가지(후지)
3. Dorsal root ganglion of eighth cervical nerve 여덟째목신경(제8경신경)의 척수신경절
4. Dorsal root ganglion of second thoracic nerve 둘째가슴신경(제2흉신경)의 척수신경절
5. Dorsal rootlets of eighth cervical nerve 여덟째목신경(제8경신경)의 뒤잔뿌리
6. Dura mater 경질막(경막)
7. Dural sheath of second thoracic nerve 둘째가슴신경(제2흉신경)의 경질막집
8. Pedicle of first thoracic vertebra 첫째가슴신경(제1흉신경)의 고리뿌리(추궁근)
9. Spinal cord and posterior spinal vessels 척수 및 뒤척수혈관(후척수혈관)
10. Ventral ramus of fifth thoracic nerve 다섯째가슴신경(제5흉신경)의 앞가지(전지)

A 척주와 척수 Vertebral column and spinal cord

목부위와 위쪽 등부위의 왼쪽 모습

1 Arachnoid mater 거미막(지주막)
2 Body of first thoracic vertebra 첫째등뼈(제1흉추)의 척추뼈몸통(추체)
3 Denticulate ligament 치아인대(치상인대)
4 Dorsal ramus of fifth cervical nerve 다섯째목신경(제5경신경)의 뒤가지(후지)
5 Dorsal root ganglion of eighth cervical nerve 여덟째목신경(제8경신경)의 척수신경절
6 Dorsal root ganglion of fifth cervical nerve 다섯째목신경(제5경신경)의 척수신경절
7 Dorsal rootlets of fifth cervical nerve 다섯째목신경(제5경신경)의 뒤잔뿌리
8 Dura mater 경질막(경막)
9 Foramen magnum 큰구멍(대공)
10 Medulla oblongata 숨뇌(연수)
11 Occipital bone 뒤통수뼈(후두골)
12 Posterior arch of atlas 고리뼈(환추)의 뒤고리(후궁)
13 Spinal cord 척수
14 Spinal part of accessory nerve 더부신경(부신경)의 척수부분
15 Spinous process of axis (abnormally large) 중쇠뼈(축추)의 가시돌기(극돌기)
16 Spinous process of seventh cervical vertebra 일곱째목뼈(제7경추)의 가시돌기(극돌기)
17 Sympathetic trunk 교감신경줄기(교감신경간)
18 Ventral ramus of fifth cervical nerve 다섯째목신경(제5경신경)의 앞가지(전지)
19 Ventral rootlets of fifth cervical nerve 다섯째목신경(제5경신경)의 앞잔뿌리

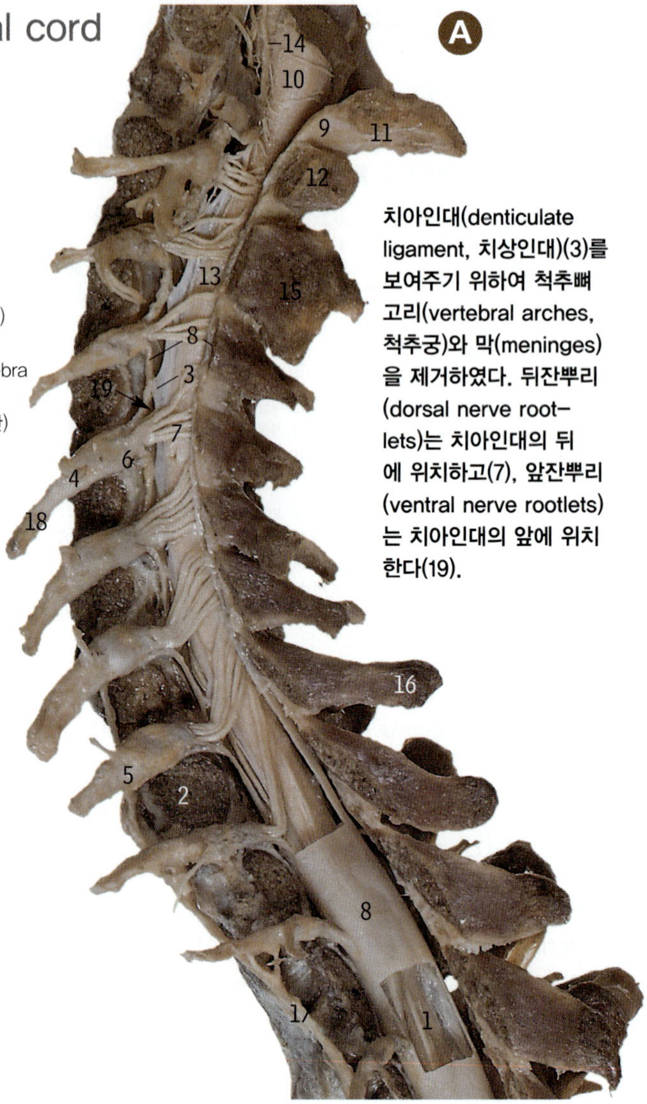

치아인대(denticulate ligament, 치상인대)(3)를 보여주기 위하여 척추뼈고리(vertebral arches, 척추궁)와 막(meninges)을 제거하였다. 뒤잔뿌리(dorsal nerve rootlets)는 치아인대의 뒤에 위치하고(7), 앞잔뿌리(ventral nerve rootlets)는 치아인대의 앞에 위치한다(19).

각 척수신경(spinal nerve)은 앞뿌리(ventral nerve root)와 뒤뿌리(dorsal nerve root)가 합쳐져 형성된다.

각 신경뿌리(nerve root)는 잔뿌리(rootlets)(A7)가 합쳐져 형성된다. 앞뿌리(ventral nerve root)와 뒤뿌리(dorsal nerve root)가 합쳐져 척수신경(spinal nerve)을 형성하는 곳은 척추사이구멍(intervertebral foramen, 추간공) 속에서 뒤뿌리(dorsal nerve root)와 척수신경절(dorsal root ganglion)의 바로 직후 지점이다(A6). 척수신경은 즉시 앞가지(ventral ramus)와 뒤가지(dorsal ramus)로 나뉘며, 과거에는 각각 일차앞가지(ventral primary ramus)와 일차뒤가지(dorsal primary ramus)로 불리었다(A18, 4). 척수신경 자체는 길이가 1~2mm 정도로 매우 짧기 때문에 종종 앞가지와 뒤가지는 척수신경절의 가지인 것처럼 보인다. 아래 목신경과 위 등신경의 신경뿌리는 경질막집으로 급격하게 들어간다.

A 척수 spinal cord

목부위의 앞모습

척수(spinal cord)(6)의 위부분의 앞모습에서, 앞잔뿌리(ventral nerve rootlets)와 앞뿌리(ventral nerve root)(7)가 치아인대(denticulate ligament, 치상인대)(3)의 앞에서 가쪽으로 주행하여 뒤뿌리(dorsal nerve root)(4)와 같이 경질막집(meningeal nerve sheaths)으로 들어가 척수신경(spinal nerve)이 되는 것을 보여주기 위하여 경질막(dura mater)과 거미막(arachnoid, 지주막)을 세로로 절개하여 옆으로 젖혔다(2). 그 부분에서 뿌리혈관(radicular vessels, 5)의 가지가 앞척수혈관(anterior spinal vessels)(1)과 교통하는 것도 관찰할 수 있다.

1 Anterior spinal vessels 앞척수혈관(전척수혈관)
2 Arachnoid and dura mater 거미막(지주막)과 경질막(경막)
3 Denticulate ligament 치아인대(치상인대)
4 Dorsal root of sixth cervical nerve 여섯째목신경(제6경신경)의 뒤뿌리(후근)
5 Radicular vessels 뿌리혈관(근혈관)
6 Spinal cord 척수
7 Ventral root of seventh cervical nerve entering dural sheath 경질막집으로 들어가는 일곱째목신경(제7경신경)의 앞뿌리(전근)

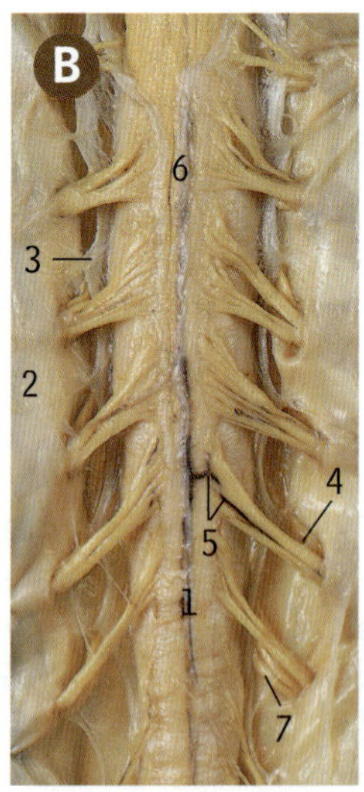

치아인대(denticulate ligament, 치상인대)(B3)는 연질막(pia mater)으로 구성된다. 앞뿌리(ventral nerve root)와 뒤뿌리(dorsal nerve root)는 각각 치아인대의 앞과 뒤로 주행하며, 치아인대는 척수의 양옆에서 가쪽으로 뻗어 있고, 마치 뾰족한 이빨처럼(B3) 거미막(arachnoid, 지주막)과 경질막(dura mater)에 부착되며, 부착부위는 경질막집(dural nerve sheaths) 사이의 간격에 붙는다. 가장 높은 이빨모양의 부착부위는 첫째목신경의 위쪽 높이이고, 가장 낮은 부착부위는 열둘째등신경 아래쪽 높이이다.

횡단성 척수염, p.108 참조.

척추와 척수 Vertebral column and spinal cord

C 허리부위와 엉치부위의 뒷모습

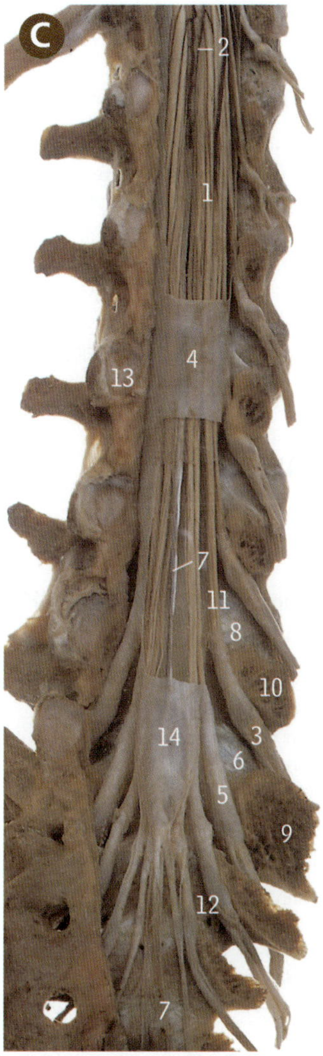

말총(cauda equine, 마미)(1)과 신경뿌리(nerve roots)가 경질막집(meningeal sheaths)(11)으로 들어가는 것을 관찰하기 위하여 척추뼈고리(vertebral arches, 척추궁)의 일부와 막(meninges)을 제거하였으며, 표시된 막대모양의 띠는 신경뿌리조영사진(radiculogram, 그림 D)에 사용된 조영제이다.

1 Cauda equine 말총(마미)
2 Conus medullaris of spinal cord 척수원뿔(척수원추)
3 Dorsal root ganglion of fifth lumbar nerve 다섯째허리신경(제5요수신경)의 척수신경절
4 Dura mater 경질막(경막)
5 Dural sheath of first sacral nerve roots 첫째엉치신경(제1천수신경)의 경질막집
6 Fifth lumbar (lumbosacral) intervertebral disc 다섯째허리뼈(제5요추)의 척추사이원반(추간판)
7 Filum terminale 종말끈(종사)
8 Fourth lumbar intervertebral disc 넷째허리뼈(제4요추)의 척추사이원반(추간판)
9 Lateral part of sacrum 엉치뼈(천골)의 가쪽부분
10 Pedicle of fifth lumbar vertebra 다섯째허리뼈(제5요추)의 고리뿌리(추궁근)
11 Roots of fifth lumbar nerve 다섯째허리신경(제5요수신경)의 뿌리(근)
12 Second sacral vertebra 둘째엉치뼈(제2천골)
13 Superior articular process of third lumbar vertebra 셋째허리뼈(제3요추)의 위관절돌기(상관절돌기)
14 Thecal sac 경질막낭

D 허리 신경뿌리조영사진

그림 D 참조.

E 아래등부위와 위허리부위

척추뼈몸통(body, 추체)의 근처에 위치한 교감신경줄기(sympathetic trunk)(13)와 뒤에 위치한 가시인대(spinous ligaments, 극인대)(7, 11)를 보여주기 위하여 일부 척추뼈고리(vertebral arches, 척추궁)와 막(meninges)을 제거한 그림이다.

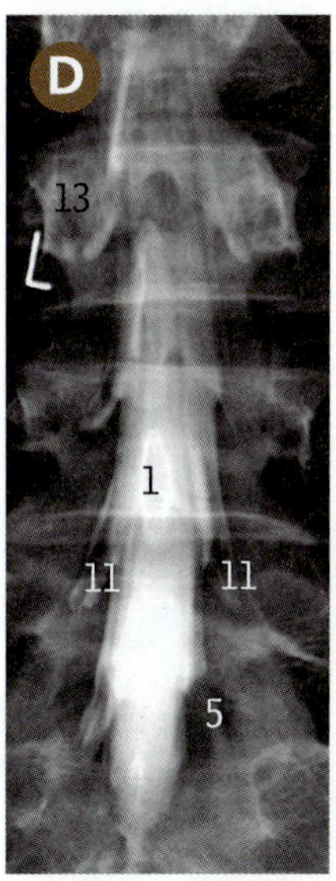

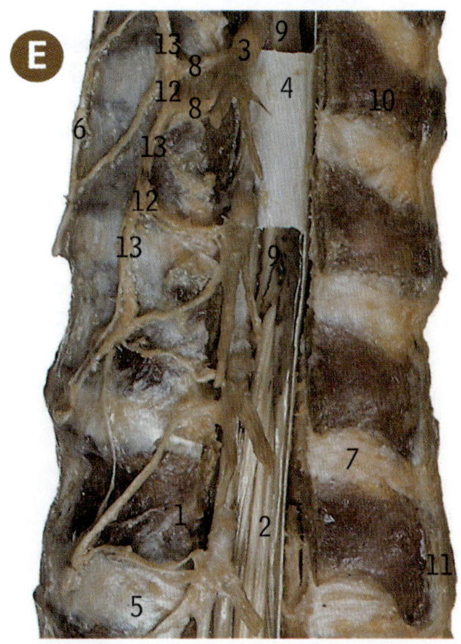

1 Body of first lumbar vertebra 첫째허리뼈(제1요추)의 척추뼈몸통(추체)
2 Cauda equine 말총(마미)
3 Dorsal root ganglion of tenth thoracic nerve 열째가슴신경(제10흉신경)의 척수신경절
4 Dura mater 경질막(경막)
5 First lumbar intervertebral disc 첫째허리척추사이원반(제1요추간판)
6 Greater splanchnic nerve 큰내장신경(대내장신경)
7 Interspinous ligament 가시사이인대(극간인대)
8 Rami communicantes 교통가지
9 Spinal cord 척수
10 Spinous process of tenth thoracic vertebra 열째등뼈(제10흉추)의 가시돌기(극돌기)
11 Supraspinous ligament 가시위인대(극상인대)
12 Sympathetic ganglion 교감신경절
13 Sympathetic trunk 교감신경줄기(교감신경간)

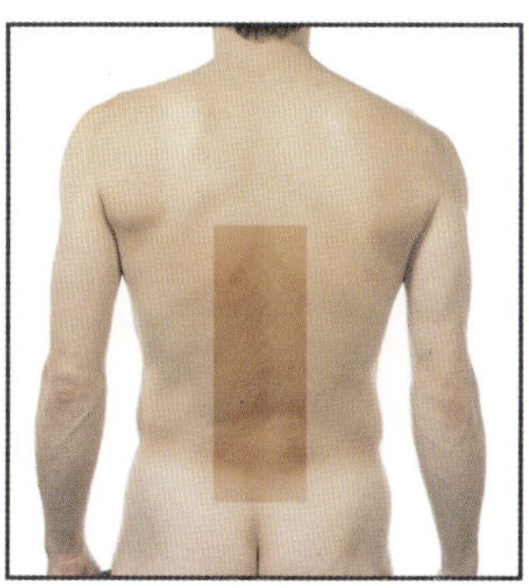

척수(spinal cord)는 대개 첫째허리뼈(lumbar vertebrae, 요추) 높이에서 끝난다.

거미막밑공간(subarachnoid space, 지주막하강)은 둘째엉치뼈(sacral vertebrae, 천추) 높이에서 끝난다.

척수원뿔(conus medullaris, 척수원추)(C2)은 척수의 아래 뾰족한 끝이다.

말총(cauda equine, 마미)(C1)은 허리, 엉치 그리고 꼬리신경(lumbar, sacral and coccygeal nerves)의 뒤뿌리(dorsal nerve root)와 앞뿌리(ventral nerve root)에 의해 형성된다. 말총(cauda equine, 마미)은 신경뿌리일뿐이며, 척수신경 자체가 아닌 것을 기억하자. 왜냐하면 척수신경은 척추사이구멍(intervertebral foramen, 추간공) 높이에서 척수신경절(dorsal root ganglion)의 바로 먼쪽에서(C3) 뒤뿌리(dorsal nerve root)와 앞뿌리(ventral nerve root)가 만나서 형성된 것이기 때문이다.

경질막바깥마취(경막외마취), 척수마취, p.108 참조.

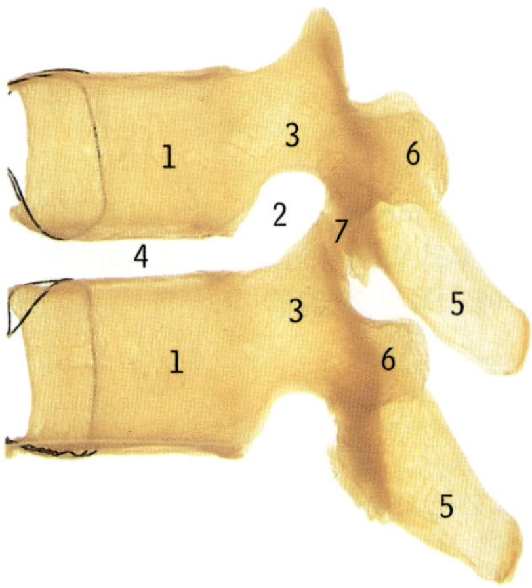

A 등뼈 Thoracic vertebrae *깨끗한 표본*

척추사이구멍(intervertebral foramen, 추간공)(2)의 경계를 보여주기 위하여 한쌍의 척추뼈가 관절하고 있는 옆모습이다.

1 Body 척추뼈몸통(추체)
2 Intervertebral foramen 척추사이구멍(추간공)
3 Pedicle 고리뿌리(추궁판)
4 Space for intervertebral disc 척추사이원반(추간판)이 놓인 공간
4 Spinous process 가시돌기(극돌기)
6 Transverse process 가로돌기(횡돌기)
7 Zygapophyseal joint 돌기사이관절(추간관절)

척추사이구멍(intervertebral foramen, 추간공)(A2)의 경계는 앞쪽으로 척추뼈몸통(body, 추체)(A1)의 아래부분의 앞쪽과 척추사이원반(intervertebral disc, 추간판)(A4)이며, 위아래로는 고리뿌리(pedicle, 추궁근)(A3)이며, 뒤로는 돌기사이관절(zygapophyseal joint, 추간관절)(A7)이다.

뒤세로인대(posterior longitudinal ligament, 후종인대)는 척추사이원반에는 넓고 강하게 부착되지만, 척추뼈몸통에는 좁고 약하게 부착되며, 이러한 이유로 척추뼈몸통정맥(basivertebral veins, 추체정맥)이 지나는 구멍이 있어서 속척추정맥얼기(internal vertebral venous plexus)와 교통하게 한다.

앞세로인대(anterior longitudinal ligament, 전종인대)(B1)는 척추사이원반과 척추뼈몸통에 항상 넓고 강하게 부착되어 있다.

B 척주 Vertebral column

아래허리부위의 앞모습

그림의 위쪽에서, 앞세로인대(anterior longitudinal ligament, 전종인대)(1)의 뒤에 표시를 척추사이원반(intervertebral disc, 추간판)(4)과 척추뼈몸통(body, 추체)(2와 3)을 젖혀 있게 하였다.

1 Anterior longitudinal ligament 앞세로인대(전종인대)
2 Body of fifth lumbar vertebra 다섯째허리뼈(제5요추)의 척추뼈몸통(추체)
3 Body of fourth lumbar vertebra 넷째허리뼈(제4요추)의 척추뼈몸통(추체)
4 Fourth lumbar intervertebral disc 넷째허리 척추사이원반(추간판)
5 Lateral part of sacrum 엉치뼈(천골)의 가쪽부분
6 Ventral ramus of fifth lumbar nerve 다섯째허리신경(제5요수신경)의 앞가지

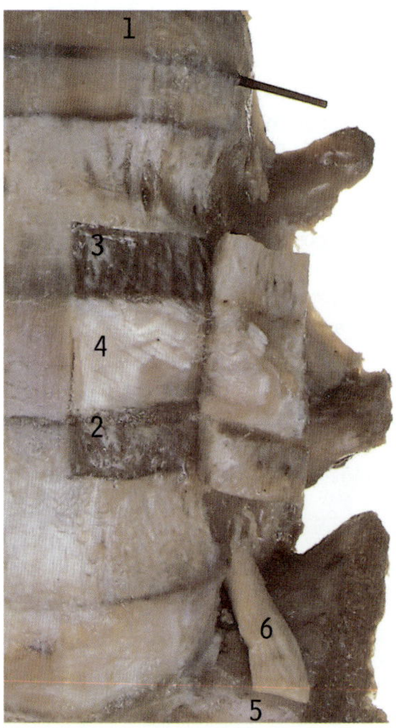

C 척주 Vertebral column

위허리부위의 오른쪽 모습

이 그림은 척추사이구멍(intervertebral foramina, 추간공)(5)을 통하여 허리신경(lumbar nerves)이 나오는 모습을 나타낸 것이다.

1 Anterior longitudinal ligament 앞세로인대(전종인대)
2 Dorsal ramus of first lumbar nerve 첫째허리신경(제1요수신경)의 뒤가지(후지)
3 Dorsal ramus of second lumbar nerve 둘째허리신경(제2요수신경)의 뒤가지(후지)
4 First lumbar intervertebral disc 첫째허리 척추사이원반(제1요추간판)
5 First lumbar nerve emerging from intervertebral foramen 척추사이구멍(추간공)에서 나오는 첫째허리신경(제1요수신경)
6 First lumbar vertebra 첫째허리뼈(제1요추)
7 Interspinous ligament 가시사이인대(극간인대)
8 Rami communicantes 교통가지
9 Spinous process of second lumbar vertebra 둘째허리뼈(제2요추)의 가시돌기(극돌기)
10 Supraspinous ligament 가시위인대(극상인대)
11 Sympathetic trunk ganglion 교감신경절
12 Twelfth rib 열두째갈비뼈(제12늑골)
13 Ventral ramus of first lumbar nerve 첫째허리신경(제1요수신경)의 앞가지(전지)
14 Ventral ramus of second lumbar nerve 둘째허리신경(제2요수신경)의 앞가지(전지)
15 Zygapophyseal joint 돌기사이관절(추간관절)

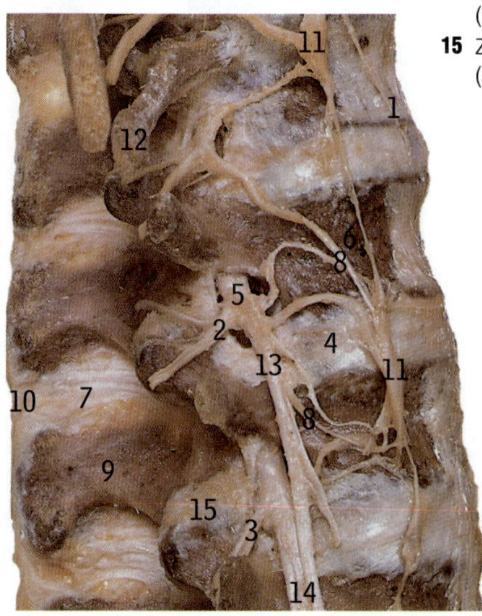

척수신경의 압박, 척주정맥얼기, p.108 참조.

Ⓐ 척주 Vertebral column

허리부위 오른쪽 모습과 뒷모습

일부 허리뼈의 오른쪽의 뒤가쪽 모습이며, 황색인대(ligamenta flava)(4)가 인접한 척추뼈(vertebrae)(2, 3)의 고리판(laminae, 추궁판) 사이를 지나는 모습을 나타낸다.

1 Interspinous ligament 가시사이인대(극간인대)
2 Lamina of second lumbar vertebra 둘째허리뼈(제2요추)의 고리판(추궁판)
3 Lamina of third lumbar vertebra 셋째허리뼈(제3요추)의 고리판(추궁판)
4 Ligamentum flavum 황색인대(황인대)
5 Spinous process of second lumbar vertebra 둘째허리뼈(제2요추)의 가시돌기(극돌기)
6 Supraspinous ligament 가시위인대(극상인대)
7 Transverse process of third lumbar vertebra 셋째허리뼈(제3요추)의 가로돌기(횡돌기)
8 Zygapophyseal joint 돌기사이관절(추간관절)

Ⓑ 허리뼈의 척추사이원반

Lumbar intervertebral disc

원래 위치에서 위모습

1 Annulus fibrosus 섬유테(섬유륜)
2 Aorta 대동맥
3 Extraperitoneal fat 복막바깥지방(복막강외지방)
4 Inferior vena cava 아래대정맥(하대정맥)
5 Laminations of annulus 섬유테(섬유륜)의 층판
6 Nucleus pulposus 속질핵(수핵)
7 Ovarian artery 난소동맥
8 Ovarian vein 난소정맥
9 Peritoneum, posterior abdominal wall 뒤배벽(후복벽)의 복막
10 Psoas muscle 허리근(요근)
11 Thoracolumbar fascia, anterior layer 등허리근막(흉요근막)의 앞층
12 Ureter 요관

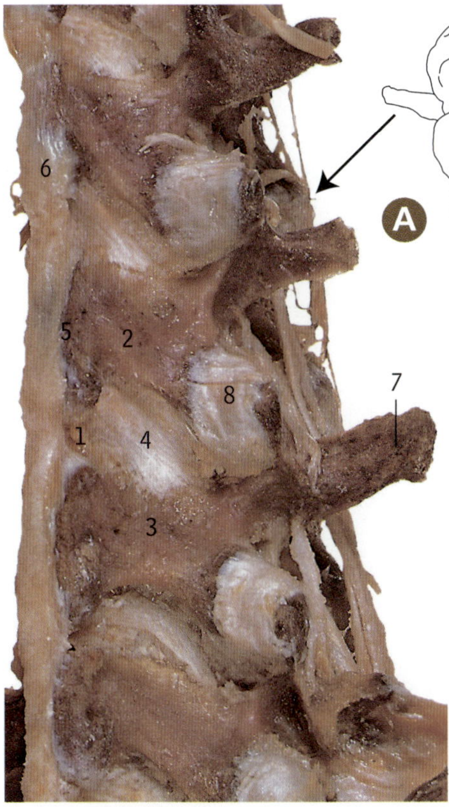

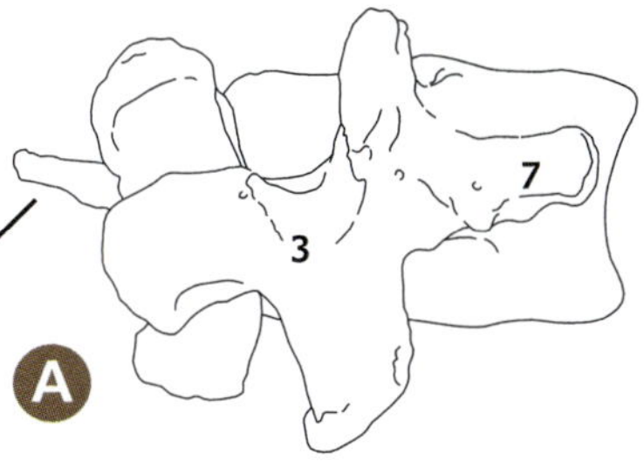

척추사이원반(intervertebral disc, 추간판)의 속질핵(nucleus pulposus, 수질핵)은 척삭(notochord)에서 유래되었다.

척추사이원반의 섬유테(annulus fibrosus, 섬유륜)는 인접한 척추뼈몸통(body, 추체) 사이의 간엽(mesenchyme)에서 기원한다.

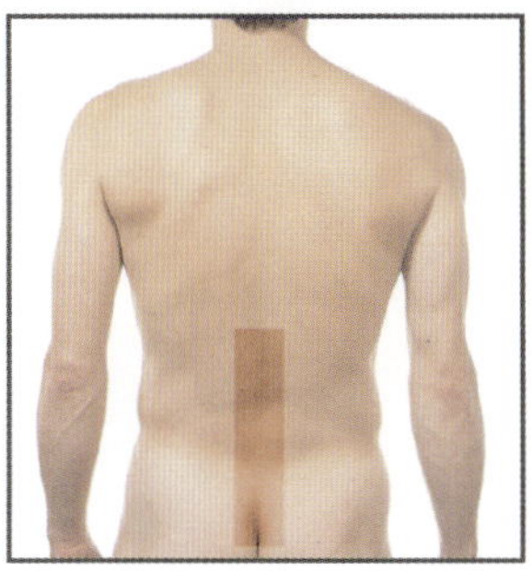

앞쪽

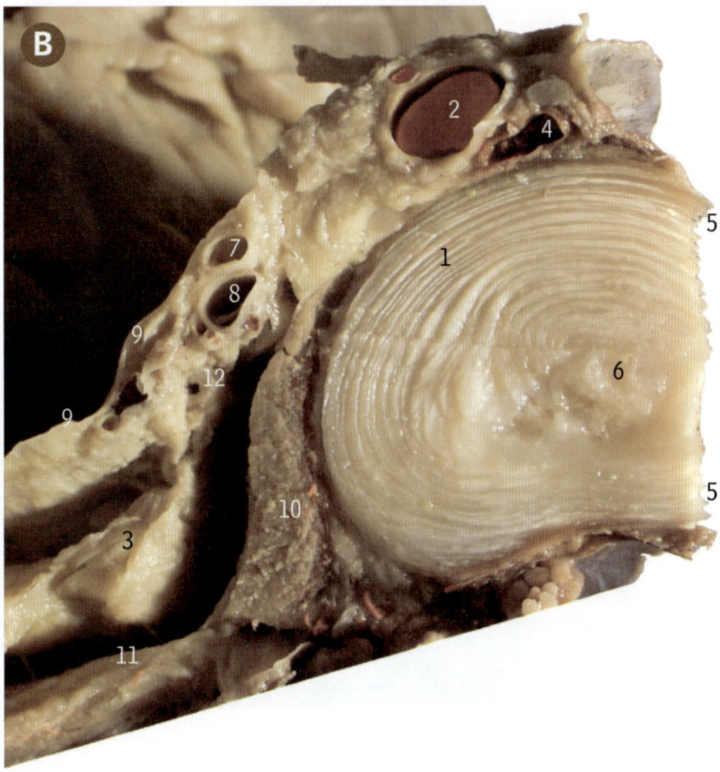

뒤쪽

허리천자(요추천자), 척수기형(척수수막류), p.108 참조.

등 Back *표면해부학*

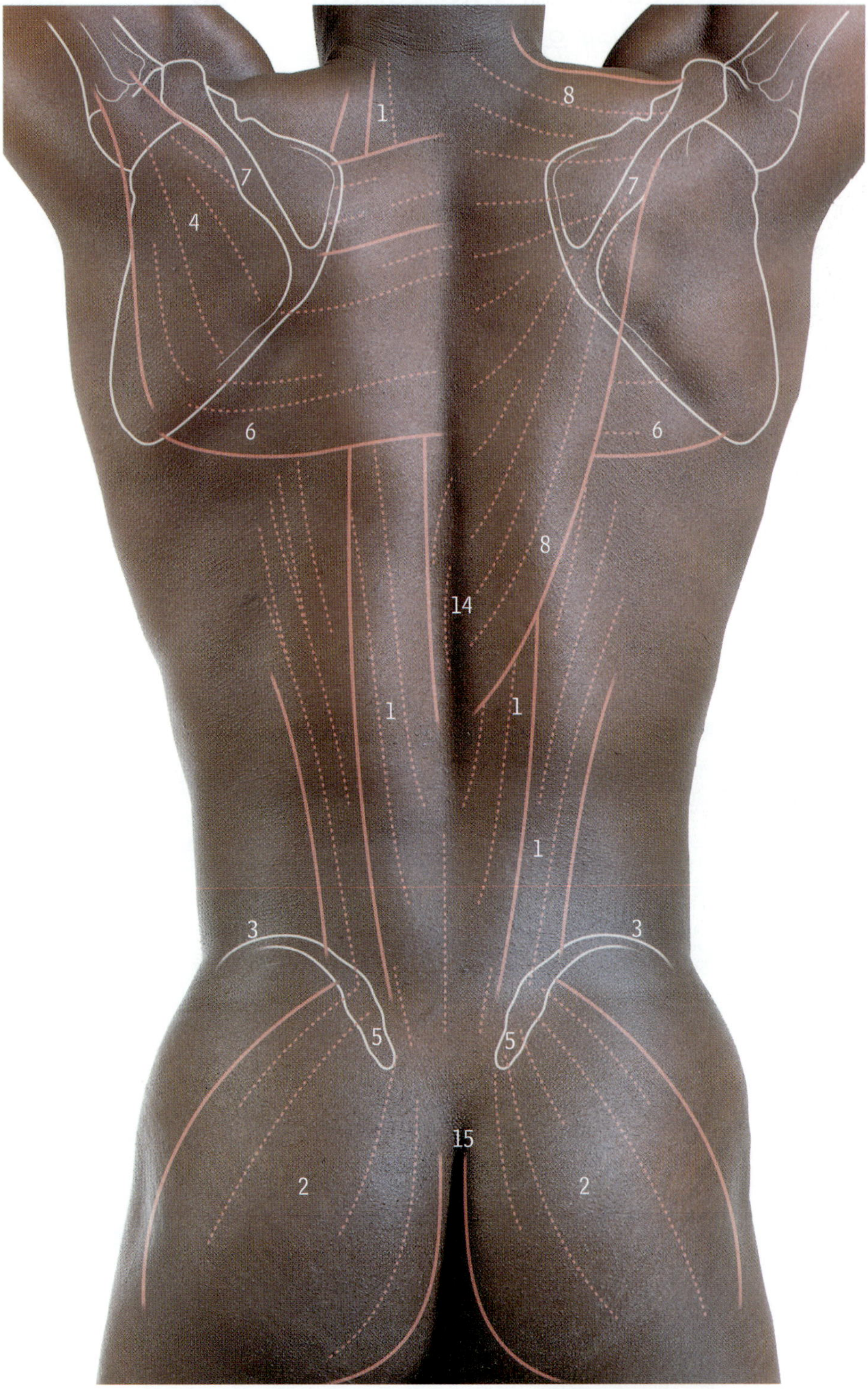

1 Erector spinae 척추세움근(척추기립근)
2 Gluteus maximus 큰볼기근(대둔근)
3 Iliac crest 엉덩뼈능선(장골릉)
4 Infraspinatus 가시아래근(극하근)
5 Posterior superior iliac spine 뒤위엉덩뼈가시(상후장골극)
6 Rhomboids 마름근(능형근)
7 Spine of scapula 어깨뼈가시(견갑극)
8 Trapezius 등세모근(승모근)

등 Back

왼쪽에서는 얕은층 근육, 오른쪽은 깊은층의 근육을 해부한 것이다.

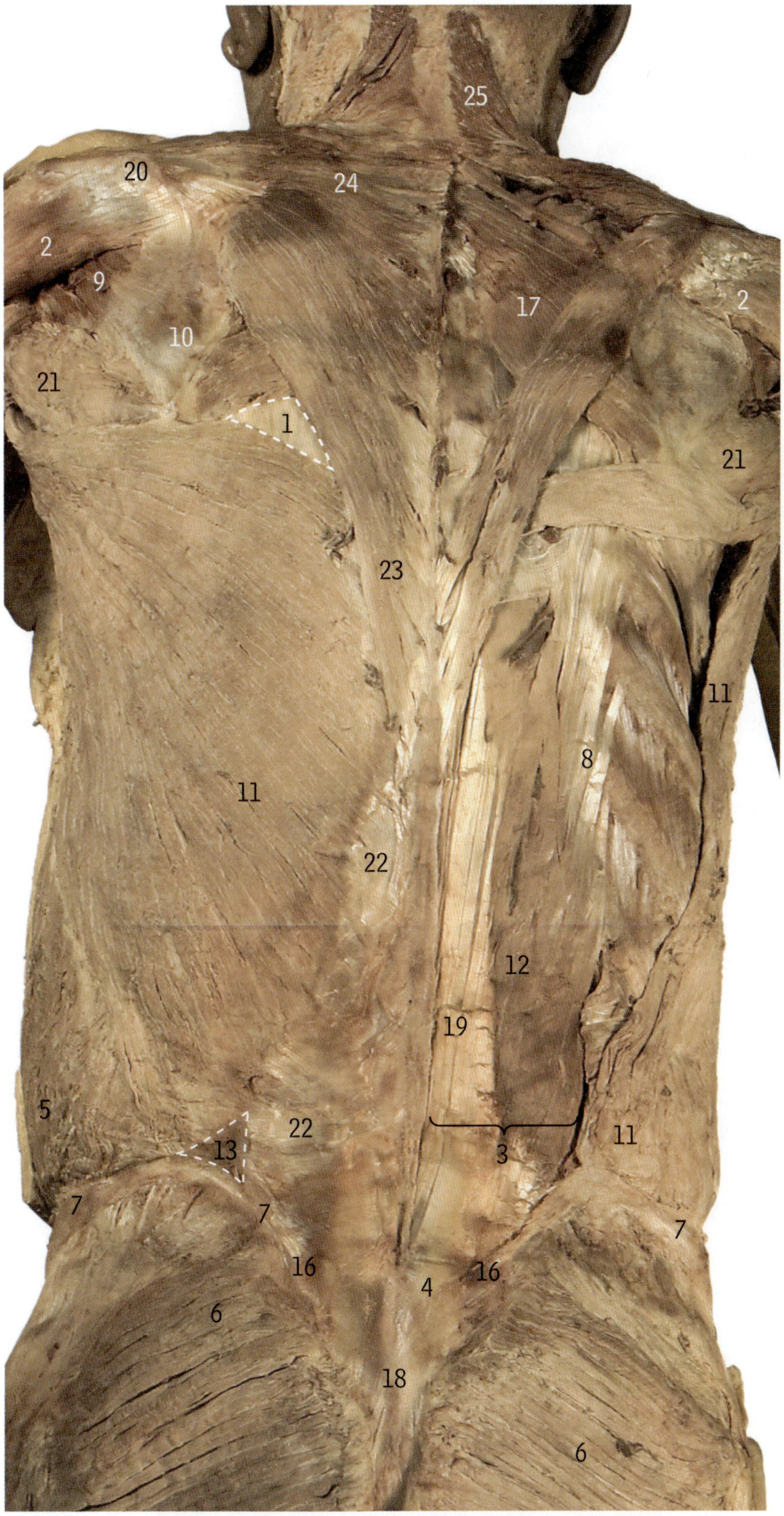

1 Auscultation triangle 청진삼각
2 Deltoid 어깨세모근(삼각근)
3 Erector spinae 척추세움근(척주기립근)
4 Erector spinae, tendon 척추세움근(척주기립근)의 힘줄
5 External oblique muscle of the abdomen 배바깥빗근(외복사근)
6 Gluteus maximus 큰볼기근(대둔근)
7 Iliac crest 엉덩뼈능선(장골릉)
8 Iliocostalis 엉덩갈비근(장골늑골근)
9 Infraspinatus 가시아래근(극하근)
10 Infraspinatus fascia 가시아래오목(극하와)
11 Latissimus dorsi 넓은등근(광배근)
12 Longissimus 긴근(장근)
13 Lumbar triangle 허리삼각(요삼각)
14 Median furrow–see surface 정중고랑(p.100 표면해부학 참조)
15 Natal cleft–see surface 볼기사이틈새(둔부간선)(p.100 표면해부학 참조)
16 Posterior superior iliac spine 뒤위엉덩가시(상후장골극)
17 Rhomboid major 큰마름근(대능형근)
18 Sacrum 엉치뼈(천골)
19 Spinalis 가시근(극근)
20 Spine of scapula 어깨뼈가시(견갑극)
21 Teres major 큰원근(대원근)
22 Thoracolumbar fascia 등허리근막(흉요근막)
23 Trapezius, lower fibres 등세모근(승모근)의 아래섬유
24 Trapezius, middle fibres 등세모근(승모근)의 중간섬유
25 Trapezius, upper fibres 등세모근(승모근)의 위섬유

등 Back

A 확대된 왼쪽 모습

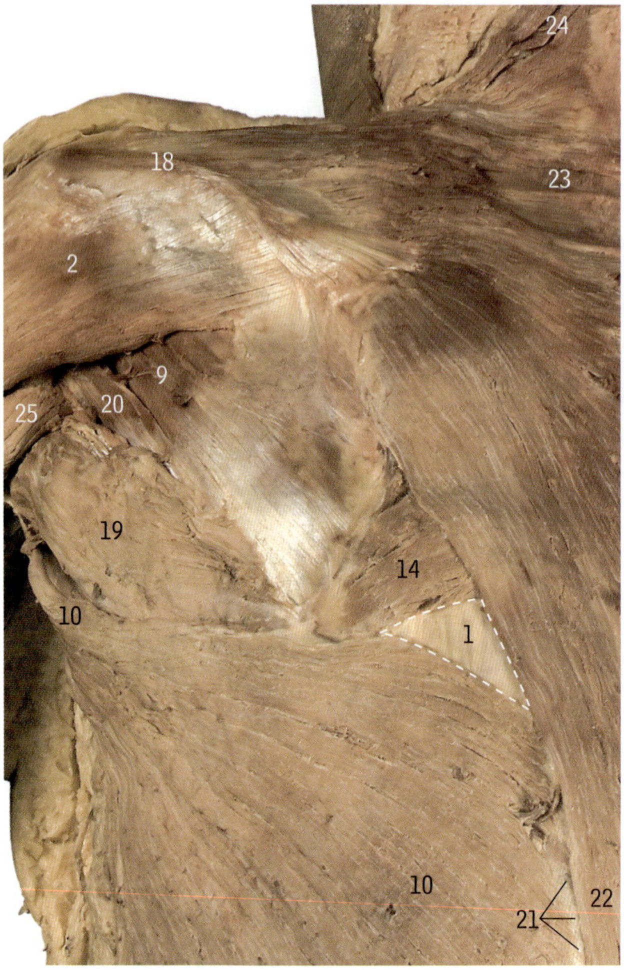

B 확대된 오른쪽 모습

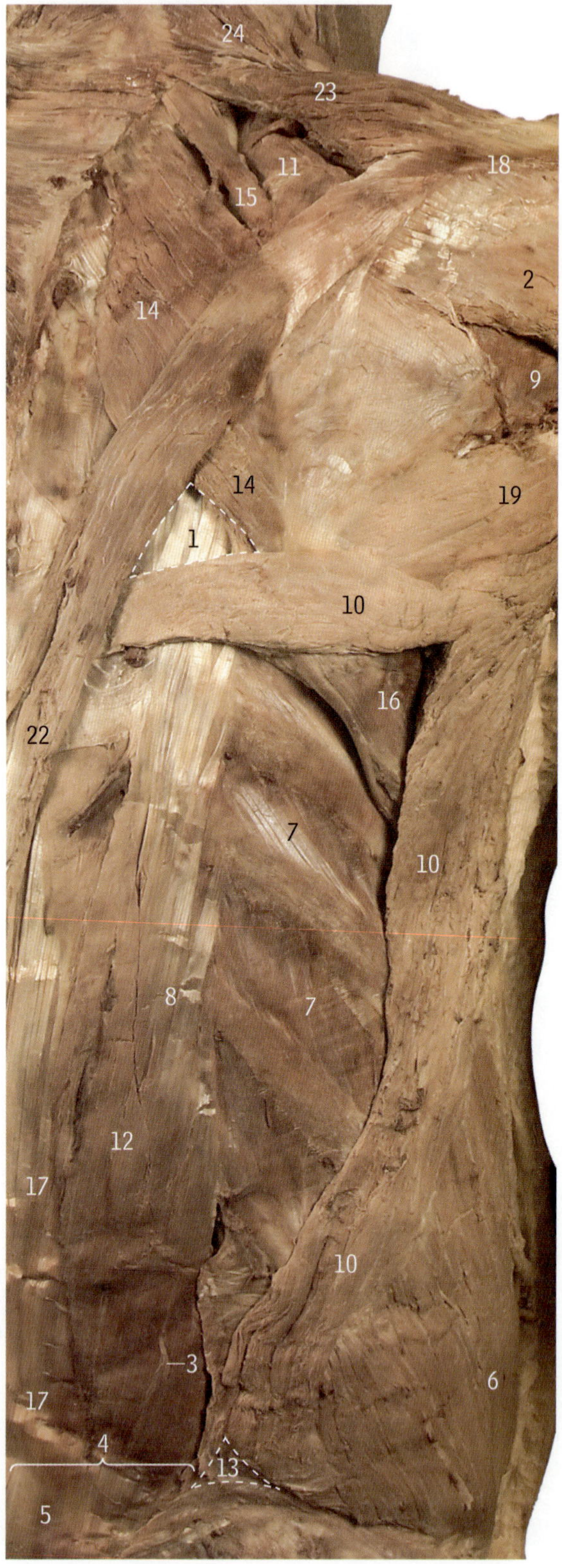

등의 깊은근육층(deeper layer of back musculature)을 보여 주기 위하여 넓은등근(latissimus dorsi m., 광배근)과 등세모근(trapezius m., 승모근)을 해부한 그림이다.

1 Auscultation triangle 청진삼각
2 Deltoid 어깨세모근(삼각근)
3 Dorsal ramus, lumbar spinal nerve 허리신경(요수신경)의 뒤가지(후지)
4 Erector spinae 척추세움근(척주기립근)
5 Erector spinae, tendon 척추세움근(척주기립근)의 힘줄
6 External oblique muscle of the abdomen 배바깥빗근(외복사근)
7 External intercostals 바깥갈비사이근(외늑간근)
8 Iliocostalis 엉덩갈비근(장골늑골근)
9 Infraspinatus 가시아래근(극하근)
10 Latissimus dorsi 넓은등근(광배근)
11 Levator scapulae 어깨올림근(견갑거근)
12 Longissimus 긴근(장근)
13 Lumbar triangle 허리삼각(요삼각)
14 Rhomboid major 큰마름근(대능형근)
15 Rhomboid minor 작은마름근(소능형근)
16 Serratus anterior 앞톱니근(전거근)
17 Spinalis 가시근(극근)
18 Spine of scapula 어깨뼈가시(견갑극)
19 Teres major 큰원근(대원근)
20 Teres minor 작은원근(소원근)
21 Thoracolumbar fascia 등허리근막(흉요근막)
22 Trapezius, lower fibres 등세모근(승모근)의 아래섬유
23 Trapezius, middle fibres 등세모근(승모근)의 중간섬유
24 Trapezius, upper fibres 등세모근(승모근)의 위섬유
25 Triceps, long head 위팔세갈래근(상완삼두근)의 긴머리(장두)

등 Back

Ⓐ 확대된 왼쪽 모습

보이는 모습은 넓은등근과 등세모근이다.

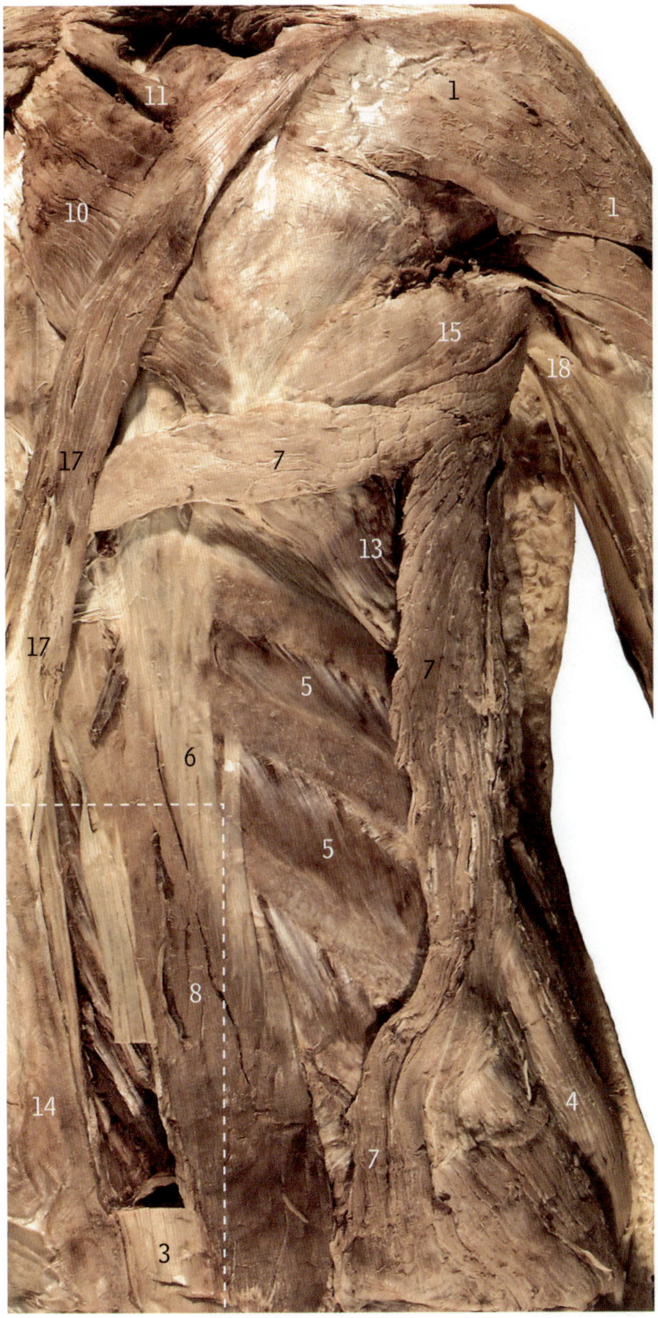

Ⓑ 확대된 왼쪽 모습

척추세움근(erector spinae, 척주기립근)의 가장 깊은 부분인 가로돌기가시근육(transversospinalis m., 횡돌기극근)을 관찰하기 위하여 가장긴근(longissimus m., 최장근)의 일부와 위허리가시근과 아래등가시근(upper lumbar and lower thoracic spinalis mm., 상부요극근과 하부흉극근)을 해부하였다.

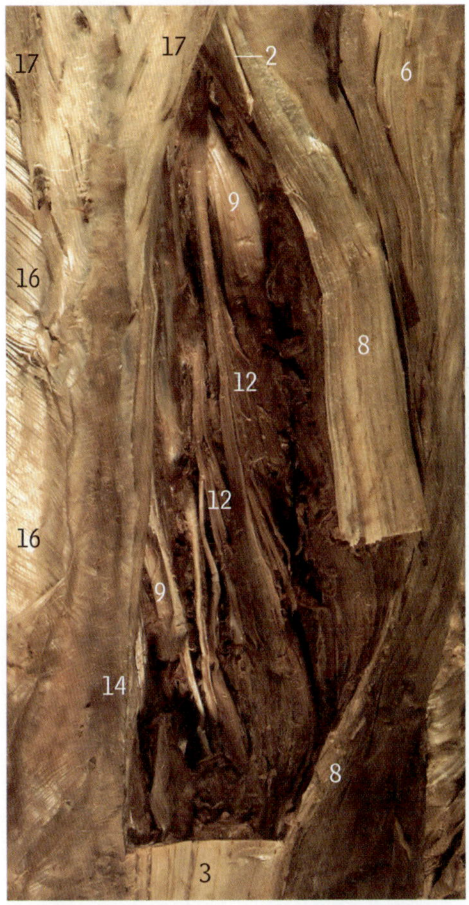

1 Deltoid 어깨세모근(삼각근)
2 Dorsal ramus, thoracic spinal nerve 가슴신경(흉신경)의 뒤가지(후지)
3 Erector spinae, tendon 척추세움근(척주기립근)의 힘줄
4 External oblique muscle of the abdomen 배바깥빗근(외복사근)
5 External intercostals 바깥갈비사이근(외늑간근)
6 Iliocostalis 엉덩갈비근(장골늑골근)
7 Latissimus dorsi 넓은등근(광배근)
8 Longissimus 긴근(장근)
9 Multifidus 뭇갈래근(다열근)
10 Rhomboid major 큰마름근(대능형근)
11 Rhomboid minor 작은마름근(소능형근)
12 Semispinalis 반가시근(반극근)
13 Serratus anterior 앞톱니근(전거근)
14 Spinalis 가시근(극근)
15 Teres major 큰원근(대원근)
16 Thoracolumbar fascia 등허리근막(흉요근막)
17 Trapezius, lower fibres 등세모근(승모근)의 아래섬유
18 Triceps, long head 위팔세갈래근(상완삼두근)의 긴머리

뒤통수밑삼각 Sub-occipital triangle *얕은해부*

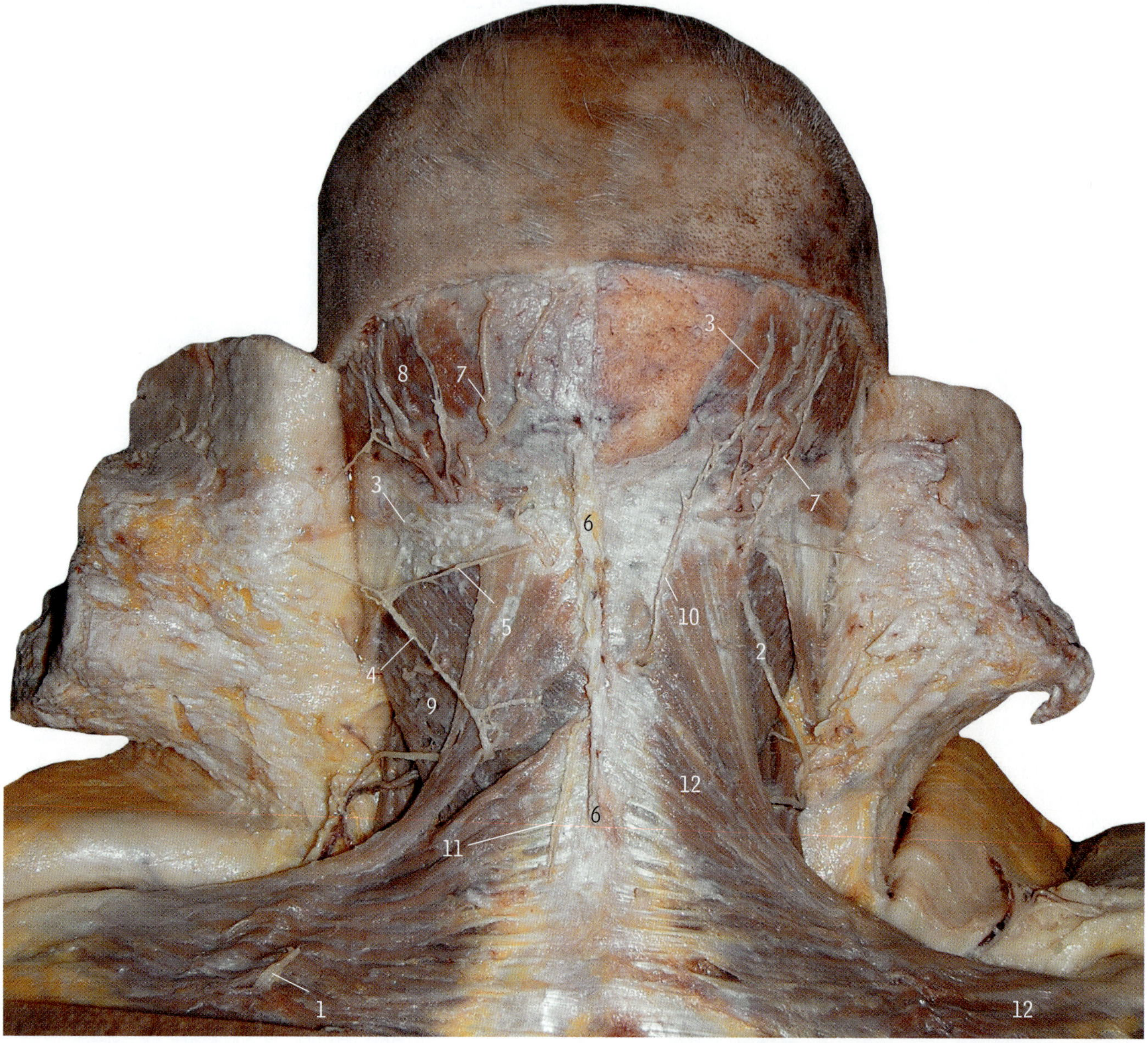

1 Dorsal cutaneous branch, spinal nerve 척수신경의 뒤피부가지(후피지)
2 Great auricular nerve 큰귓바퀴신경(대이개신경)
3 Greater occipital nerve 큰뒤통수신경(대후두신경)
4 Lesser occipital nerve 작은뒤통수신경(소후두신경)
5 Lesser occipital nerve anastomosis with third occipital nerve 작은뒤통수신경(소후두신경)과 셋째뒤통수신경(제3후두신경)의 연결(문합)
6 Ligamentum nuchae 목덜미인대(항인대)
7 Occipital artery 뒤통수동맥(후두동맥)
8 Occipital belly (occipitalis) of occipitofrontalis muscle 뒤통수이마근(후두전두근)의 뒤통수힘살(후복)
9 Splenius capitis muscle 머리널판근(두판상근)
10 Third occipital nerve 셋째뒤통수신경(제3후두신경)
11 Third occipital nerve reflected 젖혀진 셋째뒤통수신경(제3후두신경)
12 Trapezius muscle 등세모근(승모근)

뒤통수밑삼각 Sub-occipital triangle *깊은해부*

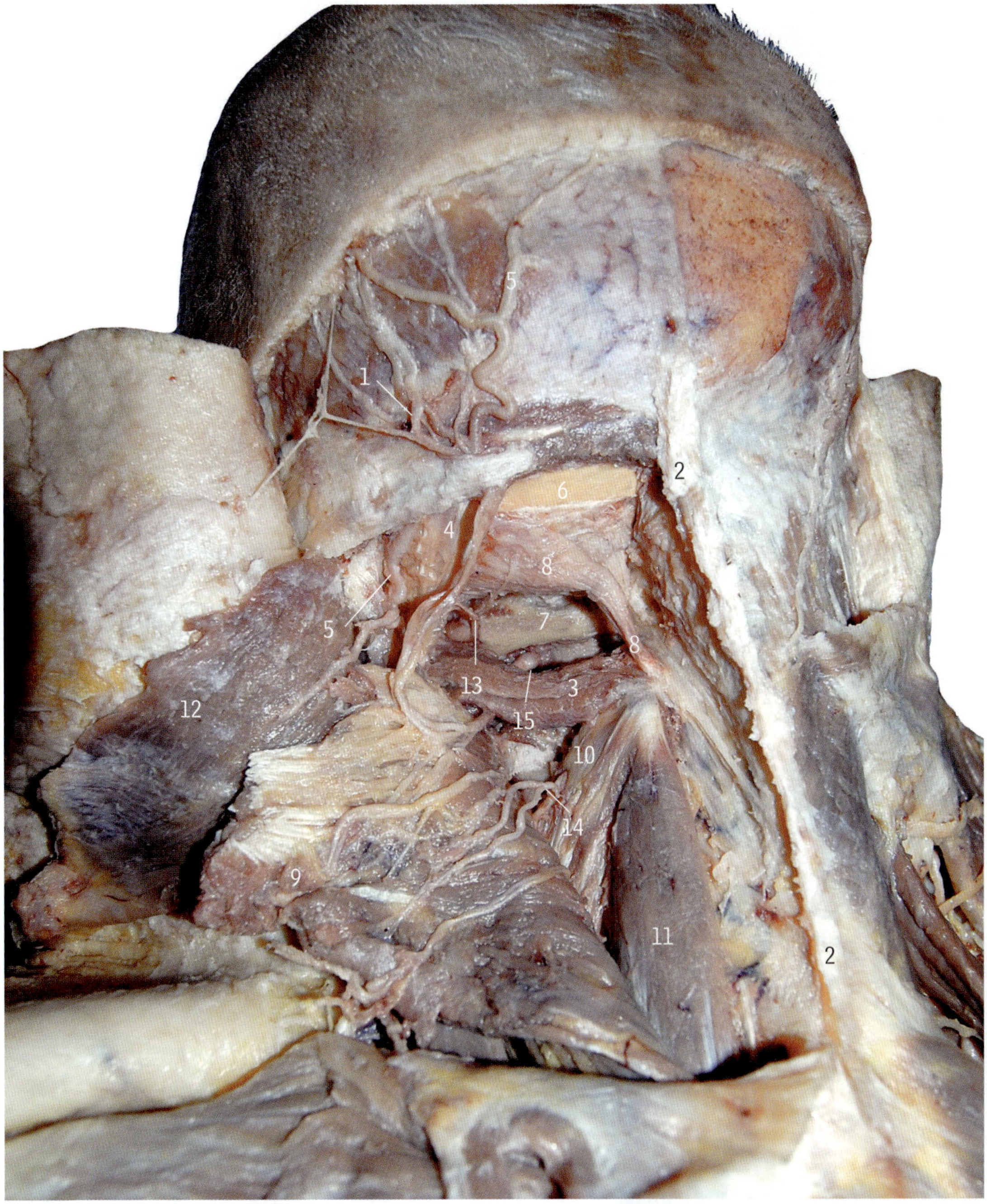

1 Greater occipital nerve 큰뒤통수신경(대후두신경)
2 Ligamentum nuchae 목덜미인대(항인대)
3 Obliquus capitis inferior muscle 아랫머리빗근(하두사근)
4 Obliquus capitis superior muscle 위머리빗근(상두사근)
5 Occipital artery뒤통수동맥(후두동맥)
6 Occipital bone 뒤통수뼈(후두골)
7 Posterior arch of C1 vertebra 첫째목뼈(제1경추)의 앞고리(후궁)
8 Rectus capitis posterior major muscle 큰뒤머리곧은근(대후두직근)
9 Semispinalis capitis muscle reflected 젖혀진 머리반가시근(두반극근)
10 Semispinalis cervicis muscle 목반가시근(경반극근)
11 Spinalis cervicis muscle 목가시근(경극근)
12 Splenius capitis muscle reflected 젖혀진 머리널판근(두판상근)
13 Suboccipital nerve 뒤통수밑신경(후두하신경)
14 Third occipital nerve 셋째뒤통수신경(제3후두신경)
15 Vertebral artery 척추동맥

척주와 척수 Vertebral column and spinal cord

임상사진

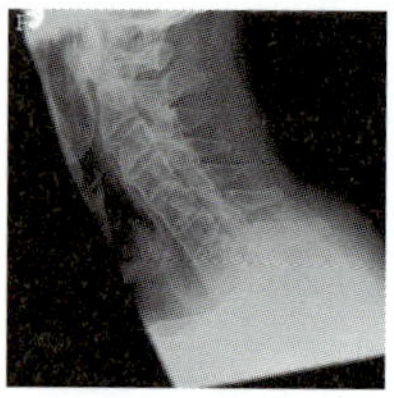

Ankylosing spondylitis
강직척추염

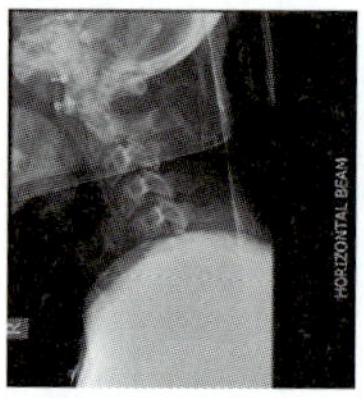

Atlanto–axial instability
고리뼈(환추)–중쇠뼈(축추)불안정

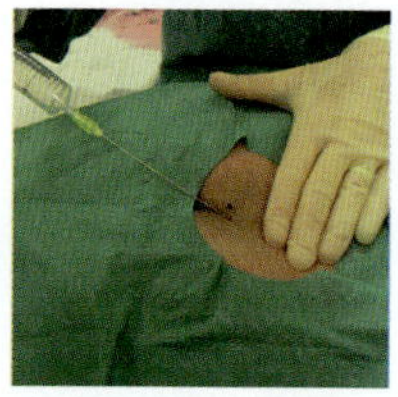

Caudal anaesthesia
꼬리마취(미추마취)

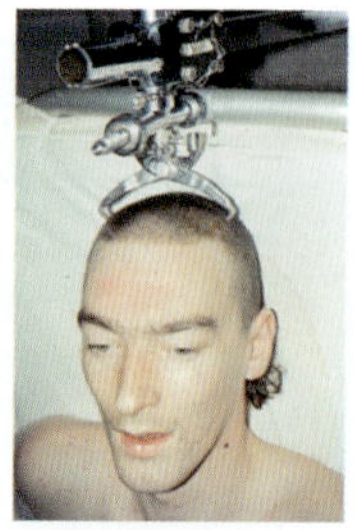

Cervical spinal immobilization
목부위의 척추고정

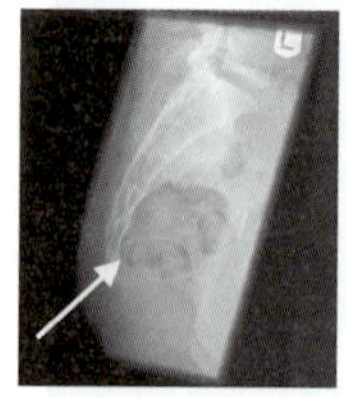

Coccydynia
꼬리뼈 통증(미골통)

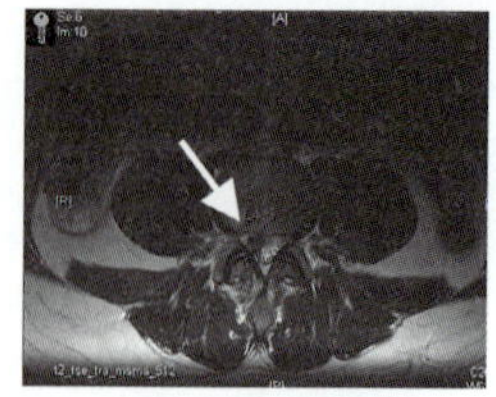

Compression of spinal nerve
척수신경의 압박

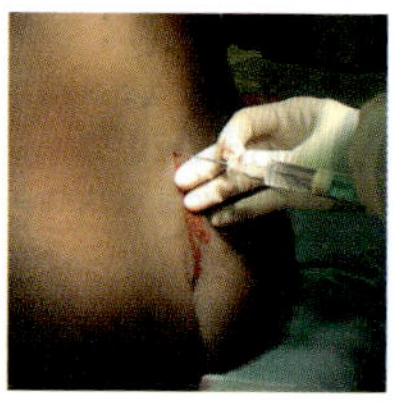

Epidural anaesthesia
경질막바깥마취
(경막외마취)

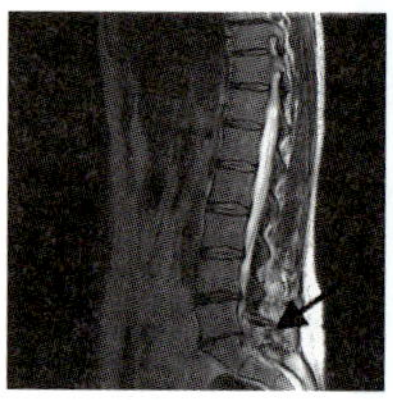

Laminectomy
척추궁절제술

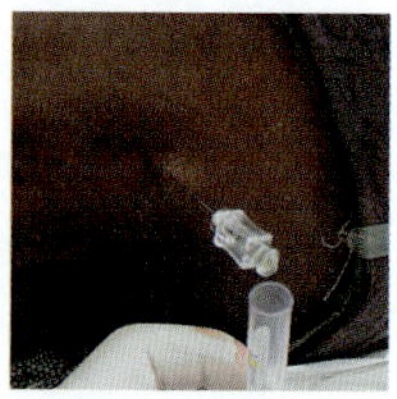

Lumbar puncture
허리천자(요추천자)

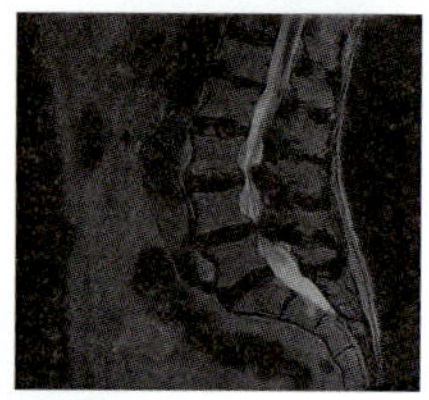

Lumbar stenosis
허리척추관협착증
(요추척추관협착증)

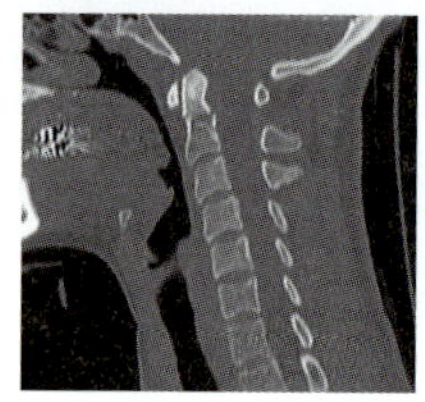

Odontoid peg fracture
치아돌기골절
(치상돌기골절)

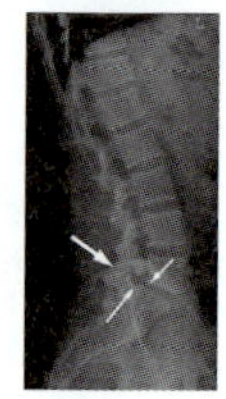

Sacralisation
엉치뼈되기(천추화)

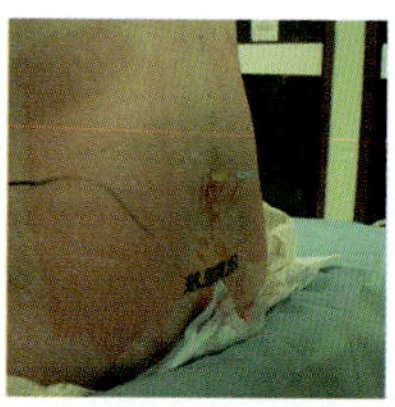

Spinal anaesthesia
척수마취

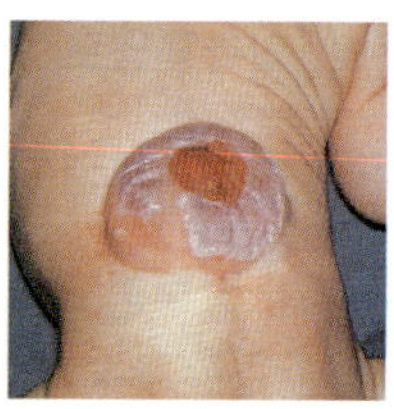

Spinal malformations
척수기형

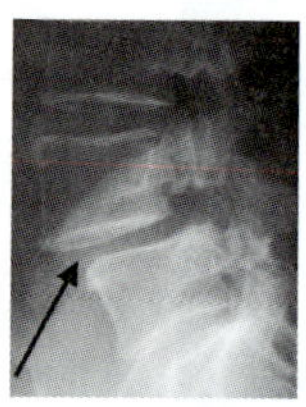

Spondylolisthesis
척추전방전위증

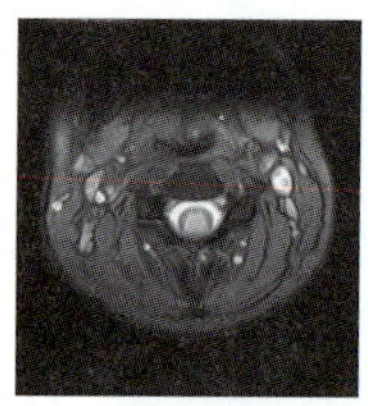

Transverse myelitis
횡단성 척수염

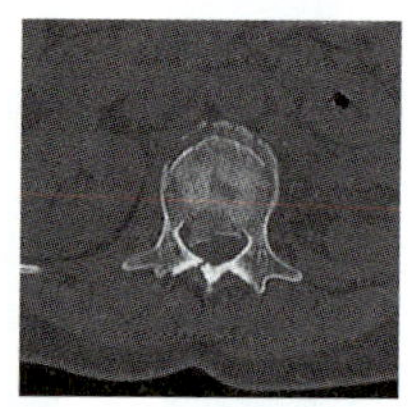

Vertebral fracture
척추골절

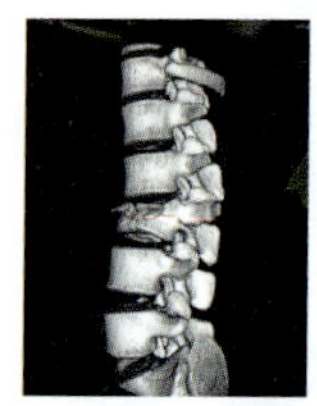

Vertebral lumbar fracture
허리뼈골절(요추골절)

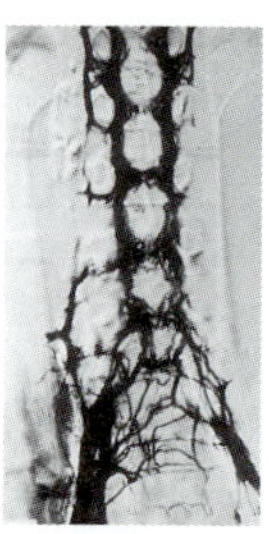

Vertebral venous plexus
척주정맥얼기

위팔 Upper limb

3

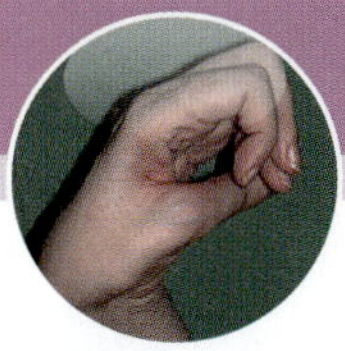

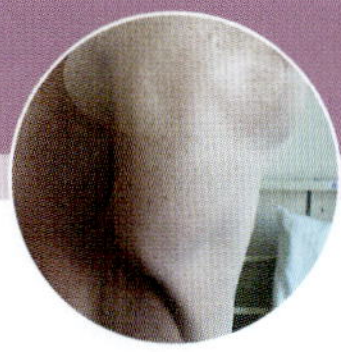

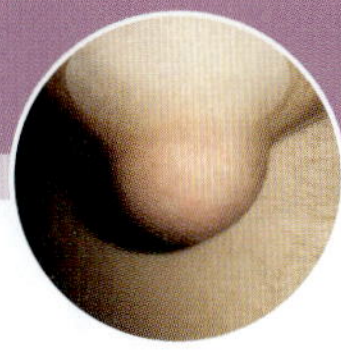

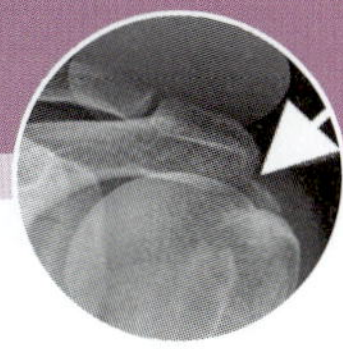

위팔 Upper limb

A *표면해부학* **B** *근육* **C** *뼈*

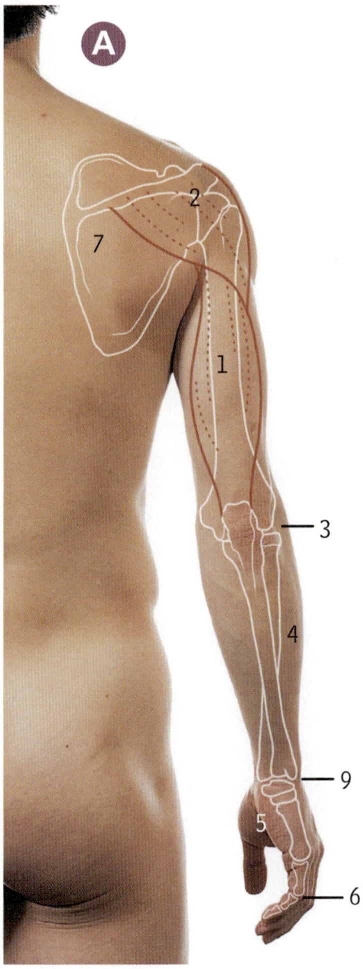

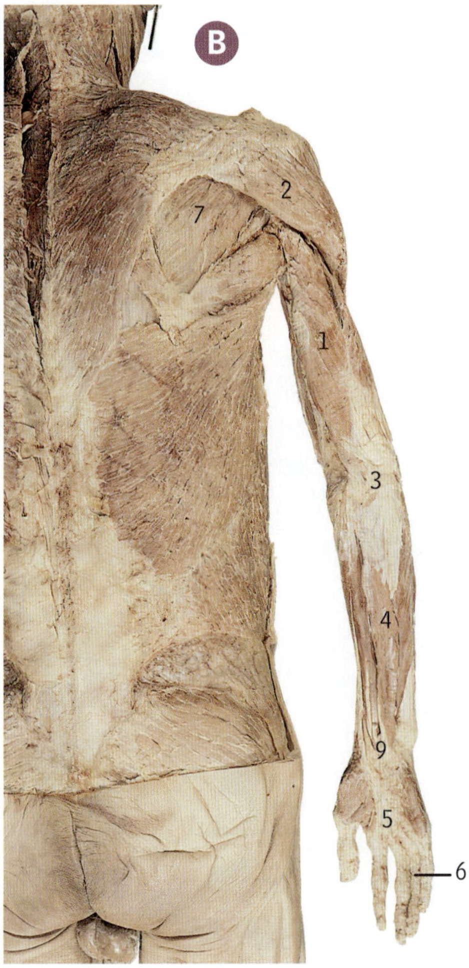

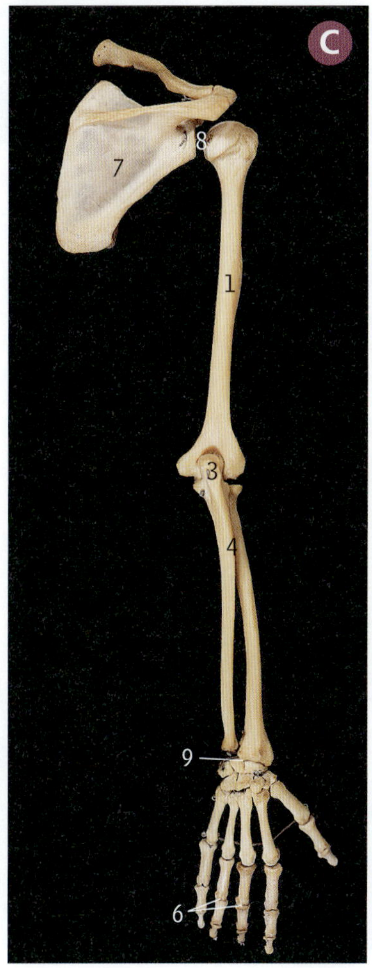

1 Arm 위팔(상완)
2 Deltoid 어깨세모근(삼각근)
3 Elbow joint 팔꿉관절(주관절)
4 Forearm 아래팔(전완)
5 Hand 손(수)
6 Interphalangeal joint 손가락뼈사이관절(수지절간관절)
7 Scapula 어깨뼈(견갑골)
8 Shoulder joint 어깨관절(견관절)
9 Wrist joint 손목관절(수관절)

덧뼈(부골), pp.170~172 참조.

왼쪽 어깨뼈 Left scapula

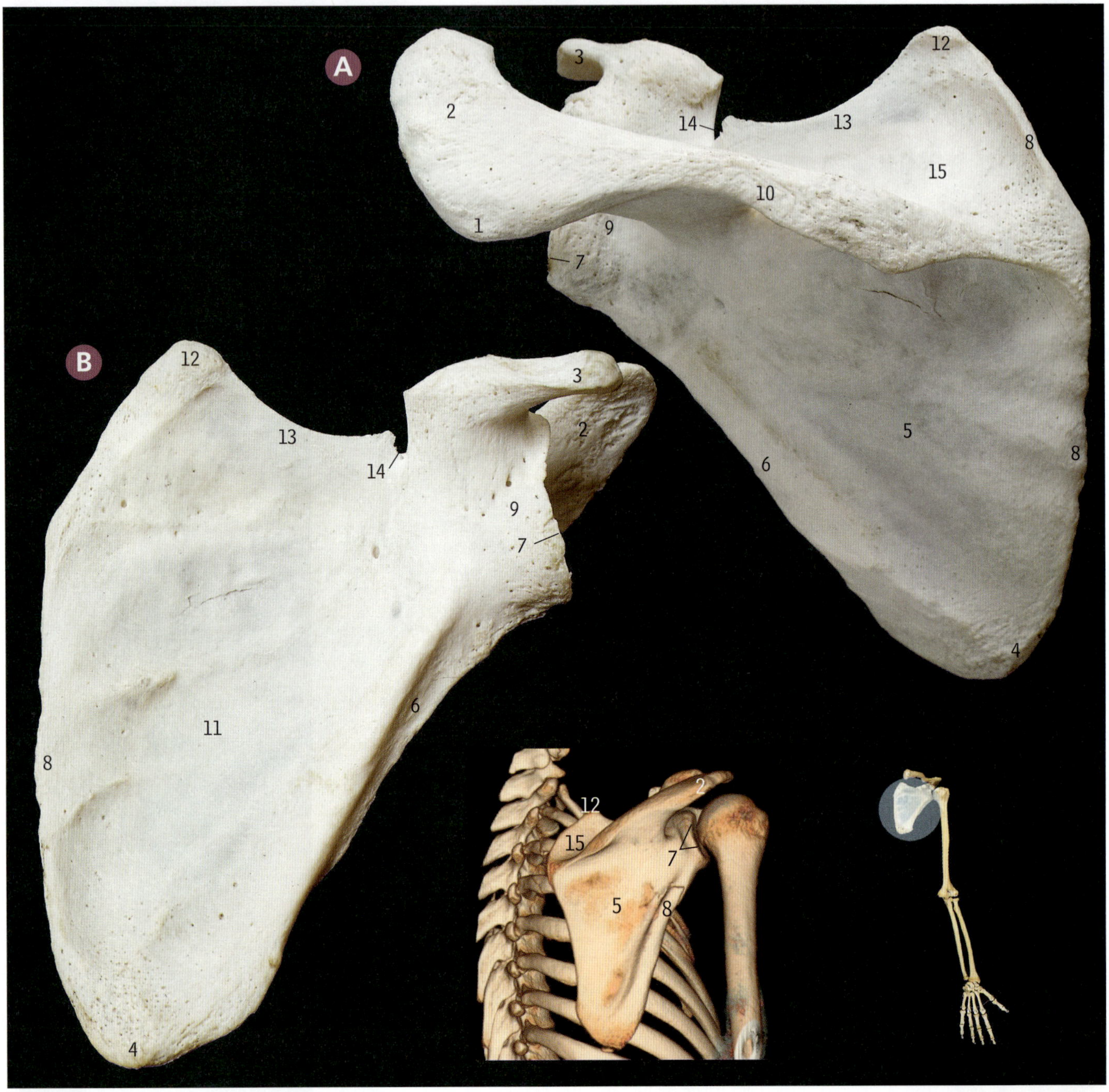

A 등쪽면

B 갈비면

1 Acromial angle 봉우리각(견봉각)
2 Acromion 봉우리(견봉)
3 Coracoid process 부리돌기(오훼돌기)
4 Inferior angle 아래각(하각)
5 Infraspinous fossa 가시아래오목(극하와)
6 Lateral border 가쪽모서리(외연)
7 Margin of glenoid cavity 접시오목(관절오목)의 모서리
8 Medial border 안쪽모서리(내연)
9 Neck (and spinoglenoid notch on dorsal surface) 목(경부)과 등쪽면의 아래가로어깨패임(하견갑횡절흔)
10 Spine 어깨뼈가시(견갑극)
11 Subscapular fossa 어깨밑오목(견갑하와)
12 Superior angle 위각(상각)
13 Superior border 위모서리(상연)
14 Suprascapular notch 어깨위패임(견갑상절흔)
15 Supraspinous fossa 가시위오목(극상와)

어깨뼈가시(spine of the scapula, 견갑극)(A10)의 등쪽면 가쪽끝(lateral end)에서 봉우리(acromion, 견봉)(A2)가 돌출되어 있다.

왼쪽 어깨뼈 Left scapula *부착하는 것*

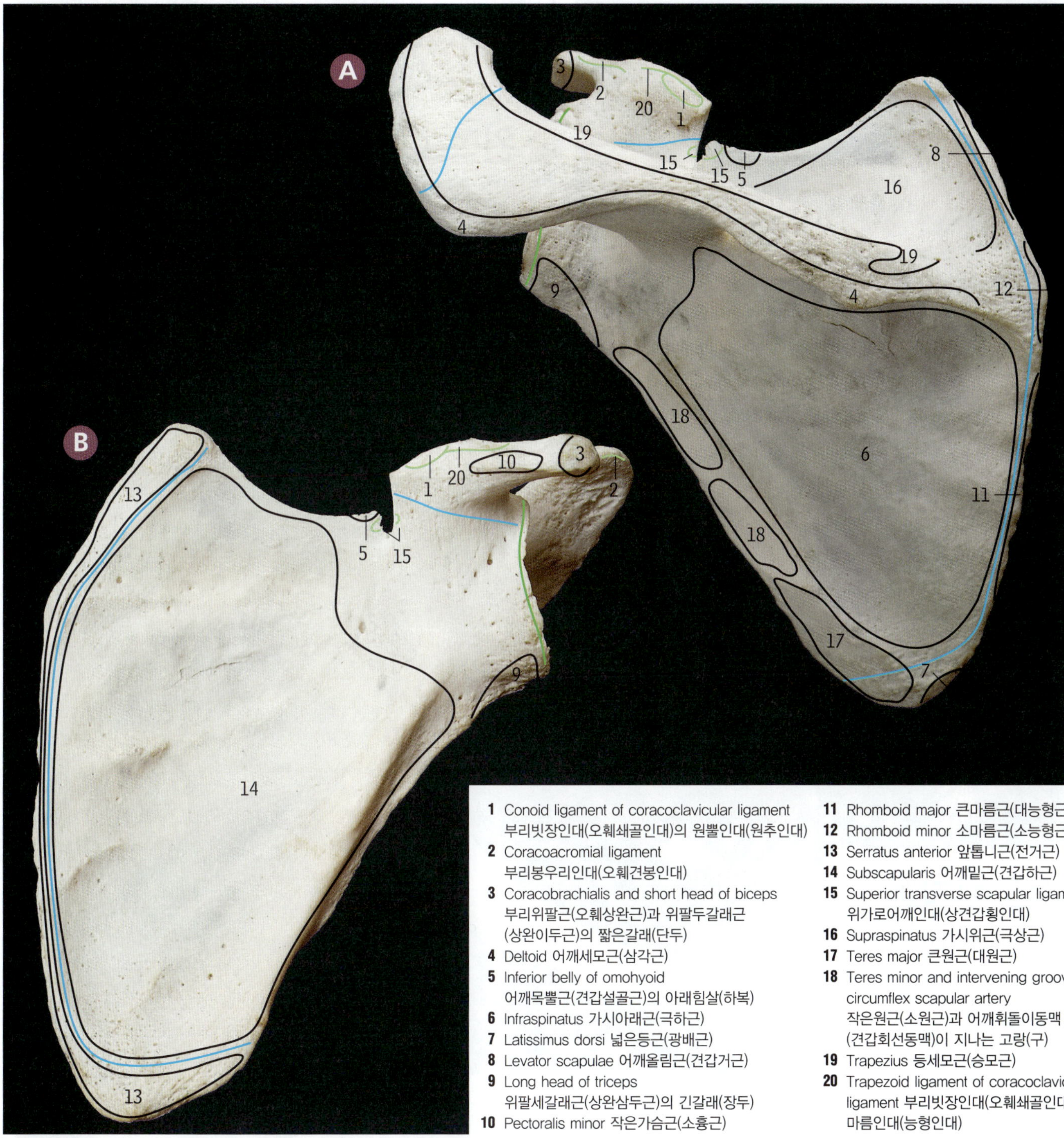

1 Conoid ligament of coracoclavicular ligament 부리빗장인대(오훼쇄골인대)의 원뿔인대(원추인대)
2 Coracoacromial ligament 부리봉우리인대(오훼견봉인대)
3 Coracobrachialis and short head of biceps 부리위팔근(오훼상완근)과 위팔두갈래근(상완이두근)의 짧은갈래(단두)
4 Deltoid 어깨세모근(삼각근)
5 Inferior belly of omohyoid 어깨목뿔근(견갑설골근)의 아래힘살(하복)
6 Infraspinatus 가시아래근(극하근)
7 Latissimus dorsi 넓은등근(광배근)
8 Levator scapulae 어깨올림근(견갑거근)
9 Long head of triceps 위팔세갈래근(상완삼두근)의 긴갈래(장두)
10 Pectoralis minor 작은가슴근(소흉근)
11 Rhomboid major 큰마름근(대능형근)
12 Rhomboid minor 소마름근(소능형근)
13 Serratus anterior 앞톱니근(전거근)
14 Subscapularis 어깨밑근(견갑하근)
15 Superior transverse scapular ligament 위가로어깨인대(상견갑횡인대)
16 Supraspinatus 가시위근(극상근)
17 Teres major 큰원근(대원근)
18 Teres minor and intervening groove for circumflex scapular artery 작은원근(소원근)과 어깨휘돌이동맥(견갑회선동맥)이 지나는 고랑(구)
19 Trapezius 등세모근(승모근)
20 Trapezoid ligament of coracoclavicular ligament 부리빗장인대(오훼쇄골인대)의 마름인대(능형인대)

A 등쪽면 **B** 갈비면

파란색선: 뼈끝선(epiphysial lines, 골단선)
초록색선: 어깨관절(shoulder joint, 견관절)의 관절주머니 부착부위(capsular attachments)
연두색선: 인대 부착부위(ligament attachments)

위가로어깨인대(superior transverse scapular ligament, 상견갑횡인대)(15)가 교각처럼 어깨뼈패임(suprascapular notch, 견갑절흔)을 연결한다.

원뿔인대(conoid ligament, 원추인대)(1)와 마름인대(trapezoid ligament, 능형인대)(20)는 함께 작용하여 부리빗장인대(coracoclavicular ligament, 오훼쇄골인대)를 형성하며, 부리빗장인대는 어깨뼈의 부리돌기(coracoid process, 오훼돌기)에서 빗장뼈의 가쪽끝의 아래면까지 부착된다.

부리봉우리인대(coracoacromial ligament, 오훼견봉인대)(2)는 어깨뼈의 부리돌기와 봉우리(acromion, 견봉) 사이를 지난다. 이들 부리돌기와 봉우리는 어깨관절 위에서 뼈모양의 돌기를 형성한다.

A 왼쪽 어깨뼈 Left scapula *가쪽 모습*

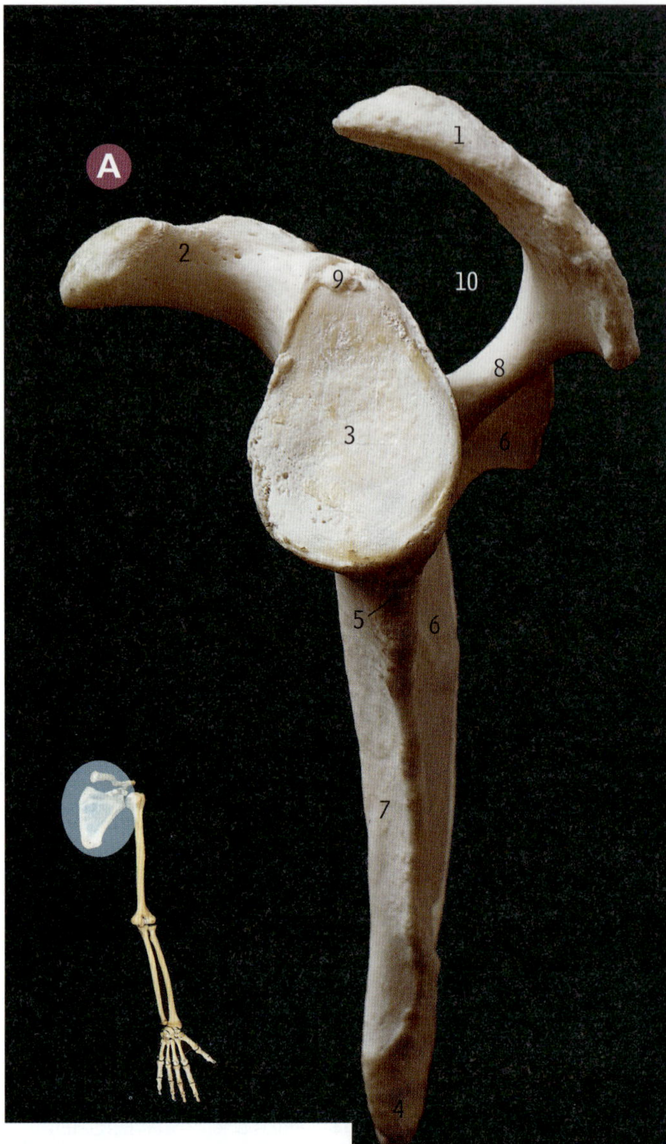

1 Acromion 봉우리(견봉)
2 Coracoid process 부리돌기(오훼돌기)
3 Glenoid cavity 접시오목(관절오목)
4 Inferior angle 아래각(하각)
5 Infraglenoid tubercle 오목아래결절(관절하결절)
6 Infraspinous fossa 가시아래오목(극하와)
7 Lateral border 가쪽모서리(외연)
8 Spine 어깨뼈가시(견갑극)
9 Supraglenoid tubercle 오목위결절(관절상결절)
10 Supraspinous fossa 가시위오목(극상와)

B 왼쪽 어깨뼈와 빗장뼈 Left scapula and clavicle *관절상태의 위모습*

1 Acromial end of clavicle 빗장뼈(쇄골)의 봉우리끝(견봉단)
2 Acromioclavicular joint 봉우리빗장관절(견봉쇄골관절)
3 Acromion 봉우리(견봉)
4 Coracoid process 부리돌기(오훼돌기)
5 IShaft of clavicle 빗장뼈(쇄골)의 몸통
6 Spine of scapula 어깨뼈가시(견갑극)
7 Sternal end of clavicle 빗장뼈(쇄골)의 복장끝(흉골단)
8 Supraspinous fossa 가시위오목(극상와)

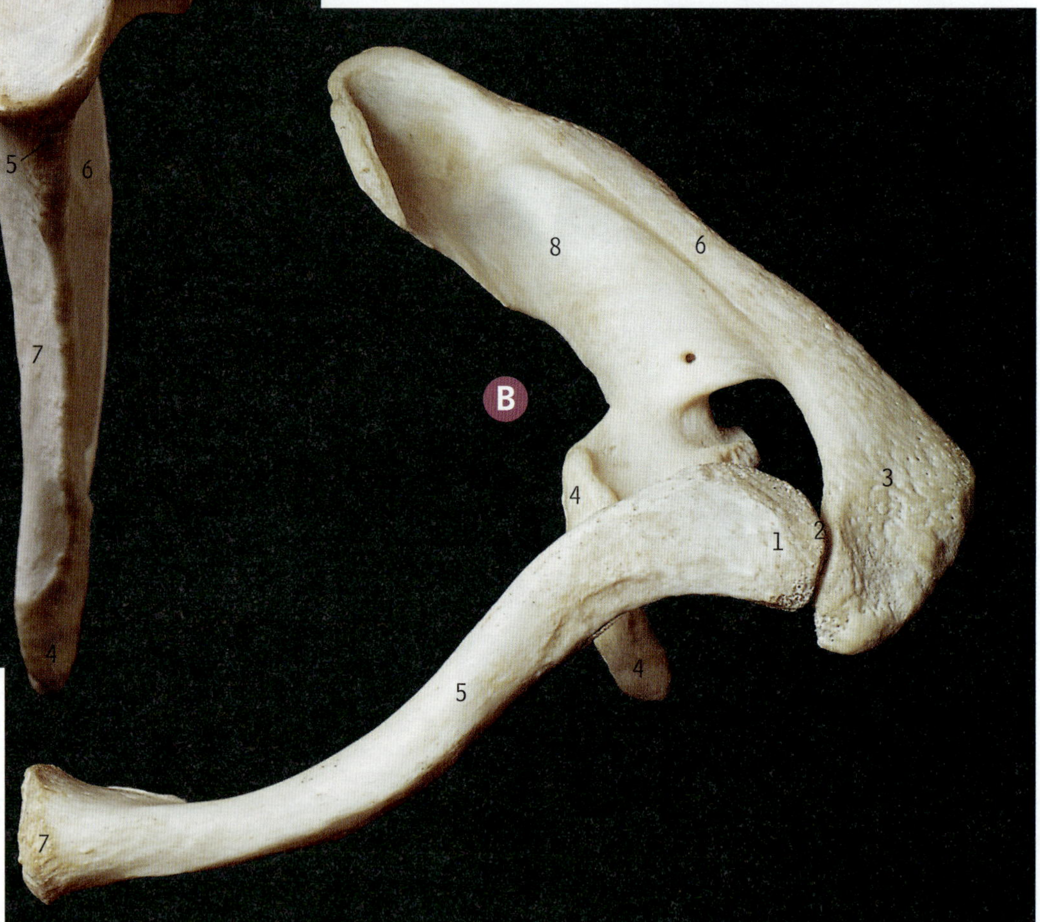

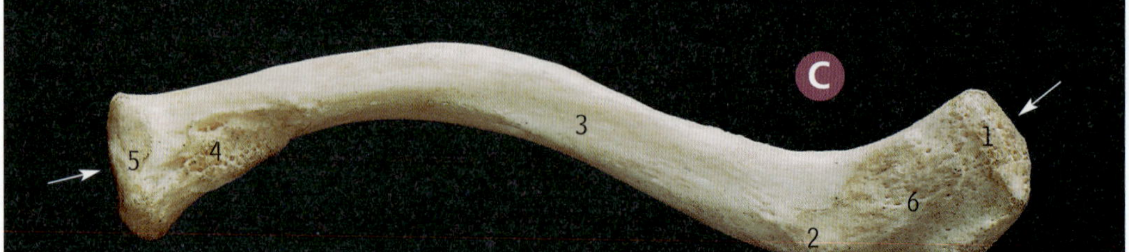

C 왼쪽 빗장뼈 Left clavicle *아래모습*

1 Acromial end with articular surface (arrow) 관절면을 갖고 있는 봉우리끝(견봉단)
2 Conoid tubercle 원뿔인대결절(원추인대결절)
3 Groove for subclavius muscle 빗장밑근(쇄골하근)을 위한 고랑(구)
4 Impression for costoclavicular ligament 갈비빗장인대(늑골쇄골인대)가 붙는 부위
5 Sternal end with articular surface (arrow) 관절면을 갖고있는 복장끝(흉골단)
6 Trapezoid line 마름인대선(능형인대선)

빗장뼈(clavicle, 쇄골)(B7, C5)의 복장끝(sternal end)은 둥근형태이다; 봉우리끝(acromial end)(B1, C1)은 편평하다. 빗장뼈의 몸통(shaft)은 안쪽 2/3에서는 앞으로 볼록하며, 몸통의 아래에는 빗장밑근(subclavius muscle, 쇄골하근)이 지나는 고랑이 있다(C3).

봉우리빗장분리(견봉쇄골관절분리), pp.170~172 참조.

Ⓐ 왼쪽 어깨뼈 Left scapula *가쪽 모습에서의 부착부위*

파란색선: 뼈끝선(epiphysial lines, 골단선),
초록색선: 어깨관절(shoulder joint, 견관절)의 관절주머니 부착부위
연두색선: 인대 부착부위(ligament attachments)

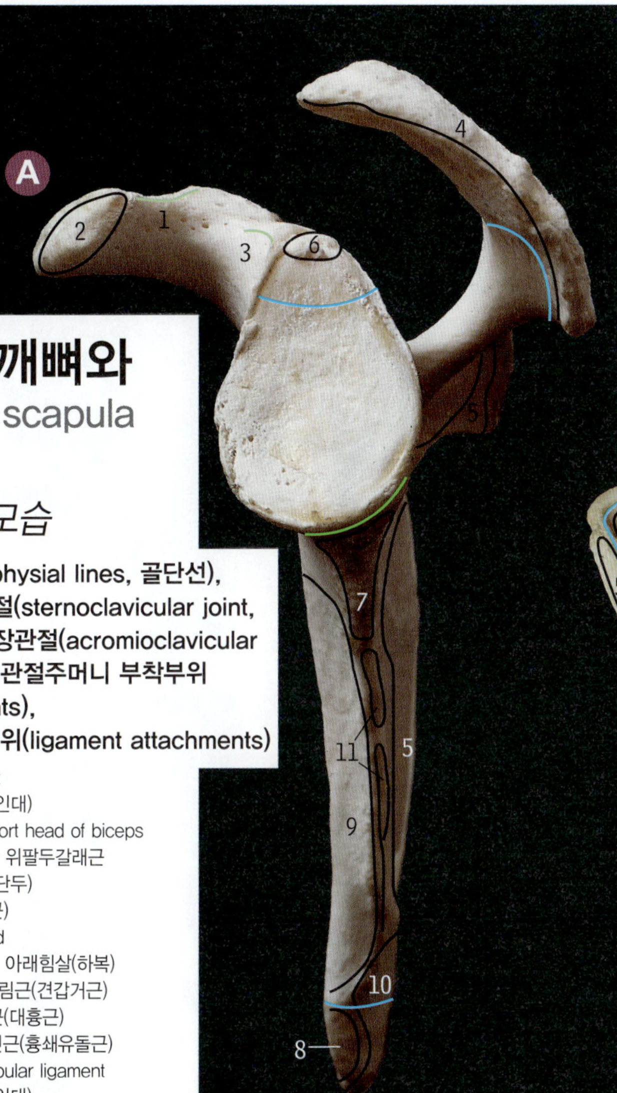

1 Coracoacromial ligament 부리봉우리인대(오훼견봉인대)
2 Coracobrachialis and short head of biceps 부리위팔근(오훼상완근)과 위팔두갈래근(상완이두근)의 짧은갈래(단두)
3 Coracohumeral ligament 부리위팔인대(오훼상완인대)
4 Deltoid 어깨세모근(삼각근)
5 Infraspinatus 가시아래근(극하근)
6 Long head of biceps 위팔두갈래근(상완이두근)의 긴갈래(장두)
7 Long head of triceps 위팔세갈래근(상완삼두근)의 긴갈래(장두)
8 Serratus anterior 앞톱니근(전거근)
9 Subscapularis 어깨밑근(견갑하근)
10 Teres major 큰원근(대원근)
11 Teres minor (with intervening groove for circumflex scapular artery) 작은원근(소원근)과 어깨휘돌이동맥(견갑회선동맥)이 지나는 고랑(구)

Ⓑ 왼쪽 어깨뼈와 빗장뼈 Left scapula and clavicle *관절상태의 위모습*

파란색선: 뼈끝선(epiphysial lines, 골단선),
초록색선: 복장빗장관절(sternoclavicular joint, 흉쇄관절)과 봉우리빗장관절(acromioclavicular joint, 견봉쇄골관절)의 관절주머니 부착부위 (capsular attachments),
연두색선: 인대 부착부위(ligament attachments)

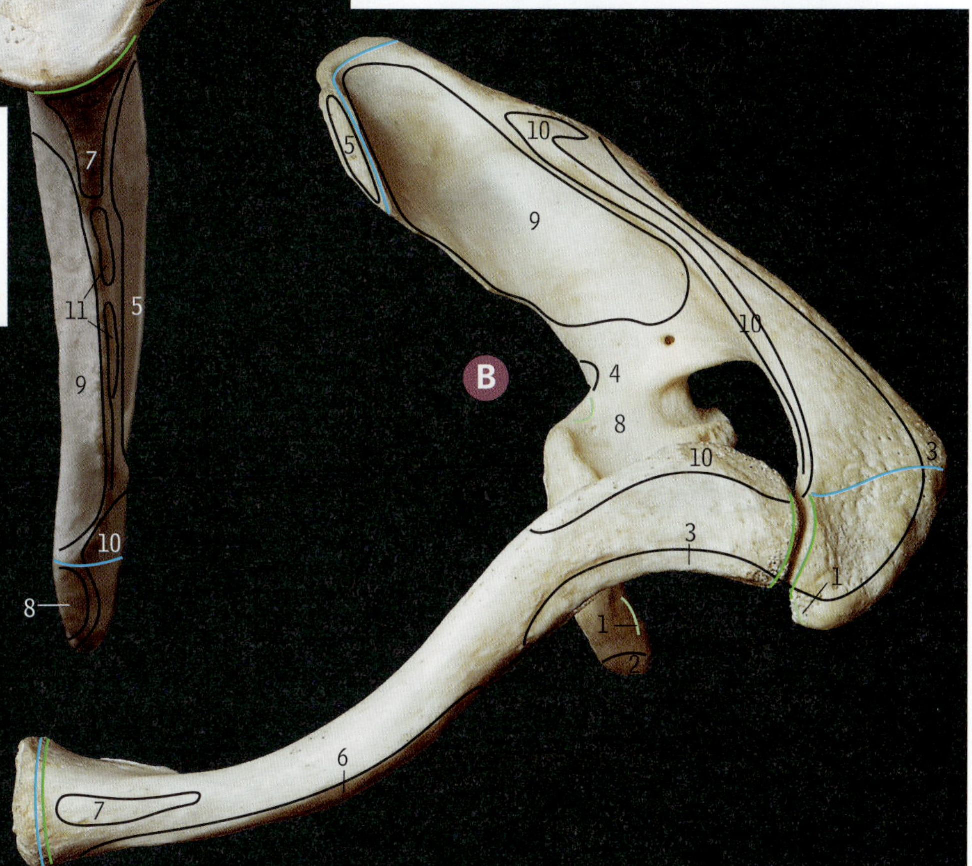

1 Coracoacromial ligament 부리봉우리인대(오훼견봉인대)
2 Coracobrachialis and short head of biceps 부리위팔근(오훼상완근)과 위팔두갈래근 (상완이두근)의 짧은갈래(단두)
3 Deltoid 어깨세모근(삼각근)
4 Inferior belly of omohyoid 어깨목뿔근(견갑설골근)의 아래힘살(하복)
5 Levator scapulae 어깨올림근(견갑거근)
6 Pectoralis major 큰가슴근(대흉근)
7 Sternocleidomastoid 목빗근(흉쇄유돌근)
8 Superior transverse scapular ligament 위가로어깨인대(상견갑횡인대)
9 Supraspinatus 가시위근(극상근)
10 Trapezius 등세모근(승모근)

Ⓒ 왼쪽 빗장뼈 Left clavicle *아래모습의 부착부위*

파란색선: 뼈끝선(epiphysial lines, 골단선),
초록색선: 복장빗장관절(sternoclavicular joint, 흉쇄관절)과 봉우리빗장관절(acromioclavicular joint, 견봉쇄골관절)의 관절주머니 부착부위 (capsular attachments),
연두색선: 인대 부착부위(ligament attachments)

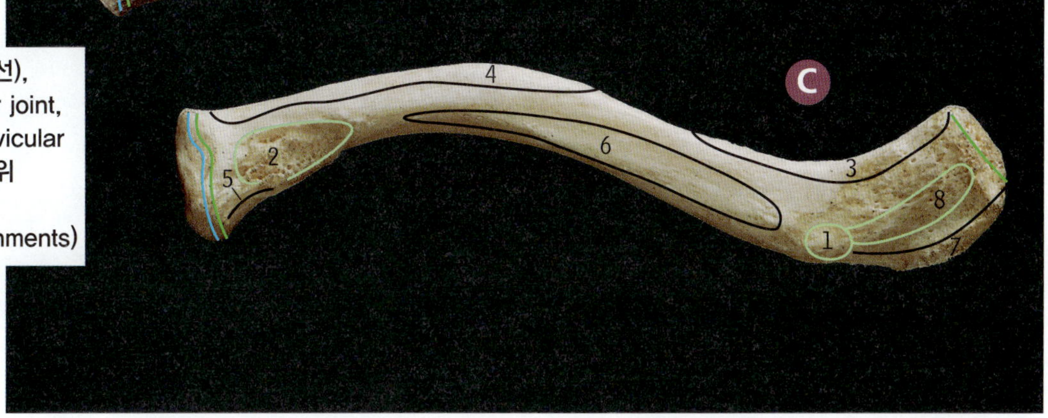

1 Conoid ligament 원뿔인대(원추인대)
2 Costoclavicular ligament 갈비빗장인대(늑골쇄골인대)
3 Deltoid 어깨세모근(삼각근)
4 Pectoralis major 큰가슴근(대흉근)
5 Sternohyoid 복장목뿔근(흉골설골근)
6 Subclavius and clavipectoral fascia 빗장밑근(쇄골하근)과 빗장가슴근막(쇄골흉골근막)
7 Trapezius 등세모근(승모근)
8 Trapezoid ligament 마름인대(능형인대)

골절된 빗장뼈(쇄골), 골절된 어깨뼈(견갑골), pp.170~172 참조.

오른쪽 위팔뼈 Right humerus *위끝*

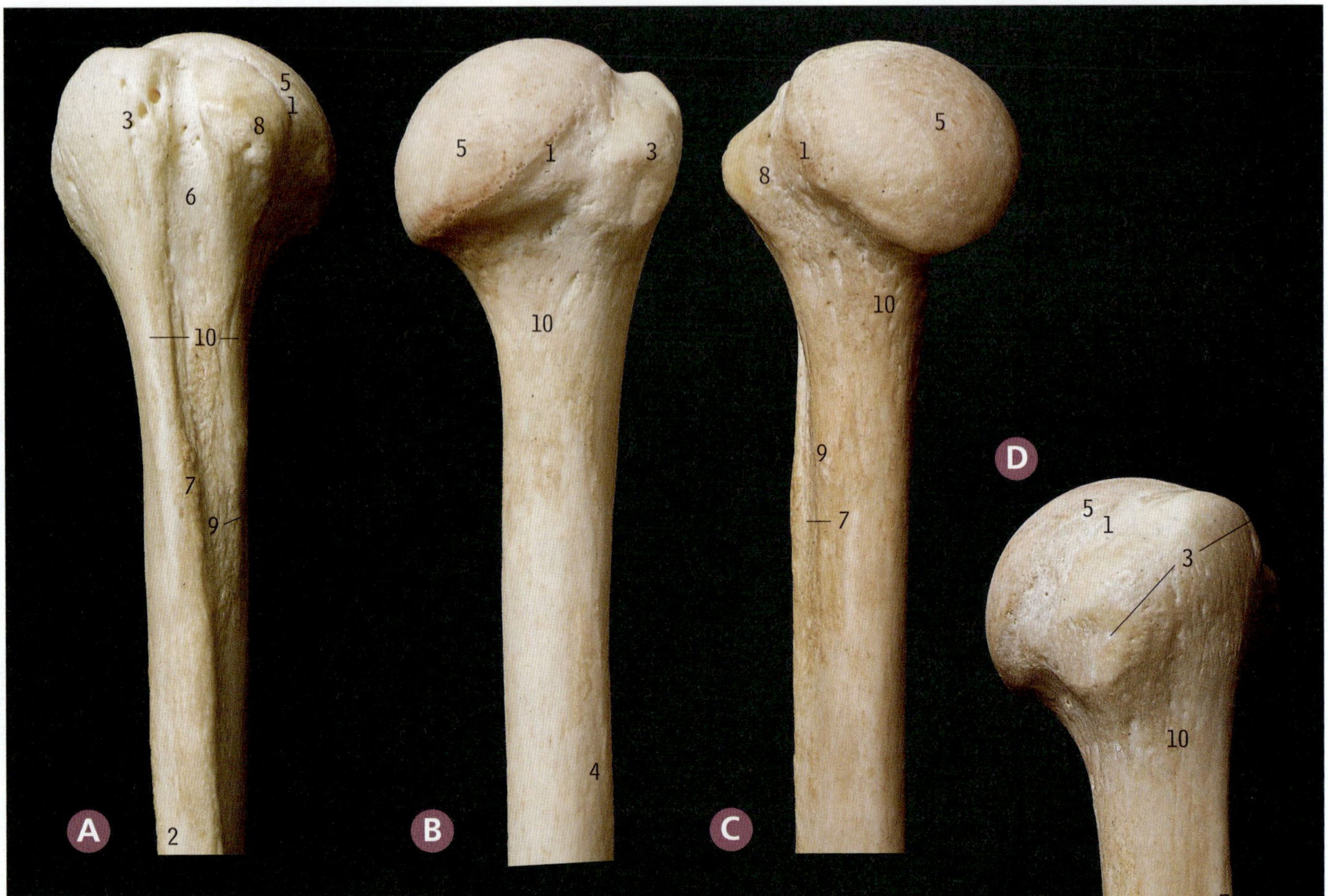

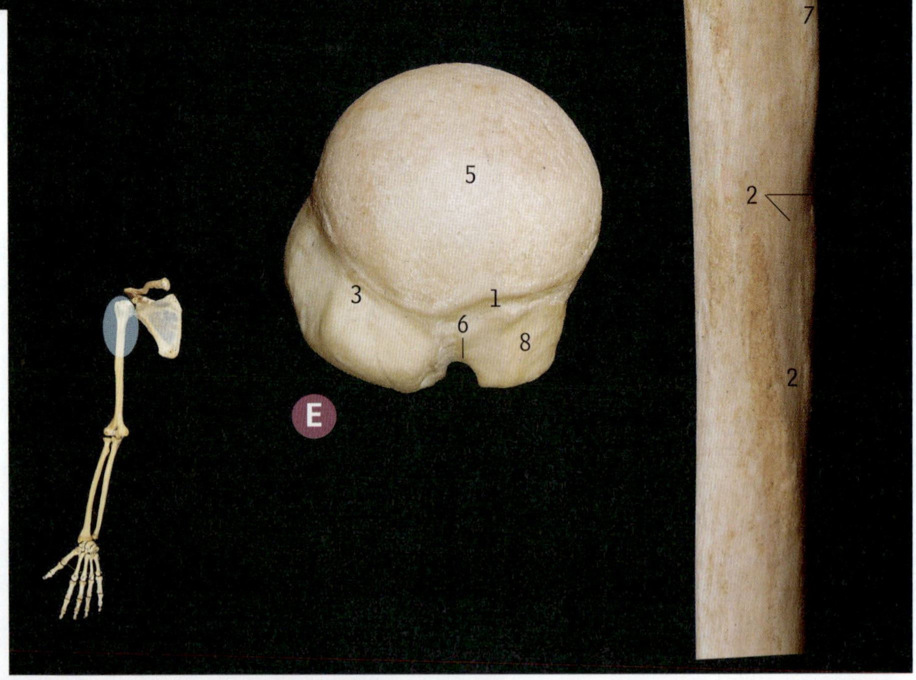

A 앞모습

B 뒷모습

C 안쪽 모습

D 가쪽 모습

E 위모습

1 Anatomical neck 해부목(해부경)
2 Deltoid tuberosity 세모근거친면(삼각근조면)
3 Greater tubercle 큰결절(대결절)
4 Groove for radial nerve 노신경고랑(요골신경고랑)
5 Head 머리(두)
6 Intertubercular groove 결절사이고랑(결절간구)
7 Lateral lip of intertubular groove 결절사이고랑(결절간구)의 가쪽입술(외측순)
8 Lesser tubercle 작은결절(소결절)
9 Medial lip of intertubercular groove 결절사이고랑(결절간구)의 안쪽입술(내측순)
10 Surgical neck 외과목(외과경)

결절사이고랑(intertubercular groove, 결절간구)(A6)은 위팔뼈의 위끝의 앞쪽에 위치하며, 위팔두갈래근(biceps brachii, 상완이두근)의 긴갈래(long head)의 힘줄이 놓여 있다(부착부위는 p.115 참조).

위팔뼈(상완골)의 탈구, pp.170~172 참조.

오른쪽 위팔뼈 Right humerus *위끝의 부착부위*

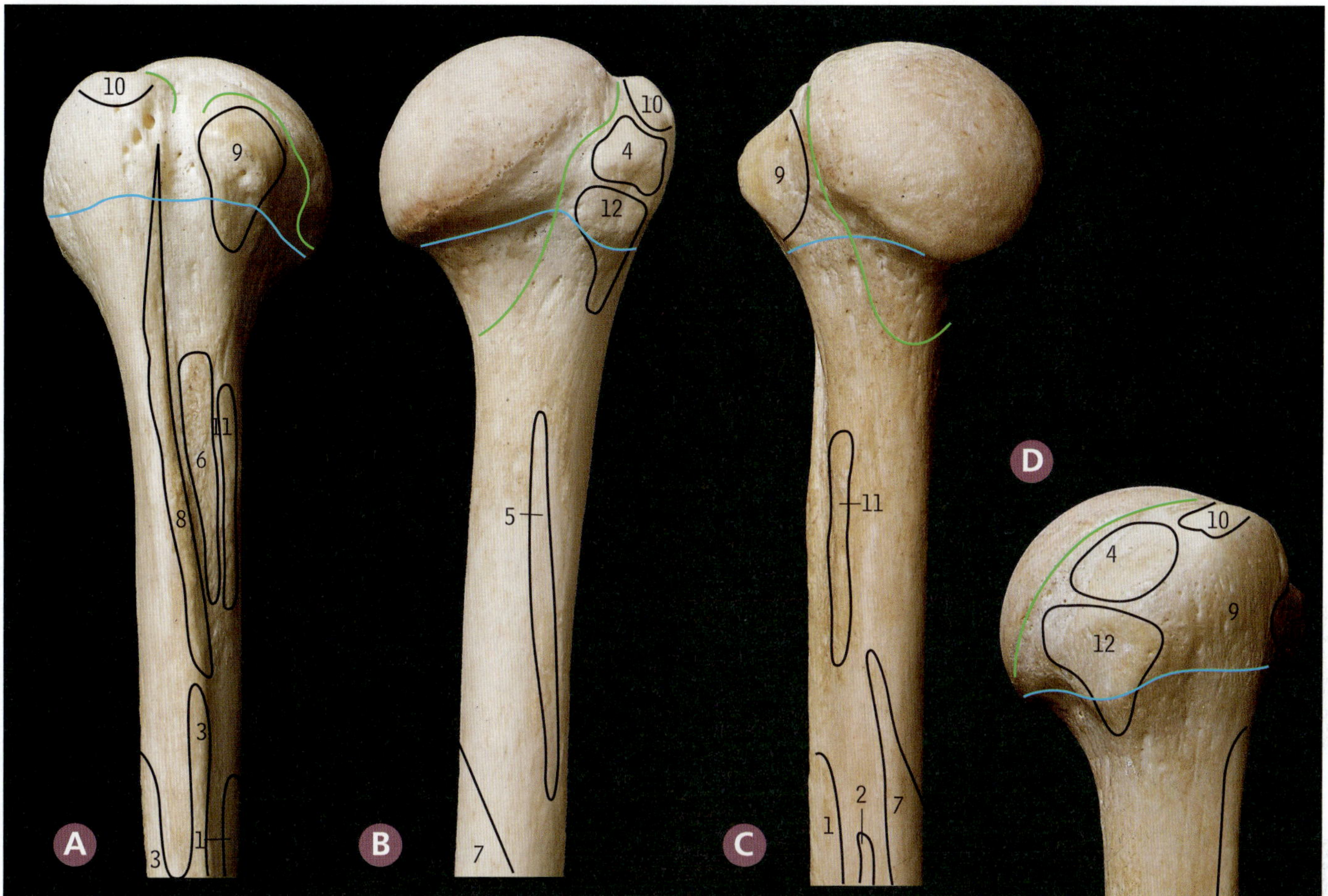

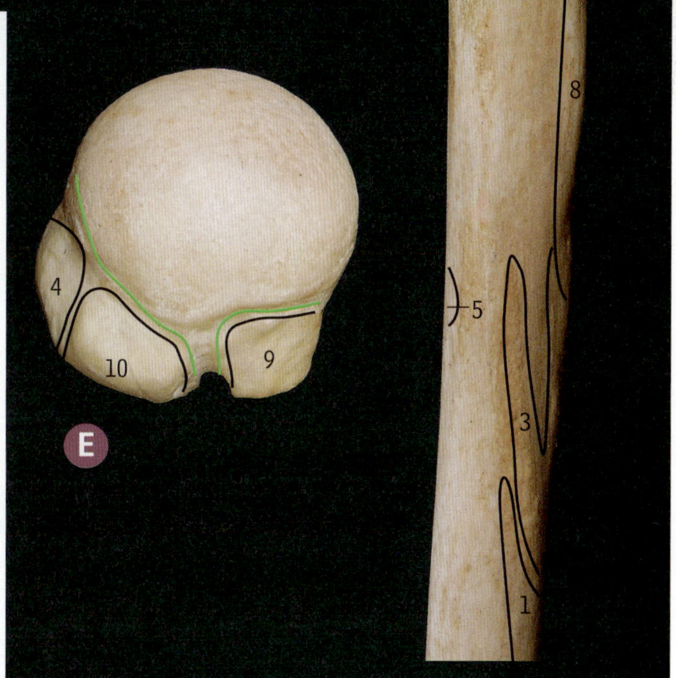

A 앞모습

B 뒷모습

C 안쪽 모습

D 가쪽 모습

E 위모습

파란색선: 뼈끝선(epiphysial lines, 골단선),
초록색선: 어깨관절(shoulder joint, 견관절)의 관절주머니 부착부위 (capsular attachments)

1 Brachialis 위팔근(상완근)
2 Coracobrachialis 부리위팔근(오훼상완근)
3 Deltoid 어깨세모근(삼각근)
4 Infraspinatus 가시아래근(극하근)
5 Lateral head of triceps 위팔세갈래근(상완삼두근)의 가쪽갈래(외측두)
6 Latissimus dorsi 넓은등근(광배근)
7 Medial head of triceps 위팔세갈래근(상완삼두근)의 안쪽갈래(내측두)
8 Pectoralis major 큰마름근(대능형근)
9 Subscapularis 어깨밑근(견갑하근)
10 Supraspinatus 가시위근(극상근)
11 Teres major 큰원근(대원근)
12 Teres minor 작은원근(소원근)

어깨세모근(deltoid, 삼각근)은 위팔뼈의 몸통부위의 중간의 가쪽면에 위치한 V자 모양의 세모근거친면(deltoid tuberosity, 삼각근조면)(A3, D3)에 붙어 있다.

부리위팔근(coracobrachialis, 오훼상완근)은 위팔뼈의 몸통부위의 중간의 안쪽면에 붙어 있다(C2)(세모근거친면에 반대방향에 위치).

뼈끝선(epiphysial line, 골단선)과 관절주머니선(capsular lines)의 상대적 위치를 확인한다. 뼈끝선은 위팔뼈의 위끝에서 부분적으로 관절안(intracapsular)에 있거나 부분적으로 관절밖(extracapsular)에 위치한다.

오른쪽 위팔뼈 Right humerus *아래끝*

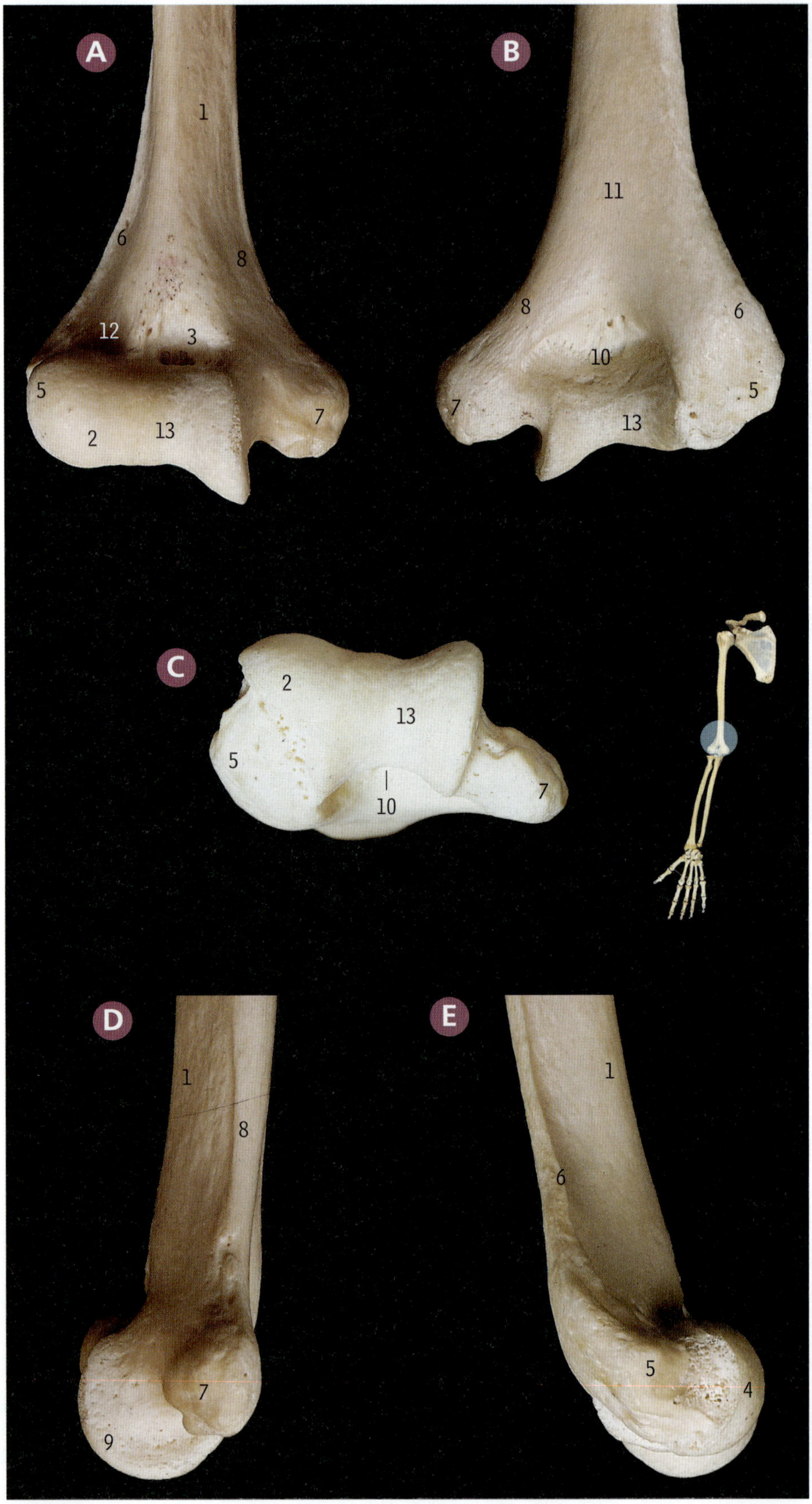

A 앞모습

B 뒷모습

C 아래모습

D 안쪽 모습

E 가쪽 모습

1 Anterior surface 앞면(전면)
2 Capitulum 작은머리(소두)
3 Coronoid fossa 갈고리오목(구상돌기와)
4 Lateral edge of capitulum 작은머리(소두)의 가쪽모서리(외연)
5 Lateral epicondyle 가쪽위관절융기(외측상과)
6 Lateral supracondylar ridge 가쪽관절융기위능선(외측상관절융기위능선)
7 Medial epicondyle 안쪽위관절융기(내측상과)
8 Medial supracondylar ridge 안쪽관절융기위능선(내측상관절융기위능선)
9 Medial surface of trochlea 도르래(활차)의 안쪽면
10 Olecranon fossa 팔꿈치오목(주두와)
11 Posterior surface 뒤면(후면)
12 Radial fossa 노오목(요골와)
13 Trochlea 도르래(활차)

안쪽위관절융기(medial epicondyle, 내측상과)(7)는 가쪽위관절융기(lateral epicondyle, 외측상과)(5)보다 뚜렷하다.

도르래(trochlea, 활차)(13)의 안쪽부분은 가쪽보다 뚜렷하다.

팔꿈치오목(olecranon fossa, 주두와)(10)은 위팔뼈의 뒤면에 위치하며, 노오목(radial fossa, 요골와)(12)과 위팔뼈의 앞면에 위치한 갈고리오목(coronoid fossa, 구상돌기와)(3)보다 깊다.

안쪽위관절융기(내측상과)의 견열, pp.170~172 참조.

오른쪽 위팔뼈 Right humerus *아래끝의 부착부위*

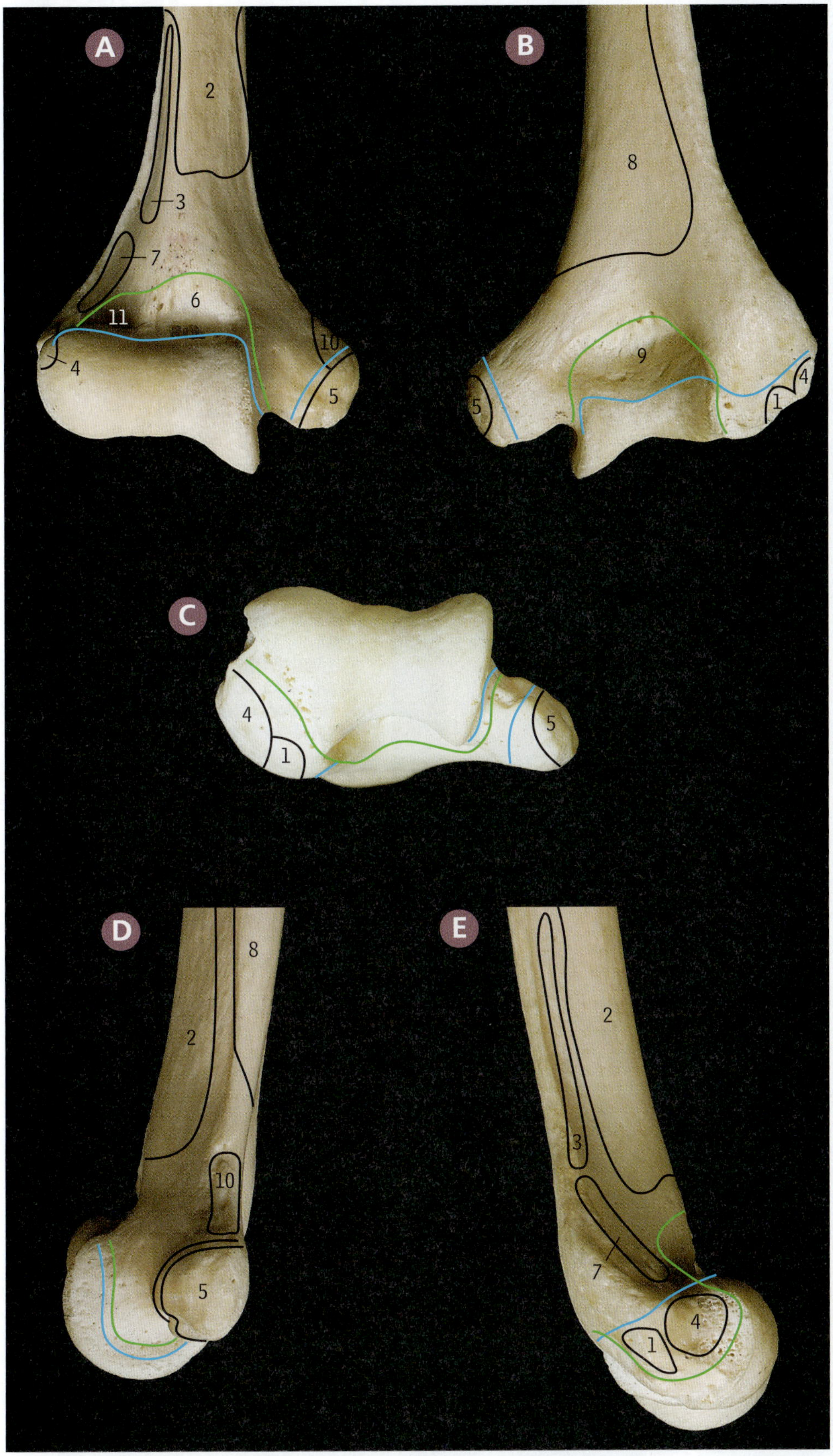

A 앞모습

B 뒷모습

C 아래모습

D 안쪽 모습

E 가쪽 모습

파란색선: 뼈끝선(epiphysial lines, 골단선),
초록색선: 팔꿉관절(elbow joint, 주관절)의 관절주머니 부착부위(capsular attachments)

1 Anconeus 팔꿈치근(주근)
2 Brachialis 위팔근(상완근)
3 Brachioradialis 위팔노근(상완요골근)
4 Common extensor origin
펌근(신근)의 공통 이는곳(기시부)
5 Common flexor origin
굽힘근(굴근)의 공통 이는곳(기시부)
6 Coronoid fossa 갈고리오목(구상돌기와)
7 Extensor carpi radialis longus
긴노쪽손목펌근(장요측수근신근)
8 Medial head of triceps
위팔세갈래근(상완삼두근)의 안쪽갈래(내측두)
9 Olecranon fossa 팔꿈치오목(주두와)
10 Pronator teres, humeral head
원엎침근(원회내근)의 위팔갈래(상완골두)
11 Radial fossa 노오목(요골와)

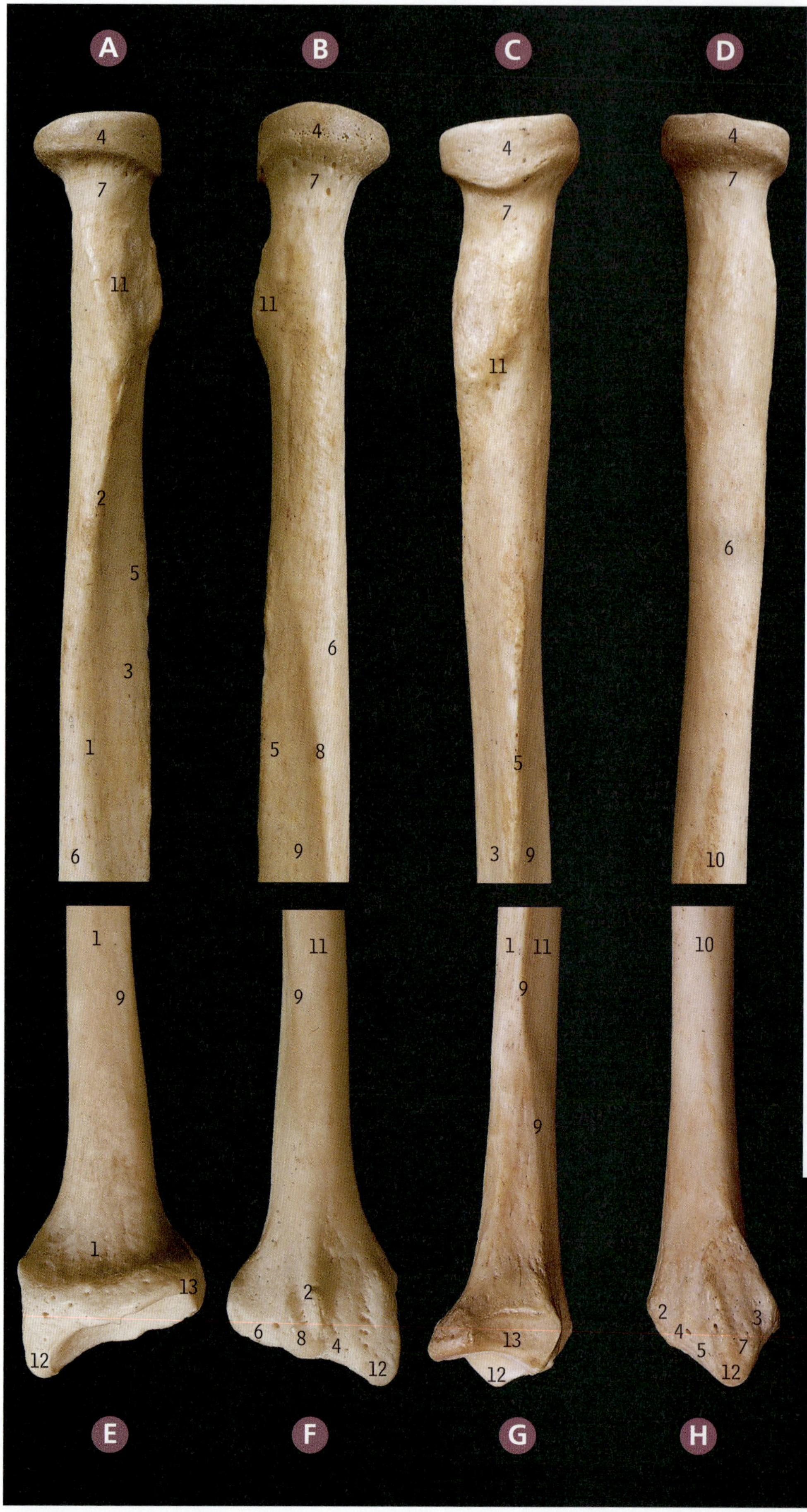

오른쪽 노뼈 Right radius *위끝*

Ⓐ 앞모습 Ⓒ 안쪽 모습

Ⓑ 뒷모습 Ⓓ 가쪽 모습

1 Anterior border 앞모서리(전연)
2 Anterior oblique line 앞빗선(전사선)
3 Anterior surface 앞면(전면)
4 Head 머리(두)
5 Interosseous border 뼈사이모서리(골간연)
6 Lateral surface 가쪽면(외측면)
7 Neck 목(경)
8 Posterior border 뒤모서리(후연)
9 Posterior surface 뒤면(후면)
10 Rough area for pronator teres
원엎침근(원회내근)의 거친면(조면)
11 Tuberosity 거친면(조면)

오른쪽 노뼈 Right radius *아래끝*

Ⓔ 앞모습 Ⓖ 안쪽 모습

Ⓕ 뒷모습 Ⓗ 가쪽 모습

1 Anterior surface 앞면(전면)
2 Dorsal tubercle 뒤결절(후결절)
3 Groove for abductor pollicis longus
긴엄지벌림근(장무지외전근)이 지나는 고랑(구)
4 Groove for extensor carpi radialis brevis
짧은노쪽손목폄근(단요측수근신근)이 지나는 고랑(구)
5 Groove for extensor carpi radialis longus
긴노쪽손목폄근(장요측수근신근)이 지나는 고랑(구)
6 Groove for extensor digitorum and extensor indicis
손가락폄근(지신근)과 집게폄근(시지신근)이 지나는 고랑(구)
7 Groove for extensor pollicis brevis
짧은엄지폄근(단무지신근)이 지나는 고랑(구)
8 Groove for extensor pollicis longus
긴엄지폄근(장무지신근)이 지나는 고랑(구)
9 Interosseous border 뼈사이모서리(골간연)
10 Lateral surface 가쪽면(외측면)
11 Posterior surface 뒷면(후면)
12 Styloid process 붓돌기(경상돌기)
13 Ulnar notch 자패임(척골패임)

노뼈(radius, 요골)의 아래끝은 앞쪽으로 패어 있고(그림 E의 아래)(1), 자패임(ulnar notch, 척골패임)은 안쪽을 향하고(G13) 그리고 뒤결절(dorsal tubercle)은 뒤면에서 관찰된다(F2).

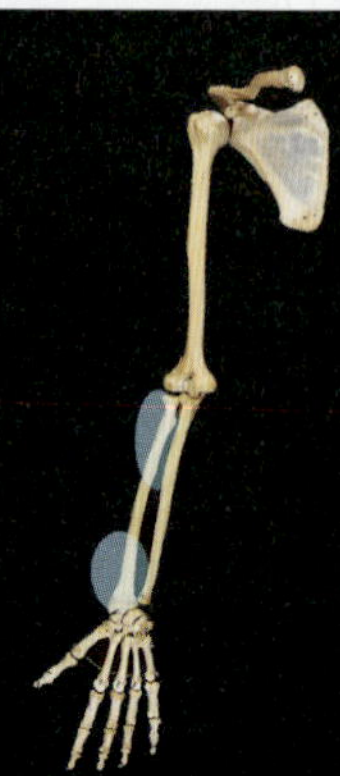

오른쪽 자뼈 Right ulna *위끝*

A 앞모습 **B** 뒷모습 **C** 안쪽 모습 **D** 가쪽 모습

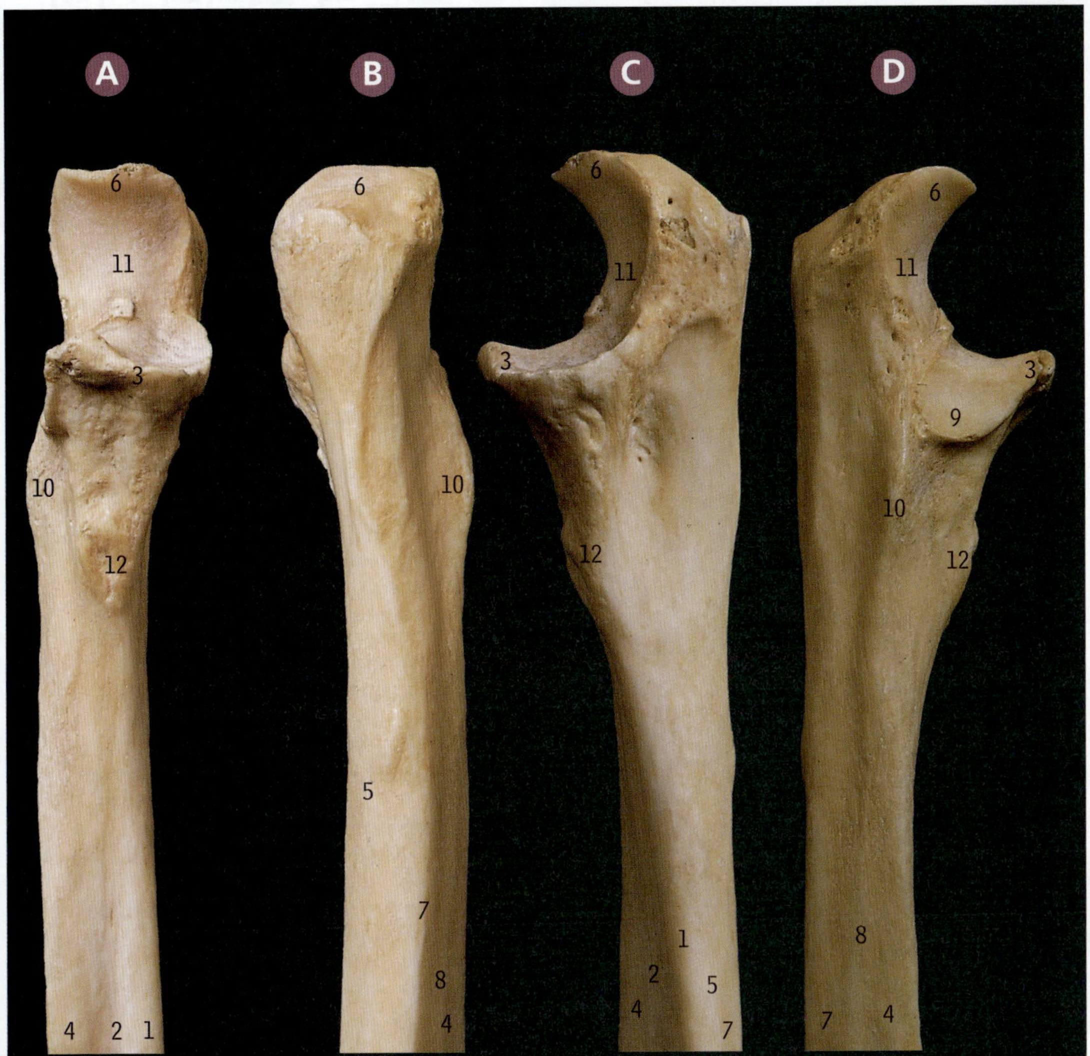

1 Anterior border 앞모서리(전연)
2 Anterior surface 앞면(전면)
3 Coronoid process 갈고리오목(구상돌기와)
4 Interosseous border 뼈사이모서리(골간연)
5 Medial surface 안쪽면(내측면)
6 Olecranon 팔꿈치(주두)
7 Posterior border 뒤모서리(후연)
8 Posterior surface 뒤면(후면)
9 Radial notch 노패임(요골절흔)
10 Supinator crest 뒤침근능선(회외근릉)
11 Trochlear notch 도르래패임(활차절흔)
12 Tuberosity 거친면(조면)

> 도르래패임(trochlear notch, 활차절흔)(11)은 앞을 향하고 노패임(radial notch, 요골절흔)(9)은 가쪽을 향한다.

오른쪽 자뼈

Right ulna

아래끝

E 앞모습 **F** 뒷모습 **G** 안쪽 모습 **H** 가쪽 모습

1 Anterior surface 앞면(전면)
2 Groove for extensor carpi ulnaris 자쪽손목폄근(척측수근신근)이 지나는 고랑(구)
3 Head 머리(두)
4 Interosseous border 뼈사이모서리(골간연)
5 Medial surface 안쪽면(내측면)
6 Posterior surface 뒤면(후면)
7 Styloid process 붓돌기(경상돌기)

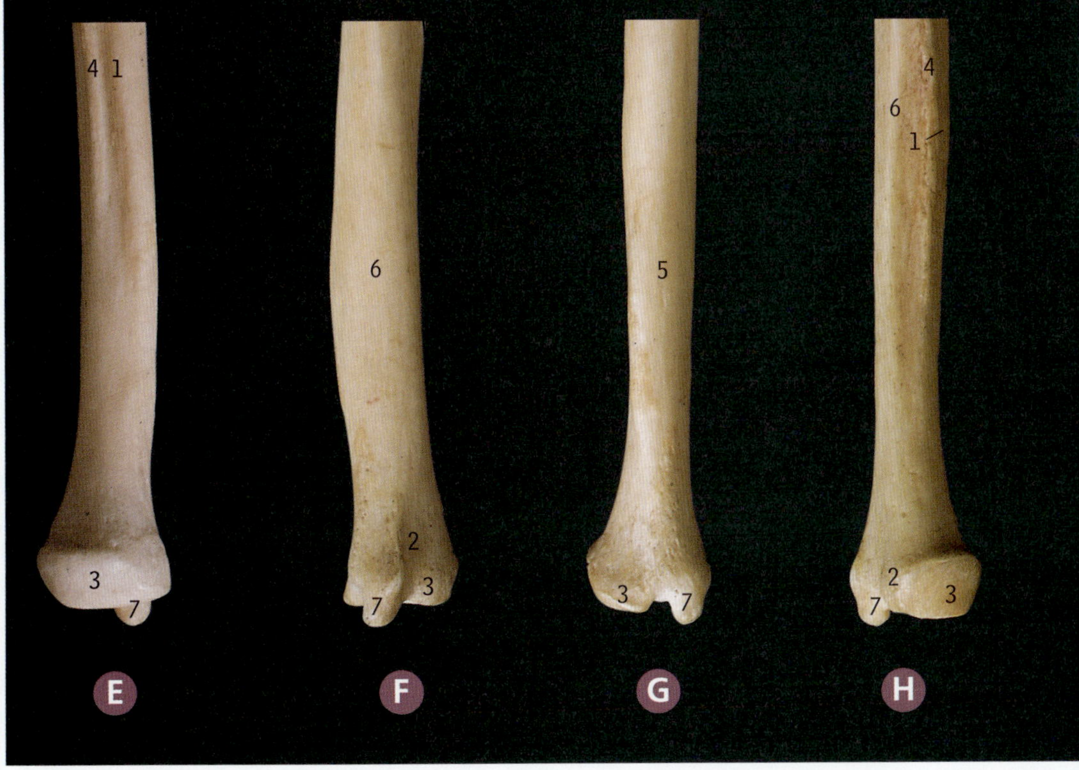

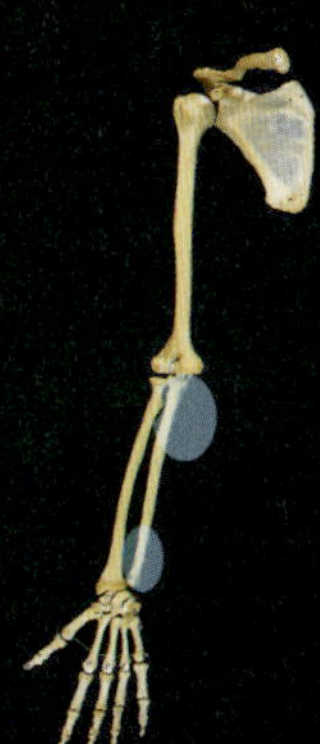

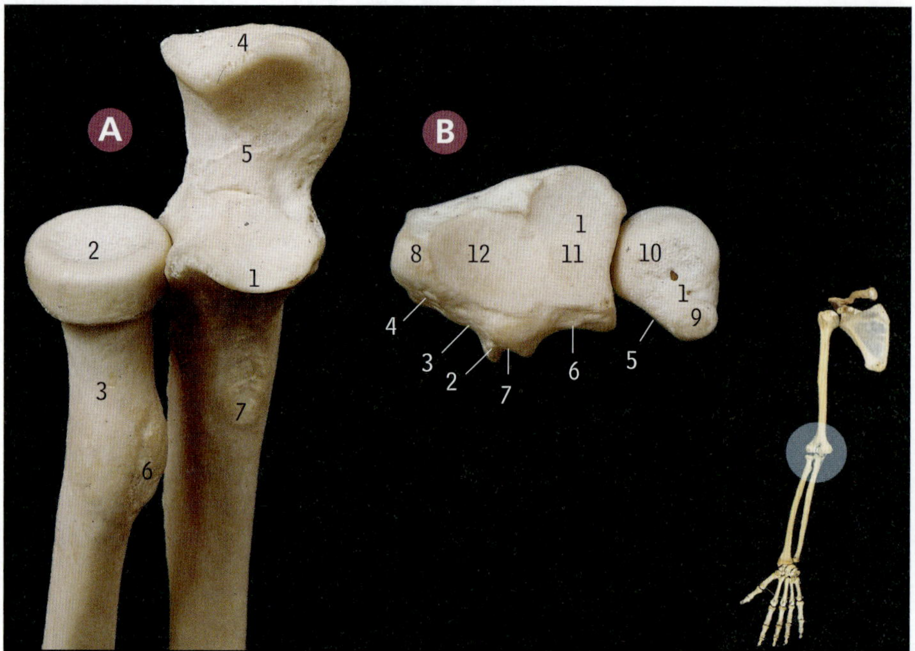

Ⓐ 오른쪽 노뼈와 자뼈

Right radius and ulna

위끝의 위모습과 앞모습

1 Coronoid process of ulna
자뼈(척골)의 갈고리돌기(구상돌기)
2 Head of radius 노뼈(요골)의 머리(두)
3 Neck of radius 노뼈(요골)의 목(경)
4 Olecranon of ulna 자뼈(척골)의 팔꿈치(주두)
5 Trochlear notch of ulna 자뼈(척골)의 도르래패임(활차절흔)
6 Tuberosity of radius 노뼈(요골)의 거친면(조면)
7 Tuberosity of ulna 자뼈(척골)의 거친면(조면)

Ⓑ 오른쪽 노뼈와 자뼈

Right radius and ulna

아래끝의 아래모습

1 Attachment of articular disc 관절원반의 부착부위
2 Dorsal tubercle 뒤결절(후결절)
3 Groove for extensor carpi radialis brevis
짧은노쪽손목폄근(단요측수근신근)이 지나는 고랑(구)
4 Groove for extensor carpi radialis longus
긴노쪽손목폄근(장요측수근신근)이 지나는 고랑(구)
5 Groove for extensor carpi ulnaris
자쪽손목폄근(척측수근신근)이 지나는 고랑(구)
6 Groove for extensor digitorum and extensor indicis
손가락폄근(지신근)과 집게폄근(시지신근)이 지나는 고랑(구)
7 Groove for extensor pollicis longus
긴엄지폄근(장무지신근)이 지나는 고랑(구)
8 Styloid process of radius 노뼈(요골)의 붓돌기(경상돌기)
9 Styloid process of ulna 자뼈(척골)의 붓돌기(경상돌기)
10 Surface for disc 관절원반에 대한 면
11 Surface for lunate 반달뼈(월상골)에 대한 면
12 Surface for scaphoid 손배뼈(주상골)에 대한 면

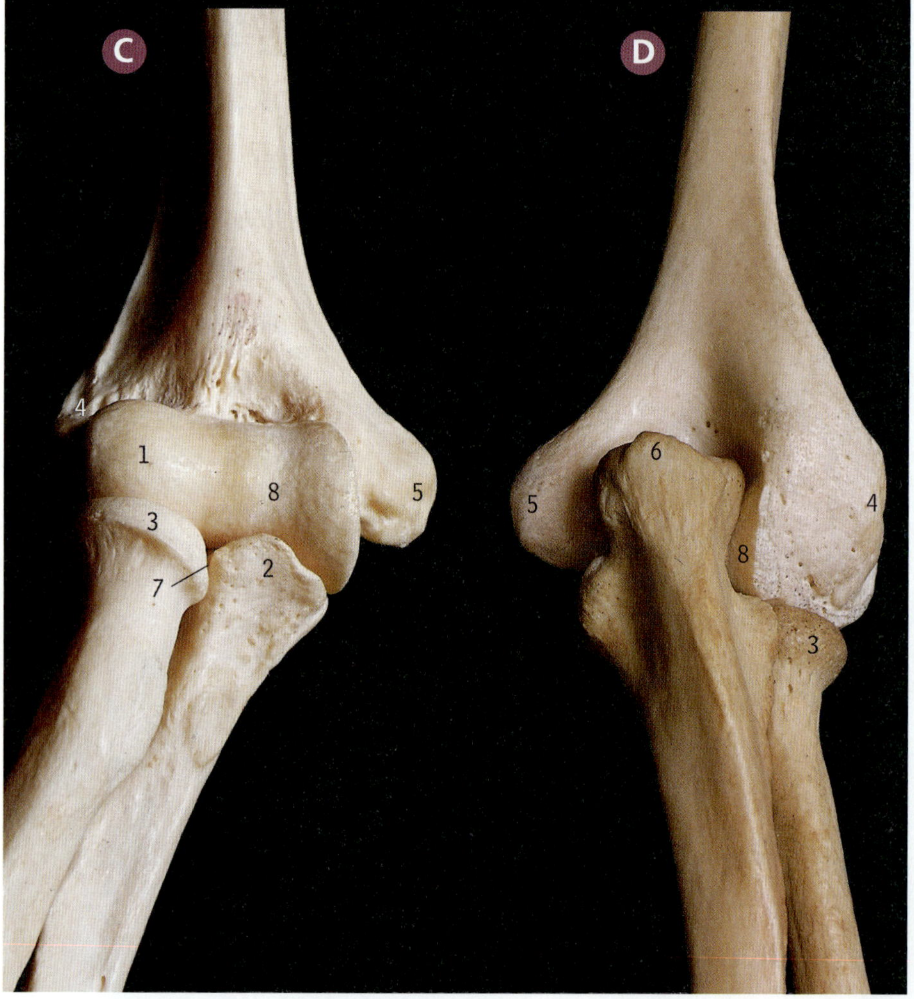

오른쪽 위팔뼈, 노뼈, 자뼈

Right humerus, radius, ulna

관절상태

Ⓒ 앞모습

Ⓓ 뒷모습

1 Capitulum of humerus 위팔뼈(상완골)의 작은머리(소두)
2 Coronoid process of ulna
자뼈(척골)의 갈고리돌기(구상돌기)
3 Head of radius 노뼈(요골)의 머리(두)
4 Lateral epicondyle of humerus
위팔뼈(상완골)의 가쪽위관절융기(외측상과)
5 Medial epicondyle of humerus
위팔뼈(상완골)의 안쪽위관절융기(내측상과)
6 Olecranon of ulna 자뼈(척골)의 갈고리돌기(구상돌기)
7 Radial notch of ulna 자뼈(척골)의 노뼈패임(요골절흔)
8 Trochlea of humerus 위팔뼈(상완골)의 도르래(활차)

> 팔꿉관절(elbow joint, 주관절)과 몸쪽노자관절(proximal radio-ulnar joint, 근위요골척골관절)은 공통의 윤활강(synovial cavity)을 공유한다.

팔꿉관절(주관절)의 탈구와 위팔뼈(상완골)의 가쪽관절융기위(외측과상) 골절. pp.170~172 참조.

오른쪽 노뼈와 자뼈 Right radius and ulnas *부착부위*

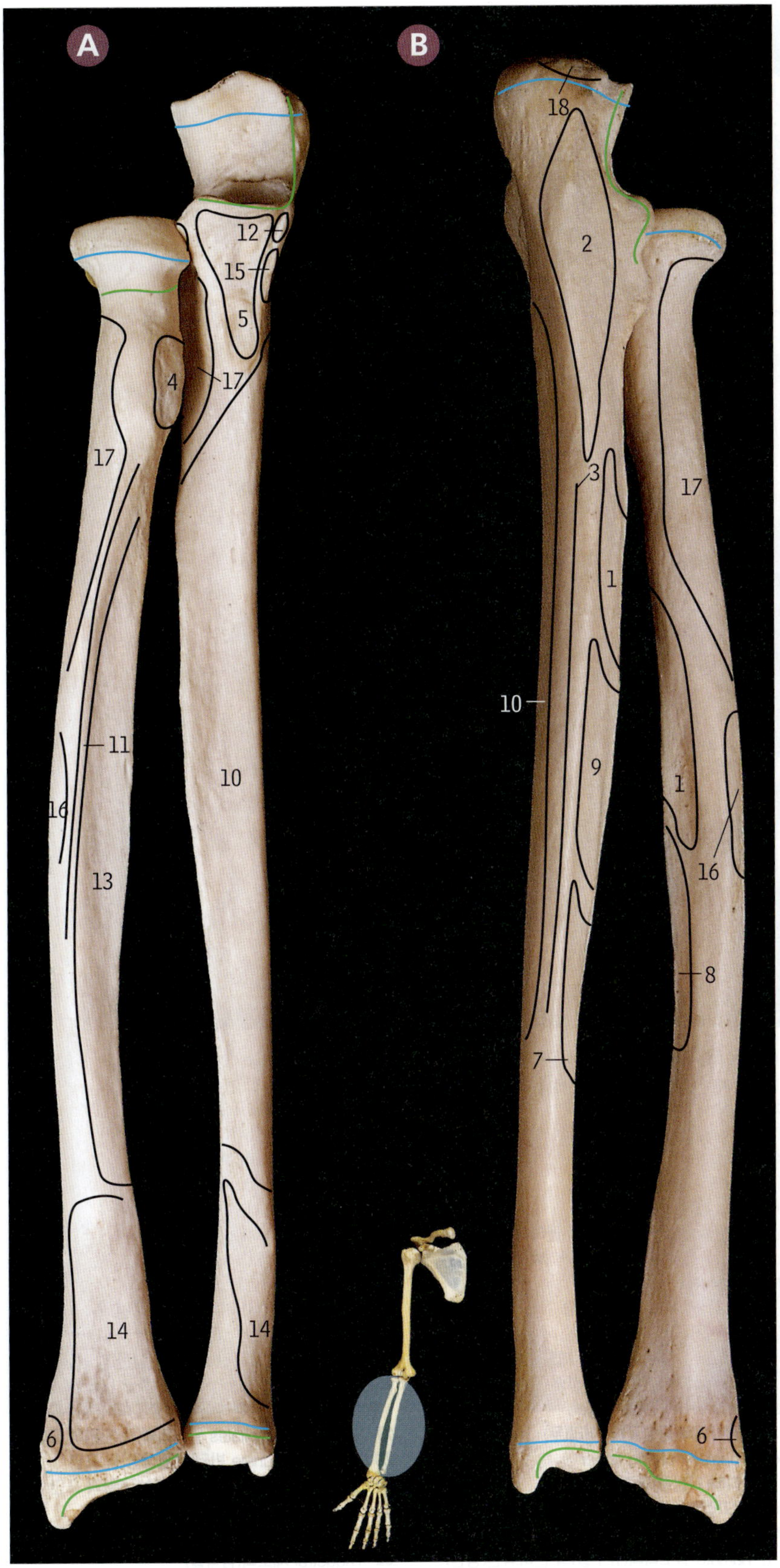

A 앞모습

B 뒷모습

파란색선: 뼈끝선(epiphysial lines, 골단선)
초록색선: 팔꿉관절(elbow joint, 주관절)과 손목관절(wrist joint, 수관절)의 관절주머니 부착부위(capsular attachments)

1. Abductor pollicis longus 긴엄지외향근(장무지외전근)
2. Anconeus 팔꿈치근(주근)
3. Aponeurotic attachment of flexor digitorum profundus, flexor carpi ulnaris and extensor carpi ulnaris 깊은손가락굽힘근(심지굴근), 자쪽손목굽힘근(척측수근굴근), 자쪽손목폄근(척측수근신근)의 널힘줄(건막) 부착부위
4. Biceps 위팔두갈래근(상완이두근)
5. Brachialis 위팔근(상완근)
6. Brachioradialis 위팔노근(상완요골근)
7. Extensor indicis 집게폄근(시지신근)
8. Extensor pollicis brevis 짧은엄지폄근(단무지신근)
9. Extensor pollicis longus 긴엄지폄근(장무지신근)
10. Flexor digitorum profundus 깊은손가락굽힘근(심지굴근)
11. Flexor digitorum superficialis, radial head 얕은손가락굽힘근(천지굴근)의 노쪽갈래(요골두)
12. Flexor digitorum superficialis, ulnar head 얕은손가락굽힘근(천지굴근)의 자쪽갈래(척골두)
13. Flexor pollicis longus 긴엄지손가락굽힘근(장무지굴근)
14. Pronator quadrates 네모엎침근(방형회내근)
15. Pronator teres, ulnar head 원엎침근(원회내근)의 자쪽갈래(척골두)
16. Pronator teres 원엎침근(원회내근)
17. Supinator 손뒤침근(회외근)
18. Triceps 위팔세갈래근(상완삼두근)

긴엄지벌림근(abductor pollicis longus, 장무지외전근)(1)과 짧은엄지폄근(extensor pollicis brevis, 단무지신근)(8)은 노뼈(radius, 요골)의 뒤면에서 일어나는 단 2가지 근육이다. 그렇지만 두 근육은 뼈사이막(interosseous membrane, 골간막)까지 뻗어 있고 또한 긴엄지벌림근(abductor pollicis longus, 장무지외전근)은 추가적으로 자뼈(ulna, 척골)의 뒤면에서도 일어난다. 이들 근육은 노뼈(radius, 요골)의 가쪽을 감고 돌아갈 때 동반하며(p. 152 참조), 해부학코담배갑 (anatomical snuffbox)(p.153, 166)의 노쪽경계를 형성한다.

젊은이의 노뼈(radius, 요골)는 노뼈의 아래 뼈끝(epiphysis, 골단)을 가로지르는 골절이 발생하여 손목관절에도 손상을 일으킨다. 성인에서 자주 발생하는 "Colles' 골절"(p.123 참조)에서는 노뼈의 아래부분 끝의 2.5 cm 정도에서 횡으로 지나는 골절이 발생하는 것이다. 자뼈(ulna, 척골)의 붓돌기(styloid process, 경상돌기)도 간혹 골절이 된다.

아래팔(전완)골절의 당김, pp.170~172 참조.

오른쪽 손의 뼈 Bones of the right hand

부착부위

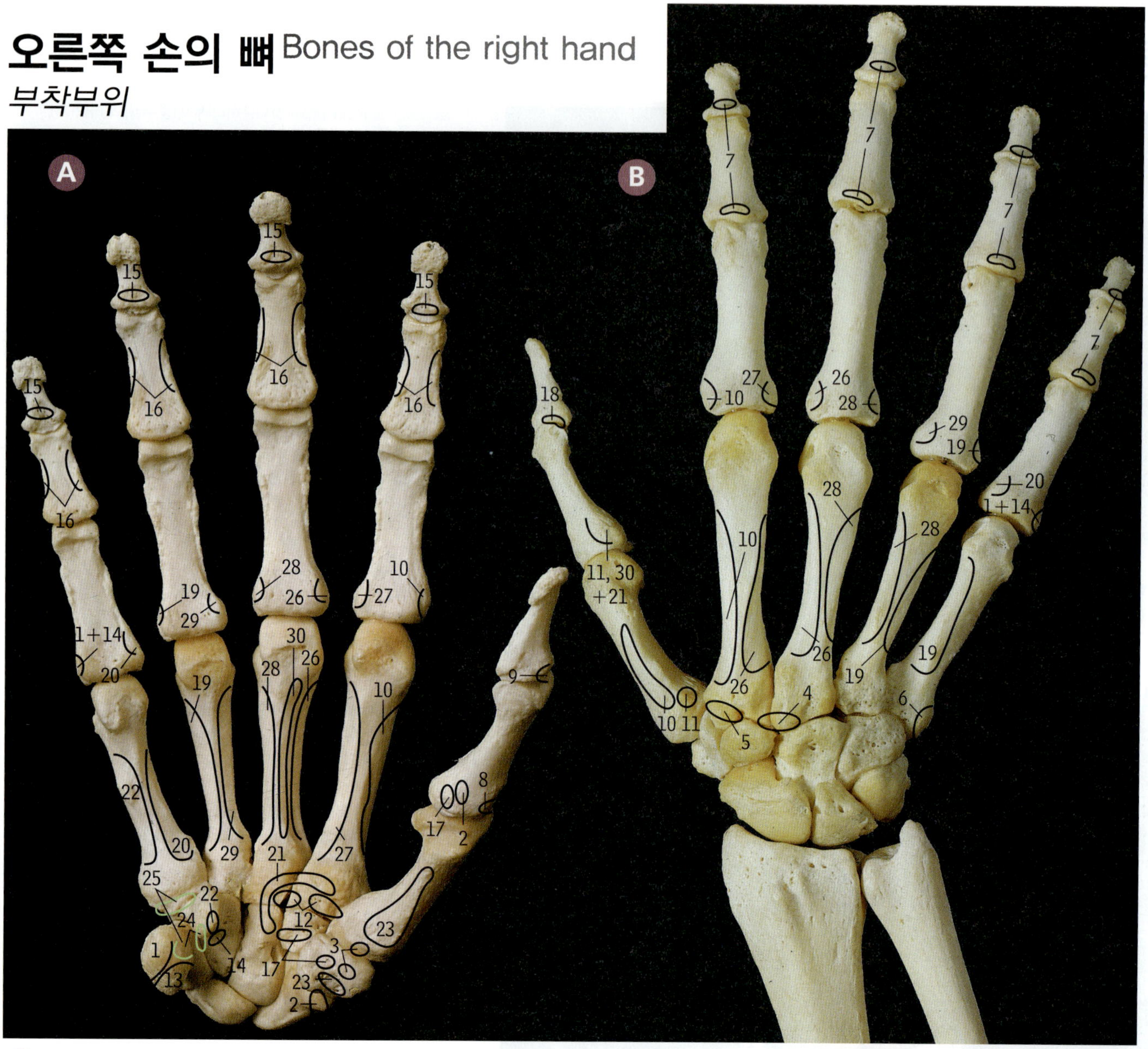

A 손바닥면 **B 등쪽면** **연두색선: 인대부착부위**

1 Abductor digiti minimi 짧은새끼벌림근(소지외전근)
2 Abductor pollicis brevis 짧은엄지벌림근(단무지외전근)
3 Abductor pollicis longus 긴엄지벌림근(장무지외전근)
4 Extensor carpi radialis brevis 짧은노쪽손목폄근(단요측수근신근)
5 Extensor carpi radialis longus 긴노쪽손목폄근(장요측수근신근)
6 Extensor carpi ulnaris 자쪽손목폄근(척측수근신근)
7 Extensor expansion 폄근널힘줄(신근건막)
8 Extensor pollicis brevis 짧은엄지폄근(단무지신근)
9 Extensor pollicis longus 긴엄지폄근(장무지신근)
10 First dorsal interosseous 첫째등쪽뼈사이근(제1배측골간근)
11 First palmar interosseous 첫째바닥쪽뼈사이근(제1장측골간근)
12 Flexor carpi radialis 노쪽손목굽힘근(요측수근굴근)
13 Flexor carpi ulnaris 자쪽손목굽힘근(척측수근굴근)
14 Flexor digiti minimi brevis 짧은새끼굽힘근(단소지굴근)
15 Flexor digitorum profundus 깊은손가락굽힘근(심지굴근)
16 Flexor digitorum superficialis 얕은손가락굽힘근(천지굴근)
17 Flexor pollicis brevis 짧은엄지굽힘근(단무지굴근)
18 Flexor pollicis longus 긴엄지굽힘근(장무지굴근)
19 Fourth dorsal interosseous 넷째등쪽뼈사이근(제4배측골간근)
20 Fourth palmar interosseous 넷째바닥쪽뼈사이근(제4장측골간근)
21 Oblique head of adductor pollicis 엄지벌림근(무지외전근)의 빗갈래(사두)
22 Opponens digiti minimi 새끼맞섬근(소지대립근)
23 Opponens pollicis 엄지맞섬근(무지대립근)
24 Pisohamate ligament 콩알갈고리인대(두구인대)
25 Pisometacarpal ligament 콩알손허리인대(두중수인대)
26 Second dorsal interosseous 둘째등쪽뼈사이근(제2배측골간근)
27 Second palmar interosseous 둘째바닥쪽뼈사이근(제2장측골간근)
28 Third dorsal interosseous 셋째등쪽뼈사이근(제3배측골간근)
29 Third palmar interosseous 셋째바닥쪽뼈사이근(제3장측골간근)
30 Transverse head of adductor pollicis 엄지벌림근(무지외전근)의 가로갈래(횡두)

손허리손가락관절(metacarpophalangeal joints, 중수지절관절)은 손허리뼈(metacarpals, 중수골)의 머리와 첫마디뼈(proximal phalanges, 기절골)의 바닥 사이의 관절이다.

손가락뼈사이관절(interphalangeal joints, 수지절간관절)은 인접한 마디뼈(phalanx, 절골)의 바닥과 다른 마디뼈(phalanx, 절골)의 머리 사이의 관절이다.

콩알뼈(pisiform, 두상골)는 자쪽손목굽힘근(flexor carpi ulnaris, 척측수근굴근)의 힘줄에 보이는 일종의 종자뼈(sesamoid bone, 종자골)이며, 콩알갈고리인대(pisohamate, 두구인대)(24)와 콩알손허리인대(pisometacarpal ligaments, 두중수인대)(25)에 의해 연결되어 있다.

등쪽뼈사이근(dorsal interossei, 배측골간근)은 2개의 인접한 손허리뼈(metacarpals, 중수골)의 양쪽에서 일어난다(26에서는 둘째, 셋째손허리뼈의 양옆에서 일어남); 바닥쪽뼈사이근(palmar interossei, 장측골간근)은 그 자신의 손허리뼈(metacarpals, 중수골)에서 일어난다(27에서는 둘째손허리뼈에서 일어남).

p.166의 해부도 B와 비교한다. 그리고 손바닥을 보면서 등쪽뼈사이근(dorsal interossei, 배측골간근)의 일부가 바닥쪽뼈사이근(palmar interossei, 장측골간근)처럼 보이는지 확인한다. 그러나 손등을 볼 때는 단지 등쪽뼈사이근(dorsal interossei, 배측골간근)만 관찰할 수 있다는 것을 명심한다(p.166 참조).

손가락의 발생학적 이상, 골절된 갈고리뼈(유구골), pp.170~172 참조.

오른쪽 팔의 뼈 Right upper limb bones *이차뼈발생중심*

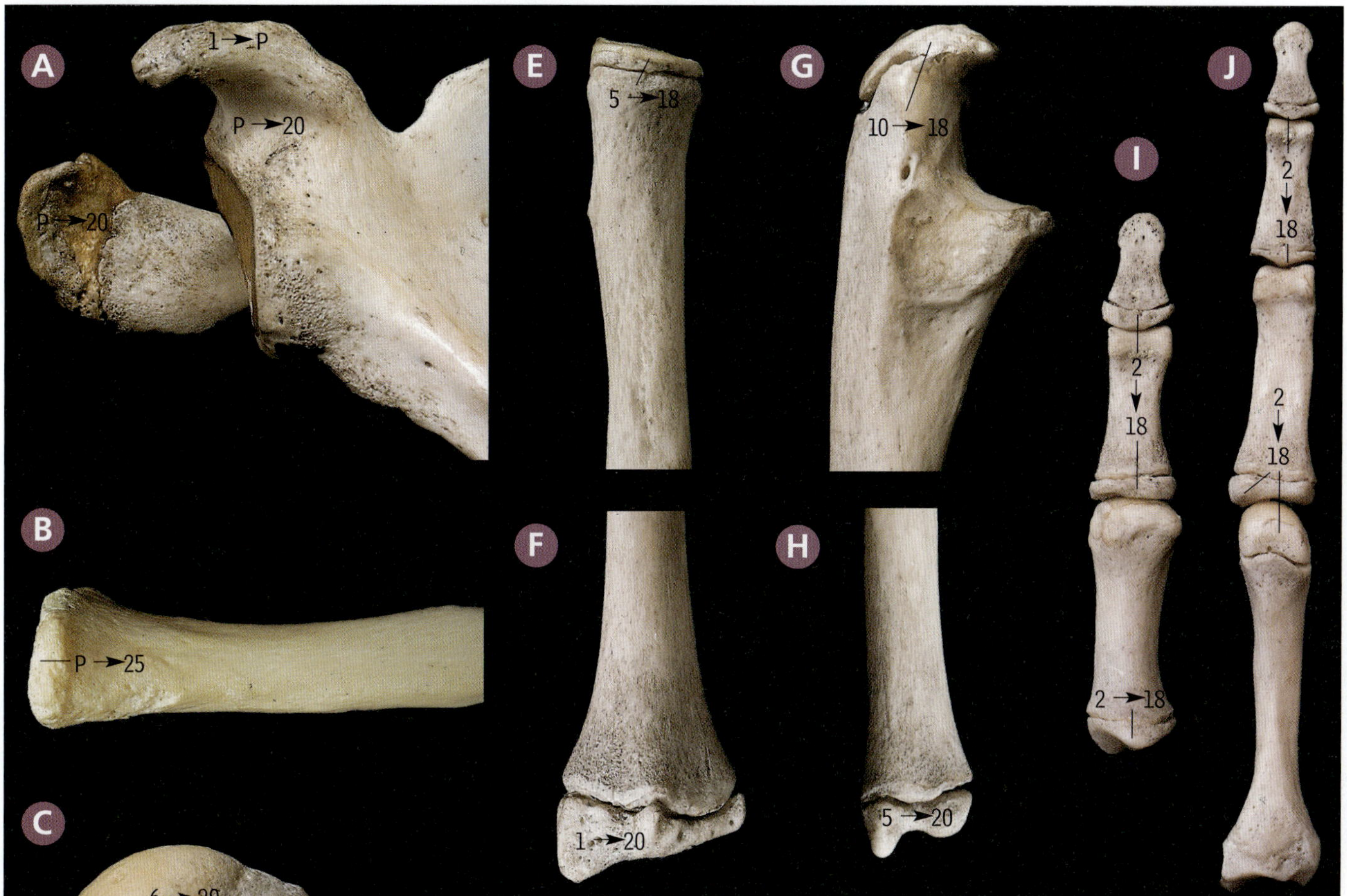

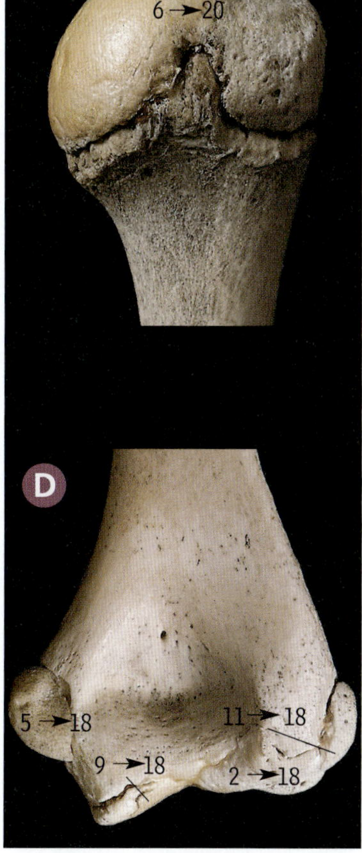

A **어깨뼈의 위가쪽부분**

B **빗장뼈의 복장끝**

C **D** **위팔뼈의 위와 아래끝**

E **F** **노뼈의 위와 아래끝**

G **H** **자뼈의 위와 아래끝**

I **엄지손가락의 첫째손허리뼈와 마디뼈**

J **둘째손가락의 둘째손허리뼈와 마디뼈**

출생 후 뼈발생이 시작되어 합쳐지는 그림 (사춘기; puberty)

첫 번째 그림은 뼈발생(ossification, 골화)이 이차뼈발생중심(secondary centre)에서 시작하는 시기를 의미하고, 두 번째 그림(화살표를 넘은 부분)은 뼈발생중심이 나머지 뼈와 합쳐지는 시기를 의미한다. 단일한 숫자가 그림에 보이지만 실제로는 개인차가 크다(다리쪽은 p.314와 315 참조). 여성은 종종 남성보다 시기가 빠르다.

어깨뼈의 뼈발생중심은 봉우리, 부리돌기, 부리아래부분에서 관찰되고, 그외에도 아래각, 안쪽모서리, 관절강 둘레의 아래부분에서도 관찰된다(모든 P → 20; p.137과 169 참조).

빗장뼈는 우리몸에서 최초로 뼈가 형성되는 부분이다(임신 5주경). 빗장뼈는 막뼈발생과정을 통하여 뼈가 되지만, 빗장뼈의 끝부분은 연골뼈발생과정을 거친다. 복장끝에 이차뼈발생중심이 출현하여 25세경에는 몸통부분과 합쳐진다.

위팔뼈의 위끝의 뼈발생을 보면(C) 1세에 머리에 생기고, 3세에 큰결절에서 생기고, 5세에 작은결절에서 생긴 후에 6세경에 머리와 결절의 뼈발생중심이 융합되어 하나의 큰 위끝이 형성된다.

위팔뼈의 아래끝의 뼈발생을 보면(D), 작은머리, 도르래, 가쪽위관절융기에서 뼈발생중심이 생기고 같이 융합되어 몸통과 합쳐진다.

모든 손가락뼈(J)의 뼈발생을 보면, 첫째손허리뼈(I)에서 이차뼈발생중심이 몸쪽끝에 생기고, 다른 손허리뼈(J)는 먼쪽끝에 생긴다.

모든 손목뼈는 출생 시 연골상태이며, 이차뼈발생중심은 없다. 가장 큰 손목뼈인 알머리뼈는 가장 먼저 뼈가 되고(생후 2개월), 그후에 갈고리뼈(생후 3개월), 세모뼈(생후 3세), 반달뼈(생후 4세), 손배뼈, 작은마름뼈, 큰마름뼈(생후 5세) 그리고 마지막으로 콩알뼈(생후 9세)에 뼈가 형성된다.

오른쪽 어깨 Right shoulder *표면표시, 앞모습*

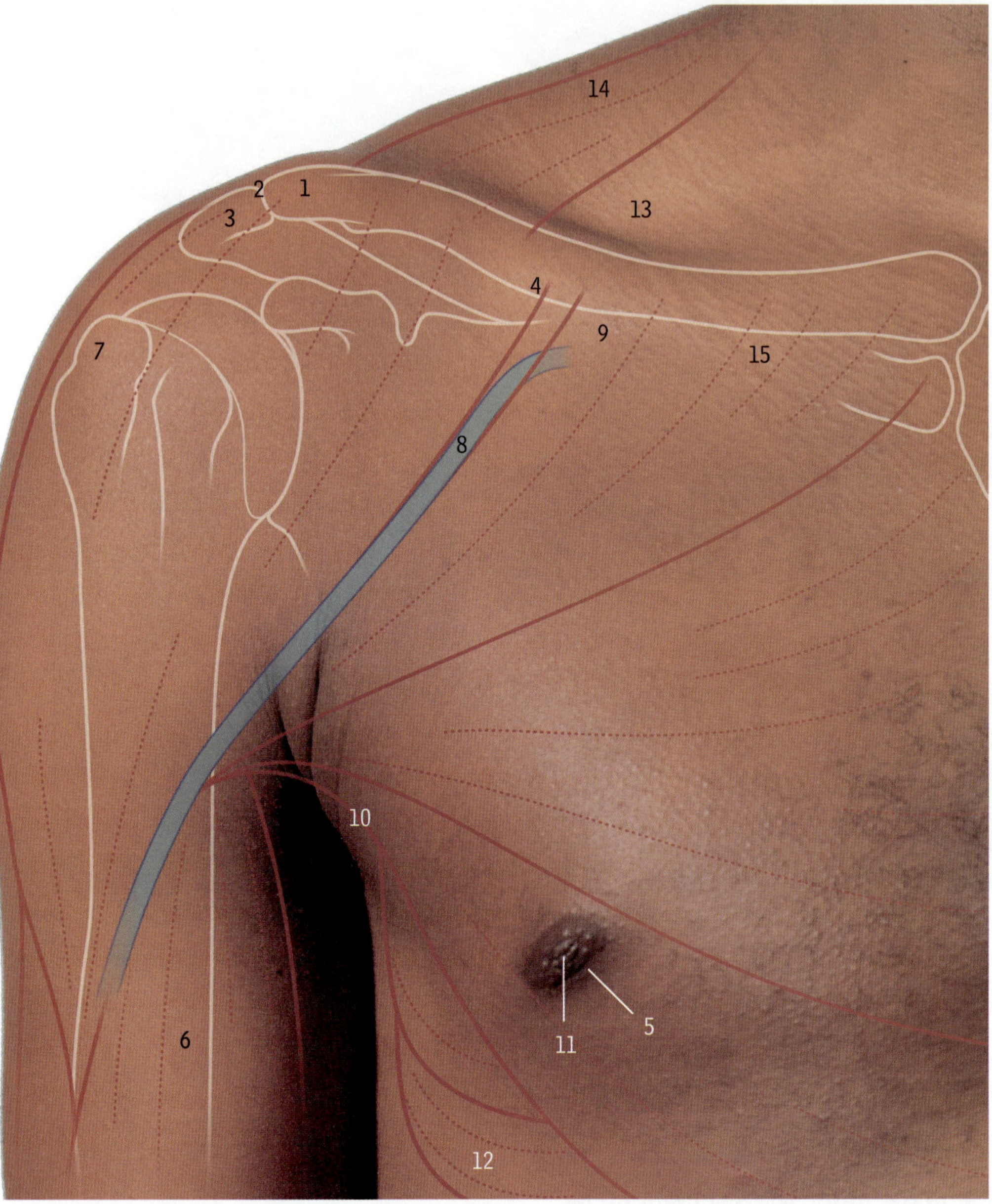

1 Acromial end of clavicle 빗장뼈봉우리끝(쇄골견봉단)
2 Acromioclavicular joint 봉우리빗장관절(견봉쇄골관절)
3 Acromion 어깨뼈봉우리(견봉)
4 Anterior margin of deltoid 어깨세모근(삼각근)의 앞모서리(전연)
5 Areola 젖꽃판(유륜)
6 Biceps 두갈래근(이두근)
7 Deltoid overlying greater tubercle of humerus 위팔뼈(상완골)의 큰결절(대결절) 위를 지나는 어깨세모근(삼각근)
8 Deltopectoral groove and cephalic vein 세모가슴근고랑(삼각흉근구)과 노쪽피부정맥(요골측피부정맥)
9 Infraclavicular fossa 빗장아래오목(쇄골하와)
10 Lower margin of pectoralis major 큰가슴근(대흉근)의 아래모서리(하연)
11 Nipple 젖꼭지(유두)
12 Serratus anterior 앞톱니근(전거근)
13 Supraclavicular fossa 빗장위오목(쇄골상와)
14 Trapezius 등세모근(승모근)
15 Upper margin of pectoralis major 큰가슴근(대흉근)의 위모서리(상연)

남성의 젖꼭지(nipple, 유두)(11)는 정상적으로 넷째갈비사이공간수준에 위치한다.

큰가슴근(pectoralis major, 대흉근)(10) 아래모서리가 앞겨드랑주름(anterior axillary fold)을 형성한다.

어깨에서 가장 가쪽의 뼈구조는 큰결절(greater tubercle, 대결절)(7)인 것에 주의한다.

빗장뼈(clavicle, 쇄골)는 피부 바로 아래 그 길이를 따라 만져진다. 봉우리빗장관절(acromioclavicular joint, 견봉쇄골관절)(2)에서 봉우리끝(acromial end, 견봉단)(1)은 어깨뼈(scapula, 견갑골)의 봉우리(acromion, 견봉)(3) 보다 약간 위쪽에 위치한다. 어깨의 가장 가쪽에서 어깨세모근(deltoid, 삼각근)이 위팔뼈(humerus, 상완골) 위를 지나고 있다. 어깨뼈봉우리는 맨 가쪽에 위치하지는 않는다. 위의 그림과 p.127의 절개 그림과 비교해 본다.

위팔뼈(상완골)의 탈구, 복장빗장관절(흉쇄관절)의 탈구, pp.170~172 참조.

오른쪽 어깨 Right shoulder *표면해부*

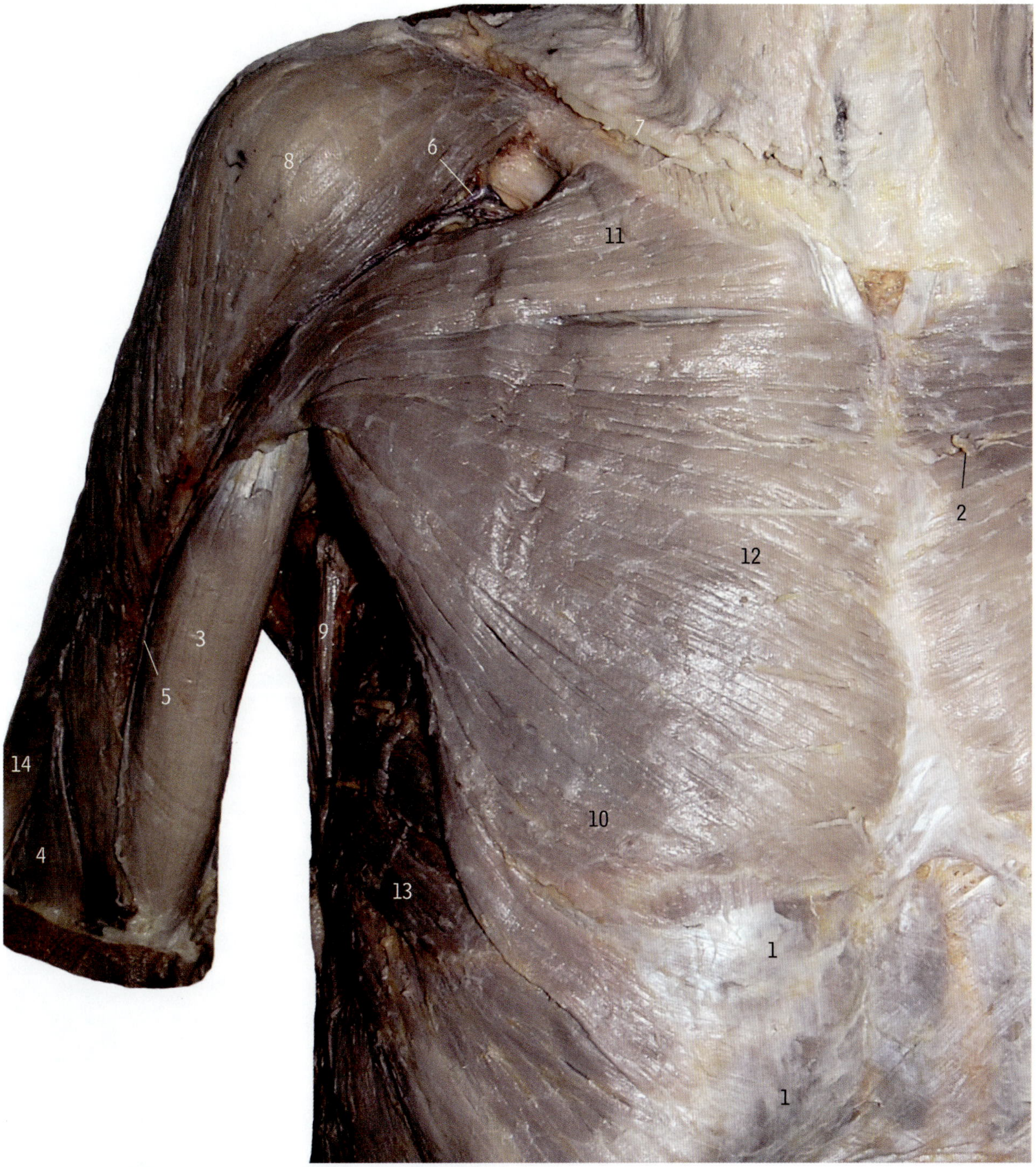

피부와 근막을 제거하면 어깨와 가슴벽의 앞쪽 근육들이 보인다.

1 Anterior layer of rectus sheath 배곧은근집(복직근초)의 앞층(전층)
2 Anterior perforating branches of intercostal neurovascular bundle 갈비사이신경혈관다발(늑간신경혈관속)의 앞쪽 관통가지
3 Biceps brachii, long head 위팔두갈래근(상완이두근)의 긴갈래(장두)
4 Brachioradialis 위팔노근(상완요골근)
5 Cephalic vein 노쪽피부정맥(요골측피부정맥)
6 Cephalic vein in deltopectoral groove 세모가슴근고랑(삼각대흉구)에 위치한 노쪽피부정맥(요골측피부정맥)
7 Clavicle 빗장뼈(쇄골)
8 Deltoid 어깨세모근(삼각근)
9 Latissimus dorsi muscle 넓은등근(광배근)
10 Pectoralis major muscle, abdominal head 큰가슴근(대흉근)의 배부분(복부)
11 Pectoralis major, clavicular head 큰가슴근(대흉근)의 빗장부분(쇄골두)
12 Pectoralis major muscle, sternal head 큰가슴근(대흉근)의 복장부분(쇄골두)
13 Serratus anterior 앞톱니근(전방거근)
14 Triceps brachii muscle (lateral head) 위팔세갈래근(상완삼두근)의 가쪽갈래(외측두)

오른쪽 어깨 Right shoulder
표면해부, 앞모습

피부와 근막을 제거하면 빗장뼈(clavicle, 쇄골)를 가로지르는 빗장위 신경(supraclavicular n., 쇄골상신경)(6)과 어깨세모근(deltoid, 삼각근)(13)과 큰가슴근(pectoralis major, 대흉근)(11) 사이의 세모가슴근 고랑(deltopectoral groove, 삼각흉근구)을 따라 달리는 노쪽피부정맥(cephalic v., 요골측피부정맥)(7)이 보인다.

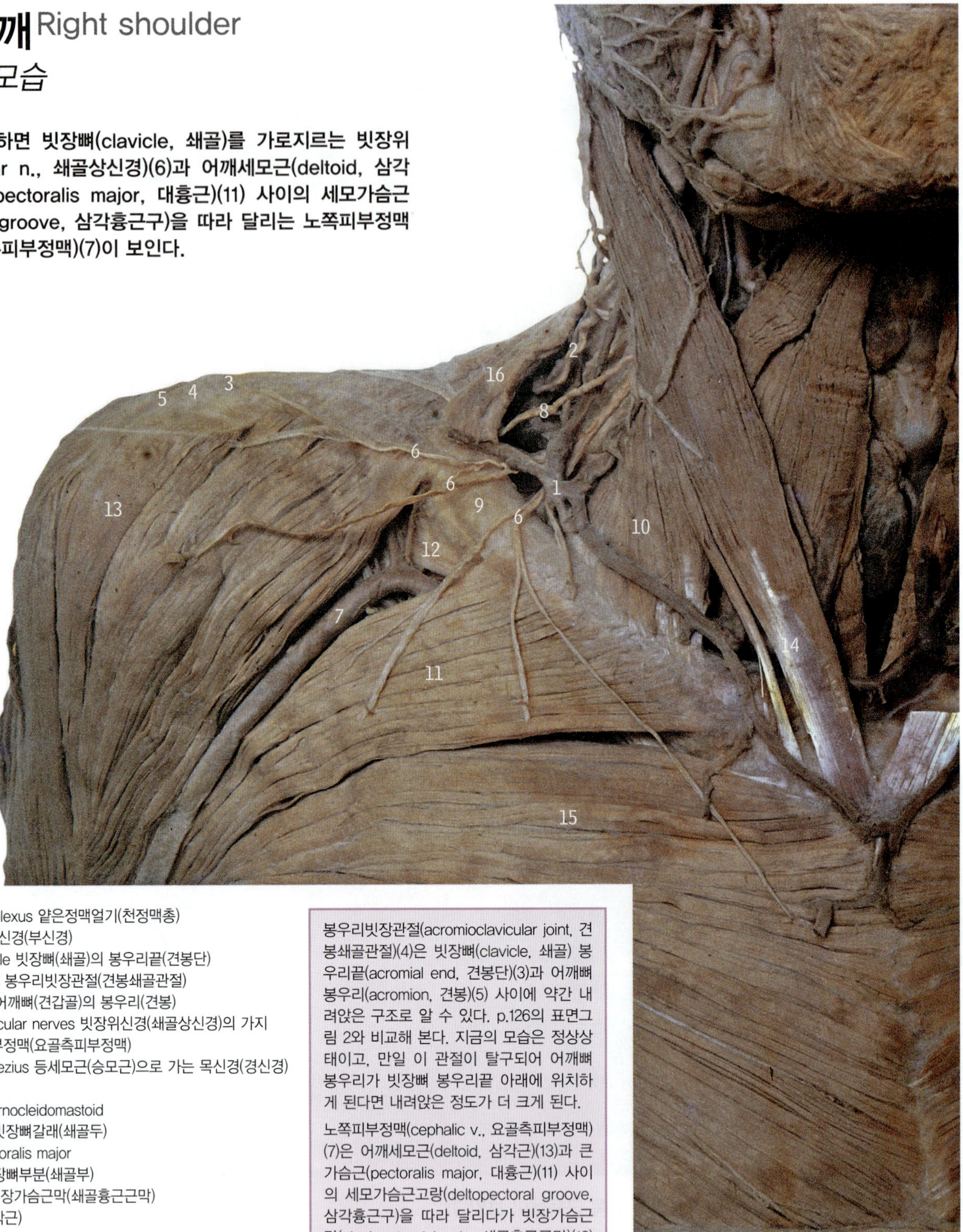

1 A superficial venous plexus 얕은정맥얼기(천정맥총)
2 Accessory nerve 더부신경(부신경)
3 Acromial end of clavicle 빗장뼈(쇄골)의 봉우리끝(견봉단)
4 Acromioclavicular joint 봉우리빗장관절(견봉쇄골관절)
5 Acromion of scapula 어깨뼈(견갑골)의 봉우리(견봉)
6 Braches of supraclavicular nerves 빗장위신경(쇄골상신경)의 가지
7 Cephalic vein 노쪽피부정맥(요골측피부정맥)
8 Cervical nerve to trapezius 등세모근(승모근)으로 가는 목신경(경신경)
9 Clavicle 빗장뼈(쇄골)
10 Clavicular head of sternocleidomastoid 목빗근(흉쇄유돌근)의 빗장뼈갈래(쇄골두)
11 Clavicular part of pectoralis major 큰가슴근(대흉근)의 빗장뼈부분(쇄골부)
12 Clavipectoral fascia 빗장가슴근막(쇄골흉근근막)
13 Deltoid 어깨세모근(삼각근)
14 Sternal head of sternocleidomastoid 목빗근(흉쇄유돌근)의 복장갈래(흉골두)
15 Sternocostal part of pectoralis major 큰가슴근(대흉근)의 복장갈비부분(흉늑부)
16 Trapezius 등세모근(승모근)

봉우리빗장관절(acromioclavicular joint, 견봉쇄골관절)(4)은 빗장뼈(clavicle, 쇄골) 봉우리끝(acromial end, 견봉단)(3)과 어깨뼈 봉우리(acromion, 견봉)(5) 사이에 약간 내려앉은 구조로 알 수 있다. p.126의 표면그림 2와 비교해 본다. 지금의 모습은 정상상태이고, 만일 이 관절이 탈구되어 어깨뼈 봉우리가 빗장뼈 봉우리끝 아래에 위치하게 된다면 내려앉은 정도가 더 크게 된다.

노쪽피부정맥(cephalic v., 요골측피부정맥)(7)은 어깨세모근(deltoid, 삼각근)(13)과 큰가슴근(pectoralis major, 대흉근)(11) 사이의 세모가슴근고랑(deltopectoral groove, 삼각흉근구)을 따라 달리다가 빗장가슴근막(clavipectoral fascia, 쇄골흉근근막)(12)을 관통하면서 겨드랑정맥(axillary v., 액와정맥)이 된다.

오른쪽 어깨Right shoulder *깊은해부, 앞모습*

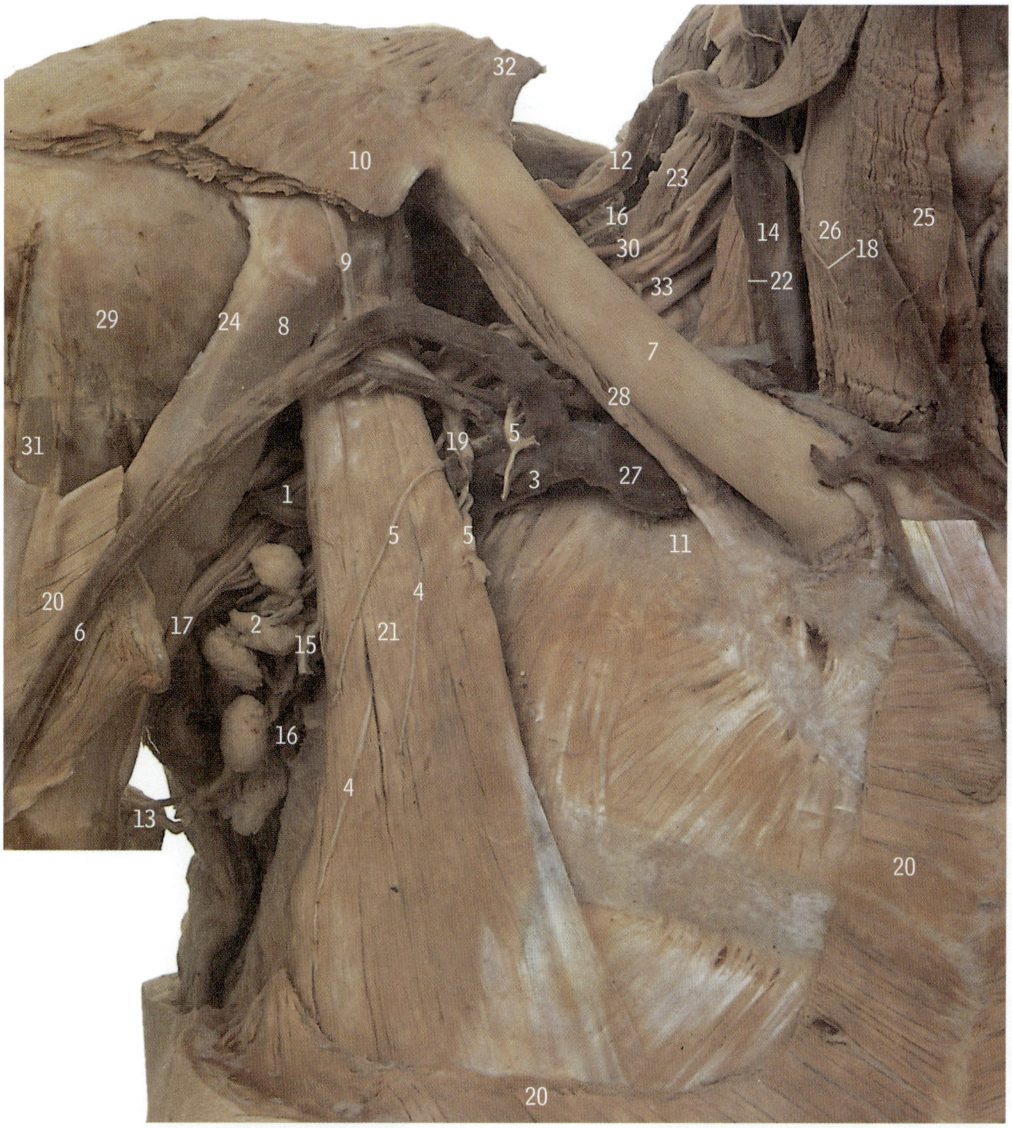

1 Anterior circumflex humeral artery and musculocutaneous nerve 앞위팔휘돌이동맥(전상완회선동맥)과 근육피부신경(근피신경)
2 Axillary lymph nodes(enlarged) 비대해진 겨드랑이림프절(액와림프절)
3 Axillary vein 겨드랑정맥(액와정맥)
4 Branch of medial pectoral nerve 안쪽가슴근신경(내측흉근신경)의 가지
5 Branches of lateral pectoral nerve 가쪽가슴근신경(외측흉근신경)의 가지
6 Cephalic vein 노쪽피부정맥(요골측피부정맥)
7 Clavicle 빗장뼈(쇄골)
8 Coracobrachialis 부리위팔근(오훼완근)
9 Coracoid process and acromial branch of thoracoacromial artery 부리돌기(오훼돌기)와 가슴봉우리동맥(흉견봉동맥)의 봉우리가지(견봉지)
10 Deltoid 어깨세모근(삼각근)
11 First rib 첫째갈비뼈(제1늑골)
12 Inferior belly of omohyoid(displaced upwards) 위로 젖혀진 어깨목뿔근(견갑설골근)의 아래힘살(하복)
13 Intercostobrachial nerve 갈비사이위팔신경(늑간상완신경)
14 Internal jugular vein 속목정맥(내경정맥)
15 Lateral thoracic artery 가쪽가슴동맥(외측흉동맥)
16 Long thoracic nerve (to serratus anterior) 앞톱니근(전방거근)으로 가는 긴가슴신경(장흉신경)
17 Median nerve 정중신경
18 Nerve to sternothyroid 복장방패근(흉갑상근)으로 가는 신경
19 Pectoral branch of thoracoacromial artery 가슴봉우리동맥(흉견봉동맥)의 가슴가지(흉근지)
20 Pectoralis major 큰가슴근(대흉근)
21 Pectoralis minor 작은가슴근(소흉근)
22 Phrenic nerve overlying scalenus anterior 앞목갈비근(전사각근)을 따라 달리는 가로막신경(횡격막신경)
23 Scalenus medius 중간목갈비근(중사각근)
24 Short head of biceps 두갈래근(이두근)의 짧은갈래(단두)
25 Sternohyoid 복장목뿔근(흉설골근)
26 Sternothyroid 복장방패근(흉갑상근)
27 Subclavian vein 빗장밑정맥(쇄골하정맥)
28 Subclavius 빗장밑근(쇄골하근)
29 Subscapularis 어깨밑근(견갑하근)
30 Suprascapular nerve 어깨밑신경(견갑하신경)
31 Tendon of long head of biceps 위팔두갈래근(상완이두근)의 긴갈래힘줄(장두건)
32 Trapezius 등세모근(승모근)
33 Trunks of brachial plexus 팔신경얼기(상완신경총)의 줄기

어깨세모근(deltoid, 삼각근)(10) 대부분과 큰가슴근(pectoralis major, 대흉근)(20)을 제거하면 그 아래 놓인 작은가슴근(pectoralis minor, 소흉근)(21)과 부속 혈관 및 신경을 볼 수 있다. 빗장뼈(clavicle, 쇄골)(7)와 작은가슴근(21) 위쪽(안쪽) 경계 사이를 지나는 빗장가슴근막(clavipectoral fascia, 쇄골흉근근막)도 제거하여 노쪽피부정맥(cephalic v., 요골측피부정맥)(6)과 만나는 겨드랑정맥(axillary v., 액와정맥)(3)이 빗장밑정맥(subclavian v., 쇄골하정맥)(27)이 되어 첫째갈비뼈(first rib, 제1늑골)(11)를 가로지르는 것을 볼 수 있다.

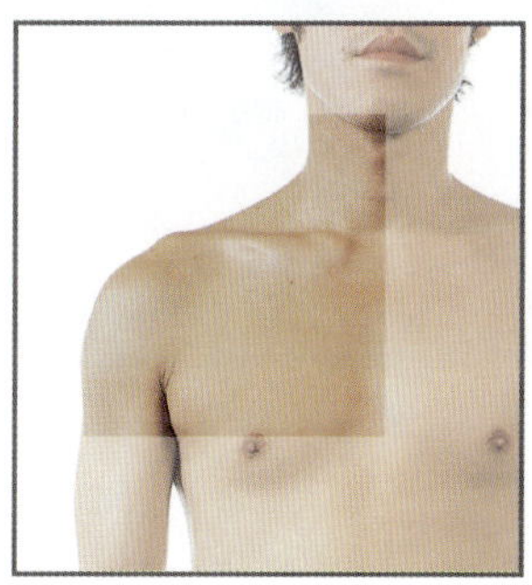

어깨 관절경검사Shoulder arthroscopy

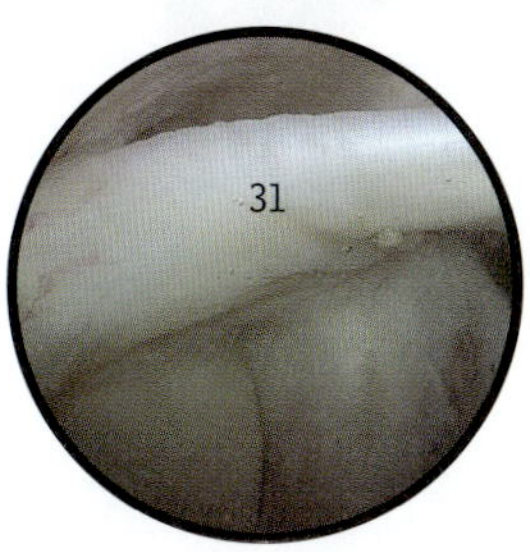

이 사진은 뒤에서 본 오른쪽 어깨의 관절경 모습이다. 가시위근(supraspinatus, 극상근) 힘줄과 위팔두갈래근(biceps brachii, 상완이두근) 긴갈래가 원래의 모습대로 보인다. 오목테두리(glenoid labrum, 관절순) 앞쪽끝이 약간 닳아 있다.

크룸프케마비, pp.170~172 참조.

오른쪽 어깨 Right shoulder

표면표시, 뒷모습

팔이 약간 벌려져 있고 저항에 대항하여 어깨관절을 굽히려는 자세에 의해 어깨뼈(scapula, 견갑골)의 아래각(5)이 뒤를 향해 있다. p.131의 절개 그림과 비교해 본다.

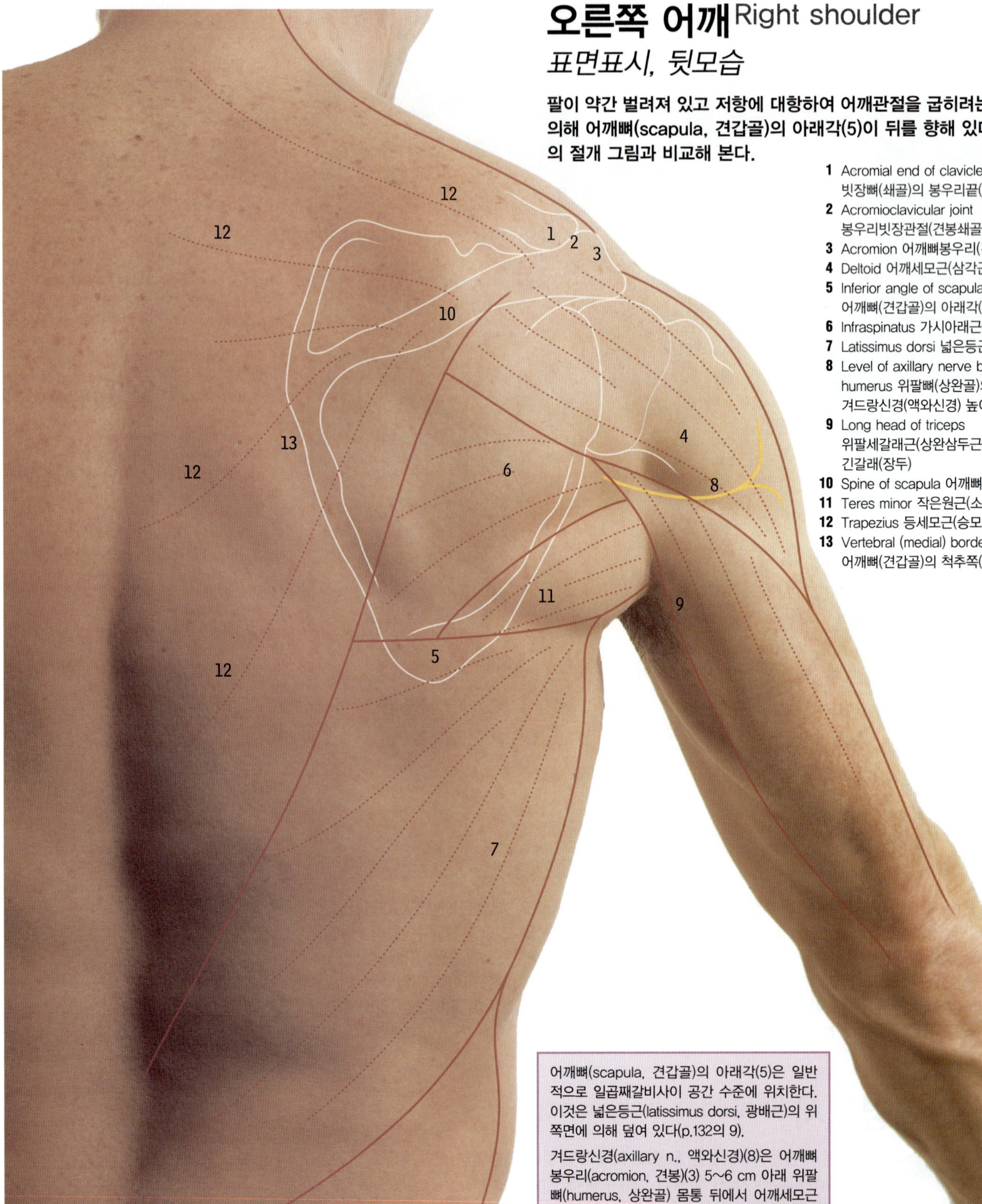

1 Acromial end of clavicle 빗장뼈(쇄골)의 봉우리끝(견봉단)
2 Acromioclavicular joint 봉우리빗장관절(견봉쇄골관절)
3 Acromion 어깨뼈봉우리(견봉)
4 Deltoid 어깨세모근(삼각근)
5 Inferior angle of scapula 어깨뼈(견갑골)의 아래각(하각)
6 Infraspinatus 가시아래근(극하근)
7 Latissimus dorsi 넓은등근(광배근)
8 Level of axillary nerve behind humerus 위팔뼈(상완골)의 뒤에서 겨드랑신경(액와신경) 높이
9 Long head of triceps 위팔세갈래근(상완삼두근)의 긴갈래(장두)
10 Spine of scapula 어깨뼈가시(견갑극)
11 Teres minor 작은원근(소원형근)
12 Trapezius 등세모근(승모근)
13 Vertebral (medial) border of scapula 어깨뼈(견갑골)의 척추쪽(안쪽)모서리

어깨뼈(scapula, 견갑골)의 아래각(5)은 일반적으로 일곱째갈비사이 공간 수준에 위치한다. 이것은 넓은등근(latissimus dorsi, 광배근)의 위쪽면에 의해 덮여 있다(p.132의 9).

겨드랑신경(axillary n., 액와신경)(8)은 어깨뼈봉우리(acromion, 견봉)(3) 5~6 cm 아래 위팔뼈(humerus, 상완골) 몸통 뒤에서 어깨세모근(deltoid, 삼각근)(4) 밑을 가로로 달린다. 어깨세모근에 근육주사를 할 때 이점에 유의해야 한다.

넓은등근(latissimus dorsi, 광배근)(7; p.132의 7)과 큰원근(teres major, 대원형근)(11; p.132의 16)은 겨드랑 뒤벽의 아래부위를 형성한다.

오른쪽 어깨 Right shoulder *표면해부, 뒷모습*

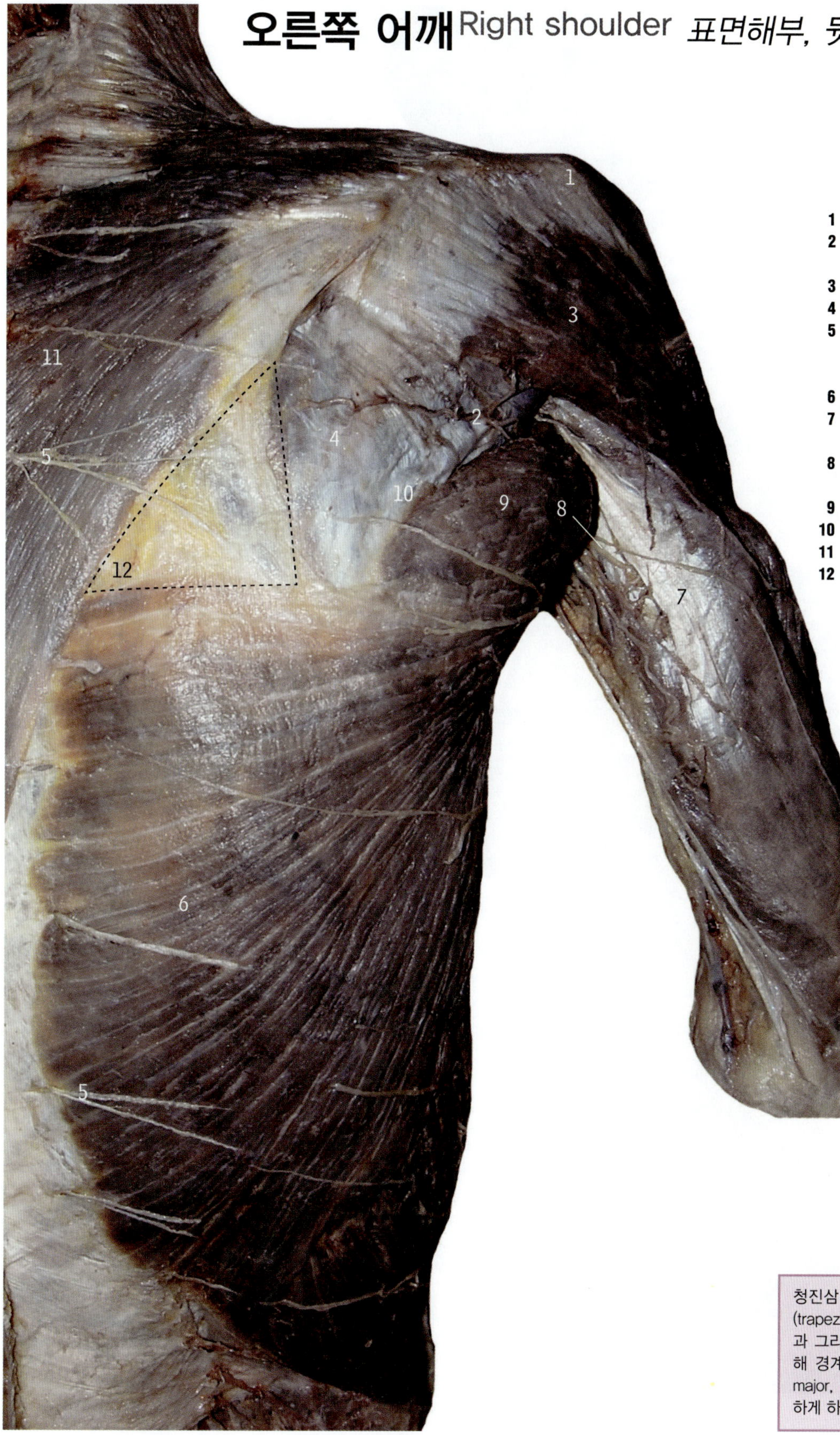

1 Acromion 어깨뼈봉우리(견봉)
2 Branches of circumflex scapular artery 어깨휘돌이동맥(견갑회선동맥)의 가지
3 Deltoid 어깨세모근(삼각근)
4 Infraspinatus fascia 가시아래근(극하근)의 근막
5 Lateral cutaneous branches of dorsal rami of thoracic nerve 가슴신경(흉신경) 뒤가지(후지)의 가쪽피부가지(외측피지)
6 Latissimus dorsi 넓은등근(광배근)
7 Long head of triceps 위팔세갈래근(상완삼두근)의 긴갈래(장두)
8 Posterior cutaneous nerve of arm 뒤위팔피부신경(후상완피신경)
9 Teres major 큰원근(대원형근)
10 Teres minor 작은원근(소원형근)
11 Trapezius 등세모근(승모근)
12 Triangle of auscultation 청진삼각

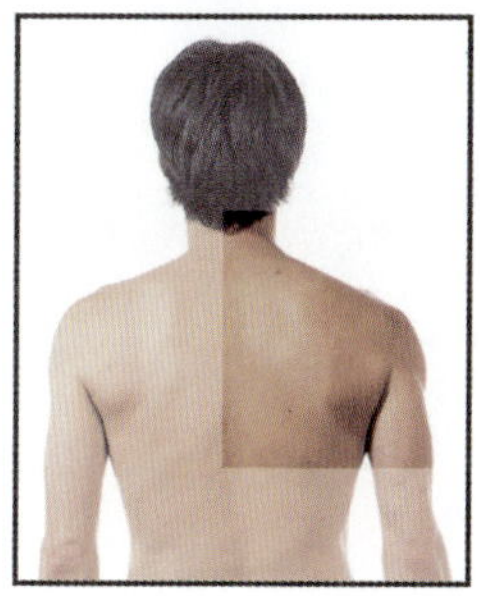

청진삼각(triangle of auscultation)(12)은 등세모근(trapezius, 승모근), 넓은등근(latissimus dorsi, 광배근)과 그리고 어깨뼈(scapula, 견갑골)의 안쪽모서리에 의해 경계 지어진다. 이것의 바닥은 큰마름근(rhomboid major, 대능형근)에 의해 일부 형성된다. 팔을 앞으로 향하게 하면 여섯째갈비사이공간에서 청진이 가능하다.

근육주사, pp.170~172 참조.

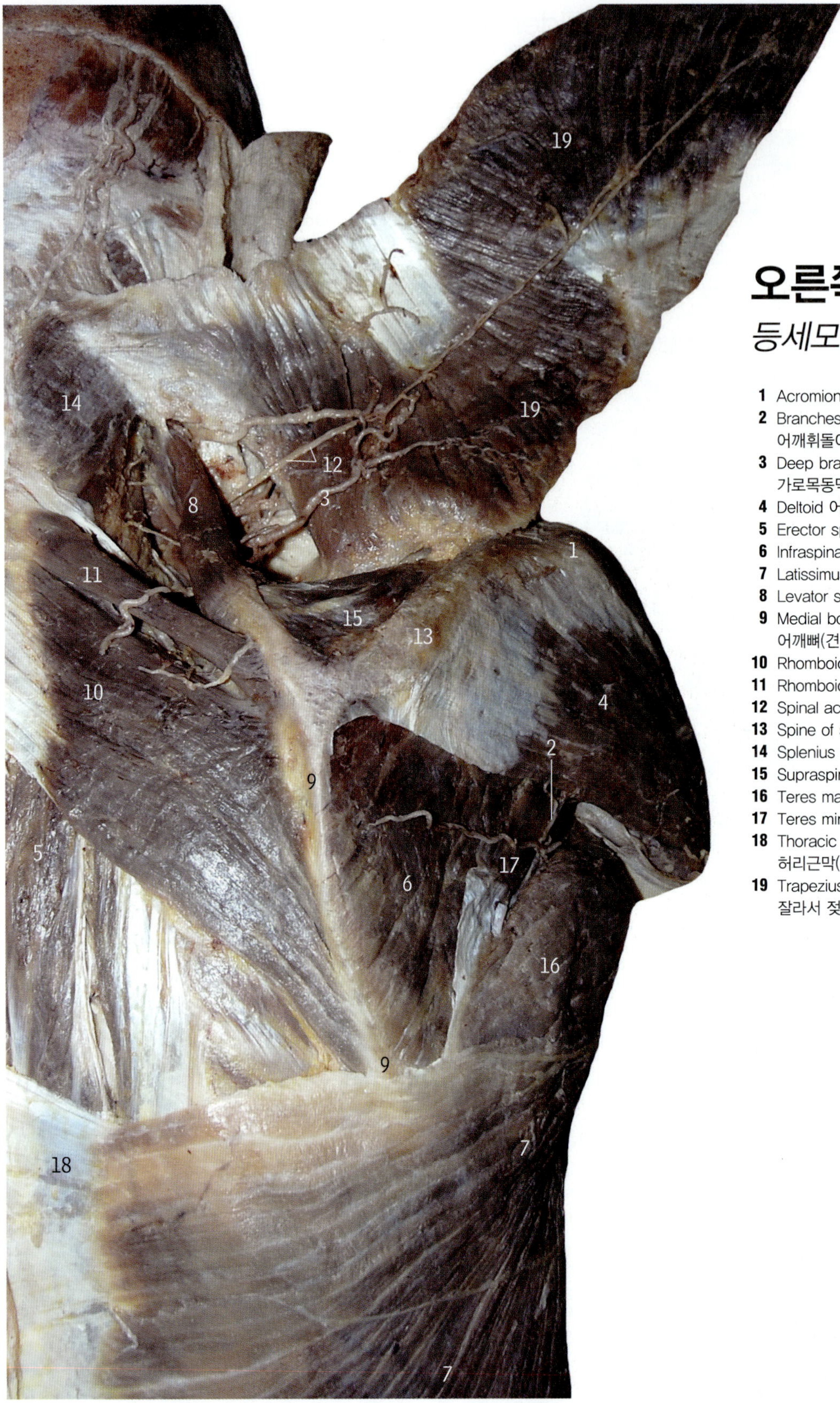

오른쪽 어깨 Right shoulder

등세모근을 젖힌 뒷모습

1 Acromion 어깨뼈봉우리(견봉)
2 Branches of circumflex scapular artery 어깨휘돌이동맥(견갑회선동맥)의 가지
3 Deep branch of transverse cervical artery 가로목동맥(횡경동맥)의 깊은가지
4 Deltoid 어깨세모근(삼각근)
5 Erector spinae 척주세움근(척주기립근)
6 Infraspinatus 가시아래근(극하근)
7 Latissimus dorsi 넓은등근(광배근)
8 Levator scapulae 어깨뼈올림근(견갑거근)
9 Medial border of scapula 어깨뼈(견갑골)의 안쪽모서리(내연)
10 Rhomboid major 큰마름근(대능형근)
11 Rhomboid minor 작은마름근(소능형근)
12 Spinal accessory nerve 척수더부신경(척수부신경)
13 Spine of scapula 어깨뼈가시(견갑극)
14 Splenius capitis muscle 머리널판근(두판상근)
15 Supraspinatus 가시위근(극상근)
16 Teres major 큰원근(대원형근)
17 Teres minor 작은원근(소원형근)
18 Thoracic part of thoracolumbar fascia 허리근막(흉요근막)의 가슴부분(흉부)
19 Trapezius muscle (cut and reflected) 잘라서 젖힌 등세모근(승모근)

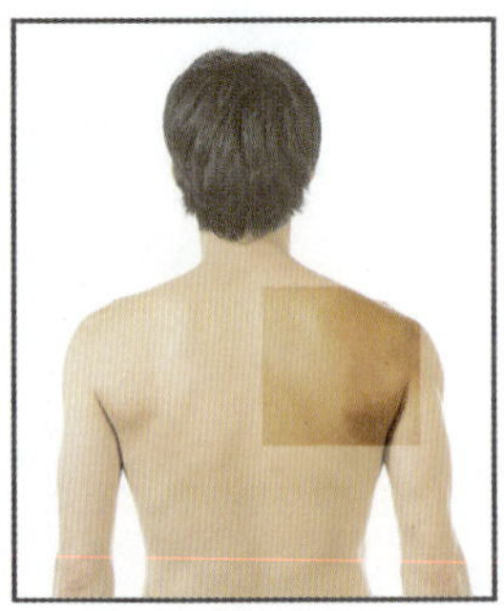

어깨관절(견관절) 주사, pp.170~172 참조.

Ⓐ 오른쪽 어깨 Right shoulder *오른쪽 뒷모습*

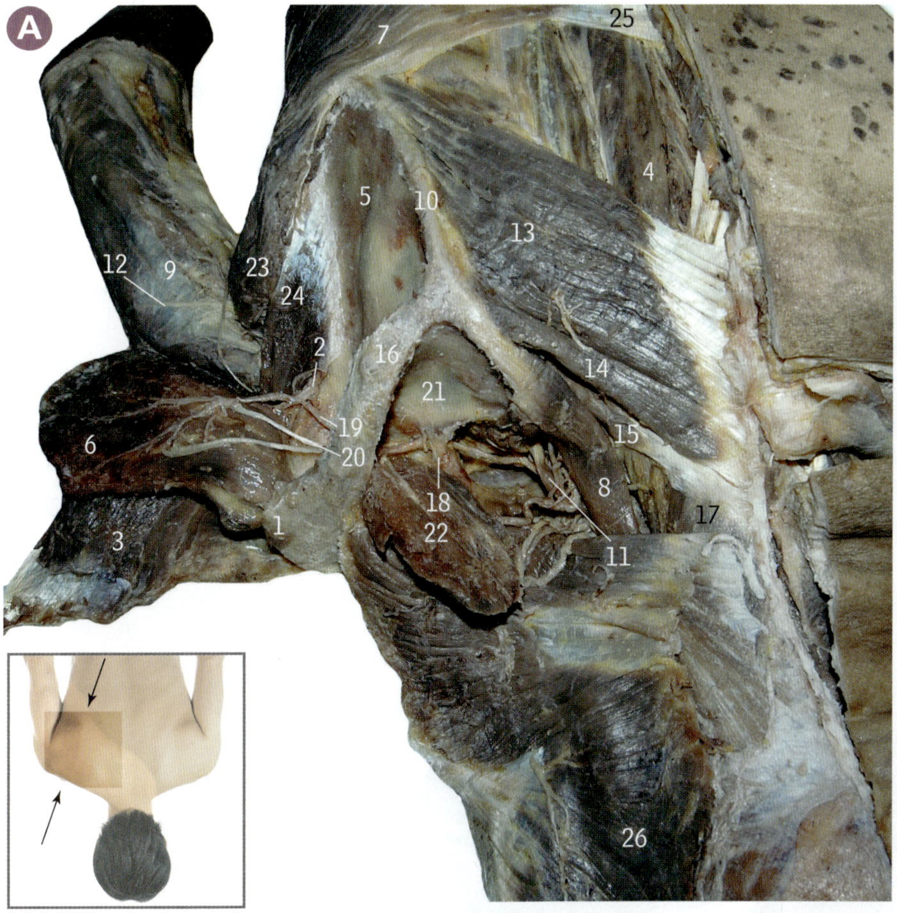

1 Acromion 봉우리(견봉)
2 Branches of circumflex scapular artery anastomosing with suprascapular artery 어깨위동맥(견갑상동맥)과 연결되는 어깨휘돌이동맥(견갑회선동맥)의 가지
3 Deltoid muscle(cut and refl ected) 잘라서 젖힌 어깨세모근(삼각근)
4 Erector spinae muscle 척주세움근(척주기립근)
5 Infraspinous fossa 가시아래오목(극하와)
6 Infraspinatus muscle(cut and reflected) 잘라서 젖힌 가시아래근(극하근)
7 Latissimus dorsi muscle 넓은등근(광배근)
8 Levator scapulae muscle 어깨올림근(견갑거근)
9 Long head of triceps brachii muscle 위팔세갈래근(상완삼두근)의 긴갈래(장두)
10 Medial border of scapula 어깨뼈(견갑골)의 안쪽모서리(내연)
11 Omohyoid muscle 어깨목뿔근(견갑설골근)
12 Posterior cutaneous nerve to the arm 뒤위팔피부신경(후상완피부신경)
13 Rhomboid major muscle 큰마름근(대능형근)
14 Rhomboid minor muscle 작은마름근(소능형근)
15 Serratus posterior superior muscle 위뒤톱니근(상후거근)
16 Spine of the scapula 어깨뼈가시(견갑극)
17 Splenius capitis muscle 머리널판근(두판상근)
18 Superior transverse scapular ligament 위가로어깨인대(상횡견갑인대)
19 Suprascapular artery 어깨위동맥(견갑상동맥)
20 Suprascapular nerve 어깨위신경(견갑상신경)
21 Supraspinous fossa 어깨위오목(극하와)
22 Supraspinatus muscle(cut and refl ected) 잘라서 젖힌 가시위근(극상근)
23 Teres major muscle 큰원근(대원근)
24 Teres minor muscle 작은원근(소원근)
25 Thoracic part of thoracolumbar fascia 등허리근막(흉요근막)의 가슴부분(흉부)
26 Trapezius muscle(cut and refl ected) 잘라서 젖힌 등세모근(승모근)

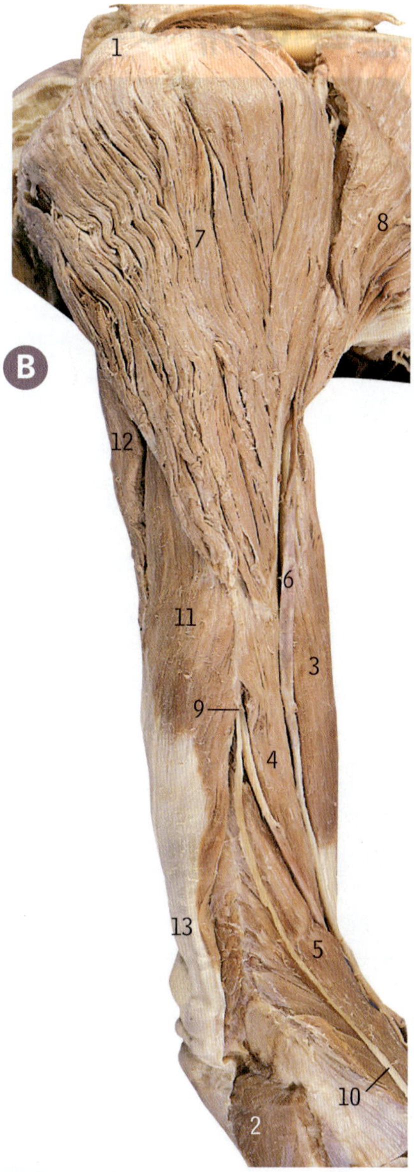

Ⓑ 오른쪽 어깨와 위팔

Right shoulder and upper arm *오른쪽 모습*

어깨세모근(deltoid, 삼각근)(7)은 어깨끝 너머 위팔뼈(humerus, 상완골) 몸통 가쪽면의 중간부착점까지 뻗어 있다. 두갈래근(biceps, 이두근)(3)은 큰가슴근(pectoralis major, 대흉근)(8) 아래 팔의 앞부분에 있고, 세갈래근(triceps, 삼두근)(11, 12)은 뒤쪽에 있다.

1 Acromion 어깨뼈봉우리(견봉)
2 Anconeus 팔꿈치근(주근)
3 Biceps brachii 위팔두갈래근(상완이두근)
4 Brachialis 위팔근(상완근)
5 Brachioradialis 위팔노근(상완요골근)
6 Cephalic vein 노쪽피부정맥(요골측피부정맥)
7 Deltoid 어깨세모근(삼각근)
8 Pectoralis major 큰가슴근(대흉근)
9 Radial nerve 노신경(요골신경)
10 Radial nerve, cutaneous branch 노신경(요골신경)의 피부가지(피지)
11 Triceps, lateral head 위팔세갈래근(상완삼두근)의 가쪽갈래(외측두)
12 Triceps, long head 위팔세갈래근(상완삼두근)의 긴갈래(장두)
13 Triceps, tendon 위팔세갈래근(상완삼두근)의 힘줄(건)

어깨의 뒤탈구, pp.170~172 참조.

왼쪽 팔오금 Left cubital fossa

Ⓐ 표면표시 Ⓑ 얕은정맥

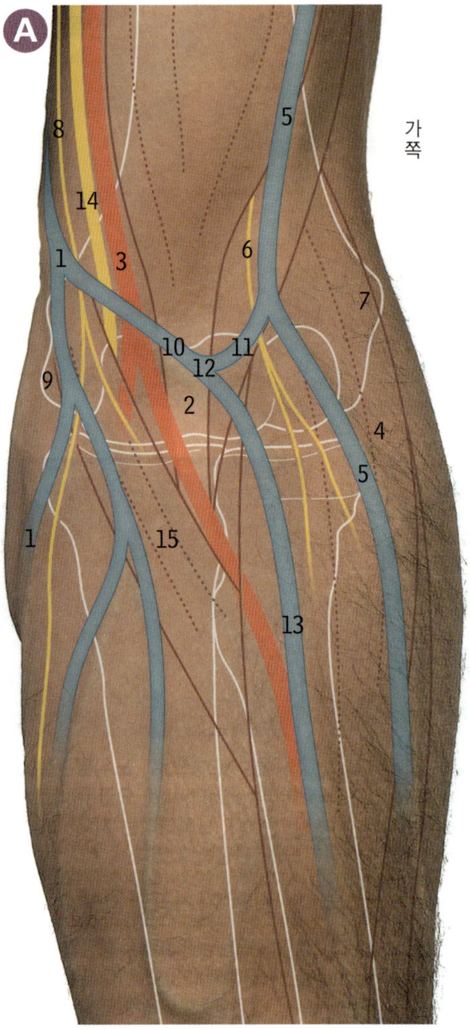

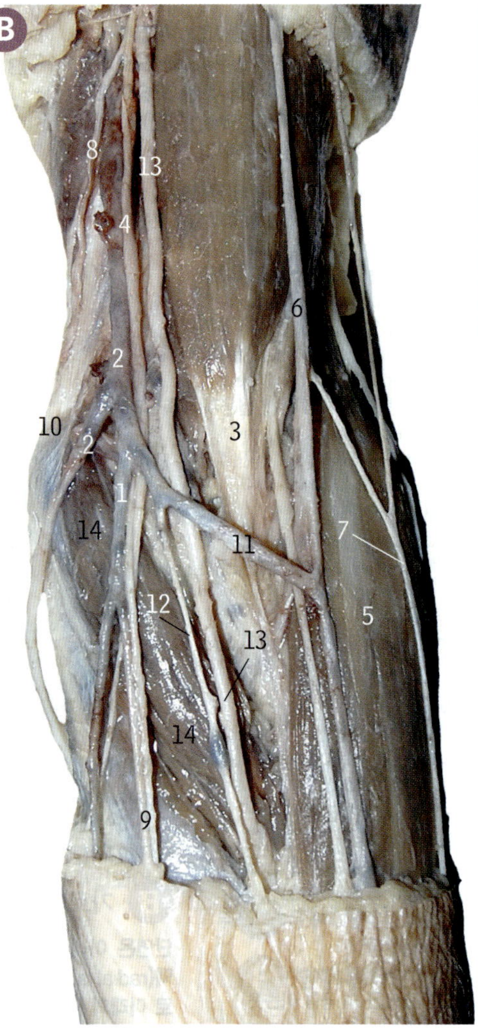

노쪽피부정맥(cephalic v., 요골측피부정맥)(5)과 자쪽피부정맥(basilic v., 척골측피부정맥)(1) 같은 얕은정맥과 이 두 정맥의 연결로 형성된 정맥들은 정맥주사와 혈액채취의 자리로 가장 흔히 사용된다. 정맥은 전형적으로 M자 모양(그림 A)이나 H자 모양(그림 B)으로 배열되어 있으나 개인에 따라 다른 위치를 보이기도 한다.

팔오금내의 구조물은 가쪽에서 안쪽으로 두갈래근힘줄(2), 위팔동맥(3) 그리고 정중신경(14) 순으로 위치한다.

A

1 Basilic vein 자쪽피부정맥(척골측피부정맥)
2 Biceps tendon 위팔두갈래근힘줄(상완이두근건)
3 Brachial artery 위팔동맥(상완동맥)
4 Brachioradialis 위팔노근(상완요골근)
5 Cephalic vein 노쪽피부정맥(요골측피부정맥)
6 Lateral cutaneous nerve of forearm 가쪽아래팔피부신경(외측전완피신경)
7 Lateral epicondyle 가쪽위관절융기(외측상과)
8 Medial cutaneous nerve of forearm 안쪽아래팔피부신경(내측전완피신경)
9 Medial epicondyle 안쪽위관절융기(내측상과)
10 Median basilic vein 정중자쪽피부정맥(정중척골측피부정맥)
11 Median cephalic vein 정중노쪽피부정맥(정중요골측피부정맥)
12 Median cubital vein 팔오금중간정맥(정중주와정맥)
13 Median forearm vein 정중아래팔정맥
14 Median nerve 정중신경
15 Pronator teres 원엎침근(원형회내근)

B

1 Accessory basilic vein 덧자쪽피부정맥(부척골측피부정맥)
2 Basilic vein 자쪽피부정맥(척골측피부정맥)
3 Biceps brachii tendon 위팔두갈래근(상완이두근)의 힘줄(건)
4 Brachial artery 위팔동맥(상완동맥)
5 Brachioradialis muscle 위팔노근(상완요골근)
6 Cephalic vein 노쪽피부정맥(요골측피부정맥)
7 Lateral cutaneous nerve of forearm 가쪽아래팔피부신경(외측전완피신경)
8 Medial cutaneous nerve of arm 안쪽위팔피부신경(내측상완피신경)
9 Medial cutaneous nerve of forearm 안쪽아래팔피부신경(내측전완피신경)
10 Medial epicondyle 안쪽위관절융기(내측상과)
11 Median cubital vein 팔오금중간정맥(정중주와정맥)
12 Median forearm vein 정중아래팔정맥(정중전완정맥)
13 Median nerve 정중신경
14 Pronator teres muscle 원엎침근(원형회내근)

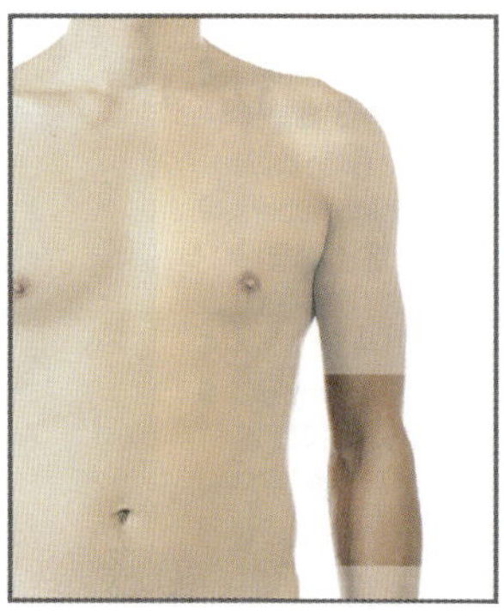

위팔동맥(상완동맥)에서 맥박의 청진, 두갈래근힘줄반사(상완이두근 건반사), 골퍼팔꿉, 테니스팔꿉증, pp.170~172 참조.

왼쪽 팔꿉과 아래팔 위부분 Left elbow and upper forearm

C *깊은해부*

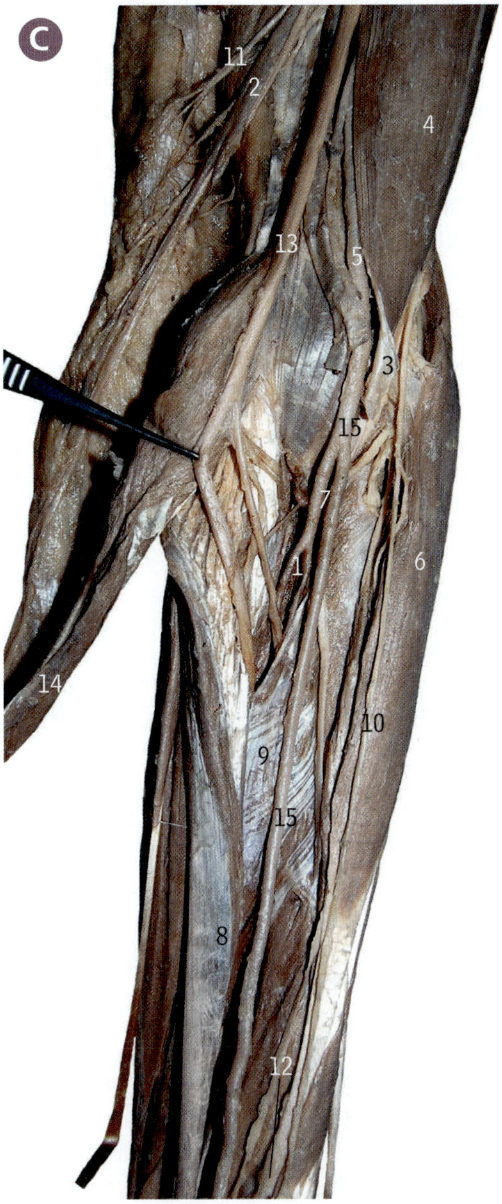

1 Anterior interosseous artery 앞뼈사이동맥(전골간동맥)
2 Basilic vein 자쪽피부정맥(척골측피부정맥)
3 Biceps brachii aponeurosis, reflected 젖혀진 위팔두갈래근(상완이두근)의 널힘줄(건막)
4 Biceps brachii muscle 위팔두갈래근(상완이두근)
5 Brachial artery 위팔동맥(상완동맥)
6 Brachioradialis muscle 위팔노근(상완요골근)
7 Common interosseous artery 온뼈사이동맥(총골간동맥)
8 Flexor carpi ulnaris muscle 자쪽손목굽힘근(척측수근굴근)
9 Flexor digitorum profundus muscle 깊은손가락굽힘근(심지굴근)
10 Lateral cutaneous nerve of forearm 가쪽아래팔피부신경(외측전완피신경)
11 Medial cutaneous nerve of arm 안쪽위팔피부신경(내측상완피신경)
12 Median nerve 정중신경
13 Median nerve, reflected medially 안쪽으로 젖혀진 정중신경
14 Pronator teres muscle, reflected 젖혀진 원엎침근(원형회내근)
15 Ulnar artery 자동맥(척골동맥)

D *신경과 동맥의 깊은해부*

가쪽

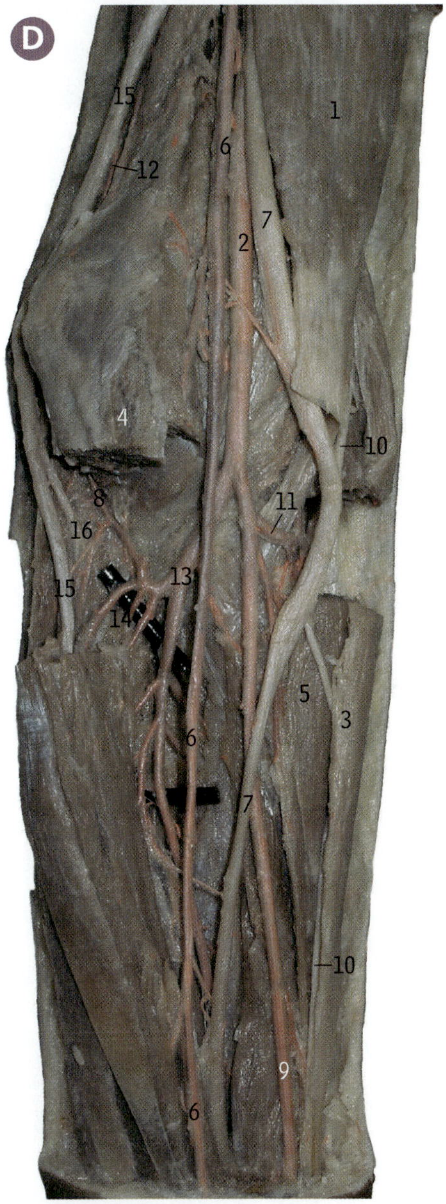

1 Biceps 두갈래근(이두근)
2 Brachial artery 위팔동맥(상완동맥)
3 Brachioradialis 위팔노근(상완요골근)
4 Common flexor origin 굽힘근(굴근)의 공통 이는곳(기시부)
5 Extensor carpi radialis longus 긴노쪽손목폄근(장요측수근신근)
6 Median artery 정중동맥
7 Median nerve, pulled laterally 가쪽으로 당겨진 정중신경
8 Posterior ulnar recurrent artery 뒤자쪽되돌이동맥(후척측회귀동맥)
9 Radial artery 노동맥(요골동맥)
10 Radial nerve, superficial branch 노신경(요골신경)의 얕은가지(천지)
11 Radial recurrent artery 노쪽되돌이동맥(요측회귀동맥)
12 Superior ulnar collateral artery 위쪽자쪽곁동맥(상척측측부동맥)
13 Ulnar artery 자동맥(척골동맥)
14 Ulnar artery, branches to forearm flexor 아래팔(전완)의 굽힘근(굴근)으로 가는 자동맥(척골동맥)의 가지
15 Ulnar nerve 자신경(척골신경)
16 Ulnar nerve, branch to flexor carpi ulnaris 자쪽손목굽힘근(척측수근굴근)으로 가는 자신경(척골신경)의 가지

주의: 많은 동맥 분지들과 곧게 내려가는 정중동맥

앞뼈사이신경(전방골간신경) 포착, 팔오금동맥천자, pp.170~172 참조.

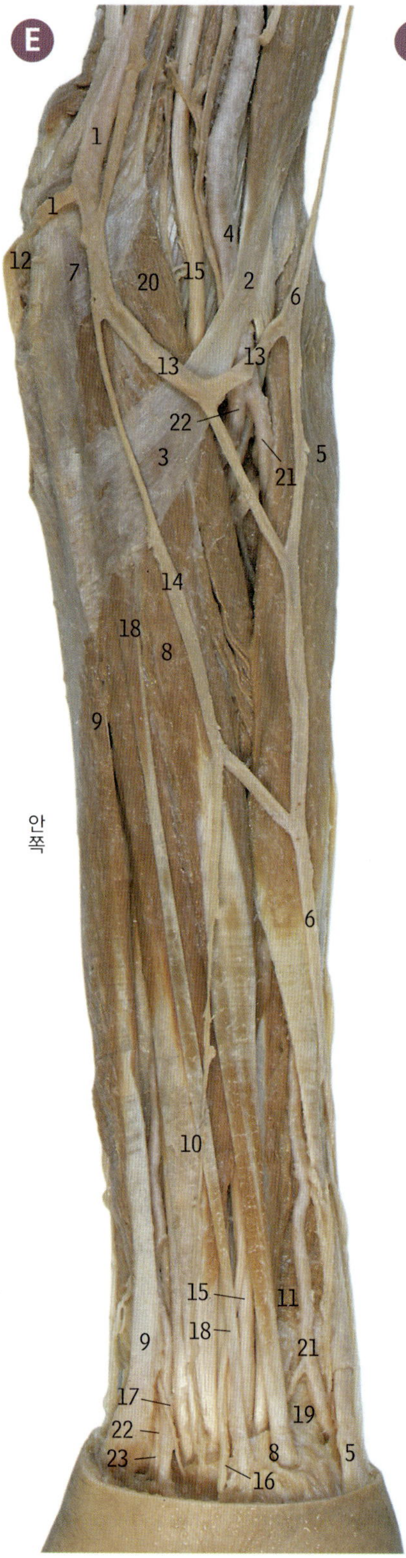

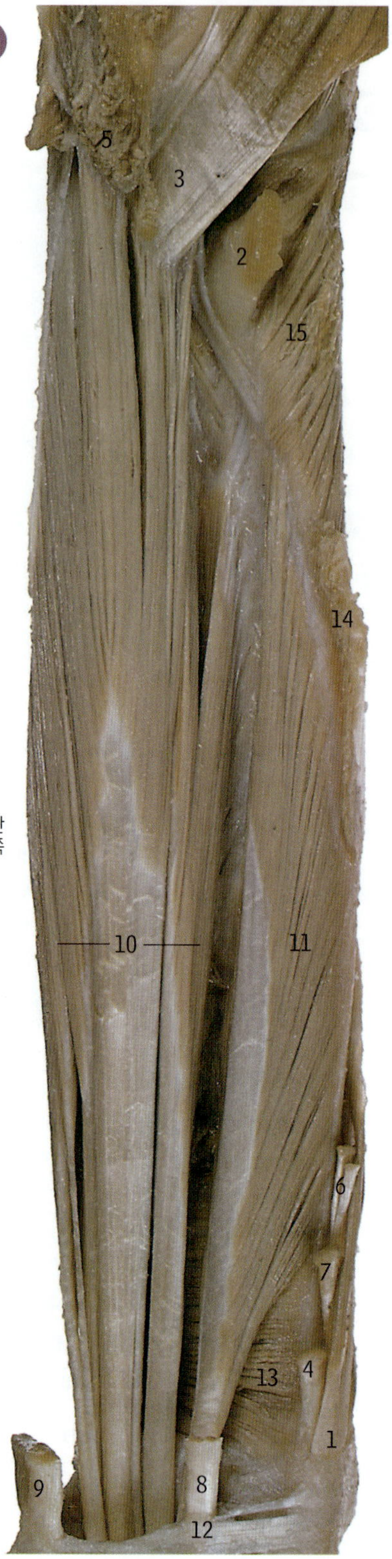

E 왼쪽 아래팔 Left forearm

얕은근육, 앞모습

피부와 근막을 제거하였으나 큰 얕은정맥들(1, 6, 13)은 보존되었다. 가쪽에서 노동맥(radial a., 요골동맥)(21)의 대부분이 위팔노근(brachioradialis, 상완요골근)(5)에 의해 덮여 있는 것을 볼 수 있다. 손목부위에서 노쪽손목굽힘근(flexor carpi radialis, 요측수근굴근)(8)의 힘줄가쪽에 노동맥(21)이 위치하고 안쪽에는 정중신경(median n.)(15)이 위치하는데, 이 신경은 긴손바닥근(palmaris longus, 장수장근)(18)의 힘줄에 의해 약간 겹쳐 있다(약 13% 정도는 이러한 겹침이 결여되어 있다).

1 Basilic vein 자쪽피부정맥(척골측피부정맥)
2 Biceps tendon 위팔두갈래근힘줄(상완이두근건)
3 Bicipital aponeurosis 위팔두갈래근널힘줄(상완이두근건막)
4 Brachial artery 위팔동맥(상완동맥)
5 Brachioradialis 위팔노근(상완요골근)
6 Cephalic vein 노쪽피부정맥(요골측피부정맥)
7 Common flexor origin 굽힘근(굴근)의 공통 이는곳(기시부)
8 Flexor carpi radialis 노쪽손목굽힘근(요측수근굴근)
9 Flexor carpi ulnaris 자쪽손목굽힘근(척측수근굴근)
10 Flexor digitorum superficialis 얕은손가락굽힘근(천지굴근)
11 Flexor pollicis longus 긴엄지굽힘근(장무지굴근)
12 Median epicondyle 안쪽위관절융기(내측상과)
13 Median cubital vein 팔오금중간정맥(정중주와정맥)
14 Median forearm vein 정중아래팔정맥(정중전완정맥)
15 Median nerve 정중신경
16 Palmar branch of median nerve 정중신경의 손바닥가지(장지)
17 Palmar branch of ulnar nerve 자신경(척골신경)의 손바닥가지(장지)
18 Palmaris longus 긴손바닥근(장수장근)
19 Pronator quadratus 네모엎침근(방형회내근)
20 Pronator teres 원엎침근(원형회내근)
21 Radial artery 노동맥(요골동맥)
22 Ulnar artery 자동맥(척골동맥)
23 Ulnar nerve 자신경(척골신경)

F 왼쪽 아래팔 Left forearm

깊은근육, 앞모습

모든 혈관과 신경이 얕은근육들과 함께 제거하여 깊은굽힘근 무리를 관찰할 수 있다. 깊은손가락굽힘근(flexor digitorum profundus, 심지굴근)(10), 긴엄지굽힘근(flexor pollicis longus, 장수무지굴근)(11), 네모엎침근(pronator quadratus, 방형회내근)(13)이 보인다.

1 Abductor pollicis longus 긴엄지벌림근(장무지외전근)
2 Biceps 위팔두갈래근(상완이두근)
3 Brachialis 위팔근(상완근)
4 Brachioradialis 위팔노근(상완요골근)
5 Common flexor origin 굽힘근(굴근)의 공통 이는곳(기시부)
6 Extensor carpi radialis brevis 짧은노쪽손목폄근(단요측수근신근)
7 Extensor carpi radialis longus 긴노쪽손목폄근(장요측수근신근)
8 Flexor carpi radialis 노쪽손목굽힘근(요측수근굴근)
9 Flexor carpi ulnaris 자쪽손목굽힘근(척측수근굴근)
10 Flexor digitorum profundus 깊은손가락굽힘근(심지굴근)
11 Flexor pollicis longus 긴엄지굽힘근(장수무지굴근)
12 Flexor retinaculum 굽힘근지지띠(굴근지대)
13 Pronator quadratus 네모엎침근(방형회내근)
14 Pronator teres 원엎침근(원형회내근)
15 Supinator 손뒤침근(회외근)

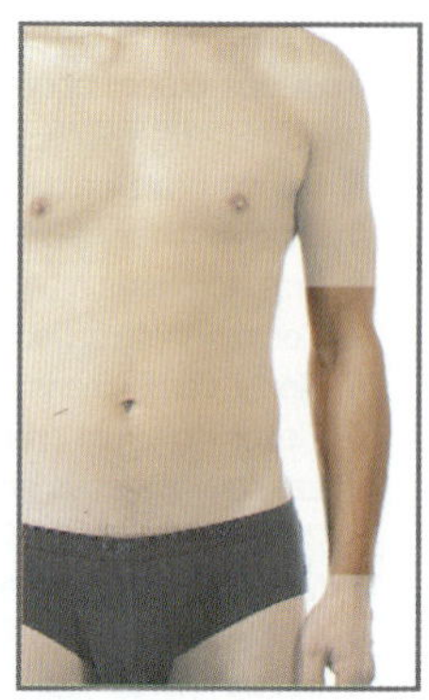

팔의 정맥천자, 팔의 정맥절개, pp.170~172 참조.

Ⓐ 오른쪽 팔오금과 아래팔

Right cubital fossa and forearm *동맥*

동맥들에는 라텍스가 주입되었고 대부분의 얕은근육들은 제거하였다. 위팔동맥(brachial a., 상완동맥)(4)이 노동맥(radial a., 요골동맥)(18)과 자동맥(ulnar a., 척골동맥)(20)으로 갈라지는 것이 보인다. 노동맥은 손뒤침근(supinator, 회외근) 앞에서 위로 돌아가는 노쪽되돌이가지(radial recurrent branch, 요측회귀가지)(19)를 내는데, 이 가지는 손목의 폄근들(10, 9)로 가는 가지들을 낸다. 자동맥은 앞뒤자쪽되돌이동맥(anterior and posterior ulnar recurrent arteries, 전후척측회귀동맥)(2, 15)을 내고, 온뼈사이가지(common interosseous branch, 총골간가지)(8)는 긴엄지굽힘근(flexor pollicis longus, 장수무지굴근)(13)과 깊은손가락굽힘근(flexor digitorum profundus, 심지굴근)(12) 사이 뼈사이막 앞을 내려가는 앞뼈사이동맥(anterior interosseous a., 전골간동맥)(1)을 낸다.

1. Anterior interosseous artery overlying interosseous membrane 뼈사이막(골간막)에 가로놓인 앞뼈사이동맥(전골간동맥)
2. Anterior ulnar recurrent artery 앞자쪽되돌이동맥(전척측회귀동맥)
3. Biceps tendon 위팔두갈래근힘줄(상완이두근건)
4. Brachial artery 위팔동맥(상완동맥)
5. Brachialis 위팔근(상완근)
6. Brachioradialis 위팔노근(상완요골근)
7. Common flexor origin 굽힘근(굴근)의 공통 이는곳(기시부)
8. Common interosseous artery 온뼈사이동맥(총골간동맥)
9. Extensor carpi radialis brevis 짧은노쪽손목폄근(단요측수근신근)
10. Extensor carpi radialis longus 긴노쪽손목폄근(장요측수근신근)
11. Flexor carpi ulnaris 자쪽손목굽힘근(척측수근굴근)
12. Flexor digitorum profundus 깊은손가락굽힘근(심지굴근)
13. Flexor pollicis longus 긴엄지굽힘근(장수무지굴근)
14. Medial epicondyle of humerus 위팔뼈(상완골)의 안쪽위관절융기(내측상과)
15. Posterior ulnar recurrent artery 뒤자쪽되돌이동맥(후척측회귀동맥)
16. Pronator quadratus 네모엎침근(방형회내근)
17. Pronator teres 원엎침근(원형회내근)
18. Radial artery 노동맥(요골동맥)
19. Radial recurrent artery overlying supinator 손뒤침근(회외근)을 지나가는 노쪽되돌이동맥(요측회귀동맥)
20. Ulnar artery 자동맥(척골동맥)

Ⓐ

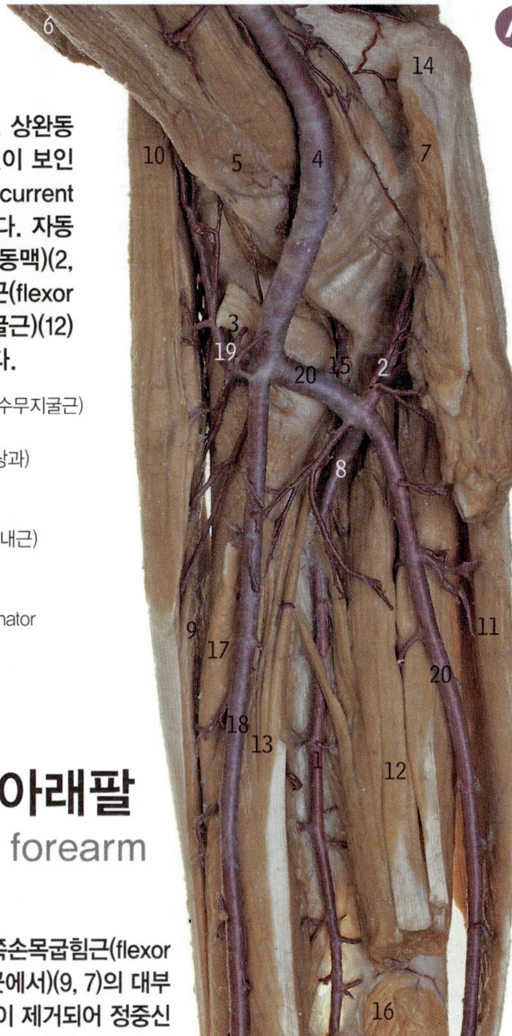

안쪽

Ⓑ

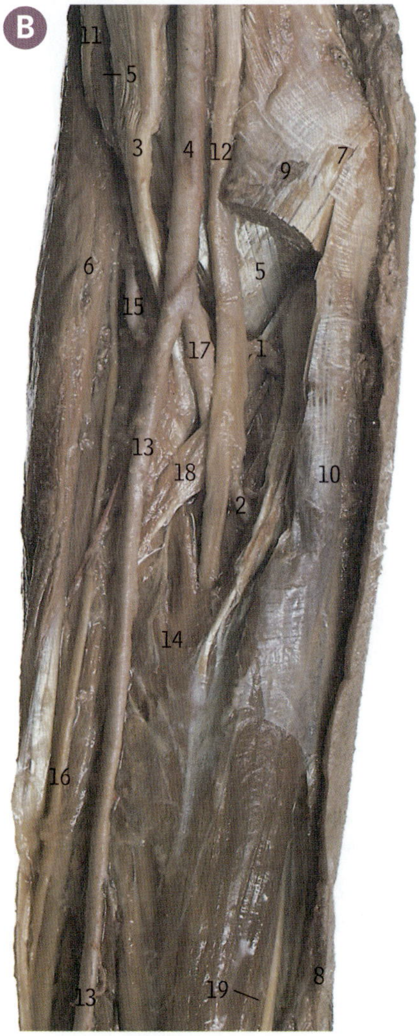

안쪽

Ⓑ 오른쪽 팔오금과 아래팔

Right cubital fossa and forearm *동맥과 신경*

원엎침근(pronator teres, 원형회내근)과 노쪽손목굽힘근(flexor carpi radialis, 요측수근굴근)(온굽힘근 이는곳에서)(9, 7)의 대부분과 긴손바닥근(palmaris longus, 장수장근)이 제거되어 정중신경(median nerve)(12)이 보인다. 이 신경은 원엎침근(18) 깊은갈래 위를 지난 후 얕은손가락굽힘근(flexor digitorum superficialis, 천지굴근) 노쪽갈래 위쪽에서 깊은층으로 들어간다.

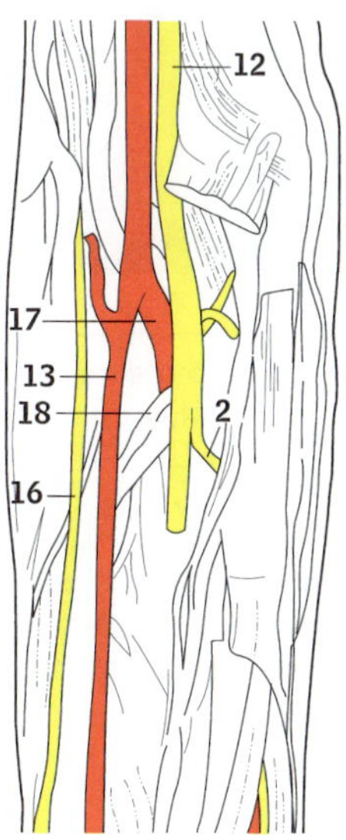

1. A muscle branch of median nerve 정중신경 근육가지
2. Anterior interosseous nerve 앞뼈사이신경(전골간신경)
3. Biceps 위팔두갈래근(상완이두근)
4. Brachial artery 위팔동맥(상완동맥)
5. Brachialis 위팔근(상완근)
6. Brachioradialis (displaced laterally) 가쪽으로 젖혀진 위팔노근(상완요골근)
7. Common flexor origin 굽힘근(굴근)의 공통 이는곳(기시부)
8. Flexor carpi ulnaris (displaced medially) 자쪽손목굽힘근(척측수근굴근)
9. Humeral head of pronator teres 원엎침근(원형회내근)의 위팔뼈갈래(상완골두)
10. Humero-ulnar head of flexor digitorum superficialis 얕은손가락굽힘근힘줄(천지굴근건)의 위팔자갈래(상완척골두)
11. Lateral cutaneous nerve of forearm 가쪽아래팔피부신경(외측전완피신경)
12. Median nerve 정중신경
13. Radial artery 노동맥(요골동맥)
14. Radial head of flexor digitorum superficialis 얕은손가락굽힘근(천지굴근) 노쪽갈래
15. Radial recurrent artery 노쪽되돌이동맥(요측회귀동맥)
16. Superficial terminal branch of radial nerve overlying extensor carpi radialis longus 긴노쪽손목폄근(장요측수근신근)에 가로놓인 노신경(요골신경)의 얕은종말가지(천지)
17. Ulnar artery 자동맥(척골동맥)
18. Ulnar head of pronator teres 원엎침근(원형회내근)의 자쪽갈래(척골두)
19. Ulnar nerve and artery 자신경(척골신경)과 동맥

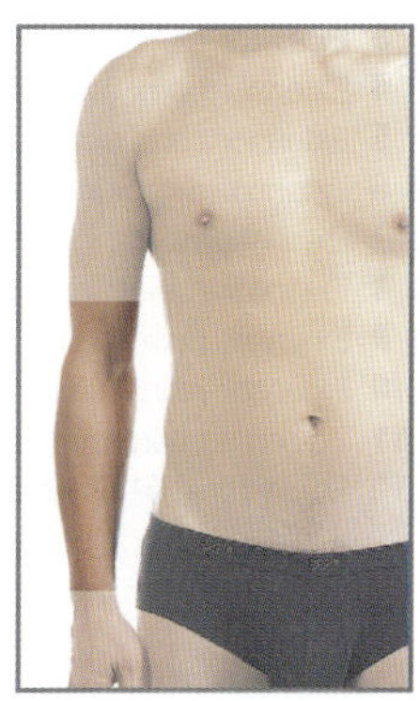

앞뼈사이신경(전방골간신경) 포착, 볼크만연축, pp.170~172 참조.

A 왼쪽 팔꿉

Left elbow *가쪽 모습*

엎치다가 멈춘 상태의 아래팔의 가쪽 모습으로 노뼈(radius, 요골)(7)가 자뼈(ulna, 척골)의 앞에 위치한다. 모든 근육은 손뒤침근(supinator, 회외근)(8)을 제외하고는 제거되었다. 제거된 근육들의 위팔뼈와 자뼈의 이는곳이 노출되어 있다(글상자 참조).

1. Annular ligament 머리띠인대(윤상인대)
2. Capitulum of humerus 위팔뼈(상완골)의 작은머리(소두)
3. Interosseous membrane 뼈사이막(골간막)
4. Lateral epicondyle 가쪽위관절융기(외측상과)
5. Posterior interosseous nerve 뒤뼈사이신경(후골간신경)
6. Radial collateral ligament 노쪽곁인대(요측측부인대)
7. Radius 노뼈(요골)
8. Supinator 손뒤침근(회외근)
9. Supinator crest of ulna 자뼈(척골)의 뒤침근능선(회외근능선)

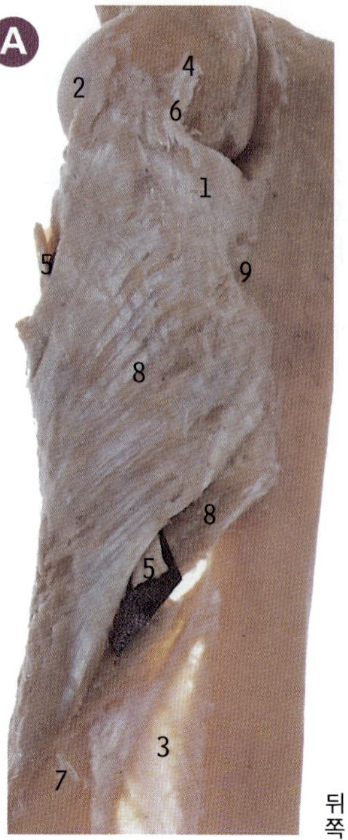

B 왼쪽 아래팔 Left forearm

깊은근육, 가쪽 모습

1. Abductor pollicis longus 긴엄지벌림근(장무지외전근)
2. Biceps 위팔두갈래근(상완이두근)
3. Extensor carpi radialis brevis 짧은노쪽손목폄근(단요측수근신근)
4. Extensor carpi radialis longus (double) 두 개의 긴노쪽손목폄근(장요측수근신근)
5. Extensor indicis 집게폄근(시지신근)
6. Extensor pollicis brevis 짧은엄지폄근(단수무지신근)
7. Extensor pollicis longus 긴엄지폄근(장수무지신근)
8. Extensor retinaculum 폄근지지띠(신근지대)
9. Flexor pollicis longus 긴엄지굽힘근(장수무지굴근)
10. Pronator teres 원엎침근(원형회내근)
11. Supinator 손뒤침근(회외근)

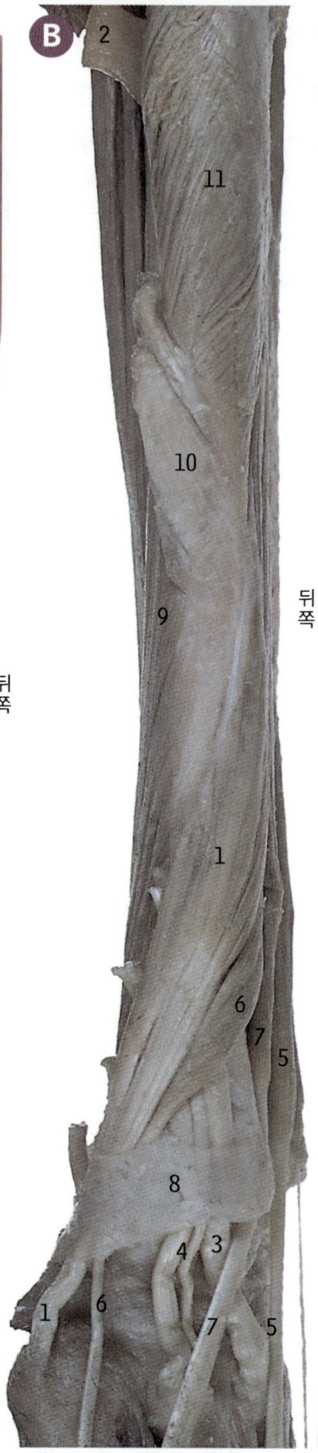

C 왼쪽 아래팔 Left forearm

뒤뼈사이신경, 뒷모습

1. Abductor pollicis longus 짧은엄지벌림근(단무지외전근)
2. Branch of posterior interosseous artery 뒤뼈사이동맥(후골간동맥)의 가지
3. Extensor carpi radialis brevis 짧은노쪽손목폄근(단요측수근신근)
4. Extensor carpi radialis longus 긴노쪽손목폄근(장요측수근신근)
5. Extensor carpi ulnaris 자쪽손목폄근(척측수근신근)
6. Extensor digitorum 손가락폄근(지신근)
7. Extensor indicis 집게폄근(시지신근)
8. Extensor pollicis brevis 짧은엄지폄근(단수무지신근)
9. Extensor pollicis longus 긴엄지폄근(장수무지신근)
10. Extensor retinaculum 폄근지지띠(신근지대)
11. Posterior interosseous nerve 뒤뼈사이신경(후골간신경)
12. Supinator 손뒤침근(회외근)

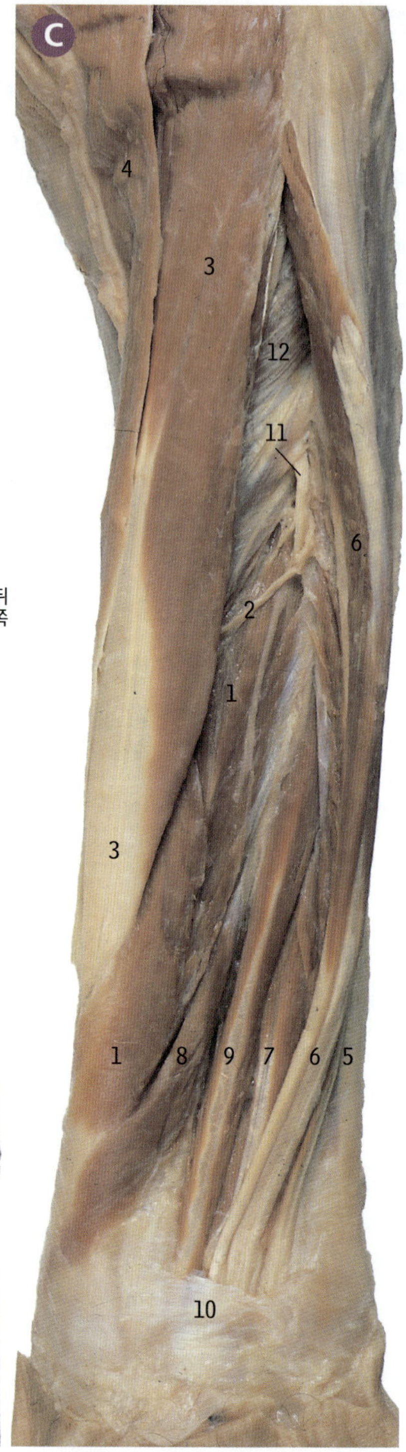

뼈사이막(interosseous membrane, 골간막)(A3)은 노뼈(radius, 요골)(A7)에서 시작하여 자뼈(ulna, 척골)로 비스듬한 방향으로 형성되기 때문에 물체 무게를 손이나 노뼈로부터 자뼈로 전달한다.

손뒤침근(supinator, 회외근)(A8)은 위팔뼈 가쪽위관절융기(lateral epicondyle, 외측상과), 노쪽곁인대(radial collateral lig., 요측측부인대)(A6), 머리띠인대(annular lig., 윤상인대)(A1), 자뼈의 뒤침근능선 (supinator crest, 회외근능선)(A9, p.119 D10) 그리고 근육을 덮는 널힘줄에서 일어난다. 이는곳으로부터 근육섬유는 원엎침근(pronator teres, 원형회내근) 부착점위의 노뼈 위끝주위를 감싸서 노뼈의 거친면에 부착한다.

뒤뼈사이신경(후골간신경) 포착, pp.170~172 참조.

D

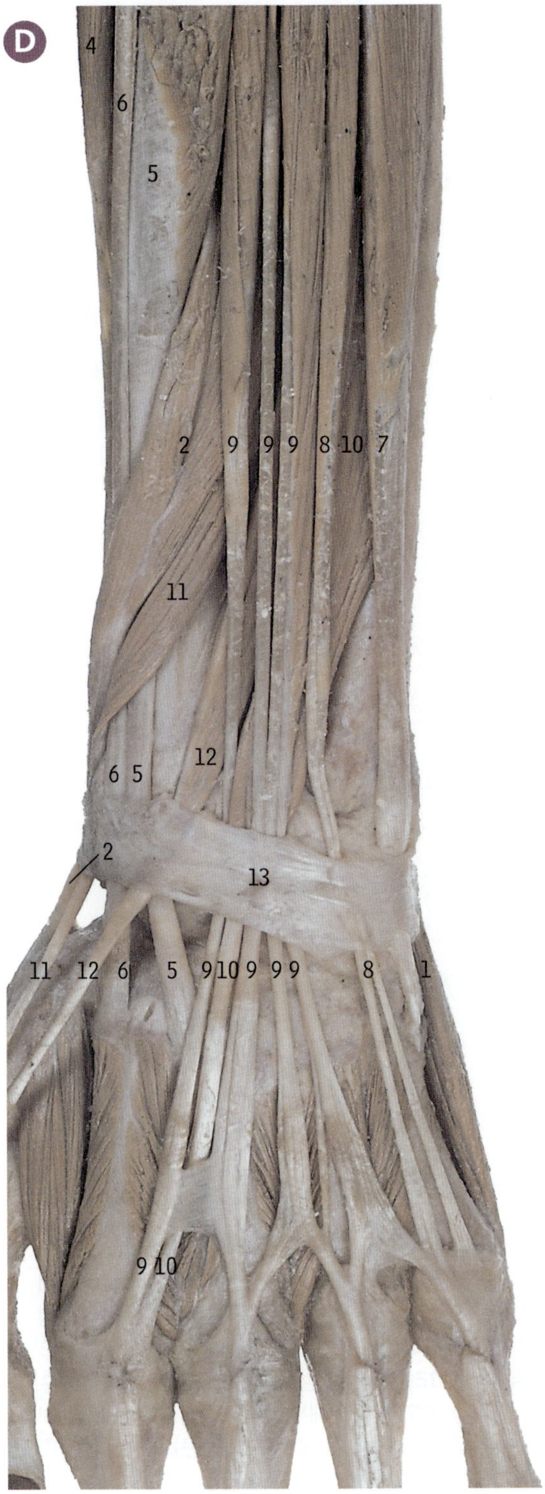

E

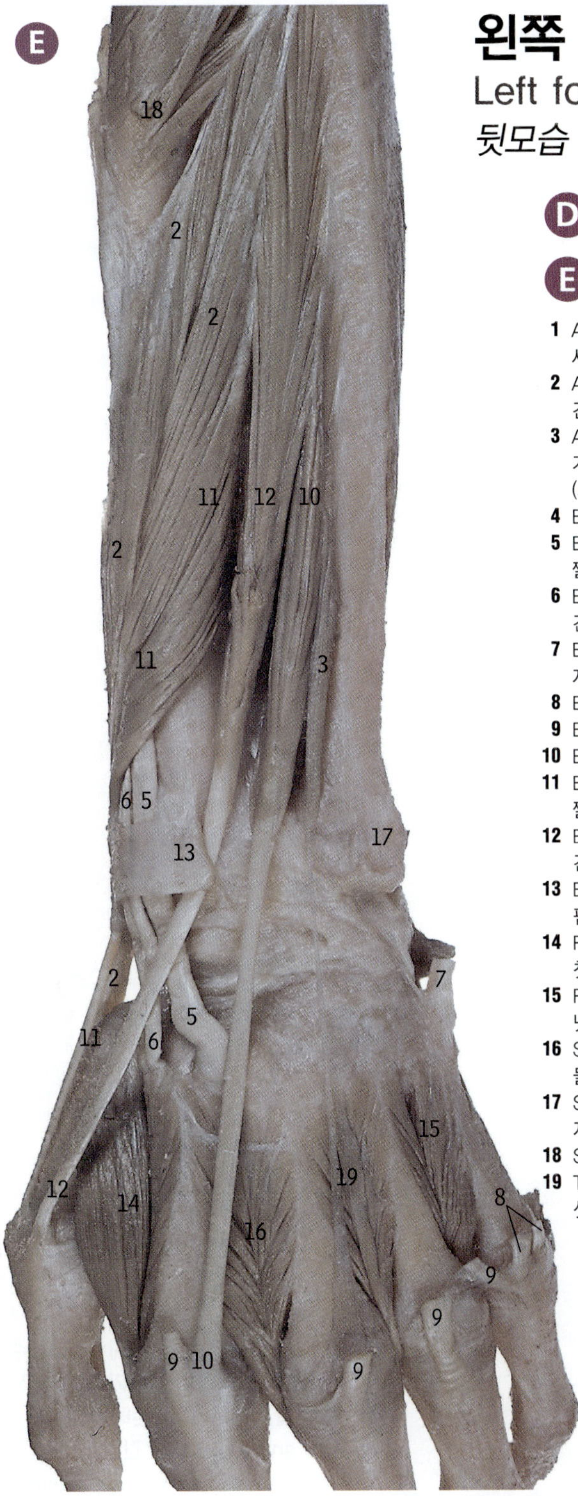

왼쪽 아래팔과 손

Left forearm and hand

뒷모습

D **얕은근육**

E **깊은근육**

1 Abductor digiti minimi 새끼벌림근(소지외전근)
2 Abductor pollicis longus 긴엄지벌림근(장무지외전근)
3 Abnormal slip of 10 to middle finger 가운데손가락으로 뻗는 집게폄근(시지신근)의 비정상 갈래
4 Brachioradialis 위팔노근(상완요골근)
5 Extensor carpi radialis brevis 짧은노쪽손목폄근(단요측수근신근)
6 Extensor carpi radialis longus 긴노쪽손목폄근(장요측수근신근)
7 Extensor carpi ulnaris 자쪽손목폄근(척측수근신근)
8 Extensor digiti minimi 새끼폄근(소지신근)
9 Extensor digitorum 손가락폄근(지신근)
10 Extensor indicis 집게폄근(시지신근)
11 Extensor pollicis brevis 짧은엄지폄근(단수무지신근)
12 Extensor pollicis longus 긴엄지폄근(장수무지신근)
13 Extensor retinaculum 폄근지지띠(신근지대)
14 First dorsal interosseous 첫째등쪽뼈사이근(제1배측골간근)
15 Fourth dorsal interosseous 넷째등쪽뼈사이근(제4배측골간근)
16 Second dorsal interosseous 둘째등쪽뼈사이근(제2배측골간근)
17 Styloid process of ulna 자뼈(척골)의 붓돌기(경상돌기)
18 Supinator 손뒤침근(회외근)
19 Third dorsal interosseous 셋째등쪽뼈사이근(제3배측골간근)

손등의 힘줄에 대한 자세한 내용은 p.165 참조.

뒤퓌트랑구축, 손목처짐, pp.170~172 참조.

Ⓐ 왼쪽 손바닥 Palm of left hand

1 Abductor digiti minimi 새끼벌림근(소지외전근)
2 Abductor pollicis brevis 짧은엄지벌림근(단무지외전근)
3 Adductor pollicis 엄지모음근(무지내전근)
4 Distal transverse crease 먼쪽가로주름
5 Distal wrist crease 먼쪽손목주름
6 Flexor carpi radialis 노쪽손목굽힘근힘줄(요측수근굴근건)
7 Flexor carpi ulnaris 자쪽손목굽힘근(척측수근굴근)
8 Flexor digiti minimi brevis 짧은새끼굽힘근(단소지굴근)
9 Flexor pollicis brevis 짧은엄지굽힘근(단수무지굴근)
10 Head of metacarpal 손허리뼈(중수골)의 머리(두)
11 Hook of hamate 갈고리뼈의 갈고리
12 Level of deep palmar arch 깊은손바닥동맥활(심부수장궁) 높이
13 Level of superficial palmar arch 얕은손바닥동맥활(표재수장궁) 높이
14 Longitudinal crease 세로주름
15 Median nerve 정중신경
16 Middle wrist crease 중간손목주름
17 Palmaris brevis 짧은손바닥근(단수장근)
18 Palmaris longus 긴손바닥근(장수장근)
19 Pisiform 콩알뼈(두상골)
20 Proximal transverse crease 몸쪽가로주름
21 Proximal wrist crease 몸쪽손목주름
22 Radial artery 노동맥(요골동맥)
23 Thenar eminence 엄지두덩(무지융기)
24 Ulnar artery and nerve 자(척골)동맥과 신경

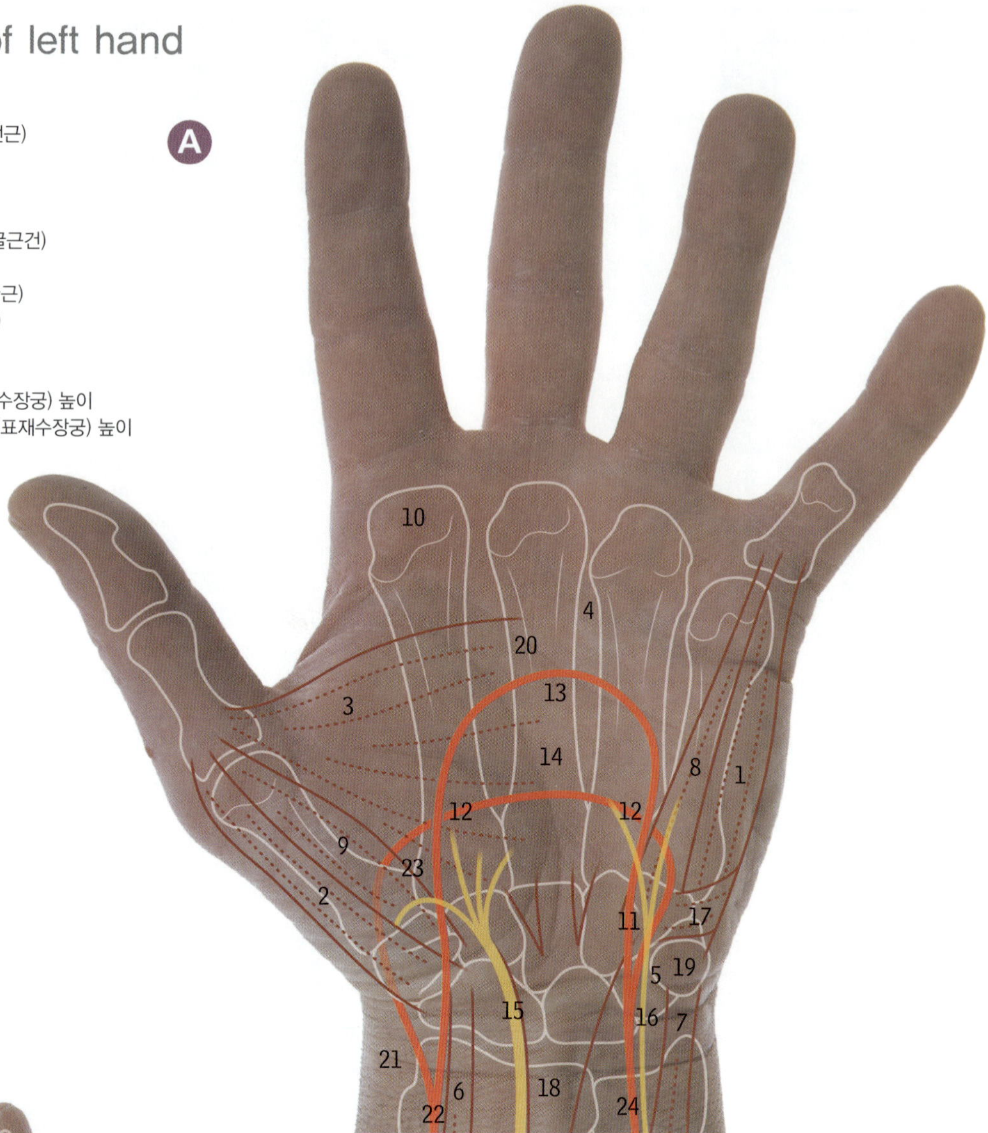

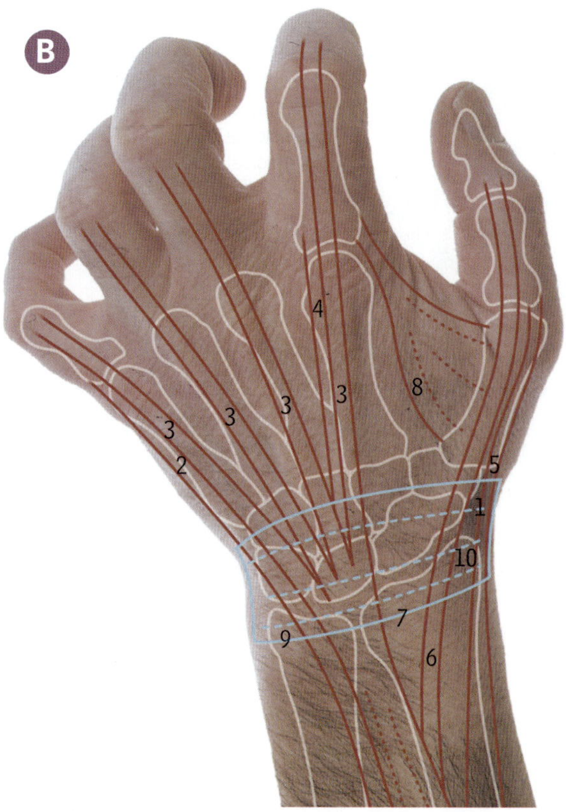

Ⓑ 왼쪽 손등 Dorsum of left hand

손가락은 폄근힘줄들(2, 3, 4)이 곧게 뻗어 있도록 손허리손가락관절(metacarpophalangeal joints, 중수지관절)에서는 펴 있고, 손가락뼈사이관절(interphalangeal joints, 수지절관절)에서는 부분적으로 굽혀 있다. 엄지손가락은 손목손허리관절(carpometacarpal joint, 수근중수관절)이 펴 있고 손허리손가락관절은 부분적으로 굽혀 있다. 손가락이 시작되는 부위에 그려진 선은 손허리뼈(metacarpals, 중수골)의 머리와 손허리손가락관절의 위치를 알려준다. 해부학적코담배갑(anatomical snuffbox)(1)은 긴엄지벌림근(abductor pollicis longus, 장무지외전근)과 짧은엄지폄근(extensor pollicis brevis, 단수무지신근)(5)의 힘줄 바깥쪽과 긴엄지폄근(extensor pollicis longus, 장수무지신근)(6) 안쪽의 오목한 부분이다.

1 Anatomical snuffbox 해부학적코담배갑
2 Extensor digiti minimi 새끼손가락폄근(소지신근)
3 Extensor digitorum 손가락폄근(지신근)
4 Extensor indicis 집게손가락폄근(시지신근)
5 Extensor pollicis brevis and abductor pollicis longus 짧은엄지폄근(단수무지신근)과 긴엄지벌림근(장무지외전근)
6 Extensor pollicis longus 긴엄지폄근(장수무지신근)
7 Extensor retinaculum 폄근지지띠(신근지대)
8 First dorsal interosseous 첫째등쪽뼈사이근(제1배측골간근)
9 Styloid process of ulna 자뼈(척골)의 붓돌기(경상돌기)
10 Styloid process of radius 노뼈(요골)의 붓돌기(경상돌기)

손가락 Fingers *움직임*

A 손허리손가락관절의 굽힘과 손가락사이관절의 굽힘

B 손허리손가락관절의 폄과 손가락사이관절의 굽힘

C 손허리손가락관절과 손가락사이관절의 폄

주먹을 쥐면 손허리뼈(metacarpal, 중수골)(6)의 머리가 나타나고 모든 손가락관절은 굽혀진다(A). 손허리손가락관절(metacarpophalangeal joint, 중수지관절)(B9)을 펴기 위해선 손가락의 폄근 힘줄이 긴장되어야 하지만 손가락사이관절(interphalangeal joint, 지절관절)(C10, 5)을 펴려면 뼈사이근(interossei, 골간근)과 벌레근(lumbrical, 충양근)의 작용이 요구되고 등쪽폄근팽대부(p. 170 참조)를 잡아당겨야 한다. 손허리손가락관절이 굽혀진 상태에서만 긴폄근이 손가락사이관절을 펼 수 있다.

1 Base of distal phalanx 끝마디뼈의 바닥(기저부)
2 Base of metacarpal 손허리뼈(중수골)의 바닥(기저부)
3 Base of middle phalanx 중간마디뼈(중지골)의 바닥(기저부)
4 Base of proximal phalanx 첫마디뼈의 바닥(기저부)
5 Distal interphalangeal joint 먼쪽손가락사이관절(원위지절관절)
6 Head of metacarpal 손허리뼈(중수골)의 머리(두)
7 Head of middle of phalanx 중간마디뼈(중지골)의 머리(두)
8 Head of proximal of phalanx 첫마디뼈의 머리(두)
9 Metacarpophalangeal joint 손허리손가락관절(중수지관절)
10 Proximal interphalangeal joint 몸쪽손가락사이관절(근위지절관절)

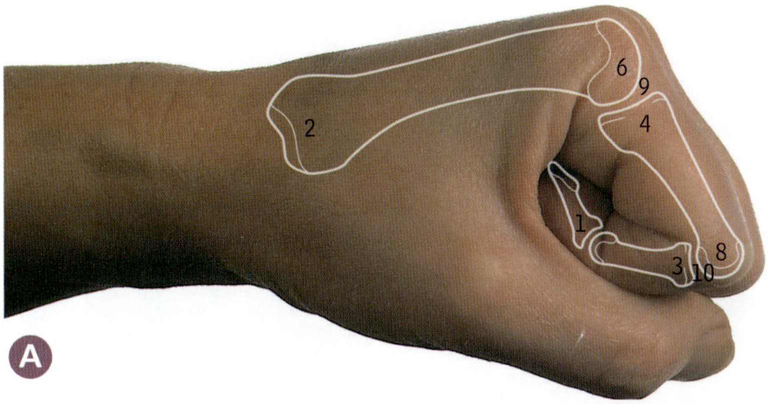

A

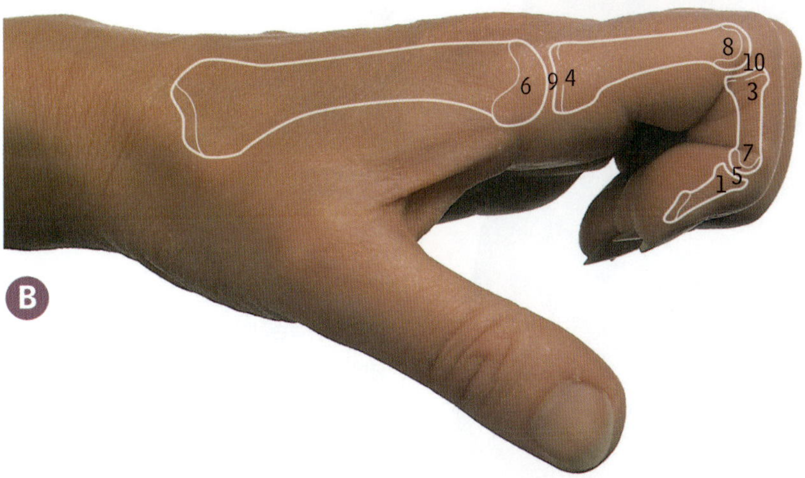

B

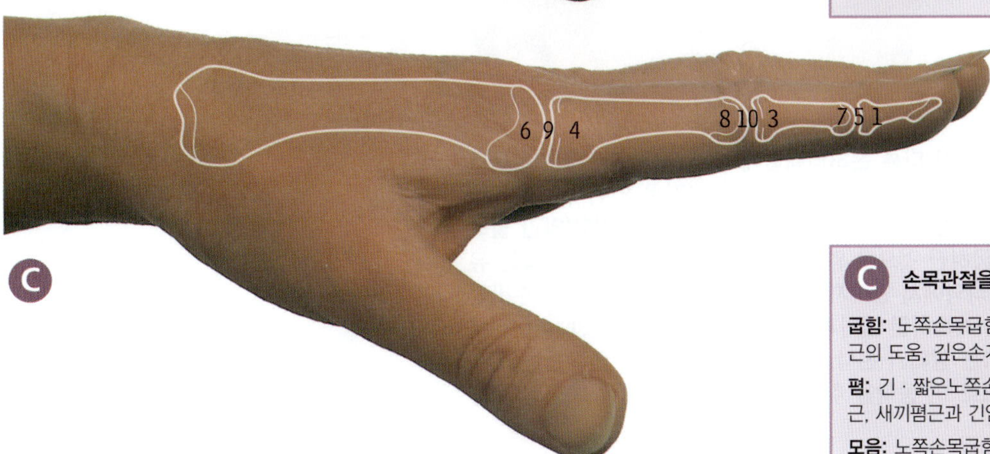

C

A 손허리손가락관절을 움직이는 근육

굽힘: 깊은손가락굽힘근, 얕은손가락굽힘근, 벌레근, 뼈사이근, 새끼손가락을 굽히기 위해서 짧은새끼굽힘근, 그리고 엄지손가락을 굽히기 위해서 긴엄지굽힘근, 짧은엄지굽힘근과 첫째바닥쪽뼈사이근

폄: 손가락폄근, 집게폄근(집게손가락)과 새끼폄근(새끼손가락), 엄지손가락을 펴기 위해서 긴엄지폄근과 짧은엄지폄근

모음: 바닥쪽뼈사이근; 굽혀졌을 때는 긴굽힘근이 보조

벌림: 등쪽뼈사이근과 긴폄근; 새끼손가락을 위해서는 새끼벌림근

B 손가락사이관절을 움직이는 근육

굽힘: 몸쪽관절에서 얕은손가락굽힘근과 깊은손가락굽힘근; 먼쪽관절에서 깊은손가락굽힘근. 엄지는 긴엄지굽힘근

폄: 손허리손가락관절이 굽혀진 상태에서 손가락폄근, 집게폄근과 새끼폄근; 손허리손가락관절이 펴진 상태에서 뼈사이근과 벌레근, 엄지는 긴엄지폄근

C 손목관절을 움직이는 근육

굽힘: 노쪽손목굽힘근, 자쪽손목굽힘근, 긴손바닥근, 얕은손가락굽힘근의 도움, 깊은손가락굽힘근, 긴엄지굽힘근과 긴엄지벌림근

폄: 긴 · 짧은노쪽손목폄근, 자쪽손목폄근, 손가락폄근의 도움, 집게폄근, 새끼폄근과 긴엄지폄근

모음: 노쪽손목굽힘근, 긴 · 짧은노쪽손목폄근, 긴엄지벌림근과 짧은엄지폄근

벌림: 자쪽손목굽힘근, 자쪽손목폄근

엄지손가락 Thumb *움직임*

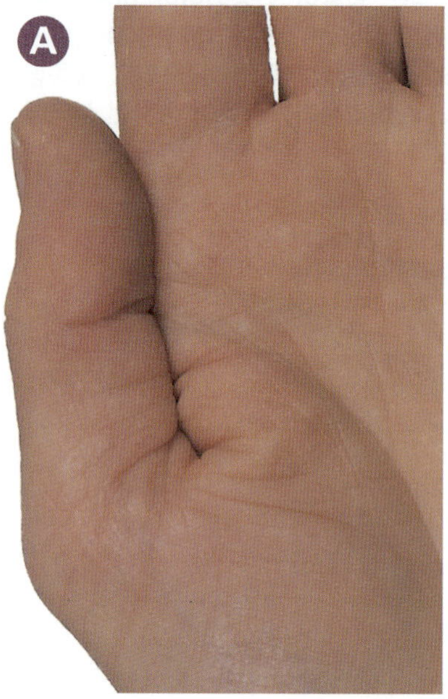

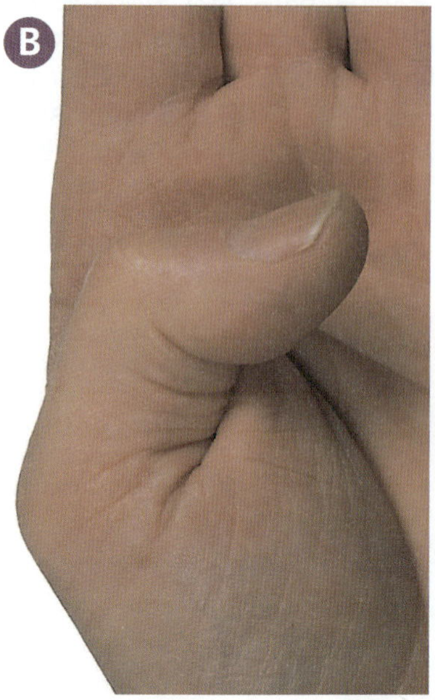

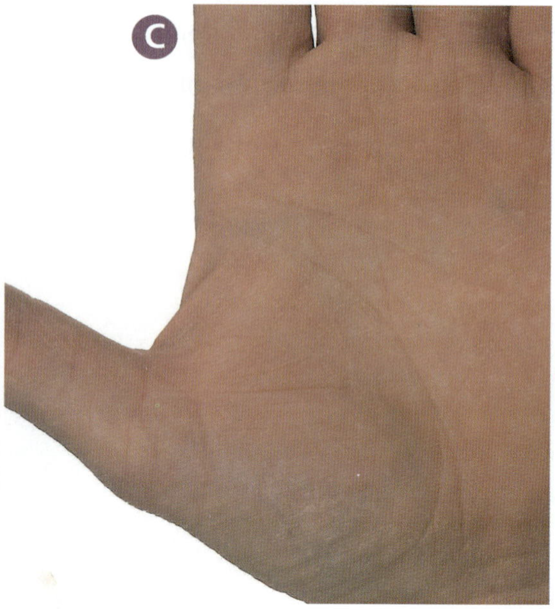

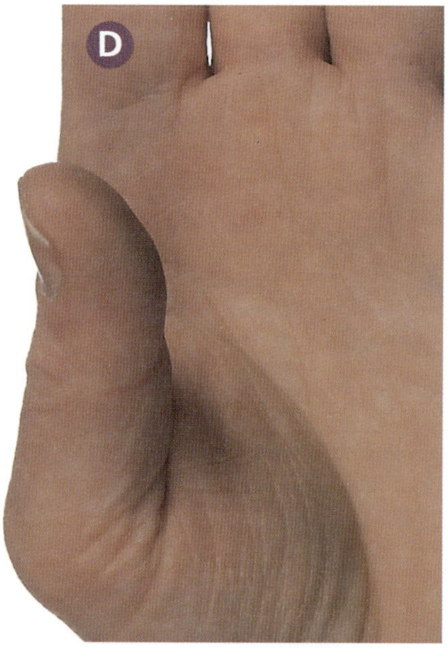

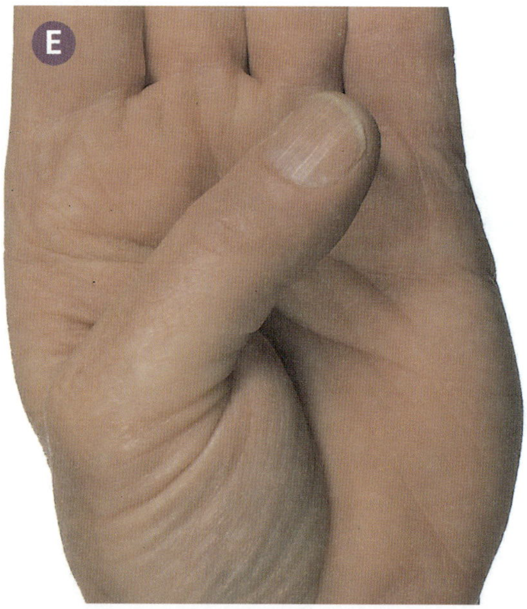

- **A** 해부학적 자세
- **B** 굽힘
- **C** 폄
- **D** 벌림
- **E** 맞섬

엄지의 손목손허리관절을 움직이는 근육

굽힘: 짧은엄지굽힘근, 엄지맞섬근, (다른 엄지 관절이 굽혀졌을 때) 긴엄지굽힘근

폄: 긴엄지벌림근, 긴엄지폄근, 짧은엄지폄근

벌림: 짧은엄지벌림근, 긴엄지벌림근

모음: 엄지모음근

맞섬: 엄지맞섬근, 짧은엄지굽힘근, 엄지모음근에 의해 강화, 긴엄지굽힘근

해부학적 자세에서 엄지(A)의 첫째손허리뼈가 다른 손허리뼈들에 대해 직각으로 위치하므로 (pp.123~124) 엄지손톱이 다른 손가락들에 대해 직각이다. 그러나 이것은 인위적으로 취해진 자세이고 자연스러운 자세에서는 엄지가 손바닥면에 대해 약 60° 기울어져 있다(약간 벌려진 채로). 굽힘(B)은 손바닥을 가로질러 굽혀진 것으로 엄지손가락뼈들이 손바닥과 직각을 유지한다. 폄(C)은 굽힘의 반대동작으로 손바닥에서 멀어지는 것이다. 벌림(D)은 엄지를 손바닥면으로부터 앞을 향하는 것으로 움직임을 계속하면 불가피하게 맞섬(E)상태, 즉 첫째손허리뼈가 회전하여 새끼손가락 기저부분을 향하는 상태가 된다. 맞섬은 벌림, 굽힘과 안쪽돌림이 손목손허리관절 수준에서 조합을 이룬 것으로 이 동작을 취하기 위해 다른 손가락의 굽힘이 동반될 필요는 없다.

왼쪽 손바닥 Palm of left hand

A 손바닥널힘줄

손바닥 피부가 제거되어 손바닥 널힘줄이 보인다.

B 손바닥널힘줄 제거 후

손바닥의 얕은층 구조물을 제거하면 굽힘근지지띠(flexor retinaculum), 정중신경(median n.)과 자신경(ulnar n.) 그리고 얕은손바닥동맥활(superficial palmar arch)이 보이고 안쪽과 바깥쪽에 엄지두덩과 새끼두덩의 근육들이 위치한다.

B

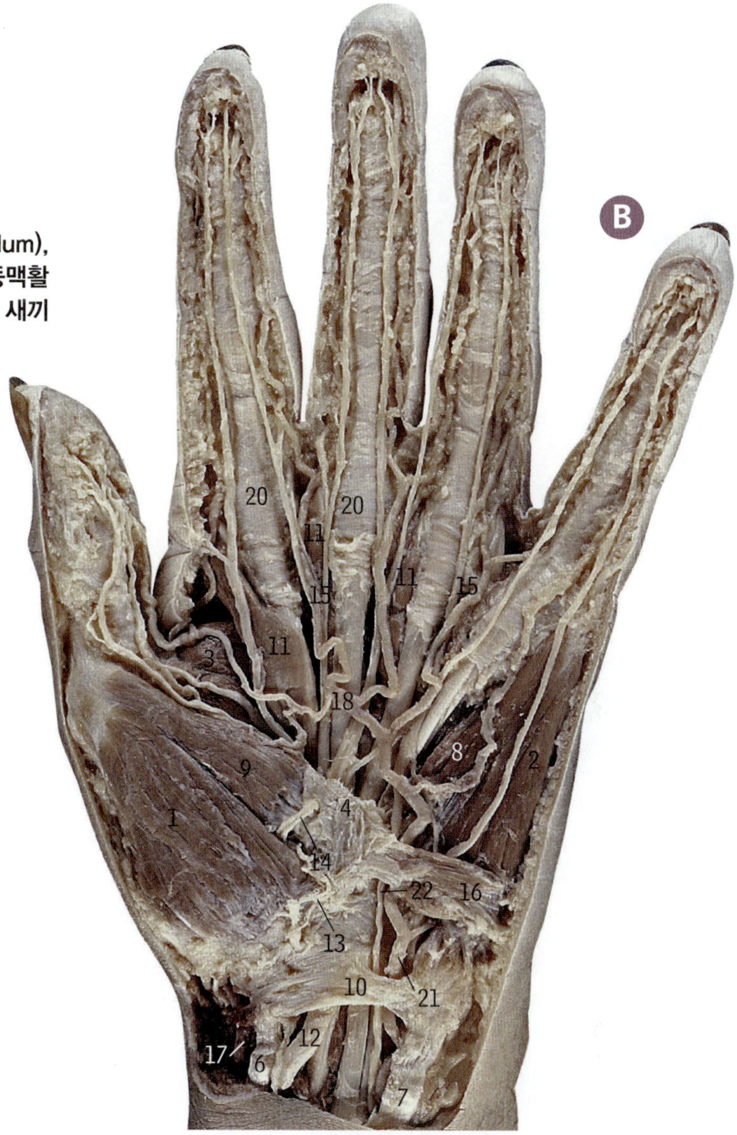

A

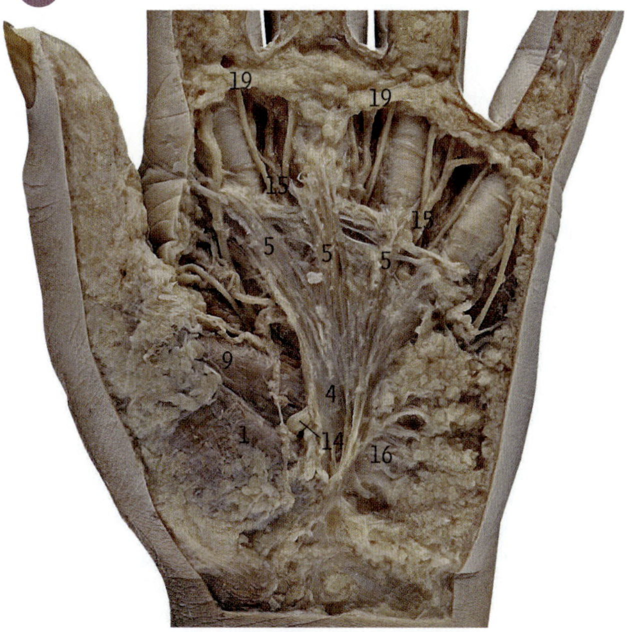

1 Abductor pollicis brevis 짧은엄지벌림근(단무지외전근)
2 Abductor digiti minimi 새끼벌림근(소지외전근)
3 Abductor pollicis 엄지벌림근(무지외전근)
4 Aponeurosis, central part 널힘줄(건막)의 중앙부
5 Aponeurosis, digital slips 널힘줄(건막)의 손가락이음선
6 Flexor carpi radialis 노쪽손목굽힘근힘줄(요측수근굴근건)
7 Flexor carpi ulnaris 자쪽손목굽힘근(척측수근굴근)
8 Flexor digiti minimi brevis 짧은새끼굽힘근(단소지굴근)
9 Flexor pollicis brevis 짧은엄지굽힘근(단수무지굴근)
10 Flexor retinaculum 굽힘근지지띠(굴근지대)
11 Lumbrical 벌레근(충양근)
12 Median nerve 정중신경
13 Median nerve, palmar branch 정중신경의 손바닥가지(장지)
14 Median nerve, recurrent branch 정중신경의 되돌이가지(회선지)
15 Palmar digital vessel and nerve 바닥쪽손가락혈관과 신경(수장측지혈관과 신경)
16 Palmaris brevis 짧은손바닥근(단수장근)
17 Radial artery 노동맥(요골동맥)
18 Superficial palmar arch 얕은손바닥동맥활(표재수장궁)
19 Superficial transverse metacarpal ligament 얕은가로손허리인대(천횡중수인대)
20 Synovial sheaths of flexor tendon 굽힘근힘줄(굴근건)의 윤활집(활막초)
21 Ulnar artery 자동맥(척골동맥)
22 Ulnar nerve 자신경(척골신경)

CT 3차원 재구축을 이용하여 깊은손가락굽힘근의 모양을 본다.

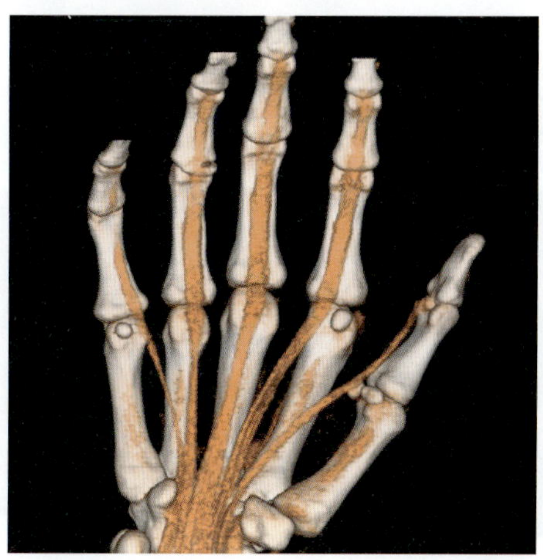

동정맥샛길(동정맥루), 뒤퓌트랑구축, pp.170~172 참조.

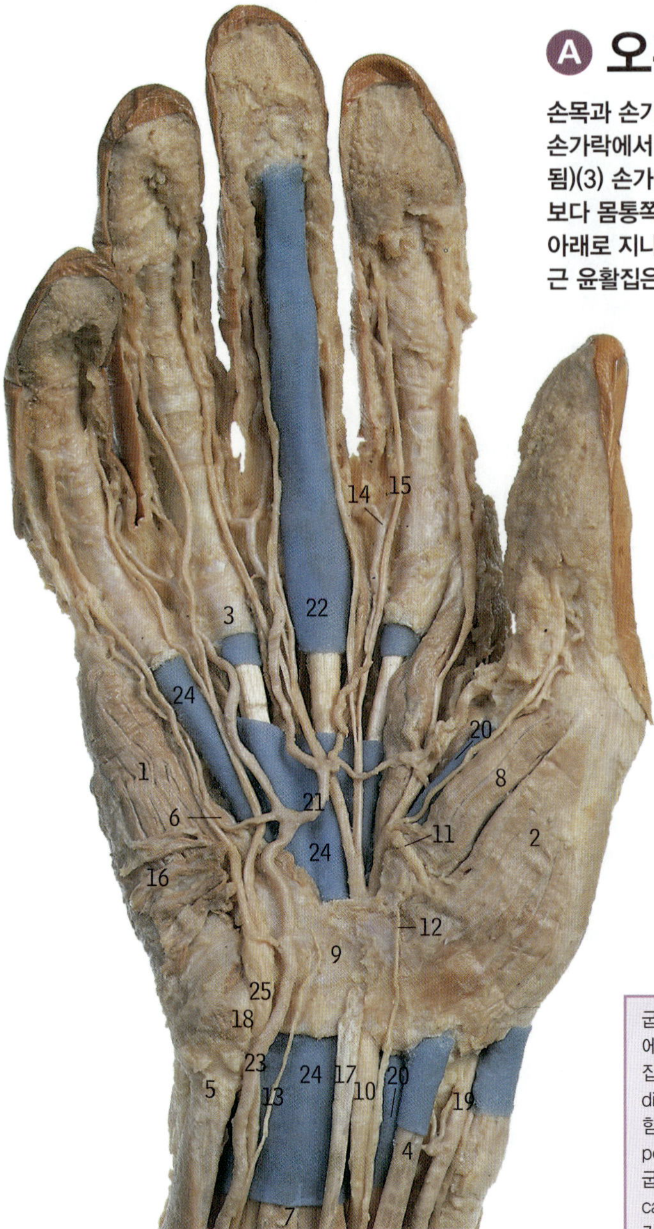

Ⓐ 오른쪽 손바닥 Palm of right hand *윤활집*

손목과 손가락의 윤활집(synovial sheath, 활막초)이 파란색으로 강조하여 표시되었다. 가운데 손가락에서 굽힘근섬유집(fibrous flexor sheath, 굴근섬유초)을 제거하여(다른 손가락은 유지됨)(3) 손가락길이를 따라 윤활집(22)을 관찰할 수 있다. 집게와 반지손가락의 윤활집은 섬유집보다 몸통쪽으로 약간 더 나와 있다. 새끼손가락의 윤활집은 굽힘근지지띠(flexor retinaculum) 아래로 지나는 손가락굽힘근힘줄을 감싸는 윤활집(자쪽활액주머니)(24)과 이어지고 긴엄지굽힘근 윤활집은 노쪽활액주머니(radial bursa)(20)로 이것도 지지띠 아래를 지나간다(9).

1 Abductor digiti minimi 새끼벌림근(소지외전근)
2 Abductor pollicis brevis 짧은엄지벌림근(단무지외전근)
3 Fibrous flexor sheath 굽힘근섬유집
4 Flexor carpi radialis 노쪽손목굽힘근힘줄(요측수근굴근건)
5 Flexor carpi ulnaris 자쪽손목굽힘근(척측수근굴근)
6 Flexor digiti minimi brevis 짧은새끼굽힘근(단소지굴근)
7 Flexor digitorum superficialis 얕은손가락굽힘근(천지굴근)
8 Flexor pollicis brevis 짧은엄지굽힘근(단수무지굴근)
9 Flexor retinaculum 굽힘근지지띠(굴근지대)
10 Median nerve 정중신경
11 Muscular (recurrent) branch of median nerve 정중신경의 근육가지
12 Palmar branch of median nerve 정중신경의 손바닥가지(장지)
13 Palmar branch of ulnar nerve 자신경(척골신경)의 손바닥가지(장지)
14 Palmar digital artery 온바닥쪽손가락동맥(총장측지동맥)
15 Palmar nerve 손바닥신경(수장신경)
16 Palmaris brevis 짧은손바닥근(단수장근)
17 Palmaris longus 긴손바닥근(장수장근)
18 Pisiform bone 콩알뼈(두상골)
19 Radial artery 노동맥(요골동맥)
20 Radial bursa and flexor pollicis longus 노쪽윤활주머니(요측윤활낭)와 긴엄지굽힘근(장수무지굴근)
21 Superficial palmar arch 얕은손바닥동맥활(표재수장궁)
22 Synovial sheath 윤활집(활막초)
23 Ulnar artery 자동맥(척골동맥)
24 Ulnar bursa 자쪽윤활주머니(척측활액낭)
25 Ulnar nerve 자신경(척골신경)

굽힘근지지띠(flexor retinaculum, 굴근지대) 아래에 형성된 손목굴(carpal tunnel)에서 하나의 윤활집이 얕은 · 깊은손가락굽힘근(천 · 심지굴근, flexor digitorum superficialis and profundus)(A24)의 8개 힘줄을 감싸고, 다른 윤활집은 긴엄지굽힘근(flexor pollicis longus, 장무지굴근) 힘줄(A20)을 감싸며 굽힘근지지띠에 묻혀 있는 노쪽손목굽힘근(flexor carpi radialis, 요측수근굴근)(A4)은 자체 윤활집을 가진다. 노쪽손목굽힘근과 긴엄지굽힘근의 윤활집은 힘줄이 끝나는 곳까지 이어진다.

긴손가락굽힘근의 윤활집은 새끼손가락의 경우 새끼의 손가락윤활집에 이어진다. 그러나 반지손가락, 가운데손가락과 집게손가락의 경우는 이어지지 않는다. 이 손가락들은 자체의 윤활집을 가지는데, 이 윤활집은 자신을 싸고 있는 섬유집보다 약간 더 길다.

정중신경(median n.)의 근육가지(A11)는 짧은엄지벌림근(abductor pollicis brevis, 단무지외전근), 짧은엄지굽힘근(flexor pollicis brevis, 단무지굴근), 엄지맞섬근(opponens pollicis, 무지대립근)에 분포하는데 짧은엄지굽힘근(A8)에 분포하는 양상은 가장 개인차가 많다. 손의 1/3은 정중신경이 지배하고, 1/3은 자신경(ulnar n.)이 그리고 나머지 1/3은 이 두 신경이 함께 지배한다.

Ⓑ 오른쪽 집게손가락 Right index finger *긴힘줄, 끈과 부속구조*

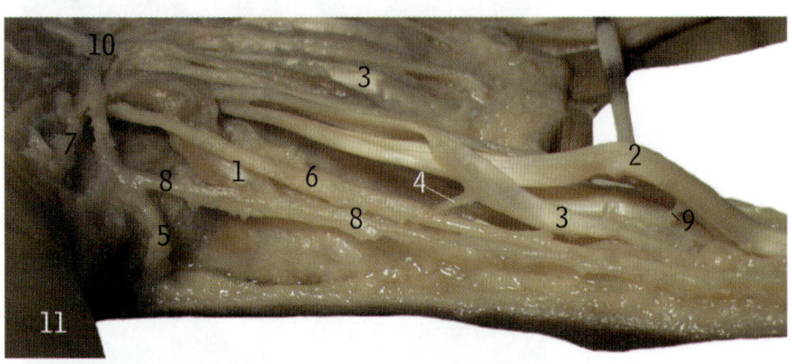

1 First lumbrical muscle 첫째벌레근(충양근)
2 Flexor digitorum profundus 깊은손가락굽힘근(심지굴근)
3 Flexor digitorum superficialis 얕은손가락굽힘근(천지굴근)
4 Long vinculum of superficialis tendon 얕은손가락굽힘근힘줄(천지굴근건)의 긴끈(장뉴)
5 Metacarpal arterial branch 손허리뼈동맥가지(수근중수동맥가지)
6 Palmar digital nerve 손바닥쪽손가락신경(수장측지신경)
7 Princeps pollicis artery 엄지으뜸동맥(무지족동맥)
8 Radialis indicis artery 집게노쪽동맥(검지요측동맥)
9 Short vinculum of profundus tendon 깊은손가락굽힘근힘줄(신지굴근건)의 짧은끈(단뉴)
10 Superficial palmar arterial arch 얕은손바닥동맥활(표재수장궁)
11 Thumb 엄지손가락(엄지)

손가락신경차단, 손감염, 망치손가락, pp.170~172 참조.

왼쪽 손목과 손 Left wrist and hand

A *손바닥면* **B** *횡단 자기공명영상*

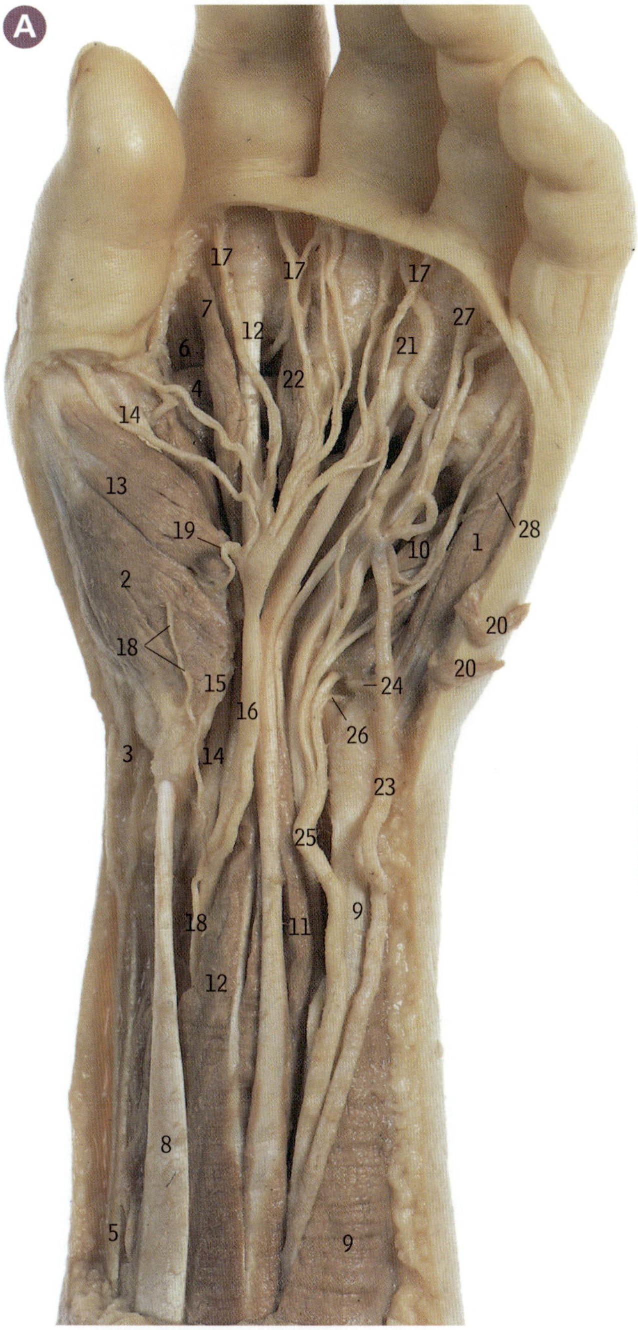

손가락 굽힘근섬유집(fibrous flexor sheath)의 일부(A21)가 제거되어 얕은손가락굽힘근(flexor digitorum superficialis, 천지굴근)(A12)과 깊은손가락굽힘근(flexor digitorum profundus, 심지굴근)(A11)의 힘줄이 보인다. 손바닥에서 벌레근(lumbrical, 충양근)(A7, A22)은 깊은근힘줄에서 일어난다. 자기공명영상의 단면 사진과 비교해 본다.

1 Abductor digiti minimi 새끼벌림금(소지외전근)
2 Abductor pollicis brevis 짧은엄지벌림근(단무지외전근)
3 Abductor pollicis longus 긴엄지벌림근(장무지외전근)
4 Adductor pollicis 엄지모음근(무지내전근)
5 Brachioradialis 위팔노근(상완요골근)
6 First dorsal interosseous 첫째등쪽뼈사이근(제1배측골간근)
7 First lumbrical 첫째벌레근(제1충양근)
8 Flexor carpi radialis 노쪽손목굽힘근(요측수근굴근)
9 Flexor carpi ulnaris 자쪽손목굽힘근(척측수근굴근)
10 Flexor digiti minimi brevis 짧은새끼굽힘근(단소지굴근)
11 Flexor digitorum profundus 깊은손가락굽힘근(심지굴근)
12 Flexor digitorum superficialis 얕은손가락굽힘근(천지굴근)
13 Flexor pollicis brevis 짧은엄지굽힘근(단수무지굴근)
14 Flexor pollicis longus 긴엄지굽힘근(장수무지굴근)
15 Flexor retinaculum cut edge 굽힘근지지띠(굴근지대)의 절단면
16 Median nerve 정중신경
17 Median nerve, digital branch 정중신경의 손가락가지(지지)
18 Median nerve, palmar cutaneous branch 정중신경의 손바닥피부가지(장피지)
19 Median nerve, recurrent branch 정중신경의 되돌이가지(회선지)
20 Palmaris brevis 짧은손바닥근(단수장근)
21 Remaining parts of fibrous flexor sheath 굽힘근섬유집의 남아 있는 부분
22 Second lumbrical 둘째벌레근(제2충양근)
23 Ulnar artery 자동맥(척골동맥)
24 Ulnar artery, deep branch 자동맥(척골동맥)의 깊은가지(심지)
25 Ulnar nerve 자신경(척골신경)
26 Ulnar nerve, deep branch 자신경(척골신경)의 깊은가지(심지)
27 Ulnar nerve, digital branch 자신경(척골신경)의 손가락가지(지지)
28 Ulnar nerve, muscular branch 자신경(척골신경)의 근육가지(근지)

벌레근(lumbrical muscles, 충양근)은 뼈에 부착하지 않는다. 이 근육들은 깊은손가락굽힘근(flexor digitorum profundus, 심지굴근)(A11)에서 일어나는데 첫째와 둘째(A7, 22)는 각각 집게와 가운데손가락에서 일어나고, 셋째와 넷째는 각각 가운데와 반지손가락의 이웃면과 반지와 집게손가락의 이웃면에서 일어난다. 각각의 벌레근은 손가락의 등쪽손가락팽대부(dorsal digital expansion)의 노쪽에 부착한다(p. 166 참조).

안쪽 가쪽

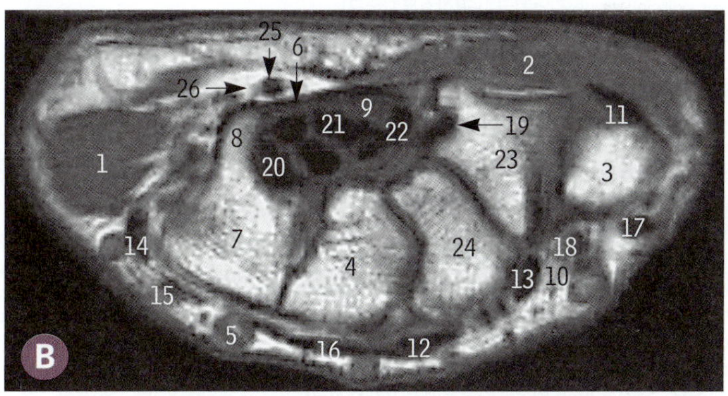

1 Abductor digiti minimi 새끼벌림근(소지외전근)
2 Abductor pollicis brevis muscle 짧은엄지벌림근(단무지외전근)
3 Base of first metacarpal 첫째손허리뼈(제1중수골)의 바닥(기저부)
4 Capitate 알머리뼈(유두골)
5 Dorsal venous arch 등쪽정맥활(배정맥궁)
6 Flexor retinaculum 굽힘근지지띠(굴근지대)
7 Hamate 갈고리뼈(유구골)
8 Hook of hamate 갈고리뼈(유구골)의 갈고리
9 Median nerve 정중신경
10 Radial nerve 노신경(요골신경)
11 Tendon of abductor pollicis longus muscle 긴엄지벌림근힘줄(장무지외전근건)
12 Tendon of extensor carpi radialis brevis muscle 짧은노쪽손목폄근힘줄(단요측수근신근건)
13 Tendon of extensor carpi radialis longus muscle 긴노쪽손목폄근힘줄(장요측수근신근건)
14 Tendon of extensor carpi ulnaris muscle 자쪽손목폄근힘줄(척측수근신근건)
15 Tendon of extensor digiti minimi muscle 새끼손가락폄근힘줄(소지신근건)
16 Tendon of extensor digitorum muscle 손가락폄근힘줄(지신근건)
17 Tendon of extensor pollicis brevis muscle 짧은엄지폄근힘줄(단수무지신근건)
18 Tendon of extensor pollicis longus muscle 긴엄지폄근힘줄(장수무지신근건)
19 Tendon of flexor carpi radialis muscle 노쪽손목굽힘근힘줄(요측수근굴근건)
20 Tendon of flexor digitorum profundus 깊은손가락굽힘근힘줄(심수지굴근건)
21 Tendon of flexor digitorum superficialis 얕은손가락굽힘근힘줄(표재지굴근건)
22 Tendon of flexor pollicis longus muscle 긴엄지굽힘근힘줄(장수무지굴근건)
23 Trapezium 큰마름뼈(대능형골)
24 Trapezoid 작은마름뼈(소능형골)
25 Ulnar artery 자동맥(척골동맥)
26 Ulnar nerve 자신경(척골신경)

손목굴증후군(수근관증후군), 정중신경마비, pp.170~172 참조.

얕은손바닥동맥활 Superficial palmar arch

Ⓐ *불완전한 동맥활(왼손)*

Ⓑ *완전한 동맥활(오른손)*

2/3의 경우에서 얕은손바닥동맥활(superficial palmar arch, 표재수장궁)이 불완전하게 형성되고(A29처럼), 1/3의 경우는 완전한 손바닥동맥활이 형성된다(B30).

손바닥에서는 얕은손바닥동맥활(29)와 그 가지(1)들이 온바닥쪽손가락신경(22, 7)보다 얕게 위치하지만 손가락에서는 신경(3)이 동맥(2)보다 더 얕게 위치한다.

1 A common palmar digital artery 온바닥쪽손가락동맥(총장측지동맥)
2 A palmar digital artery 손바닥쪽손가락동맥(수장측지동맥)
3 A palmar digital nerve 손바닥쪽손가락신경(수장측지신경)
4 Abductor digiti minimi 짧은새끼벌림근(소지외전근)
5 Abductor pollicis brevis 짧은엄지벌림근(단무지외전근)
6 Abductor pollicis longus 긴엄지벌림근(장무지외전근)
7 Common palmar digital branch of ulnar nerve 자신경(척골신경)의 온바닥쪽손가락가지
8 Common origin of 28 and 26 28과 26의 공통줄기
9 Deep branch of ulnar artery 자동맥(척골동맥)의 깊은가지(심부가지)
10 Deep branch of ulnar nerve 자신경(척골신경)의 깊은신경(심부신경)
11 Deep palmar arch 깊은손바닥동맥활(심부수장궁)
12 First lumbrical 첫째벌레근(제1충양근)
13 Flexor carpi radialis 노쪽손목굽힘근(요측수근굴근)
14 Flexor carpi ulnaris and pisiform 자쪽손목굽힘근(척측수근굴근)과 콩알뼈(두상골)
15 Flexor digitorum profundus 깊은손가락굽힘근(심지굴근)
16 Flexor digitorum superficialis 얕은손가락굽힘근(천지굴근)
17 Flexor pollicis brevis 짧은엄지굽힘근(단수무지굴근)
18 Flexor pollicis longus 긴엄지굽힘근(장수무지굴근)
19 Flexor retinaculum 굽힘근지지띠(굴근지대)
20 Fourth lumbrical 넷째벌레근(제4충양근)
21 Median nerve 정중신경
22 Median nerve dividing into common palmar digital braches 온바닥쪽손가락가지로 갈라지는 정중신경
23 Muscular (recurrent) branch of median nerve 정중신경의 근육가지
24 Opponens digiti minimi 새끼맞섬근(소지대립근)
25 Palmaris brevis 짧은손바닥근(단수장근)
26 Princeps pollicis artery 엄지으뜸동맥(무지주동맥)
27 Radial nerve 노신경(요골신경)
28 Radialis indicis artery 집게노쪽동맥(검지요측동맥)
29 Superficial palmar arch 얕은손바닥동맥활(표재수장궁)
30 Superficial palmar branch of radial artery 노쪽동맥(요골동맥)의 얕은손바닥동맥활(표재수장궁)
31 Ulnar artery 자동맥(척골동맥)
32 Ulnar nerve 자신경(척골신경)

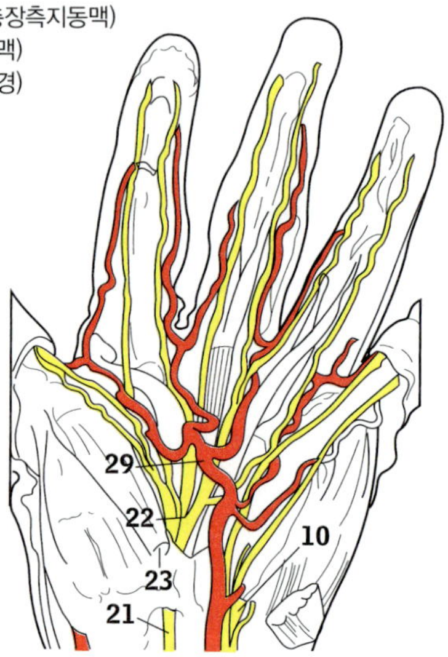

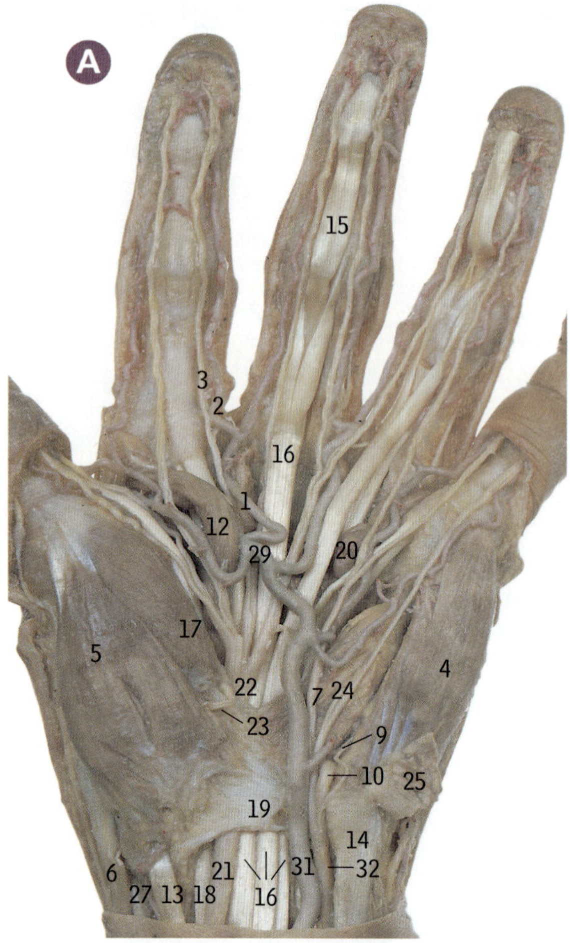

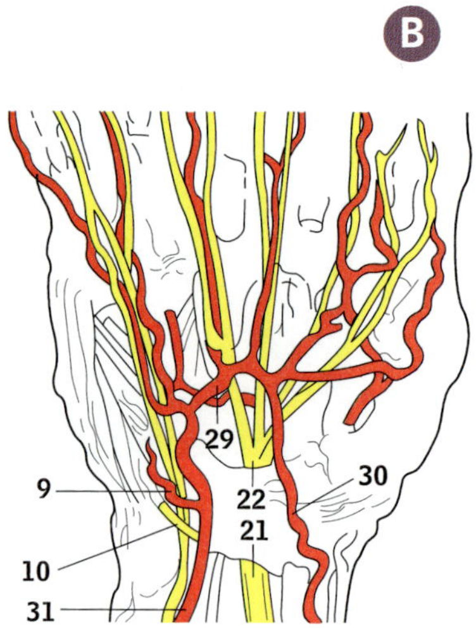

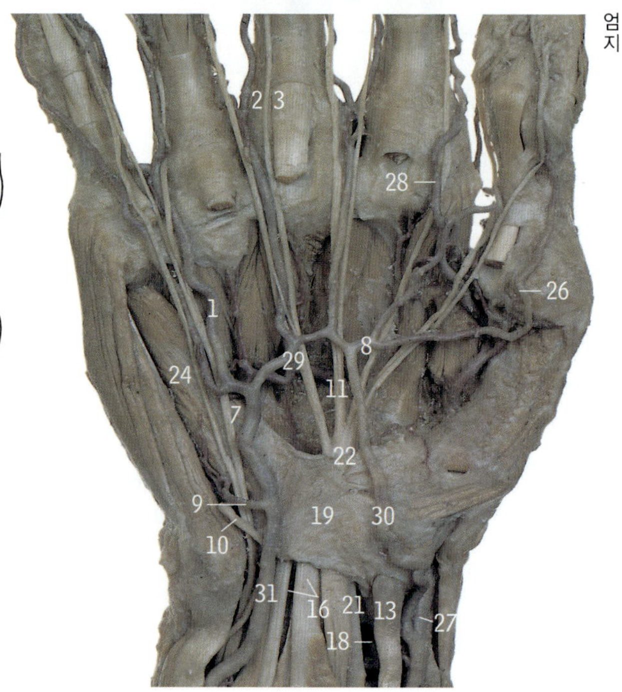

손목동맥천자, 기용터널증후근, pp.170~172 참조.

오른손 손바닥 Palm of right hand

C 깊은동맥활

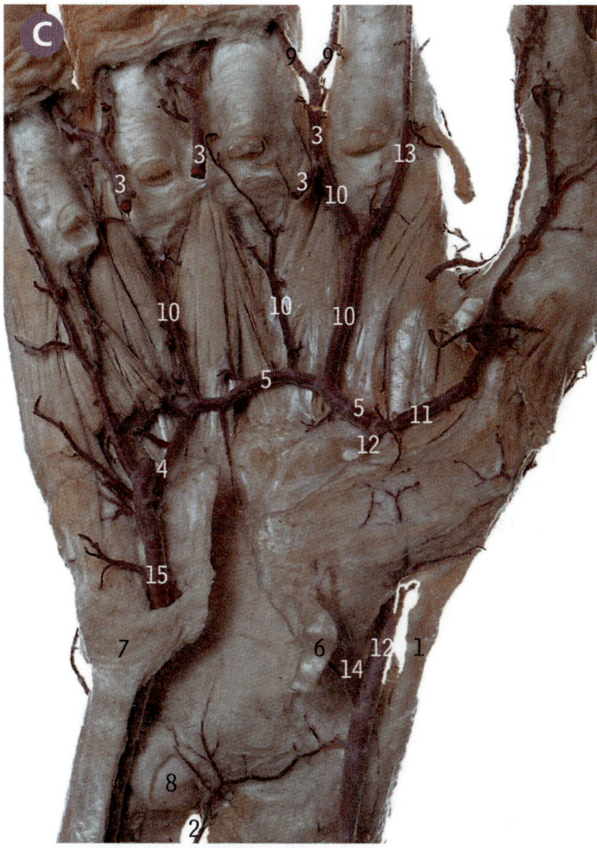

대부분의 근육과 힘줄은 제거하였고, 라텍스 주입에 의해 동맥은 팽창되어 있다. 깊은손바닥동맥활(deep palmar arch, 심부수장궁)(5)은 손바닥쪽손허리동맥(palmar metacarpal a., 수장측중수동맥)(10)을 내는데, 이 동맥은 얕은동맥활에서 갈라져 나온 온바닥쪽손가락동맥(common palmar digital a., 총장측지동맥)(3)과 문합한다. 그림 D의 동맥조영상과 비교해 본다.

D 손바닥동맥의 동맥조영상

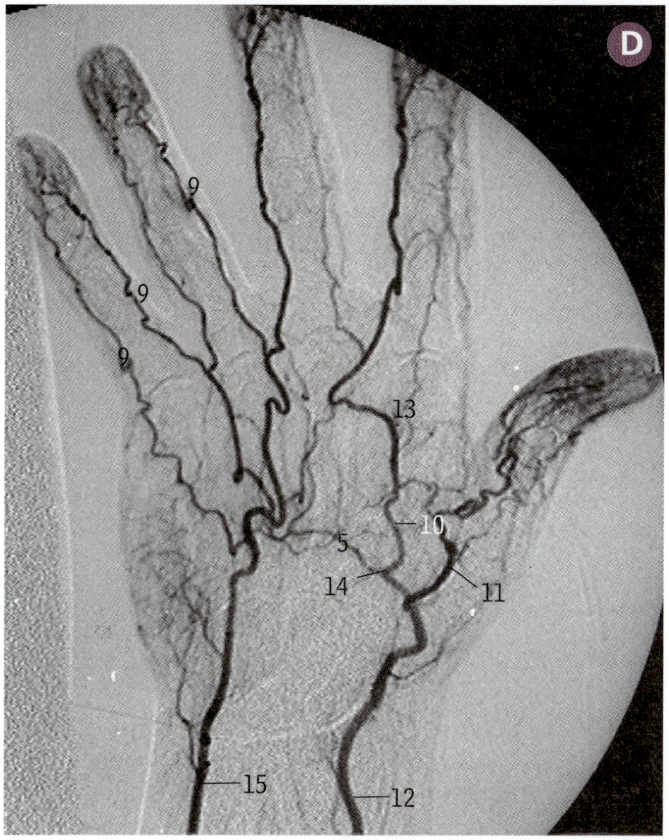

1 Abductor pollicis longus 긴엄지벌림근(장무지외전근)
2 Branch of anterior interosseous artery to anterior carpal arch 앞손목동맥활(전수근궁)로 가는 앞뼈사이막동맥(전골간동맥)의 가지
3 Common palmar digital arteries (from superficial arch) 얕은손바닥동맥활(표재수장궁)로부터 온바닥쪽손가락동맥(총장측지동맥)
4 Deep branch of ulnar artery 자동맥(척골동맥)의 깊은가지
5 Deep palmar arch 깊은손바닥동맥활(심부수장궁)
6 Flexor carpi radialis 노쪽손목굽힘근(요측수근굴근)
7 Flexor carpi ulnaris and pisiform 자쪽손목굽힘근(척측수근굴근)과 콩알뼈(두상골)
8 Head of ulna 자뼈(척골)의 머리(두)
9 Palmar digital arteries 손바닥쪽손가락동맥(수장측지동맥)
10 Palmar metacarpal arteries 손바닥쪽손허리동맥(수장측중수동맥)
11 Princeps pollicis artery 엄지으뜸동맥(무지족동맥)
12 Radial artery 노동맥(요골동맥)
13 Radialis indicis artery 집게노쪽동맥(검지요측동맥)(비정상적 분지)
14 Superficial palmar branch of radial artery 노쪽동맥(요골동맥)의 얕은손바닥동맥활(표재수장궁)
15 Ulnar artery 자동맥(척골동맥)

방아쇠손가락, pp.170~172 참조.

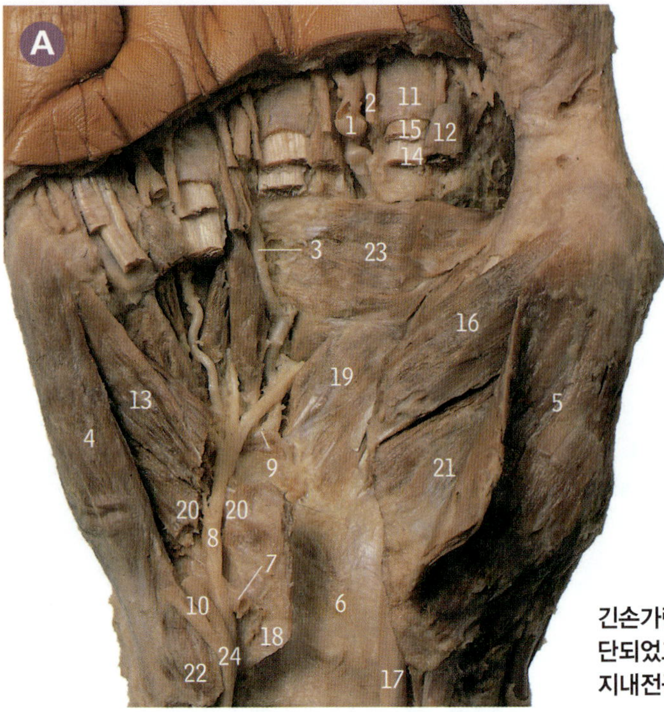

Ⓐ 오른손 손바닥 Palm of right hand

자신경의 깊은가지

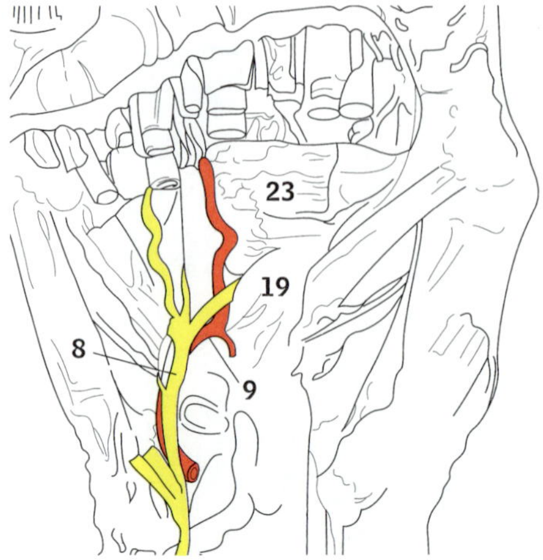

긴손가락굽힘근힘줄(15, 14)과 벌레근(lumbrical, 충양근)(12)은 손허리뼈머리근처에서 절단되었고, 새끼두덩근육들을 제거하여 손바닥을 달려 엄지모음근(adductor pollicis, 무지내전근) 가로갈래(23)와 빗갈래(19) 사이로 들어가는 자신경과 자동맥(8, 7)이 보인다.

1 A common palmar digital artery 온바닥쪽손가락동맥(총장측지동맥)
2 A palmar digital nerve 손바닥쪽손가락신경(수장측지신경)
3 A palmar metacarpal artery 손바닥쪽손허리동맥(수장측중수동맥)
4 Abductor digiti minimi 새끼벌림근(소지외전근)
5 Abductor pollicis brevis 짧은엄지벌림근(단무지외전근)
6 Carpal tunnel 손목굴(수근관)
7 Deep branch of ulnar artery 자동맥(척골동맥) 깊은가지(심부가지)
8 Deep branch of ulnar nerve 자신경(척골신경) 깊은신경(심부신경)
9 Deep palmar arch 깊은손바닥동맥활(심부수장궁)
10 Digital branch of ulnar nerve 자신경(척골신경)의 손가락가지
11 Fibrous flexor sheath 굽힘근섬유집
12 Frst lumbrical 첫째벌레근(제1충양근)
13 Flexor digiti minimi brevis 새끼손가락굽힘근(소지굴근)
14 Flexor digitorum profundus 깊은손가락굽힘근(심지굴근)
15 Flexor digitorum superficial 얕은손가락굽힘근(천지굴근)
16 Flexor pollicis brevis 짧은엄지굽힘근(단수무지굴근)
17 Flexor pollicis longus 긴엄지굽힘근(장수무지굴근)
18 Flexor retinaculum (cut edge) 굽힘근지지띠(굴근지대)의 절단면
19 Oblique head of adductor pollicis 엄지모음근(무지내전근)의 빗갈래(사두)
20 Opponens digiti minimi 새끼맞섬근(소지대립근)
21 Opponens pollicis 엄지맞섬근(무지대립근
22 Pisiform 콩알뼈(두상골)
23 Transverse head of adductor pollicis 엄지모음근(무지내전근)의 가로갈래(횡두)
24 Ulnar nerve 자신경(척골신경)

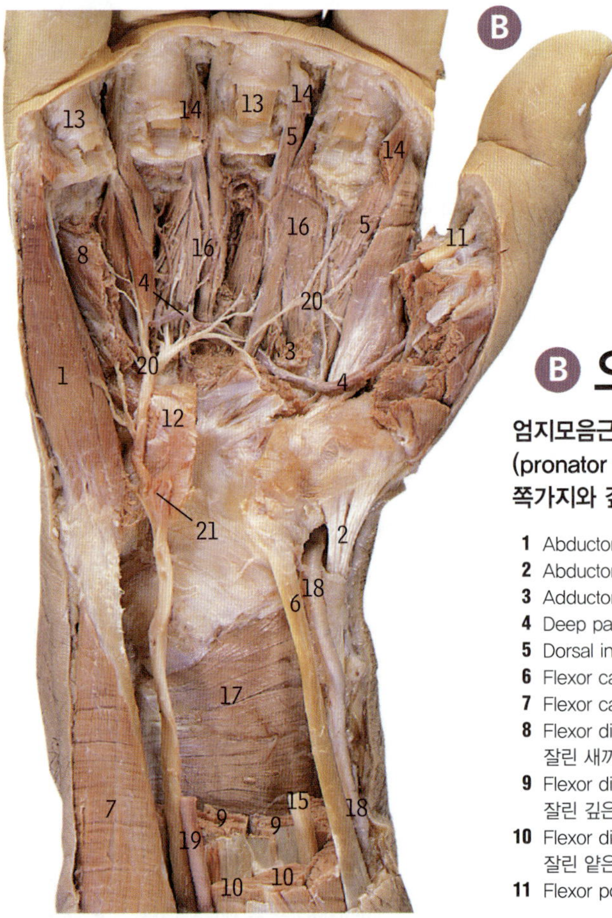

Ⓑ 오른손 손바닥 Palm of right hand *깊은부분*

엄지모음근(adductor policis, 무지내전근)과 굽힘근힘줄의 심부에서 몸통쪽으로는 네모엎침근(pronator quadratus, 방형회내근)이 위치하고, 먼쪽에는 자신경(ulnar n., 척골신경)의 손바닥쪽가지와 깊은손바닥동맥활(deep palmar arch, 심부수장궁)이 위치한다.

1 Abductor digiti minimi 새끼벌림근(소지외전근)
2 Abductor pollicis longus 긴엄지벌림근(장무지외전근)
3 Adductor pollicis–cut 잘린 엄지모음근(무지내전근)
4 Deep palmar arch 깊은손바닥동맥활(심부수장궁)
5 Dorsal interossei 등쪽뼈사이근(배측골간근)
6 Flexor carpi radialis 노쪽손목굽힘근(요측수근굴)
7 Flexor carpi ulnaris 자쪽손목굽힘근(척측수근굴근)
8 Flexor digiti minimi–cut 잘린 새끼손가락굽힘근(소지굴근)
9 Flexor digitorum profundus–cut 잘린 깊은손가락굽힘근(심지굴근)
10 Flexor digitorum superficialis–cut 잘린 얕은손가락굽힘근(천지굴근)
11 Flexor pollicis longus 긴엄지굽힘근(장수무지굴근)
12 Flexor retinaculum–cut 잘린 굽힘근지지띠(굴근지대)
13 Flexor tendon sheaths 굽힘근힘줄집(굴근건초)
14 Lumbrical–cut 잘린 벌레근(충양근)
15 Median nerve–cut 잘린 정중신경
16 Palmar interossei 바닥쪽뼈사이근(장측골간근)
17 Pronator quadratus 네모엎침근(방형회내근)
18 Radial artery 노동맥(요골동맥)
19 Ulnar artery–cut 잘린 자동맥(척골동맥)
20 Ulnar nerve, deep branch to intrinsic hand muscles 자신경(척골신경), 손바닥내재근으로 가는 깊은가지
21 Ulnar nerve, superficial branch (cut at wrist) 손목에서 절단된 자신경(척골신경)의 얕은가지

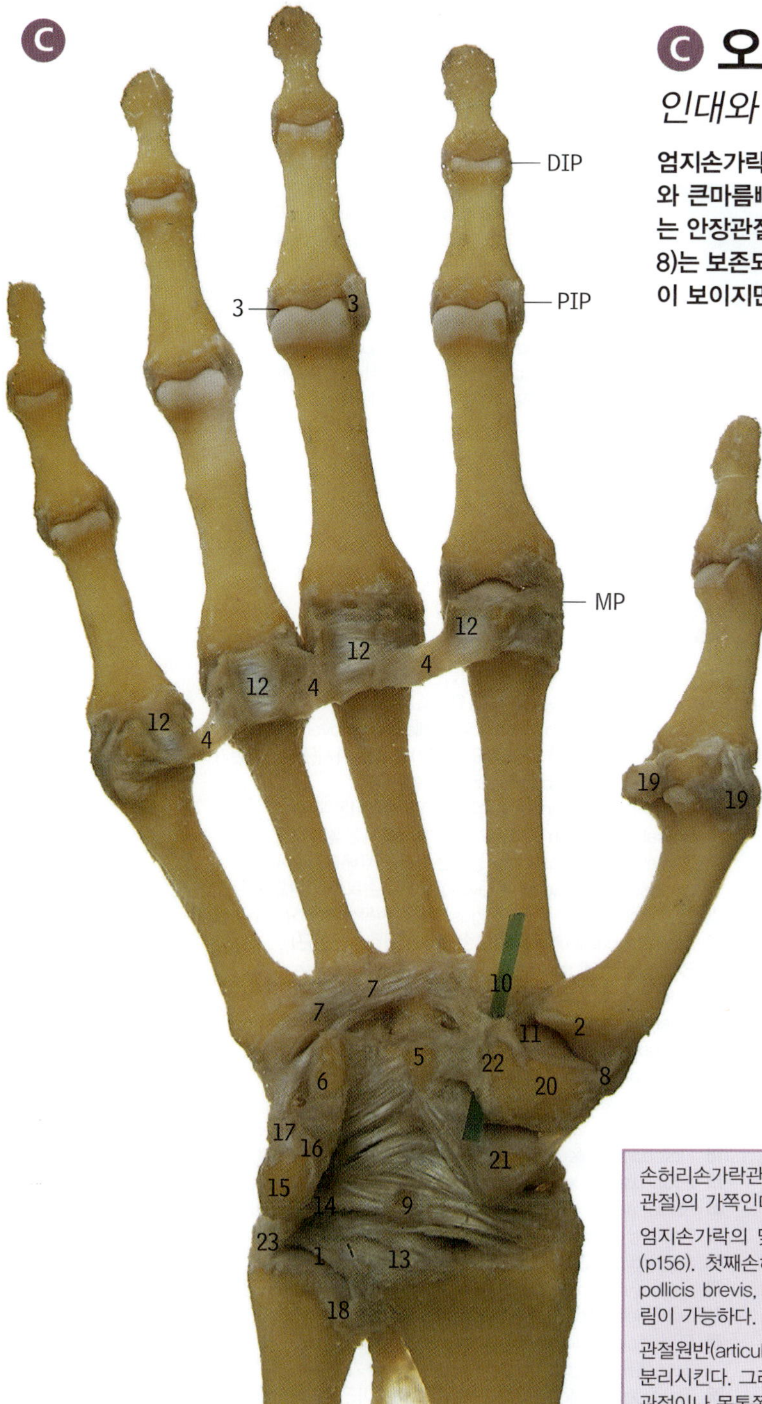

DIP 먼쪽손가락사이관절(distal interphalangeal joint, 원위지절관절)
PIP 몸통쪽손가락사이관절(proximal interphalangeal joint, 근위지절관절)
MP 손허리손가락관절(metacarpophalangeal joint, 중수지관절)

C 오른손 손바닥 Palm of right hand

인대와 관절

엄지손가락 손목손허리관절(carpometacarpal joint, 수근중수관절)의 (첫째손허리뼈와 큰마름뼈 사이의) 관절주머니를 제거하여 엄지의 맞섬(opposition)을 가능하게 하는 안장관절(saddle-shaped joint)을 볼 수 있다. 이 관절의 손바닥쪽과 가쪽인대(11, 8)는 보존되어 있다. 먼쪽 노자관절의 관절주머니도 제거하여 관절원반(articular disc)이 보이지만 관절원반 먼쪽의 자쪽 손목관절은 개방되어 있지 않다.

1 Articular disc of distal radio-ulnar joint 먼쪽노자관절(요척관절원위부)의 관절원반
2 Base of first metacarpal 첫째손허리뼈(중수골)의 바닥(기저부)
3 Collateral ligament of interphalangeal joint 손락사이관절(지절관절)의 곁인대(측부인대)
4 Deep transverse metacarpal ligament 깊은가로손허리인대(심부횡중수인대)
5 Head of capitate 알머리뼈(유두골)의 머리
6 Hook of hamate 갈고리뼈(유구골)의 갈고리
7 Interosseous metacarpal ligament 뼈사이손허리뼈인대(골간중수인대)
8 Lateral ligament of carpometacarpal joint of thumb
엄지의 손목손허리관절(수근중수관절)의 가쪽인대(외측인대)
9 Lunate 반달뼈(월상골)
10 Marker in groove on trapezium for flexor carpi radialis tendon
큰마름뼈(대능형골)에 노쪽손목굽힘근힘줄(요측수근굴근건)고랑을 표시함
11 Palmar ligament of carpometacarpal joint of thumb
엄지의 손목손허리관절(수근중수관절)의 손바닥인대
12 Palmar ligament of metacarpophalangeal joint with groove for flexor tendon
굽힘근힘줄 고랑이 있는 손허리손가락관절(중수지관절)의 손바닥인대
13 Palmar radiocarpal ligament 손바닥쪽노손목인대(장측요골수근인대)
14 Palmar ulnocarpal ligament 손바닥쪽자손목인대(장측척골수근인대)
15 Pisiform 콩알뼈(두상골)
16 Pisohamate ligament 콩알갈고리인대(두상유구인대)
17 Pisometacarpal ligament 콩알손허리인대(두상중수인대)
18 Sacciform recess of capsule of distal radio-ulnar joint
먼쪽노자관절(하요척관절)의 피막의 주머니오목(낭상오목)
19 Sesamoid bones of flexor pollicis brevis tendons
(with adductor pollicis on ulnar side) 자뼈쪽에 있는 엄지모음근과
짧은엄지굽힘근힘줄(단수무지굴근건)의 종자뼈(종자골)
20 Trapezium 큰마름뼈(대능형골)
21 Tubercle of scaphoid 손배뼈(주상골)의 결절
22 Tubercle of trapezium 큰마름뼈(대능형골)의 결절
23 Ulnar collateral ligament of wrist joint 손목관절(수근관절)의 자쪽곁인대(척측측부인대)

손허리손가락관절(metacarpophalangeal joint, 중수지관절)과 손가락사이관절(interphalangeal joint, 지절관절)의 가쪽인대(D2, C3)는 첫마디뼈의 머리뒤부분에서 먼쪽의 뼈로 앞쪽으로 비스듬히 달린다.

엄지손가락의 맞섬은 첫째손허리뼈의 안쪽돌림(medial rotation)을 수반하는 굽힘과 벌림의 조합이다(p156). 첫째손허리뼈와 큰마름뼈 사이의 안장관절(saddle-shape joint)에서는 짧은엄지굽힘근(flexor pollicis brevis, 단수무지굴근)과 엄지맞섬근(opponens pollicis, 무지대립근)이 수축할 때 손허리뼈의 돌림이 가능하다.

관절원반(articular disc)(1)은 노뼈와 자뼈의 아래부분을 함께 지지하고 먼쪽노자관절을 손목관절로부터 분리시킨다. 그래서 이 관절의 관절안(joint cavity, 관절강)은 연속되지 않는다(연속된 관절안을 갖는 팔꿉관절이나 몸통쪽노자관절과는 다름, p.146).

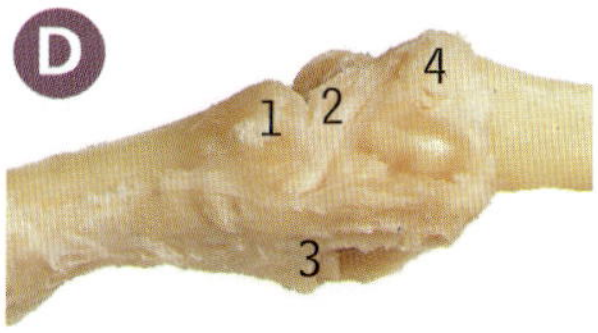

D 오른쪽 집게손가락 Right index finger

손허리손가락관절 노쪽에서

곁인대(collateral lig., 측부인대)(2)를 노출시키기 위해 관절주머니 일부를 제거하였다.

1 Base of proximal phalanx 첫마디뼈의 바닥(기저부)
2 Collateral ligament 곁인대(측부인대)
3 Fibrous flexor sheath 굽힘근섬유집
4 Head of second metacarpal 둘째손허리뼈(제2중수골)의 머리(두)

사냥터관리인 엄지, pp.170~172 참조.

왼손 손등 Dorsum of left hand

A 해부학적코담배갑의 노쪽면

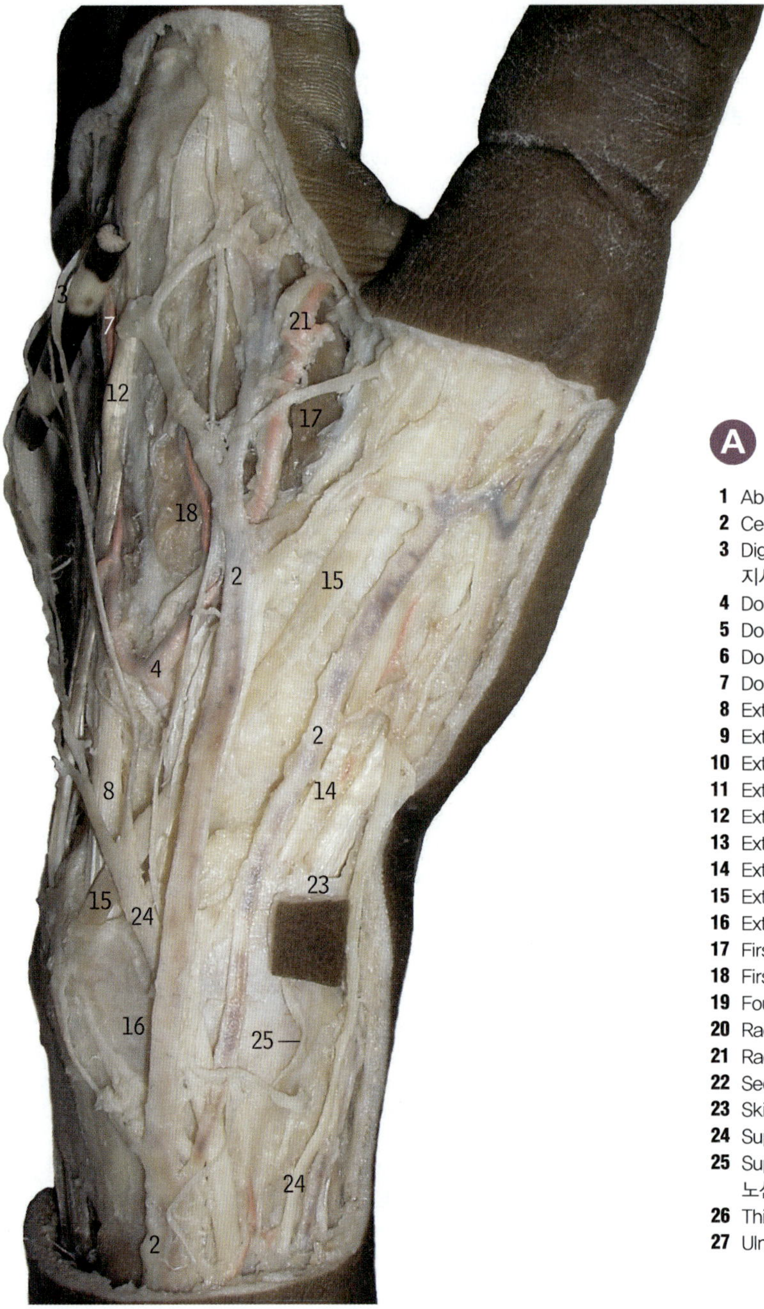

해부학적코담배갑(anatomical snuff box)의 경계는 다음과 같다. 가쪽에는 짧은엄지폄근(extensor pollicis brevis, 단무지신근, 14)과 긴엄지벌림근(abductor pollicis longus, 장무지외전근, 23)의 힘줄이 위치하고, 안쪽에는 긴엄지폄근(extensor pollicis longus, 장무지신근, 15)의 힘줄이 위치한다. 삼각형구조의 해부학적코담배갑의 밑변은 노뼈의 붓돌기(styloid process of the radius, 요골의 경상돌기)가 위치하고, 바닥손배뼈(scaphoid bone, 주상골)가 위치하고, 노쪽피부정맥(cephalic vein, 요측피정맥)이 천정을 지난다.

A B

1 Abductor digiti minimi 새끼벌림근(소지외전근)
2 Cephalic vein 노쪽피부정맥(요골측피부정맥)
3 Digital branches of superficial radial nerve over porcupine quill 지시막대로 들려진 노신경(요골신경)의 얕은가지(천지)의 손가락가지
4 Dorsal carpal arch 등쪽손목활(배측수근궁)
5 Dorsal digital artery 등쪽손가락동맥(배측지동맥)
6 Dorsal digital vein 등쪽손가락정맥(배측지정맥)
7 Dorsal metacarpal artery 등쪽손허리동맥(배측중수동맥)
8 Extensor carpi radialis brevis 짧은노쪽손목폄근(단요측수근신근)
9 Extensor carpi radialis longus 긴노쪽손목폄근(장요측수근신근)
10 Extensor carpi ulnaris 자쪽손목폄근(척측수근신근)
11 Extensor digiti minimi 새끼손가락폄근(소지신근)
12 Extensor digitorum 손가락폄근(지신근)
13 Extensor indicis 집게손가락폄근(시지신근)
14 Extensor pollicis brevis 짧은엄지폄근(단수무지신근)
15 Extensor pollicis longus 긴엄지폄근(장수무지신근)
16 Extensor retinaculum 폄근지지띠(신근지대)
17 First dorsal interosseous 첫째등쪽뼈사이근(제1배측골간근)
18 First dorsal interosseous artery 첫째등쪽뼈사이동맥(제1배측골간동맥)
19 Fourth dorsal interosseous 넷째등쪽뼈사이근(제4배측골간근)
20 Radial artery, dorsal branch 노동맥(요골동맥)의 등쪽가지
21 Radialis indicis artery 집게노쪽동맥(검지요측동맥)
22 Second dorsal interosseous 둘째등쪽뼈사이근(제2배측골간근)
23 Skin overlying abductor pollicis longus 긴엄지벌림근(장무지외전근)을 덮는 피부
24 Superficial radial nerve 노신경(요골신경)의 얕은가지(천자)
25 Superficial radial nerve, cutaneous branch 노신경(요골신경)의 얕은가지(천지)의 피부가지
26 Third dorsal interosseous 셋째등쪽뼈사이근(제3배측골간근)
27 Ulnar nerve, dorsal cutaneous branch 자신경(척골신경)의 뒤쪽피부가지

B 왼손 손등 Dorsum of left hand

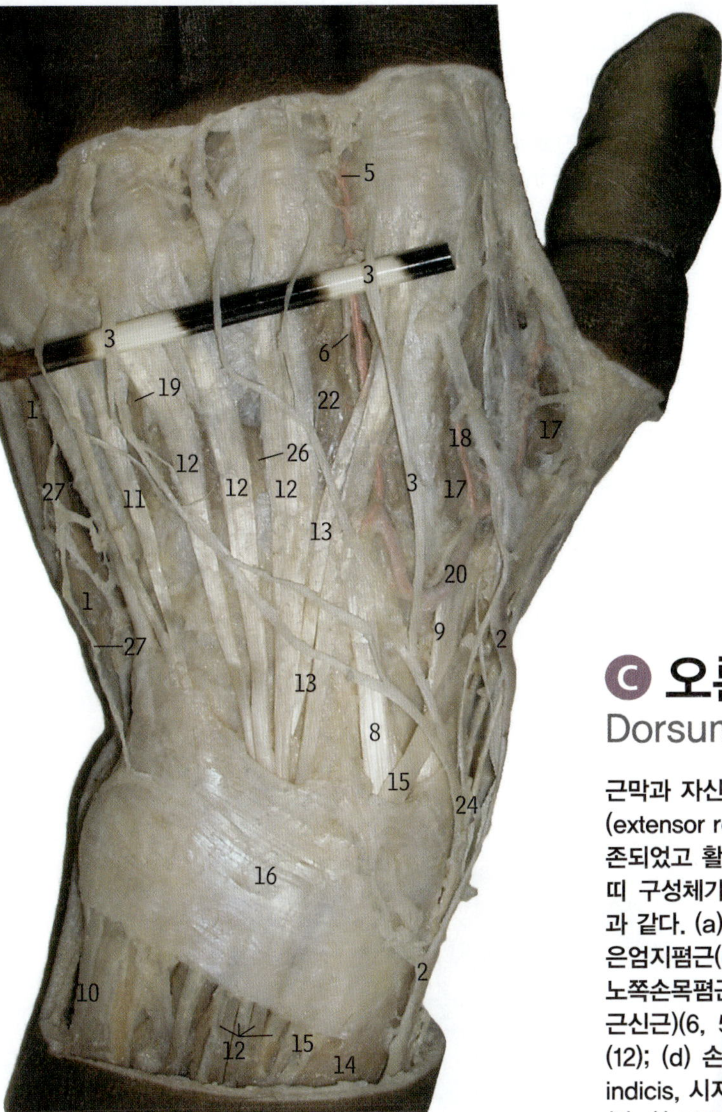

C 오른쪽 손목과 손

Dorsum of right wrist and hand *윤활집*

근막과 자신경(ulnar n., 척골신경)의 피부가지를 제거하였다. 폄근지지띠(extensor reticulum, 신근지대)(13)와 노신경(radial n., 요골신경)(2)은 보존되었고 활액주머니는 파란색으로 강조하여 표시하였다. 6개의 폄근지지띠 구성체가 여러 힘줄을 포함하는데, 노쪽에서 자쪽으로 배열하면 다음과 같다. (a) 긴엄지벌림근(abductor pollicis longus, 장무지외전근)과 짧은엄지폄근(extensor pollicis brevis, 단수무지신근)(1, 11); (b) 긴 · 짧은노쪽손목폄근(extensor carpi radialis longus and brevis, 장 · 단요측수근신근)(6, 5); (c) 긴엄지폄근(extensor pollicis longus, 장수무지신근)(12); (d) 손가락폄근(extensor digitorum, 지신근)과 집게폄근(extensor indicis, 시지신근)(9, 10); (e) 새끼폄근(extensor digiti minimi, 소지신근)(8); (f) 자쪽손목폄근(extensor carpi ulnaris, 척측수근신근)(7).

가쪽

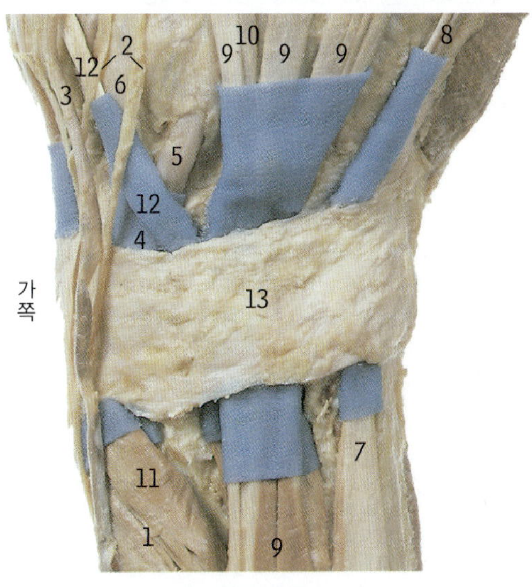

C

1 Abductor pollicis longus 긴엄지벌림근(장무지외전근)
2 Branches of radial nerve 노신경(요골신경)의 가지
3 Cephalic vein 노쪽피부정맥(요골측피부정맥)
4 Common sheath for 5 and 6 5와 6의 공통윤활집
5 Extensor carpi radialis brevis 짧은노쪽손목폄근(단요측수근신근)
6 Extensor carpi radialis longus 긴노쪽손목폄근(장요측수근신근)
7 Extensor carpi ulnaris 자쪽손목폄근(척측수근신근)
8 Extensor digiti minimi 새끼폄근(소지신근)
9 Extensor digitorum 손가락폄근(지신근)
10 Extensor indicis 집게폄근(시지신근)
11 Extensor pollicis brevis 짧은엄지폄근(단수무지신근)
12 Extensor pollicis longus 긴엄지폄근(장수무지신근)
13 Extensor retinaculum 폄근지지띠(신근지대)

손톱이상, 손목낭종, pp.170~172 참조.

Ⓐ 오른손 손등 Dorsum of right hand 동맥

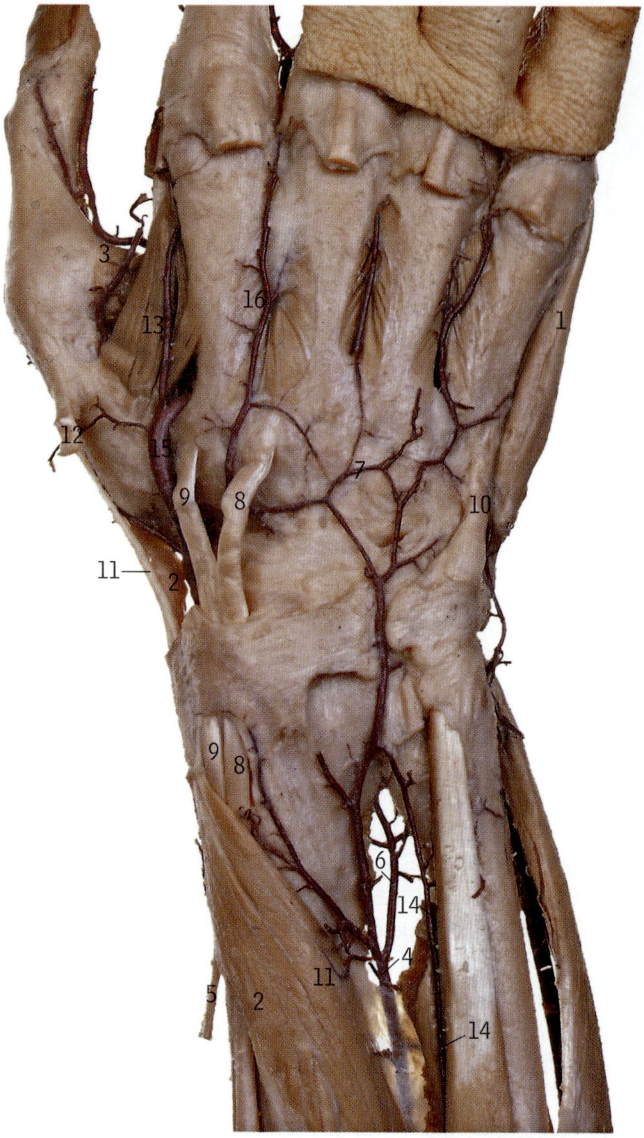

긴손가락힘줄들을 제거하여 등쪽손목동맥활(dorsal carpal arch)(7)과 등쪽손허리동맥(dorsal metacarpal aa.)(13, 16)이 보인다. 손목부위에 네모엎침근(pronator quadratus, 방형회내근)이 제거되어 앞뼈사이동맥(anterior interosseous a., 전골간동맥)(4)의 가지(6)가 보인다. 이 가지는 손바닥쪽으로 진행하지만 뼈사이동맥 자체는 손등쪽으로 진행해서 뒤뼈사이동맥(posterior interosseous a., 후골간동맥)(14)과 합쳐진다.

1 Abductor digiti minimi 새끼벌림근(소지외전근)
2 Abductor pollicis longus 긴엄지벌림근(장무지외전근)
3 Adductor pollicis and branch of princeps pollicis artery 엄지모음근과 엄지으뜸동맥(무지내전근과 무지족동맥)
4 Anterior interosseous artery 앞뼈사이동맥(전골간동맥)
5 Brachialis 위팔근(상완근)
6 Branch of anterior interosseous artery to anterior carpal arch 앞손목활(전수근궁)에서 앞뼈사이동맥(전골간동맥)까지 가지
7 Dorsal carpal arch 등쪽손목동맥활
8 Extensor carpi radialis brevis 짧은노쪽손목폄근(단요측수근신근)
9 Extensor carpi radialis longus 긴노쪽손목폄근(장요측수근신근)
10 Extensor carpi ulnaris 자쪽손목폄근(척측수근신근)
11 Extensor pollicis brevis 짧은엄지폄근(단수무지신근)
12 Extensor pollicis longus 긴엄지폄근(장수무지신근)
13 First dorsal interosseous and first dorsal metacarpal artery 첫째등쪽뼈사이근(제1배측골간근)과 첫째등쪽손허리동맥(제1배측중수동맥)
14 Posterior interosseous artery 뒤뼈사이이동맥(후골간동맥)
15 Radial artery 노동맥(요골동맥)
16 Second dorsal interosseous and second dorsal metacarpal artery 둘째등쪽뼈사이근(제2배측골간근)과 둘째등쪽손허리동맥(제2배측중수동맥)

세 개의 힘줄이 서로 다른 수준으로 엄지손가락으로 들어간다. 긴엄지벌림근(abductor pollicis longus, 장무지외전근)(A2)은 첫째손허리뼈의 기저부(base)로 들어가고, 짧은엄지폄근(extensor pollicis brevis, 단수무지신근)(A11)은 첫마디뼈의 기저부로 들어가며, 긴엄지폄근(extensor pollicis longus, 장수무지신근)(A12)은 끝마디뼈의 기저부로 들어간다.

Ⓑ 왼쪽 반지손가락 Left ring finger

폄근팽대부(등쪽손가락팽대부)

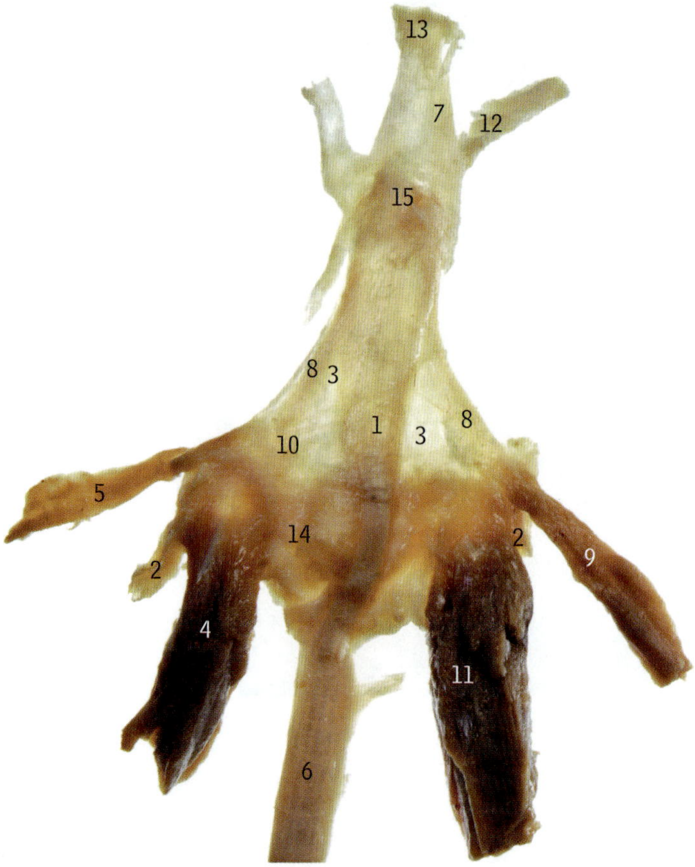

1 Common extensor tendon 온폄근힘줄
2 Deep transvers metacarpal ligament 깊은가로손허리인대(심부횡중수인대)
3 Dorsal digital expansion 등쪽손가락팽대부
4 Dorsal interosseous muscle 등쪽뼈사이근(배측골간근)
5 Dorsal interosseous muscle, phalangeal attachment 등쪽뼈사이근(배측골간근), 손가락부착
6 Extensor digitorum tendon 손가락폄근힘줄(지신근건)
7 Lateral conjoined extensor tendon 가쪽결합된 폄근힘줄
8 Lateral tendon "wing tendon" 가쪽힘줄 "날개힘줄"
9 Lumbrical muscle 벌레근(충양근)
10 Oblique interosseous fibers 빗뼈사이섬유
11 Palmar interosseous muscle 바닥쪽뼈사이근(장측골간근)
12 Retinacular ligament, transverse band 지지띠인대, 가로띠
13 Terminal conjoint extensor tendon 종말합동폄근힘줄
14 Transverse ligament 가로인대(횡인대)
15 Triangular ligament 세모인대(삼각인대)

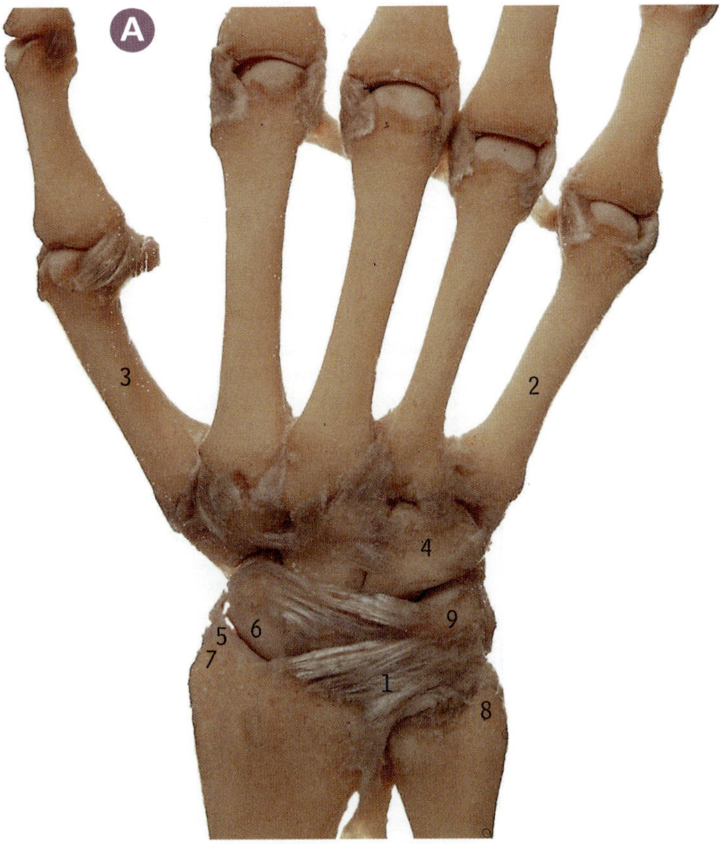

A 오른손 손등 Dorsum of right hand

인대와 관절

손목관절주머니의 노쪽부위를 포함하여 대부분의 관절주머니를 제거하여 손배뼈(scaphoid, 주상골)(6)와 노뼈(radius, 요골)의 아래끝(7) 사이의 관절이 보인다.

1 Dorsal radiocarpal ligament 등쪽노손목인대(배측요수근인대)
2 Fifth metacarpal 넷째손허리뼈(제4중수골)
3 First metacarpal 첫째손허리뼈(제1중수골)
4 Hamate 갈고리뼈(유구골)
5 Radial collateral ligament of wrist joint 손목관절(수근관절)의 노쪽곁인대(요측측부인대)
6 Scaphoid 손배뼈(주상골)
7 Styloid process of radius 노뼈의 붓돌기(경상돌기)
8 Styloid process of ulna 자뼈(척골)의 붓돌기(경상돌기)
9 Triquetral 세모뼈(삼각골)

오른쪽 손목 Right wrist *관상면*

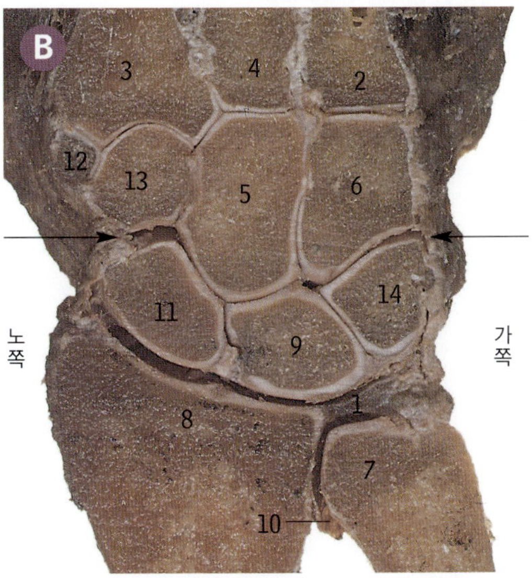

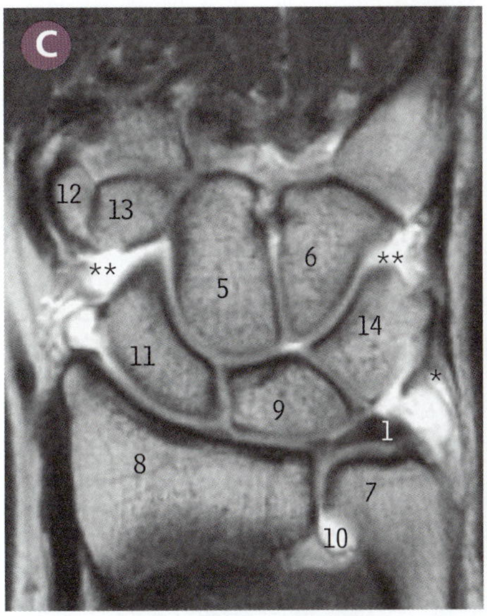

손등쪽에서 본 모습으로 절단면이 손목을 지나간다. 첫째와 다섯째손허리뼈(first and fifth metacarpals)는 단면이 형성되지 않았다. 손목뼈들 사이를 가리키는 화살표는 가운데 손목뼈중간관절(midcarpal joint)을 표시한다. 같은 단면의 자기공명영상과 비교해 본다.

B 해부그림

C 관상 자기공명관절조영상

1 Articular disc (triangular fibrocartilage) 관절원반(삼각 섬유연골)
2 Base of fourth metacarpal 넷째손허리뼈(제4중수골)의 바닥(기저부)
3 Base of second metacarpal 둘째손허리뼈(제2중수골)의 바닥(기저부)
4 Base of third metacarpal 셋째손허리뼈(제3중수골)의 바닥(기저부)
5 Capitate 알머리뼈(유두골)
6 Hamate 갈고리뼈(유구골)
7 Head of ulna 자뼈머리(척골두)
8 Lower end ulna 자뼈(척골) 아래끝
9 Lunate 반달뼈(월상골)
10 Sacciform recess of distal radio-ulnar joint 먼쪽노자관절(원위요척관절)의 주머니오목(낭상오목)
11 Scaphoid 손배뼈(주상골)
12 Trapezium 큰마름뼈(대능형골)
13 Trapezoid 작은마름뼈(소능형골)
14 Triquetral 세모뼈(삼각골)
* 삼각형의 섬유연골로 정상적인 혈관 분포를 보임
** 노손목관절과 중간손목관절 사이의 비정상적 형태의 배열

손배뼈(주상골)의 무혈관괴사, 반달뼈(월상골)의 탈구, pp.170~172 참조.

오른손 중간손목관절과 손목관절 Right midcarpal and wrist joints

A *중간손목관절, 강제굽힘으로 노출*

B *손목관절, 강제폄으로 노출*

오른쪽 엄지손가락등

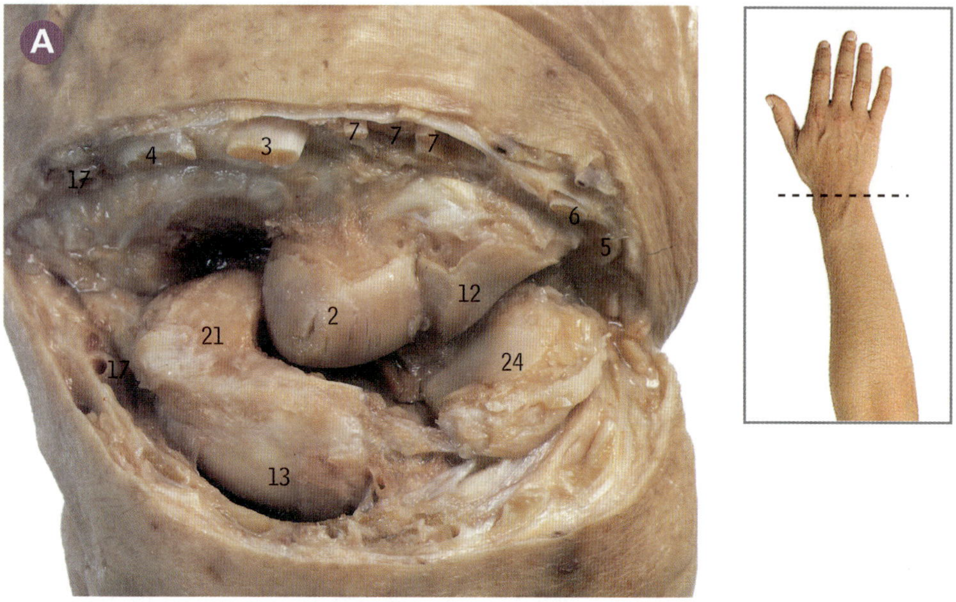

오른쪽 엄지손가락바닥

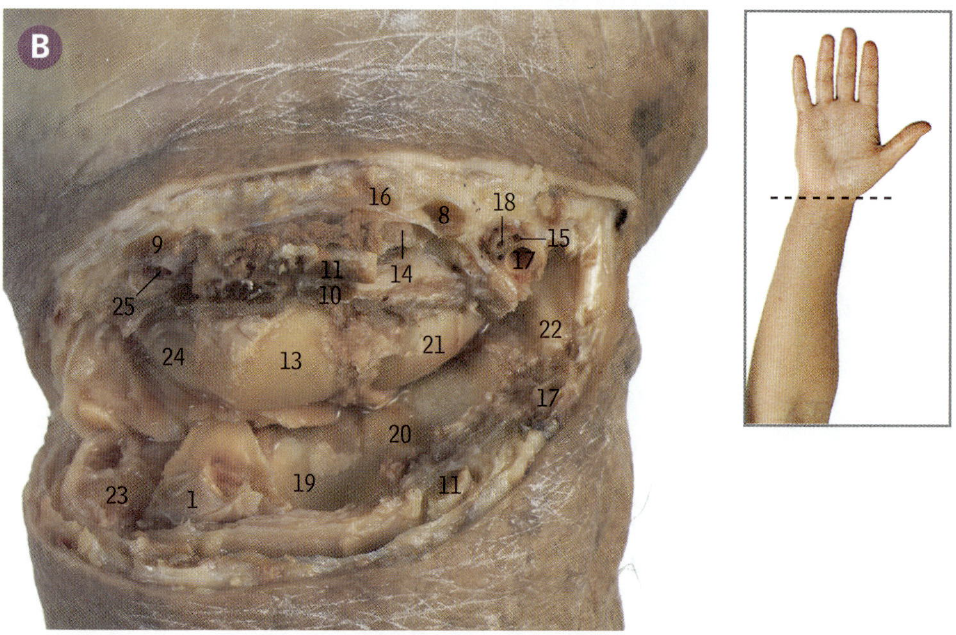

1 Articular disc 관절원반
2 Capitate 알머리뼈(유두골)
3 Extensor carpi radialis brevis 짧은노쪽손목폄근(단요측수근신근)
4 Extensor carpi radialis longus 긴노쪽손목폄근(장요측수근신근)
5 Extensor ulnaris 자쪽손목폄근(척측수근신근)
6 Extensor digiti minimi 새끼손가락폄근(소지신근)
7 Extensor digitorum 손가락폄근(지신근)
8 Flexor carpi radialis tendon 노쪽손목굽힘근힘줄(요측수근굴근건)
9 Flexor carpi ulnaris tendon 자쪽손목굽힘근힘줄(척측수근굴근건)
10 Flexor digitorum profundus tendon 깊은손가락굽힘근힘줄(심지굴근건)
11 Flexor digitorum superficialis tendon 얕은손가락굽힘근힘줄(천지굴근건)
12 Hamate 갈고리뼈(유구골)
13 Lunate 반달뼈(월상골)
14 Median nerve 정중신경
15 Palmar arch vein 손바닥활정맥(수장궁정맥)
16 Palmaris longus tendon 긴손바닥근힘줄(장수장근건)
17 Radial artery 노동맥(요골동맥)
18 Radial artery, palmar arch branch 노동맥(요골동맥), 손바닥동맥활가지
19 Radial surface of lunate 반달뼈(월상골)의 노쪽면
20 Radial surface of scaphoid 손배뼈(주상골)의 노쪽면
21 Scaphoid 손배뼈(주상골)
22 Styloid process of radius 노뼈(요골)의 붓돌기(경상돌기)
23 Styloid process of ulna 자뼈(척골)의 붓돌기(경상돌기)
24 Triquetral 세모뼈(삼각골)
25 Ulnar artery 자동맥(척골동맥)

두 관절 모두 과잉으로 꺾어 관절면의 뼈를 노출시켰다. 그림 A에서 손목은 강제적인 굽힘으로 중간손목관절의 뼈가 노출되었고, 그림 B에서는 손목을 과잉으로 펴서 관절면의 뼈를 노출시켰다. 몸쪽의 손목관절의 경우 손배뼈(scaphoid, 주상골)(21), 반달뼈(lunate, 월상골)(13), 세모뼈(triquetral, 삼각골)(24)가 그림 B에서 보이고, 이 뼈들의 먼쪽 구조들이 그림 A에서 보인다.

손목과 손 Wrist and hand *방사선사진*

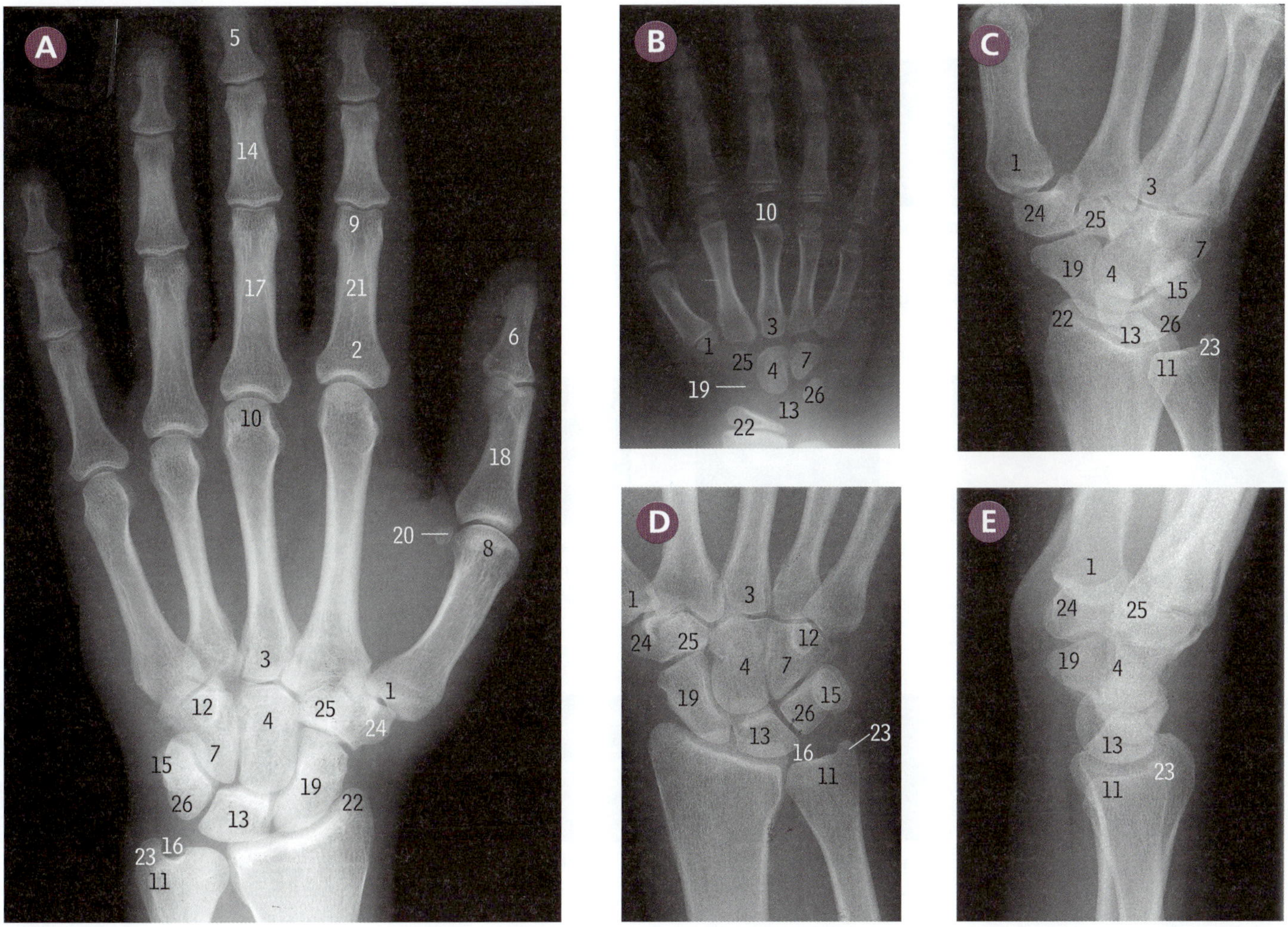

A 손등손바닥투사

B 4세 아동의 손

C 비스듬투사

D 뒤앞투사

E 가쪽투사

노뼈(radius, 요골) 아래의 뼈끝(epiphysis, 골단)은 2세경에 방사선 영상에 나타나고 자뼈(ulna, 척골)의 경우는 6세경에 나타난다.

손목뼈 중에선 알머리뼈(capitate, 유두골)가 1세경에 제일 먼저 나타난다. 그림 B에서 나타난 손허리뼈와 손가락뼈의 뼈끝을 p.125의 I, J와 비교한다.

1 Base of first metacarpal 첫째손허리뼈(제1중수골)의 바닥(기저부)
2 Base of phalanx 마디뼈의 바닥(기저부)
3 Base of third metacarpal 셋째손허리뼈(제3중수골)의 바닥(기저부)
4 Capitate 알머리뼈(유두골)
5 Distal phalanx of middle finger 가운데손가락(중지)의 끝마디뼈(지절골)
6 Distal phalanx of thumb 엄지손가락(무지)의 끝마디뼈
7 Hamate 갈고리뼈(유구골)
8 Head of first metacarpal 첫째손허리뼈(중수골)의 머리(두)
9 Head of phalanx 마디뼈(지골)의 머리(두)
10 Head of third metacarpal 셋째손허리뼈(제3중수골)의 머리(두)
11 Head of ulna 자뼈머리(척골두)
12 Hook of hamate 갈고리뼈(유구골)의 갈고리
13 Lunate 반달뼈(월상골)
14 Middle phalanx of middle finger 가운데손가락의 중간마디뼈(중지골)
15 Pisiform 콩알뼈(두상골)
16 Position of articular disc (triangular fibrocartilage) of distal radio–ulna joint 먼쪽노자관절(원위요척관절)의 관절원반의 위치
17 Proximal phalanx of middle finger 가운데손가락(중지)의 첫마디뼈(기절골)
18 Proximal phalanx of thumb 엄지(무지)의 첫마디뼈(기절골)
19 Scaphoid 손배뼈(주상골)
20 Sesamoid bone in flexor pollicis brevis 짧은엄지굽힘근(단수무지굴근)이 있는 종자뼈(종자골)
21 Shaft of phalanx 마디뼈 몸통
22 Styloid process at lower end of radius 노뼈(요골) 아래끝의 붓돌기(경상돌기)
23 Styloid process of ulna 자뼈(척골) 붓돌기(경상돌기)
24 Trapezium 큰마름뼈(대능형골)
25 Trapezoid 작은마름뼈(소능형골)
26 Triquetral 세모뼈(삼각골)

위팔 Upper limb
임상사진

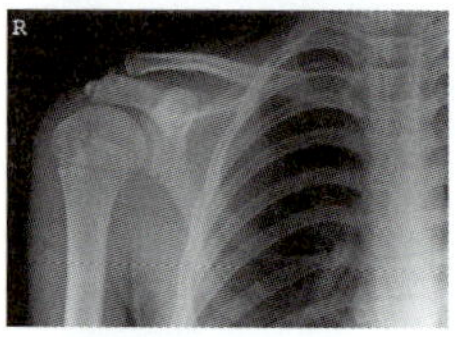
Accessory ossicles
덧뼈(부골)

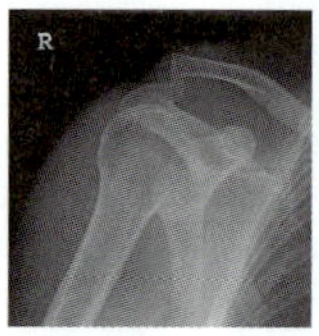
Acromioclavicular separation
봉우리빗장분리
(견봉쇄골관절분리)

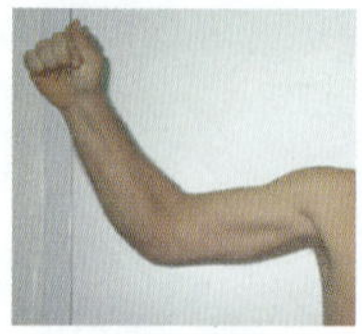
Anterior interosseous nerve entrapment
앞뼈사이신경
(전방골간신경) 포착

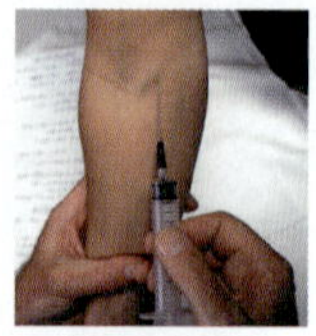
Arterial puncture at the elbow
팔오금 동맥천자

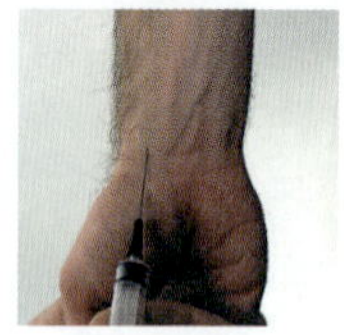
Arterial puncture at the wrist
손목동맥천자

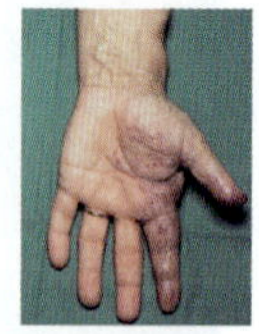
Arteriovenous fistula
동정맥샛길
(동정맥루)

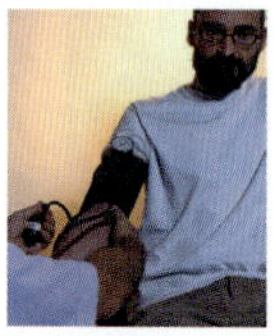
Auscultation of the brachial pulse
위팔동맥(상완동맥)에서
맥박의 청진

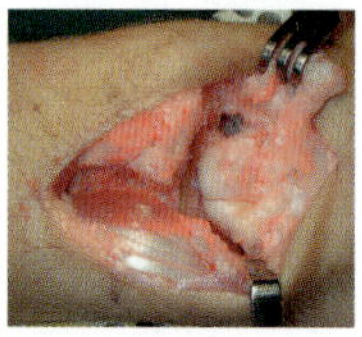
Avascular necrosis of the scaphoid
손배뼈(주상골)의
무혈관괴사

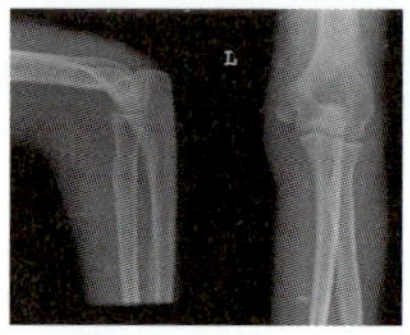
Avulsion medial epicondyle
안쪽위관절융기(내측상과)의
견열

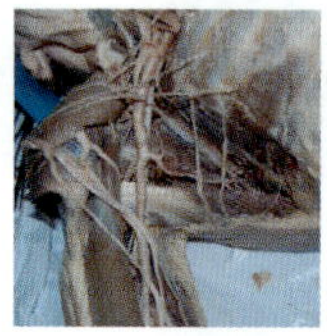
Axillary artery aneurysm
겨드랑동맥(액와동맥)의
동맥류

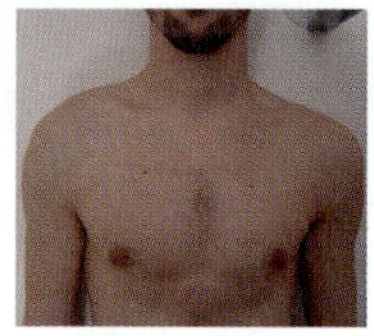
Axillary=subclavian vein thrombosis
겨드랑-빗장밑정맥
(액와-쇄골하정맥) 혈전증

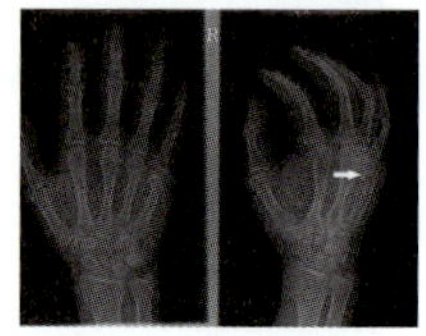
Bar room fracture
복서골절

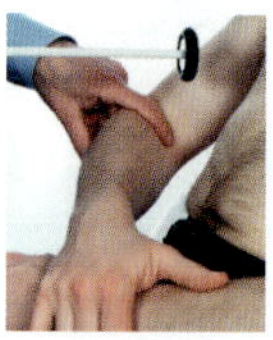
Biceps tendon reflex
두갈래근힘줄반사
(상완이두근 건반사)

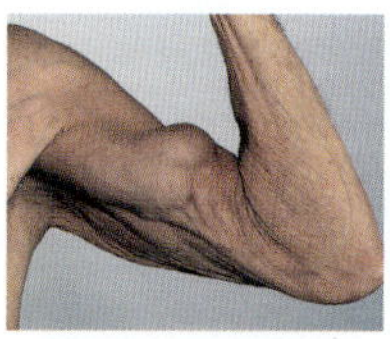
Bicipital tendinitis and rupture
두갈래근힘줄염
(상완이두근 건염)과 파열

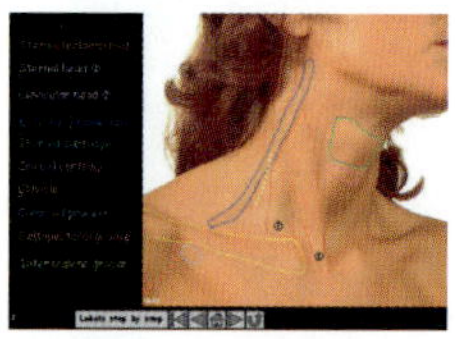
Brachial plexus block
팔신경얼기(상완신경총)의
신경차단

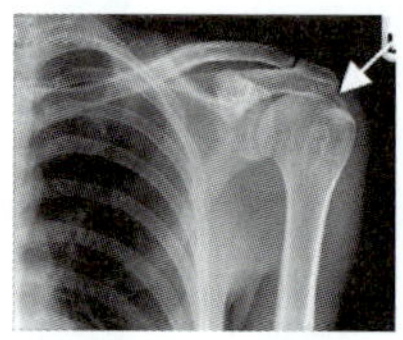
Calcific tendinitis
석회화 힘줄염(건염)

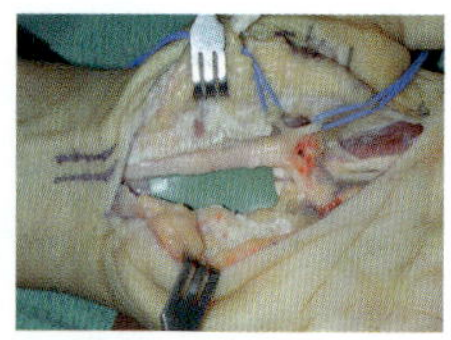
Carpal tunnel syndrome
손목굴증후군(수근관증후군)

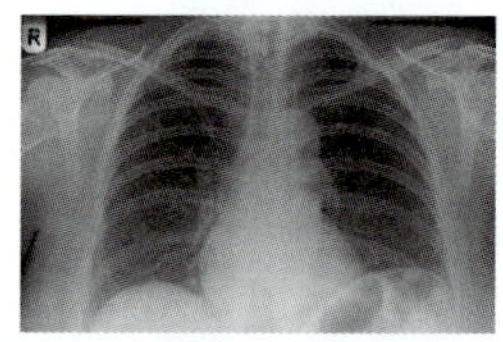
Cervical rib
목갈비뼈(경부늑골)

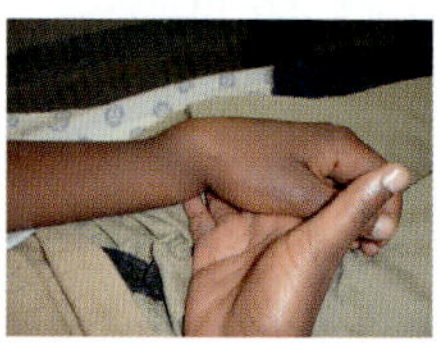
Colles' fracture
콜리스골절

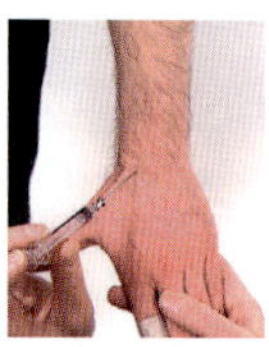
de Quervain's disease
드퀘르뱅병

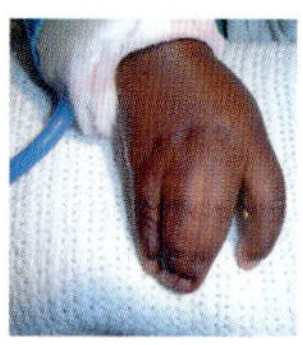
Digital development abnormality
손가락 발달이상

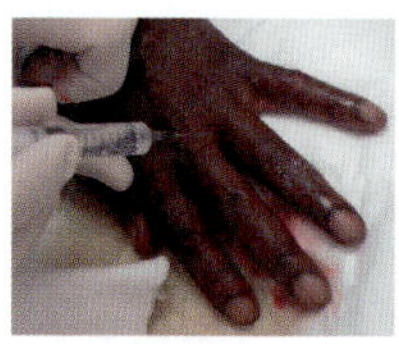
Digital nerve block
손가락신경차단

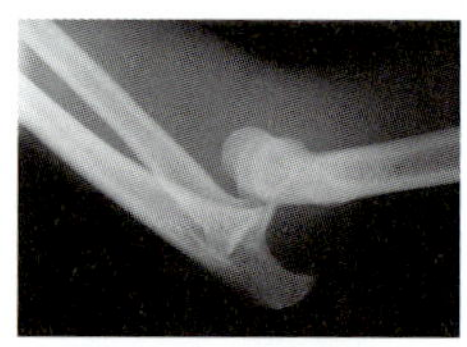
Dislocation of the elbow
팔꿉관절(주관절)의 탈구

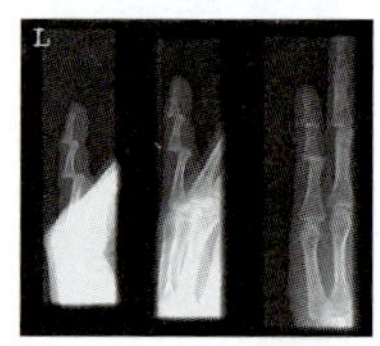
Dislocation of the finger
손가락의 탈구

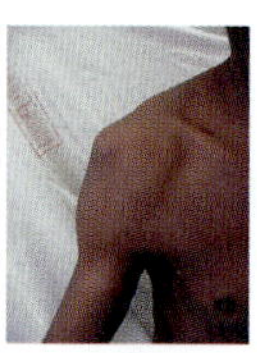
Dislocation of humerus
위팔뼈(상완골)의
탈구

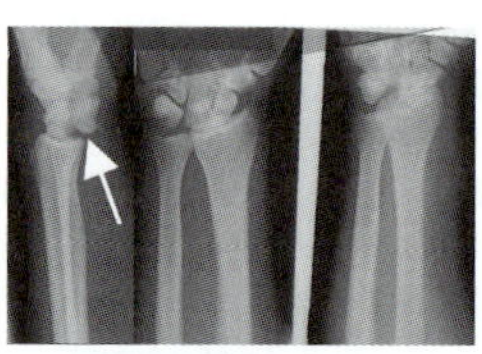
Dislocation of the lunate
반달뼈(월상골)의 탈구

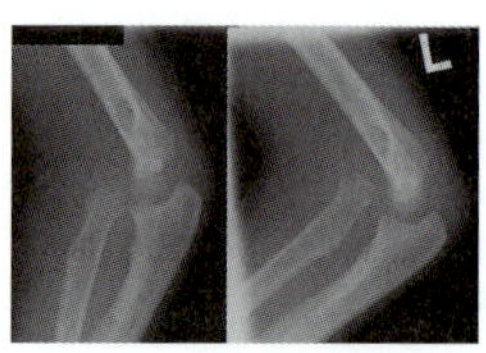
Dislocation of the radial head
노뼈머리(요골두)의 탈구

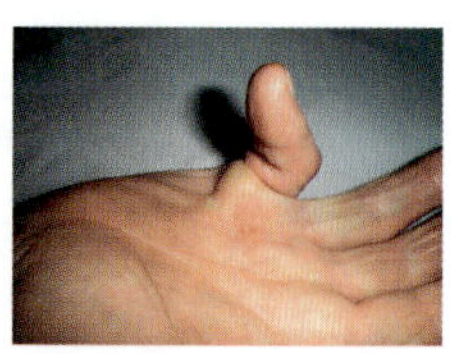
Dupuytren's contracture
뒤퓌트랑구축

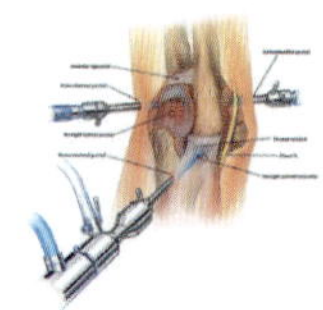
Elbow arthroscopy
팔꿉관절(주관절)의
관절경

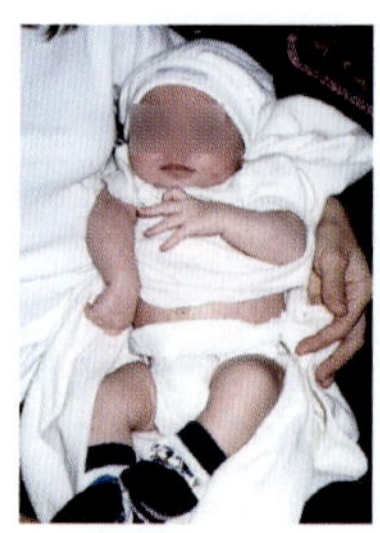
Erb's palsy
에르브마비

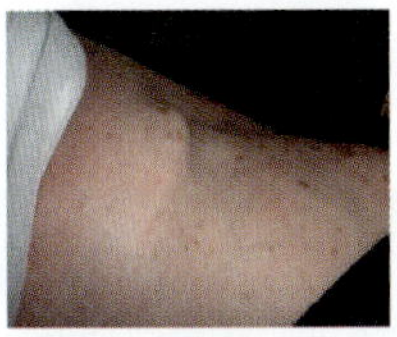
Fractured clavicle
골절된 빗장뼈(쇄골)

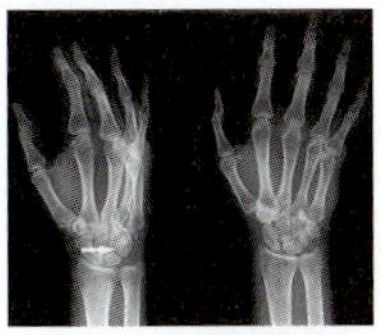
Fractured hamate
골절된 갈고리뼈(유구골)

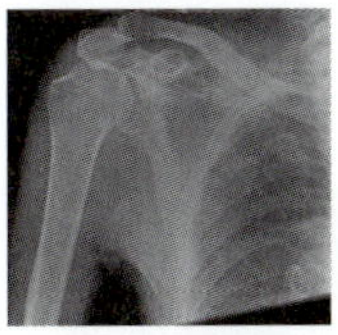
Fractured scapula
골절된 어깨뼈(견갑골)

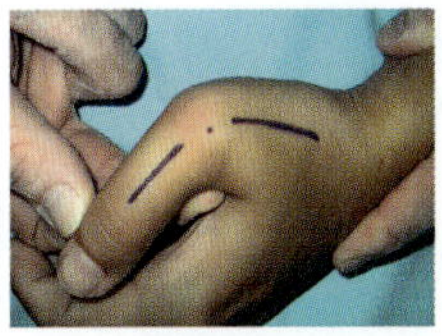
Gamekeeper's thumb
사냥터관리인 엄지

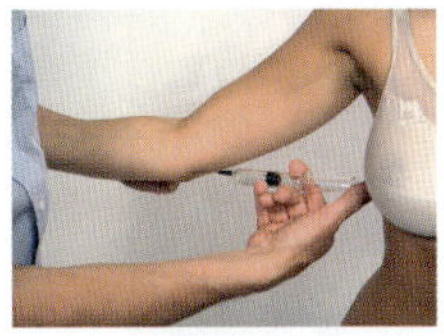
Golfer's elbow – injection
골퍼팔꿉–주사

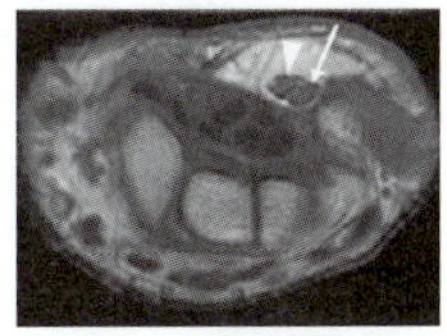
Guyon's canal syndrome
기용터널증후군

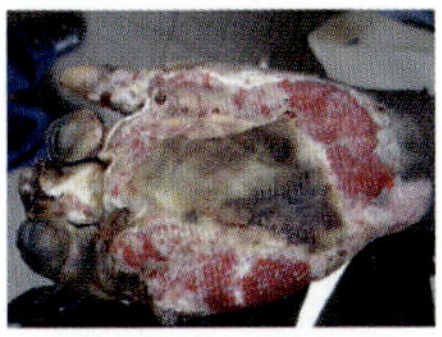
Hand infections
손감염

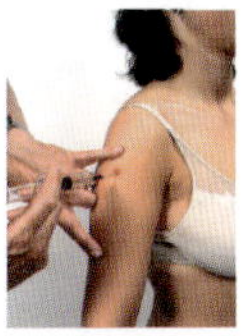
Intramuscular injection – deltoid
근육주사–어깨세모근(삼각근)

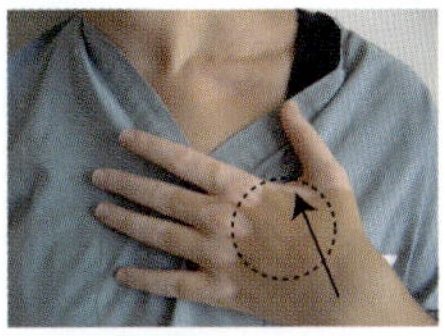
Klumpke's paralysis
크룸프케마비

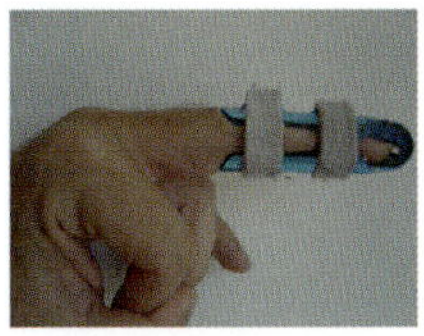
Mallet finger
망치손가락

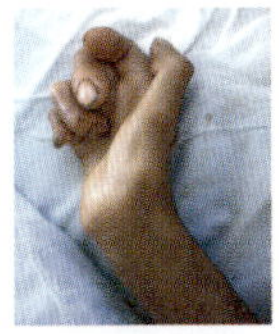
Median nerve palsy
정중신경마비

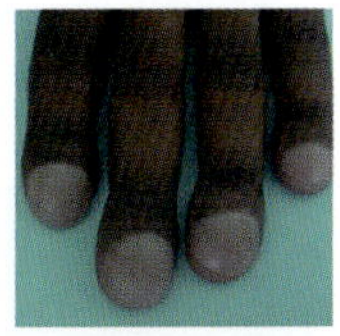
Nail abnormalities
손톱이상

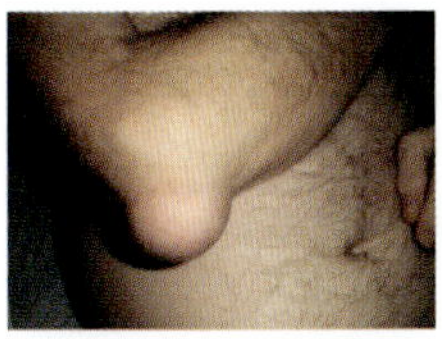
Olecranon bursitis
팔꿈치머리(주두와) 주머니염(윤활낭염)

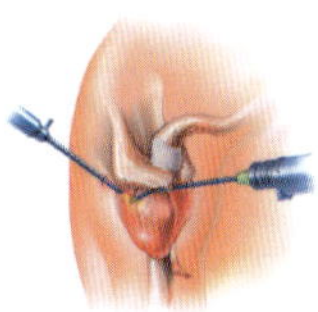
Painful arc syndrome/rotator cuff tear
통증성 활증후군/돌림근띠(회전근개) 파열

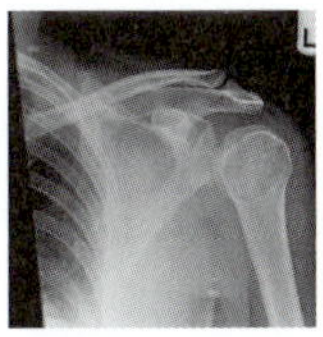
Posterior dislocation of the shoulder
어깨의 뒤탈구

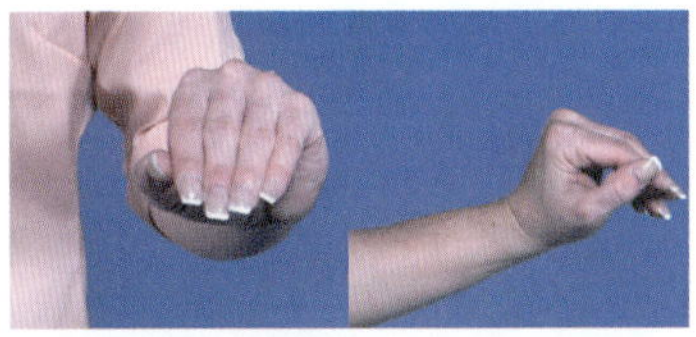
Posterior interosseous nerve entrapment
뒤뼈사이신경(후골간신경) 포착

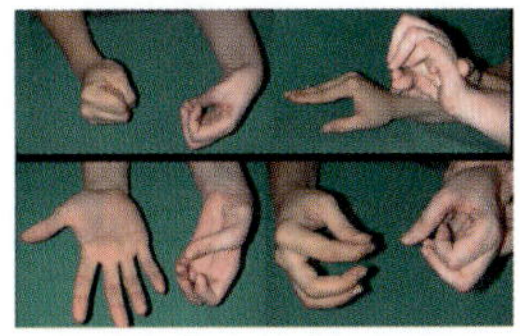
Radial nerve palsy
노신경마비(요골신경마비)

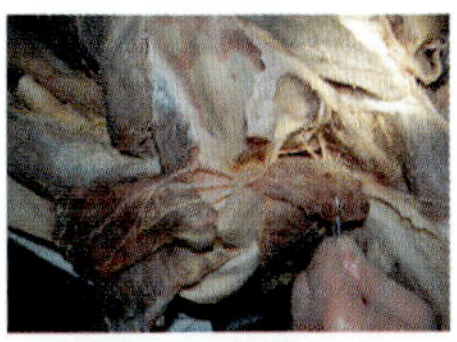
Scapular arterial anastomoses
어깨동맥문합

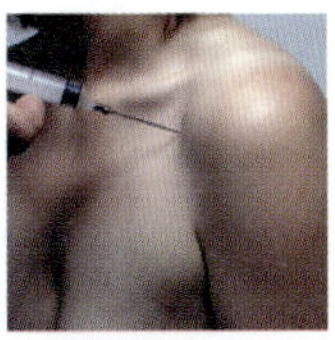
Shoulder joint injection
어깨관절(견관절) 주사

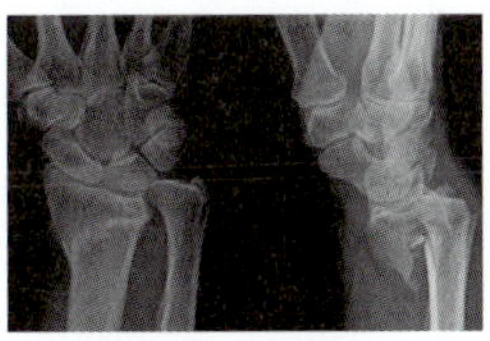
Smith's fracture
스미스골절

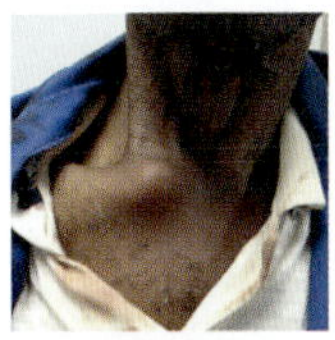
Sternoclavicular dislocation
복장빗장관절(흉쇄관절)의 탈구

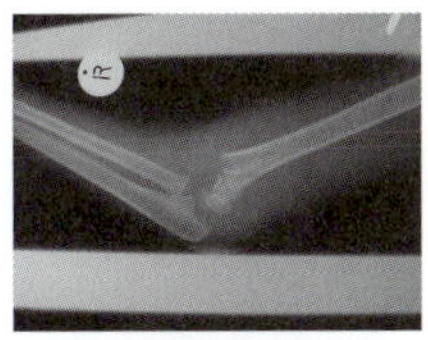
Supracondylar fracture of the humerus
위팔뼈(상완골)의 가쪽관절융기위(외측과상) 골절

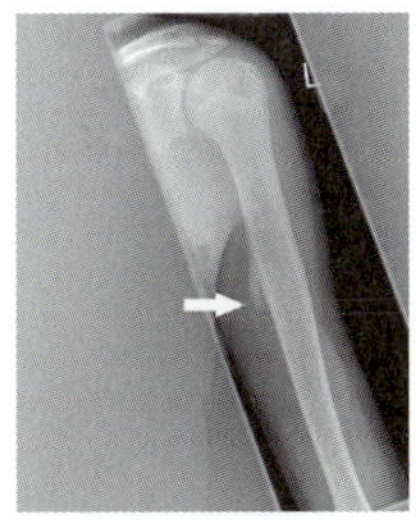
Supracondylar spur
관절융기위의 돌기

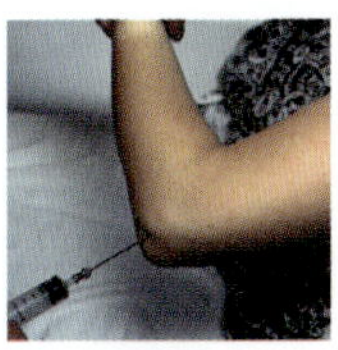
Tennis elbow
테니스팔꿉증

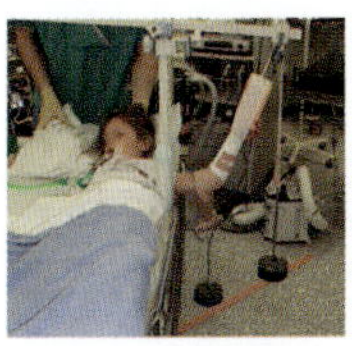
Traction of forearm fractures
아래팔(전완)골절의 당김

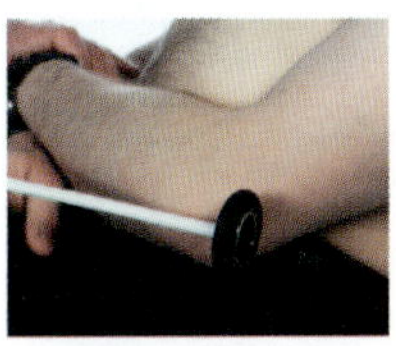
Triceps tendon reflex
세갈래근힘줄반사(상완삼두근 건반사)

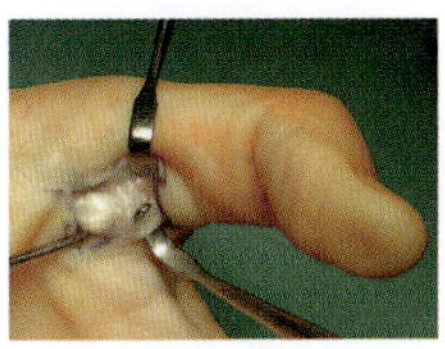
Trigger finger
방아쇠손가락

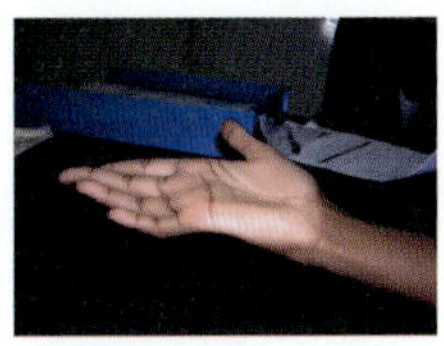
Ulnar nerve palsy
자신경마비(척골신경마비)

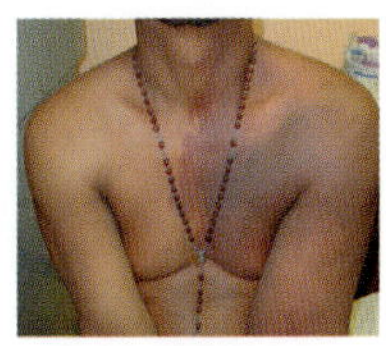
Vascular abnormalities
혈관이상

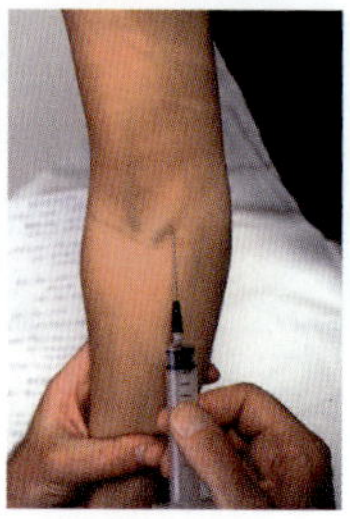
Venepuncture of the upper limb
팔의 정맥천자

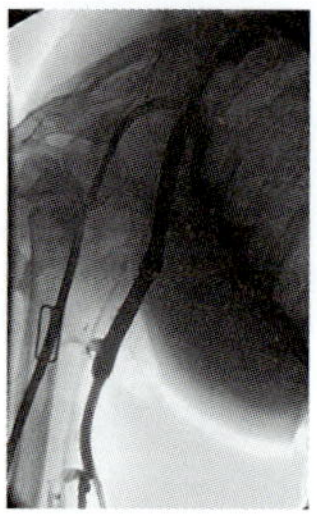
Venous cutdown
정맥절개

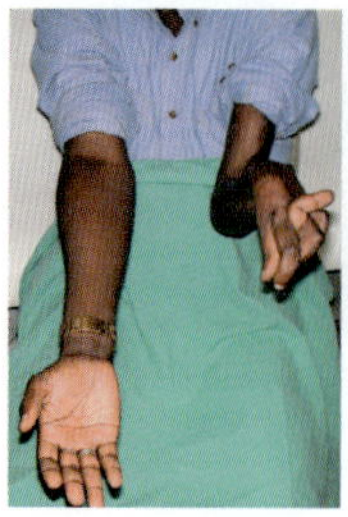
Volkmann's ischaemic contracture
볼크만연축

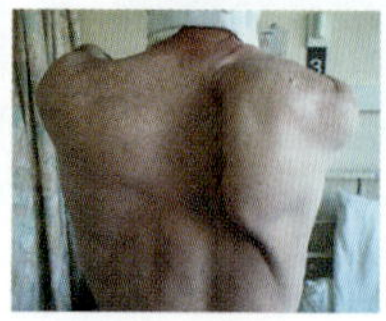
Winging of the scapula
날개어깨뼈(익상견갑골)

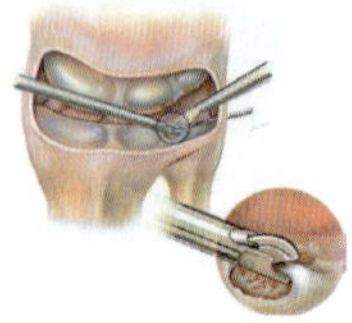
Wrist arthroscopy
손목관절경

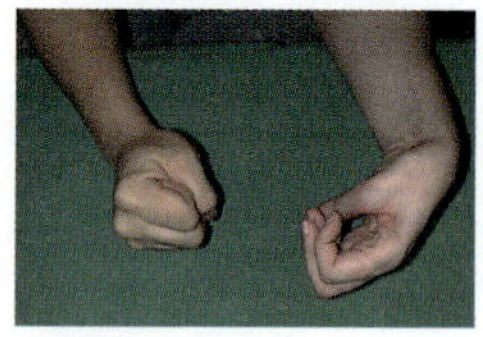
Wrist drop
손목처짐

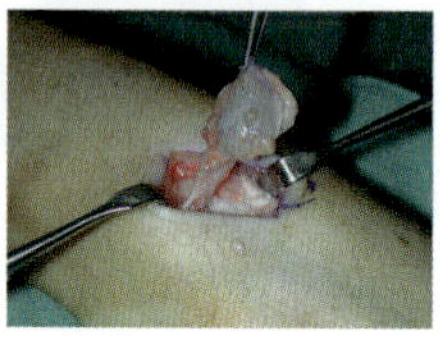
Wrist ganglion
손목낭종

가슴 Thorax

4

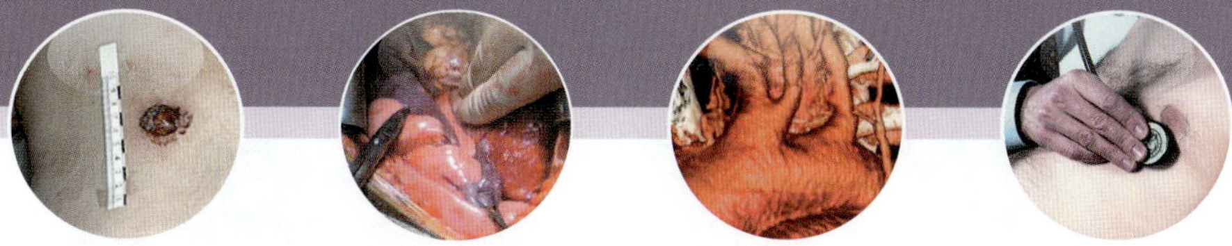

가슴 Thorax

- Ⓐ *표면해부학, 앞모습*
- Ⓑ *몸통뼈대, 뒷모습*
- Ⓒ *가슴의 3D CT재구성*

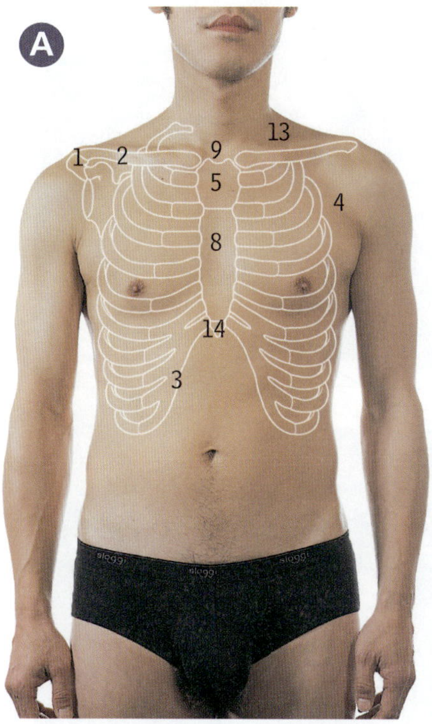

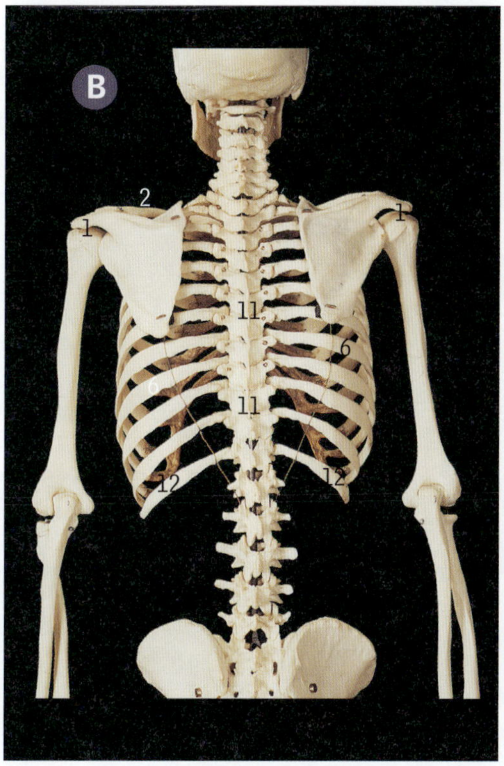

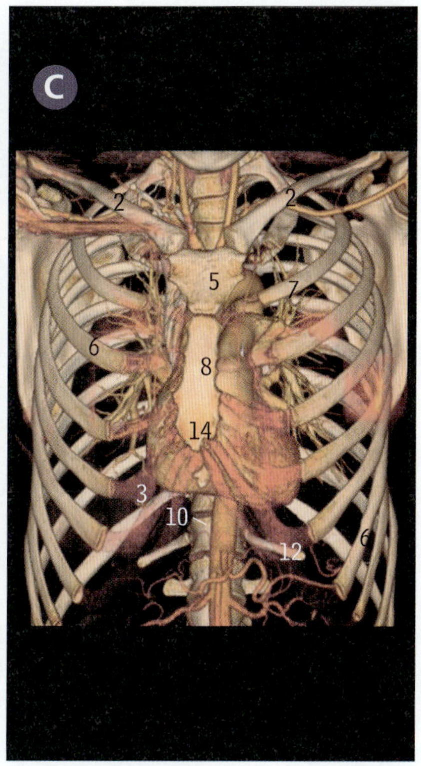

1 Acromion 어깨뼈봉우리(견봉)
2 Clavicle 빗장뼈(쇄골)
3 Costal margin 갈비모서리(늑골연)
4 Deltopectoral groove 세모가슴근고랑(삼각흉근구)
5 Manubrium 복장뼈자루(흉골병)
6 Rib 갈비뼈(늑골)
7 Second rib 둘째갈비뼈(제2늑골)
8 Sternal body 복장뼈몸통(흉골체)
9 Suprasternal notch 목아래패임(흉골상절흔)
10 Thoracic vertebra, body 등뼈(흉추)의 몸통(체)
11 Thoracic vertebra, spine 등뼈(흉추)의 가시(극)
12 Twelfth rib 열두째갈비뼈(제12늑골)
13 Trapezius 등세모근(승모근)
14 Xiphi sternum 칼돌기(검상돌기)

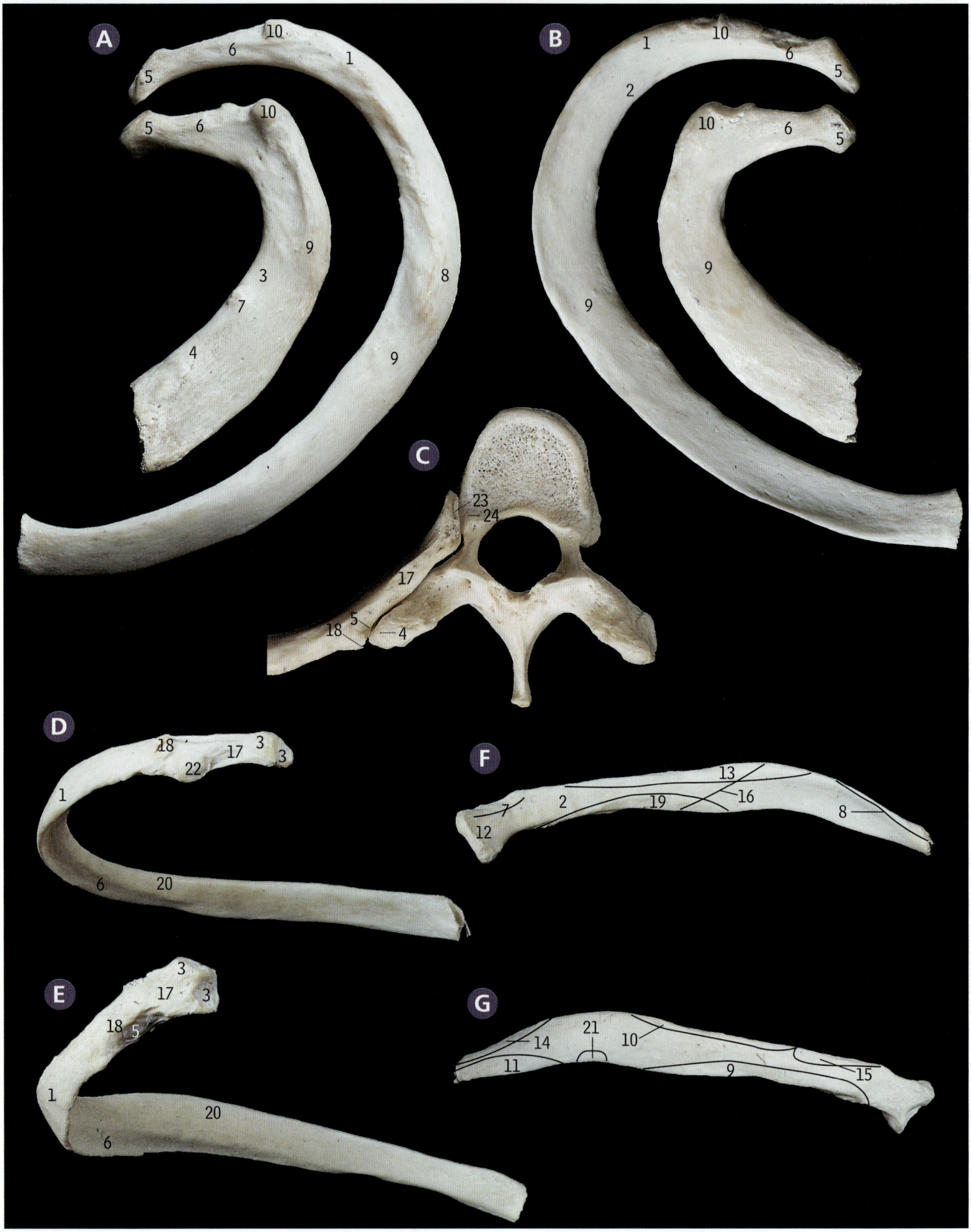
A
10
6
1
5
5
6
10
9
3
8
7
4
9
B
1
10
6
5
2
10
6
5
9
9
C
23
24
17
5
18
4
D
18
3
17
3
22
1
6
20
F
13
16
2
19
7
8
12
E
3
17
3
18
5
1
20
6
G
21
14
10
11
9
15

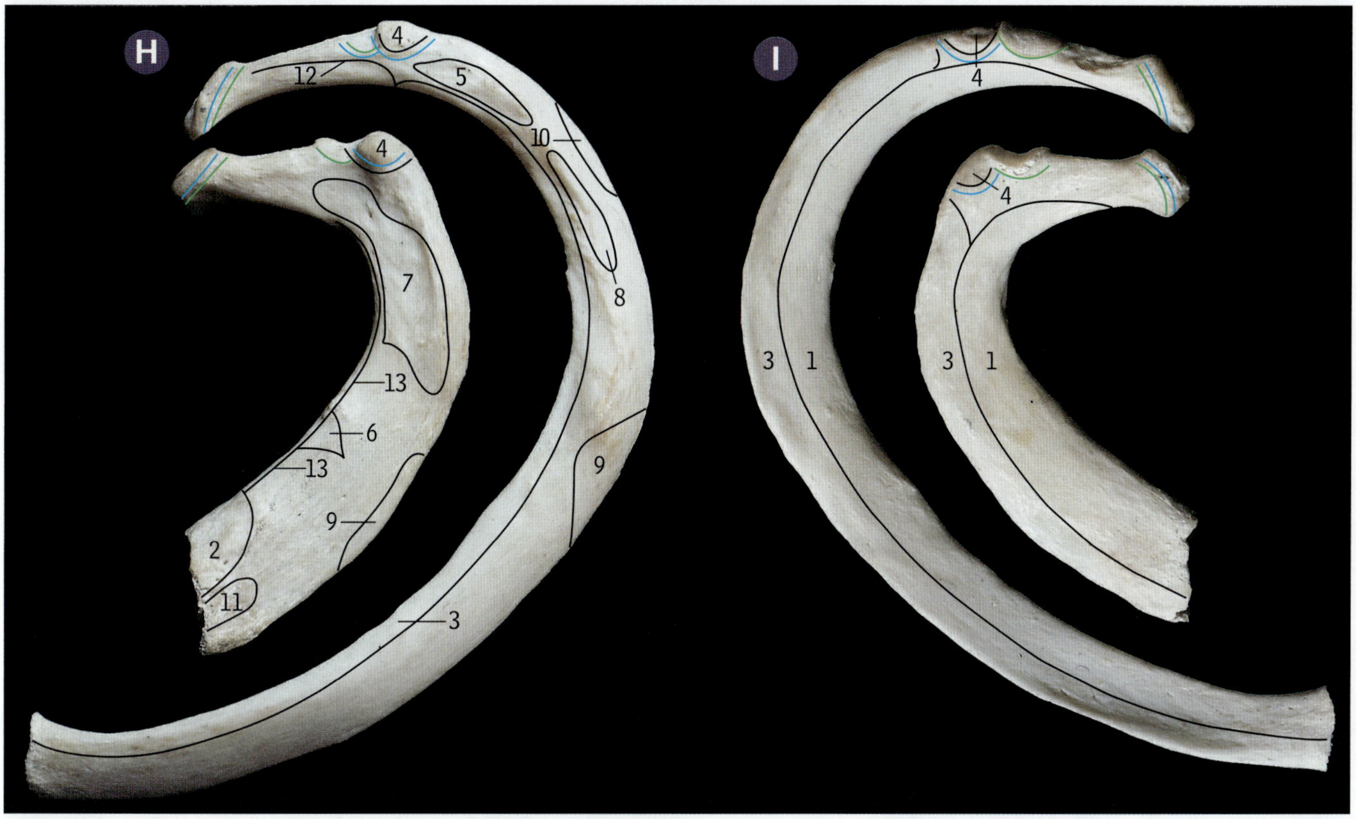

왼쪽첫째갈비뼈(안쪽)와 둘째갈비뼈(바깥쪽)

A 위모습

B 아래모습

1. Angle 각
2. Costal groove 갈비뼈고랑(늑골구)
3. Groove for subclavian artery and first thoracic nerve 빗장밑동맥(쇄골하동맥)과 첫째가슴신경(제1흉신경)을 위한 고랑(구)
4. Groove for subclavian vein 빗장밑정맥(쇄골하정맥)을 위한 고랑(구)
5. Head 머리(두)
6. Neck 목(경)
7. Scalene tubercle 목갈비근결절(사각근결절)
8. Serratus anterior tuberosity 앞톱니근(전거근) 거친면(조면)
9. Shaft 줄기(몸통)
10. Tubercle 결절

갈비뼈와 관련 구조

C 전형적인 갈비뼈와 척추뼈의 관절, 위모습

D 왼쪽 다섯째갈비뼈(전형적인 위갈비뼈), 뒷모습

E 왼쪽 일곱째갈비뼈(전형적인 아래갈비뼈), 뒷모습

F 왼쪽 열둘째갈비뼈, 앞모습, 근육부착점 표시

G 왼쪽 열둘째갈비뼈, 뒷모습, 근육부착점 표시

1. Angle of rib 갈비뼈각(늑골각)
2. Area covered by pleura 가슴막(흉막)에 의해 감싸지는 영역
3. Articular facet of head 머리의 관절면
4. Articular facet of transverse process 가로돌기(횡돌기)의 관절면
5. Articular part of tubercle 결절의 관절부
6. Costal groove 갈비뼈고랑(늑골구)
7. Costotransverse ligament 갈비가로돌기인대(늑골횡돌기인대)
8. Diaphragm 가로막(횡격막)
9. Erector spinae 척추세움근(척주기립근)
10. External intercostal 바깥갈비사이근(외늑간근)
11. External oblique 배바깥빗근(외복사근)
12. Head 머리
13. Internal intercostal 속갈비사이근(내늑간근)
14. Latissimus dorsi 넓은등근(광배근)
15. Levator costae 갈비올림근(늑골거근)
16. Line of pleural reflexion 가슴막접힘선
17. Neck of rib 갈비뼈목(늑골경)
18. Non-articular part of tubercle 결절비관절부
19. Quadratus lumborum 허리네모근(요방형근)
20. Shaft of rib 갈비뼈몸통(늑골체)
21. Serratus posterior inferior 아래뒤톱니근(하후거근)
22. Tubercle 결절
23. Upper costal facet of head of rib 갈비뼈머리(늑골두)의 위갈비관절면(상늑골와)
24. Upper costal facet of vertebral body 척추뼈몸통(추골체)의 위갈비관절면(상늑골와)

비전형적인 갈비뼈는 첫째, 둘째, 열째, 열한째, 열둘째갈비뼈이다.

첫째갈비뼈는 한 개의 관절면을 가진 머리(A5)와 두드러진 결절(A10)을 가지며, 각(angle)과 갈비뼈고랑(costal groove, 늑골구)은 없다. 몸통은 위면와 아래면을 가진다.

둘째갈비뼈는 두 개의 관절면을 가진 머리(B5), 결절(B10) 부근에 하나의 각(B1), 뒤쪽에 넓은 갈비뼈고랑(B2)과 위바깥쪽을 향하는 바깥면 그리고 아래안쪽을 향하는 안쪽면을 가진다.

열둘째갈비뼈는 한 개의 관절면을 가진 머리(F12)를 가지고 있고 결절, 각, 갈비뼈고랑은 없다. 몸통은 끝으로 갈수록 가늘어진다(다른 갈비뼈는 약간 두꺼워지는 경향이 있다).

왼쪽 첫째갈비뼈(안쪽)과 둘째갈비뼈(바깥쪽), 부착면

파란색은 뼈끝선(epiphysial lines, 골단선), 초록색은 갈비척추관절(costovertebral joints, 늑골척추관절)의 관절주머니 부착부위

H 위모습

I 아래모습

1. Area covered by pleura 가슴막(흉막)에 의해 감싸지는 영역
2. Costoclavicular ligament 갈비빗장인대(늑쇄골인대)
3. Intercostal muscles and membranes 갈비사이근(늑간근)과 갈비사이막(늑간막)
4. Lateral costotransverse ligament 가쪽갈비가로돌기인대(외측늑골횡돌인대)
5. Levator costae 갈비올림근(늑골거근)
6. Scalenus anterior 앞목갈비근(전사각근)
7. Scalenus medius 중간목갈비근(중사각근)
8. Scalenus posterior 뒤목갈비근(후사각근)
9. Serratus anterior 앞톱니근(전거근)
10. Serratus posterior superior 아래뒤톱니근(하후거근)
11. Subclavius 빗장밑근(쇄골하근)
12. Superior costotransverse ligament 위갈비가로돌기인대(상늑골횡돌인대)
13. Suprapleural membrane 가슴막위막(흉막상막)

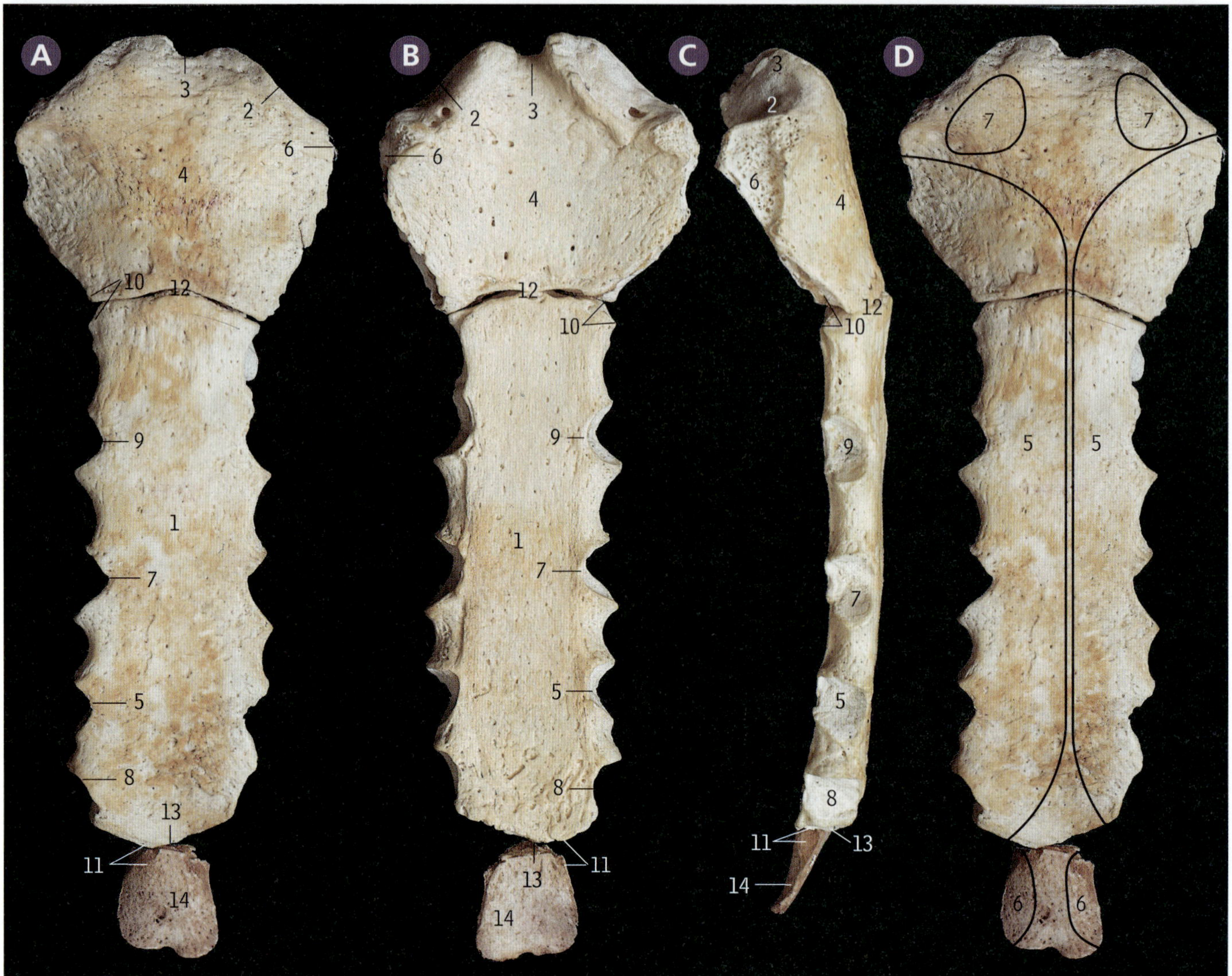

복장뼈 Sternum

A 앞모습

B 뒷모습

C 오른쪽 모습

1 Body 몸통(체)
2 Clavicular notch 빗장패임(쇄골절흔)
3 Jugular notch 목아래패임(경정맥절흔)
4 Manubrium 복장뼈자루(흉골병)
5 Notch for fifth costal cartilage 다섯째갈비패임(제5늑골절흔)
6 Notch for first costal cartilage 첫째갈비패임(제1늑골절흔)
7 Notch for fourth costal cartilage 넷째갈비패임(제4늑골절흔)
8 Notch for sixth costal cartilage 여섯째갈비패임(제6늑골절흔)
9 Notch for third costal cartilage 셋째갈비패임(제3늑골절흔)
10 Notches for second costal cartilage 둘째갈비패임(제2늑골절흔)
11 Notches for seventh costal cartilage 일곱째갈비패임(제7늑골절흔)
12 Sternal angle and manubriosternal joint 복장뼈각(흉골각)과 자루몸통결합(흉골병연골결합)
13 Xiphisternal joint 칼몸통결합(흉골검상결합부)
14 Xiphoid process 칼돌기(검상돌기)

복장뼈는 자루(manubrium, 병)(4), 몸통(body, 체)(1)과 칼돌기(xiphoid process, 검상돌기)(14)로 구성된다.

복장뼈몸통(1)은 네 개의 복장뼈분절(sternbrae, 흉골분절)으로부터 만들어진다. 세 개의 얕은 가로능선(transverse ridges, 횡능선)이 결합의 흔적으로 남아 있다.

복장뼈자루(4)와 몸통(1)은 단단한 뼈이고, 칼돌기는 크기와 모양이 다양하며, 골화가 진행된 것이 보이긴 하지만 많은 경우 연골성이다.

자루몸통결합(manubriosternal joint, 흉골병연골결합)과 칼몸통결합(복장칼연골관절(xiphisternal joint, 흉골검상결합부)은 섬유연골결합으로 표면이 유리연골로 덮여 있고 섬유연골원반에 의해 연결되어 있다.

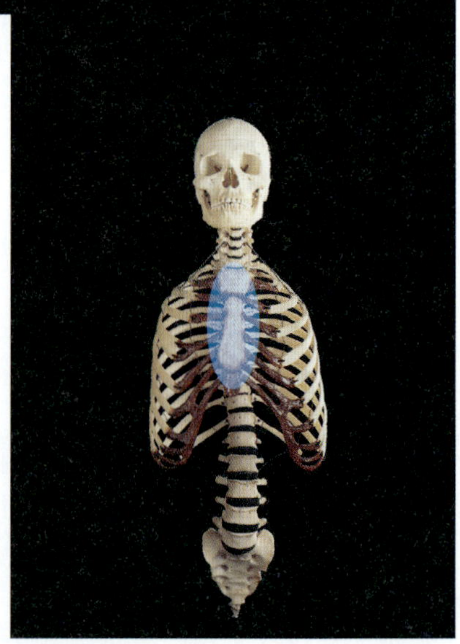

정중 복장뼈(흉골) 절개, 복장뼈(흉골) 이상, pp.215~216 참조.

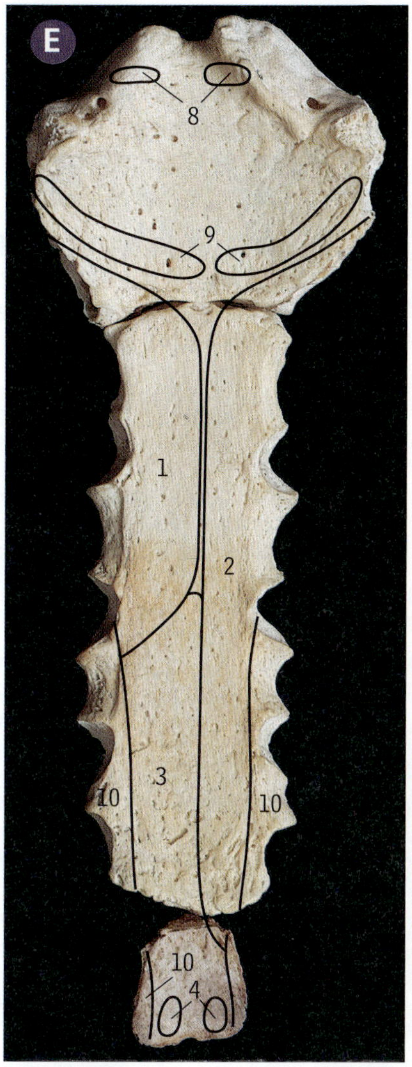

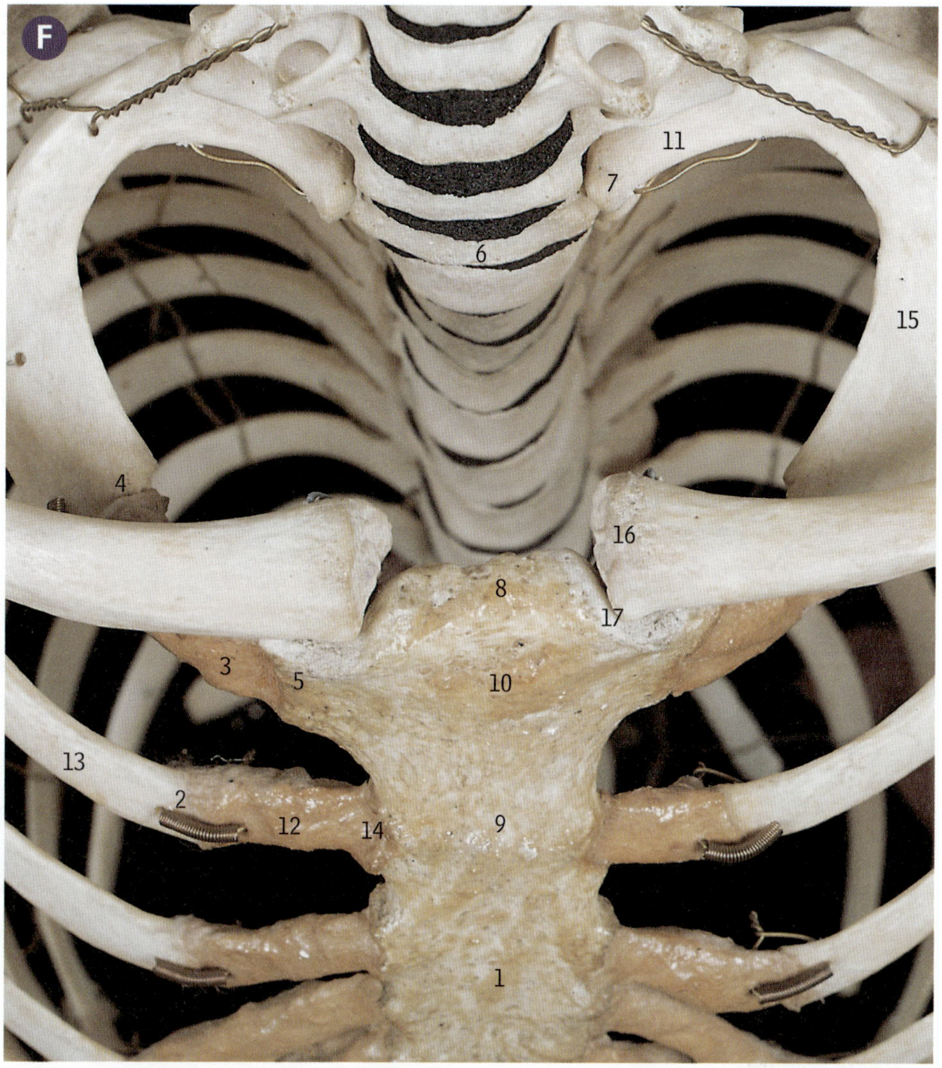

복장뼈 Sternum
부착점

D 앞모습

E 뒷모습

1 Area covered by left pleura 왼가슴막(좌흉막)에 의해 감싸지는 영역
2 Area covered by right pleura 오른가슴막(우흉막)에 의해 감싸지는 영역
3 Area in contact with pericardium 심장막(심막)과 접하는 영역
4 Diaphragm 가로막(횡격막)
5 Pectoralis major 큰가슴근(대흉근)
6 Rectus abdominis 배곧은근(복직근)
7 Sternocleidomastoid 목빗근(흉쇄유돌근)
8 Sternohyoid 복장목뿔근(흉골설골근)
9 Sternothyroid 복장갑상근(흉골갑상근)
10 Transversus thoracis 가슴가로근(흉횡근)

두 개의 가슴막주머니(pleural sacs, 흉막낭)가 둘째~넷째 갈비연골 높이에 위치한다(E2, 1). 가슴막주머니는 가슴막안(pleural cavity, 흉막강)이다.

F 위가슴문 Thoracic inlet *관절을 이룬 뼈대, 앞위모습*

위가슴문(thoracic inlet, 흉곽입구)은 콩팥 크기만 하고 모양도 콩팥처럼 생겼으며 첫째등뼈(6), 첫째 갈비뼈(15)와 갈비연골(3) 그리고 복장뼈자루의 목아래패임(jugular notch, 경절흔)(8)에 의해 경계지어진다. 위가슴문은 같은 평면상에 위치하지 않고 아래 앞쪽으로 기울어져 있다.

둘째갈비연골(12)은 자루몸통결합(manubriosternal joint, 흉골병연골결합)(9) 수준에서 복장뼈의 자루와 몸통(10, 1)과 관절한다. 이 부위는 자루몸통결합(manubriosternal joint, 흉골병연골결합)이 자루와 몸통 사이에서 약간의 각도를 가지고 만져지고 옆으로 갈비뼈를 확인할 수 있어서 중요한 해부학적 기준점이 된다.

1 Body of sternum 복장뼈몸통(흉골체)
2 Costochondral joint 갈비연골관절(늑연골관절)
3 First costal cartilage 첫째갈비연골(제1늑연골)
4 First costochondral joint 첫째갈비연골관절(제1늑연골관절)
5 First sternocostal joint 첫째복장갈비관절(제1흉늑관절)
6 First thoracic vertebra 첫째등뼈(제1흉추)
7 Head of first rib 첫째갈비뼈머리(제1늑골두)
8 Jugular notch 목아래패임(경절흔)
9 Manubriosternal joint (angle of Louis) 자루몸통결합(흉골병연골결합)의 루이스각
10 Manubrium of sternum 복장뼈자루(흉골병)
11 Neck of first rib 첫째갈비목(제1늑골경)
12 Second costal cartilage 둘째갈비연골(제2늑연골)
13 Second rib 둘째갈비뼈(제2늑골)
14 Second sternocostal joint 둘째복장갈비관절(제2흉늑골관절)
15 Shaft of first rib 첫째갈비뼈(제1늑골)의 몸통
16 Sternal end of clavicle 빗장뼈(쇄골)의 복장끝(흉골단)
17 Sternoclavicular joint 복장빗장관절(흉쇄관절)

갈비연골(늑연골)의 병리, 동요가슴(연가양 흉곽), pp.215~216 참조.

심장, 왼쪽 가슴막과 왼허파 Heart, left pleura and lung *여성*

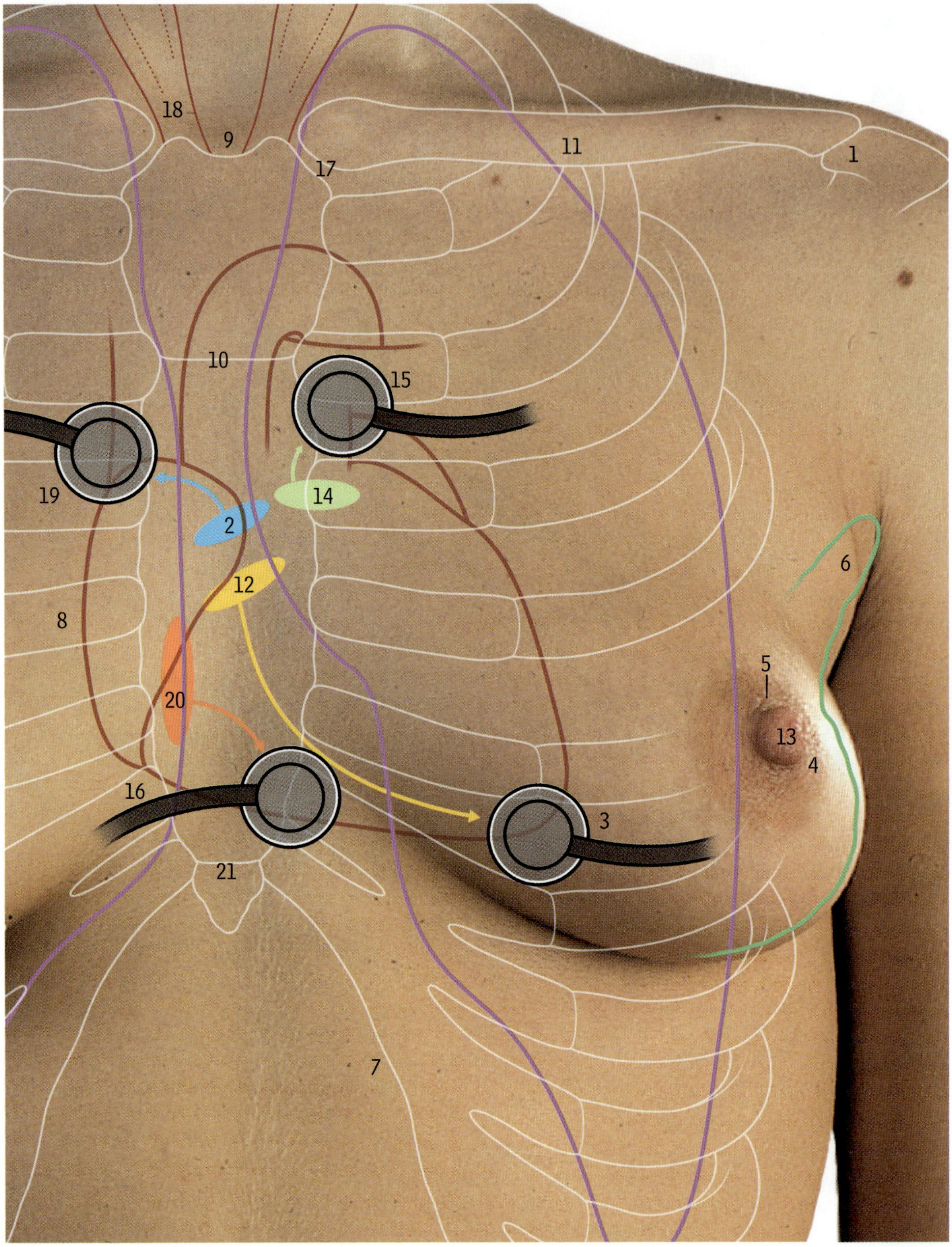

갈색선: 심장
분홍색선: 가슴막
초록색선: 젖의 겨드랑엽 (axillary tail of breast)

심장의 판막의 위치가 타원형의 서로 다른 색깔로 표시되어 있고, 실제로 판막의 소리를 청진하는 위치를 가리키고 있다.

복장뼈(sternum, 흉골)의 자루몸통관절 (manubriosternal joint, 흉골병연골결합) (10)은 몸의 표면을 통해 만져지고 이곳은 둘째갈비연골(costal cartilage, 늑연골)(15)이 부착하는 곳이며, 이곳을 복장뼈각(sternal angle, 흉골각)이라고 부른다(p.177의 F9, 14, 12 참조).

빗장뼈(clavicle, 쇄골) 안쪽 1/3 지점에서는 가슴막(pleura, 흉막)이 빗장뼈보다 2.5 cm 위로 솟아 올라 있다.

가슴막의 경계는 아래로 빗장중간선 기준으로 여덟째갈비연골까지 내려오며, 중간겨드랑선(midaxillary line, 액와중간선) 기준으로 열째갈비뼈를 지나서 척주세움근(erector spinae muscle, 척주기립근) 바깥모서리의 열둘째갈비뼈 높이까지 내려온다. 실제로 허파의 아래쪽 경계는 가슴막이 지나는 가슴막접힘(pleural reflection) 높이보다 갈비뼈 두 개 정도 위이다.

오른, 왼가슴막은 둘째와 넷째갈비연골 높이에서 복장뼈 뒤에 매우 가까이 위치하지만, 심장높이로 내려가면 다시 멀어진다.

1 Acromioclavicular joint 봉우리빗장관절(견봉쇄골관절)
2 Aortic valve 대동맥판막(대동맥판)
3 Apex of heart 심장꼭대기(심첨)
4 Areola of breast 젖꽃판(유륜)
5 Areolar glands of breast 젖꽃판샘(유륜선)
6 Axillary tail of breast 겨드랑꼬리(젖샘가쪽돌기)
7 Costal margin (at eighth costal cartilage) 갈비모서리(늑골연)
8 Fourth costal cartilage 넷째갈비연골(제4늑연골)
9 Jugular notch 목아래패임(경절흔)
10 Manubriosternal joint 자루몸통관절(흉골병연골결합)
11 Midpoint of clavicle 빗장뼈(쇄골)의 중앙
12 Mitral valve 왼방실판막(승모판막)
13 Nipple of breast 젖꼭지(유두)
14 Pulmonary valve 허파동맥판막(폐동맥판)
15 Second costal cartilage 둘째갈비연골(제2늑연골)
16 Sixth costal cartilage 여섯째갈비연골(제6늑연골)
17 Sternoclavicular joint 복장빗장관절(흉쇄관절)
18 Sternocleidomastoid 목빗근(흉쇄유돌근)
19 Third costal cartilage 셋째갈비연골(제3늑연골)
20 Tricuspid valve 오른방실판막(삼천판막)
21 Xiphisternal joint 칼몸통관절(흉골검상결합부)

심장음 청진, pp.215~216 참조.

여성의 젖 Female breast *젖샘*

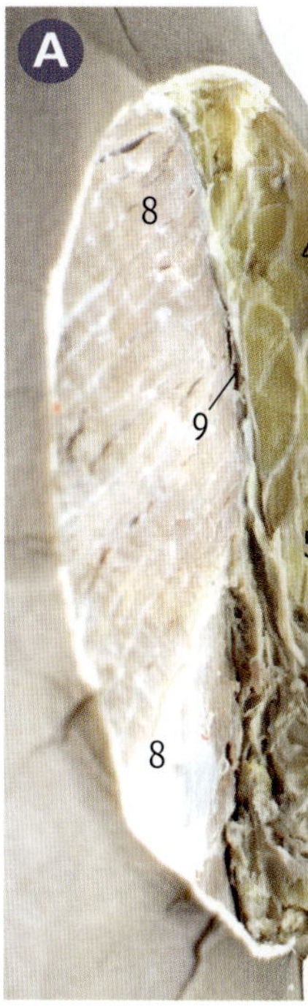

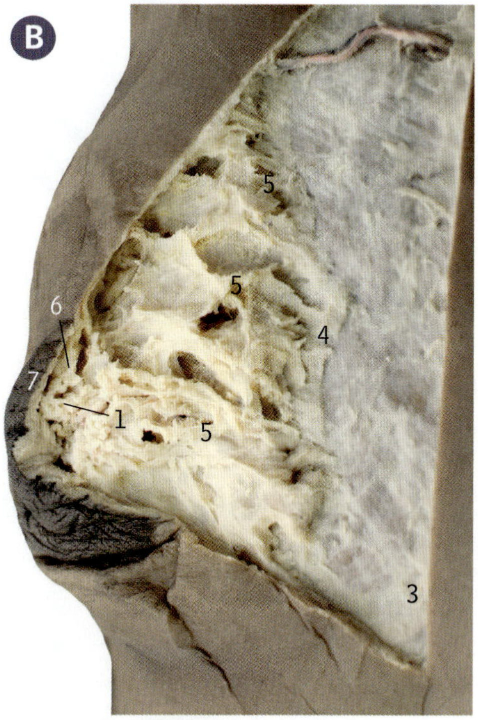

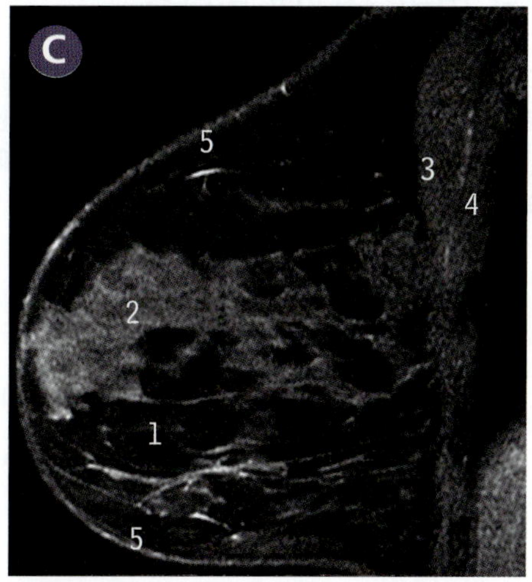

A 정중시상엱단면

B 젖꽃판, 젖꼭지 그리고 젖샘조직의 해부

C 젖샘의 시상 MR MR sagittal

1 Ampulla of lactiferous duct 젖샘관(유관)의 팽대
2 Condensed glandular tissue 응축된 샘(선)조직
3 Fascia over pectoralis major 큰가슴근(대흉근)을 덮는 근막
4 Fat 지방
5 Fibrous septum 섬유중격
6 Lactiferous duct 젖샘관(유관)
7 Nipple 젖꼭지(유두)
8 Pectoralis major 큰가슴근(대흉근)
9 Retromammary space 유방뒤공간

1 Adipose tissue 지방조직
2 Fibroglandular tissue 섬유샘조직
3 Pectoralis major muscle 큰가슴근(대흉근)
4 Pectoralis minor muscle 작은가슴근(소흉근)
5 Skin 피부

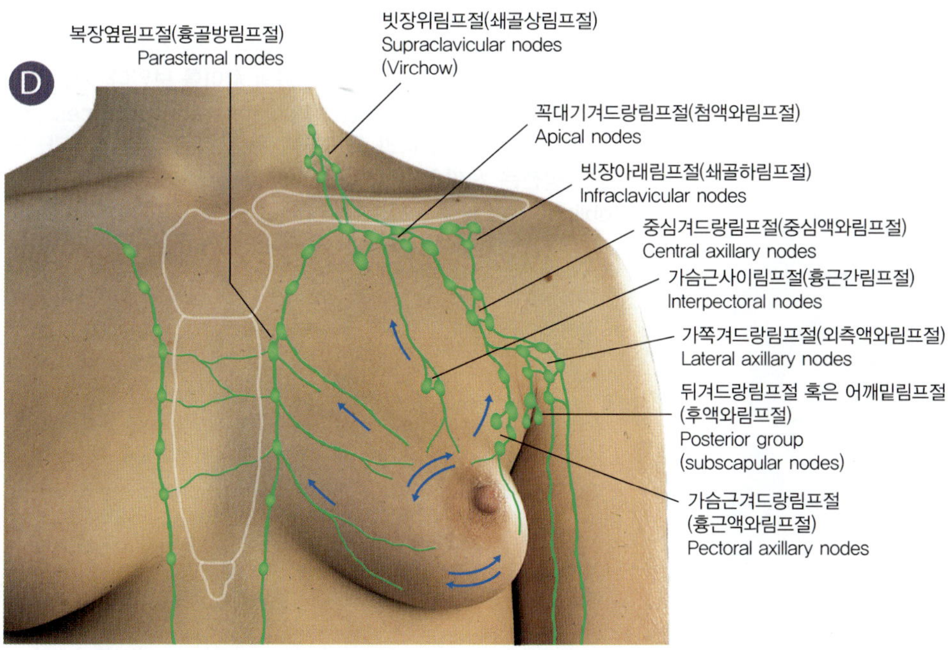

D 젖 Breast *림프배출*

젖(breast, 유방)의 림프배출은 매우 복잡하고, 광범위하게 분포하고 있는 림프관을 통해 젖을 둘러싼 피부조직뿐만 아니라 젖의 다른 부위로 림프의 이동이 가능하다.

한쪽 젖의 림프배출은 대개 겨드랑림프절(axillary lymphnodes, 액와림프절)로 유입되지만, 일부는 반대쪽 속가슴동맥(internal thoracic artery, 내흉동맥) 부근의 복장옆림프절(parasternal nodes)로 이동된다.

이러한 통로는 유방암(breast cancer)이 일차적으로 전이되는 가장 흔한 경로이지만, 유방암의 후기 전이(later spread)에서는 목의 깊은 곳에 위치해 있는 빗장위.아래림프절(supra-and infraclavicular nodes), 가슴세로칸(mediastinum, 종격동)에 있는 림프절 등도 포함되며, 가로막(diaphragm, 횡격막)과 배곧은근막(rectus sheath, 복직근막)을 통과해서 배안에 있는 림프절(nodes in the abdomen)에도 전이가 가능하다.

유방검사, 유방이상, 유방암, 유방절제술, 귤껍질피부, pp.215~216 참조.

Ⓐ 오른쪽 가슴 Right side of the thorax

팔을 벌린 상태의 뒷모습

팔이 어깨 위로 올라갈 만큼 크게 벌린 위치(fully abducted)에서는 어깨뼈(scapula, 견갑골)의 안쪽모서리(medial border of scapula)가 수직선에 약 60° 각도를 유지되며, 이는 허파의 빗틈새(oblique fissure, 사열)의 각도와 비슷해진다. 빗금친 부분이 빗틈새이다.

1 Deltoid 어깨세모근(삼각근)
2 Fifth intercostal space 다섯째갈비사이공간(제5늑간)
3 Inferior angle of scapula 어깨뼈(견갑골)의 아래각
4 Latissimus dorsi 넓은등근(광배근)
5 Medial border of scapula 어깨뼈(견갑골)의 안쪽모서리(내연)
6 Spine of scapula 어깨뼈가시(견갑극)
7 Spinous process of third thoracic vertebra 셋째등뼈(제3흉골)의 가시돌기(극돌기)
8 Teres major 큰원근(대원근)
9 Trapezius 등세모근(승모근)

허파의 빗틈새(oblique fissure)가 지나는 선을 보면 위로는 척추뼈 중에서 셋째가슴뼈(7) 높이에서 시작해서, 아래로는 복장뼈(sternum, 흉골) 바깥모서리와 여섯째갈비연골이 붙는 위치까지 비스듬하게 달리고 있다(B 참조). 따라서 팔을 크게 벌린 상태에서 어깨뼈의 척주모서리(vertebral border)(5)가 허파의 빗틈새의 방향을 가늠할 수 있는 기준선으로 유용하다.

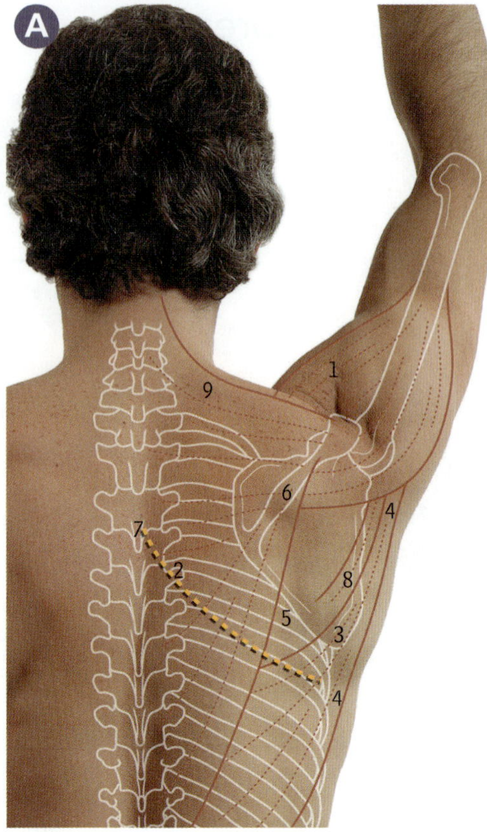

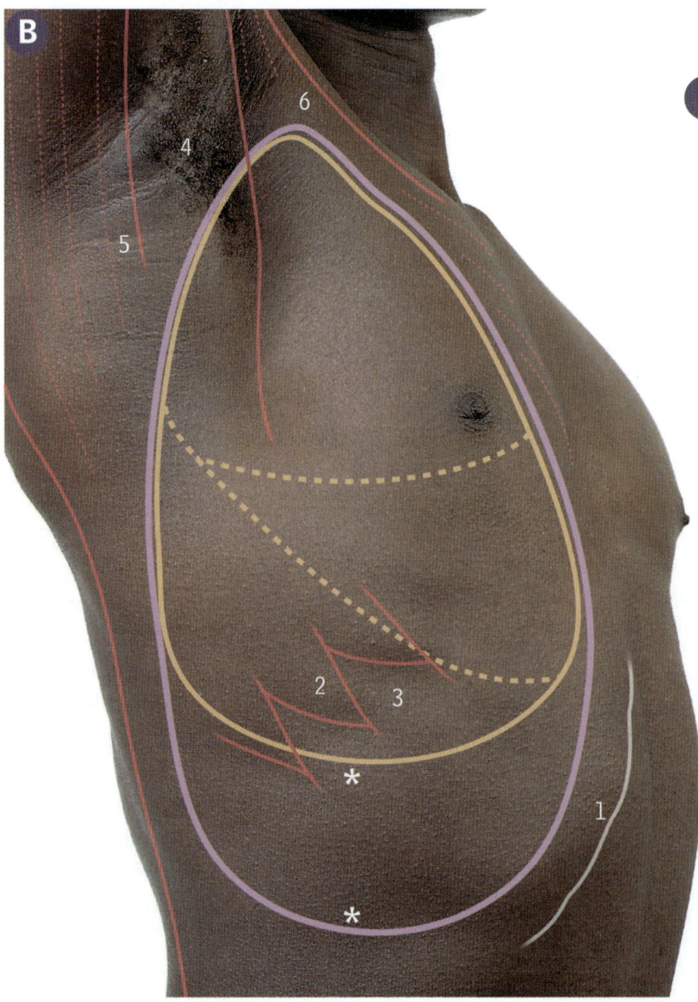

Ⓑ 오른쪽 가슴 Right side of the thorax

표면표시, 오른쪽 팔을 벌린 모습

자주색은 가슴막(pleura, 흉막)의 경계를 나타내며, 노란색 실선은 허파의 아래쪽 경계를 나타내고 있다. 가슴의 아래쪽에서 이들 2개의 선 사이에 갈비뼈 2개만큼의 차이를 보인다. 가슴막의 경계 중에서 갈비가로막오목(costodiaphragmatic recess, 늑골횡격동)은 허파가 따라 들어가지 못할 정도로 얇고 길다. 노란색 점선은 허파의 수평틈새(transverse fissures)와 빗틈새(oblique fissures)를 표시한다.

1 Costal margin 갈비모서리(늑골연)
2 Digitations of serratus anterior 앞톱니근(전방거근)의 손가락돌기(지상돌기)
3 External oblique 배바깥빗근(외복사근)
4 Floor of axilla 겨드랑(액와)의 바닥
5 Latissimus dorsi 넓은등근(광배근)
6 Pectoralis major 큰가슴근(대흉근)

오른허파(right lung, 우폐)의 수평틈새(transverse fissures or horizontal fissures)는 가슴 뒤쪽의 넷째갈비연골에서 빗틈새(그림 A)와 만나며, 여섯째갈비연골을 만날 때까지 평행하게 달린다. 두 틈새 사이의 삼각부분이 허파의 중간엽에 해당되며, 그 위를 위엽이라고 하고, 그 아래와 뒤를 아래엽이라 한다. 오른허파의 중간엽은 젖(breast, 유방)이 위치한다.

반면 왼허파(left lung, 좌폐)는 수평틈새가 없기 때문에 빗틈새에 의해 위엽과 아래엽으로 2개의 엽으로만 구분되며, 빗틈새가 놓여 있는 모양은 오른쪽과 비슷하다.

*중간겨드랑선(mid-axillary line, 액와중간선)에서 허파와 가슴막(pleura, 흉막)의 가장 아래모서리는 여덟째와 열째갈비뼈를 교차하는 지점이다.

앞가슴 근육 Anterior chest wall muscles of the thorax 앞모습

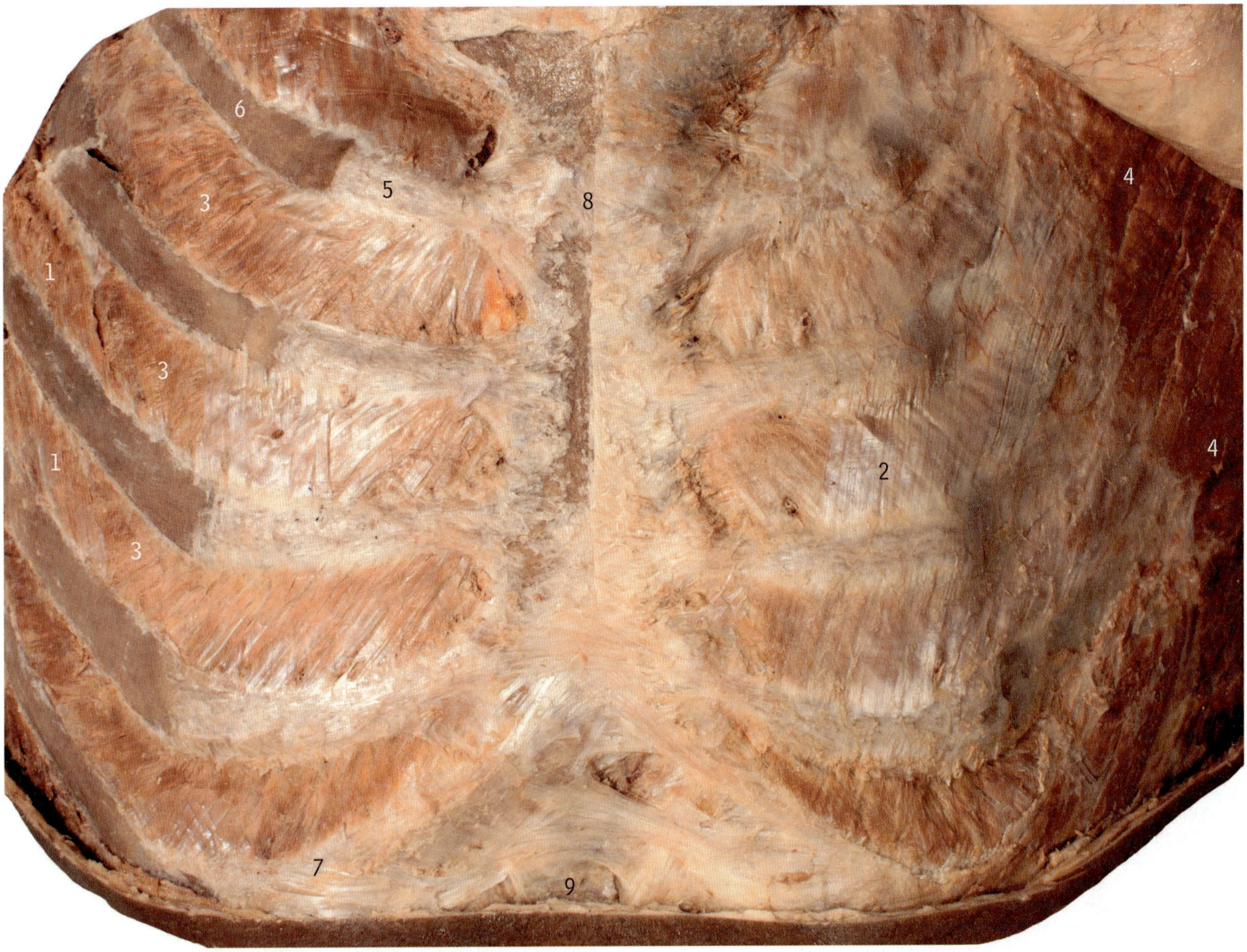

1 External intercostal muscle 바깥갈비사이근(외늑간근)
2 External intercostal membrane 바깥갈비사이막(외늑간근막)
3 Internal intercostal muscle 속갈비사이근(내늑간근)
4 Pectoralis minor muscle 작은가슴근(소흉근)
5 Second costal cartilage 둘째갈비연골(제2늑연골)
6 Second rib 둘째갈비뼈(제2늑골)
7 Sixth costal cartilage 여섯째갈비연골(제6늑골)
8 Sternal angle (Louis) 복장뼈각(흉골각)
9 Xiphoid process 칼돌기(검상돌기)

바깥갈비사이근(1)의 근섬유의 주행방향은 아래, 안쪽이며 복장뼈(sternum, 흉골)와 갈비연골이 만나는 지점(costochondral junctions)(5와 6 사이)에서는 앞갈비사이막(anterior intercostal membrane)이 시작되는데, 이 얇은 막 아래로 속갈비사이근(3)이 보인다.

반면 **속갈비사이근(internal intercostal muscles)**(3)은 아래, 가쪽으로 주행하며, 가슴 앞쪽에는 앞갈비사이막에 덮히며 가슴 뒤쪽에서는 근섬유 대신에 뒤갈비사이막(posterior intercostal membranes)으로 이어진다. 바깥갈비사이근(1)의 근섬유의 주행 방향이 아래, 안쪽(inferior & medial)인 반면, 속갈비사이근(3)은 아래, 가쪽(inferior & lateral)으로 서로 다른 방향을 갖고 있기 때문에 2개의 근육은 쉽게 구분된다.

복장뼈(sternum, 흉골)와 붙어 있는 갈비연골 중에서 가장 아래쪽은 일곱째이며, 여덟째, 아홉째, 열째 갈비연골은 일곱째갈비연골에 연결되어 있어 가슴우리(thoracic cage)의 갈비모서리(costal margin)를 이루고 있다.

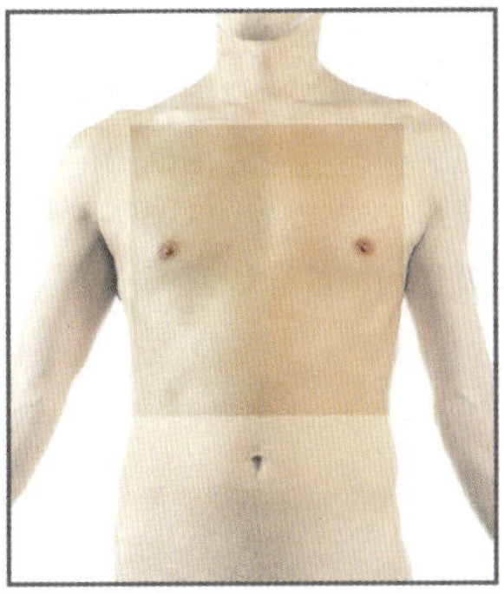

가슴의 관상 CT Coronal CT

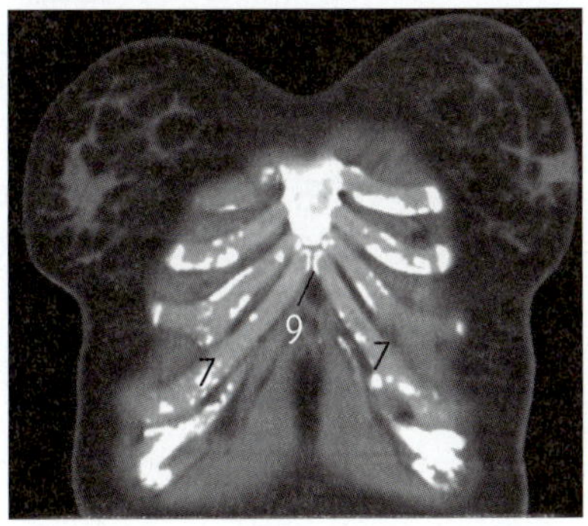

동요가슴(연가양 흉곽), pp.215~216 참조.

가슴 근육 Muscles of the thorax

오른갈비사이근

A 바깥모습

B 안쪽 모습

1 Eighth rib 여덟째갈비뼈(제8늑골)
2 External intercostal 바깥갈비사이근(외늑간근)
3 Fifth intercostal nerve 다섯째갈비사이신경(제5늑간신경)
4 Fifth posterior intercostal artery 다섯째뒤갈비사이동맥(제5후늑간동맥)
5 Fifth posterior intercostal vein 다섯째뒤갈비사이정맥(제5후늑간정맥)
6 Fifth rib 다섯째갈비뼈(제5늑골)
7 Fourth rib 넷째갈비뼈(제4늑골)
8 Innermost intercostal 맨속갈비사이근(최내늑간근)
9 Internal intercostal 속갈비사이근(내늑간근)
10 Pleura 가슴막(흉막)
11 Seventh rib 일곱째갈비뼈(제7늑골)
12 Sixth intercostal nerve 여섯째갈비사이신경(제6늑간신경)
13 Sixth rib 여섯째갈비뼈(제6늑골)

속갈비사이근(internal intercostal muscles)은 뒤쪽으로 갈수록 근섬유는 사라지고, 섬유성 조직인 뒤갈비사이막(posterior intercostal membranes)으로 이어지며, 이 막의 바깥쪽은 바깥갈비사이근(2)의 근섬유가 덮고 있다.

A

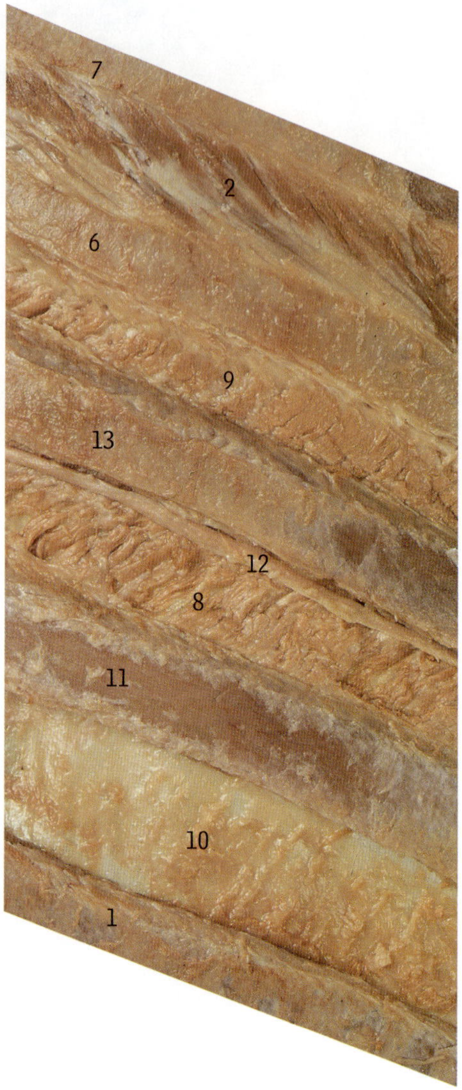

B

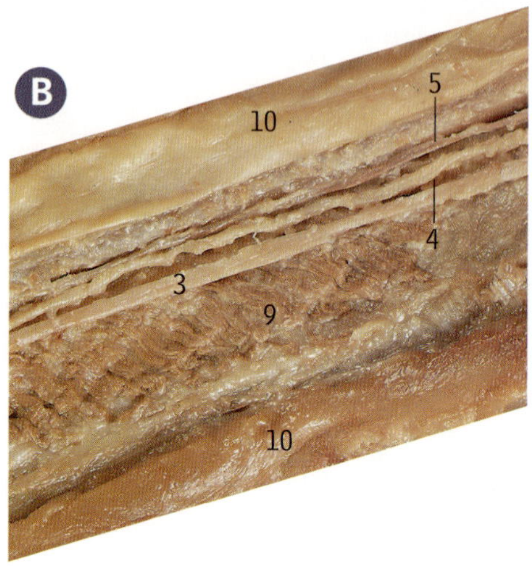

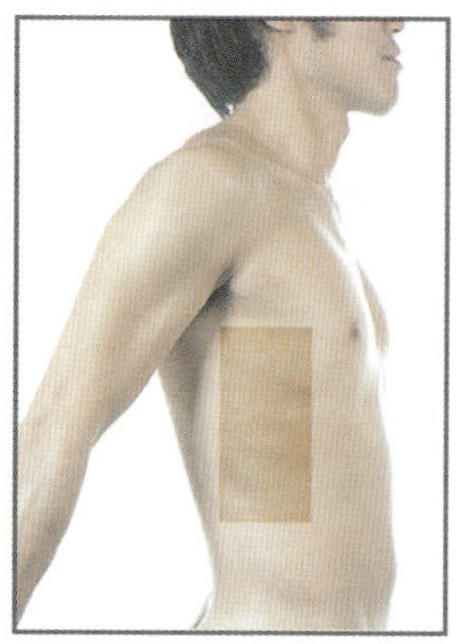

그림 A에서는 몇 개의 갈비사이공간(intercostal space, 늑간)의 구조를 보기 위해 다양한 깊이로 해부한 모습을 볼 수 있으며, 위에서 아래순서로 바깥갈비사이근(2), 속갈비사이근(9), 맨속갈비사이근(8), 가슴막(10)을 보여준다. 갈비 사이 혈관과 신경은 속갈비사이근과 맨속갈비사이근 사이에 놓이는데, 이곳에서 여섯째갈비사이신경(12)은 맨속갈비사이근(8), 바깥쪽에서 여섯째갈비뼈(13) 바로 아래를 달리는 반면, 갈비 사이 동맥과 정맥은 갈비뼈고랑(costal groove, 늑골구)에 있어 갈비뼈 바깥쪽에서는 보이지 않는다. 그림 B에서는 가슴 안쪽에서 다섯째갈비사이공간을 볼 수 있도록 해부한 모습으로 신경뿐만 아니라 갈비뼈고랑을 지나는 혈관도 볼 수 있다. 가슴막(pleura)과 맨속갈비사이근을 제거하였으며, 혈관(4, 5)과 다섯째갈비사이신경(3)이 속갈비사이근(9)의 안쪽면에 닿고 있다.

갈비사이신경차단(늑간신경차단), pp.215~216 참조.

가슴 근육 Muscles of the thorax

A 가슴의 안쪽면, 뒷모습(안쪽 모습)

B 왼쪽 아래 갈비사이근

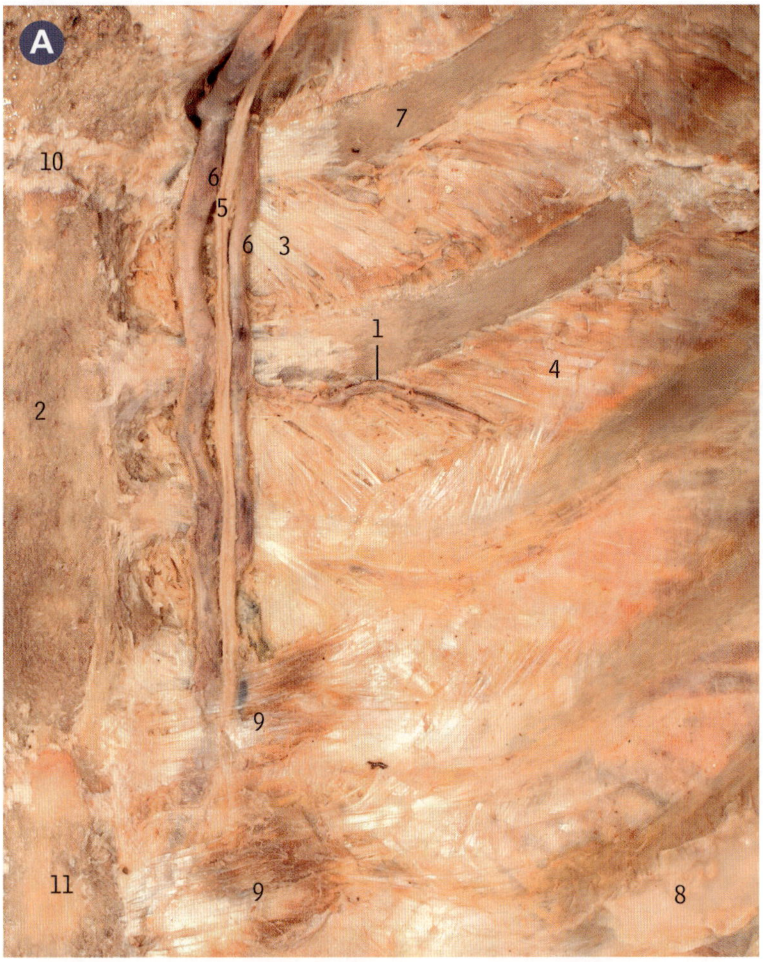

이 그림은 가슴막을 제거한 가슴벽의 안쪽 모습으로, 복장뼈의 뒤면을 오른쪽 반과 이어지는 가슴벽을 볼 수 있다. 가슴가로근(9, 과거에는 복장갈비근이라 불림)에 깊게 지나는 속가슴동맥(5)을 볼 수 있다.

1 Anterior intercostal vein 앞갈비사이정맥(전늑간정맥)
2 Body of sternum 복장뼈몸통(흉골체부)
3 Innermost intercostal membrane 맨속갈비사이막(최내늑간근막)
4 Internal intercostal muscle 속갈비사이근(내늑간근)
5 Internal thoracic artery 속가슴동맥(내흉동맥)
6 Internal thoracic veins 속가슴정맥(내흉정맥)
7 Second rib 둘째갈비뼈(제2늑골)
8 Sixth rib 여섯째갈비뼈(제6늑골)
9 Slips of transversus thoracis muscle 가슴가로근(흉횡근)의 가지
10 Sternal angle (Louis) 복장뼈각(흉골각)
11 Xiphoid process 칼돌기(검상돌기)

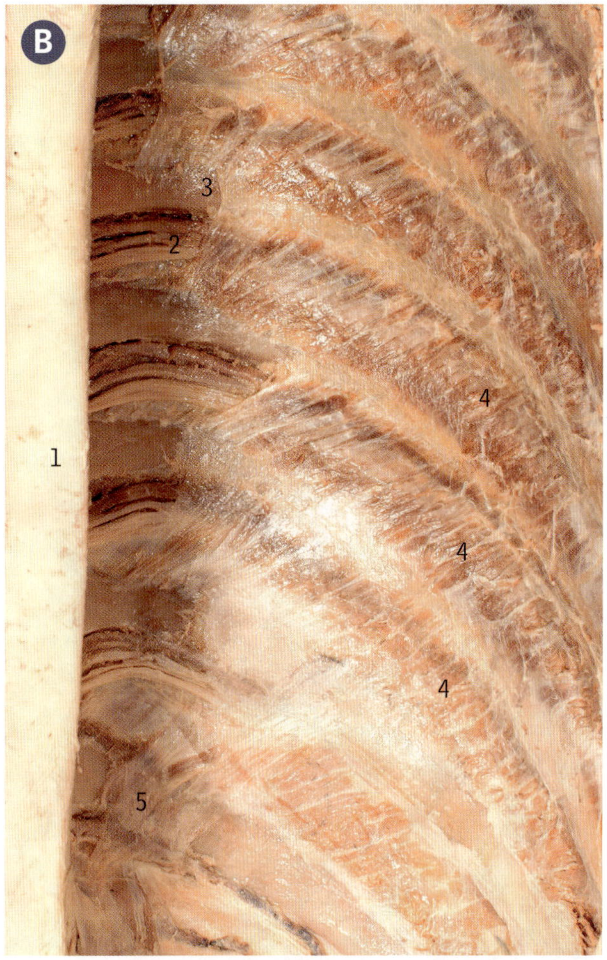

이 그림은 오른쪽 앞에서 본 왼쪽 가슴의 아래모습이다. 가슴막, 혈관과 신경을 제거한 상태이다. 가슴벽의 가장 깊게 위치한 가슴벽 근육(4)의 모습이다.

1 Descending thoracic aorta 내림가슴대동맥(하행흉대동맥)
2 Eighth intercostal neurovascular bundle 여덟째갈비사이신경혈관모음
3 Eighth rib 여덟째갈비뼈(제8늑골)
4 Innermost intercostal muscle 맨속갈비사이근(최내늑간근)
5 Twelfth rib 열두째갈비뼈(제12늑골)

갈비연골(늑연골)의 병리, pp.215~216 참조.

허파, 심장막과 가슴막 Lungs, pericardium and pleura 앞모습

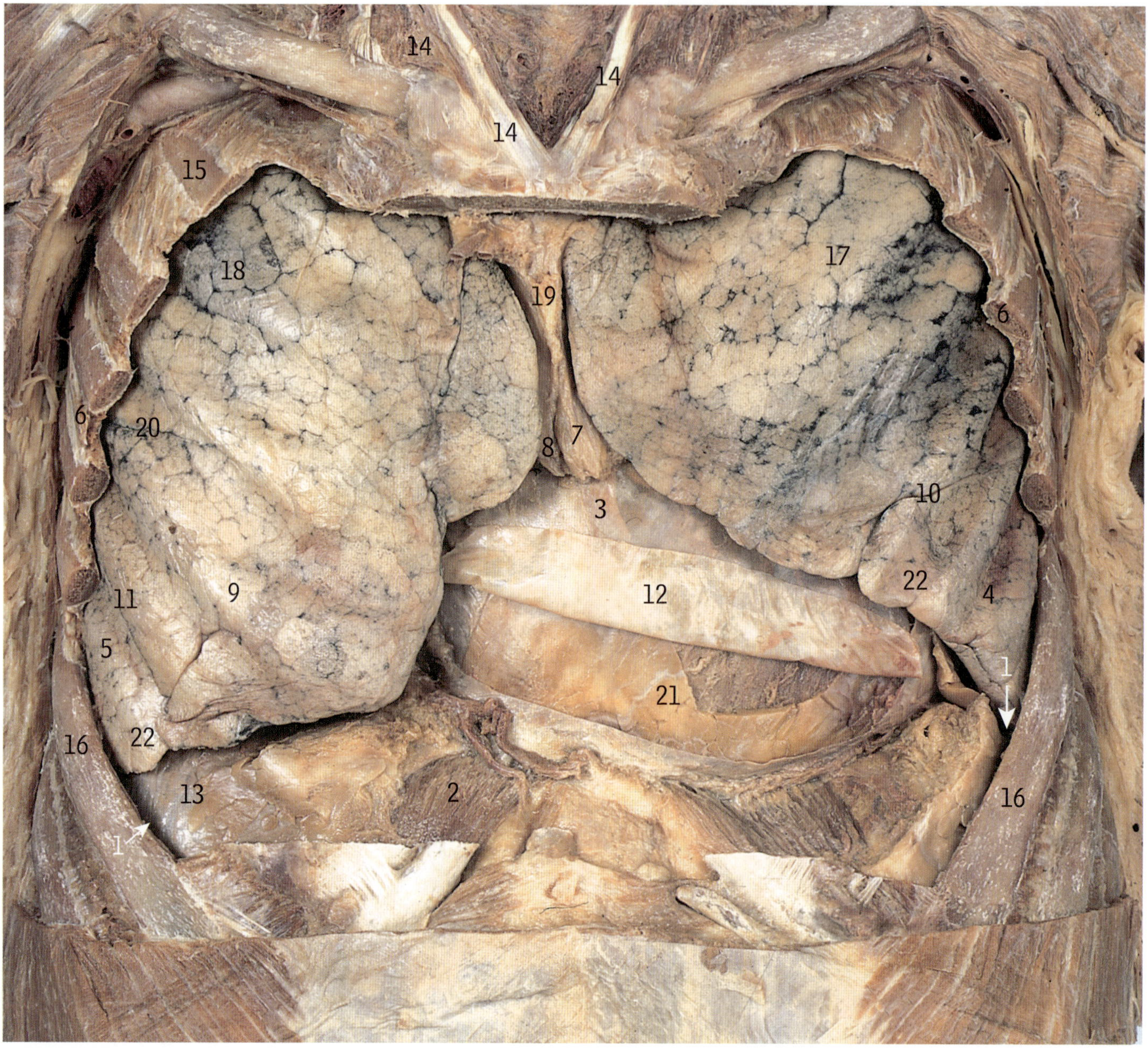

1 Costodiaphragmatic recess 갈비가로막오목(늑골횡격동)
2 Diaphragm 가로막(횡격막)
3 Fibrous pericardium 섬유심장막(섬유성심막)
4 Inferior lobe of left lung 왼허파 아래엽(좌폐하엽)
5 Inferior lobe of right lung 오른허파 아래엽(우폐하엽)
6 Intercostal muscles 갈비사이근(늑간근)
7 Line of anterior reflection of left pleura 왼가슴막 앞쪽선
8 Line of anterior reflection of right pleura 오른가슴막 앞쪽선
9 Middle lobe of right lung 오른허파 중간엽(우폐중간엽)
10 Oblique fissure of left lung 왼허파 빗틈새(좌폐사열)
11 Oblique fissure of right lung 오른허파 빗틈새(우폐사열)
12 Parietal pericardium 벽쪽심장막(벽측심막)
13 Parietal diaphragmatic pleura 벽쪽가로막가슴막(벽측횡격흉막)
14 Sternocleidomastoid 목빗근(흉쇄유돌근)
15 Second rib 둘째갈비뼈(제2늑골)
16 Seventh rib 일곱째갈비뼈(제7늑골)
17 Superior lobe of left lung 왼허파위엽(좌폐상엽)
18 Superior lobe of right lung 오른허파위엽(우폐상엽)
19 Thymic remnants 가슴샘 잔여물(p.360 참조)
20 Transverse fissure of right lung 오른허파 수평틈새
21 Visceral pericardium overlying myocardium 내장쪽심장막에 덮인 심장근
22 Visceral pleura 내장쪽가슴막(장측흉막)

심폐소생술, 가슴샘, p215~216 참조.

심장과 심장막 Heart and pericardium

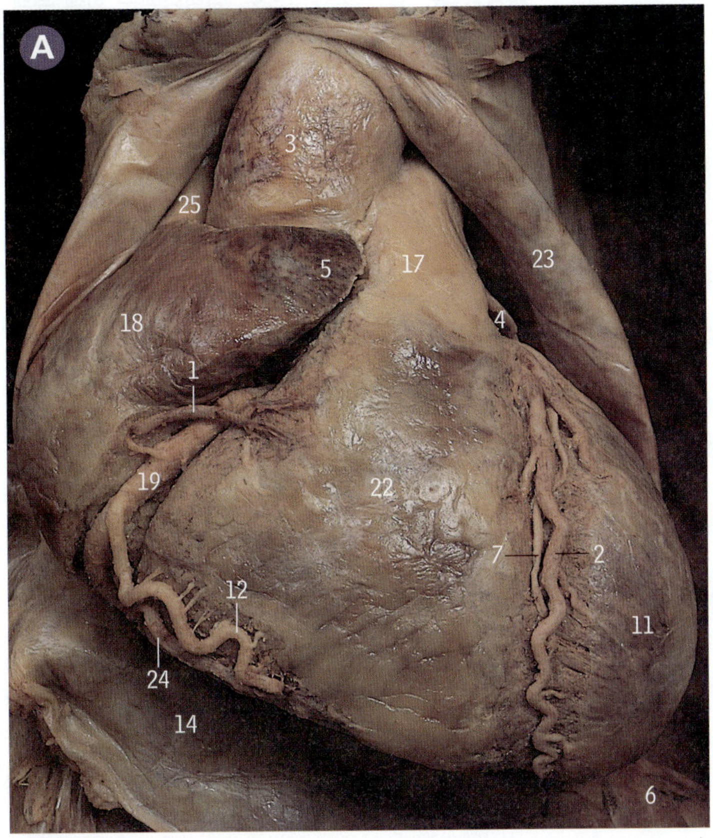

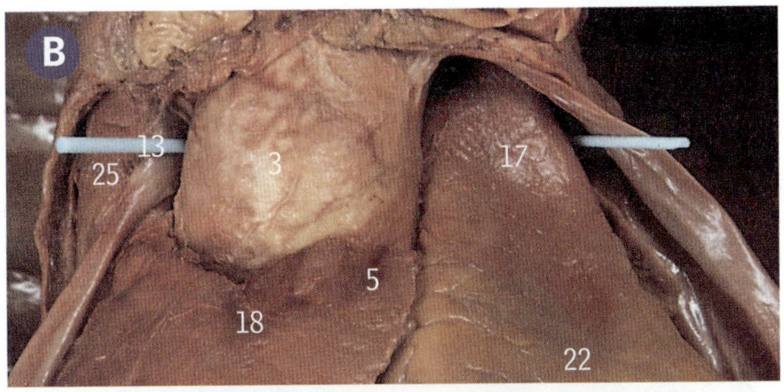

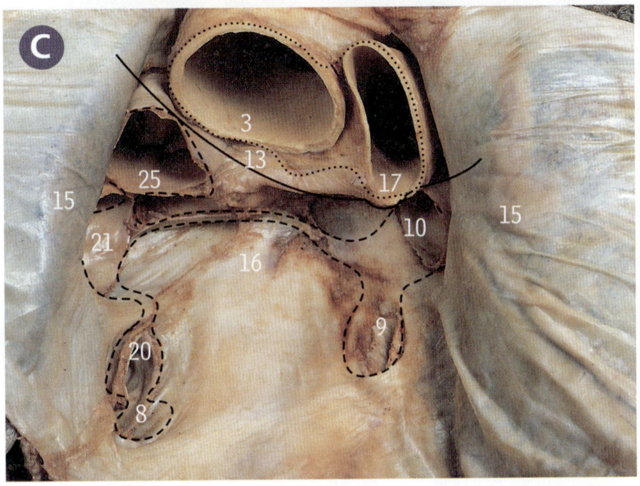

A 앞모습

B 가로정맥동굴의 표시물

C 심장을 제거한 후의 심장막빗동굴

1. Anterior cardiac vein 앞심장정맥(전심정맥)
2. Anterior interventricular branch of left coronary artery 앞심실사이가지(전실간지)
3. Ascending aorta 오름대동맥(상행대동맥)
4. Auricle of left atrium 왼심방귀(좌심이)
5. Auricle of right atrium 오른심방귀(우심이)
6. Diaphragm 가로막(횡격막)
7. Great cardiac vein 큰심장정맥(대심정맥)
8. Inferior vena cava 아래대정맥(하대정맥)
9. Left inferior pulmonary vein 왼아래허파정맥(좌하폐정맥)
10. Left superior pulmonary vein 왼위허파정맥(좌상폐정맥)
11. Left ventricle 왼심실(좌심실)
12. Marginal branch of right coronary artery 오른심장동맥(우관상동맥) 모서리가지
13. Marker in transverse sinus 가로정맥굴(심막횡동)의 표식자
14. Pericardium fused with central tendon of diaphragm 가로막 중심널힘줄(중심건)이 붙어 있는 심장막
15. MPericardium turned laterally over lung 심장막을 폐 가쪽으로 뒤집은 상태
16. Posterior wall of pericardial cavity and oblique sinus 심장막공간 뒤벽과 심장막빗동굴(심막사동)
17. Pulmonary trunk 허파동맥(폐동맥)
18. Right atrium 오른심방(우심방)
19. Right coronary artery 오른심장동맥(우관상동맥)
20. Right inferior pulmonary vein 오른아래허파정맥(우하폐정맥)
21. Right superior pulmonary vein 오른위허파정맥(우상폐정맥)
22. Right ventricle 오른심실(우심실)
23. Serous pericardium overlying fibrous pericardium (turned laterally) 섬유심장막으로 덮인 장막심장막
24. Small cardiac vein 작은심장정맥(소심정맥)
25. Superior vena cava 위대정맥(상대정맥)

오른심방(A18)은 **심장의 오른모서리(right border of the heart)**를 만든다. 심장의 **왼모서리**는 주로 왼심실(A11)에 의해 만들어지지만, 왼모서리의 위쪽은 오른심실(A22)의 깔때대기(infundibulum)와 왼심방귀(A4)가 차지한다. 아래모서리는 주로 오른심실(A22)이 만들고, **왼심실의 심장꼭대기(left anterior descending, LAD)**가 일부 포함된다.

그림 A는 심장의 앞면을 보이기 위해 심장막(23)을 절개하고 뒤로 젖힌 모습이다. 허파동맥(17)은 오른심실(22)에서 나오고, 그 왼쪽으로 오름대동맥(3)이 오른심방(18)의 심방귀(5)에 살짝 덮고 있다. 위대정맥(25)은 대동맥의 오른쪽에 위치하며, 대부분은 심장막에 덮여 있어 잘 보이지 않는다. 왼심장동맥의 앞심실사이가지(2)와 큰심장정맥(7)은 오른심실(22)과 왼심실(11)을 구분하는 심실사이고랑을 지나며, 오른심장동맥(19)은 오른심실(22)과 오른심방(18)을 구분하는 방실사이고랑(atrioventricular groove, 관상구)을 지난다.

그림 B는 심장의 위쪽에서 대동맥(3)과 허파동맥(17) 뒤에 만들어진 가로심장막굴을 표식자(marker)로 가리키고 있다. 그림 C에서는 심장에 출입하는 큰 혈관을 보여주기 위해서 심장막 안에서 심장을 떼어낸 모습이다. 점선은 대동맥(3)과 허파동맥에서 장막심장막(serous pericardium)이 심장으로 반전하는 부위를 가리키고 있다.

점선은 4개의 허파정맥(10, 9, 20, 21), 위(25)와 아래(8) 대정맥이 통과하는 곳에서는 장막심장막이 반전하는 모양이 더욱 복잡한 모양을 만든다. 그림 C에서 실선은 그림 B에서 표식자가 지나는 위치와 일치한다. 허파정맥들 사이에 연결된 장막심장막(16)이 심장의 뒤면으로 반전하여 돌아가는 것 때문에 심장막빗동굴(oblique sinus)이 만들어진다.

심장눌림증(심낭압전), 심장막삼출(심낭삼출), pp.215~216 참조.

심장Heart 혈관에 유액을 넣은 Ⓐ 앞모습 Ⓑ 뒷모습

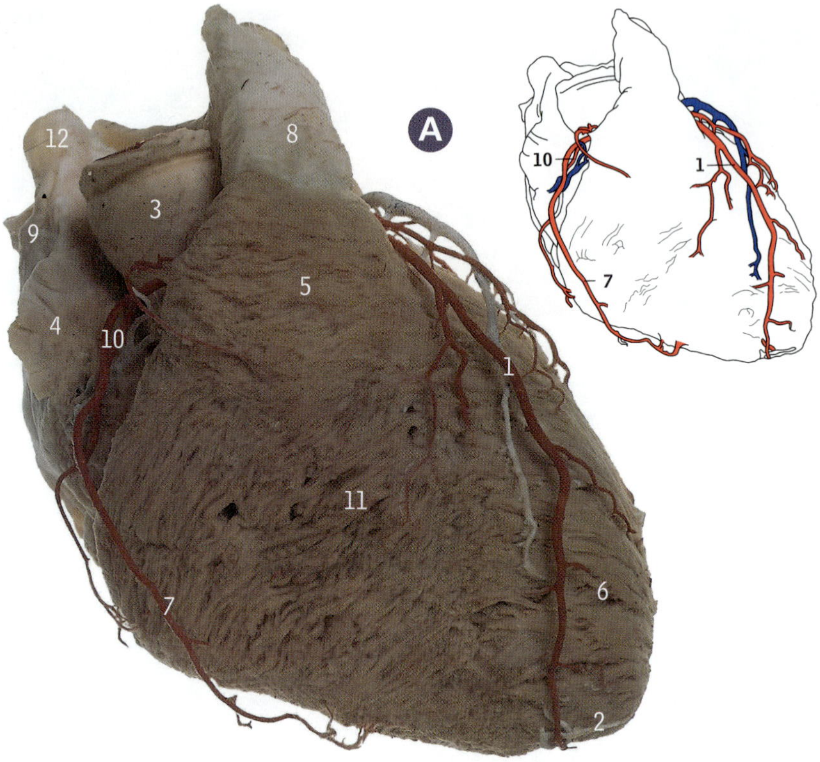

심장동맥은 빨간색 유액으로, 심장정맥은 회색 유액을 넣어 굳혔다. 오른심실(11)의 원뿔(5)을 통해 빠져나오는 허파동맥(8)의 아래쪽은 오름대동맥(3)을 기준으로 앞쪽과 왼쪽에 놓인다.

1 Anterior interventricular branch of left coronary artery and great cardiac vein in interventricular groove
왼심장동맥(좌관상동맥)의 앞심실사이가지(전실간지)와 심실사이고랑(심실간구)의 큰심장정맥(대심정맥)
2 Apex 심장꼭대기(심첨)
3 Ascending aorta 오름대동맥(상행대동맥)
4 Auricle of right atrium (displaced laterally)
가쪽으로 벌린 오른심방귀(우심이)
5 Infundibulum of right ventricle 오른심실원뿔
6 Left ventricle 왼심실(좌심실)
7 Marginal branch of right coronary artery
오른심장동맥(우관상동맥) 모서리가지
8 Pulmonary trunk 허파동맥(폐동맥)
9 Right atrium 오른심방(우심방)
10 Right coronary artery in anterior atrioventricular groove
앞방실고랑의 오른심장동맥(우관상동맥)
11 Right ventricle 오른심실(우심실)
12 Superior vena cava 위대정맥(상대정맥)

> 심장의 앞면은 복장뼈와 갈비뼈에 닿아 있고(p185 그림 A) 주로 오른심실(A11, D7)이 차지하고 있으며, 왼심실(A6)과 오른심방(A9, D10)도 일부 해당된다.
>
> 심장꼭대기(A2, apex, 심첨)는 왼심실의 일부이다.
>
> 심장바닥은 심장의 뒤면에 있으며, 주로 왼심방(B8)과 일부 오른심방(B13)에 의해 만들어진다.
>
> 심장의 아래면은 주로 왼심실(B10, B15)과 일부 오른심실에 의해 만들어지는 가로막면(diaphragmatic surface)에 해당된다.
>
> 왼심장동맥의 앞심실사이가지(anterior interventricular branch of left coronary artery)는 임상에서는 왼앞내림동맥(좌전하행동맥, left anterior descending artery, LAD)으로 불린다.

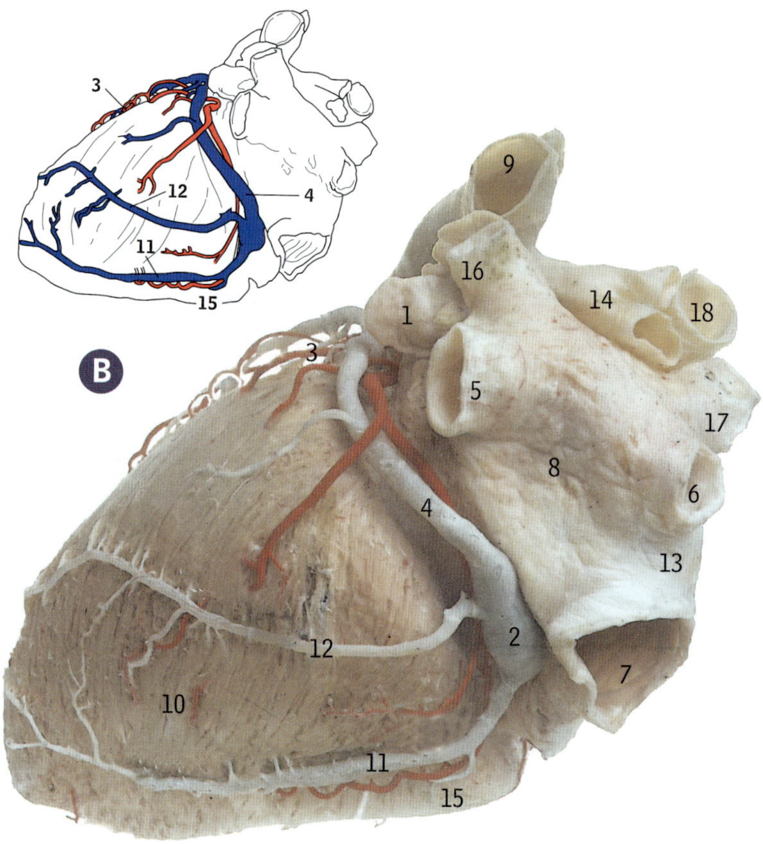

1 Auricle of left atrium 왼심방귀(좌심이)
2 Coronary sinus in posterior atrioventricular groove
뒤방실고랑의 심장정맥굴(관상정맥동)
3 Great cardiac vein and anterior interventricular branch of left coronary artery
큰심장정맥(대심정맥)과 왼심장동맥(좌관상동맥)의 앞심실사이가지(전실간지)
4 Great cardiac vein and circumflex branch of left coronary artery
큰심장정맥(대심정맥)과 왼심장동맥(좌관상동맥)의 휘돌이가지(회선지)
5 Inferior left pulmonary vein 아래왼허파정맥(좌하폐정맥)
6 Inferior right pulmonary vein 아래오른허파정맥(우하폐정맥)
7 Inferior vena cava 아래대정맥(하대정맥)
8 Left atrium 왼심방(좌심방)
9 Left pulmonary artery 왼허파동맥(좌폐동맥)
10 Left ventricle 왼심실(좌심실)
11 Middle cardiac vein and posterior interventricular branch of right coronary artery in posterior interventricular groove
중간심장정맥(중심정맥)과 뒤심실사이고랑(후실간구)에 있는 오른심장동맥(우관상동맥)의 뒤심실가지
12 Posterior vein of left ventricle 왼심실뒤정맥(좌심실후정맥)
13 Right atrium 오른심방(우심방)
14 Right pulmonary artery 오른허파동맥(우폐동맥)
15 Right ventricle 오른심실(우심실)
16 Superior left pulmonary vein 위왼허파정맥(좌상폐정맥)
17 Superior right pulmonary vein 위오른허파정맥(우상폐정맥)
18 Superior vena cava 위대정맥(상대정맥)

심장동맥우회로조성술, 심근경색증, pp.215~216 참조.

C 오른심방 Right atrium *오른쪽 앞모습*

심장의 내부구조를 보여주기 위해 심장의 앞벽(anterior wall)을 왼쪽 모서리에서 절개하여 오른쪽으로 젖힌 상태로 수직방향의 분계능선(2)과 가로방향의 빗살근육(7)이 눈에 띈다. 그 외에 심방사이막(interatrial septum)에서 타원오목(3)이 보이고, 심장정맥굴(6)의 구멍이 아래대정맥(4) 구멍의 왼쪽에 있다.

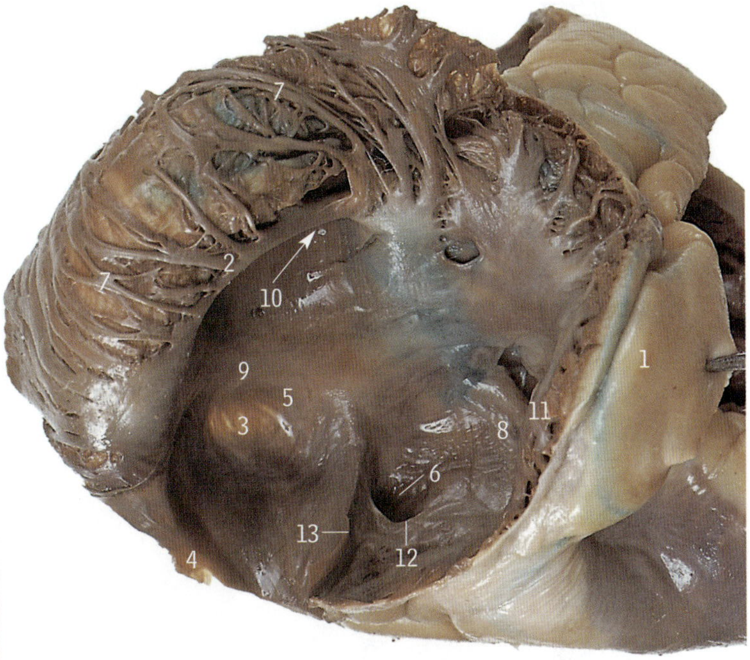

1 Auricle 심방귀(심이)
2 Crista terminalis 분계능선(분계릉)
3 Fossa ovalis 타원오목(타원와)
4 Inferior vena cava 아래대정맥(하대정맥)
5 Limbus 가장자리
6 Opening of coronary sinus 심장정맥굴구멍(관상정맥동구멍)
7 Pectinate muscles 빗살근육(즐상근)
8 Position of atrioventricular node 방실결절의 위치
9 Position of intervenous tubercle 정맥사이결절의 위치
10 Superior vena cava 위대정맥(상대정맥)
11 Tricuspid valve 오른방실판막(삼천판막)
12 Valve of coronary sinus 심장정맥굴판막
13 Valve of inferior vena cava 아래대정맥판막(하대정맥판)

> 타원오목(3)은 심방사이막(interatrial membrane)의 일부를 만들며, 발생과정에서 존재하였던 첫째사이막(primary septum, 일차중격)의 흔적이다.
>
> 타원오목모서리(3)는 둘째사이막(secondary septum, 이차중격)의 아래모서리로서 첫째사이막과의 틈을 통해 타원구멍(fossa ovalis, 난원와)이 출생 전까지 존재한다.
>
> 굴심방결절(sinuatrial node, 동방결절)은 여기에서 실제로 구분되지는 않지만, 오른심방의 앞벽에 존재하는데 분계능선의 위쪽 끝부분이고, 위대정맥구멍 바로 아래에 존재한다.
>
> 방실결절(8)은 심방사이막 속에 있는데, 상대적 위치로는 심장정맥굴구멍(6) 바로 위쪽과 왼쪽에 위치한다.

D 오른심실 Right ventricle *앞모습*

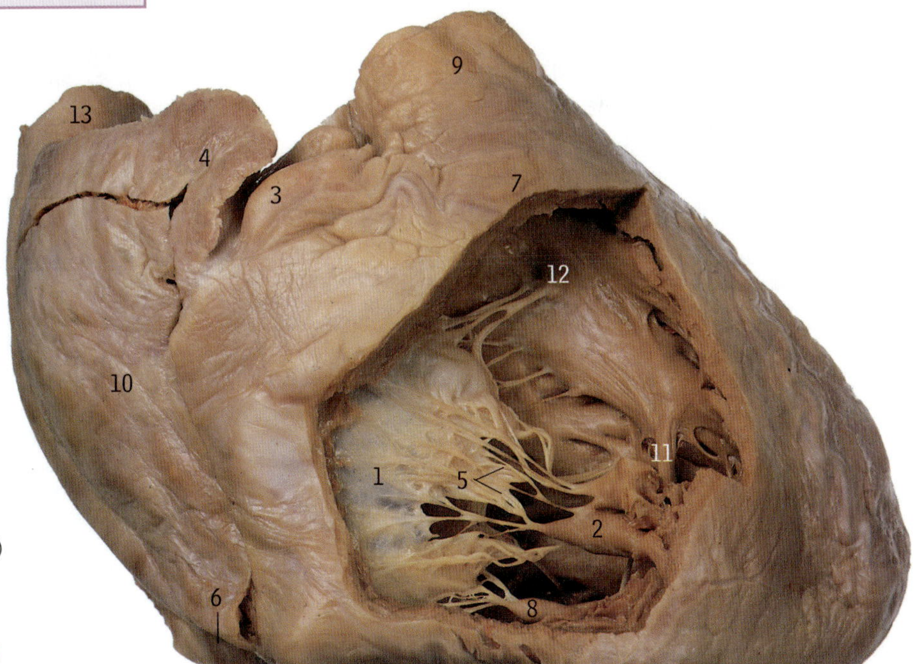

1 Anterior cusp of tricuspid valve 오른방실판막(삼천판막)의 앞첨판(전첨)
2 Anterior papillary muscle 앞꼭지근(전유두근)
3 Ascending aorta 오름대동맥(상행대동맥)
4 Auricle of right atrium 오른심방귀(우심이)
5 Chordae tendineae 힘줄끈(건삭)
6 Inferior vena cava 아래대정맥(하대정맥)
7 Infundibulum of right ventricle 오른심실원뿔
8 Posterior papillary muscle 뒤꼭지근(후유두근)
9 Pulmonary trunk 허파동맥(폐동맥)
10 Right atrium 오른심방(우심방)
11 Septomarginal trabeculum 사이막모서리기둥(중격변역기둥)
12 Septal papillary muscle (of conus) 사이막꼭지근(중격유두근)
13 Superior vena cava 위대정맥(상대정맥)

> 사이막모서리기둥(11)은 방실다발(atrioventricular bundle, 방실속)의 오른가지(right limb)를 따라 내려 오는 신경자극을 심실사이막(13)을 통해 앞꼭지근(2)까지 전달하는 심장의 전도계통의 일부이며, 흔히 신경조절자띠(moderator band)라고 부른다.
>
> 힘줄끈(5)은 꼭지근(papillary muscle, 유두근)과 오른방실판막(tricuspid valves, 삼천판막)을 연결한다.

인공심장박동조율기, 심장박동조율기, 왼심실(좌심실) 확장, pp.215~216 참조.

A 왼심실 Left ventricle

왼쪽 아래모습

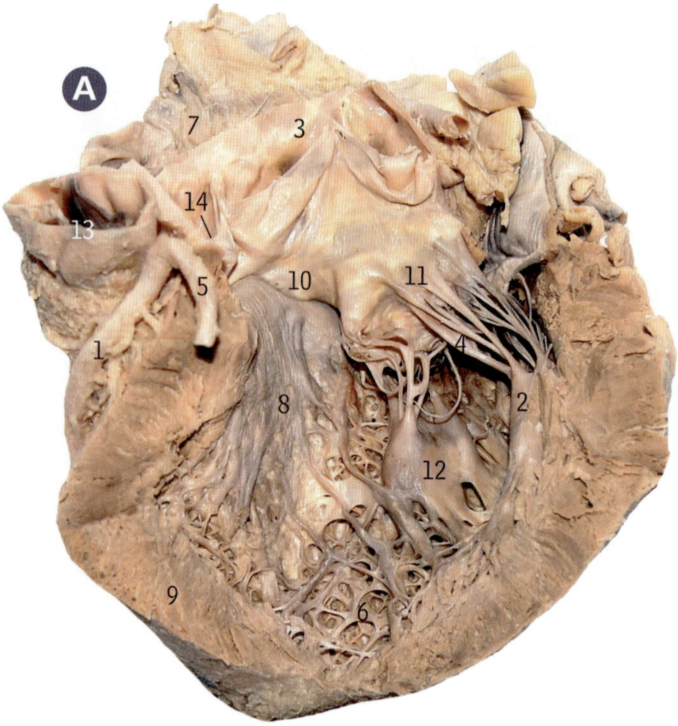

1 Anterior interventricular artery 앞심실사이동맥(전심실간동맥)
2 Anterolateral papillary muscle 앞가쪽꼭지근(유두근)
3 Aorta 대동맥
4 Chordae tendineae 힘줄끈(건삭)
5 Circumflex coronary artery 휘돌이가지(회선지)
6 Coarse trabeculations 굵은 기둥
7 Left atrium 왼심방(좌심방)
8 Left bundle branch 왼갈래가지
9 Left ventricle open 열려져 있는 왼심실(좌심실)
10 Membranous septum 막사이막(막성중격)
11 Mitral valve 승모판
12 Posteromedial papillary muscle 뒤안쪽꼭지근(유두근)
13 Pulmonary valve 허파동맥판막(폐동맥판)
14 Right coronary orifice 오른심장동맥(우관상동맥)의 입구

B 심장 Heart

심실의 관상면

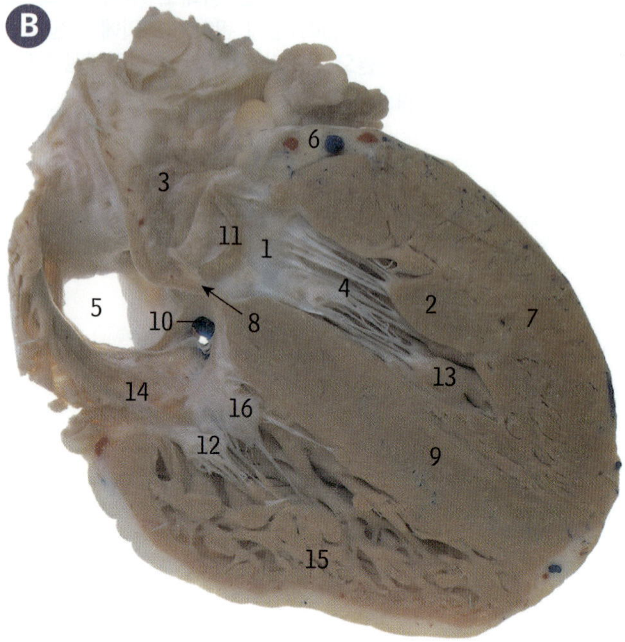

심장을 관상면(coronal plane)을 따라 2개로 쪼개어, 앞에서 뒤쪽을 바라본 모습이며 2개의 심실 뒤가 보인다. 단면은 왼방실판막(mitral valve, 승모판막)의 앞첨판(1)과 대동맥판막의 뒤첨판(11)의 바로 앞을 통과했다.

대동맥판막과 허파동맥판막(pulmonary valve, 폐동맥판)의 이름은 전형적인 의학용어와 관용적 영어표현 사이에 차이가 있다.

	전형적 표현(Official)	**관용적 표현**(English)
대동맥(Aortic)	Right 오른	Anterior 앞
	Left 왼	Left posterior 왼쪽 뒤
	Posterior 뒤	Right posterior 오른쪽 뒤
허파동맥(Pulmonary)	Left 왼	Posterior 뒤
	Anterior 앞	Left anterior 왼쪽 앞
	Right 오른	Right anterior 오른쪽 앞

1 Anterior cusp of mitral valve 왼방실판막(승모판막)의 앞첨판(전첨)
2 Anterior papillary muscle 앞꼭지근(전유두근)
3 Ascending aorta 오름대동맥(상행대동맥)
4 Chordae tendineae 힘줄끈(건삭)
5 Inferior vena cava 아래대정맥
6 Left coronary artery branches and great cardiac vein 왼심장동맥(좌관상동맥)가지와 큰심장정맥
7 Left ventricular wall 왼심실벽
8 Membranous part of interventricular septum 심실사이막(심실중격)의 막부분
9 Muscular part of interventricular septum 심실사이막(심실중격)의 근육부분
10 Opening of coronary sinus 심장정맥굴(관상정맥동)의 구멍
11 Posterior cusp of aortic valve 대동맥판막(대동맥판)의 뒤첨판(후첨)
12 Posterior cusp of tricuspid valve 오른방실판막(삼천판막)의 뒤첨판(후첨)
13 Posterior papillary muscle 뒤꼭지근
14 Right atrium 오른심방(우심방)
15 Right ventricular wall 오른심실(우심실)의 벽
16 Septal cusp of tricuspid valve 오른방실판막(삼천판막)의 사이막첨판(중격첨판)

왼방실판막질환, pp.215~216 참조.

C

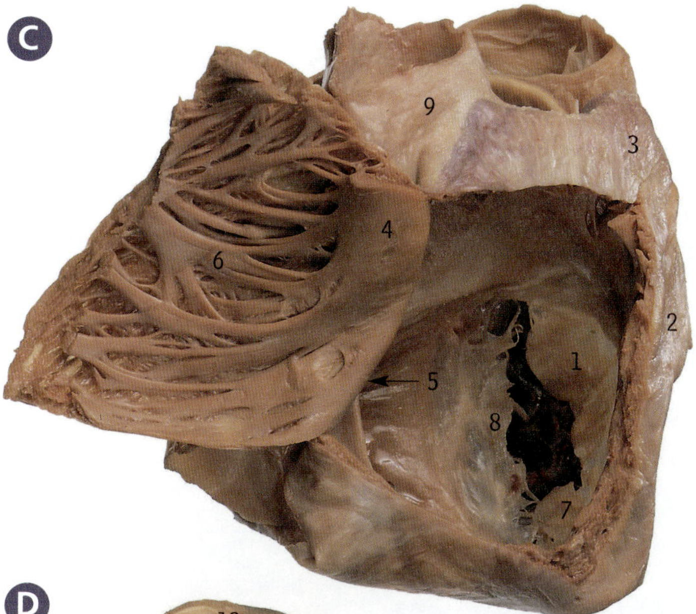

C 오른방실판막 Tricuspid valve
오른심방모습

오른심방(right atrium)의 안을 보여주기 위해 앞벽(2)을 자르고 위쪽으로 들어올린 모습이다. 위에서 아래로 보면 심방심실구멍(atrioventricular orifice)과 오른방실판막(tricuspid valves, 삼천판막)의 앞(1), 뒤(7), 사이막(8) 첨판이 보인다.

1. Anterior cusp of tricuspid valve 오른방실판막(삼천판막)의 앞첨판(전첨)
2. Anterior wall of right atrium 오른심방(우심방)의 앞쪽 벽
3. Auricle of right atrium 오른심방귀(우심이)
4. Crista terminalis 분계능선(분계릉)
5. Interatrial septum 심방사이막(심방중격)
6. Pectinate muscles 빗살근육(즐상근)
7. Posterior cusp of tricuspid valve 오른방실판막(삼천판막)의 뒤첨판(후첨)
8. Septal cusp of tricuspid valve 오른방실판막(삼천판막)의 사이막첨판
9. Superior vena cava 위대정맥(상대정맥)

오른방실판막(tricuspid valve, 삼첨판막)에서 뒤첨판(Posterior cusp)(7)이 가장 작다.

D

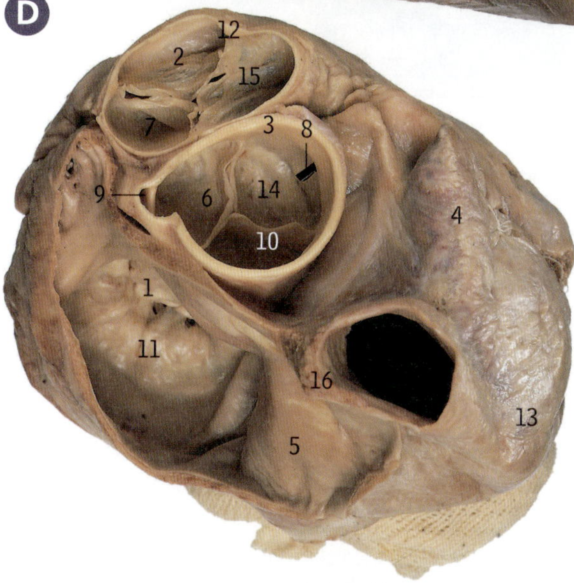

D 허파, 대동맥, 왼방실판막
Pulmonary, aortic and mitral valves *위모습*

허파동맥(12)과 오름대동맥(3)이 허파동맥판막(7, 2, 15)과 대동맥판막(14, 10, 6)이 있는 바로 위에서 잘려 나간 모습이며, 왼심방(5)의 위쪽을 제거하여 왼방실판막(11, 1)의 위면(superior surface)이 보인다.

1. Anterior cusp of mitral valve 왼방실판막(승모판막)의 앞첨판(전첨)
2. Anterior cusp of pulmonary valve 허파동맥판막(폐동맥판)의 앞첨판(전첨)
3. Ascending aorta 오름대동맥(상행대동맥)
4. Auricle of right atrium 오른심방귀(우심이)
5. Left atrium 왼심방(좌심방)
6. Left cusp of aortic valve 대동맥판막(대동맥판)의 왼첨판
7. Left cusp of pulmonary valve 허파동맥판막(폐동맥판)의 왼첨판
8. Marker in ostium of right coronary artery 오른심장동맥(우관상동맥)구멍 표시물
9. Ostium of left coronary artery 왼심장동맥(좌관상동맥)의 구멍
10. Posterior cusp of aortic valve 대동맥판막(대동맥판)의 뒤첨판(후첨)
11. Posterior cusp of mitral valve 왼방실판막(승모판막)의 뒤첨판(후첨)
12. Pulmonary trunk 허파동맥(폐동맥)
13. Right atrium 오른심방(우심방)
14. Right cusp of aortic valve 대동맥판만(대동맥판)의 오른첨판
15. Right cusp of pulmonary valve 허파동맥판막(폐동맥판)의 오른첨판
16. Superior vena cava 위대정맥(상대정맥)

E

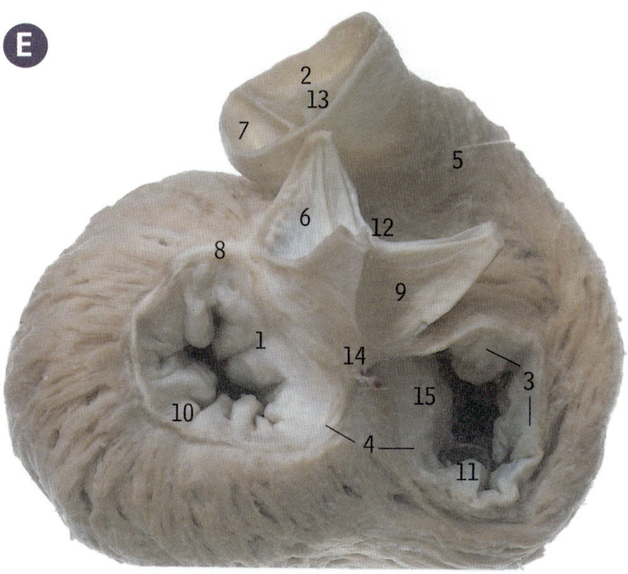

E 심장 Heart *섬유골격*

양쪽 심방을 제거한 후 심장의 오른쪽과 뒤에서 아래를 바라본 모습으로 왼방실판막(mitral valve, 승모판막)과 오른방실판막(tricuspid valve, 삼천판막)의 첨판이 시작되는 섬유고리(4)가 보인다. 허파동맥판막의 첨판(7, 2, 13)은 오른심실(5)의 원뿔(infundibulum) 꼭대기부분에 위치하고 있으며, 오름대동맥의 시작지점을 잘라내면 대동맥판막의 첨판(12, 9, 6)이 보인다.

1. Anterior cusp of mitral valve 왼방실판막(승모판막)의 앞첨판(전첨)
2. Anterior cusp of pulmonary valve 허파동맥판막(폐동맥판)의 앞첨판(전첨)
3. Anterior cusp of tricuspid valve 오른방실판막(삼천판막)의 앞첨판(전첨)
4. Fibrous ring 섬유고리
5. Infundibulum of right ventricle 오른심실원뿔
6. Left cusp of aortic valve 대동맥판막(대동맥판)의 왼첨판
7. Left cusp of pulmonary valve 허파동맥판막(폐동맥판)의 왼첨판
8. Left fibrous trigone 왼섬유삼각(좌섬유삼각)
9. Posterior cusp of aortic valve 대동맥판막(대동맥판)의 뒤첨판(후첨)
10. Posterior cusp of mitral valve 왼방실판막(승모판막)의 뒤첨판(후첨)
11. Posterior cusp of tricuspid valve 오른방실판막(삼천판막)의 뒤첨판(후첨)
12. Right cusp of aortic valve 대동맥판막(대동맥판)의 오른첨판
13. Right cusp of pulmonary valve 허파동맥판막(폐동맥판)의 오른첨판
14. Right fibrous trigone 오른섬유삼각(우섬유삼각)
15. Septal cusp of tricuspid valve 오른방실판막(삼천판막)의 사이막첨판(중격첨판)

심장동맥 Coronary arteries

A 왼쪽 심장동맥조영도, 가쪽투사

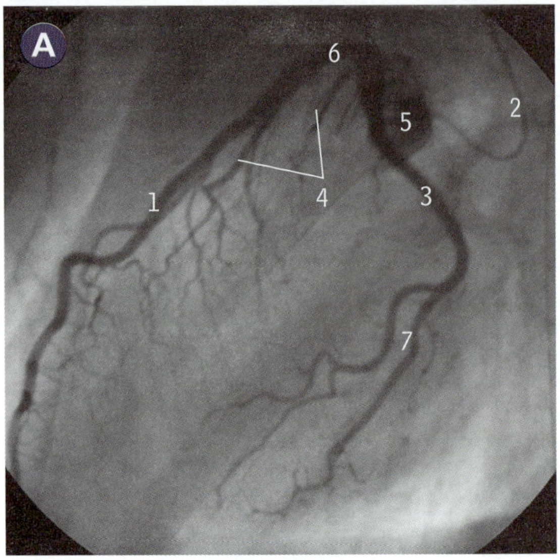

1 Anterior interventricular artery 앞심실사이동맥(전심실간동맥)
2 Catheter in ascending aorta 오름대동맥(상행대동맥)에 위치한 도관
3 Circumflex artery 휘돌이가지(회선지)
4 Diagonal branches 대각선가지
5 Left coronary sinus (Valsalva) 왼심장정맥굴(좌관상정맥동)
6 Left main stem 왼주가지
7 Marginal artery 모서리동맥

B 오른쪽 심장동맥조영도, 왼쪽 앞쪽 경사투사

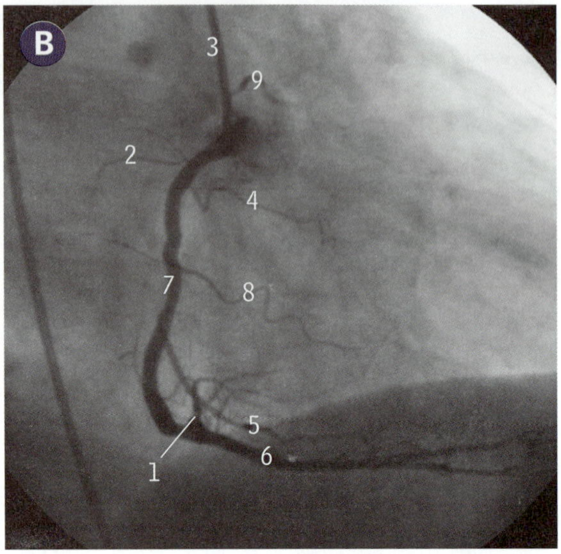

1 Atrio–ventricular nodal branch 방실결절가지
2 Atrial branch 심방가지
3 Catheter at aortic root 대동맥뿌리에 위치한 도관
4 Conus artery 원뿔동맥(원추동맥)
5 Marginal branch right coronary artery 오른심장동맥(우관상동맥)의 모서리가지
6 Posterior interventricular artery 뒤심실사이동맥(후심실간동맥)
7 Right coronary artery 오른심장동맥(우관상동맥)
8 Right ventricular branch 오른심실가지
9 Sinu–atrial nodal branch 굴심방결절가지

C 심장동맥 모형의 앞모습

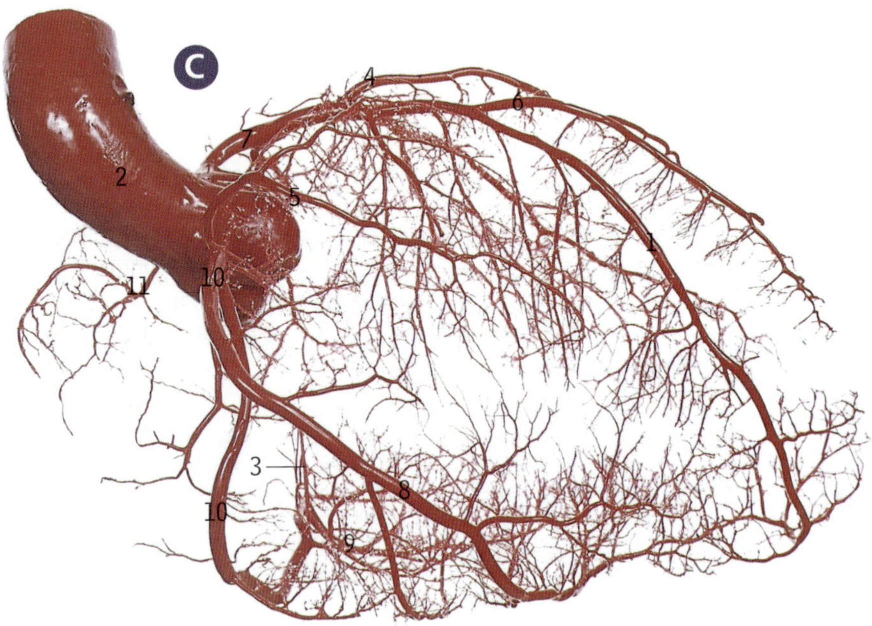

1 Anterior interventricular artery 앞심실사이동맥(전심실간동맥)
2 Ascending aorta 오름대동맥(상행대동맥)
3 Atrioventricular nodal artery 방실결절동맥
4 Circumflex artery 휘돌이동맥(회선동맥)
5 Conal artery 원뿔동맥(원추동맥)
6 Diagonal artery 대각선동맥
7 Left main stem 왼주가지
8 Marginal branch of right coronary artery 오른심장동맥(우관상동맥)의 모서리가지
9 Posterior interventricular branch of right coronary artery 오른심장동맥(우관상동맥)의 뒤심실사이가지(후실간지)
10 Right coronary artery 오른심장동맥(우관상동맥)
11 Sinu–atrial nodal branch 굴심방결절가지

심장의 앞, 뒤심실사이고랑에 위치해 있는 앞, 뒤심실사이동맥(1, 10)을 임상의들은 종종 왼앞내림가지(left anterior descending branch)와 뒤내림가지(posterior descending branch)로 부른다.

협심증, 심장동맥조영술, pp.215~216 참조.

D 심장동맥 Coronary arteries *컴퓨터단층촬영사진으로 3차원으로 재구성*

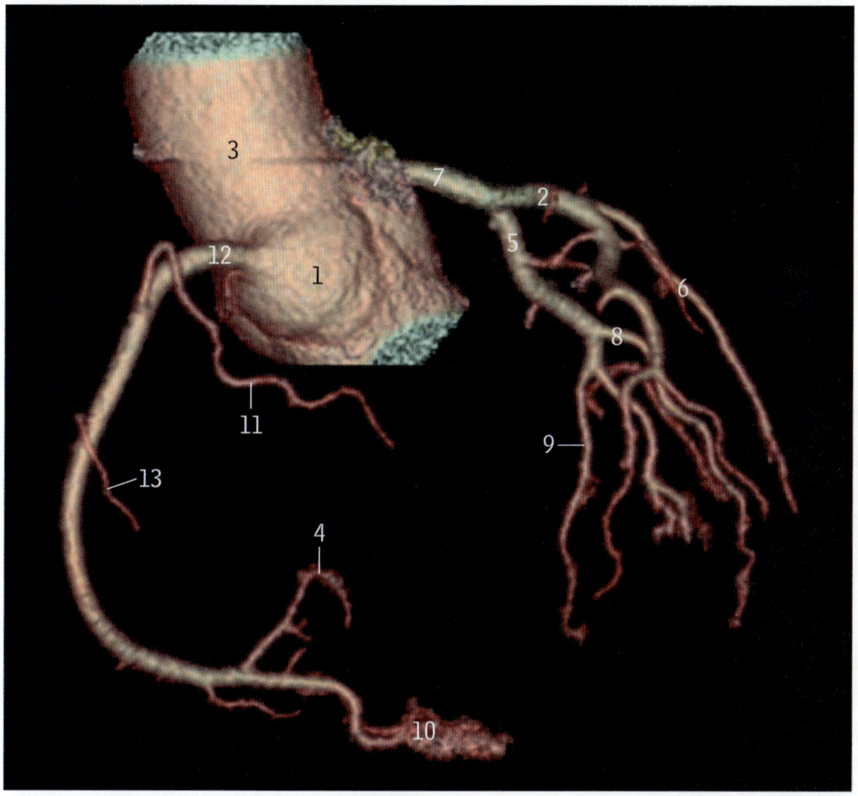

1 Anterior aortic sinus 앞대동맥굴(전대동맥동)
2 Anterior interventricular, descending branch, left coronary artery (LAD) 왼심장동맥(좌관상동맥)의 앞심실사이가지(전실간지) 혹은 내림가지(하행지)
3 Aorta, ascending 오름대동맥(상행대동맥)
4 Atrioventricular nodal artery 방실결절동맥
5 Circumflex branch, left coronary artery 왼심장동맥(좌관상동맥)의 휘돌이가지(회선지)
6 Diagonal artery 대각선동맥
7 Left coronary artery 왼심장동맥(좌관상동맥)
8 Marginal artery, left coronary artery 왼심장동맥(좌관상동맥)의 모서리동맥
9 Obtuse marginal branch, left coronary artery 왼심장동맥(좌관상동맥)의 둔각으로 벌어진 모서리동맥(변연동맥)
10 Posterior interventricular branch, right coronary artery 오른심장동맥(우관상동맥)의 뒤심실사이가지(후심실간지)
11 Right conal artery 오른원뿔동맥(좌원추동맥)
12 Right coronary artery 오른심장동맥(우관상동맥)
13 Right ventricular branch, right coronary artery 오른심장동맥(우관상동맥)의 오른심실가지

E 심장과 큰혈관 모형 Cast of the heart and great vessels *아래 뒷모습*

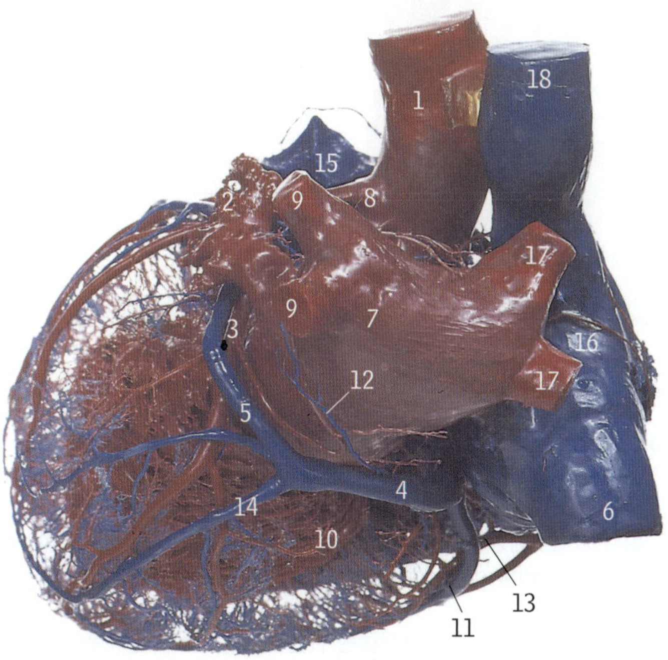

그림은 심방심실고랑(atrioventricular groove)을 지나는 심장정맥굴(4)에 들어오는 여러 지류(tributaries)를 보여준다.

1 Ascending aorta 오름대동맥(상행대동맥)
2 Auricle of left atrium 왼심방귀(좌심이)
3 Circumflex branch of left coronary artery 왼심장동맥(좌관상동맥)의 휘돌이가지(회선지)
4 Coronary sinus 심장정맥굴(관상정맥동)
5 Great cardiac vein 큰심장정맥(대심정맥)
6 Inferior vena cava 아래대정맥(하대정맥)
7 Left atrium 왼심방(좌심실)
8 Left coronary artery 왼심장동맥(좌관상동맥)
9 Left pulmonary veins 왼허파정맥(좌폐정맥)
10 PLeft ventricle 왼심실(좌심실)
11 Middle cardiac vein 중간심장정맥(중심정맥)
12 Oblique vein of left atrium 왼심방빗정맥(사정맥)
13 Posterior interventricular branch of right coronary artery 오른심장동맥(우관상동맥)의 뒤심실사이가지(후심실간지)
14 Posterior vein of left ventricle 왼심실(좌심실)뒤정맥
15 Pulmonary trunk 허파동맥(폐동맥)
16 Right atrium 오른심방(우심방)
17 Right pulmonary veins 오른허파정맥(우폐정맥)
18 Superior vena cava 위대정맥(상대정맥)

심장의 바닥(base of the heart)은 주로 왼심방(E7)이 차지하는 심장의 뒤면(posterior surface)에 해당된다. 실제로 심장의 바닥은 심장의 일부라기보다는 위대정맥, 대동맥, 허파동맥이 심장에 드나드는 곳이라고 표현하는 것이 더 적절하다.

일반적으로 빗정맥(oblique vein)은 아주 작은 정맥으로 큰심장정맥(E5)과 심장정맥굴(E4)의 이행부위로 유입되어 그 경계가 되어준다. 그러나 그림 E에서는 왼심실에서 오는 뒤심장정맥(E14)이 정상적인 빗정맥의 위치에서 큰심장정맥과 만나서 심장정맥굴이 만들어진 후에 빗정맥이 심장정맥굴에 합류하고 있는 모습이다.

심장정맥굴(E4)은 심장으로 들어오는 정맥혈액의 대부분이 모이는 곳으로, 심장의 뒤면에 왼심방과 왼심실 사이에 있는 방실사이고랑(coronary sulcus, 관상구)에 놓여 있고, 오른심방에 열린다.

심장동맥굴로 들어오는 정맥으로는 큰심장정맥(E5), 중간심장정맥(E11), 작은심장정맥, 왼심실뒤정맥(left posterior ventricular vein), 왼심방의 빗정맥(E12) 등이다.

심장동맥이상, 오른심장증(우심증), pp.215~216 참조.

A 오른허파뿌리와 세로칸가슴막 Right lung root and mediastinal pleura

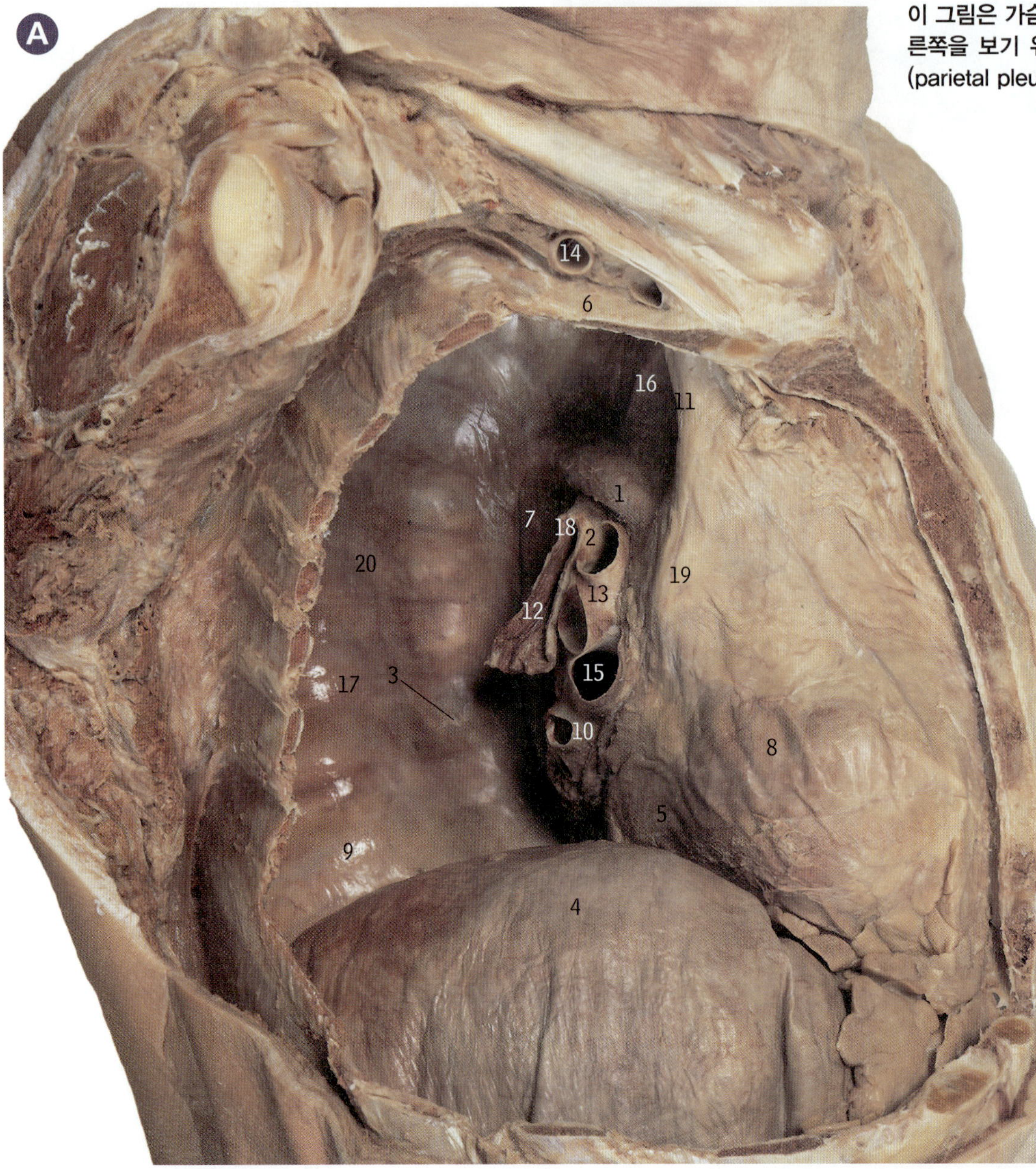

이 그림은 가슴세로칸(mediastinum, 종격)의 오른쪽을 보기 위해 허파는 제거하고, 벽쪽가슴막(parietal pleura, 벽측흉막)을 남겨둔 모습이다.

1 Azygos vein 홀정맥(기정맥)
2 Branch of right pulmonary artery to superior lobe 위엽(상엽)으로 가는 오른허파동맥(우폐동맥)의 가지
3 Branches of sympathetic trunk to greater splanchnic nerve 큰내장신경(대내장신경)으로 가는 교감신경절의 가지
4 Diaphragm 가로막(횡격막)
5 Inferior vena cava 아래대정맥(하대정맥)
6 Neck of first rib 첫째갈비뼈목(제1늑골경)
7 Oesophagus 식도
8 Pericardium over right atrium 심장막에 쌓인 오른심방(우심방)
9 Pleura, costal 가슴막(흉막)
10 Right inferior pulmonary vein 아래오른허파정맥(우하폐정맥)
11 Right phrenic nerve 오른가로막신경(우횡격막신경)
12 Right principal bronchus 오른기관지(우기관지)
13 Right pulmonary artery 오른허파동맥(우폐동맥)
14 Right subclavian artery 오른빗장밑동맥(우쇄골하동맥)
15 Right superior pulmonary vein 위오른허파정맥(우상폐정맥)
16 Right vagus nerve 오른미주신경(우미주신경)
17 Sixth right posterior intercostal vessels under parietal pleura 벽쪽가슴막아래의 여섯째오른뒤갈비사이혈관(제6우늑골간혈관)
18 Superior lobe bronchus 위엽기관지(상엽기관지)
19 Superior vena cava 위대정맥(상대정맥)
20 Sympathetic trunk and ganglion 교감신경줄기와 교감신경절

B 오른허파뿌리와 가슴세로칸 Right lung root and mediastinum

그림 A는 가슴세로칸(mediastinum)의 구조물을 보기 위해 가슴막(pleura)의 대부분을 제거하였다. 홑정맥활(arch of azygos vein)(1)은 구조물을 넘어 허파뿌리를 형성하고 위대정맥(24)으로 들어간다. 허파뿌리(root of the lung) 중에서 가장 위에 있는 있는 것은 허파의 위엽(superior lobe)으로 들어가는 동맥(2)과 기관지(14)이고, 가장 아래 위치하는 것은 오른아래허파정맥(12)이며, 오른위허파정맥(18)은 오른허파동맥 앞에 위치한다. 홑정맥활위에서는 식도(18) 앞을 지나는 기관(28), 오른미주신경(19)이 가까이 위치한다.

목에 위치하는 가슴세로칸 구조물을 보기 위해 첫째갈비뼈(5)를 잘라내고 나면 교감신경줄기(27), 맨위갈비사이정맥(22), 위갈비사이동맥(20), 첫째가슴신경의 앞가지(ventral ramus) 등이 보인다. 오른되돌이후두신경(recurrent laryngeal nerve, 우반회신경)은 오른빗장동맥(16)의 아래를 휘감고 올라간다.

오른가로막신경(13)은 위대정맥(24)과 함께 주행하며, 오른심방(right atrium) 위치에서는 심장막(pericardium)의 표면을 따라 내려가다가 아래대정맥(inferior vena cava) 위치에서는 가로막(diaphragm)을 뚫고 들어온다.

교감신경줄기(3)에서 나온 신경가지들은 뒤갈비사이동맥과 정맥 위에서 큰내장신경(greater splanchnic nerve, 대내장신경)을 만들어 척추뼈몸통의 양쪽을 따라 내려간다. 식도의 아래부분(8)은 허파뿌리와 심장 뒤에 위치하며, 오른쪽에는 홑정맥(1)이 있다.

외과적 수술에 의한 피하기종, pp.215~216 참조.

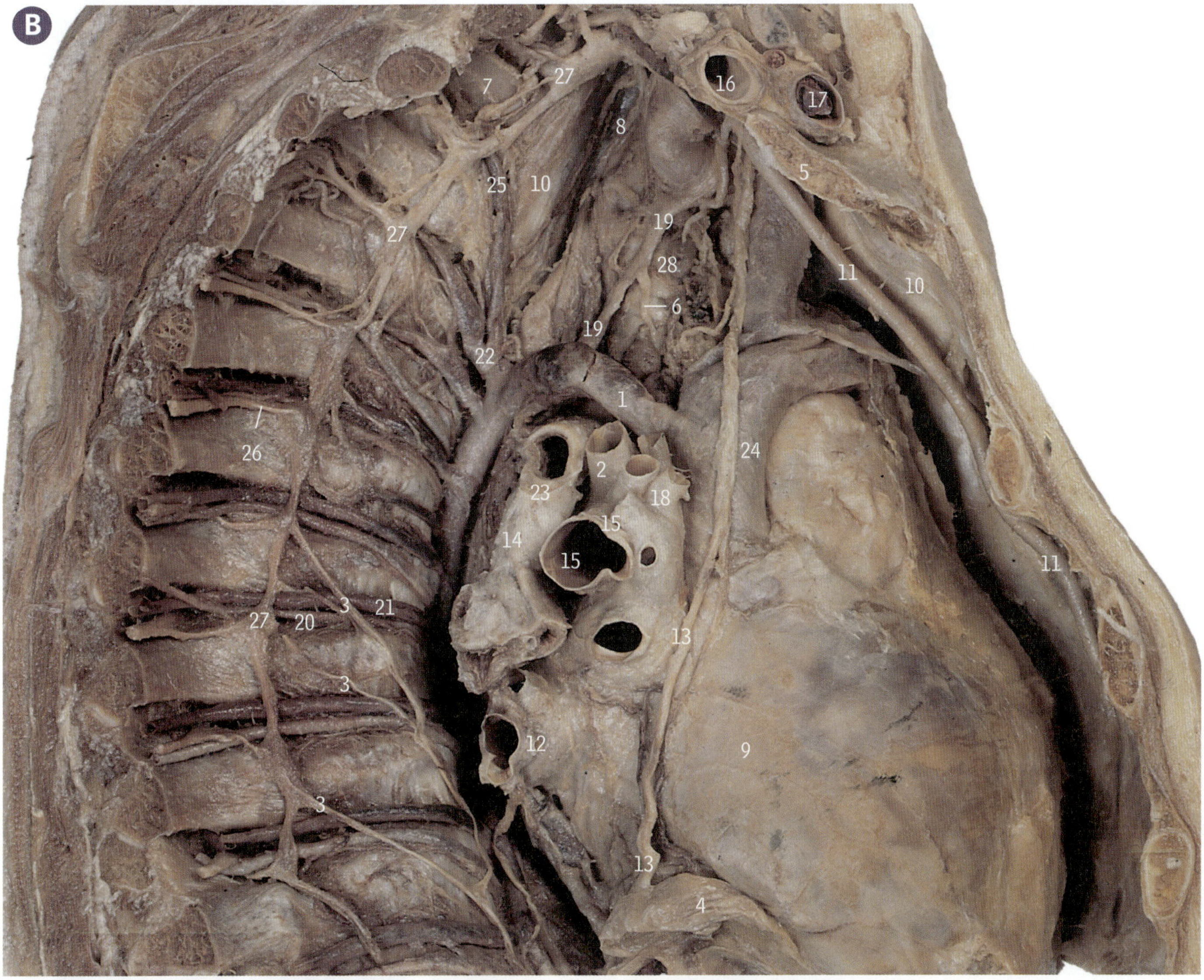

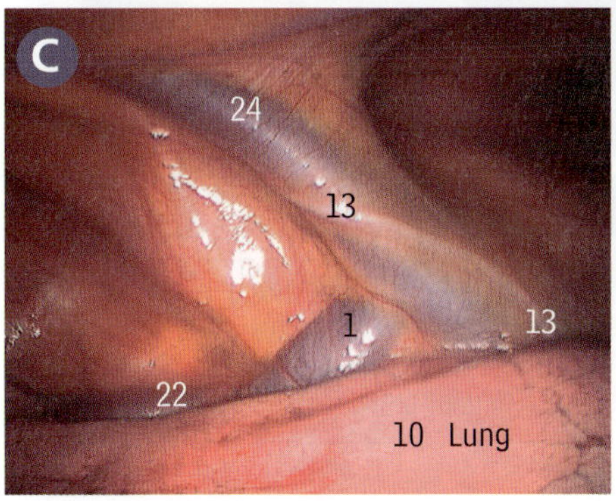

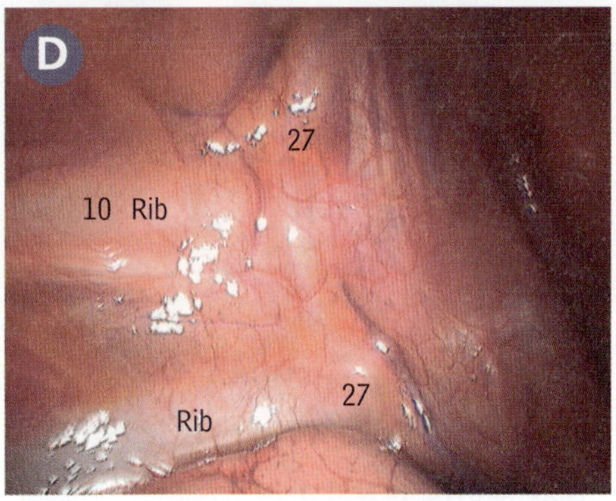

C D 흉강경검사 Thoracoscopies

1 Azygos vein arch 홀정맥활(기정맥궁)
2 Branch of right pulmonary artery to superior lobe 위엽(상엽)으로 가는 오른허파동맥(우폐동맥)의 가지
3 Branches of sympathetic trunk to greater splanchnic nerve 큰내장신경(대내장신경)으로 가는 교감신경절가지
4 Diaphragm 가로막(횡격막)
5 First rib (sectioned) 잘린 첫째갈비뼈(제1늑골)
6 Inferior cardiac branches of vagus nerve 미주신경의 아래목심장가지(하경심장지)
7 Neck of first rib 첫째갈비뼈목(제1늑골경)
8 Oesophagus 식도
9 Pericardium over right atrium 심장막에 쌓인 오른심방(우심방)
10 Pleura 가슴막(흉막)
11 Right internal thoracic artery 오른속가슴동맥(우내흉동맥)
12 Right inferior pulmonary vein 아래오른허파정맥(우하폐정맥)
13 Right phrenic nerve 오른가로막신경(우횡격막신경)
14 Right principal bronchus 오른기관지
15 Right pulmonary artery 오른허파동맥(우폐동맥)
16 Right subclavian artery 오른빗장밑동맥(우쇄골하동맥)
17 Right subclavian vein (NB: thrombus) 오른빗장밑정맥(우쇄골하정맥)
18 Right superior pulmonary vein 위오른허파정맥(위상폐정맥)
19 Right vagus nerve 오른미주신경(우미주신경)
20 Sixth right posterior intercostal artery 여섯째오른뒤갈비사이동맥(후늑간동맥)
21 Sixth right posterior intercostal vein 여섯째오른뒤갈비사이정맥(후늑간정맥)
22 Superior intercostal vein 위갈비사이정맥(상늑간정맥)
23 Superior lobe bronchus 위엽기관지(상엽기관지)
24 Superior vena cava 위대정맥(상대정맥)
25 Supreme intercostal vein 맨위갈비사이정맥(최상늑간정맥)
26 Sympathetic rami communicantes 교감신경교통가지
27 Sympathetic trunk and ganglion 교감신경줄기와 교감신경절
28 Trachea 기관

가슴막삼출(흉막삼출), 가슴안보개검사(흉강경), 흉강을 통한 교감신경절제술, pp.215~216 참조.

왼허파뿌리와 세로칸가슴막 Left lung root and mediastinal pleura

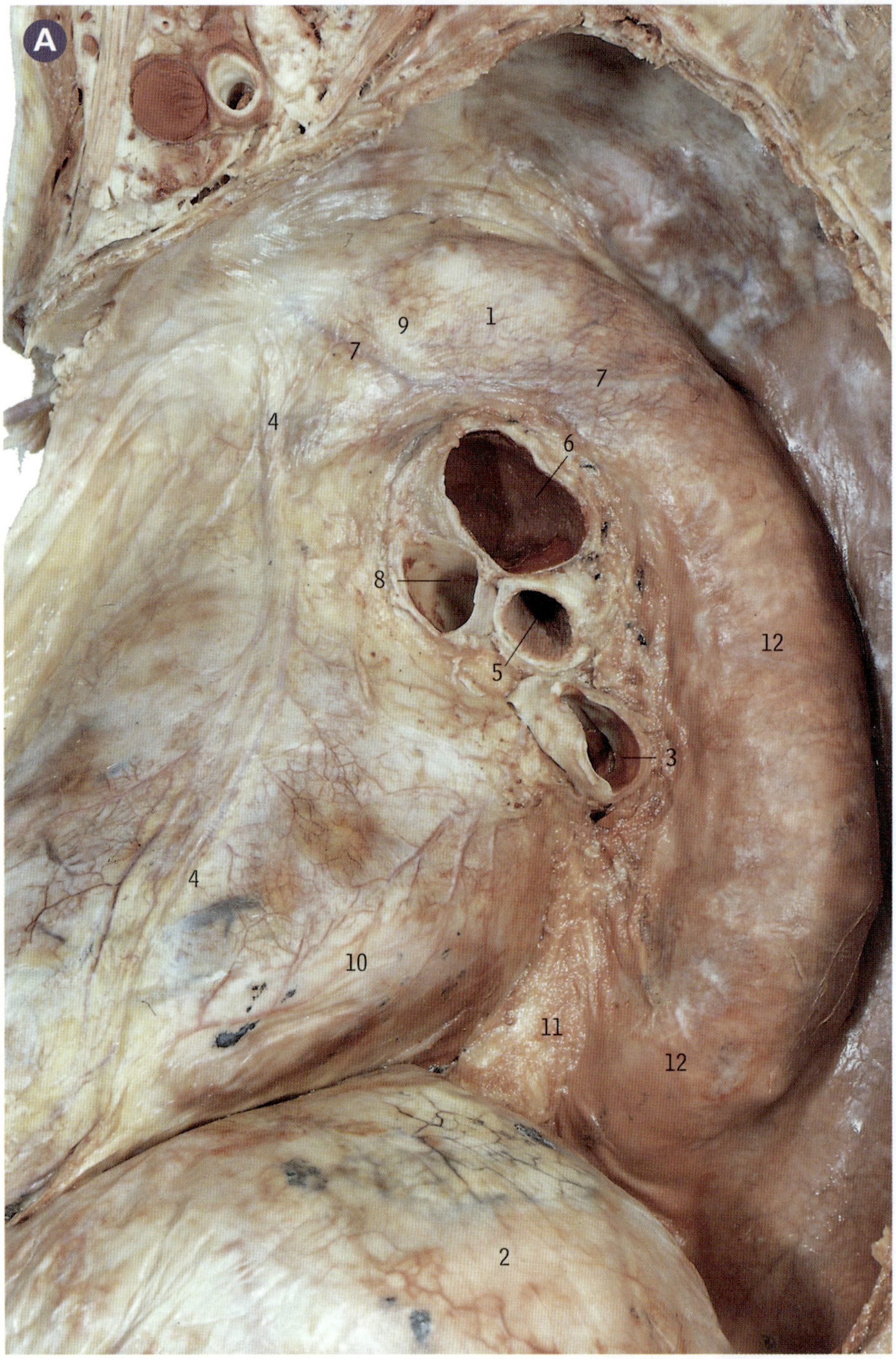

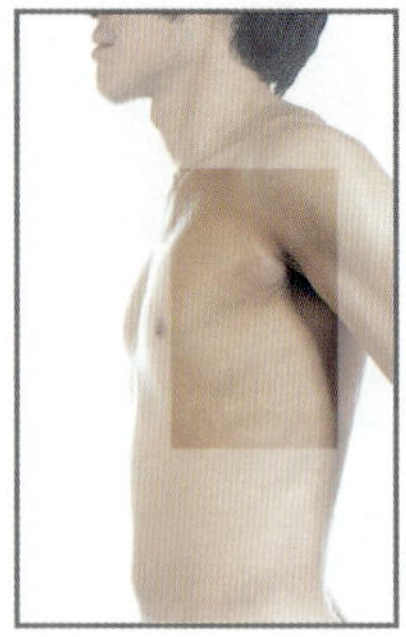

1 Arch of aorta 대동맥활(대동맥궁)
2 Diaphragm 가로막(횡격막)
3 Left inferior pulmonary vein 왼아래허파정맥(좌하폐정맥)
4 Left phrenic nerve and pericardiophrenic vessels 왼가로막신경(좌횡격막신경)과 심장가로막혈관
5 Left principal bronchus 왼기관지(좌기관지)
6 Left pulmonary artery 왼허파동맥(좌폐동맥)
7 Left superior intercostal vein 왼위갈비사이정맥(좌상늑간정맥)
8 Left superior pulmonary vein 왼위허파정맥(좌상폐정맥)
9 Left vagus nerve 왼미주신경(좌미주신경)
10 Mediastinal pleura and pericardium overlying left ventricle 세로칸가슴막(종격흉막)과 심장막으로 덮인 왼심실
11 Oesophagus 식도
12 Thoracic aorta 가슴대동맥(흉대동맥)

왼쪽 시상옆 CT Left parasagittal CT

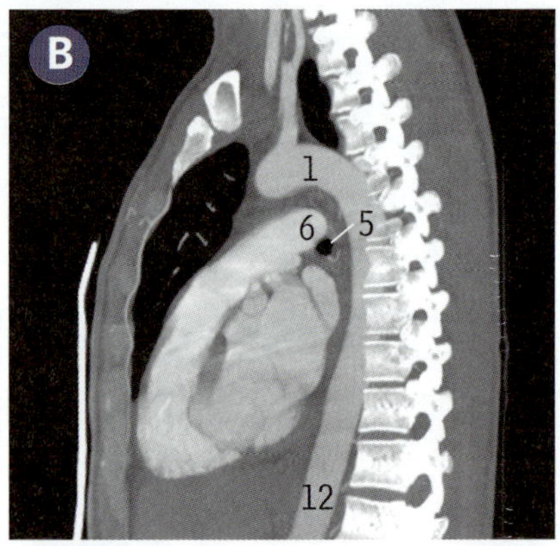

가로막(diaphragm, 횡격막) 위에서 왼쪽을 바라본 모습이며, 가로막의 밑(2)에는 식도의 아래끝이 있고, 앞에는 심장(10)이 있고, 뒤에는 내림대동맥(12)이 보인다.

이 그림은 가슴세로칸(mediastinum)의 왼쪽을 보기 위해 허파를 제거하고 벽쪽가슴막(parietal pleura)은 남겨둔 모습이다. 앞에 나온 그림(반대쪽 가슴막을 제거한 가슴세로칸의 구조물)과 서로 비교해 본다.

공기가슴증(기흉), 가슴대동맥류(흉대동맥류), pp.215~216 참조.

왼허파뿌리와 가슴세로칸 Left lung root and mediastinum

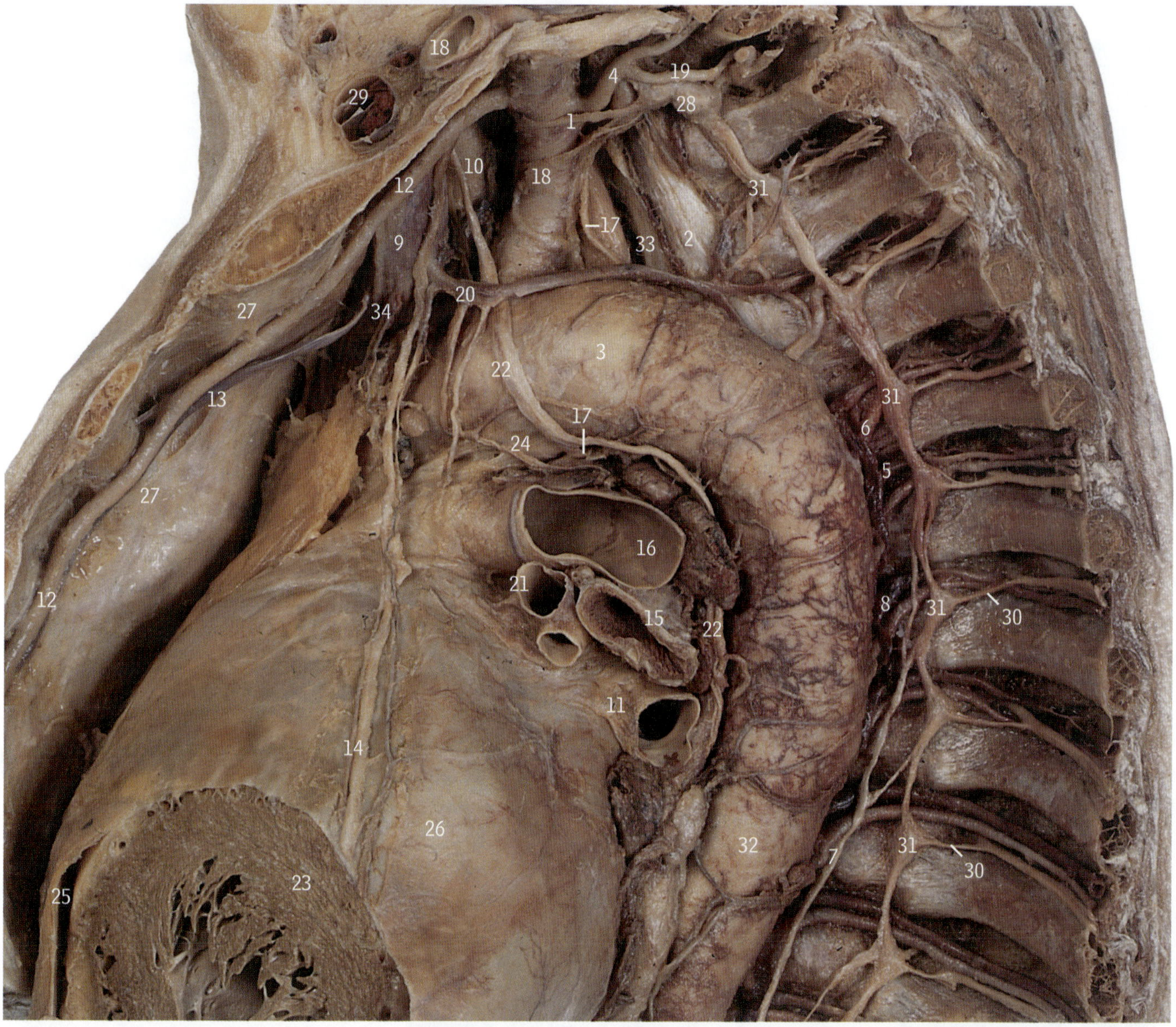

1 Ansa subclavia 빗장밑신경고리(쇄골하고리)
2 Anterior longitudinal ligament 앞세로인대(전종인대)
3 Arch of aorta 대동맥활(대동맥궁)
4 Costocervical trunk 목갈비동맥(늑경동맥)
5 Fifth left posterior intercostal vein 다섯째왼뒤갈비사이정맥(제5좌후늑간정맥)
6 Fourth left posterior intercostal artery 왼쪽 넷째뒤갈비사이동맥(제4후늑간동맥)
7 Greater splanchnic nerve 큰내장신경(대내장신경)
8 Hemiazygos vein 반홀정맥(반기정맥)
9 Left brachiocephalic vein 왼팔머리정맥(좌완두정맥)
10 Left common carotid artery 왼 온목동맥(좌총경동맥)
11 Left inferior pulmonary vein 왼아래허파정맥(좌하폐정맥)
12 Left internal thoracic artery 왼속가슴동맥(좌내흉동맥)
13 Left internal thoracic vein 왼 속가슴정맥(좌내흉정맥)
14 Left phrenic nerve and pericardiophrenic vessels 왼가로막신경(좌횡격막신경)과 심장가로막혈관
15 Left principal bronchus 왼기관지(좌기관지)
16 Left pulmonary artery 왼허파동맥(좌폐동맥)
17 Left recurrent laryngeal nerve 왼되돌이후두신경(좌반회후두신경)
18 Left subclavian artery 왼빗장밑동맥(좌쇄골하동맥)
19 Left superior intercostal artery 왼위갈비사이동맥(좌상늑간동맥)
20 Left superior intercostal vein 왼위갈비사이정맥(늑간정맥)
21 Left superior pulmonary vein 왼위허파정맥(좌상폐정맥)
22 Left vagus nerve 왼미주신경(미주신경)
23 Left ventricle (NB thick-walled cavity) 왼심실(좌심실)의 두꺼운 벽
24 Ligamentum arteriosum 동맥관인대
25 Pericardial cavity (space) 심장막공간
26 Pericardium overlying left ventricle 심장막(심막)으로 덮인 왼심실
27 Pleura (cut edge) 가슴막(흉막)
28 Stellate ganglion 별신경절(성상신경절)
29 Subclavian vein 빗장밑정맥(쇄골하정맥)
30 Sympathetic rami communicantes 교감신경교통가지
31 Sympathetic trunk and ganglion 교감신경줄기와 교감신경절
32 Thoracic aorta 가슴대동맥(흉대동맥)
33 Thoracic duct (p.209) 가슴림프관(흉관)
34 Thymic veins (p.360) 가슴샘정맥(흉선정맥)

대동맥협착증, 빗장밑동맥(쇄골하동맥) 스텐트, pp.215~216 참조.

컴퓨터단층촬영사진 Axial CT images with contrast *가로면*

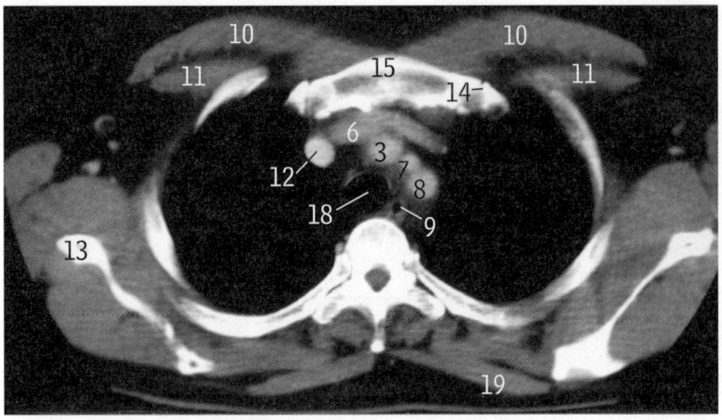

A *둘째가슴뼈 높이*

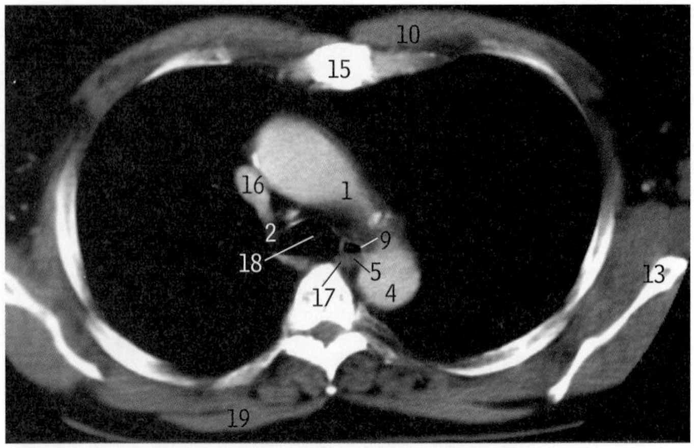

B *넷째가슴뼈 높이*

1 Arch aorta 대동맥활(대동맥궁)
2 Azygos vein 홀정맥(기정맥)
3 Brachiocephalic trunk (artery) 팔머리동맥(완두동맥)
4 Descending aorta 내림대동맥(하행대동맥)
5 Hemiazygos vein 반홀정맥(반기정맥)
6 Left brachiocephalic vein 왼팔머리정맥(좌완두정맥)
7 Left common carotid artery 왼온목동맥(좌총경동맥)
8 Left subclavian artery 왼빗장밑동맥(좌쇄골하동맥)
9 Oesophagus 식도
10 Pectoralis major 큰가슴근(대흉근)
11 Pectoralis minor 작은가슴근(소흉근)
12 Right brachiocephalic vein 오른팔머리정맥(우완두정맥)
13 Scapula 어깨뼈(견갑골)
14 Sternoclavicular joint 복장빗장관절(흉쇄관절)
15 Sternum 복장뼈(흉골)
16 Superior vena cava 위대정맥(상대정맥)
17 Thoracic duct 가슴림프관(흉관)
18 Trachea 기관
19 Trapezius 등세모근(승모근)

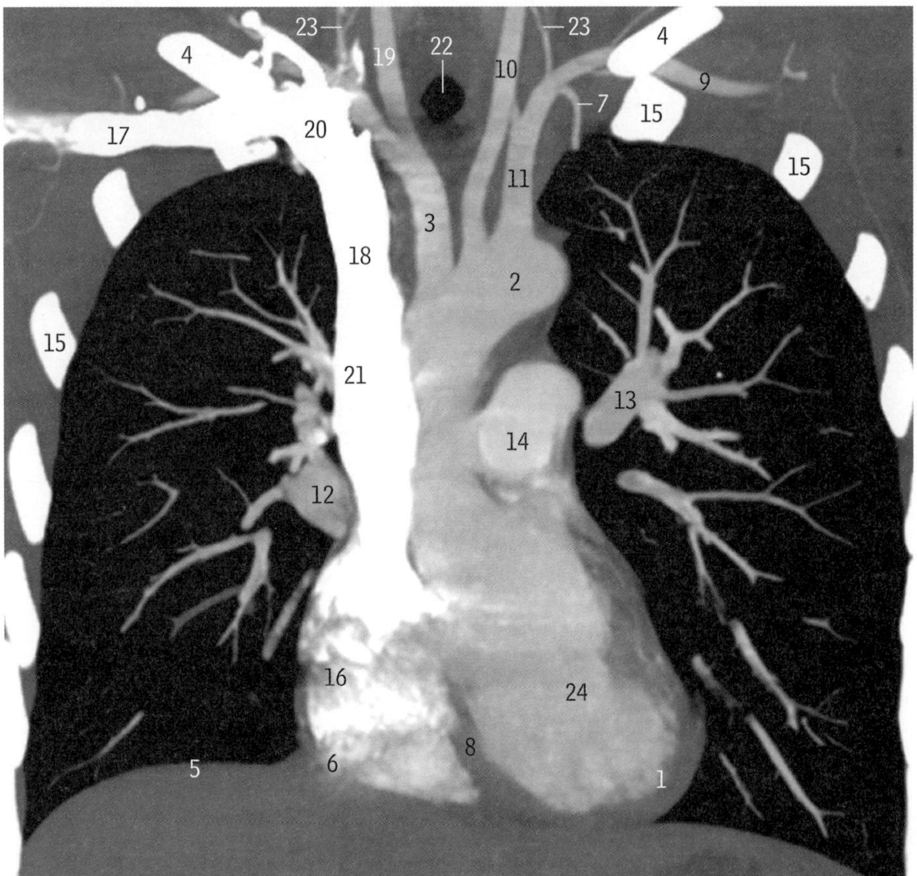

C 가슴 Thorax

심장주기의 정맥기를 컴퓨터단층촬영 후 재구성한 사진

1 Apex of heart 심장꼭대기(심첨)
2 Arch of aorta 대동맥활(대동맥궁)
3 Brachiocephalic trunk 팔머리동맥(완두동맥)
4 Clavicle 빗장뼈(쇄골)
5 Dome of diaphragm, right 가로막의 오른지붕
6 Inferior vena cava 아래대정맥(하대정맥)
7 Internal thoracic artery 속가슴동맥(내흉동맥)
8 Interventricular septum 심실사이막(심실중격)
9 Left axillary artery 왼겨드랑동맥(좌액와동맥)
10 Left common carotid artery 왼온목동맥(좌총경동맥)
11 Left subclavian artery 왼빗장밑동맥(좌쇄골하동맥)
12 Pulmonary artery, right 오른허파동맥(우폐동맥)
13 Pulmonary artery, upper lobe branch 허파동맥(폐동맥) 위엽가지
14 Pulmonary trunk 허파동맥(폐동맥)
15 Ribs 갈비뼈(늑골)
16 Right atrium 오른심방(우심방)
17 Right axillary vein 오른겨드랑정맥(우액와정맥)
18 Right brachiocephalic vein 오른팔머리정맥(우완두정맥)
19 Right common carotid artery 오른온목동맥(우총경동맥)
20 Right subclavian vein 오른빗장밑정맥(우쇄골하정맥)
21 Superior vena cava 위대정맥(상대정맥)
22 Trachea 기관
23 Vertebral artery 척추동맥
24 Ventricle, left 왼심실(좌심실)

가로막신경마비(횡격막신경마비), pp.215~216 참조.

아래 기관과 기관지의 모형 Cast of the lower trachea and bronchi

A 수직 앞모습 B 왼쪽사선모습

A

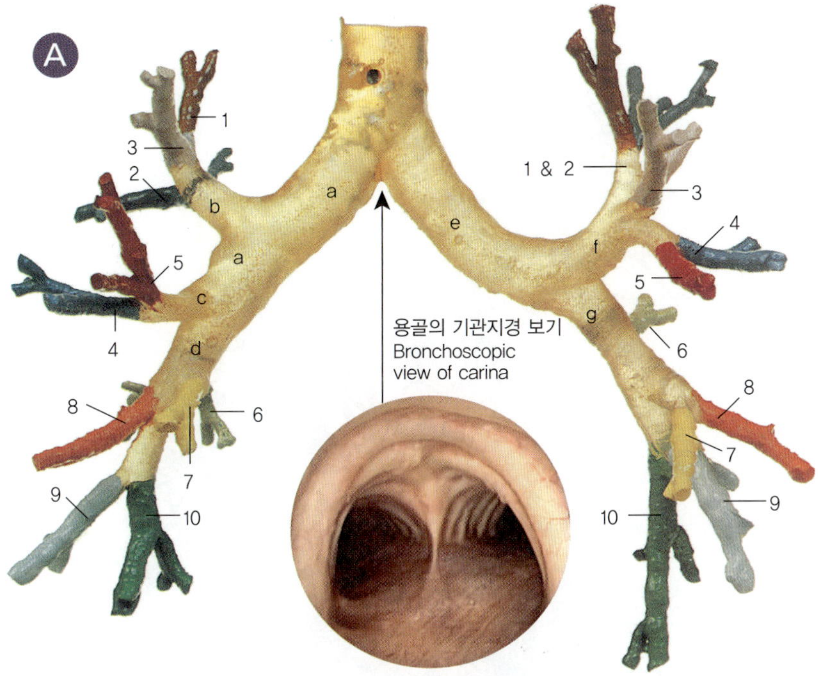

주기관지(principal bronchus)와 엽기관지(lobar bronchus)는 문자로 표시하였고, 구역기관지(segmental bronchus)는 숫자로 구분하였다. 그림 B에서는 구역기관지가 잘 구분되도록 오른기관지가 앞쪽으로 향하도록 기울이고 돌린 모습이다.

Right lung 오른허파

Lobar bronchi 엽기관지

- **a** Principal 주기관지
- **b** Superior lobe 위엽
- **c** Middle lobe 중간엽
- **d** Inferior lobe 아래엽

Segmental bronchi 구역기관지

Superior lobe 위엽

- **1** Apical 꼭대기구역
- **2** Posterior 뒤구역
- **3** Anterior 앞구역

Middle lobe 중간엽

- **4** Lateral 가쪽구역
- **5** Medial 안쪽구역

Inferior lobe 아래엽

- **6** Apical (superior) 꼭대기구역
- **7** Medial basal 안쪽바닥구역
- **8** Anterior basal 앞바닥구역
- **9** Lateral basal 가쪽바닥구역
- **10** Posterior basal 뒤바닥구역

Left lung 왼허파

- **e** Principal 주기관지
- **f** Superior lobe 위엽
- **g** Inferior lobe 아래엽

Superior lobe 위엽

- **1 & 2** Apicoposterior 꼭대기뒤
- **3** Anterior 앞구역
- **4** Superior lingular 위혀구역
- **5** Inferior lingular 아래혀구역

Inferior lobe 아래엽

- **6** Apical (superior) 꼭대기구역
- **7** Medial basal 안쪽바닥구역
- **8** Anterior basal 앞바닥구역
- **9** Lateral basal 가쪽바닥구역
- **10** Posterior basal 뒤바닥구역

B

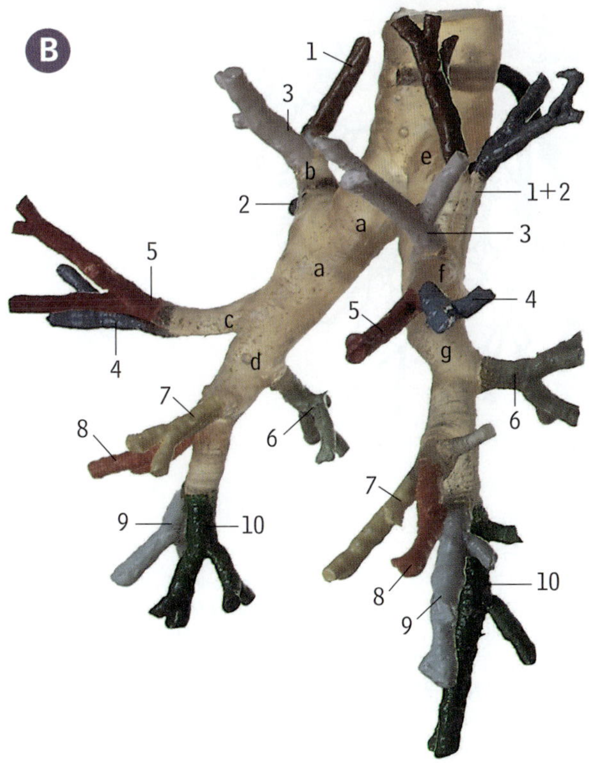

기관(trachea)은 오른, 왼기관지(a, e)로 나뉜다.

오른주기관지(a)는 왼기관지(e)에 비해 짧고, 넓고 수직에 가깝다.

반면 왼기관지(e)는 오른기관지에 비해 가늘고 길며, 보다 수평에 가깝다. 따라서 이물질은 왼기관지보다는 오른기관지로 들어가기 쉽다.

오른주기관지(a)에서는 위엽기관지(b)를 내고, 허파문(hilum)으로 들어간 다음, 중간엽기관지(c)와 아래엽기관지(d)로 나뉜다.

왼기관지(e)는 허파문으로 들어간 다음 위와 아래엽기관지(f, g)로 나뉜다.

엽기관지는 분지되면 기관허파구역(bronchopulmonary segment)을 전담하기 때문에 구역기관지로 불린다. 구역기관지와 허파구역의 이름은 서로 비슷하게 붙여지며, 여기에서는 한쪽 허파에는 10개의 허파구역을 번호와 해당 구역의 이름이 붙여졌다.

오른, 왼허파에 있는 구역기관지는 기본적으로 같은 모양을 하고 있지만, 왼허파의 위엽에 있는 꼭대기와 뒤구역기관지가 하나의 줄기에서 시작되기 때문에 꼭대기뒤구역기관지(apicoposterior bronchus)로 불리지만 여기에서는 1과 2로 각각 구분하였다. 왼허파에는 중간엽이 없지만 허파구역으로는 서로 대응이 가능하고, 안쪽바닥구역기관지(7)는 보통 앞바닥구역기관지(8)와 같은 기관지에서 함께 시작된 후에 나뉜다.

양쪽 허파의 아래엽에 있는 위구역기관지(apical semgmental bronchus)는 뒤쪽으로 뻗어 있는 기관지나무 중에서 가장 높이, 가장 먼저 나오기 때문에 등을 대고 누운자세(supine position)에서는 중력이 가장 먼저 작용하는 곳이다.

기관지나무 모형 Cast of the bronchial tree

기관지와 허파구역을 색깔과 번호로 구분하였다.

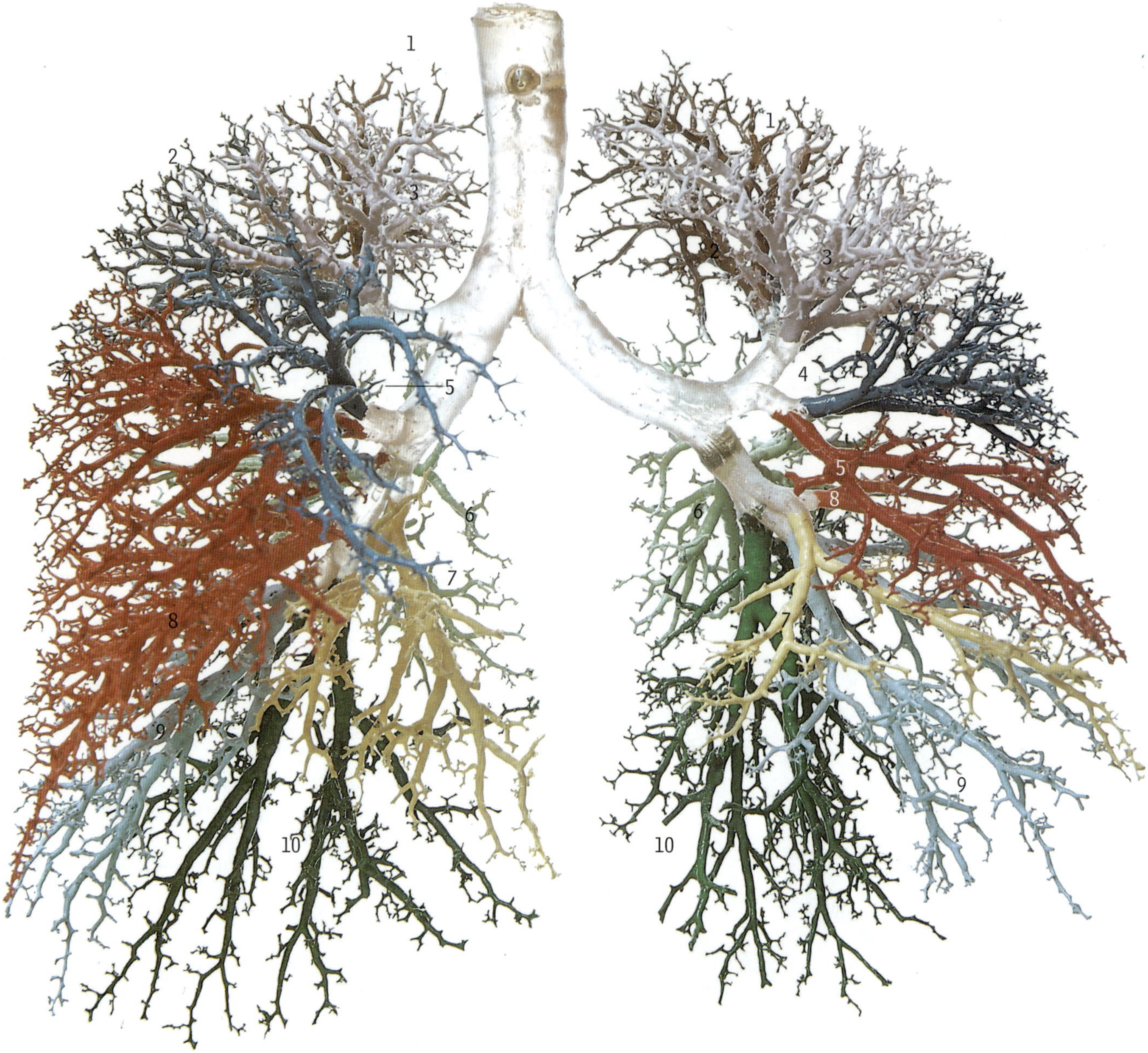

Right lung 오른허파

Superior lobe 위엽

1 Apical 꼭대기구역
2 Posterior 뒤구역
3 Anterior 앞구역

Middle lobe 중간엽

4 Lateral 가쪽구역
5 Medial 안쪽구역

Inferior lobe 아래엽

6 Apical (superior) 위구역
7 Medial basal 안쪽바닥구역
8 Anterior basal 앞바닥구역
9 Lateral basal 가쪽바닥구역
10 Posterior basal 뒤바닥구역

Left lung 왼허파

Superior lobe 위엽

1 Apical 꼭대기구역
2 Posterior 뒤구역
3 Anterior 앞구역
4 Superior lingular 위혀구역
5 Inferior lingular 아래혀구역

Inferior lobe 아래엽

6 Apical (superior) 위구역
7 Medial basal (cardiac) 안쪽바닥구역
8 Anterior basal 앞바닥구역
9 Lateral basal 가쪽바닥구역
10 Posterior basal 뒤바닥구역

기관지경술(기관지 내시경검사), 가슴고름집(농흉), pp.215~216 참조.

오른허파의 기관지허파구역 Bronchopulmonary segments of the right lung

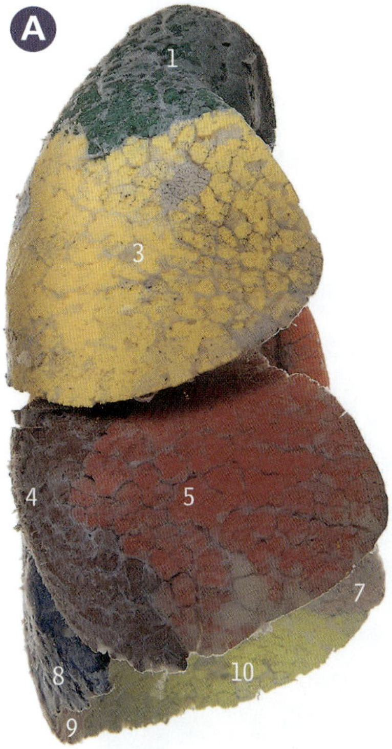

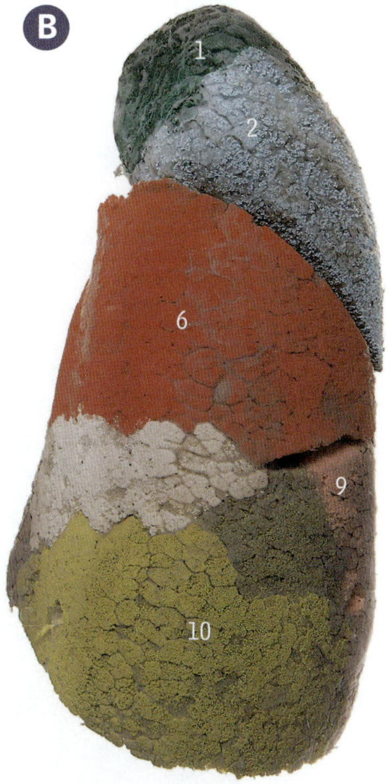

A 앞모습

B 뒷모습

Superior lobe 위엽

1 Apical 꼭대기구역
2 Posterior 뒤구역
3 Anterior 앞구역

Middle lobe 중간엽

4 Lateral 가쪽구역
5 Medial 안쪽구역

Inferior lobe 아래엽

6 Apical (superior) 위구역
7 Medial basal 안쪽바닥구역
8 Anterior basal 앞바닥구역
9 Lateral basal 가쪽바닥구역
10 Posterior basal 뒤바닥구역

> 아래엽구역기관지(subapical segmental bronchus)와 기관지허파구역은 허파의 50% 이상을 차지한다. 여기에서는 흰색으로 보이는 곳이다.
>
> 그림에서 황토색(yellow ochre)으로 보이는 뒤바닥구역(posterior basal segment)에도 서로 다른 색으로 구분하고 있다.

왼허파의 기관지허파구역 Bronchopulmonary segments of the left lung

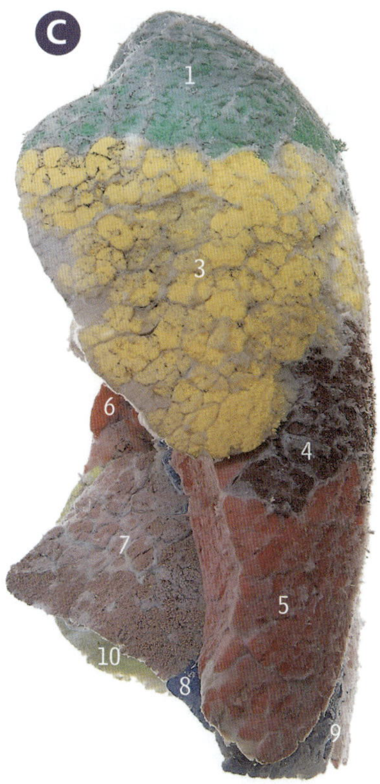

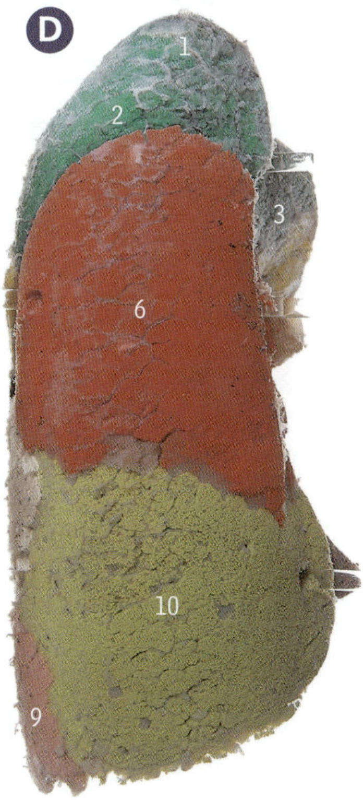

C 앞모습

D 뒷모습

Superior lobe 위엽

1 Apical 꼭대기구역
2 Posterior 뒤구역
3 Anterior 앞구역
4 Superior lingular 위혀구역
5 Inferior lingular 아래혀구역

Inferior lobe 아래엽

6 Apical (superior) 위구역
7 Medial basal (cardiac) 안쪽바닥구역
8 Anterior basal 앞바닥구역
9 Lateral basal 가쪽바닥구역
10 Posterior basal 뒤바닥구역

> 꼭대기구역(1)과 뒤구역은 공통으로 시작되는 꼭대기뒤구역기관지에 연결되어 있기 때문에 모두 초록색으로 보인다(p.197 참조).

Ⓐ 오른허파의 기관지허파구역
Bronchopulmonary segments of the right lung *가쪽 모습*

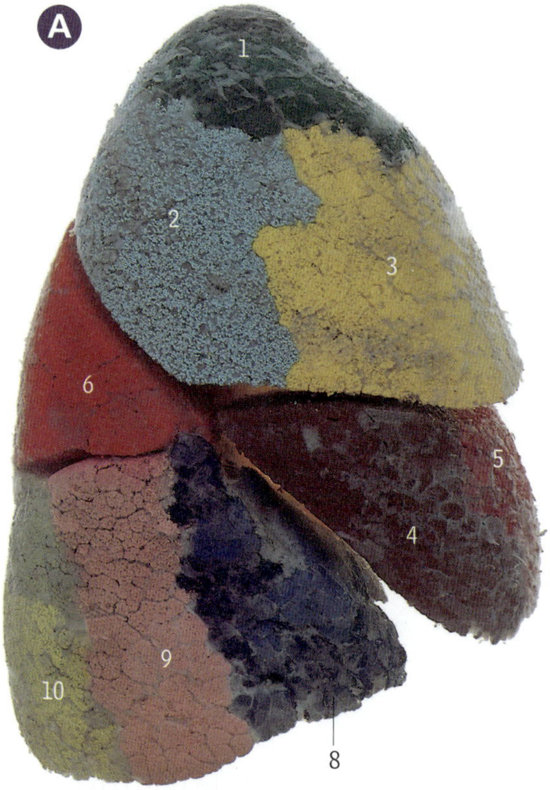

관상CT에서의 허파윤곽*

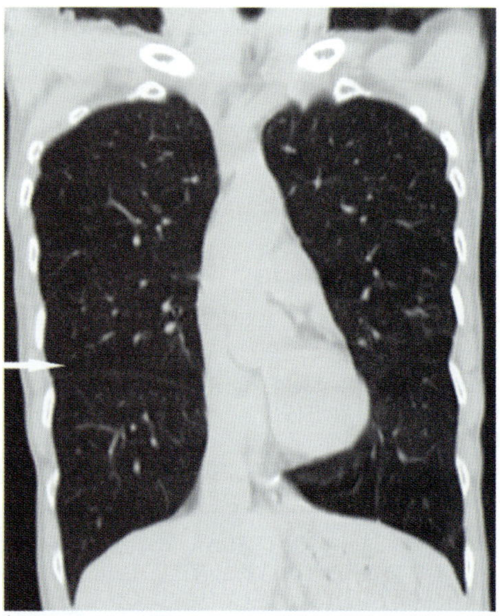

* 화살표는 수평틈새를 가리킨다.

Ⓑ 오른기관지 조영사진
Right bronchogram

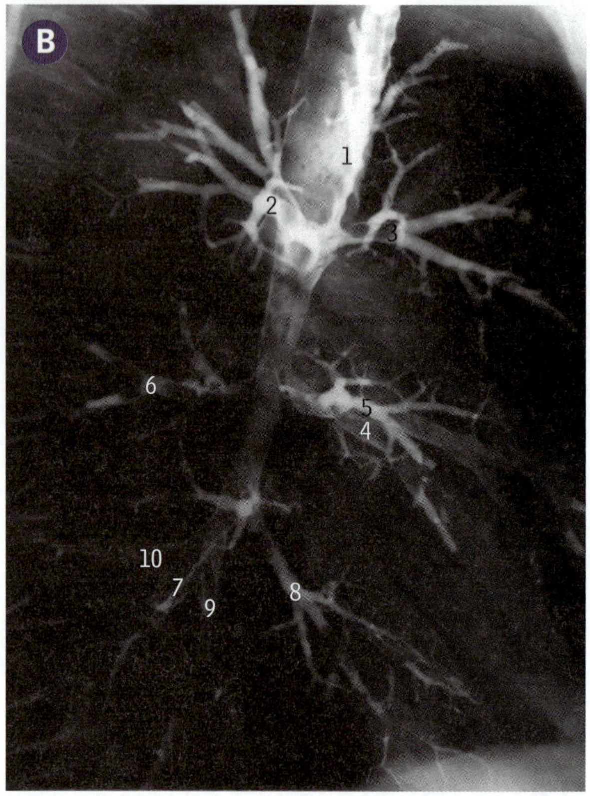

Superior lobe 위엽
- **1** Apical 꼭대기구역
- **2** Posterior 뒤구역
- **3** Anterior 앞구역

Middle lobe 중간엽
- **4** Lateral 가쪽구역
- **5** Medial 안쪽구역

Inferior lobe 아래엽
- **6** Apical (superior) 위구역
- **7** Medial basal 안쪽바닥구역
- **8** Anterior basal 앞바닥구역
- **9** Lateral basal 가쪽바닥구역
- **10** Posterior basal 뒤바닥구역

그림 A에서는 안쪽바닥구역(7)은 보이지 않는다.

뒤바닥구역(10)은 서로 다른 농도의 초록색으로 칠해져 있다.

가슴고름집(농흉), pp.215~216 참조.

C 왼허파의 기관지허파구역
Bronchopulmonary segments of the left lung
가쪽 모습

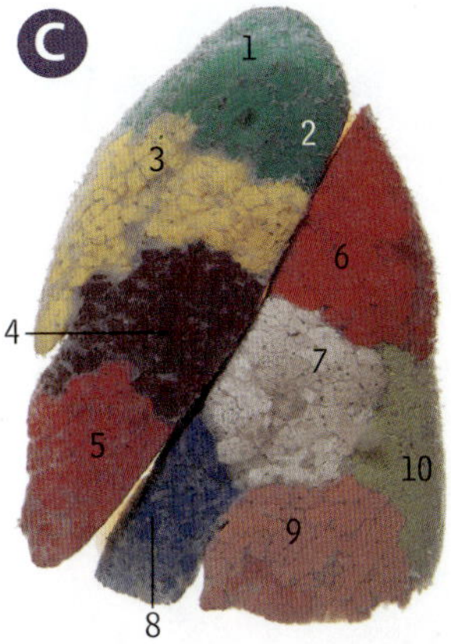

Superior lobe 위엽

1 Apical 꼭대기구역
2 Posterior 뒤구역
3 Anterior 앞구역
4 Superior lingular 위혀구역
5 Inferior lingular 아래혀구역

Inferior lobe 아래엽

6 Apical (superior) 위구역
7 Medial basal (cardiac) 안쪽바닥구역
8 Anterior basal 앞바닥구역
9 Lateral basal 가쪽바닥구역
10 Posterior basal 뒤바닥구역

> 꼭대기구역(1)과 뒤구역(2)은 동일한 꼭대기뒤구역기관지를 통해 시작되기 때문에 모두 초록색으로 보인다(p.199의 D 참조).

D 왼기관지 조영사진
Left bronchogram

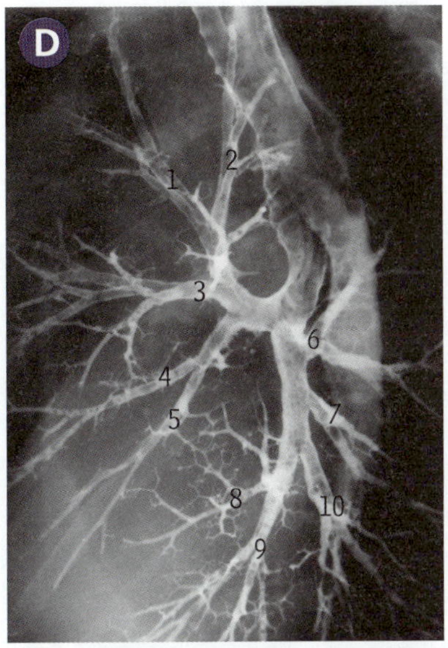

1 Anterior segmental bronchi 앞구역기관지
2 Anterior segmental vein 앞구역정맥
3 Apicoposterior segmental bronchi 꼭대기뒤구역기관지
4 Apicoposterior segmental vein 꼭대기뒤구역정맥
5 Inferior lingular segmental bronchus 아래혀구역기관지
6 Inferior lingular segmental vein 아래혀구역정맥
7 Inferior lobar bronchus 아래엽기관지
8 Inferior lobe 아래엽
9 Left inferior pulmonary vein 왼아래폐정맥
10 Left main bronchus 왼기관지(좌기관지)
11 Left pulmonary artery 왼허파동맥(좌폐동맥)
12 Left superior pulmonary vein 왼위허파정맥(좌상폐정맥)
13 Lingular bronchus 혀기관지
14 Oblique fissure 빗틈새(사열)
15 Superior division bronchus 위가지기관지
16 Superior lingular segmental bronchus 위혀구역기관지
17 Superior lingular segmental vein 위혀구역정맥
18 Superior lobar bronchus 위엽기관지
19 Superior lobe 위엽

E 왼허파의 기관지허파구역을 보여주기 위하여 세밀하게 해부된 허파
Lungs, detailed dissections to show bronchopulmonary segments of left lung

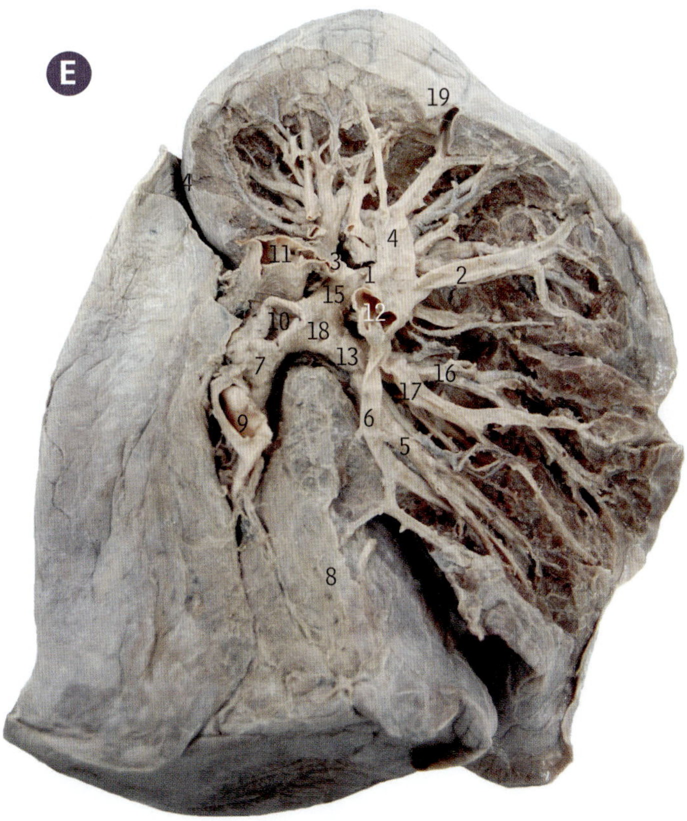

허파의 시상 CT*

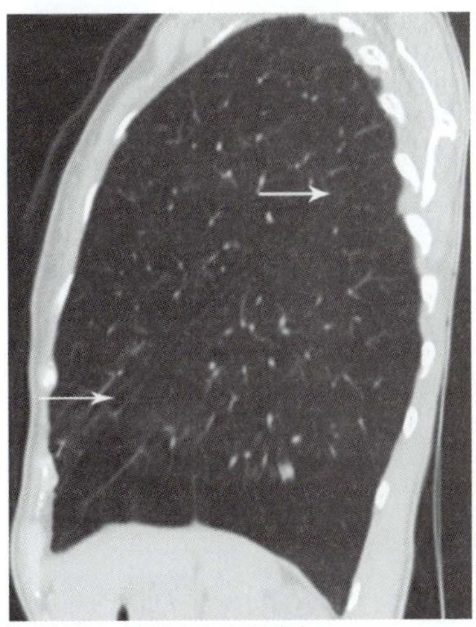

* 화살표는 빗틈새를 가리킨다.

혈액가슴(혈흉), pp.215~216 참조.

A 기관지나무와 허파혈관 모형
Cast of the bronchial tree and pulmonary vessels *앞모습*

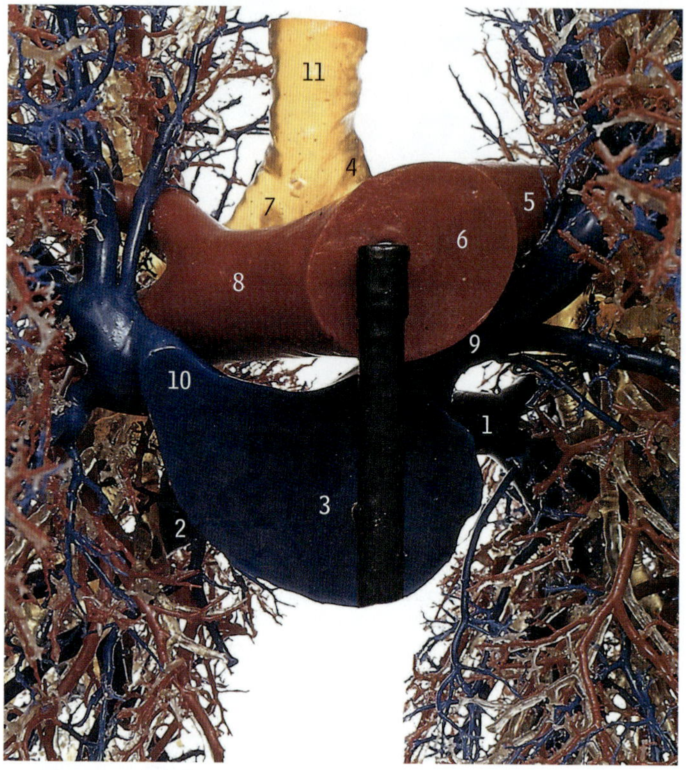

허파동맥(6)은 왼허파동맥(5)과 오른허파동맥(8)으로 갈라지는데, 이들 동맥에 빨간색 수지를 주입하였다. 왼심방(3)으로 열리는 4개의 허파정맥(9, 1, 2, 10)은 파란색 수지로 채워진 상태이다. 실제 생체에서는 허파정맥에는 산소분압이 높은 혈액이 들어차 있기 때문에 붉은색으로 표현하는 것이 적당하고, 반면에 허파동맥내 혈액은 산소분압이 낮은 상태이므로 파란색으로 표현되어야 할 것이다.

1 Inferior left pulmonary vein 아래왼허파정맥(좌하폐정맥)
2 Inferior right pulmonary vein 아래오른허파정맥(우하폐정맥)
3 Left atrium 왼심방(좌심방)
4 Left principal bronchus 왼기관지(왼기관지)
5 Left pulmonary artery 왼허파동맥(좌폐동맥)
6 Pulmonary trunk 허파동맥(폐동맥)
7 Right principal bronchus 오른기관지(우기관지)
8 Right pulmonary artery 오른허파동맥(우폐동맥)
9 Superior left pulmonary vein 위왼허파정맥(좌상폐정맥)
10 Superior right pulmonary vein 위오른허파정맥(우상폐정맥)
11 Trachea 기관

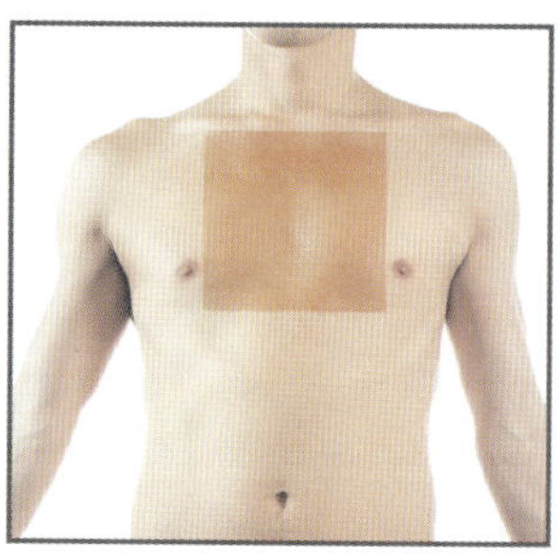

B 허파뿌리와 기관지동맥
Lung roots and bronchial arteries
오른쪽 위모습

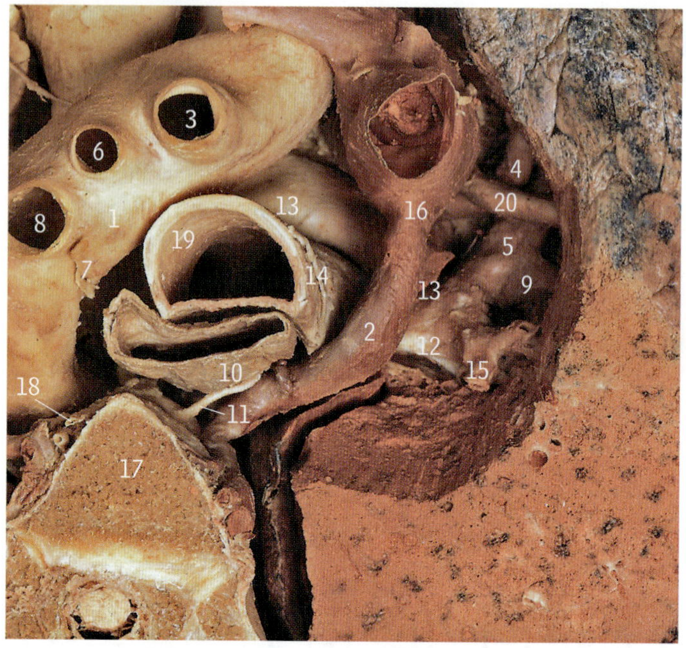

셋째등뼈 높이(17)에서 가슴의 가로단면을 보여주고 있는데, 대동맥활(1) 바로 위에서 시작되는 큰 혈관 가지는 제거하였고(8, 6, 3), 허파문(hilum) 주변을 위에서 잘 보이도록 허파조직을 떼어냈다. 식도(10)와 기관(19)은 기관지동맥(11) 중에 하나를 잘 보이게 하기 위해서 앞으로 잡아 당겨진 모습이다.

1 Arch of aorta 대동맥활(대동맥궁)
2 Azygos vein 홀정맥(기정맥)
3 Brachiocephalic trunk 팔머리동맥(완두동맥)
4 Inferior lobe artery 아래엽동맥
5 Inferior lobe bronchus 아래엽기관지
6 Left common carotid artery 왼온목동맥(좌총경동맥)
7 Left recurrent laryngeal nerve 왼되돌이후두신경(좌반회후두신경)
8 Left subclavian artery 왼빗장밑동맥(좌쇄골하동맥)
9 Middle lobe bronchus 중간엽기관지
10 Oesophagus 식도
11 Right bronchial artery 오른기관지동맥
12 Right principal bronchus 오른기관지(우기관지)
13 Right pulmonary artery 오른허파동맥(우폐동맥)
14 Right vagus nerve 오른미주신경(우미주신경)
15 Superior lobe bronchus 위엽기관지
16 Superior vena cava 위대정맥(상대정맥)
17 Third thoracic vertebra 셋째등뼈(제3흉추)
18 Thoracic duct 가슴림프관(흉관)
19 Trachea 기관
20 Tributary of inferior pulmonary vein 아래허파정맥(하폐정맥)지류

식도암, 폐색전증, pp.215~216 참조.

C 허파동맥과 기관지 모형 Cast of the pulmonary arteries and bronchi *앞모습*
D 허파동맥 조영사진 Pulmonary arteriogram

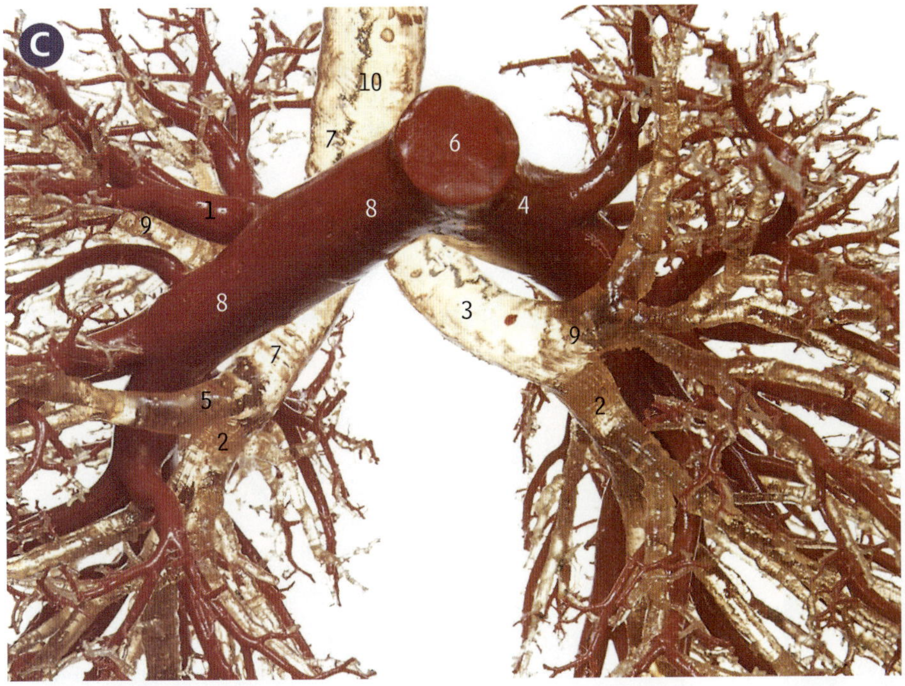

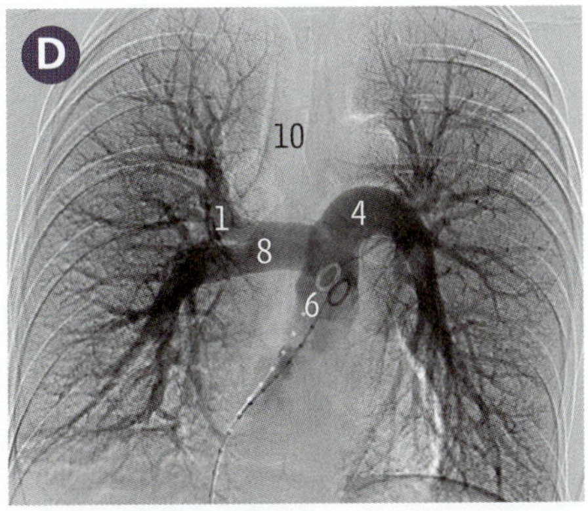

허파동맥(pulmonary trunk)의 아래쪽은 잘라내고 위쪽(6)을 남겨, 허파동맥이 기관으로부터 왼기관지가 갈라져나오는 지점 바로 앞에서 왼(4), 오른(8)허파동맥으로 나뉘는 것을 보여주고 있다. 여기에서 허파동맥이 빨간색 수지로 채워졌지만, 실제 생체에서는 허파동맥에는 산소분압이 낮은 혈액이 들어 있으므로 파란색을 사용하는 것이 적절할 수 있다. 옆의 그림 D에서 동맥조영술(angiongraphy)사진의 결과와 모형에서 보이는 혈관들을 비교해 본다.

1 Branch of right pulmonary artery to superior lobe 오른위엽허파동맥가지
2 Inferior lobe bronchus 아래엽기관지
3 Left principal bronchus 왼기관지(좌기관지)
4 Left pulmonary artery 왼허파동맥(좌폐동맥)
5 Middle lobe bronchus 중간엽기관지
6 Pulmonary trunk 허파동맥(폐동맥)
7 Right principal bronchus 오른기관지(우기관지)
8 Right pulmonary artery 오른허파동맥(우폐동맥)
9 Superior lobe bronchus 위엽기관지
10 Trachea 기관

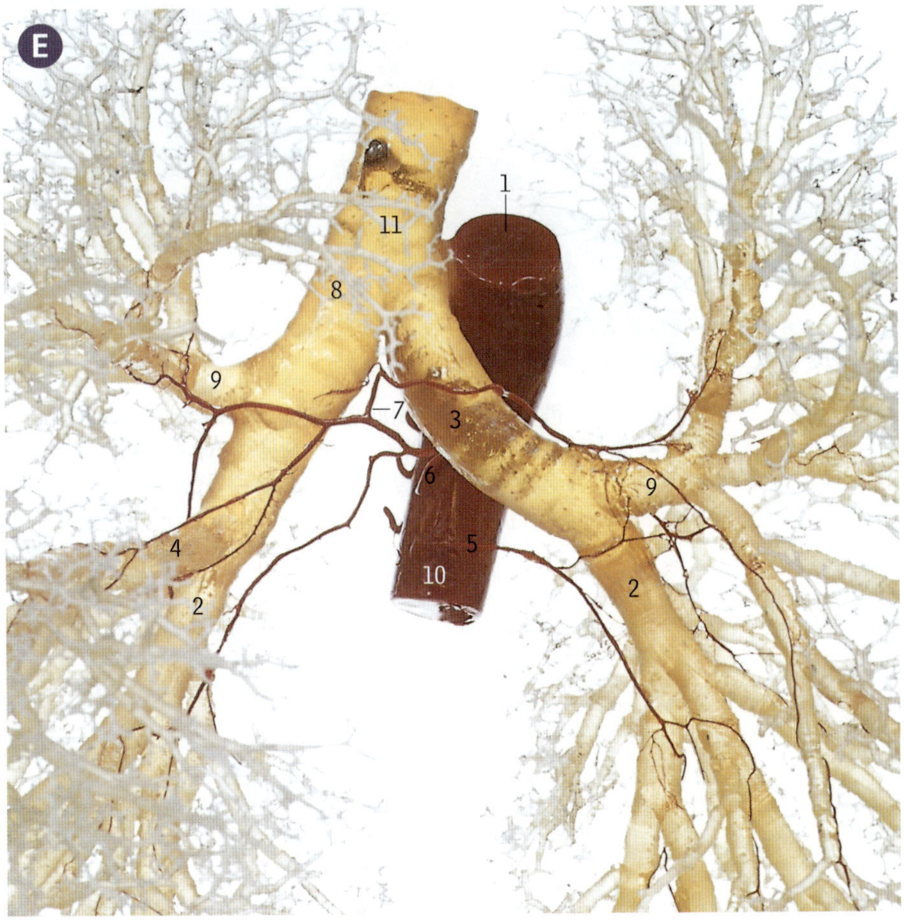

E 기관지와 기관지동맥의 모형 Cast of the bronchi and bronchial arteries *앞모습*

기관지동맥(bronchial artery)을 수지로 채우기 위해 대동맥(1, 10)의 일부에 빨간색 수지를 채워놓은 모습이며, 정상적으로 기관지동맥은 기관지 뒤를 통해 이동하지만, 여기에서는 기관지 앞쪽을 지나고 있다.

1 Arch of aorta 대동맥활(대동맥궁)
2 Inferior lobe bronchus 아래엽기관지
3 Left principal bronchus 왼기관지(좌기관지)
4 Middle lobe bronchus 중간엽기관지
5 Origin of lower left bronchial artery 왼기관지동맥 아래부분의 시작점
6 Origin of right bronchial artery 오른기관지동맥의 시작점
7 Origin of upper left bronchial artery 왼기관지동맥 위부분의 시작점
8 Right principal bronchus 오른기관지
9 Superior lobe bronchus 위엽기관지
10 Thoracic aorta 가슴대동맥(흉대동맥)
11 Trachea 기관

Ⓐ 오른허파 Right lung *안쪽면*

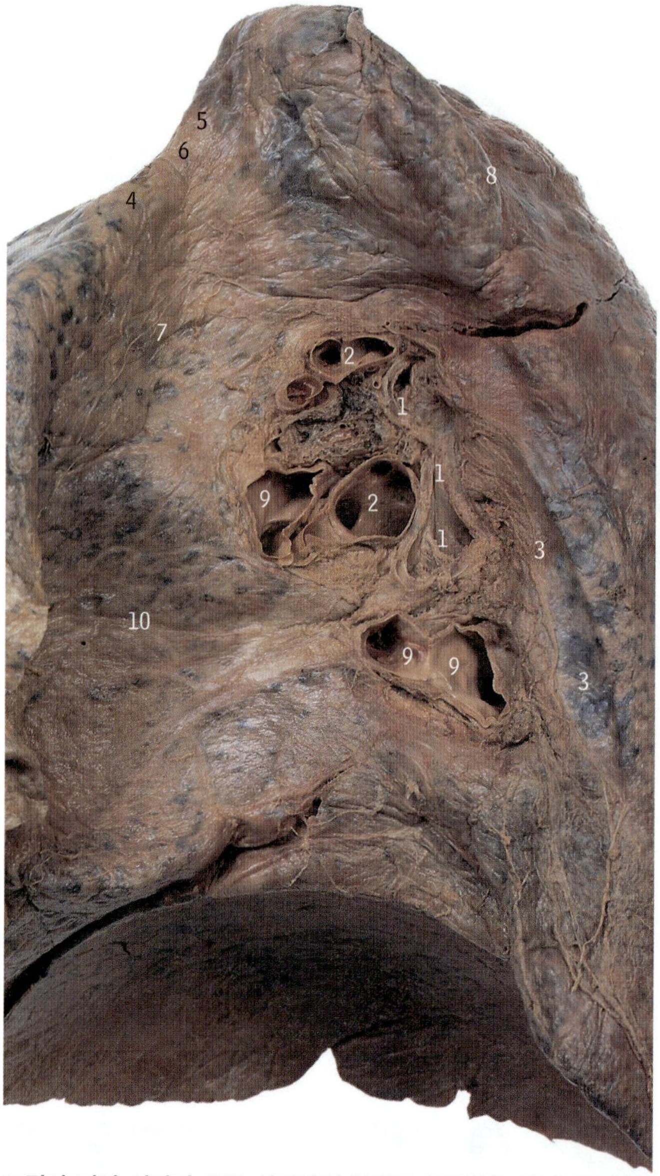

Ⓑ 왼허파 Left lung *안쪽면*

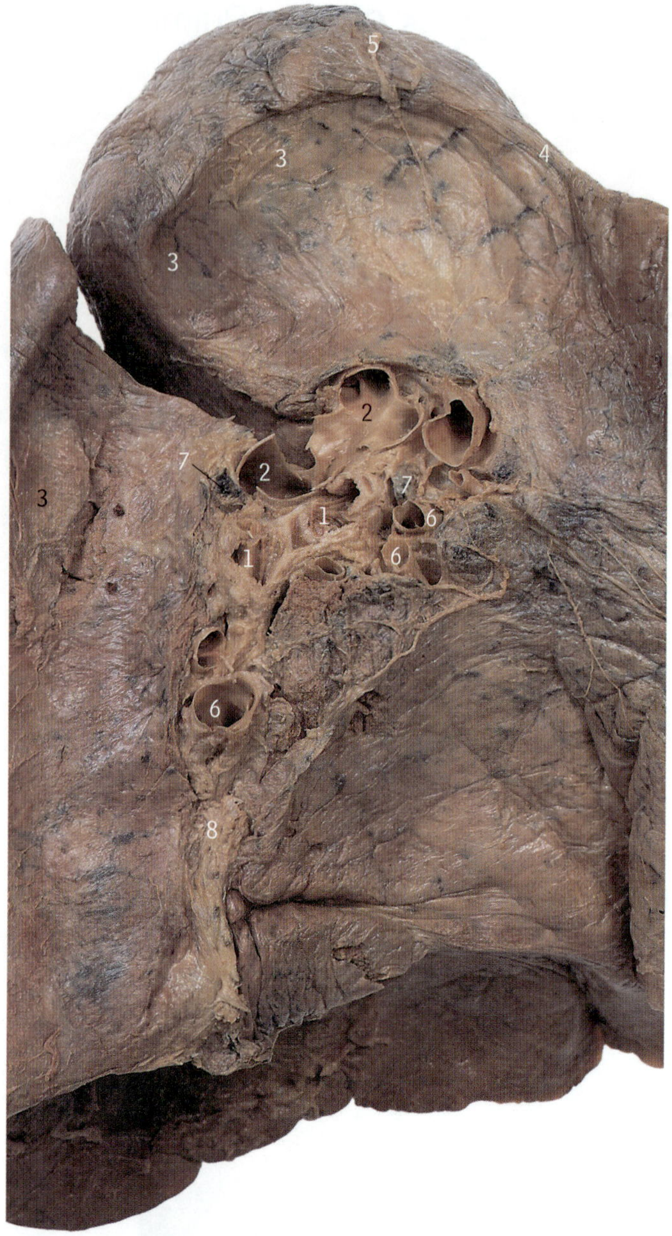

고정이 되어 시간이 흐른 상태에서 허파의 안쪽면을 살펴보면 주변 구조물에 의한 패임(impressions)이 만들어진다. 오른허파의 안쪽면에서 가장 뚜렷한 특징은 허파뿌리에 있는 구조물들(9, 2, 1)의 위쪽과 뒤쪽에서 볼 수 있는 홑정맥(azygos vein)이 지나는 고랑(3)이다.

1 Branches of right principal bronchus 오른기관지(우기관지)의 가지
2 Branches of right pulmonary artery 오른허파동맥(우폐동맥)의 가지
3 Groove for azygos vein 홑정맥의 고랑
4 Groove for first rib 첫째갈비뼈의 고랑
5 Groove for subclavian artery 빗장밑동맥(쇄골하동맥)의 고랑
6 Groove for subclavian vein 빗장밑정맥(쇄골하정맥)의 고랑
7 Groove for superior vena cava 위대정맥(상대정맥)의 고랑
8 Oesophageal and tracheal area 식도와 기관부위
9 Right pulmonary veins 오른허파정맥(우폐정맥)
10 Transverse fissure 수평틈새(수평열)

> 오른허파 안쪽면의 위쪽 끝은 식도와 기관(A8)이 가슴막(pleura) 사이에서 끼어 패임을 형성하지만 왼허파의 경우 빗장밑동맥(B5)과 그 앞에 놓인 왼온목동맥(common carotid artery, 총경동맥) 때문에 왼허파 안쪽면의 위쪽 끝에서는 식도와 기관에 의한 패임을 볼 수 없다.

폐암종, 중피종, 결핵, pp.215~216 참조.

그림 A에서 볼 수 있는 오른허파 안쪽면과 비교해 보고, 특히 오른허파의 홑정맥고랑(A3)이 작았던 반면에 오른허파에서는 비슷한 위치에 대동맥에 의한 커다란 고랑(B3)이 있음을 주목한다.

1 Branches of left principal bronchus 왼기관지(좌기관지)의 가지
2 Branches of left pulmonary artery 왼허파동맥(좌폐동맥)의 가지
3 Groove for aorta 대동맥의 고랑
4 Groove for first rib 첫째갈비뼈의 고랑
5 Groove for left subclavian artery 왼빗장밑동맥(좌쇄골하동맥)의 고랑
6 Left pulmonary veins 왼허파정맥(좌폐정맥)
7 Lymph node, containing carbon 탄소가 침착된 림프절
8 Pulmonary ligament 허파인대(폐인대)

목 아래와 가슴위부분 Lower neck and upper thorax 표면해부학

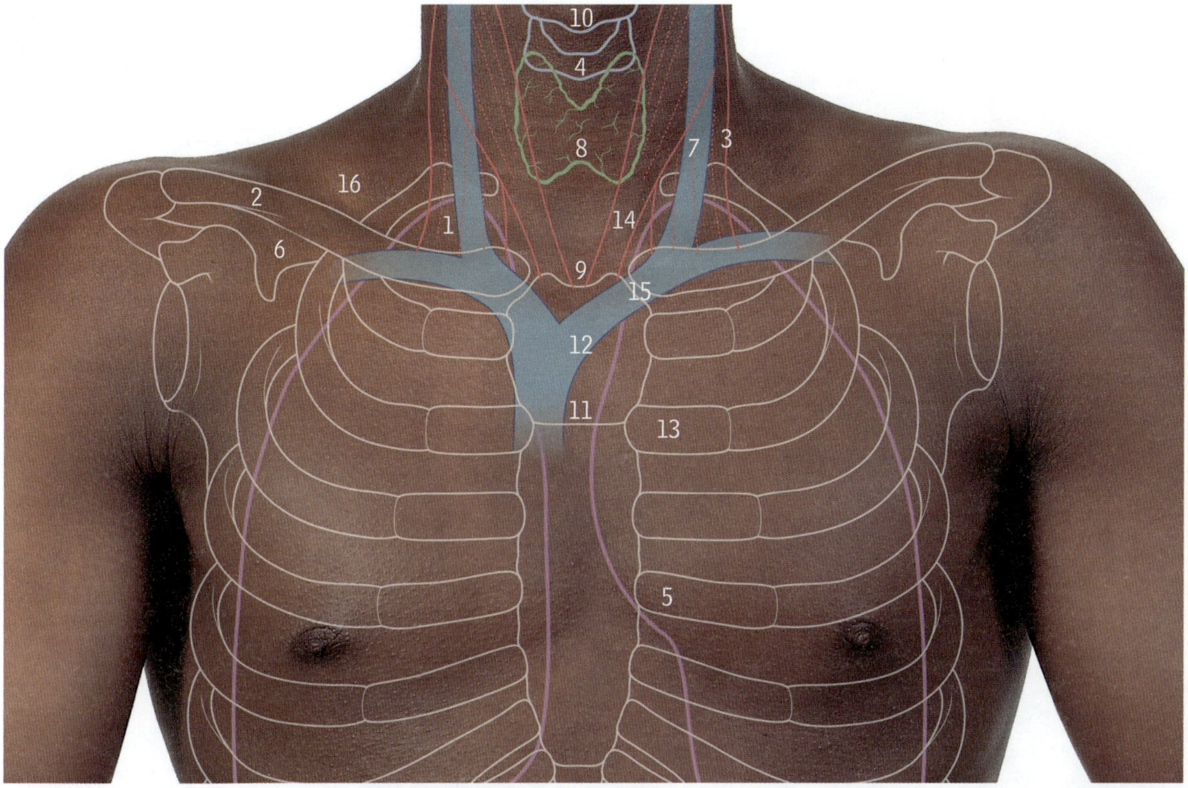

분홍색 선은 허파와 가슴막(pleura)의 경계를 가리키며, 가슴막과 허파꼭대기(1)는 빗장뼈(clavicle, 쇄골) 안쪽 1/3 지점에서 빗장뼈보다 약 3 cm 위로 솟아있다. 속목정맥(internal jugular vein, 내경정맥)의 아래 끝(7)은 목빗근(sternocleidomastoid, 흉쇄유돌근)의 복장부분(14)와 빗장부분(3) 사이틈 뒤에 위치한다. 복장빗장관절(17) 뒤에서 속목정맥과 빗장밑정맥(subclavian vein, 쇄골하정맥)이 만나서 팔머리정맥(brachiocephalic vein, 완두정맥)이 된다. 기도(8)는 목아래패임(9) 바로 위 정중선에서, 반지연골(4)의 활(arch)은 목아래패임에서 약 4~5 cm 위에서 만져진다. 자루몸통관절(manubriosternal joint, 흉골병연골결합)은 둘째갈비연골 높이에 있으며, 뒤쪽에 척추뼈 높이로는 넷째가슴뼈 몸통 아래모서리를 지나게 되는데, 이 2개의 지점을 연결한 수평면이 바로 가슴세로칸(mediastinum)의 위칸과 아래칸을 구분한다. 오른첫째갈비연골의 아래 모서리 높이에서 왼팔머리정맥(left brachiocephalic vein, 좌완두정맥)은 복장뼈자루 뒤에서 오른팔머리정맥(right brachiocephalic vein, 우완두정맥)을 만나서 위대정맥(superior vena cava, 상대정맥)이 된다. 복장뼈자루(manubrium, 흉골병)의 중간지점은 대동맥활에서 팔머리동맥(brachiocephalic trunck, 완두동맥)이 시작되는 곳과 같은 높이에 있다. 이상에서 다룬 구조물의 위치와 p.206의 실제 해부된 그림에서 볼 수 있는 구조물들을 비교해 본다.

1 Apex of pleura and lung 가슴막(흉막)꼭대기와 허파(폐)
2 Clavicle 빗장뼈(쇄골)
3 Clavicular head of sternocleidomastoid 목빗근(흉쇄유돌근)빗장부분
4 Cricoid cartilage 반지연골(윤상연골)
5 Fourth costal cartilage 넷째갈비연골(제4늑연골)
6 Infraclavicular fossa 빗장아래오목(쇄골하와)
7 Internal jugular vein 속목정맥(내경정맥)
8 Isthmus of thyroid gland overlying trachea 갑상샘잘룩(갑상선협부)으로 덮인 기관
9 Jugular (suprasternal) notch 목아래패임(경정맥절흔)
10 Laryngeal prominence of the thyroid cartilage 방패연골(갑상연골) 후두융기
11 Manubriosternal joint 자루몸통관절(흉골병연골결합)
12 Midpoint of manubrium of sternum 복장뼈자루(흉골병) 중앙
13 Second costal cartilage 둘째갈비연골(제2늑연골)
14 Sternal head of sternocleidomastoid 목빗근(흉쇄유돌근) 복장부분
15 Sternoclavicular joint 복장빗장관절(흉쇄관절)
16 Supraclavicular fossa 빗장위오목(쇄골상와)

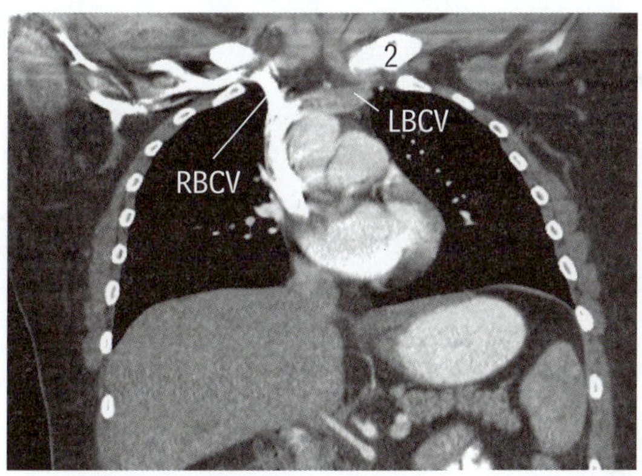

오른팔머리정맥(RBCV)과 왼팔머리정맥(LBCV)를 보여주는 관상 CT

위대정맥(상대정맥) 막힘, 큰정맥의 변이, pp.215~216 참조.

목위가슴문과 가슴세로칸 Thoracic inlet and mediastinum *앞모습*

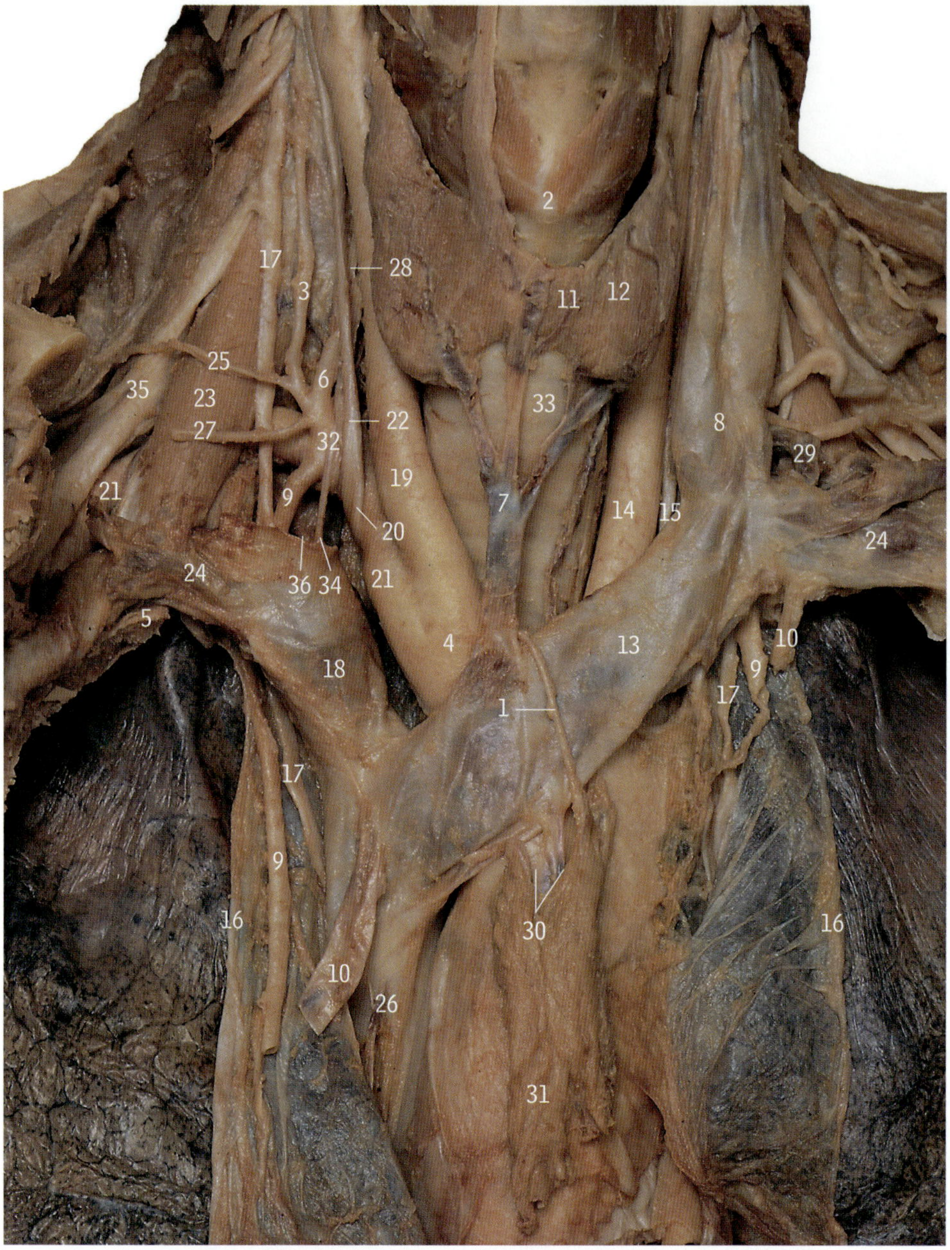

앞가슴벽과 빗장뼈(clavicle, 쇄골) 안쪽 반을 잘라내고 가슴속을 보여주는 그림이며, 벽쪽가슴막(16) 일부가 허파의 안쪽 반정도를 그대로 덮고 있다.

오른목정맥(right internal jugular vein, 내경정맥)도 들어냈고, 갑상목동맥(32)과 속갑상동맥(9)이 잘 구분된다.

아래갑상정맥(7)은 기관(33) 앞을 따라 내려가다가 왼팔머리정맥(13)으로 들어간다. 가슴샘(31)을 가슴세로칸에 있는 지방조직과 분리하여 구분하면 가슴샘정맥(30)이 왼팔머리정맥으로 들어가는 모습과 특이한 가슴샘동맥 하나가 팔머리동맥(brachiocephalic artery, 완두동맥)에서 시작되는 것을 볼 수 있다.

> 가슴샘 흔적기관(31)은 심장막 앞에 제한적으로 위치하지만, 어린아이에서는 가슴샘의 크기가 훨씬 커서(p.184 참조) 목으로 올라가 간혹 갑상샘(12) 아래쪽 큰 혈관들 앞에 놓이게 된다.

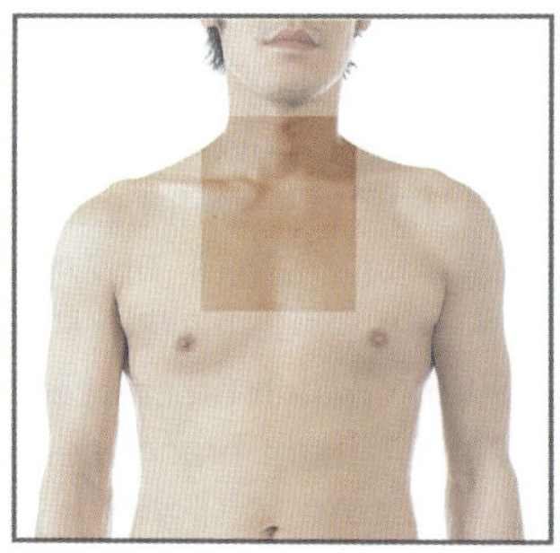

1 A thymic artery 가슴샘동맥(흉선동맥)
2 Arch of cricoid cartilage 반지연골활(윤상연골활)
3 Ascending cervical artery 오름목동맥(상행경동맥)
4 Brachiocephalic trunk 팔머리동맥(완두동맥)
5 First rib cut edge 첫째갈비뼈(제1늑골)
6 Inferior thyroid artery 아래갑상동맥(하갑상선동맥)
7 Inferior thyroid veins 아래갑상정맥(하갑상선정맥)
8 Internal jugular vein 속목정맥(내경정맥)
9 Internal thoracic artery 속가슴동맥(내흉동맥)
10 Internal thoracic vein 속가슴정맥(내흉정맥)
11 Isthmus of thyroid gland 갑상샘잘룩(갑상선협부)
12 Lateral lobe of thyroid gland 갑상샘(갑상선)의 가쪽엽
13 Left brachiocephalic vein 왼팔머리정맥(좌완두정맥)
14 Left common carotid artery 왼온목동맥(총경동맥)
15 Left vagus nerve 왼미주신경
16 Parietal pleura (cut edge) over lung 허파를 덮고 있는 벽쪽가슴막(벽측흉막)
17 Phrenic nerve 가로막신경(횡격막신경)
18 Right brachiocephalic vein 오른팔머리정맥(우완두정맥)
19 Right common carotid artery 오른온목동맥(총경동맥)
20 Right recurrent laryngeal nerve 오른되돌이후두신경(우반회후두신경)
21 Right subclavian artery 오른빗장밑동맥(우쇄골하동맥)
22 Right vagus nerve 오른미주신경
23 Scalenus anterior 앞목갈비근(전사각근)
24 Subclavian vein 빗장밑정맥(쇄골하정맥)
25 Superficial cervical artery 얕은목동맥(천경동맥)
26 Superior vena cava 위대정맥(상대정맥)
27 Suprascapular artery 어깨위동맥(견갑상동맥)
28 Sympathetic trunk 교감신경줄기와 교감신경절
29 Thoracic duct 가슴림프관(흉관)
30 Thymic veins 가슴샘정맥(흉선정맥)
31 Thymus 가슴샘(흉선)
32 Thyrocervical trunk 갑상목동맥(갑상경동맥)
33 Trachea 기관
34 Unusual cervical tributary of 18 오른팔머리정맥(우완두정맥)의 특이한 경부지류
35 Upper trunk of brachial plexus 팔신경얼기(완신경총)의 위줄기
36 Vertebral vein 척추정맥(추골정맥)

팬코스트증후군, 가슴문증후군(흉곽출구증후군), pp.215~216 참조.

위가슴문과 위가슴세로칸 Thoracic inlet and superior mediastinum

겨드랑과 목뿌리

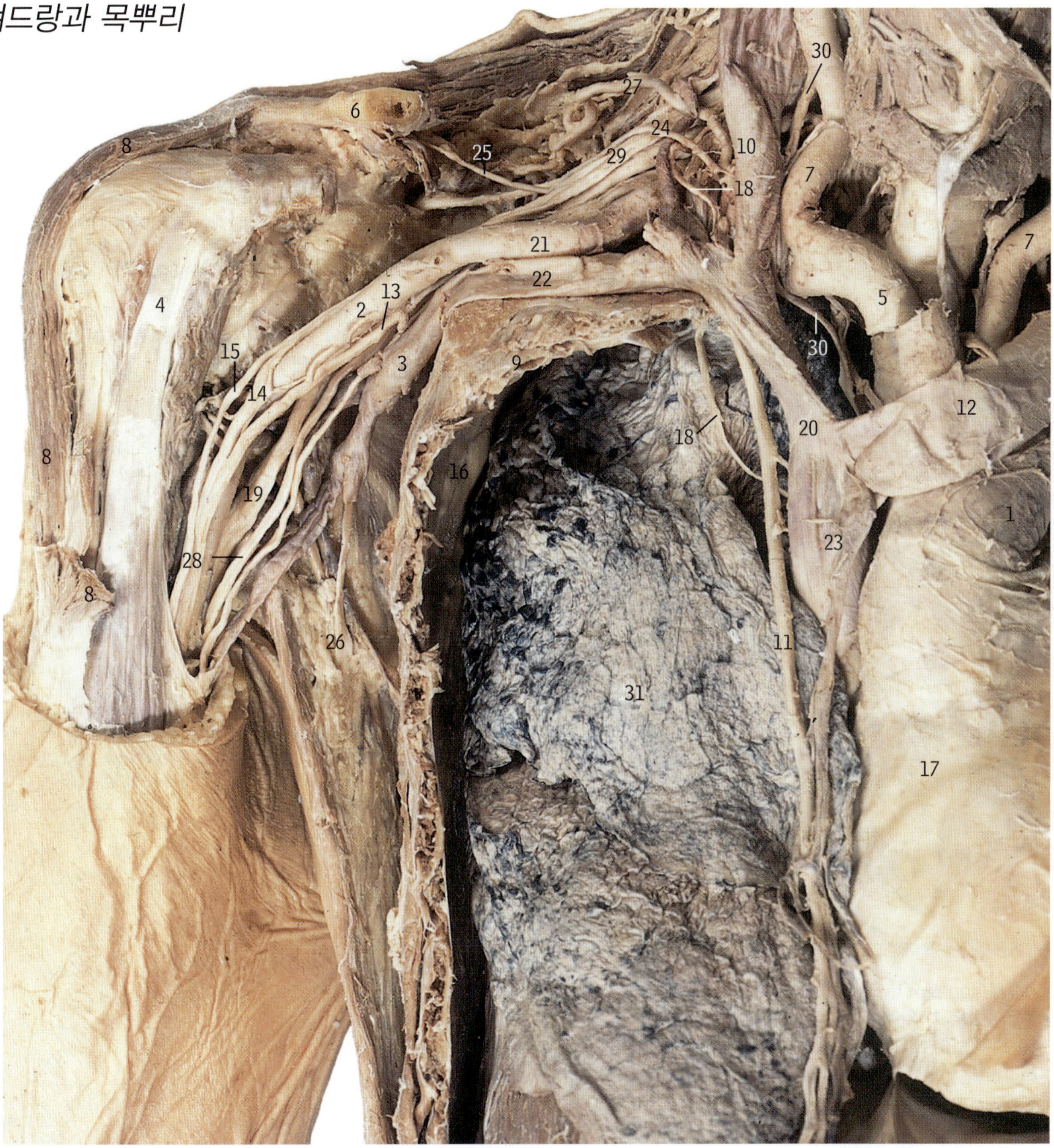

1 Aortic arch 대동맥활(대동맥궁)
2 Axillary artery 겨드랑동맥(액와동맥)
3 Axillary vein 겨드랑정맥(액와정맥)
4 Biceps, short head 위팔두갈래근 짧은갈래(상완이두박근단근)
5 Brachiocephalic trunk 팔머리동맥(완두동맥)
6 Clavicle (cut and removed) 잘려서 제거된 빗장뼈(쇄골)
7 Common carotid artery 온목동맥(총경동맥)
8 Deltoid 어깨세모근(삼각근)
9 First rib 첫째갈비뼈(제1늑골)
10 Internal jugular vein 속목정맥(내경정맥)
11 Internal thoracic artery 속가슴동맥(내흉동맥)
12 Left brachiocephalic vein 왼팔머리정맥(좌완두정맥)
13 Medial cord, brachial plexus 팔신경얼기(완신경총)의 안쪽신경다발
14 Median nerve 정중신경
15 Musculocutaneous nerve 근육피부신경(근피신경)
16 Parietal pleural covering of chest wall 가슴벽을 덮고 있는 벽쪽가슴막(벽측흉막)
17 Pericardium, fibrous layer 섬유심장막
18 Phrenic nerve 가로막신경(횡격막신경)
19 Radial nerve 노신경(요골신경)
20 Right brachiocephalic vein 오른팔머리정맥(우완두정맥)
21 Subclavian artery 빗장밑동맥(쇄골하동맥)
22 Subclavian vein 빗장밑정맥(쇄골하정맥)
23 Superior vena cava 위대정맥(상대정맥)
24 Suprascapular artery 어깨위동맥(견갑상동맥)
25 Suprascapular nerve 어깨위신경(견갑상신경)
26 Thoracodorsal vein 가슴등정맥(흉배정맥)
27 Transverse cervical artery 가로목동맥(경횡동맥)
28 Ulnar nerve 자신경(척골신경)
29 Upper trunk, brachial plexus 팔신경얼기(완신경총)의 위줄기
30 Vagus nerve 미주신경
31 Visceral pleura covering lung 내장쪽가슴막(장측흉막)을 덮고 있는 허파(폐)

기관지확장증, 유육종증, pp.215~216 참조.

위가슴문 Thoracic inlet *오른위갈비뼈의 아래모습*

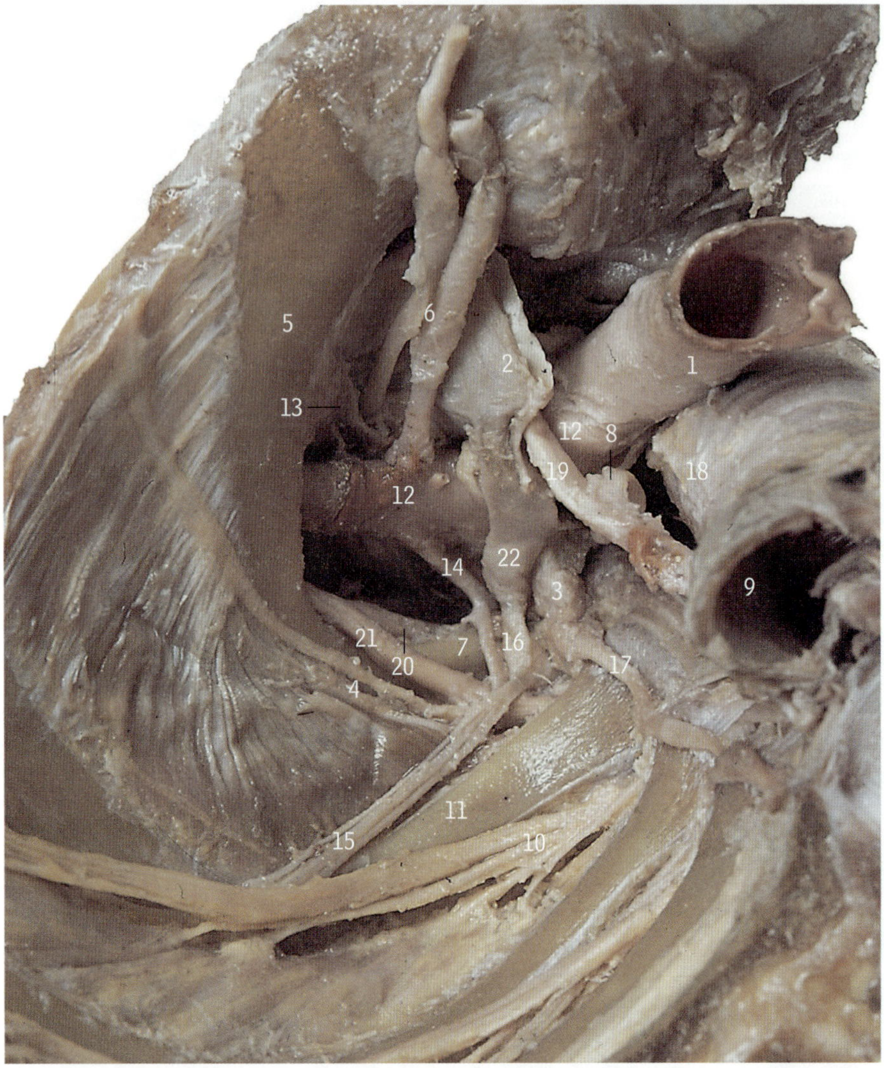

1 Brachiocephalic trunk 팔머리동맥(완두동맥)
2 Brachiocephalic vein 팔머리정맥(완두정맥)
3 Cervicothoracic (stellate) ganglion 목가슴신경절 혹은 별신경절(성상신경절)
4 First intercostal nerve 첫째갈비사이신경(제1늑골신경)
5 First rib 첫째갈비뼈(제1늑골)
6 Internal thoracic vessels 속가슴혈관(내흉혈관)
7 Neck of first rib 첫째갈비뼈목(제1늑골경)
8 Recurrent laryngeal nerve 되돌이후두신경(반회후두신경)
9 Right principal bronchus 오른기관지(우기관지)
10 Second intercostal nerve 둘째갈비사이신경(제2늑간신경)
11 Second rib 둘째갈비뼈(제2늑골)
12 Subclavian artery 빗장밑동맥(쇄골하동맥)
13 Subclavian vein 빗장밑정맥(쇄골하정맥)
14 Superior intercostal artery 위갈비사이동맥(상늑간동맥)
15 Superior intercostal vein 위갈비사이정맥
16 Supreme intercostal vein (unusually large) 비정상적으로 커진 맨위갈비사이정맥(최상늑간정맥)
17 Sympathetic trunk 교감신경줄기
18 Trachea 기관
19 Vagus nerve 미주신경
20 Ventral ramus of eighth cervical nerve 여덟째목신경(제8경신경)의 배쪽가지(복지)
21 Ventral ramus of first thoracic nerve 첫째가슴신경(제1흉신경)의 배쪽가지(복지)
22 Vertebral vein 척추정맥(추골정맥)

첫째갈비뼈목(7)을 지나는 구조물을 안쪽에서 가쪽으로 순서대로 나열해 보면 교감신경줄기(17), 맨위갈비사이정맥(16), 위갈비사이동맥(14), 첫째가슴신경(21)의 배쪽가지(ventral ramus of T1) 순이다.

이 그림은 위가슴문(superior thoracic inlet)의 오른쪽을 아래에서 위를 바라볼 때 보이는 모습이며, 구조물을 보여주기 위해 목가슴막(cervical pleura)이 제거되었다.
첫째갈비뼈의 아래면(5)이 대부분 다 보이고 있으며, 빗장밑동맥(12)이 속가슴혈관(6)을 분지하고 나서 첫째갈비뼈 위로 넘어가는 모습이 보인다. 앞가슴막벽을 타고 내려가는 속가슴동맥(internal thoracic artery)이 이 그림에서는 꼭대기를 향하며, 목갈비동맥(costocervical trunk)에서 분지된 위갈비사이동맥(14)이 첫째갈비뼈목(7)을 지나 아래로 내려가고 있다.
척추정맥(22)은 목의 뒤면을 따라 내려와 팔머리정맥(2)으로 들어가는데, 간혹 큰 맨위갈비사이정맥(16)이 척추동맥으로 유입된다. 가슴우리의 안쪽에는 목가슴신경절(3)을 포함한 교감신경줄기(17)가 보인다.
첫째갈비뼈목(7) 아래로 첫째가슴신경(21)의 배쪽가지(ventral ramus of T1)가 보인다.

빗장밑정맥(쇄골하정맥)의 카테터 삽입, 가슴문증후군(흉곽출구증후군), pp.215~216 참조.

뒤세로칸 Posterior mediastinum *가슴의 오른쪽 모습*

1 Azygos arch 홀정맥활(기정맥궁)
2 Azygos vein 홀정맥(기정맥)
3 Gray and white communicating rami 회색 및 백색교통가지
4 Greater splanchnic nerve 큰내장신경(대내장신경)
5 Intercostal artery 갈비사이동맥(늑간동맥)
6 Intercostal nerve 갈비사이신경(늑간신경)
7 Intercostal vein 갈비사이정맥(늑간정맥)
8 Oesophageal plexus 식도얼기
9 Oesophagus 식도
10 Phrenic nerve 가로막신경(횡격막신경)
11 Sympathetic chain 교감신경줄기
12 Sympathetic ganglion 교감신경절
13 Thoracic duct 가슴림프관(흉관)

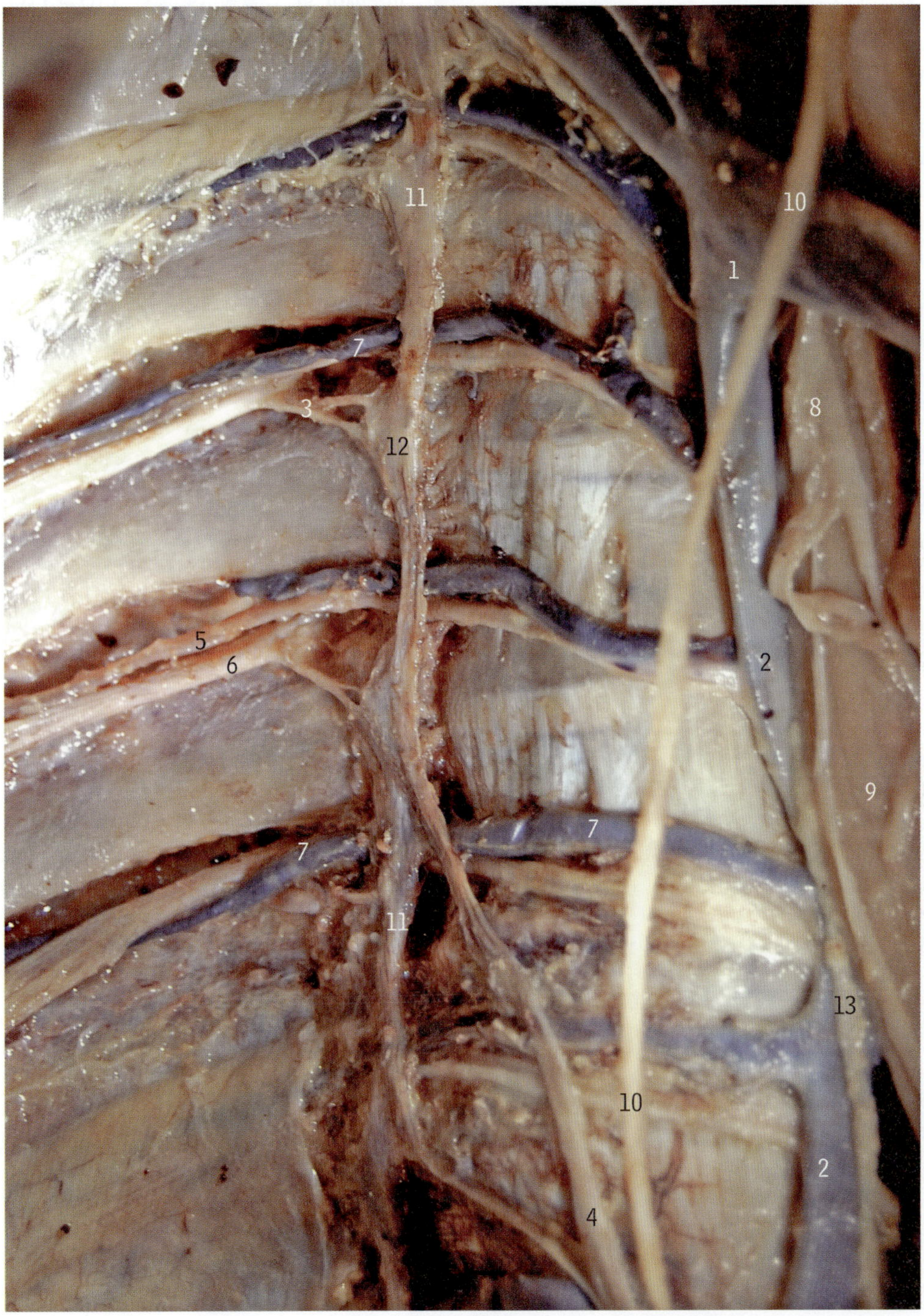

홀허파엽(기엽), pp.215~216 참조.

Ⓐ 식도 Oesophagus *가슴아래부분 앞모습*

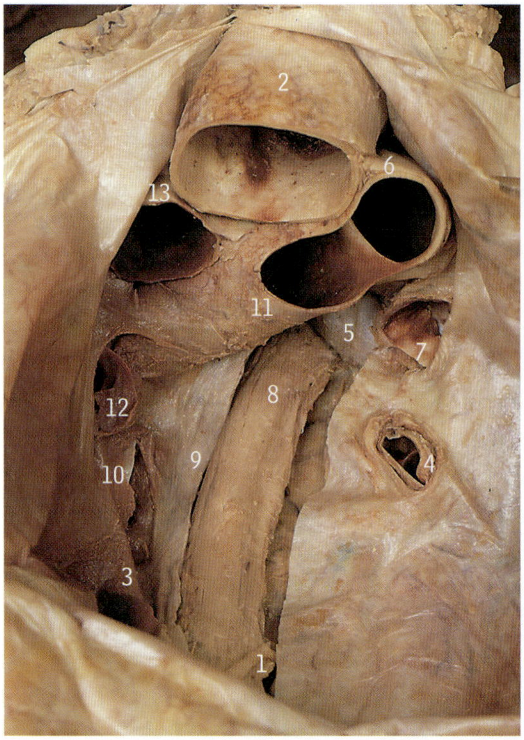

심장은 심장막안(pericardial cavity)에서 큰혈관들과 연결부를 잘라 떼어내었고, 특히 허파동맥이 왼, 오른허파동맥(11, 6)으로 나뉘는 지점에서 잘랐다. 식도(8)를 노출시키기 위해 심장막안 뒤쪽에 심장막(9)을 부분적으로 제거하였다. 오른허파동맥(11) 아래로 보이는 왼기관지(5)는 실제로 오른허파동맥 시작부위와 교차된다.

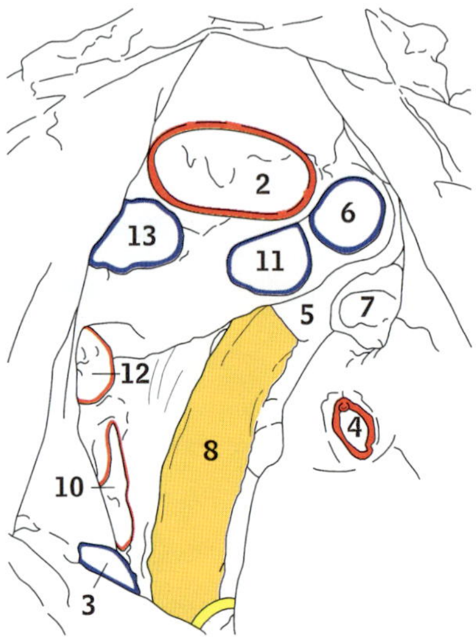

1 Anterior vagal trunk 앞미주신경줄기(전미주신경간)
2 Ascending aorta 오름대동맥(상행대동맥)
3 Inferior vena cava 아래대정맥(하대정맥)
4 Left inferior pulmonary vein 아래왼허파정맥(좌하폐정맥)
5 Left principal bronchus 왼기관지(좌기관지)
6 Left pulmonary artery 왼허파동맥(좌폐동맥)
7 Left superior pulmonary vein 위왼허파정맥(좌상폐정맥)
8 Oesophagus 식도
9 Pericardium (cut edge) 심장막
10 Right inferior pulmonary vein 아래오른허파정맥(우하폐정맥)
11 Right pulmonary artery 오른허파동맥(우폐동맥)
12 Right superior pulmonary vein 위오른허파정맥(위상폐정맥)
13 Superior vena cava 위대정맥(상대정맥)

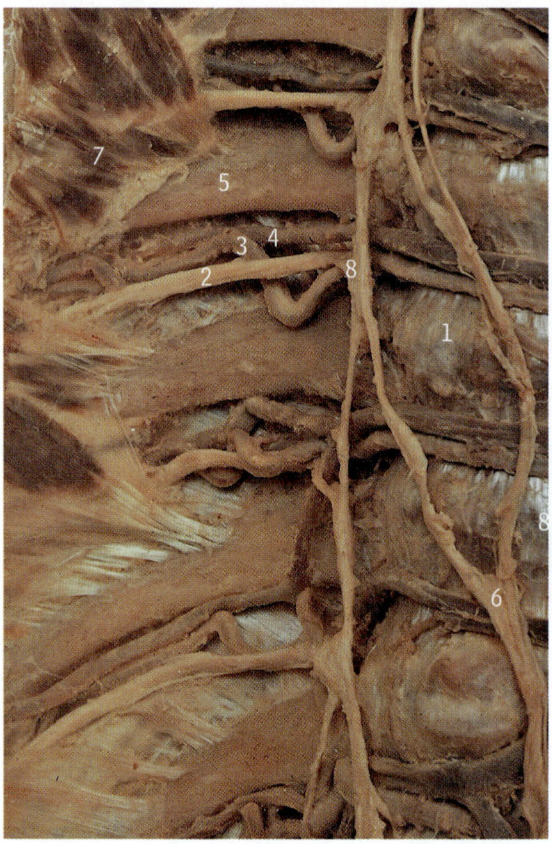

Ⓑ 갈비사이공간 Intercostal spaces *뒤안쪽 모습*

이 그림은 가슴안의 갈비사이공간의 뒤쪽 끝부분을 보여주기 위해 해부한 후 가슴의 앞과 약간 오른쪽에서 바라본 모습이다. 가슴막을 제거하고 나면 가쪽으로는 갈비밑근(7)이 보이고, 그 안쪽으로 갈비사이신경과 혈관(4, 3, 2), 교감신경줄기(8), 등뼈몸통(1) 양쪽을 따라 내려가는 큰내장신경(6)이 보인다.

1 Body of ninth thoracic vertebra 아홉째등뼈몸통(제9흉추추체)
2 Eighth intercostal nerve 여덟째갈비사이신경(제8늑간신경)
3 Eighth posterior intercostal artery 여덟째뒤갈비사이동맥(제8후늑간동맥)
4 Eighth posterior intercostal vein 여덟째뒤가슴사이정맥(제8후늑간정맥)
5 Eighth rib 여덟째갈비뼈(제8늑골)
6 Greater splanchnic nerve 큰내장신경(대내장신경)
7 Subcostal muscle 갈비밑근(늑골하근)
8 Sympathetic trunk and ganglia 교감신경줄기와 교감신경절

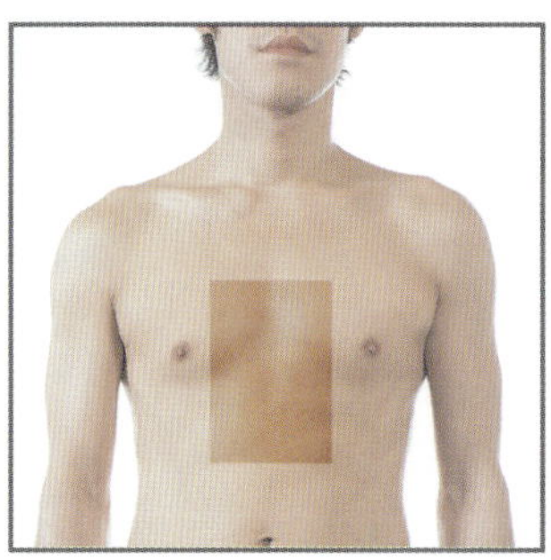

갈비사이배액술(늑간배액술), pp.215~216 참조.

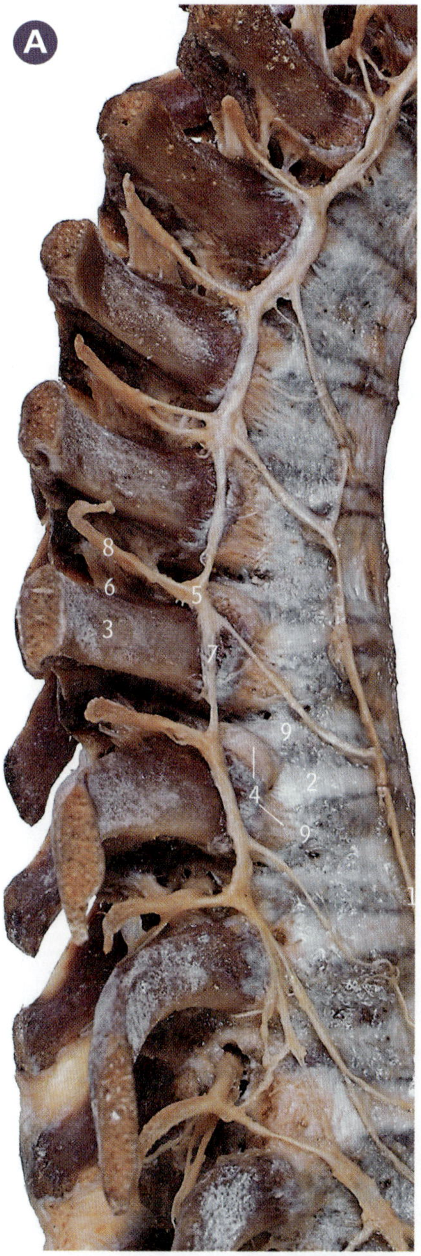

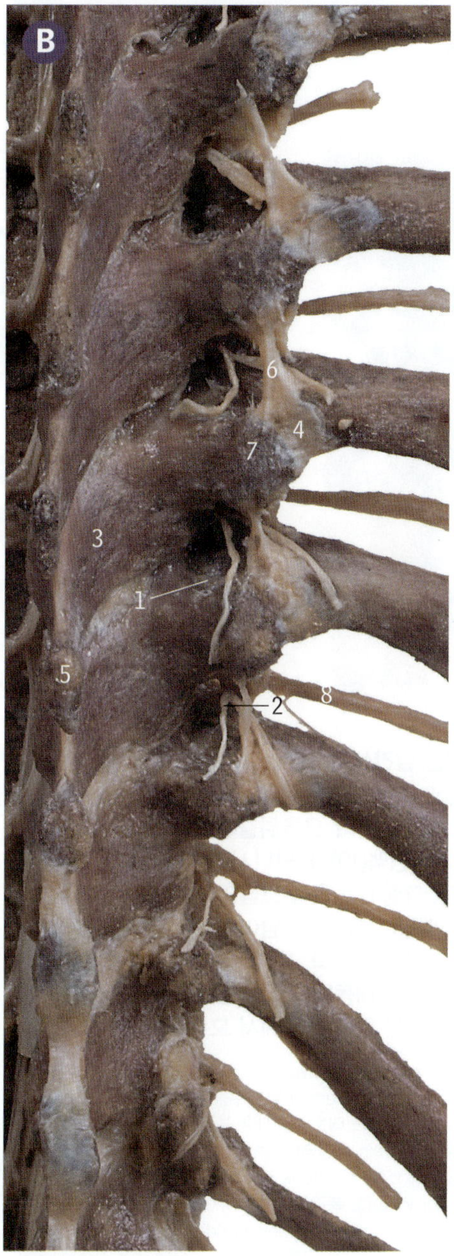

A 갈비뼈머리관절

Joints of the heads of the ribs

오른쪽 모습

이 그림은 중간 가슴부위에서 오른갈비뼈결절(tubercle)을 남겨두고 나머지 갈비뼈는 잘라낸 모습이다. 하나의 갈비뼈머리는 인접한 2개의 척추뼈 몸통의 옆에 관절을 만들기 때문에 2개의 관절면(facet)을 갖고 있다. 척추사이원반(9, 2)이 보이고 부채꼴 인대(4)가 작은 윤활관절의 관절주머니(capsule)를 덮고 있다.

1 Greater splanchnic nerve 큰내장신경(대내장신경)
2 Intervertebral disc 척추사이원반(추간판)
3 Neck of rib 갈비뼈목(늑골경)
4 Radiate ligament of joint of head of rib 부채꼴갈비뼈머리인대(방사상늑골두인대)
5 Rami communicantes 교통가지
6 Superior costotransverse ligament 위갈비가로돌기인대(상늑횡돌기인대)
7 Sympathetic trunk 교감신경줄기
8 Ventral ramus of spinal nerve 척수신경의 배쪽가지(복지)
9 Vertebral body 척추뼈몸통

B 갈비가로돌기관절

Costotransverse joints *뒷모습*

가슴뼈(thoracic vertebral column) 오른쪽 뒷모습으로, 척추뼈의 가로돌기(transverse process)와 갈비뼈결절(tubercle) 사이에 갈비가로돌기관절(costotransverse joints, 늑횡돌기관절)이 만들어지고, 이 관절은 가쪽갈비가로돌기인대(4)로 보강된다. 척수신경의 뒤쪽가지(2)는 위갈비가로돌기인대(6)를 기준으로 안쪽으로 지나고, 척수신경의 배쪽가지(8)는 이 인대의 앞을 지난다.

1 Costotransverse ligament 갈비가로돌기인대(늑횡돌기인대)
2 Dorsal ramus of spinal nerve 척수신경등쪽가지
3 Lamina 고리판
4 Lateral costotransverse ligament 가쪽갈비가로돌기인대
5 Spinous process 가시돌기(극돌기)
6 Superior costotransverse ligament 위갈비가로돌기인대(상늑횡돌기인대)
7 Transverse process 가로돌기(횡돌기)
8 Ventral ramus of spinal nerve 척수신경배쪽가지

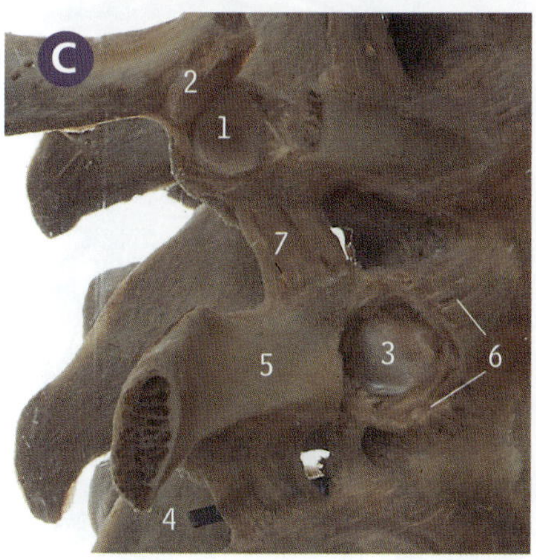

C 복장갈비관절

Costovertebral joints

탈구시킨 오른쪽 모습

이 그림의 위쪽에는 갈비뼈를 목(neck of rib) 부위에서 부러뜨리고, 갈비가로돌기관절의 관절주머니를 자르고, 일부 갈비뼈의 결절(tubercle)을 위로 돌린 모습이며, 가로돌기와 갈비뼈결절 사이에 관절면(1, 2)이 드러나 있다. 아래쪽 갈비뼈머리는 부채꼴갈비뼈머리인대(6)를 잘라낸 후 제거하면 그 아래로 갈비뼈머리(3)의 관절을 싸는 관절주머니(capsule)가 드러나 보인다.

1 Articular facet of transverse process 가로돌기(횡돌기)의 관절면
2 Articular facet of tubercle of rib 갈비뼈결절(늑골결절)의 관절면
3 Cavity of joint of head of rib 갈비뼈(늑골) 머리의 관절공간
4 Marker between anterior and posterior parts of superior costotransverse ligament 위갈비가로돌기인대(상늑횡돌기인대)의 앞뒤사이의 표시물
5 Neck of rib 갈비뼈목(늑골경)
6 Radiate ligament 부채꼴갈비뼈머리인대(방사상늑골두인대)
7 Superior costotransverse ligament 위갈비가로돌기인대(상늑횡돌기인대)

수두대상포진바이러스의 감염-가슴벽, pp.215~216 참조.

대동맥과 관련된 혈관 모형 Cast of the aorta and associated vessels

A *오른쪽 모습*

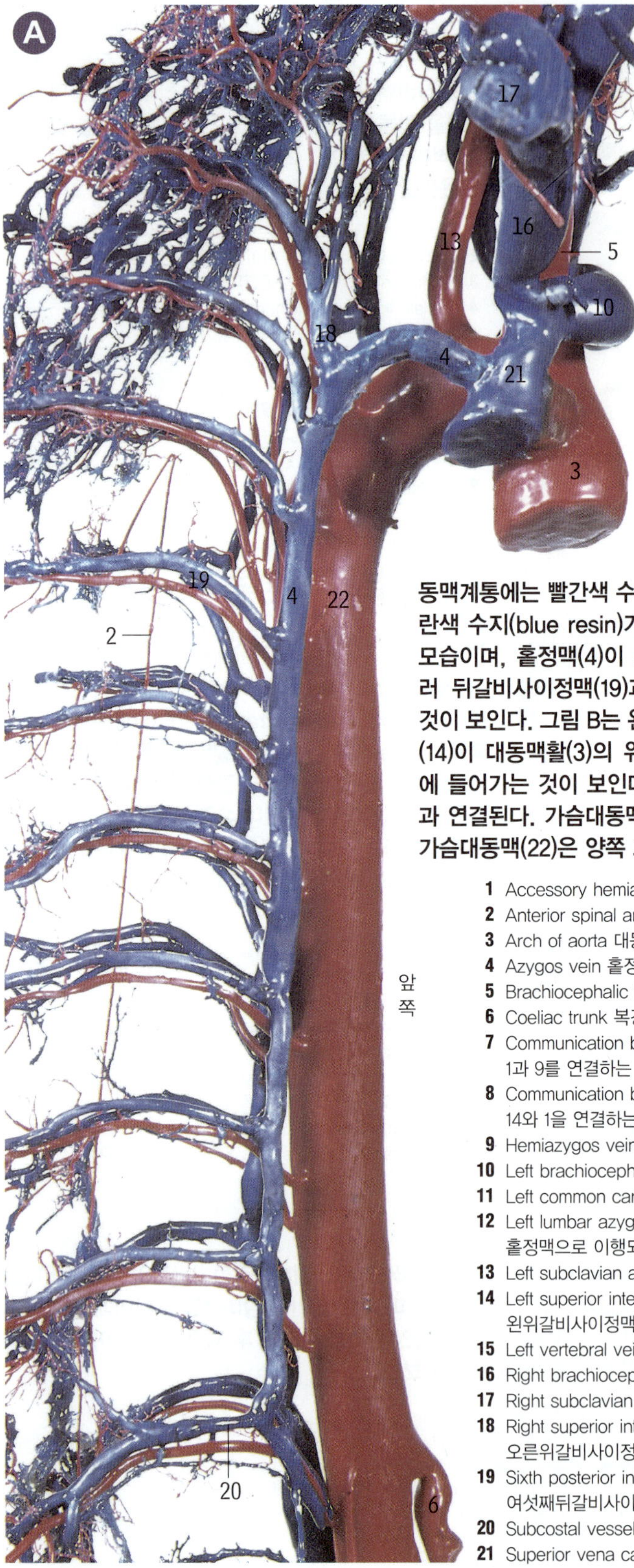

B *왼쪽 모습*

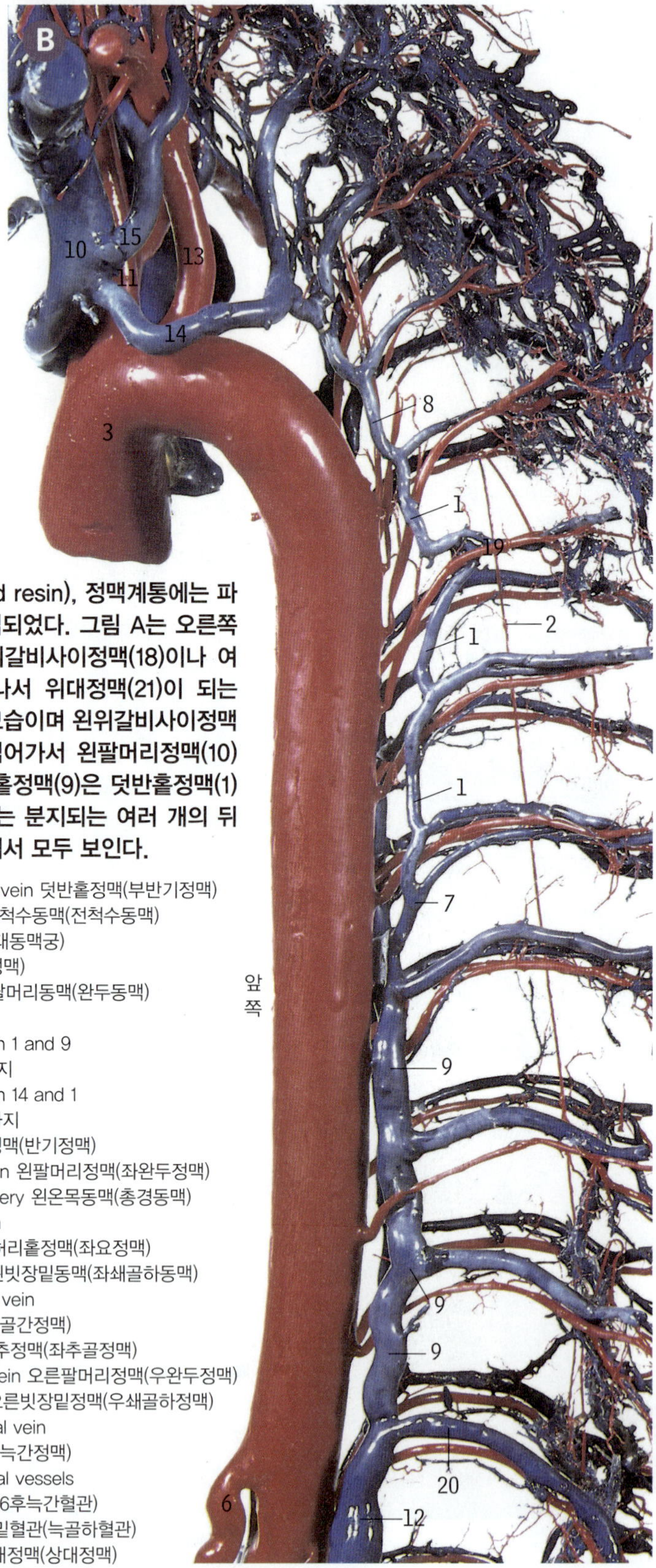

동맥계통에는 빨간색 수지(red resin), 정맥계통에는 파란색 수지(blue resin)가 주입되었다. 그림 A는 오른쪽 모습이며, 홀정맥(4)이 오른위갈비사이정맥(18)이나 여러 뒤갈비사이정맥(19)과 만나서 위대정맥(21)이 되는 것이 보인다. 그림 B는 왼쪽 모습이며 왼위갈비사이정맥(14)이 대동맥활(3)의 위를 넘어가서 왼팔머리정맥(10)에 들어가는 것이 보인다. 반홀정맥(9)은 덧반홀정맥(1)과 연결된다. 가슴대동맥에서는 분지되는 여러 개의 뒤가슴대동맥(22)은 양쪽 그림에서 모두 보인다.

1 Accessory hemiazygos vein 덧반홀정맥(부반기정맥)
2 Anterior spinal artery 앞척수동맥(전척수동맥)
3 Arch of aorta 대동맥활(대동맥궁)
4 Azygos vein 홀정맥(기정맥)
5 Brachiocephalic trunk 팔머리동맥(완두동맥)
6 Coeliac trunk 복강동맥
7 Communication between 1 and 9
1과 9를 연결하는 교통가지
8 Communication between 14 and 1
14와 1을 연결하는 교통가지
9 Hemiazygos vein 반홀정맥(반기정맥)
10 Left brachiocephalic vein 왼팔머리정맥(좌완두정맥)
11 Left common carotid artery 왼온목동맥(총경동맥)
12 Left lumbar azygos vein
홀정맥으로 이행되는 왼허리홀정맥(좌요정맥)
13 Left subclavian artery 왼빗장밑동맥(좌쇄골하동맥)
14 Left superior intercostal vein
왼위갈비사이정맥(좌상늑골간정맥)
15 Left vertebral vein 왼척추정맥(좌추골정맥)
16 Right brachiocephalic vein 오른팔머리정맥(우완두정맥)
17 Right subclavian vein 오른빗장밑정맥(우쇄골하정맥)
18 Right superior intercostal vein
오른위갈비사이정맥(우상늑간정맥)
19 Sixth posterior intercostal vessels
여섯째뒤갈비사이혈관(제6후늑간혈관)
20 Subcostal vessels 갈비밑혈관(늑골하혈관)
21 Superior vena cava 위대정맥(상대정맥)
22 Thoracic aorta 가슴대동맥(흉대동맥)

대동맥박리, 큰 동맥의 변이, pp.215~216 참조.

가로막Diaphragm *위모습*

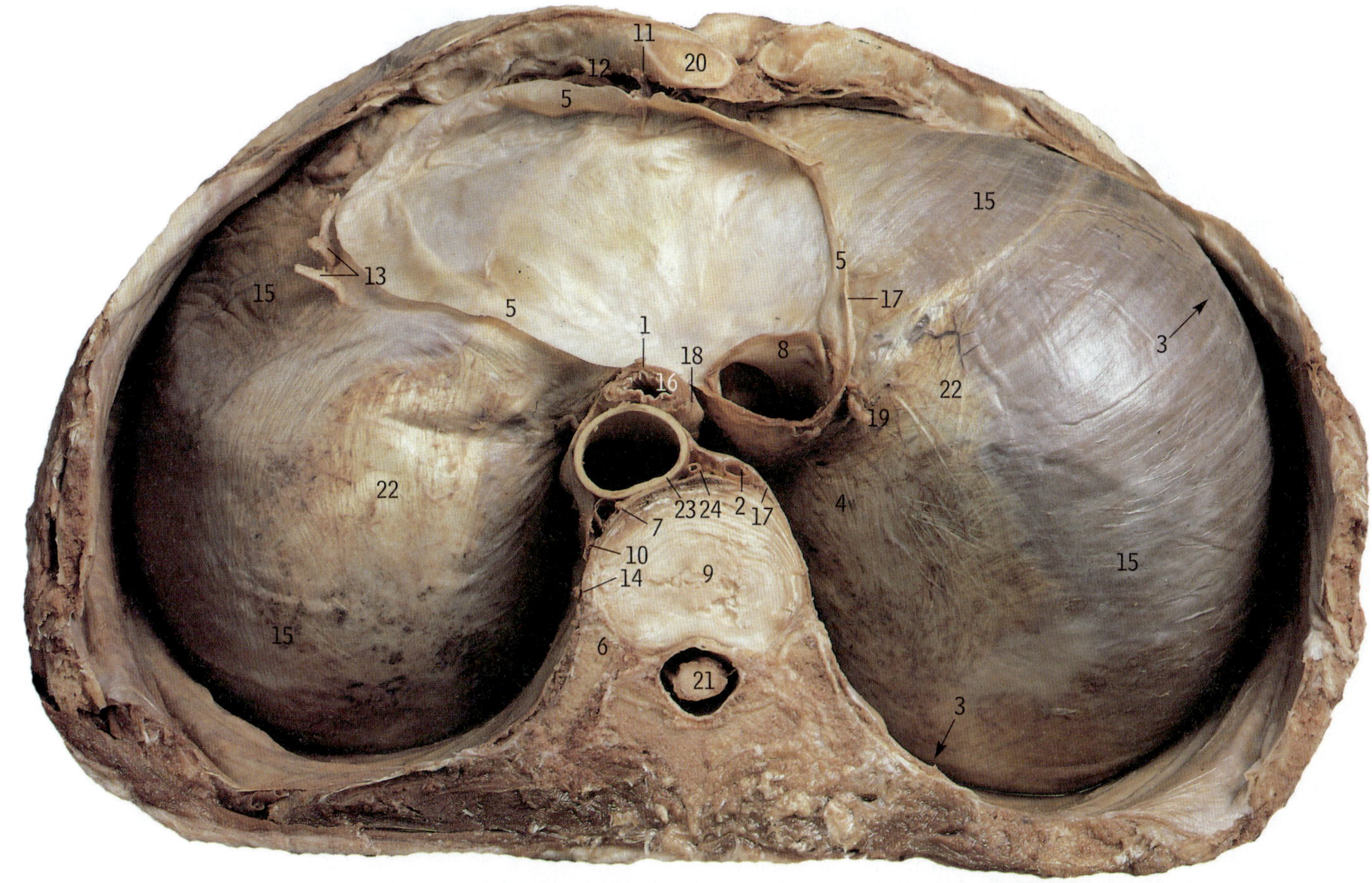

가슴을 아홉째와 열째가슴뼈 사이 원반(intervertebral disc) 높이에서 가로로 자른 후 위에서 내려다본 모습이다.

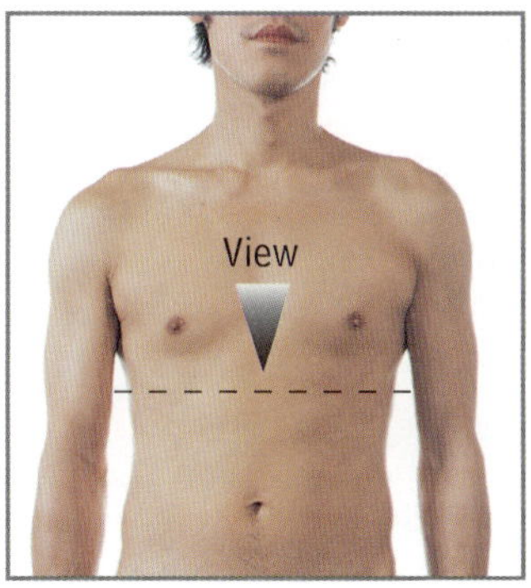

1 Anterior vagal trunk 앞미주신경줄기(전미주신경간)
2 Azygos vein 홀정맥(기정맥)
3 Costodiaphragmatic recess 갈비가로막오목(늑골횡격동)
4 Costomediastinal recess 갈비세로칸오목(늑골종격동)
5 Fibrous pericardium (cut edge) 섬유심장막(섬유성심막)
6 Head of left ninth rib 왼쪽 아홉째갈비뼈머리(제9늑골두)
7 Hemiazygos vein 반홀정맥(반기정맥)
8 Inferior vena cava 아래대정맥(하대정맥)
9 Intervertebral disc 척추사이원반(추간판)
10 SLeft greater splanchnic nerve 왼큰내장신경(좌대내장신경)
11 Left internal thoracic artery 왼속가슴동맥(좌내흉동맥)
12 Left musculophrenic artery 왼근육가로막동맥(좌근횡격동맥)
13 Left phrenic nerve 왼가로막신경(좌횡격막신경)
14 Left sympathetic trunk 왼교감신경줄기
15 Muscle of diaphragm 가로막(횡격막)근육
16 Oesophagus 식도
17 Pleura (cut edge) 잘린 가슴막(흉막)
18 Posterior vagal trunk 뒤미주신경줄기(후미주신경간)
19 Right phrenic nerve 오른가로막신경(우횡격막신경)
20 Seventh left costal cartilage 왼쪽 일곱째가슴연골(제7늑연골)
21 Spinal cord 척수
22 Tendon of diaphragm 가로막(횡격막)의 중심널힘줄(중심건)
23 Thoracic aorta 가슴대동맥(흉대동맥)
24 Thoracic duct 가슴림프관(흉관)

일반적인 교과서에는 가로막(diaphragm)에 뚫려 있는 구멍 중에서 아래대정맥구멍(opening for inferior vena cava)은 여덟째와 아홉째가슴뼈 사이원반 높이에, 식도구멍(opening for oesophagus)은 열째가슴뼈 높이에, 내림대동맥구멍(opening for descending aorta)은 열두째가슴뼈 높이에 해당된다고 기술되어 있다. 그러나 여기 그림에서와 같이 식도구멍(16)이 정중선 근처에 뚫려 있는 경우가 흔하며, 아래대정맥구멍(8)이 더 아래쪽 높이에 열려 있다.

아래대정맥구멍은 가로막의 힘줄부분에 있고, 식도구멍은 근육부분에 열리는데, 내림대동맥구멍은 실제로 가로막을 통과하는 것이 아니고 가로막 뒤를 지나는 것이다(p.260 참조).

가로막의 중심널힘줄(central tendon)은 그 모양이 클로버 잎 모양이고, 뼈에 닿는 부분 없이 근육부분 안에 갇힌 형태이다.

오른가로막신경(19)은 힘줄부분에 열려 있는 대정맥구멍을 통과하며, 왼가로막신경(13)은 심장막의 가쪽에서 중심널힘줄의 앞쪽에 있는 근육부분을 뚫고 들어온다.

가로막신경은 가로막의 근육부분과 다리(crura)을 포함하여 가로막을 움직이는 순수 운동성신경이며, 아래갈비사이신경과 갈비밑신경(subcostal nerve, 늑골하신경)에서 오는 것은 순수 감각신경이다. 따라서 어느 한쪽 가로막신경이 손상되면 가로막의 한쪽은 완전히 마비된다.

가로막탈장(횡격막탈장), 위식도역류, pp.215~216 참조.

식도 방사선사진 Oesophageal radiographs *바륨을 삼킨 후*

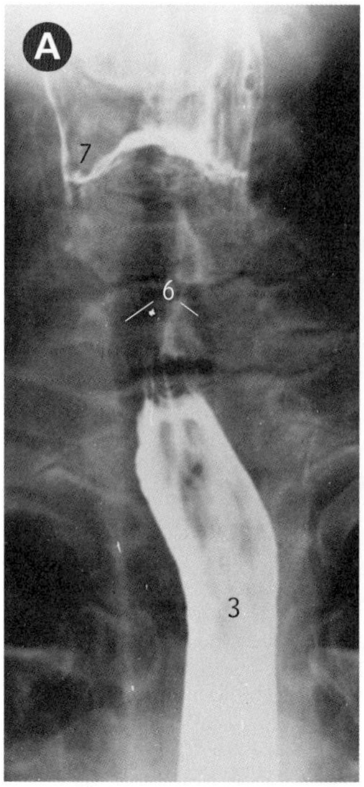

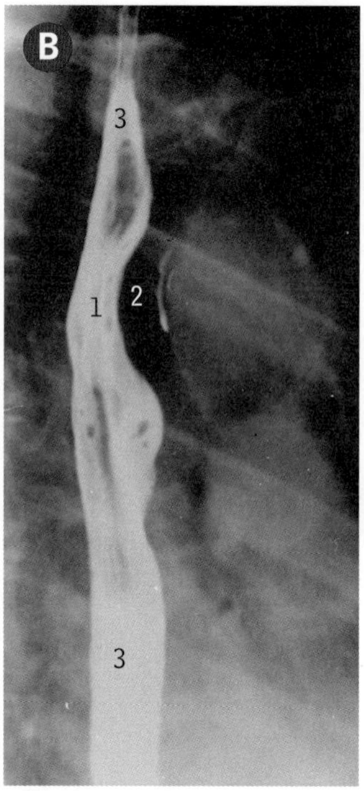

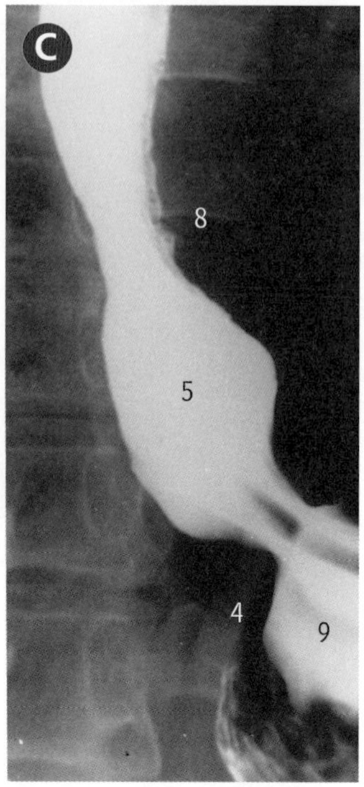

A 하부인두와 상부식도
B 중간부분
C 아래쪽 끝

1 Aortic impression in oesophagus 식도의 대동맥자국
2 Arch of aorta with plaque of calcification 석회화된 판이 있는 대동맥활(대동맥궁)
3 Barium in oesophagus 식도를 지나는 바륨
4 Diaphragm 가로막(횡격막)
5 Lower thoracic oesophagus 아래 가슴부위의 식도
6 Margins of trachea (translucent with contained air) 공기가 함유되어 있어서 투과적인 기관모서리
7 Piriform recess in laryngopharynx 후두인두의 조롱박오목(이상함요)
8 Position of left atrium 왼심방(좌심실)의 위치
9 Stomach 위

그림 A는 앞모습이며, 바륨(barium) 덩어리의 일부는 인두벽(pharyngeal wall)에 들러 붙어 조롱박오목(7)의 위치와 모양을 보여주고, 대부분 바륨은 식도(3)를 따라 내려간다.
그림 B는 왼쪽에서 비스듬히 바라본 모습이며, 동맥벽에 석회화(calcification)가 진행된 대동맥활(2)에 의해 식도가 눌리는 모습이 더욱 뚜렷이 관찰되고 있다.
그림 C에서는 식도의 아래(5)에서 팽대된 후 다시 가로막(4)을 지나는 곳에서 좁아진 부분을 볼 수 있고, 위(9)와 연결된다. 심장의 오른심방(8)이 식도의 가슴부분 앞(p.210, A8)에 위치해 있지만 심방이 아주 크게 확장되지 않는 한 식도가 압박된 모습은 보기 어렵다.

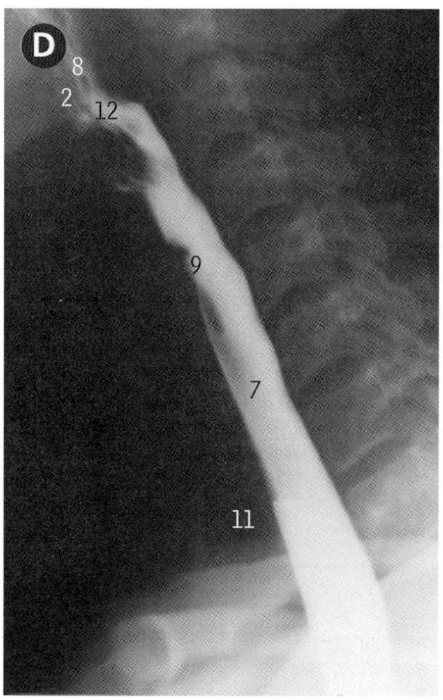

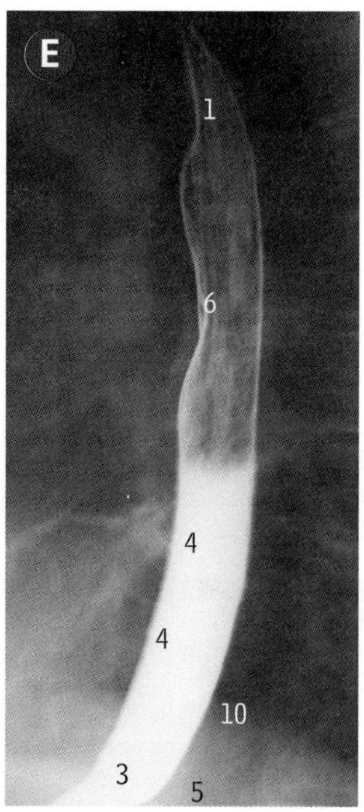

D 목부분
E 가슴부분

1 Aortic arch impression 대동맥활(대동맥궁) 자국
2 Base of tongue 혀바닥
3 Gastro–oesophageal junction 위식도접합부
4 Left atrium position 왼심방(좌심실) 위치
5 Left hemidiaphragm 왼쪽 반가로막(반측횡격막)
6 Left principal bronchus impression 왼기관지자국
7 Oesophagus 식도
8 Oropharynx 입인두(구인두)
9 Postcricoid venous plexus impression 뒤반지연골정맥얼기 흔적
10 Right hemidiaphragm 오른쪽 반가로막(반측횡격막)
11 Trachea 기관
12 Vallecula 후두덮개계곡(후두개곡)

가슴 Thorax
임상사진

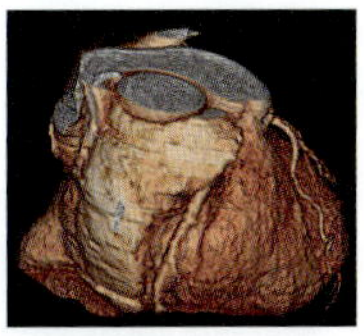
Angina pectoris
협심증

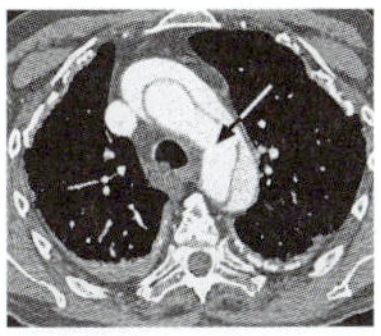
Aortic dissection
대동맥박리

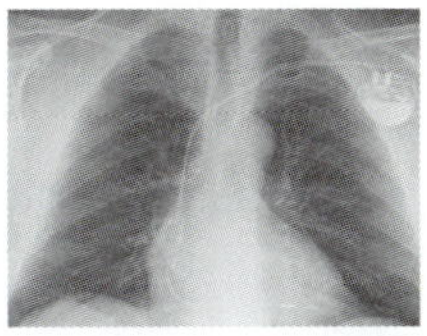
Artificial cardiac pacemaker
인공심장박동조율기

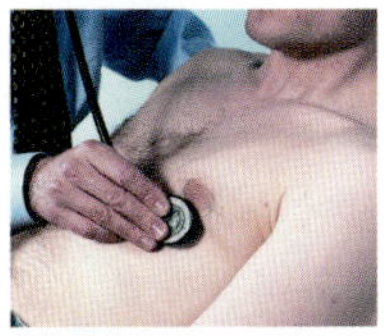
Auscultation of heart sounds
심장음 청진

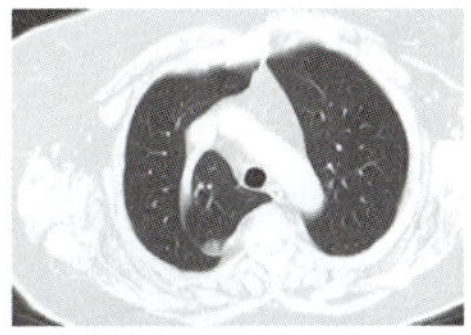
Azygos lobe
홀허파엽(기엽)

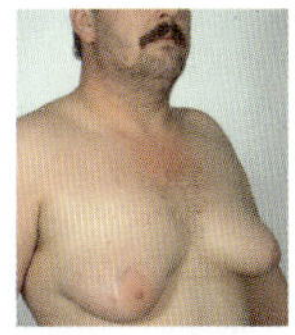
Breast abnormalities
유방이상

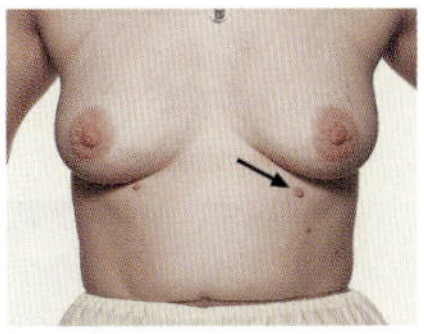
Breast examination
유방검사

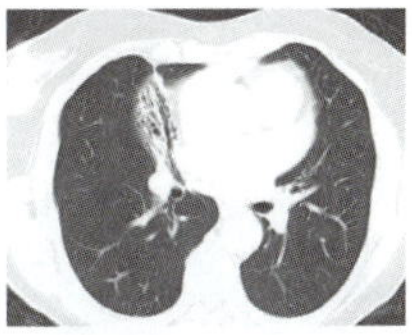
Bronchiectasis
기관지확장증

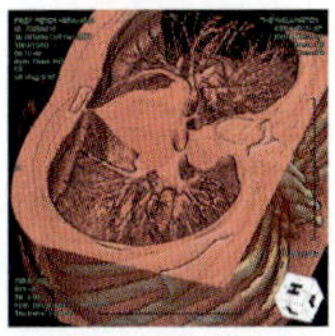
Bronchoscopy
기관지경술
(기관지 내시경검사)

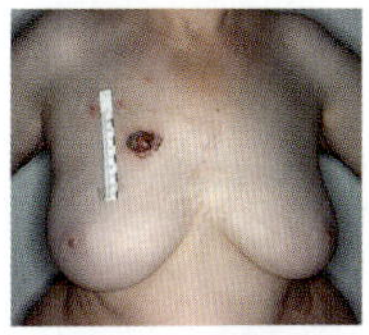
Carcinoma of the breast
유방암

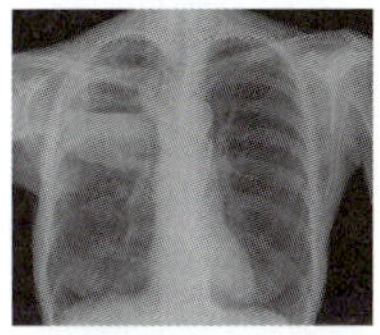
Carcinoma of the lung
폐암종

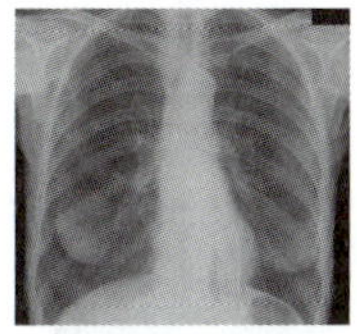
Carcinoma of the oesophagus
식도암

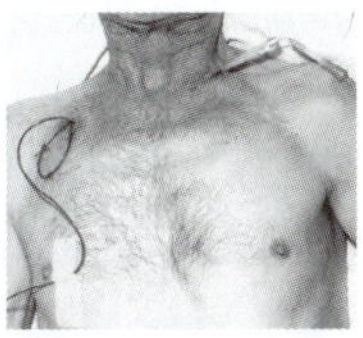
Cardiac pacemaker
심장박동조율기

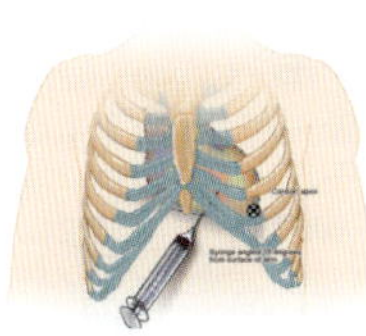
Cardiac tamponade
심장눌림증(심낭압전)

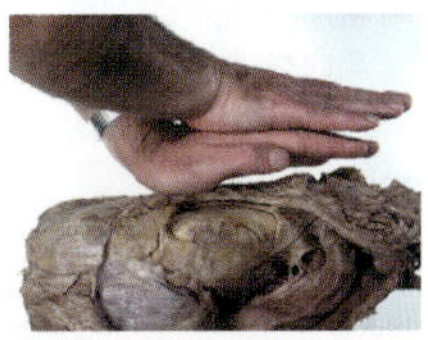
Cardiopulmonary resuscitation (CPR)
심폐소생술

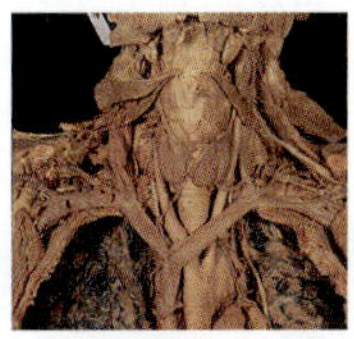
Catheterisation of subclavian vein
빗장밑정맥(쇄골하정맥)의 카테터 삽입

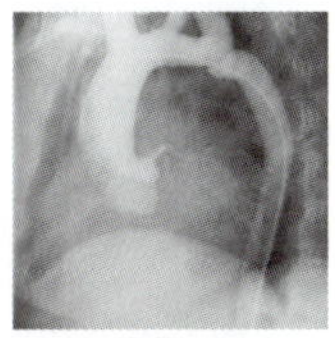
Coarctation of the aorta
대동맥협착증

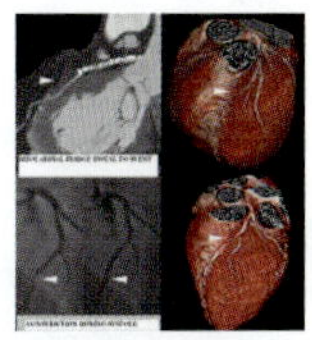
Coronary artery abnormalities
심장동맥이상

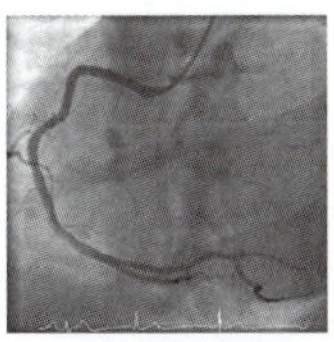
Coronary angiography
심장동맥조영술
(관상동맥조영술)

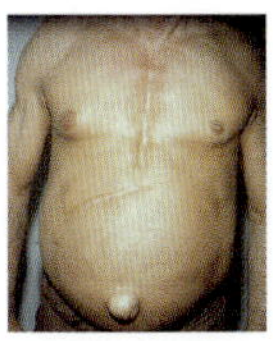
Coronary artery bypass grafting (CABG)
심장동맥우회로조성술

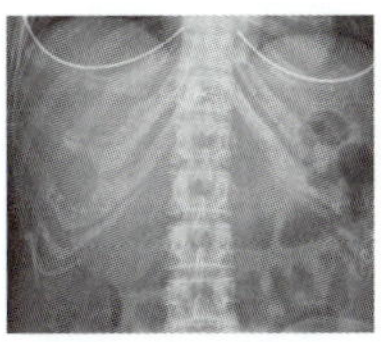
Costochondral pathology
갈비연골(늑연골)의 병리

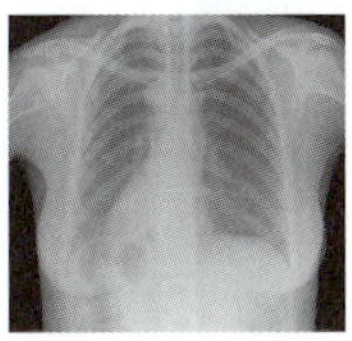
Dextrocardia
오른심장증(우심증)

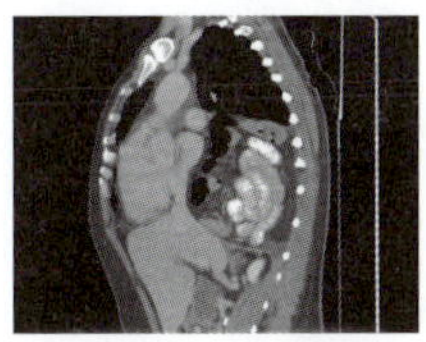
Diaphragmatic hernia
가로막탈장(횡격막탈장)

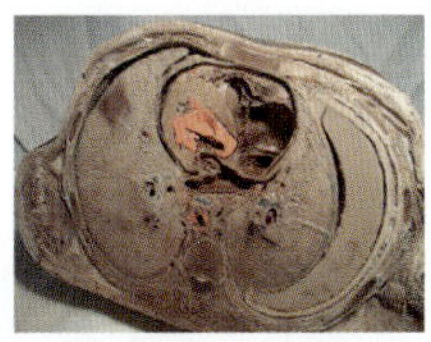
Empyema
가슴고름집(농흉)

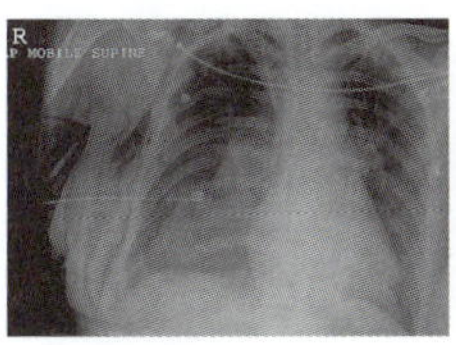
Flail chest
동요가슴(연가양 흉곽)

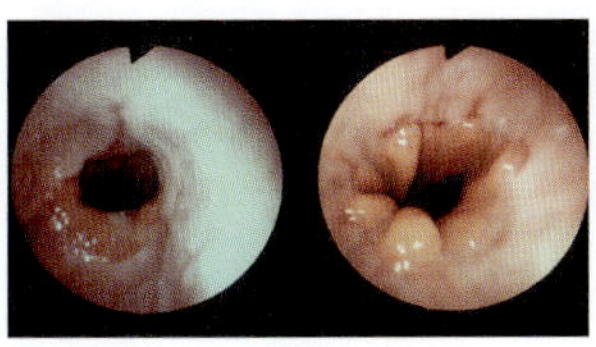
Gastro-oesophageal reflux
위식도역류

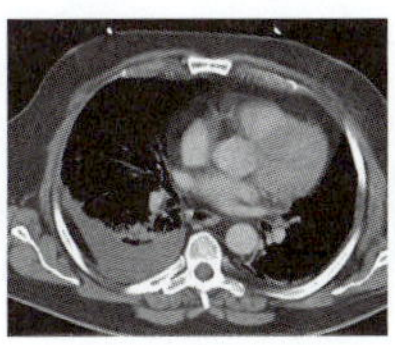
Haemothorax
혈액가슴(혈흉)

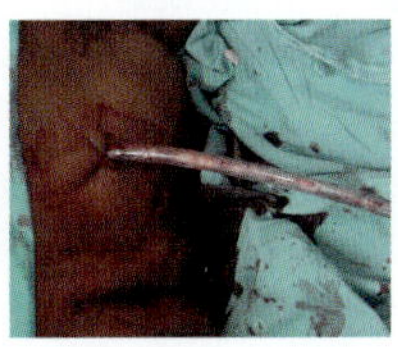
Intercostal drainage
갈비사이배액술
(늑간배액술)

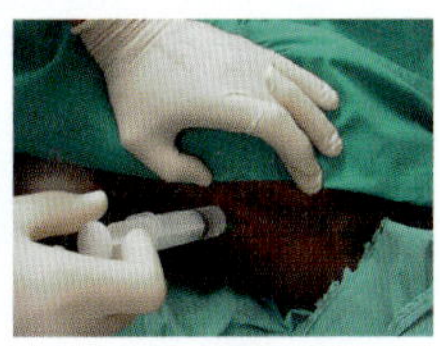
Intercostal nerve block
갈비사이신경차단
(늑간신경차단)

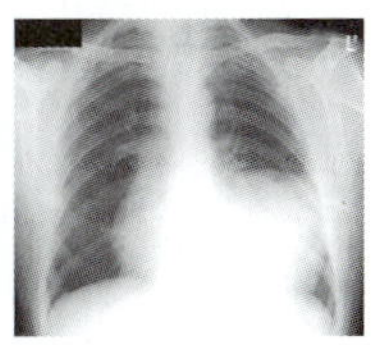
Left ventricular enlargement
왼심실(좌심실) 확장

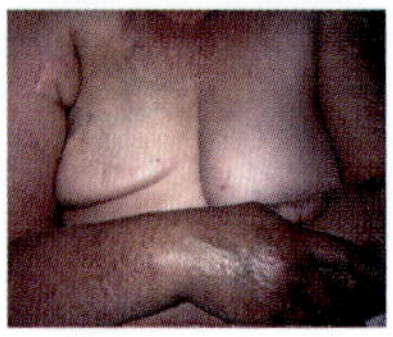
Mastectomy
유방절제술

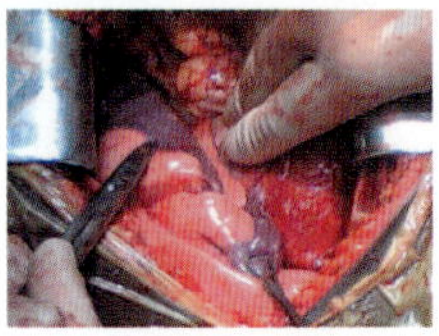
Median sternotomy
정중 복장뼈(흉골) 절개

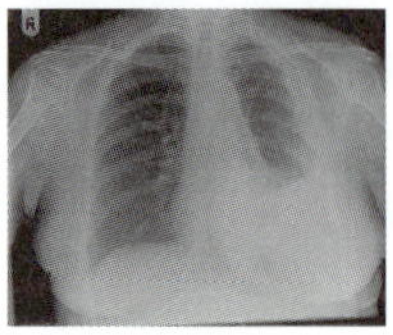
Mesothelioma
중피종

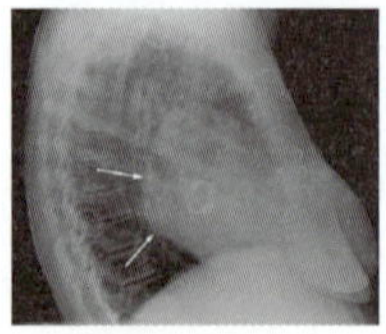
Mitral valve disease
왼방실판막질환

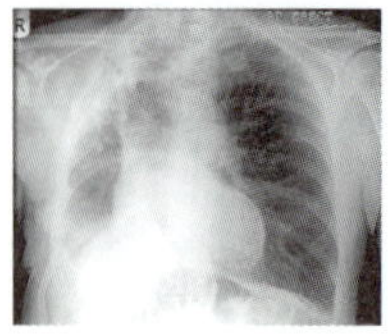
Myocardial infarction
심근경색증

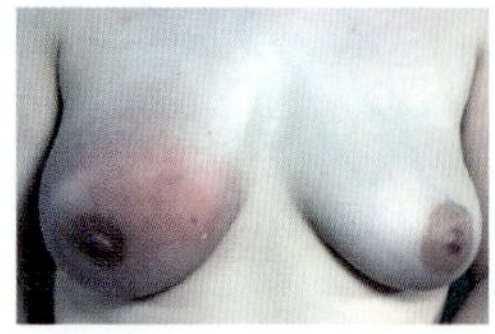
Orange peel texture of the skin and retraction of the nipple
귤껍질피부와 젖꼭지뒤당김

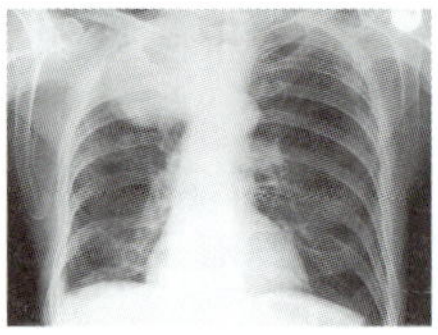
Pancoast tumour
팬코스트증후군

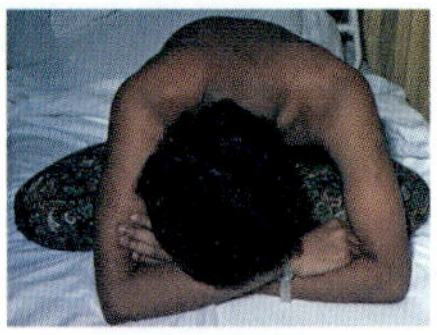
Pericardial effusion
심장막삼출(심낭삼출)

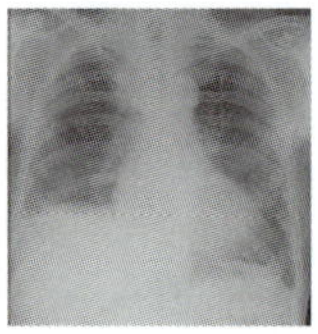
Phrenic nerve palsy
가로막신경마비
(횡격막신경마비)

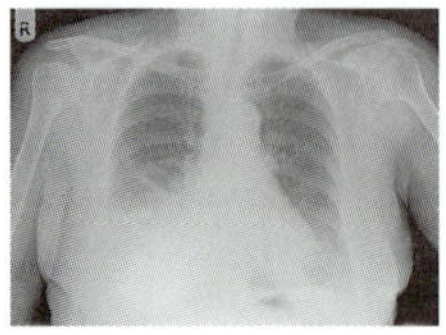
Pleural effusion
가슴막삼출(흉막삼출)

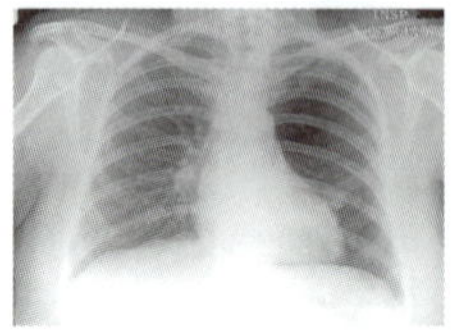
Pneumothorax
공기가슴증(기흉)

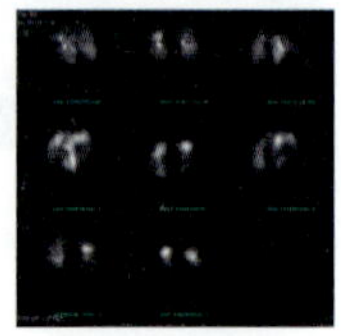
Pulmonary embolism
폐색전증

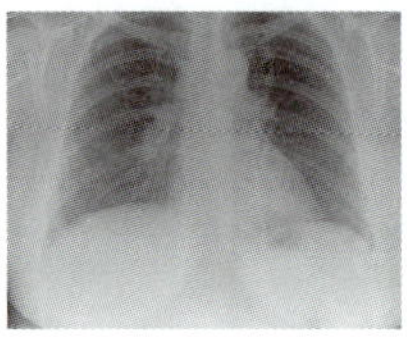
Sarcoidosis
유육종증

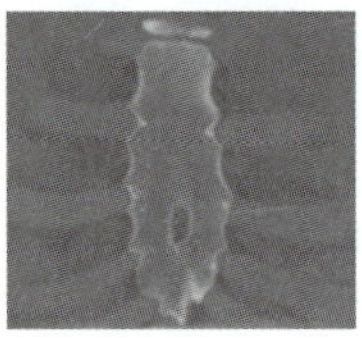
Sternal variants
복장뼈(흉골) 이상

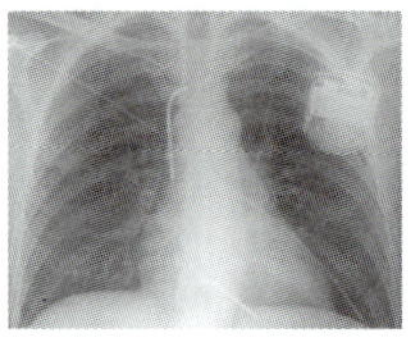
Subclavian arterial stent
빗장밑동맥(쇄골하동맥)
스텐트

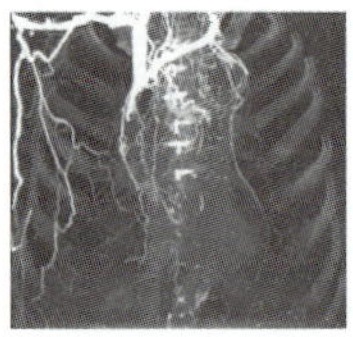
Superior vena cava obstruction
위대정맥(상대정맥) 막힘

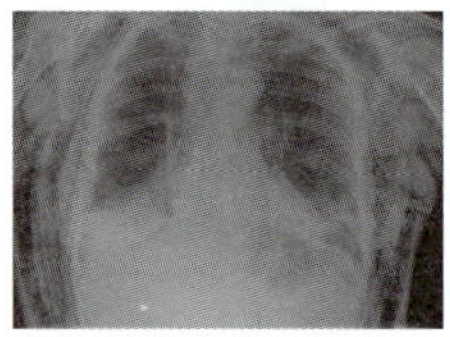
Surgical emphysema
외과적 수술에 의한
피하기종

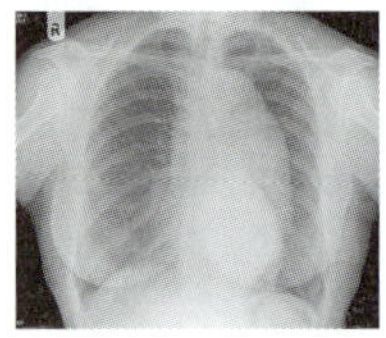
Thoracic aortic aneurysm
가슴대동맥류(흉대동맥류)

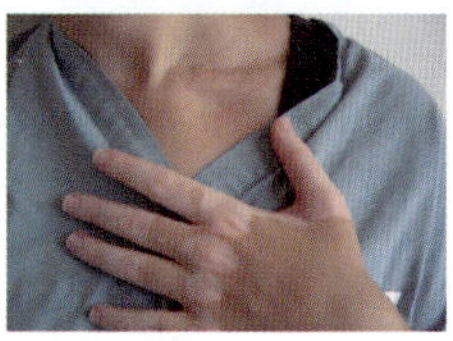
Thoracic outlet syndromes
가슴문증후군
(흉곽출구증후군)

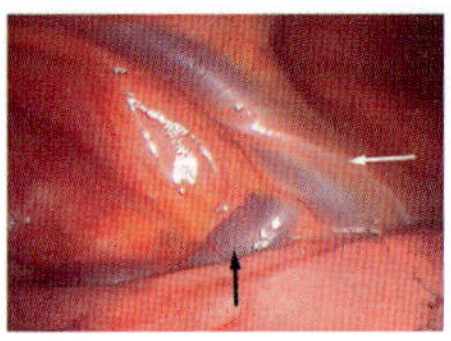
Thoracoscopy
가슴안보개검사(흉강경)

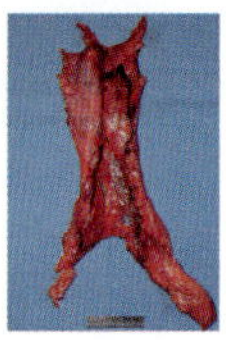
Thymus
가슴샘(흉선)

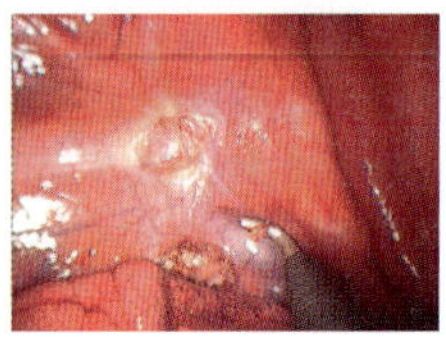
Transthoracic sympathectomy
흉강을 통한 교감신경절제술

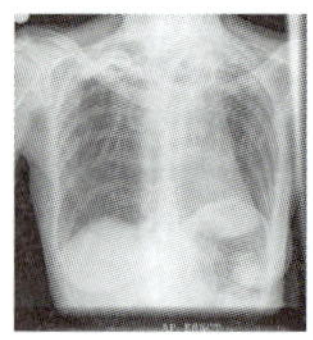
Tuberculosis
결핵

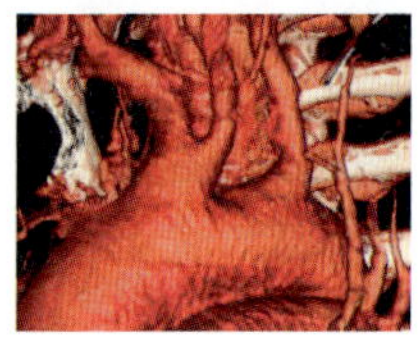
Variation in great arteries
큰동맥의 변이

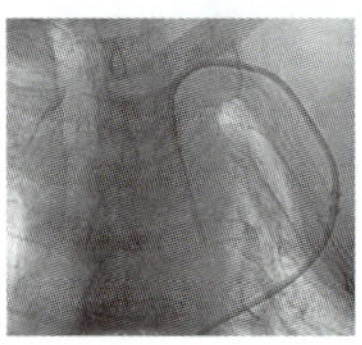
Variation in great veins
큰정맥의 변이

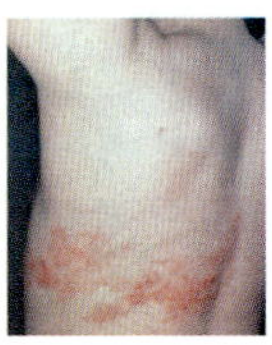
Varicella-zoster virus infection - chest wall
수두대상포진바이러스의 감염-가슴벽

배와 골반 Abdomen and pelvis

5

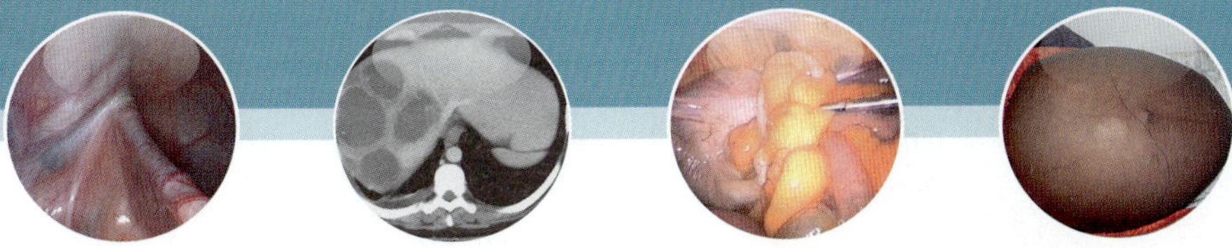

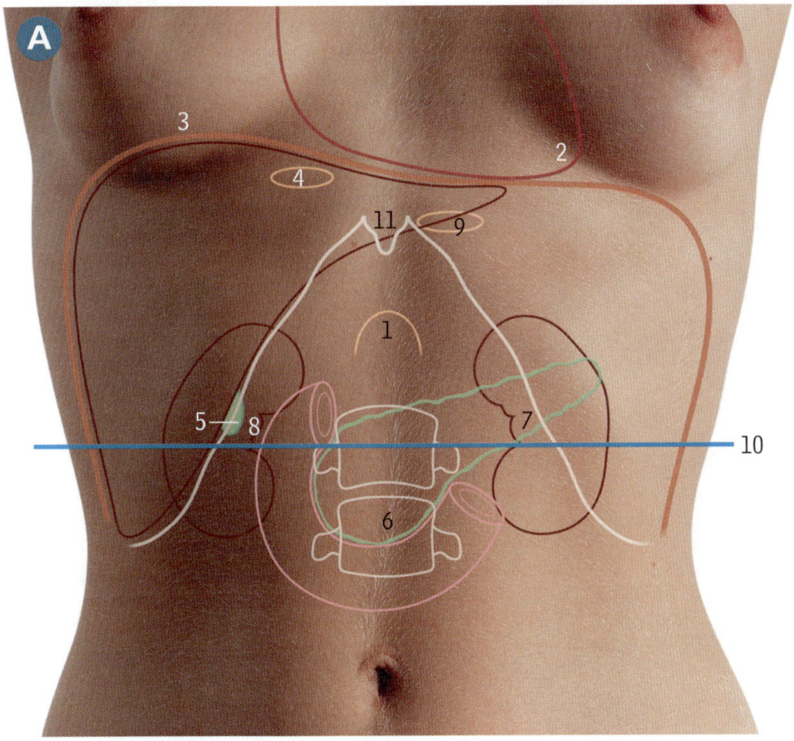

A 앞배벽 Anterior abdominal wall

배꼽 위에서 본 표면의 모습

흰색 실선은 가슴우리의 갈비모서리(costal margin)를, 파란색선은 날문가로면(transpyloric plane)을 가리킨다. C자 모양의 샘창자(duodenum)의 외형은 분홍색, 콩팥과 간의 위치는 갈색, 이자(pancreas)의 모양은 연두색으로 표시하였다.

1 Aortic opening in diaphragm 가로막(횡격막)의 대동맥구멍(대동맥열골)
2 Apex of heart in fifth intercostal space
다섯째갈비사이공간(제5늑간)의 심장끝(심첨)
3 Dome of diaphragm and upper margin of liver
가로막(횡격막)지붕과 간의 위모서리
4 Foramen for inferior vena cava in diaphragm
가로막(횡격막)의 아래대정맥구멍(하대정맥구)
5 Fundus of gall bladder, and junction of ninth costal cartilage and lateral border of rectus sheath
쓸개바닥(담낭저) 그리고 아홉째갈비연골(제9늑연골)접합부와 곧은집(복직근초)의 가쪽경계
6 Head of pancreas and level of second lumbar vertebra
이자머리(췌두)와 둘째허리척추뼈(제2요추) 높이
7 Hilum of left kidney 왼콩팥문(신문)
8 Hilum of right kidney 오른콩팥문(우신문)
9 Oesophageal opening in diaphragm 가로막의 식도구멍
10 Transpyloric plane 날문가로면(유문횡단면)
11 Xiphoid process 칼돌기(검상돌기)

> 날문가로면(10)은 복장뼈 목정맥패임(jugular notch, 경절흔)과 두덩결합(pubic symphysis, 치골결합) 사이를 연결한 선의 중간지점에 해당되거나 또는 칼몸통관절(11)을 기준으로 손바닥 너비(palm breath) 만큼 아래에 위치하는데, 척추뼈 높이로는 첫째허리뼈몸통의 아래모서리와 같은 위치에 놓여 있다.

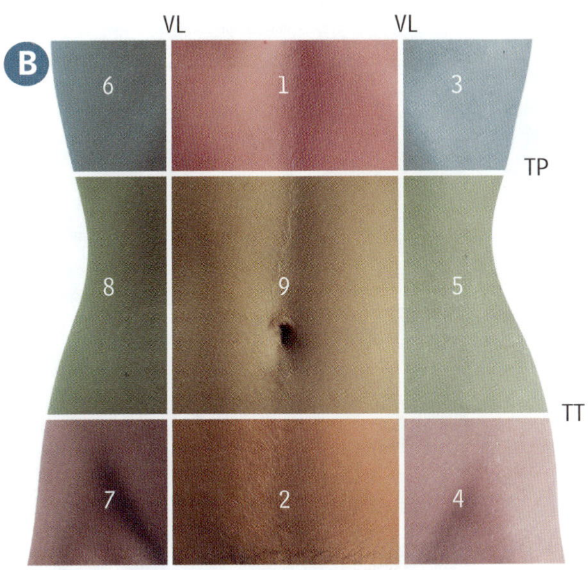

B 배부위 Regions of the abdomen

배는 두 개의 수직선과 두 개의 수평선으로 몇 개의 부위로 구분한다. 수직선(VL)은 고샅인대 중간지점(midinguinal points)을 지나고, 수평선 중에 위쪽을 지나는 것은 날문가로면(TP, A10)에 해당되고, 아래쪽 수평선은 양쪽 엉덩뼈능선(iliac crest)의 결절을 서로 연결한 선(transtubercular plane, TT)이다.

1 Epigastric region 명치부위(상위부)
2 Hypogastrium or suprapubic
아랫배부위(하복부) 혹은 두덩위부위(치골상부)
3 Left hypochondrium 왼갈비밑부위(좌늑하부)
4 Left iliac region or iliac fossa
왼엉덩뼈(좌장골)부위와 엉덩뼈오목(장골와)
5 Left lumbar region 왼허리부위(좌요부)
6 Right hypochondrium
오른갈비밑부위(우좌늑하부)
7 Right iliac region or iliac fossa
오른엉덩뼈(좌장골)부위와 엉덩뼈오목(장골와)
8 Right lumbar region 오른허리부위(우요부)
9 Umbilical region 배꼽부위(제부)

수두대상포진바이러스감염-배벽, pp.280~284 참조.

Ⓐ 앞배벽 Anterior abdominal wall

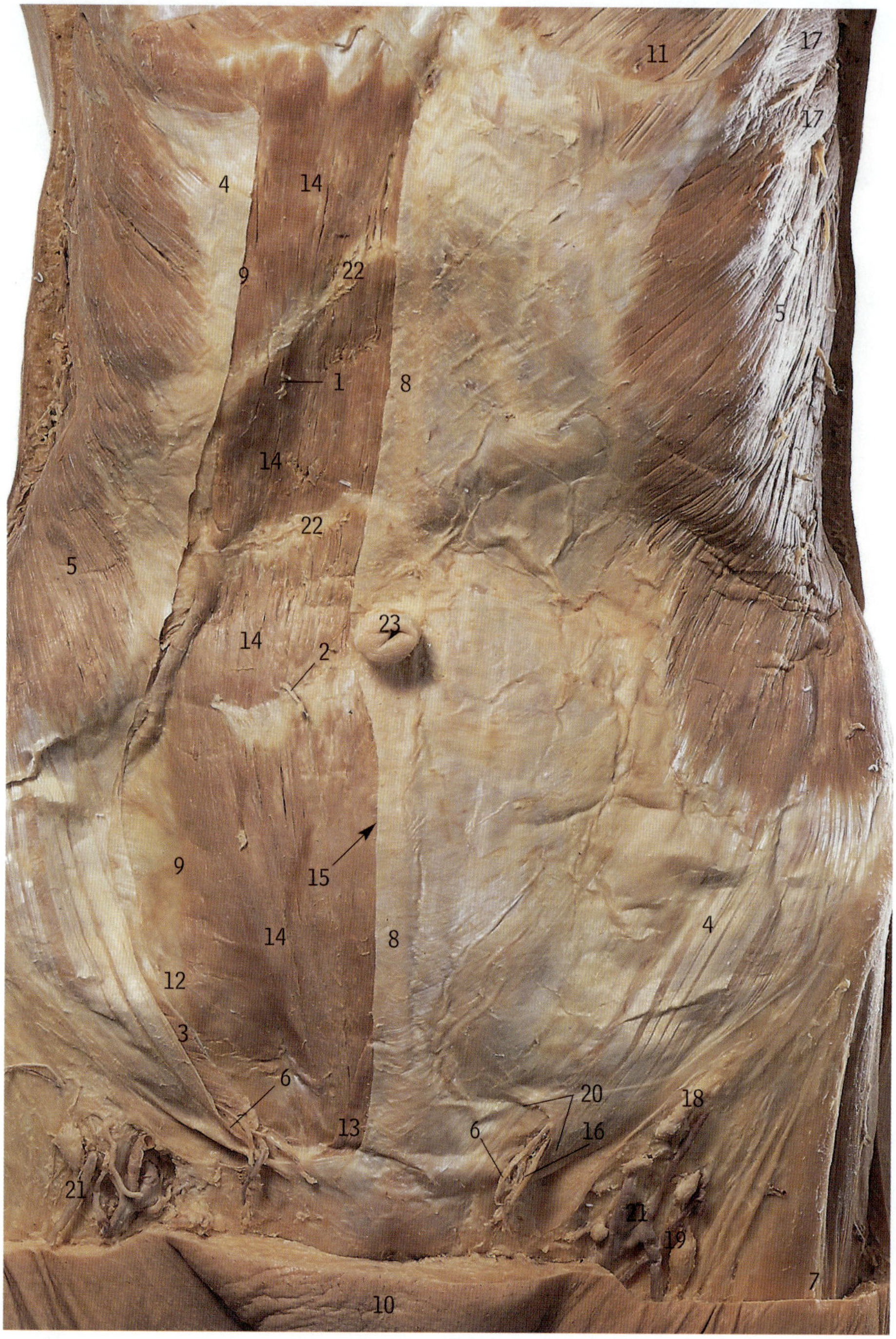

1 Anterior cutaneous nerve(eighth intercostal)
여덟째갈비사이신경(제8늑간신경)의 앞피부신경(전피신경)
2 Anterior cutaneous nerve(tenth intercostal)
열째갈비사이신경(제10늑간신경)의 앞피부신경(전피신경)
3 Anterior layer internal oblique aponeurosis
앞층을 형성하는 배속빗근(내복사근)의 널힘줄(건막)
4 External oblique aponeurosis
배바깥빗근널힘줄(외복사근건막)
5 External oblique muscle 배바깥빗근(외복사근)
6 Ilioinguinal nerve 엉덩고샅신경(장골서혜신경)
7 Iliotibial tract 엉덩정강띠(장경인대)
8 Linea alba 백색선(백선)
9 Linea semilunaris 반달선(반월선)
10 Mons pubis 불두덩(치구)
11 Pectoralis major muscle 큰가슴근(대흉근)
12 Posterior layer internal oblique aponeurosis
뒤층을 형성하는 배속빗근(내복사근)의 널힘줄(건막)
13 Pyramidalis muscle 배세모근(추체근)
14 Rectus abdominis 배곧은근(복직근)
15 Rectus sheath, anterior 배곧은근집(전복직근초)의 앞층
16 Round ligament of uterus 자궁원인대(자궁원삭)
17 Serratus anterior muscle 앞톱니근(전방거근)
18 Superficial inguinal lymph node (horizontal group
얕은고샅림프절(천서혜림프절)의 수평군
19 Superficial inguinal lymph node (vertical group)
얕은고샅림프절(천서혜림프절)의 수직군
20 Superficial inguinal ring 얕은고샅굴구멍(천서혜륜)
21 Superficial inguinal veins 얕은고샅정맥(천서혜정맥)
22 Tendinous intersection of rectus abdominis
배곧은근(복직근)의 나눔힘줄(건획)
23 Umbilicus 배꼽(제)

배곧은근집(A15)은 배속빗근널힘줄(A3)의 연속이며, 배곧은근의 가쪽모서리(A9)에서 2층으로 분리된다. 그 중에서 뒤층(A12)은 배곧은근 뒤를 지나며 배곧은근의 뒤면이 되는데, 가쪽으로는 배가로근(B19) 널힘줄의 연속이다. 반면에 앞층(A3)은 배곧은근의 앞을 지나며 배곧은근집의 앞벽을 완성하고, 가쪽에서는 배바깥빗근널힘줄(A4)에서 합쳐진다.

배곧은근집의 앞, 뒤벽은 배곧은근의 안쪽모서리에서 합쳐져서 정중선에서는 백색선(A8, B11)이 된다.

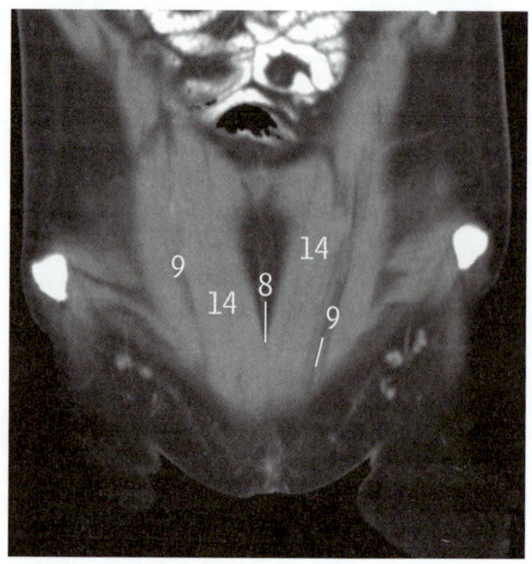

앞배벽의 관상 CT Coronal CT

배곧은근집(복진근초)의 혈종, 스피겔헤르니아, pp.280~284 참조.

B 배곧은근집 Rectus sheath

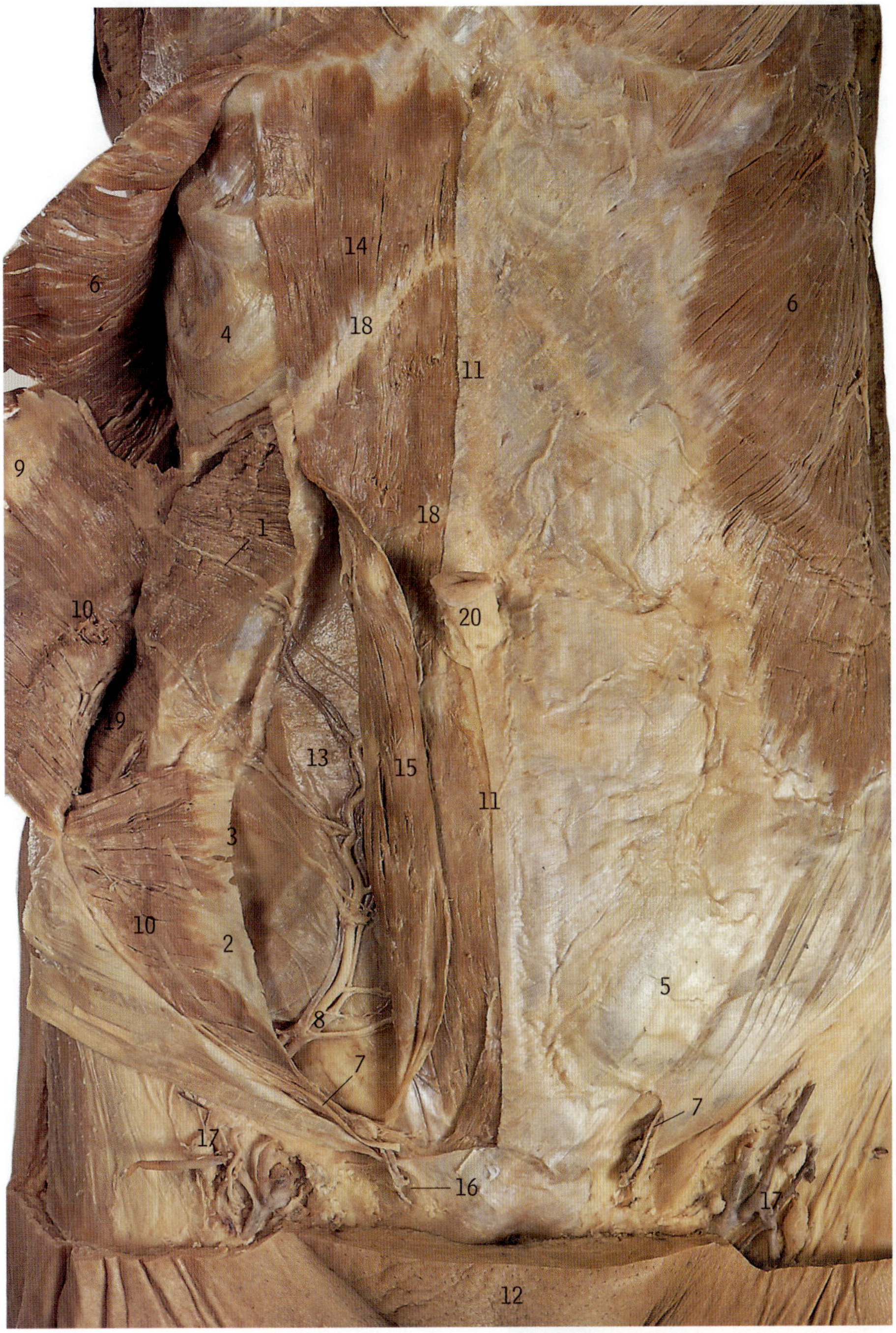

1 Anterior cutaneous nerve (tenth intercostal) 열째갈비사이신경(제10늑간신경)의 앞피부신경(전피신경)
2 Anterior layer of internal oblique aponeurosis 앞층을 형성하는 배속빗근(내복사근)의 널힘줄(건막)
3 Anterior wall of rectus sheath 배곧은근집(복직근초)의 앞벽
4 Eighth rib 여덟째갈비뼈(제8늑골)
5 External oblique aponeurosis 배바깥빗근널힘줄(외복사근건막)
6 External oblique muscle 배바깥빗근(외복사근)
7 Ilioinguinal nerve 엉덩고샅신경(장골서혜신경)
8 Inferior epigastric vessels 아랫배벽혈관(하복벽혈관)
9 Internal oblique aponeurosis 배속빗근널힘줄(내복사근건막)
10 Internal oblique muscle 배속빗근(내복사근)
11 Linea alba 백색선(백선)
12 Mons pubis 불두덩(치구)
13 Posterior wall of rectus sheath 배곧은근집(복직근초)의 뒤벽
14 Rectus abdominis 배곧은근(복직근)
15 Rectus abdominis, reflected 젖혀진 배곧은근(복직근)
16 Round ligament of uterus 자궁원인대(자궁원삭)
17 Superficial inguinal lymph nodes 얕은고샅림프절(천서혜림프절)
18 Tendinous intersection 나눔힘줄(건획)
19 Transversus abdominis 배가로근(복횡근)
20 Umbilicus 배꼽(제)

관상 CT

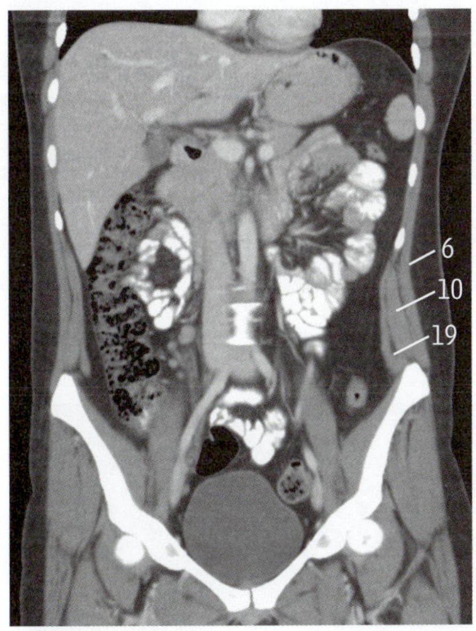

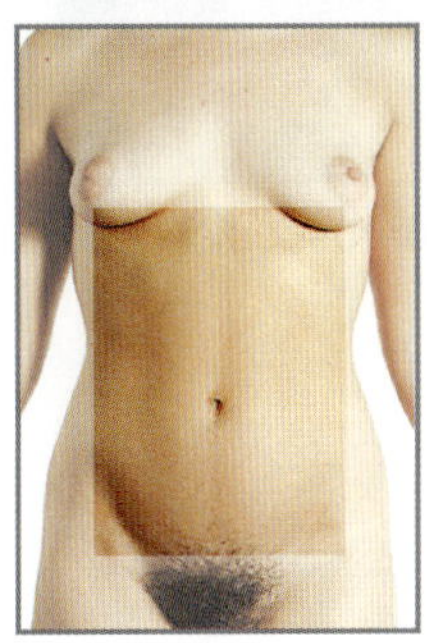

활꼴선(P222)(A1) 아래에 위치하는 배곧은근의 아래쪽 1/3에는 배곧은근집의 뒤벽이 없다.

쿠싱선조, pp.280~284 참조.

남성의 고샅부위 Groin in the male

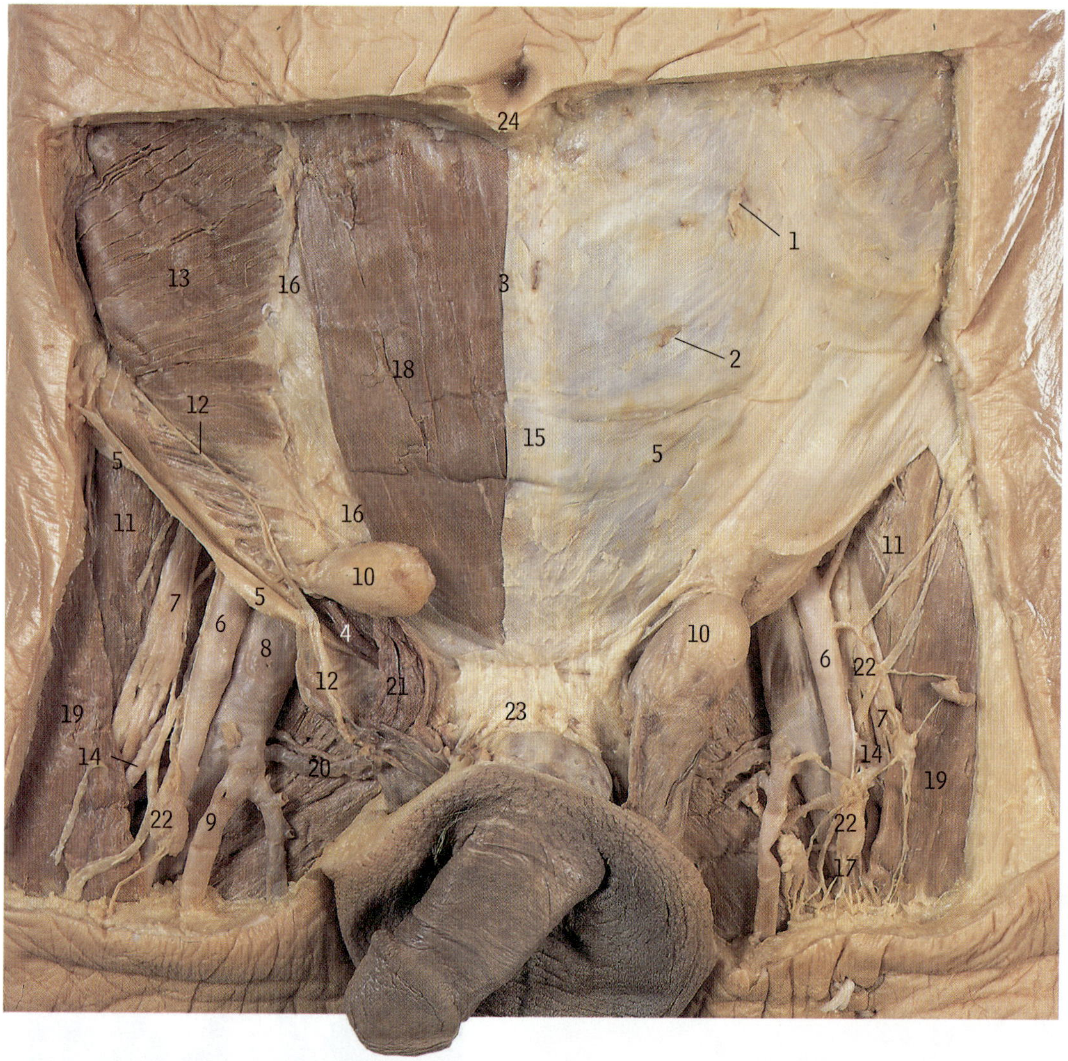

1 Anterior cutaneous nerve (eleventh intercostal) 열한째갈비사이신경(제11늑간신경)의 앞피부신경(전피신경)
2 Anterior cutaneous nerve (twelfth intercostal) 열두째갈비사이신경(제12늑간신경)의 앞피부신경(전피신경)
3 Anterior rectus sheath (cut edge) 잘린 앞배곧은근집(전복직근초)
4 Ductus deferens (vas) 정관
5 External oblique aponeurosis 배바깥빗근널힘줄(외복사근건막)
6 Femoral artery 넙다리동맥(대퇴동맥)
7 Femoral nerve 넙다리신경(대퇴신경)
8 Femoral vein 넙다리정맥(대퇴정맥)
9 Great saphenous vein 큰두렁정맥(대복재정맥)
10 Hernial sac (indirect) 간접 탈장주머니(탈장낭)
11 Iliacus muscle 엉덩근(장골근)
12 Ilioinguinal nerve 엉덩고샅신경(장골서혜신경)
13 Internal oblique muscle 배속빗근(내복사근)
14 Lateral circumflex femoral artery 가쪽넙다리휘돌이동맥 (외측대퇴회선동맥)
15 Linea alba 백색선(백선)
16 Linea semilunaris 반달선(반월선)
17 Lymphatic vessels 림프관
18 Rectus abdominis muscle 배곧은근(복직근)
19 Sartorius muscle 넙다리빗근(봉공근)
20 Scrotal venous connections 음낭정맥연결
21 Spermatic cord 정삭
22 Superficial inguinal lymph node 얕은고샅림프절(천서혜림프절)
23 Suspensory ligament of penis 음경걸이인대(음경제인대)
24 Umbilicus 배꼽(제)

이 그림에 보이는 탈장주머니(10)는 진짜 탈장이 아니고, 단지 복막바깥지방이 얕은 샅굴구멍을 통하여 빠져나온 것이며, 종종 해부실습과정에서 관찰할 수 있다.

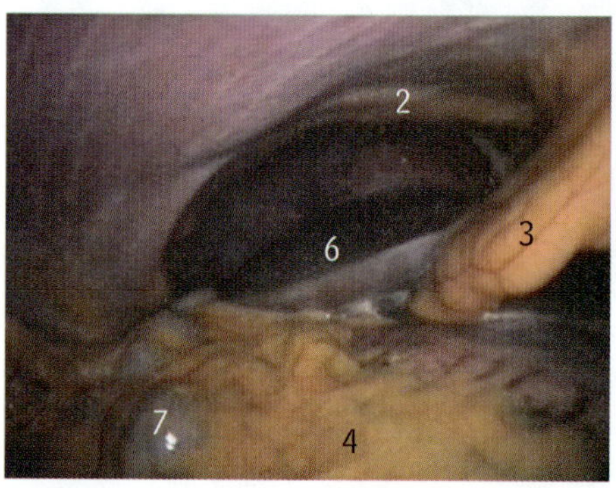

위쪽 배의 복강경모습 Laparoscopic view

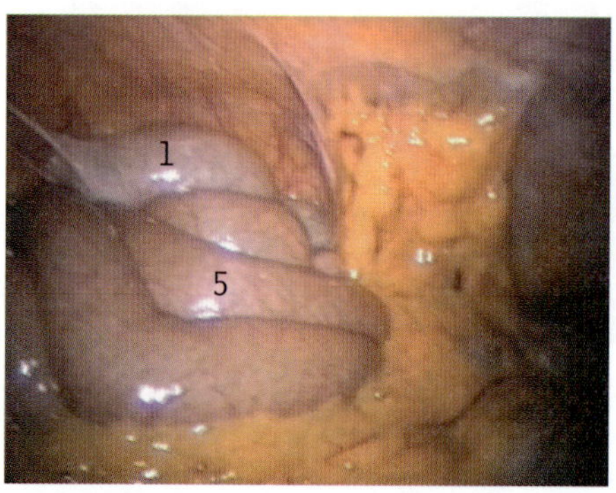

배아래부분의 복강경모습 Laparoscopic view

1 Caecum 막창자(맹장)
2 Diaphragm 가로막(횡격막)
3 Falciform ligament 낫인대(겸상인대)
4 Greater omentum 큰그물막(대망)
5 Ileum 돌창자(회장)
6 Right lobe, liver 오른간엽(우간엽)
7 Transverse colon 가로잘록창자(가로창자)

샅굴탈장(서혜부탈장) 치료, 배벽(복벽)에 수두대상포진바이러스 감염, pp.280~284 참조.

성인남성의 앞배벽 Adult anterior abdominal wall in the male

오른엉덩뼈오목의 표면표시

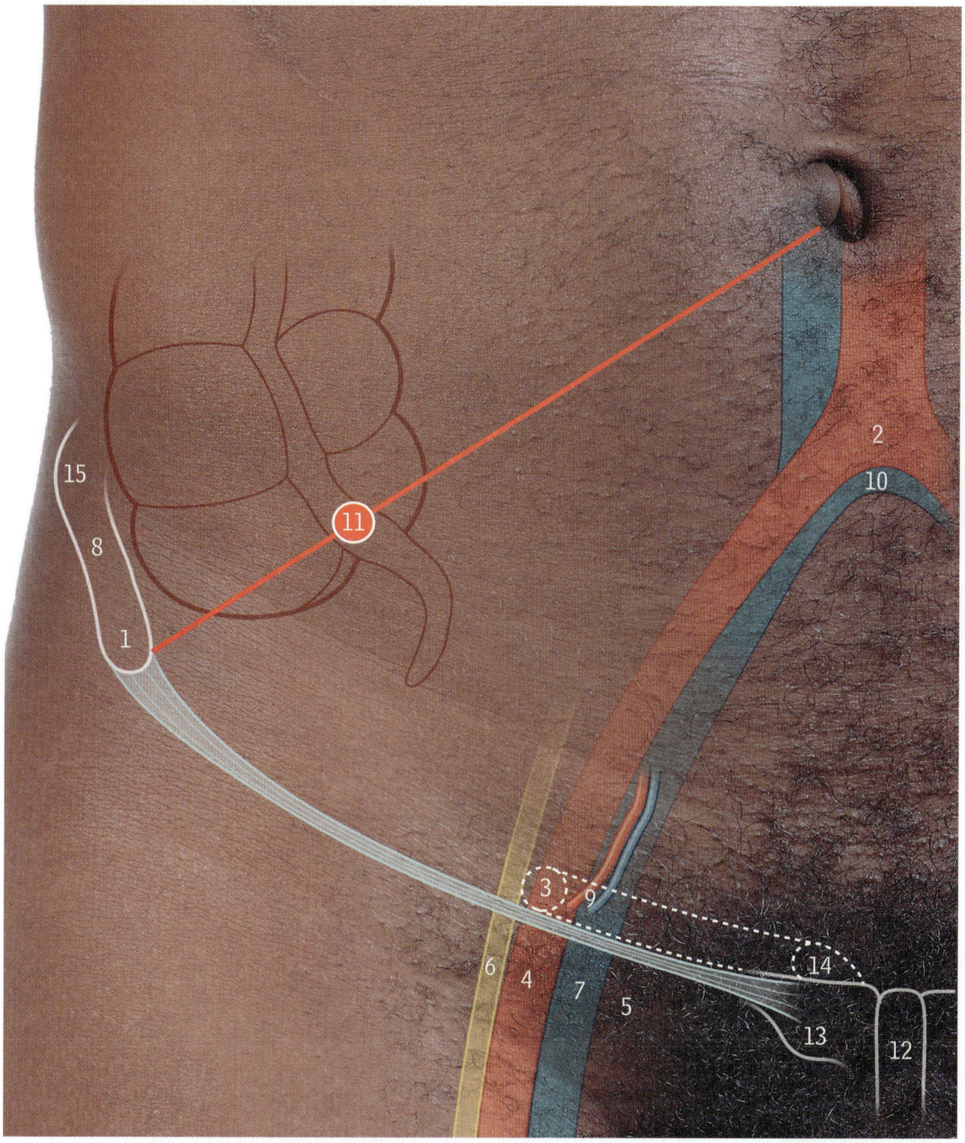

1 Anterior superior iliac spine
앞위엉덩뼈가시(상전장골극)
2 Bifurcation of aorta (fourth lumbar vertebra)
넷째허리뼈(제4요추)높이의 대동맥갈림
3 Deep inguinal ring
깊은고샅구멍(심서혜륜)
4 Femoral artery 넙다리동맥(대퇴동맥)
5 Femoral canal 넙다리관(대퇴관)
6 Femoral nerve 넙다리신경(대퇴신경)
7 Femoral vein 넙다리정맥(대퇴정맥)
8 Iliac crest 엉덩뼈능선(장골릉)
9 Inferior epigastric vessels 아랫배벽혈관(하복혈관)
10 Lower end of inferior vena cava
(fifth lumbar vertebra)
다섯째허리뼈(제5요추)높이의 아래대정맥 아래쪽 끝
11 McBurney's point 맥버니점
12 Pubic symphysis 두덩결합(치골결합)
13 Pubic tubercle 두덩뼈결절(치골결절)
14 Superficial inguinal ring
얕은고샅구멍(천서혜륜)
15 Tubercle of iliac crest 엉덩뼈결절(장골결절)

관상 CT영상 Cononal CT

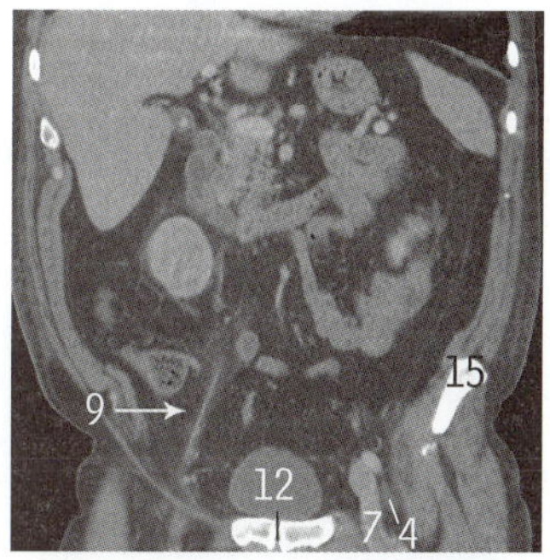

시상 CT영상 Sagittal CT

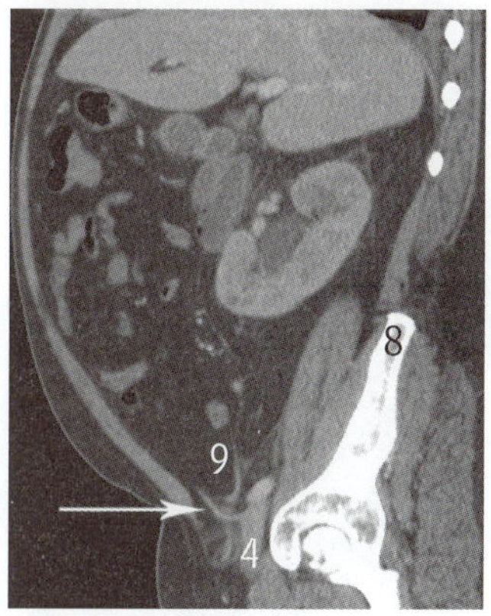

화살표는 아랫배벽동맥이다.

막창자(caecum)의 왼쪽에는 막창자꼬리(appendix)가 개구를 하고 있고, 위로는 오름잘록창자(ascending colon)가 이어지는데 여기에는 갈색으로 표시하였다. 앞위엉덩뼈가시(1)와 두덩뼈결절(13) 사이에 붙어 있는 고샅인대(inguinal ligament, 서혜인대)는 밝은 파란색으로 표시하였다.

넙다리동맥(4)의 안쪽에는 넙다리정맥(7), 가쪽으로는 넙다리신경(6)이 위치한다. 넙다리관(5)은 넙다리정맥보다 안쪽에 있다. 깊은고샅구멍(3)과 아래배벽혈관(9)은 넙다리동맥 위에 있고, 얕은고샅구멍은 두덩뼈결절(13) 위쪽 그리고 가쪽에 위치해 있다. 맥버니점(11)은 앞배벽의 피부에 있는 한 지점으로서 배 안에 있는 막창자꼬리(appendix) 바닥의 정상적인 위치를 가리킨다.

> 넙다리동맥(4)은 두덩결합(12)과 앞위엉덩뼈가시(1) 사이의 중간지점에서 고샅을 통과하여 넙다리로 들어간다. 이 동맥의 맥박은 쉽게 만져질 수 있기 때문에 넙다리동맥이 지나는 이곳을 고샅중간지점(midinguinal point)이라고도 불린다.

넙다리탈장(대퇴탈장), 맥버니점, pp.280~284 참조.

Ⓐ 성인의 앞배벽 Adult anterior abdominal wall *배꼽주름 뒷모습*

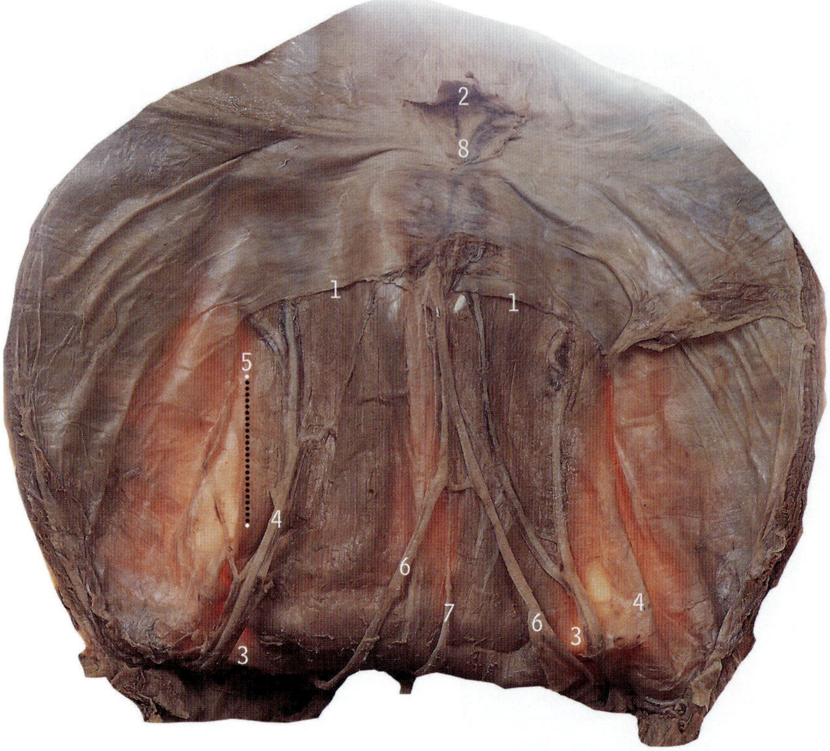

이 그림은 앞배벽의 중심부위로 배막면(peritoneal surface)의 모습이며, 아래 구조물에 의한 배막주름(peritoneal folds)이 보인다. 배막주름의 종류에는 배꼽 위로 한 개, 배꼽 아래로 다섯 개가 있다. 배꼽 위에 있는 주름은 낫인대(falciform ligament, 겸상인대)와 관련이 있는 것이다. 배꼽 아래에 있는 주름 네 개는 안쪽과 가쪽배꼽주름(6, 4)이 왼쪽, 오른쪽으로 쌍을 이루고 정중앙에 있는 한 개는 정중배꼽주름(7)이다.

1 Arcuate line 활꼴선(궁상선)
2 Falciform ligament 낫인대(겸상인대)
3 Inguinal triangle (Hesselbach) 고샅삼각(서혜삼각 혹은 헷셀바흐삼각)
4 Lateral umbilical fold which contains the inferior epigastric vessels 아랫배벽혈관(하복벽혈관)을 포함하는 가쪽배꼽주름(외측제주름)
5 Linea semilunaris 반달선(반월선)
6 Medial umbilical fold 안쪽배꼽주름(내측제주름)
7 Median umbilical fold 정중배꼽주름(정중제주름)
8 Umbilicus 배꼽(제)

> 헷셀바흐의 고샅삼각(Hesselbach's inguinal triangle)은 배곧은근(rectus abdominis, 복직근)의 가쪽모서리와 아래배벽혈관(inferior epigastric vessels) 사이에 있는 부위로, 앞복벽을 통한 직접고샅탈장(direct inguinal hernia)이 일어날 수 있는 가능성이 큰 곳이다.

Ⓑ 태아앞배벽 Fetal anterior abdominal wall *뒷모습*

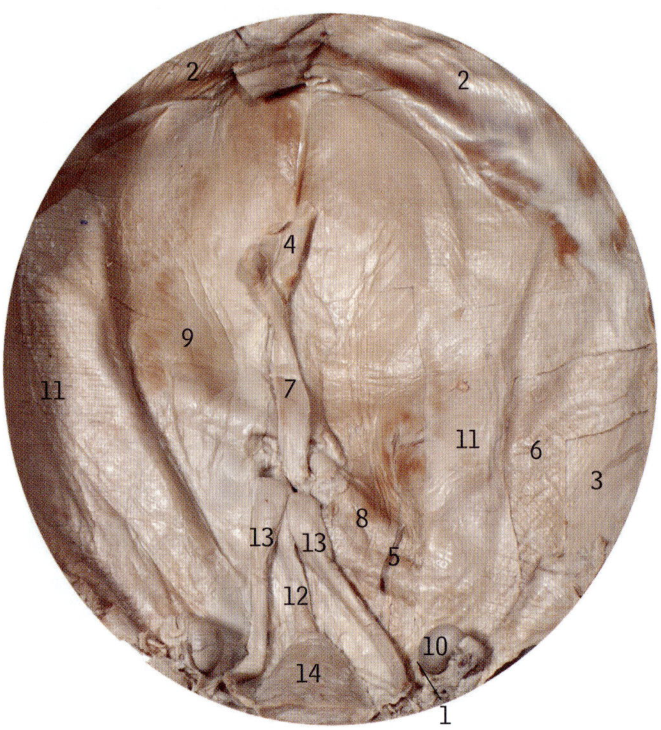

1 Deep inguinal ring 깊은고샅구멍(심서혜윤)
2 Diaphragm 가로막(횡격막)
3 External oblique muscle 배바깥빗근(외복사근)
4 Falciform ligament 낫인대(겸상인대)
5 Inferior epigastric vessels 아랫배벽혈관(하복벽혈관)
6 Internal oblique muscle 배속빗근(내복사근)
7 Left umbilical vein 왼배꼽정맥(좌제정맥)
8 Rectus abdominis muscle 배곧은근(복직근)
9 Rectus sheath (posterior layer) 배곧은집(복직근초)의 뒤층(후층)
10 Testis (undescended) 내려오지 못한 고환
11 Transversus abdominis muscle 배가로근(복횡근)
12 Urachus 요막관
13 Umbilical arteries 배꼽동맥(제동맥)
14 Urinary bladder 방광

메두사머리, 출생후 배꼽정맥카테터, 배꼽탈출(제류), 배꼽탈장과 배꼽주위탈장, pp.280~284 참조.

Ⓐ 성인남성의 오른깊은고샅구멍 복강경모습

Right deep inguinal ring in adult male

복강경모습

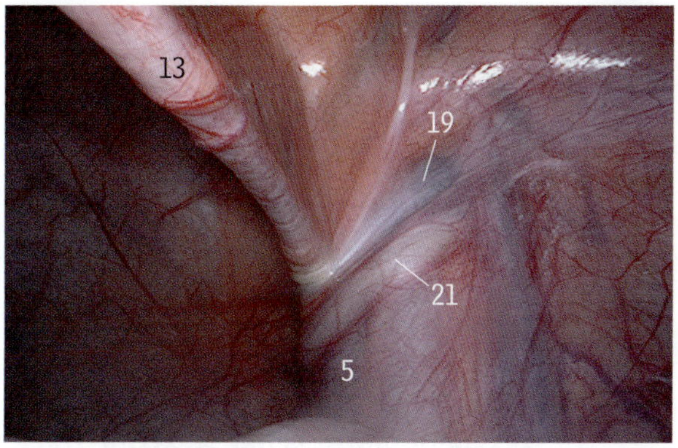

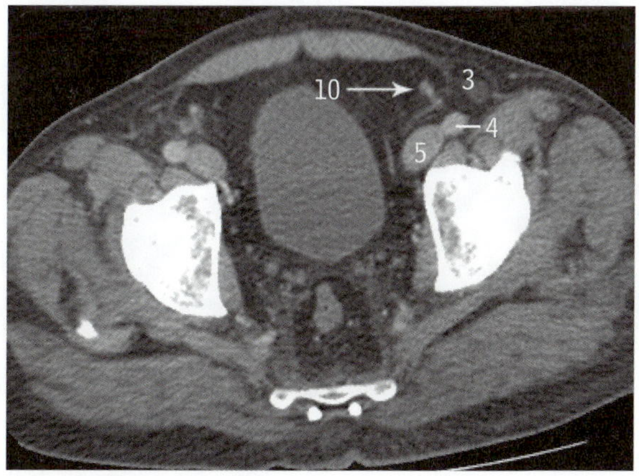

골반의 횡단 CT Axial CT

Ⓑ 앞배벽 Anterior abdominal wall *배모습*

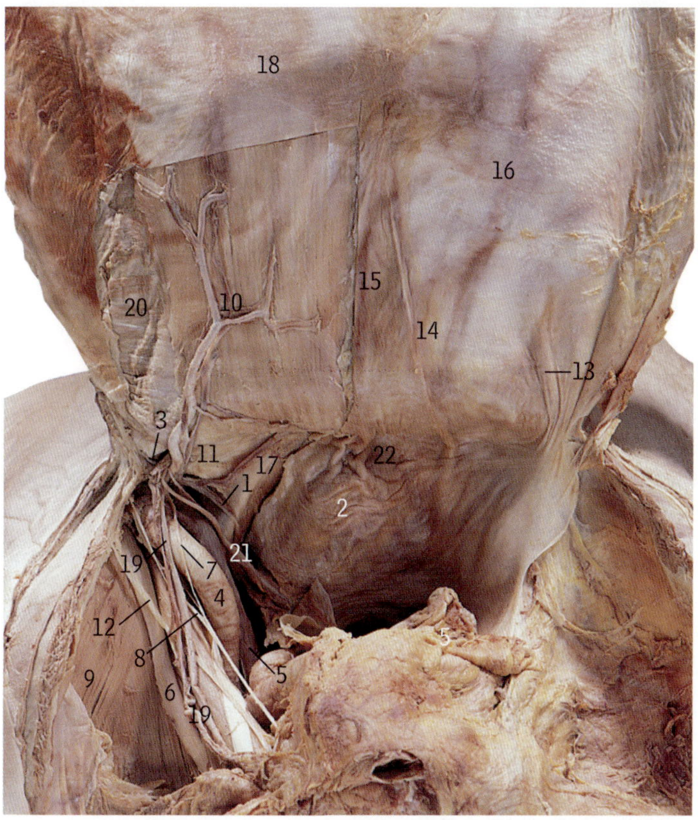

배벽의 속구조를 관찰하기 위하여, 배안의 장기는 제거하였고, 앞배벽은 가쪽에서 절개하여 아래로 젖혔다. 벽측복막(parietal peritoneum)은 골반과 배벽의 깊은 구조를 관찰하기 위하여 왼쪽에서 제거하였다.

1 Accessory obturator artery 덧폐쇄동맥(부폐쇄동맥)
2 Bladder 방광
3 Deep inguinal ring 깊은고샅굴구멍(심서혜륜)
4 External iliac artery 바깥엉덩동맥(외장골동맥)
5 External iliac vein 바깥엉덩정맥(외장골정맥)
6 Femoral nerve 넙다리신경(대퇴신경)
7 Genitofemoral nerve, femoral branch 음부넙다리신경(음부대퇴신경) 넙다리가지
8 Genitofemoral nerve, genital branch 음부넙다리신경(음부대퇴신경) 음부가지
9 Iliacus 엉덩근(장골근)
10 Inferior epigastric vessels 아랫배벽혈관(하복벽혈관)
11 Inguinal triangle (Hesselbach) 고샅삼각(서혜삼각 혹은 헷셀바하삼각)
12 Lateral cutaneous nerve of the thigh 넓적다리의 가쪽피부신경(외측피부신경)
13 Lateral umbilical fold (inferior epigastric vessels) 아랫배벽혈관(하복벽혈관)에 의해 형성된 가쪽배꼽주름(외측제주름)
14 Medial umbilical fold (umbilical artery) 배꼽동맥(제동맥)에 의해 형성된 안쪽배꼽주름(내측제주름)
15 Median umbilical fold (urachus) 요막관에 의해 형성된 정중배꼽주름(정중제주름)
16 Parietal peritoneum 벽쪽복막(벽측복막)
17 Pelvic brim 골반가장자리(골반상협부)
18 Posterior rectus sheath 배곧은근집(복직근초)의 뒤층
19 Testicular vessels 고환혈관
20 Transversus abdominis 배가로근(복횡근)
21 Vas/ductus deferens 정관
22 Visceral peritoneum 내장쪽복막(장측복막)

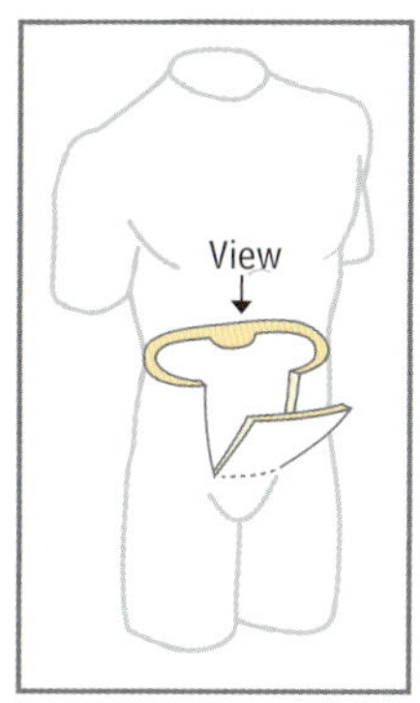

고샅탈장(서혜부탈장), 간접고샅탈장(간접서혜부탈장), pp.280~284 참조.

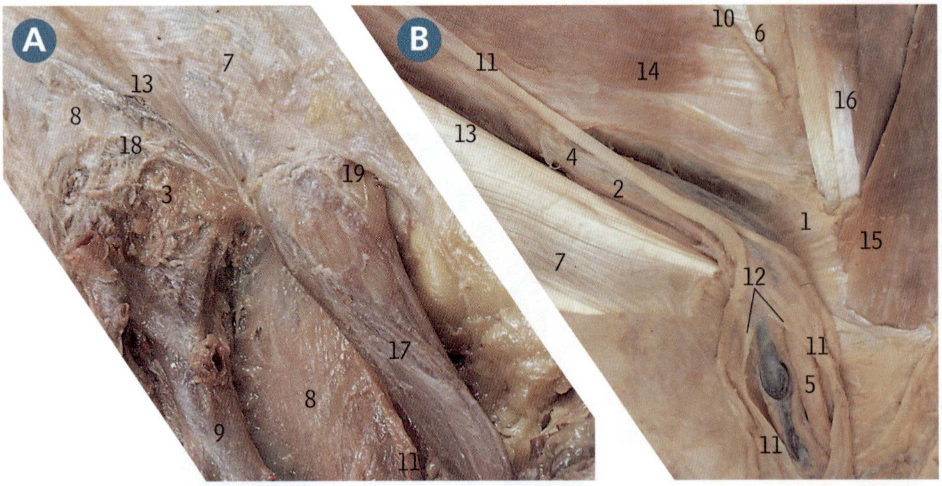

오른고샅부위

Right inguinal region

남성

Ⓐ 얕은해부

Ⓑ 배바깥빗근널힘줄과 절개한 정삭의 모습

그림 A에서는 정삭(17)이 바깥정삭근막(external spermatic fascia, 외정삭근막)에 싸인 채로 얕은고샅구멍(19)을 통해 출입하는 모습을 보여주고 있다. 그림 B에서는 배바깥빗근널힘줄(external oblique aponeurosis, 외복사근건막)을 젖히고, 배곧은근집(rectus sheath)의 앞벽을 제거한 후 정삭이 고환올림근막(2)으로 싸인 채로 깊은고샅구멍(4)으로 출입하는 모습이다. 정삭에 있는 3층의 덮개(12)를 제거하면 정관(5)이 바로 보인다.

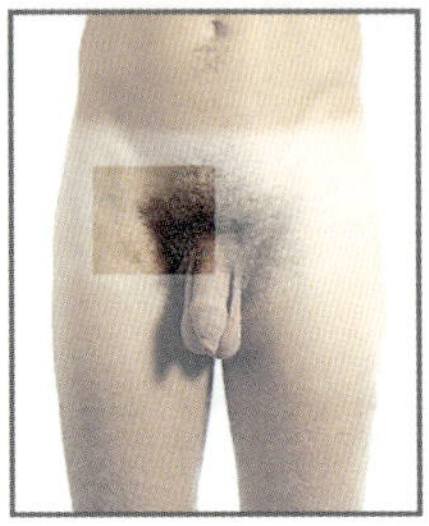

1 Conjoint tendon 고샅낫힘줄(서혜겸)
2 Cremasteric fascia and cremaster muscle over spermatic cord 정삭을 덮고 있는 고환올림근막(고환거근막)과 고환올림근(고환거근)
3 Cribriform fascia 체근막(사상근막)
4 Deep inguinal ring 깊은고샅구멍(심서혜륜)
5 Ductus/vas deferens 정관
6 Edge of rectus sheath 배곧은근집(복직근초)의 모서리
7 External oblique aponeurosis 배바깥빗근널힘줄(외복사근건막)
8 Fascia lata 넙다리근막(대퇴근막)
9 Great saphenous vein 큰두렁정맥(대복재정맥)
10 Iliohypogastric nerve 엉덩아랫배신경(장골하복신경)
11 Ilio-inguinal nerve 엉덩고샅신경(장골서혜신경)
12 Incised margin of coverings of cord 정삭의 잘린 모서리
13 Inguinal ligament 고샅인대(서혜인대)
14 Internal oblique 배속빗근(내복사근)
15 Pyramidalis 배세모근(추체근)
16 Rectus abdominis 배곧은근(복직근)
17 Spermatic cord 정삭
18 Upper margin of saphenous opening 두렁구멍(복재구멍)의 위모서리
19 Upper margin of superficial inguinal ring 얕은고샅구멍(천서혜륜) 위모서리

오른고샅부위Right inguinal region *여성*

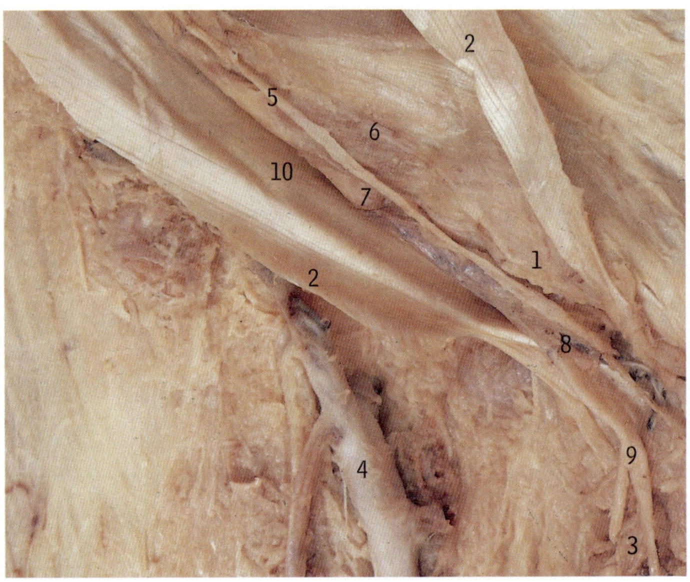

배바깥빗근널힘줄(2)을 절개하여 젖히면, 고샅굴(inguinal canal, 서혜관)의 가쪽 끝을 표시하는 깊은고샅구멍(7)의 위치를 볼 수 있다. 자궁원인대(9)는 샅굴의 안쪽 끝에 해당되는 얕은고샅구멍(8)을 통과해 내려와 대음순(3)을 이루는 지방조직과 합쳐진다. 엉덩고샅신경(5)이 고샅굴을 통해 내려와 얕은고샅구멍으로 나온다.

1 Conjoint tendon 고샅낫힘줄(서혜겸)
2 External oblique aponeurosis 배바깥빗근널힘줄(외복사근건막)
3 Fat of labium majus 대음순 지방
4 Great saphenous vein 큰두렁정맥(대복재정맥)
5 Ilio-inguinal nerve 엉덩고샅신경(장골서혜신경)
6 Internal oblique 배속빗근(내복사근)
7 Position of deep inguinal ring 깊은고샅구멍(심서혜륜)의 위치
8 Position of superficial inguinal ring 얕은고샅구멍(천서혜륜)의 위치
9 Round ligament of uterus 자궁원인대(자궁원삭)
10 Upper surface of inguinal ligament 고샅인대(서혜인대) 위면

여성에서 고샅굴(inguinal canal)로는 자궁원인대와 엉덩고샅신경이 지난다.

복막칼집돌기(processus vaginalis)는 정상적으로 퇴화하지만 드물게 여성의 고샅굴에 사라지지 않고 그대로 열려 있는데 이 경우 너크관(canal of Nuck)이라 부른다.

Ⓐ 오른깊은고샅구멍과 오른고샅삼각

Right deep inguinal ring and inguinal triangle *안쪽면*

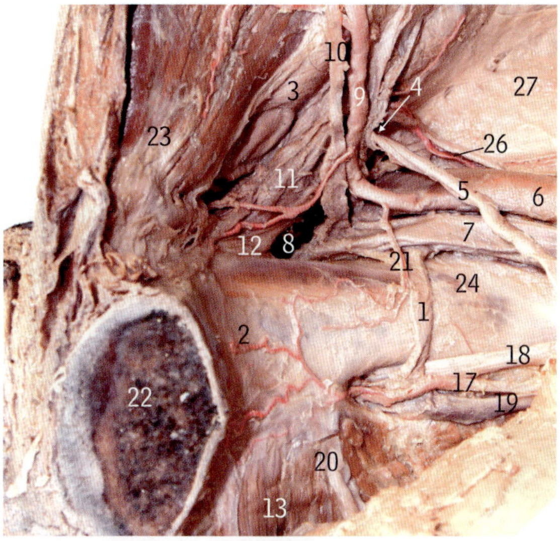

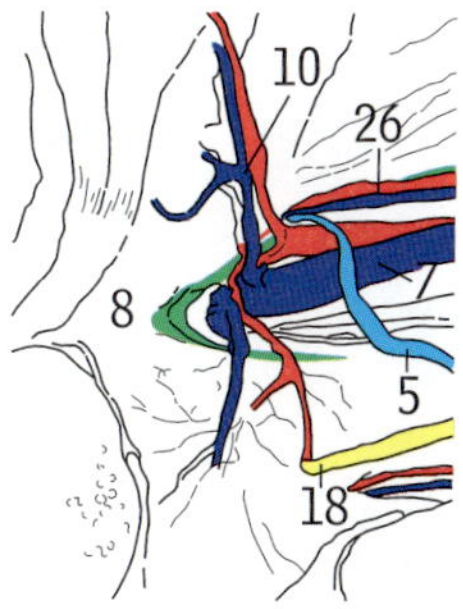

그림 A에서는 정삭(17)이 바깥정삭근막(external spermatic fascia, 외정삭근막)에 싸인 채로 얕은고샅구멍(19)을 통해 출입하는 모습을 보여주고 있다. 그림 B에서는 배바깥빗근널힘줄(external oblique aponeurosis, 외복사근건막)을 젖히고, 배곧은근집(rectus sheath)의 앞벽을 제거한 후 정삭이 고환올림근막(2)으로 싸인 채로 깊은고샅구멍(4)으로 출입하는 모습이다. 정삭에 있는 3층의 덮개(12)를 제거하면 정관(5)이 바로 보인다.

> 고샅삼각(inguinal triangle, Hesselbach's triangle, 서혜삼각)은 가쪽으로 아래배벽동 · 정맥, 안쪽으로 배곧은근 및 아래쪽으로 고샅인대에 의하여 경계지어진 영역이다. 직접고샅탈장(direct inguinal hernia, 직접서혜탈장)은 고샅삼각을 통하여 앞쪽으로, 그리고 아래배벽동 · 정맥보다 안쪽으로 일어난다.
>
> 간접고샅탈장(indirect inguinal hernia, 간접서혜탈장)은 깊은고샅구멍을 통하여 아래배벽동 · 정맥보다 가쪽으로 일어난다.

Ⓑ 남성의 오른깊은고샅구멍

Right deep inguinal ring in male *배안 모습*

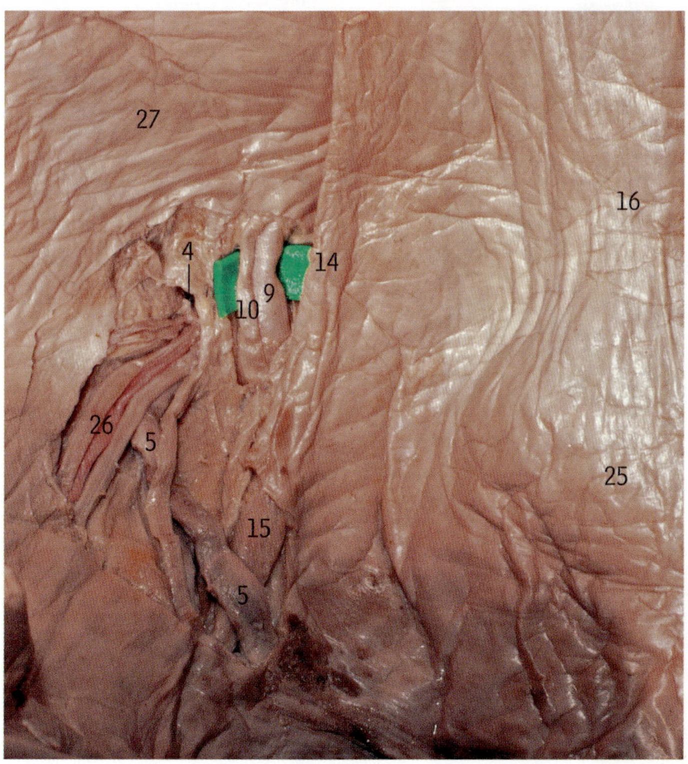

1 Abberant obturator vein 비정상적 폐쇄동맥
2 Body of pubis 두덩뼈(치골)의 몸통(체부)
3 Conjoint tendon 고샅낫힘줄(서혜겸)
4 Deep inguinal ring 깊은고샅구멍(심서혜륜)
5 Ductus/vas deferens 정관
6 External iliac artery 바깥엉덩동맥(외장골동맥)
7 External iliac vein 바깥엉덩정맥(외장골정맥)
8 Femoral ring 넙다리관구멍(대퇴륜)
9 Inferior epigastric artery 아래배벽동맥(하복벽동맥)
10 Inferior epigastric vein 아래배벽정맥(하복벽정맥)
11 Inguinal ligament 고샅인대(서혜인대)
12 Lacunar ligament 갈고리인대(열공인대)
13 Levator ani muscle 항문올림근(항문거근)
14 Medial umbilical fold 안쪽배꼽주름(내측제주름)
15 Medial umbilical ligament 안쪽배꼽인대(내측제인대)
16 Median umbilical ligament 정중배꼽인대(정중제인대)
17 Obturator artery 폐쇄동맥
18 Obturator nerve 폐쇄신경
19 Obturator vein 폐쇄정맥
20 Origin of levator ani from fascia overlying obturator internus muscle 속폐쇄근(내폐쇄근)을 덮고 있는 막으로부터 항문올림근(항문거근)의 이는곳(기시)
21 Pubic branches of the inferior epigastric vessels 아랫배벽정맥(하복벽정맥)의 두덩가지(치골지)
22 Pubic ramus (transected) 잘린 두덩뼈(치골)
23 Rectus abdominis muscle 배곧은근(복직근)
24 Superior pubic ramus 두덩뼈(치골)의 위가지(상지)
25 Superior surface of bladder 방광의 위면
26 Testicular vessels 고환동 · 정맥
27 Transversalis fascia overlying transversus abdominis muscle 배가로근(복횡근)을 덮고 있는 배가로근막(복횡근막)

배복막주름 Abdominal peritoneal folds

배안 내장제거 후의 인대와 창자간막과의 관계를 보여주기 위한

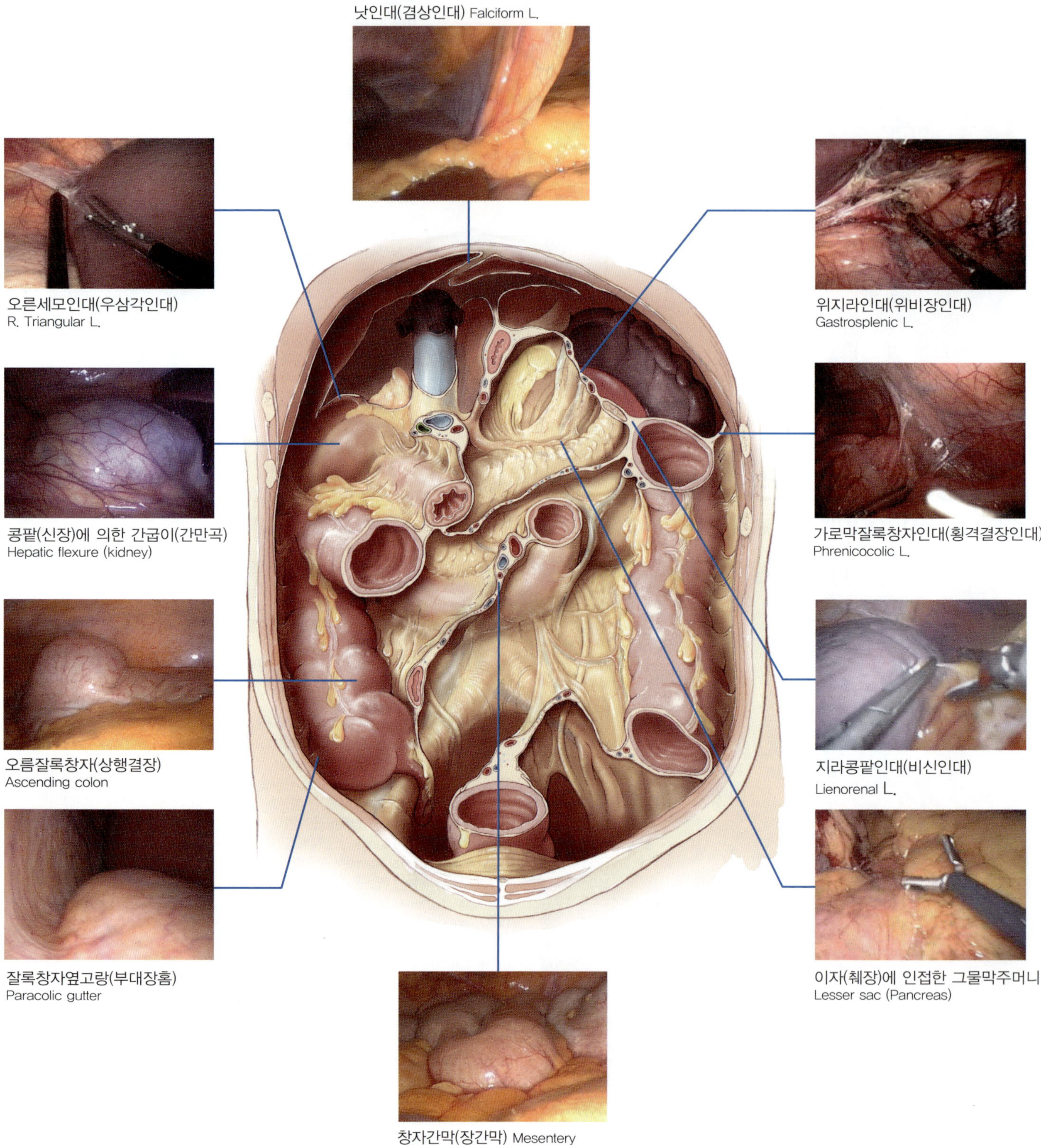

복막고름집(복막농양)의 배출, 복막세척, 배막염(복막염), pp.280~284 참조.

배내장 Abdominal viscera 앞모습

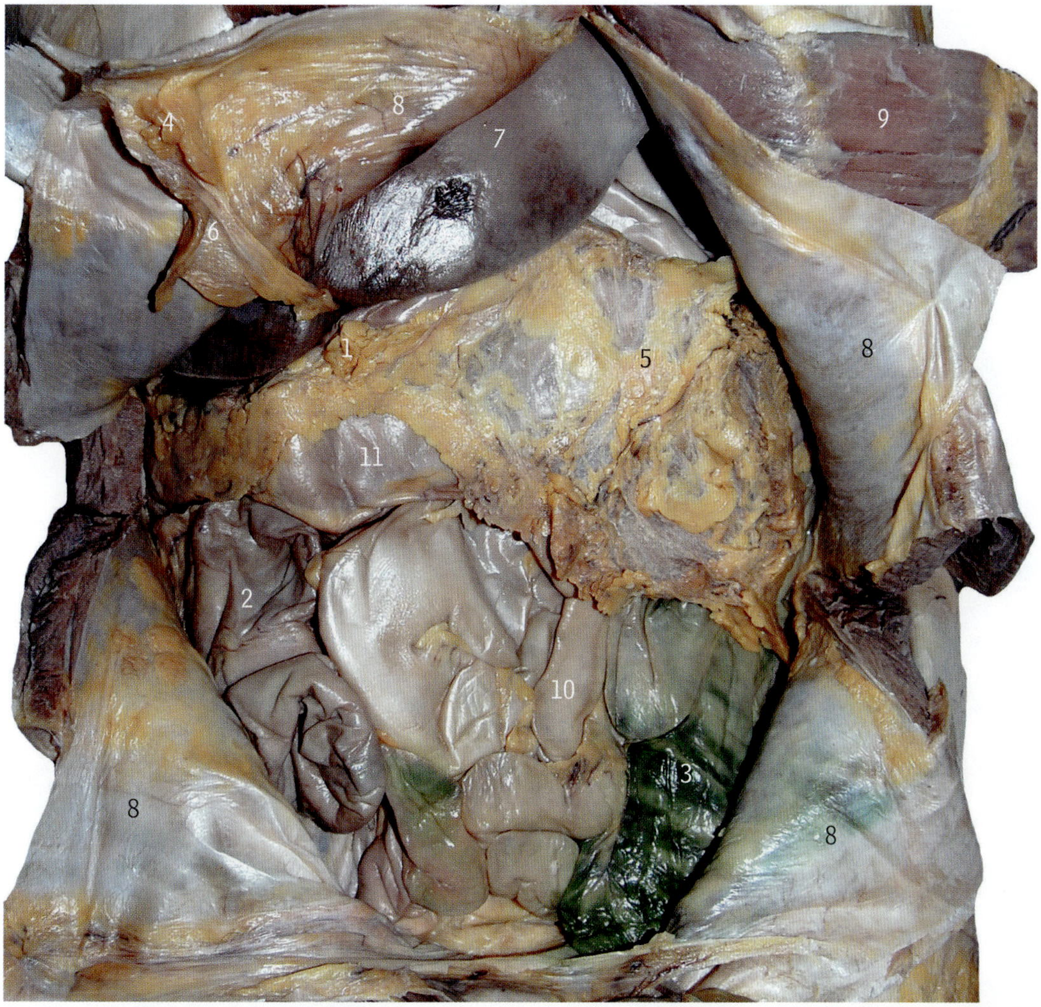

1 Appendices epiploicae 복막주렁(복막수)
2 Ascending colon 오름잘록창자(상행결장)
3 Descending colon 내림잘록창자(하행결장)
4 Falciform ligament 낫인대(겸상인대)
5 Greater omentum 큰그물막(대망)
6 Ligamentum teres hepatis (round ligament) 간원인대(간원삭)
7 Liver 간
8 Parietal peritoneum on anterior abdominal wall 앞배벽의 벽측복막
9 Rectus abdominis muscle, reflected laterally 가쪽으로 젖혀진 배곧은근(복직근)
10 Small intestine 작은창자(소장)
11 Transverse colon 가로잘록창자(가로창자)

복막구조의 예와 도표, p.226와 233 참조.

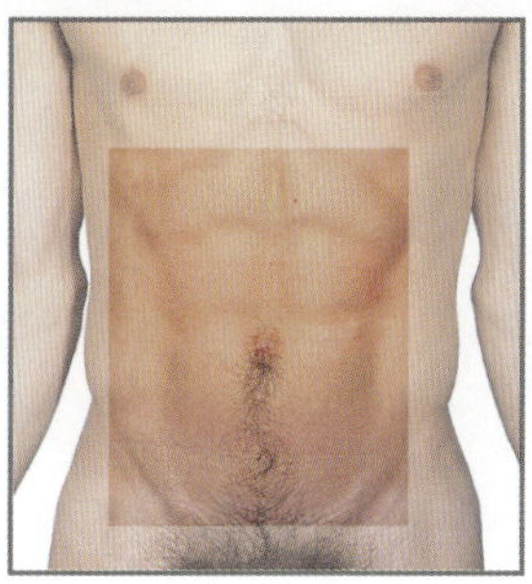

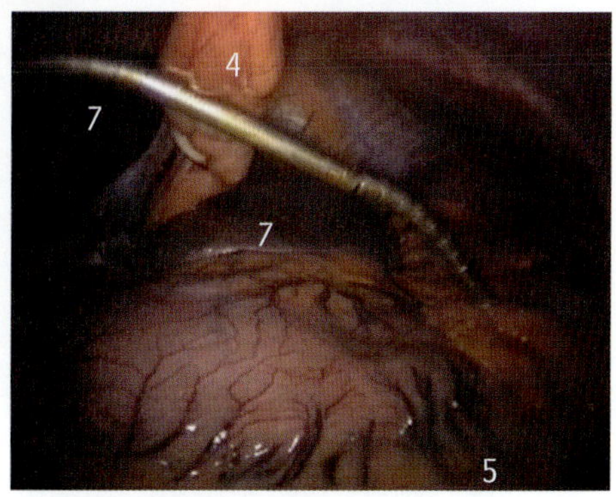

위쪽 배내장의 복강경모습

간생검, 완전 내장 역위, pp.280~284 참조.

배내장 Abdominal viscera 앞모습

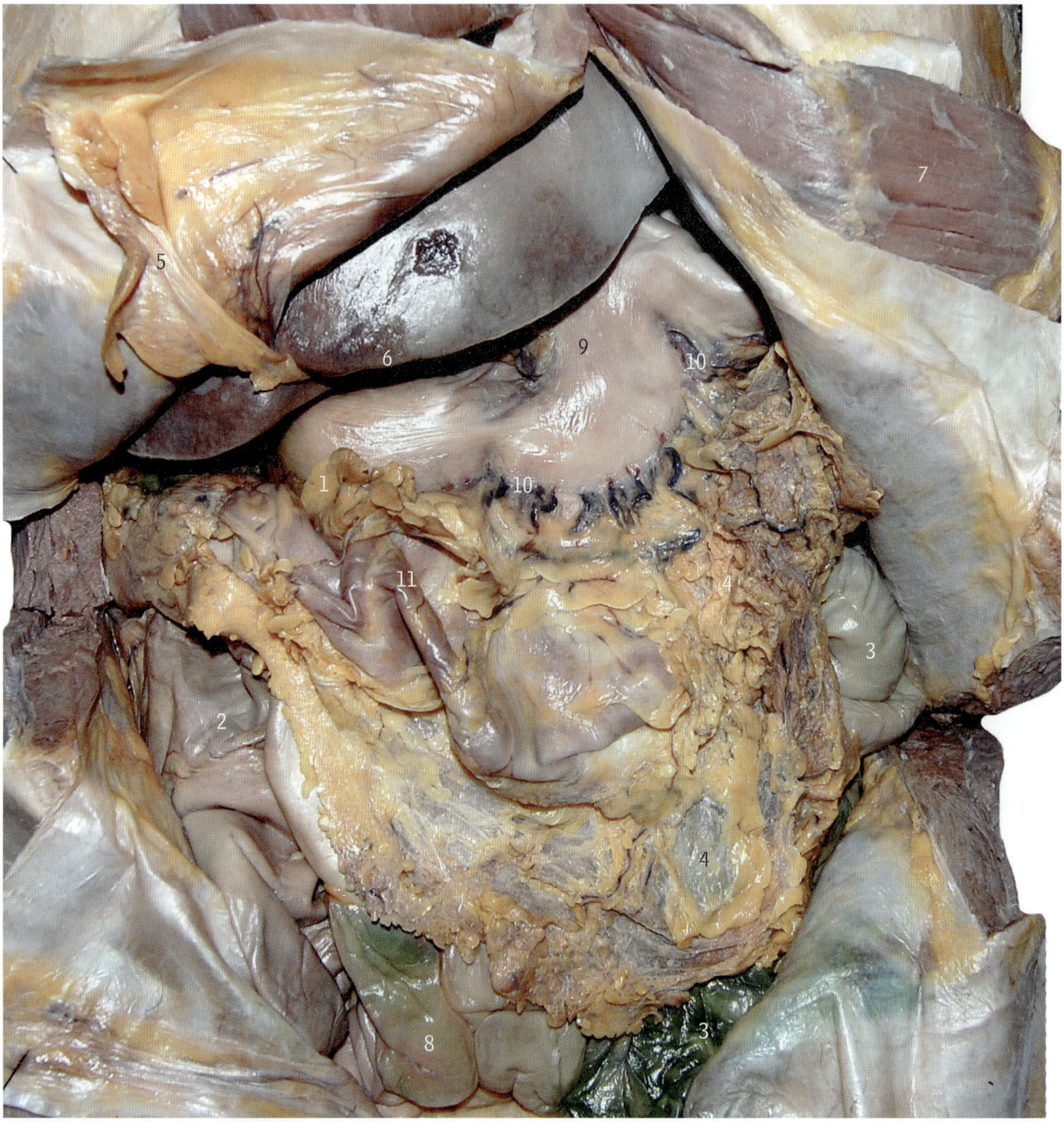

1 Appendices epiploicae 복막주렁(복막수)
2 Ascending colon 오름잘록창자(상행결장)
3 Descending colon 내림잘록창자(하행결장)
4 Greater omentum 큰그물막(대망)
5 Ligamentum teres hepatis in falciform ligament 낫인대(겸상인대)에 위치한 간원인대(간원삭)
6 Liver, left lobe 간의 왼엽(좌엽)
7 Rectus abdominis muscle, reflected laterally 가쪽으로 젖혀진 배곧은근(복직근)
8 Small intestine 작은창자(소장)
9 Stomach 위
10 Stomach, greater curvature 위의 큰굽이(대만)
11 Transverse colon 가로잘록창자(횡행결장)

쓸개절제술(담낭절제술), pp.280~284 참조.

배내장Abdominal viscera 앞모습

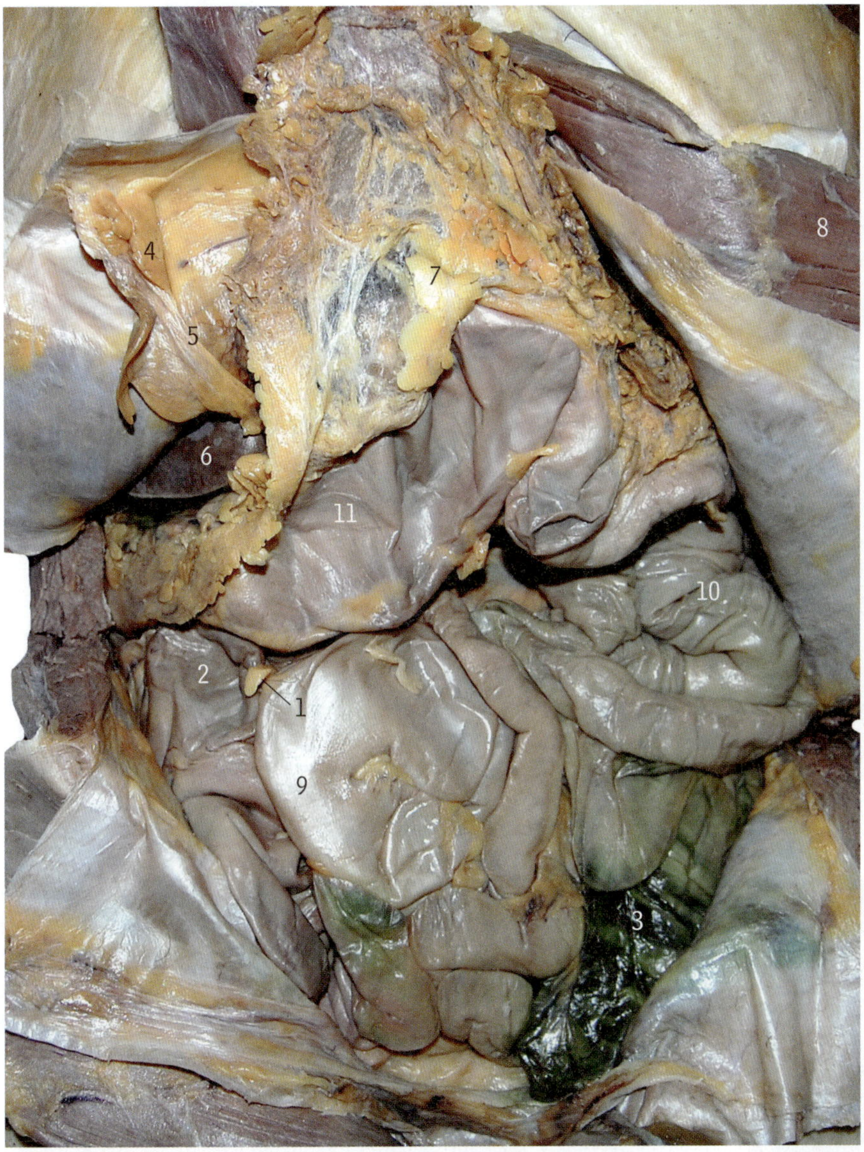

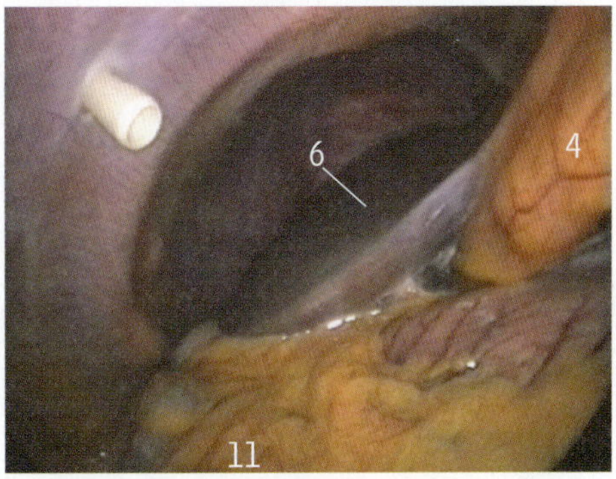

배내장의 복강경모습 Laparoscopic view

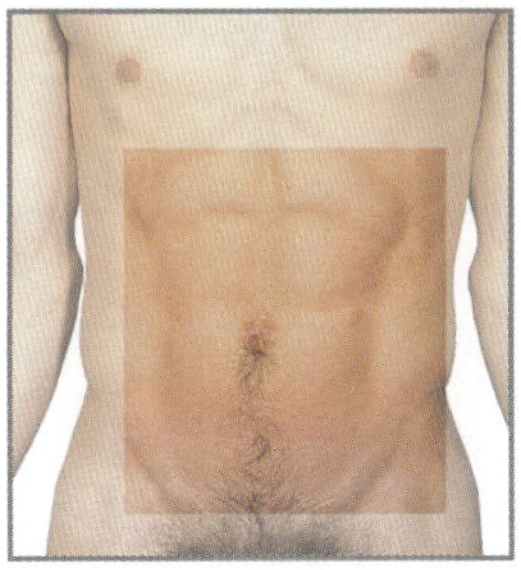

1 Appendices epiploicae 복막주렁(복막수)
2 Ascending colon 오름잘록창자(상행결장)
3 Descending colon 내림잘록창자(하행결장)
4 Falciform ligament 낫인대(겸상인대)
5 Ligamentum teres hepatis 간원인대(간원삭)
6 Liver, right lobe 간의 오른엽(우엽)
7 Posterior surface of greater omentum 큰그물막(대망)의 뒤면
8 Rectus abdominis muscle, reflected laterally 가쪽으로 젖혀진 배곧은근(복직근)
9 Small intestine (ileum) 작은창자의 돌창자(회장)
10 Small intestine (jejunum) 작은창자의 공장(회장)
11 Transverse colon 가로잘록창자(횡행결장)

복막주렁(1)은 잘록창자의 특징으로 배막(peritoneum)에 싸여 있는 작은 지방 덩어리이다. 복막주렁은 작은창자나 곧창자에서는 볼 수 없지만, 막창자(appendix)에는 흔적(rudimentary) 기관으로 남아 있다. 복막주렁은 배수술(abdomen surgery)에서 잘록창자와 다른 창자를 구분하는 데 도움이 된다.

대망케익, pp.280~284 참조.

작은그물막과 그물막구멍 Lesser omentum and epiploic foramen

Ⓐ 앞모습 Ⓑ 오른쪽 앞모습

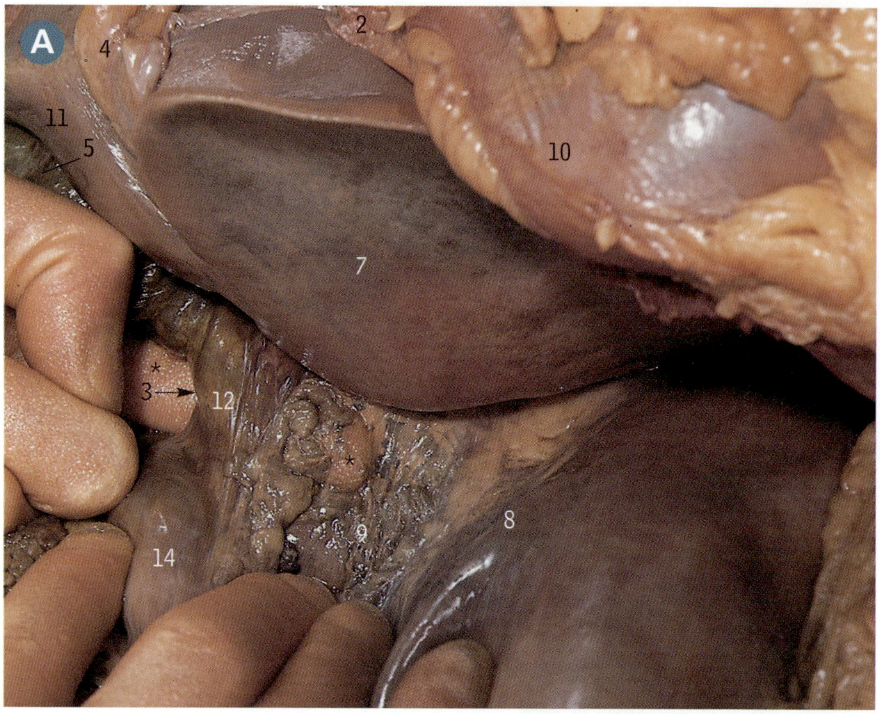

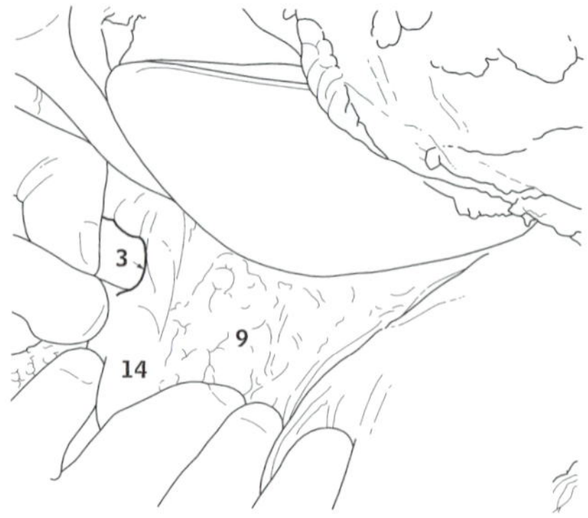

1 Descending (second) part of duodenum 샘창자(십이지장) 내림부분
2 Diaphragm 가로막(횡격막)
3 Epiploic foramen* 그물막구멍(망낭공)
4 Falciform ligament 낫인대(겸상인대)
5 Gall bladder 쓸개주머니(담낭)
6 Inferior vena cava 아래대정맥(하대정맥)
7 Left lobe of liver 간의 왼엽(좌엽)
8 Lesser curvature of stomach 위의 작은굽이(소만)
9 Lesser omentum 작은그물막(소망)
10 Pericardium 심장막
11 Quadrate lobe of liver 간의 네모엽(방형엽)
12 Right free margin of lesser omentum 작은그물막(소망)의 오른자유모서리
13 Right lobe of liver 간의 오른엽(우엽)
14 Superior (first) part of duodenum 샘창자(십이지장)위부분
15 Upper pole of right kidney 오른 콩팥(우신장)의 위끝

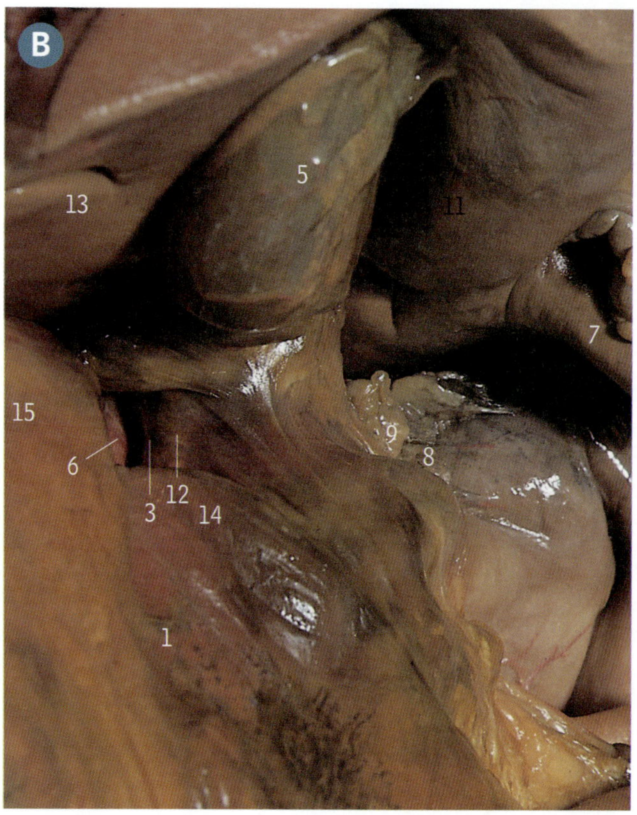

그림 A에서 해부자의 손가락(*)이 작은그물막(12)의 오른쪽 자유모서리 뒤에 있는 그물막구멍(3)에 들어가 있고, 간(7)과 위의 작은굽이(8) 사이를 당긴 후 작은 그물막(9)이 투명해져서 손가락 끝이 작은그물막주머니(lesser sac)에 위치하는 것을 볼 수 있다. 그림 B은 오른쪽에서 그물막구멍쪽을 바라본 모습이며, 앞에 있는 작은그물막(12)의 오른쪽 자유모서리와 뒤로는 샘창자(14) 첫째부분 위에 있는 아래대정맥(6) 사이로 그물막구멍(3)을 볼 수 있다.

> 윈슬로(Winslow)의 그물막구멍(A3, B3)은 큰그물막주머니(greater sac)라고 불리는 배막안(peritoneal cavity)이 위(A8, B8)와 작은그물막(A9, A12)과 앞에는 이자(pancreas)와 왼콩팥(left kinney) 사이에 형성된 그물막주머니(작은복막주머니, omental bursa) 서로 교통할 수 있는 통로가 된다.

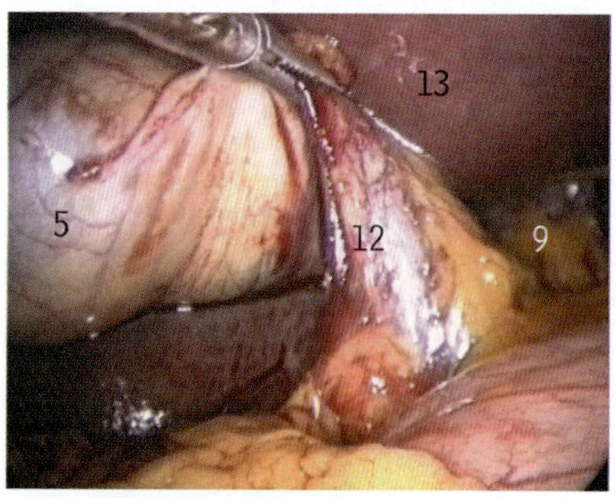

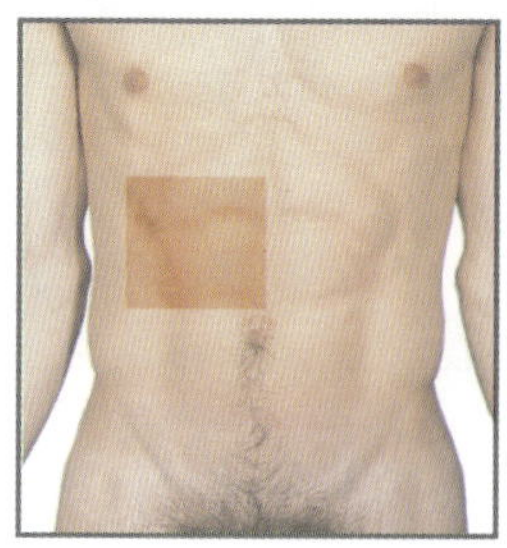

작은그물막의 복강경모습(자유모서리)
Laparoscopic view

Ⓐ 위쪽 배내장 Upper abdominal viscera *앞모습*

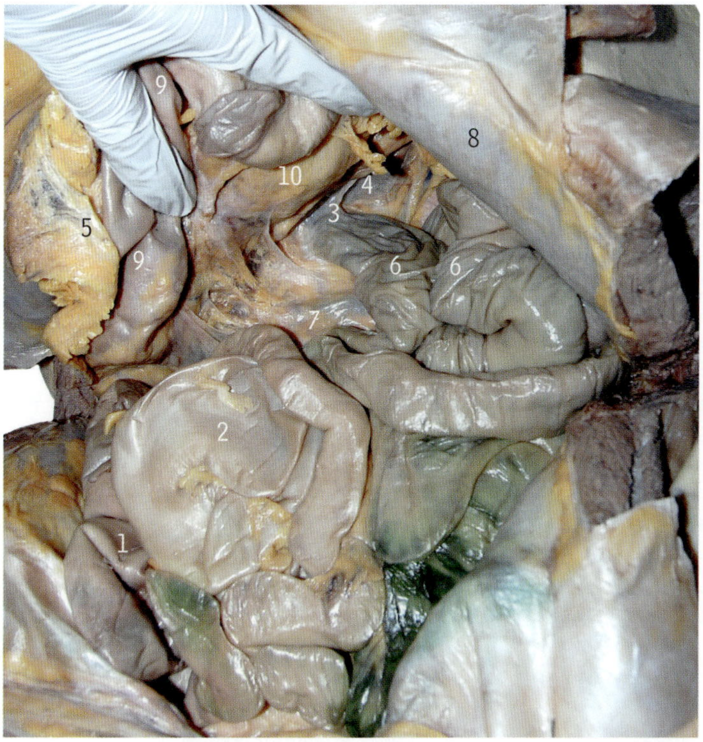

이 그림에서는 위, 가로잘록창자(9), 큰그물막(5)을 위로 들어올려서 샘빈창자굽이(3)를 보여주고 있다.

1 Ascending colon 오름잘록창자(상행결장)
2 Coils of the small intestine 작은창자(소장)의 꼬여 있는 부분
3 Duodenojejunal flexure 샘빈창자굽이(십이지장공장곡)
4 Duodenum, first part 샘창자(십이지장)의 첫째부분
5 Greater omentum 큰그물막(대망)
6 Jejenum 빈창자(공장)
7 Mesentery 창자간막(장간막)
8 Parietal peritoneum on anterior abdominal wall, reflected superiorly 위로 젖혀진 앞배벽에 위치한 벽측복막
9 Transverse colon, reflected superiorly 위로 젖혀진 가로잘록창자(횡행결장)
10 Transverse mesocolon 가로잘록창자(횡행결장)

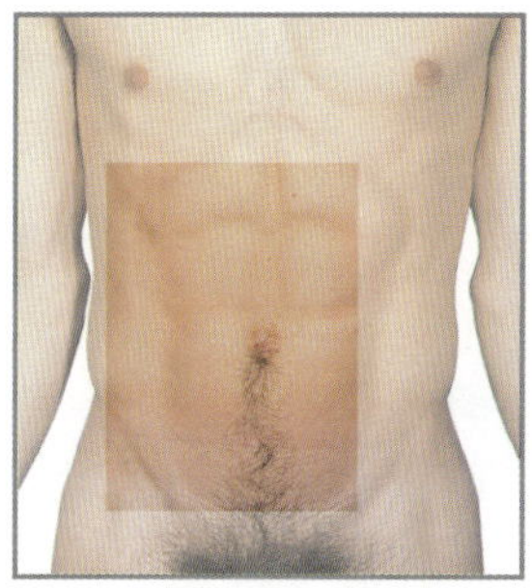

Ⓑ 배의 위부분에 위치한 작은주머니 Lesser sac in upper abdomen

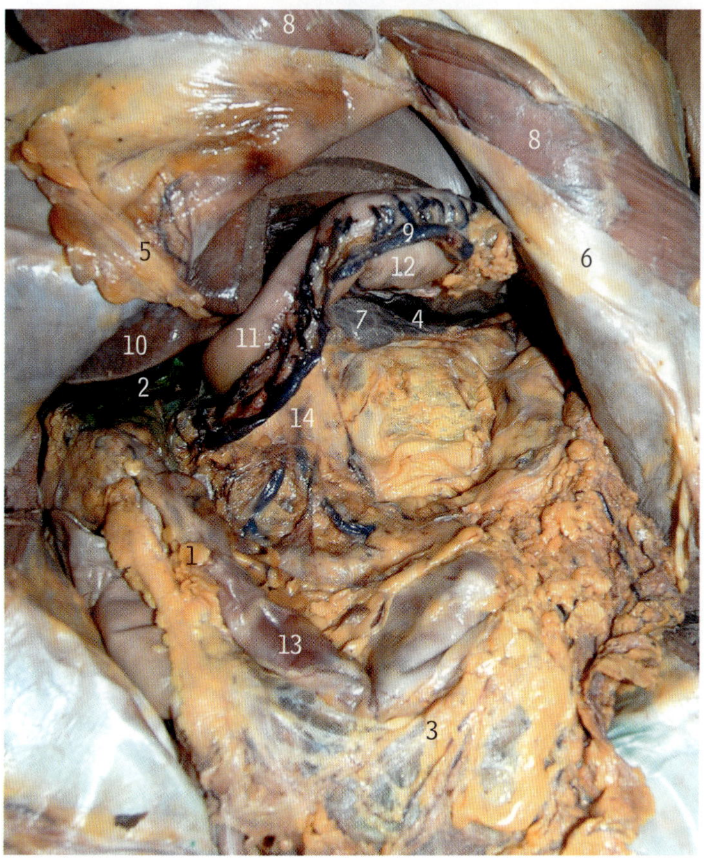

1 Appendices epiploicae 복막주렁(복막수)
2 Gall bladder 쓸개(담낭)
3 Greater omentum, reflected inferiorly 아래로 젖혀진 큰그물망(대망)
4 Lesser sac (omental bursa) 작은그물막주머니 혹은 작은복막주머니(소낭)
5 Ligamentum teres hepatis in falciform ligament 낫인대(겸상인대)에 위치한 간원인대(간원삭)
6 Parietal peritoneum on anterior abdominal wall 앞배벽에 위치한 벽측복막
7 Peritoneum of lesser sac overlying pancreas 이자(췌장)를 덮는 작은그물막주머니의 복막
8 Rectus abdominis muscle, reflected 젖혀진 배곧은근(복직근)
9 Right and left gastro-epiploic veins 오른, 왼위그물막정맥(우, 좌위대망정맥)
10 Right lobe of the liver 간의 오른엽
11 Stomach, greater curvature 위의 큰굽이(대만)
12 Stomach, posterior surface 위의 뒷면
13 Transverse colon, reflected inferiorly 아래로 젖혀진 가로잘록창자(횡행결장)
14 Transverse mesocolon 가로잘록창자(횡행결장)

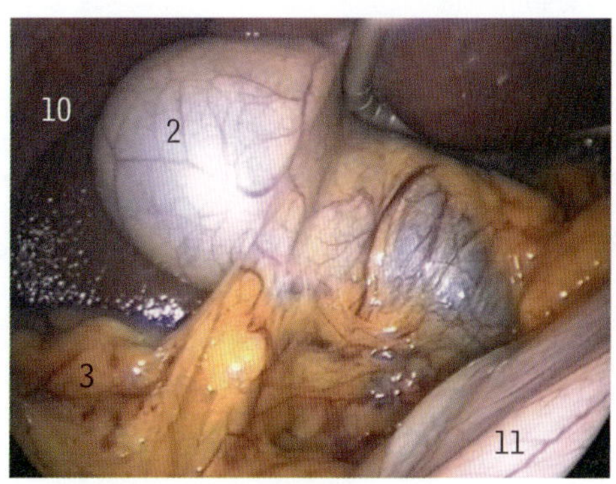

쓸개주머니의 복강경모습 Laparoscopic view

복수, 복강경검사, pp.280~284 참조.

창자간막과 잘록창자 Mesentery and colon 앞모습

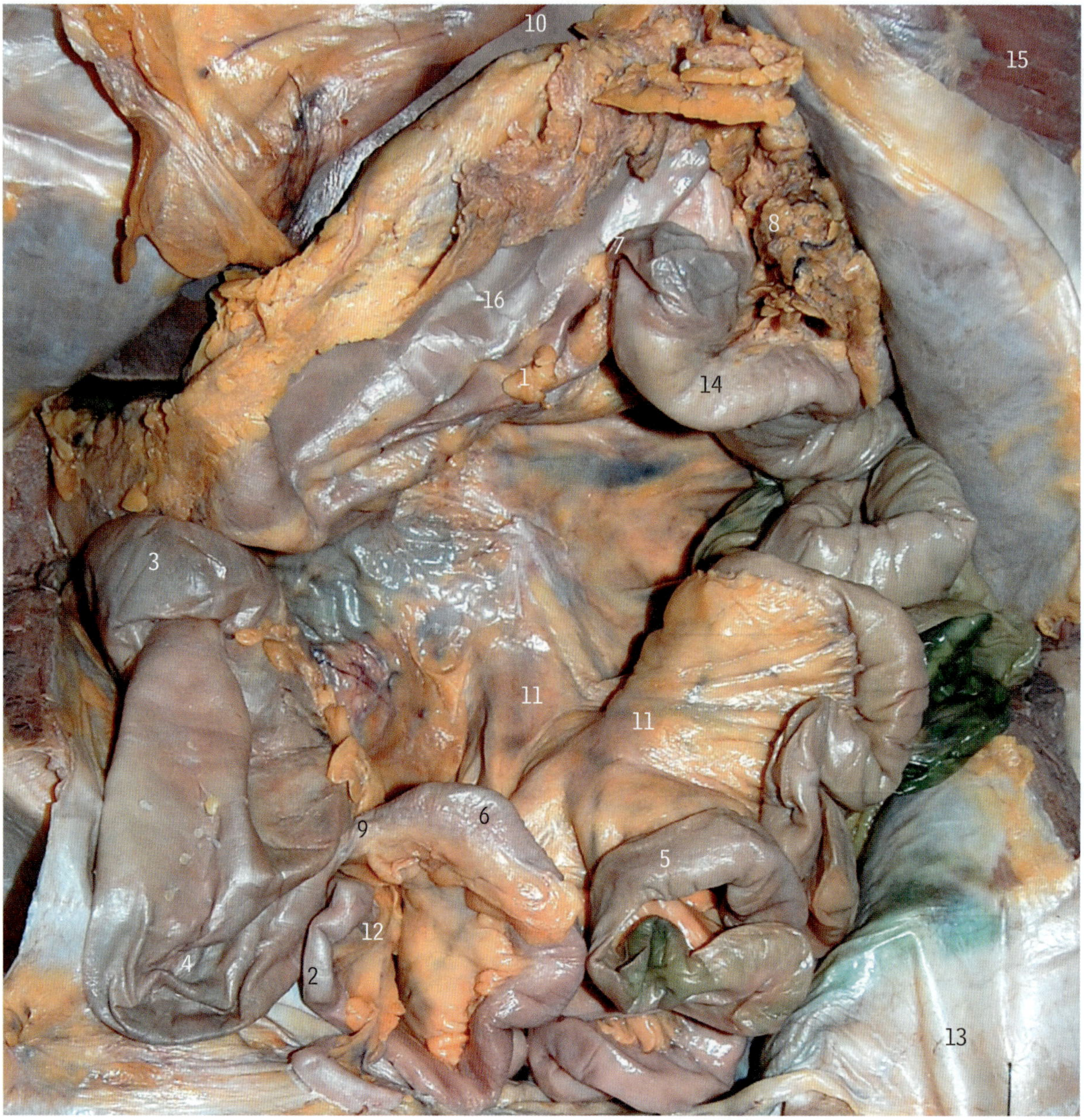

1 Appendices epiploicae 복막주렁(복막수)
2 Appendix 막창자꼬리(충수)
3 Ascending colon 오름잘록창자(상행결장)
4 Caecum 막창자(맹장)
5 Coils of small intestine 작은창자(소장)의 꼬여 있는 부분
6 Distal ileum 돌창자(회장)의 먼쪽
7 Duodenojejunal junction 샘빈창자굽이(십이지장공장곡)
8 Greater omentum 큰그물막(대망)
9 Ileocaecal junction 돌막창자이음부(회장맹장경계)
10 Liver 간
11 Mesentery of small intestine 작은창자의 창자간막(소장의 장간막)
12 Mesoappendix 막창자꼬리간막(충수간막)
13 Parietal peritoneum on anterior abdominal wall 앞배벽에 위치한 벽측복막
14 Proximal jejunum 빈창자(공장)의 몸쪽
15 Rectus abdominis muscle, reflected 젖혀진 배곧은근(복직근)
16 Transverse colon 가로잘록창자(횡행결장)

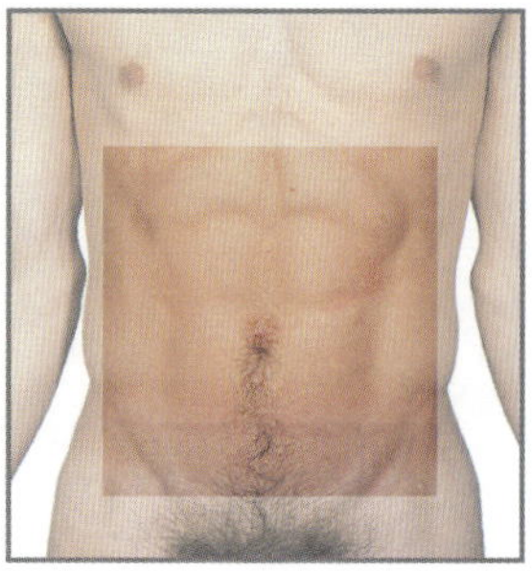

곁주머니질환(게실질환), 염전, pp.280~284 참조.

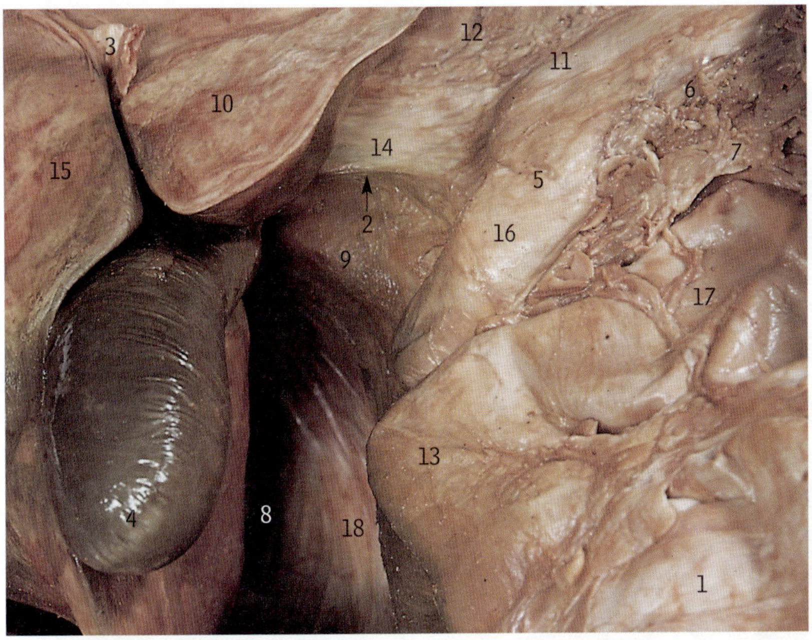

Ⓐ 복막의 간콩팥 주머니

Hepatorenal pouch of peritoneum

오른쪽 아래모습

이 그림은 간(15)과 오른콩팥(18)의 위극(upper pole) 사이에 있는 공간을 크게 보일 수 있도록 간을 위로 들어 왼쪽으로 돌려 놓은 모습이다. 이 공간은 배막의 간콩팥오목(8)이며 일명 모리슨주머니(Morison's pouch) 또는 오른간밑구역(right subhepatic compartment)이라고도 부른다.

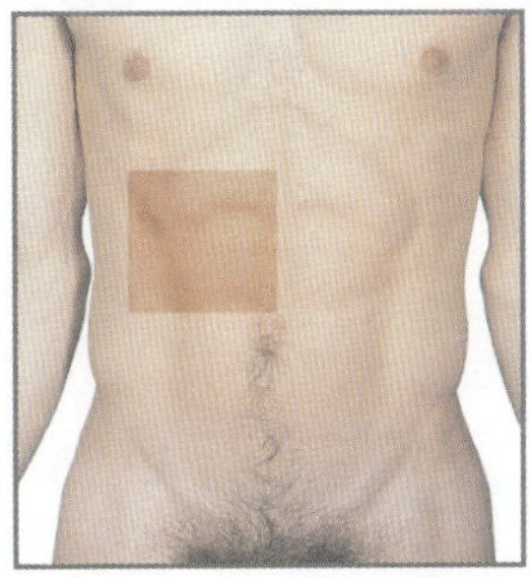

1 Ascending colon 오름잘록창자(상행결장)
2 Epiploic foramen 그물막구멍(망낭공)
3 Falciform ligament 낫인대(겸상인대)
4 Gall bladder 쓸개주머니(담낭)
5 Gastroduodenal junction 위십이지장 접합부
6 Greater curvature of stomach 위의 큰굽이(대만)
7 Greater omentum 큰그물막(대망)
8 Hepatorenal (Morison's) pouch 간콩팥오목(모리슨주머니)
9 Inferior vena cava 아래대정맥(하대정맥)
10 Left lobe of liver 간의 왼엽(좌엽)
11 Lesser curvature of stomach 위의 작은굽이(소만)
12 Lesser omentum overlying pancreas 작은그물막(소망)으로 덮인 이자(췌장)
13 Right colic (hepatic) flexure 오른창자굽이(우결장곡)
14 Right free margin of lesser omentum 작은그물막(소망)의 오른모서리
15 Right lobe of liver 간의 오른엽(우엽)
16 Superior (first) part of duodenum 샘창자(십이지장)위부분
17 Transverse colon 가로잘록창자(가로창자)
18 Upper pole of right kidney 오른콩팥(우신장)의 위끝

복막도표 Diagrams of peritoneum *(pp.227~232 참조)*

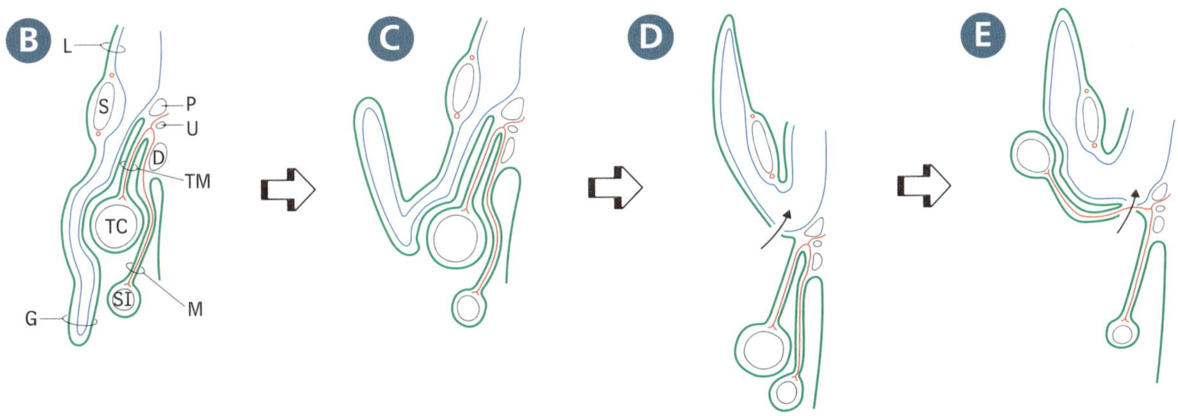

Ⓑ 정상 자세

Ⓒ 큰그물막의 아래부분을 들어올린 상태

Ⓓ 큰그물막을 들어올리고 가로주름창자간막과 잘록창자를 분리하고 작은막과 이어지도록 한다.

Ⓔ 큰그물막과 가로주름창자간막과 잘록창자를 들어올리고 결장간막을 통해 작은막과 이어지도록 한다.

이 그림은 배(abdomen)의 중간부분을 좌우로 나눈 시상면(sagittal section)의 왼쪽 모습으로 배막이 어떻게 작은그물막(L), 큰그물막(G), 가로잘록창자(T)를 지나는 가로잘록창자간막(TM), 작은창자(SI)의 사이막(M)으로 변화하는지를 보여주고자 한다.

파란색 층은 작은그물막주머니(lesser sac)를 만들고 있는 배막을 가리킨다. 위창자간막동맥(superior mesenteric artery, 상장간막동맥)은 이자의 머리와 갈고리부분(P, U)을 통해 나와 샘창자(duodenum, 십이지장)(D)를 지나서 작은창자의 사이막으로 들어오는데, 가로잘록창자(TC)에 붙어 있는 가로잘록창자간막(TM) 속으로도 들어가는 중간잘록창자동맥(middle colic artery, 중결장동맥)으로 이어진다. 큰그물막(G)은 가로잘록창자간막(TM)과 합쳐져 네 개의 층이지만, 실제 해부에서는 큰그물막주머니와 가로잘록창자가로막 사이만 분리가 가능할 뿐 다른 부위는 네 개의 층이 합쳐진 형태이다.

위(stomach)와 가로잘록창자(transverse colon) 사이에서는 큰그물막이 일시적으로 여섯층이며, 이곳을 위잘록창자그물막(gastrocolic omentum)이라 부른다. 그림 B는 p.227, 228, 그림 C는 p.229, 그림 D는 p.231 A, 그림 E는 p.231 B를 참조하면 이해하는 데 도움이 된다. 그림 D, E에 있는 작은 화살표는 작은그물막주머니에 인위적인 구멍을 내기 위해 칼로 자른 부위를 가리킨다.

복강동맥 Coeliac trunk

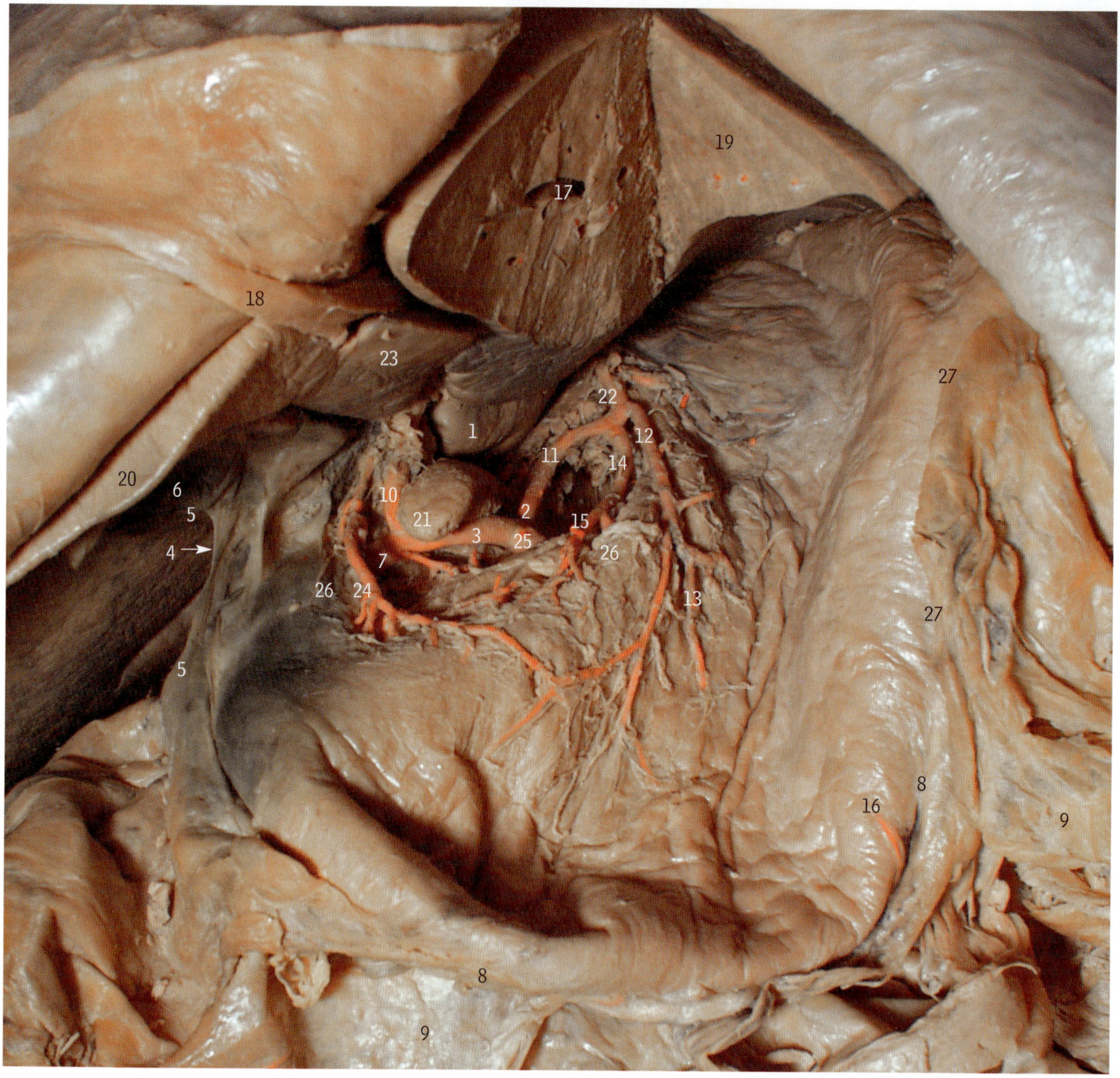

1 Caudate lobe of liver 꼬리엽(미상엽)
2 Coeliac trunk 복강동맥
3 Common hepatic artery 온간동맥(총간동맥)
4 Epiploic foramen - arrow 그물막구멍을 가리키는 화살표
5 Free edge, lesser omentum 작은그물막(소망)의 자유모서리
6 Gall bladder 쓸개주머니(담낭)
7 Gastroduodenal artery 위샘창자동맥(위십이지장동맥)
8 Greater curvature of stomach 위의 큰굽이(대만)
9 Greater omentum 큰그물막(대망)
10 Hepatic artery, proper 고유간동맥
11 Left gastric artery 왼위동맥(좌위동맥)
12 Left gastric, anterior branch 왼위동맥(좌위동맥)의 앞가지
13 Left gastric, anterior branch to body of stomach 왼위동맥(좌위동맥)의 위몸통으로 가는 앞가지
14 Left gastric, posterior branch 왼위동맥(좌위동맥)의 뒤가지
15 Left gastric, posterior branch to lesser curvature of stomach 왼위동맥(좌위동맥)의 위의 작은굽이로 가는 뒤가지
16 Left gastroepiploic vessels 왼위대망혈관(좌위대망혈관)
17 Left portal vein 왼간문맥(좌간문맥)
18 Ligamentum teres within falciform ligament 낫인대(겸상인대)속에 있는 간원인대(간원삭)
19 Liver, left lobe 간의 왼엽(좌엽)
20 Liver, right lobe 간의 오른엽(우엽)
21 Lymph node, enlarged coeliac node 커진복강림프절
22 Oesophageal branch of left gastric artery 왼위동맥(좌위동맥)의 식도가지
23 Quadrate lobe of liver 간의 네모엽(방형엽)
24 Right gastric artery, antral branch 오른위동맥(우위동맥)의 날문가지(전정위가지)
25 Splenic artery 지라동맥(비장동맥)
26 Stomach, lesser curvature 위의 작은굽이(소만)
27 Visceral peritoneum, cut edge 내장쪽복막(장측복막)

복부의 혈관변이, 위암, pp.280~284 참조.

위창자간막혈관 기원 Superior mesenteric vessels, origins

Ⓐ *샘창자와 이자*

Ⓑ *뒤쪽혈관들의 관계를 보여주기 위해 샘창자를 투영*

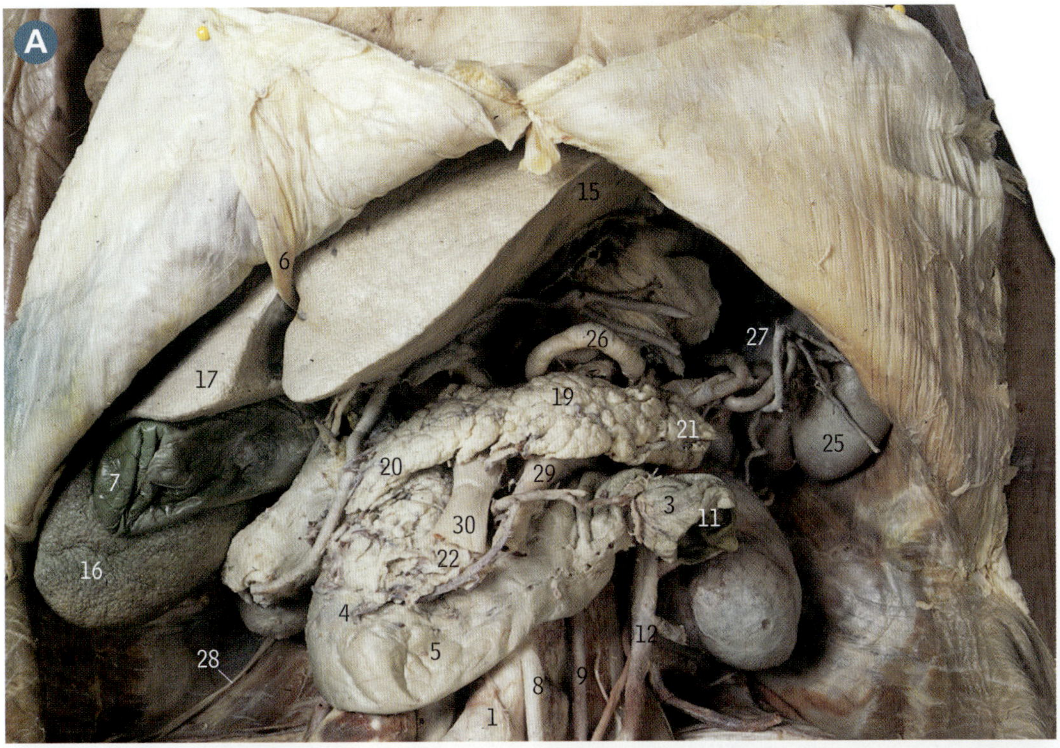

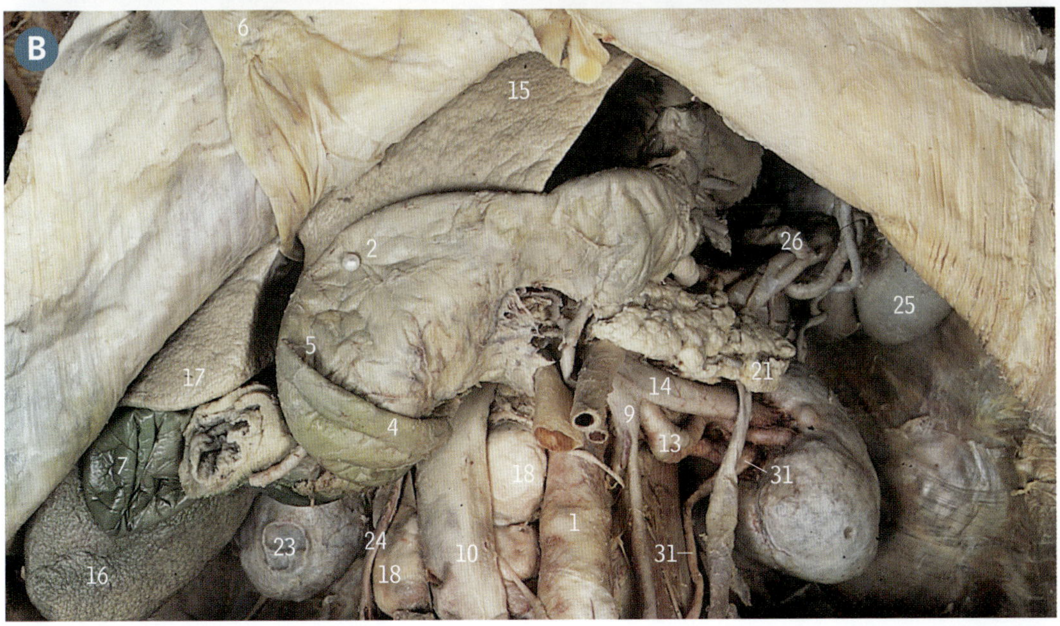

1 Aorta 대동맥
2 Duodenum reflected and pinned 샘창자를 핀(pin)으로 고정
3 Duodenum, ascending (fourth) part 샘창자(십이지장)오름(4차)부분
4 Duodenum, descending (second) part 샘창자(십이지장)내림(2차)부분
5 Duodenum, horizontal (third) part 샘창자(십이지장)수평(3차)부분
6 Falciform ligament 낫인대(겸상인대)
7 Gall bladder, fundus 쓸개바닥(담낭저)
8 Inferior mesenteric artery 아래창자간막동맥(하장간막동맥)
9 Inferior mesenteric vein 아래창자간막정맥(하장간막정맥)
10 Inferior vena cava 아래대정맥(하대정맥)
11 Jejunum, origin 빈창자(공장) 시작점
12 Left gonadal vein 왼생식샘정맥(좌성선정맥)
13 Left renal artery 왼콩팥동맥(좌신장동맥)
14 Left renal vein 왼콩팥정맥(좌신장정맥)
15 Liver, left lobe 간의 왼엽(좌엽)
16 Liver, Riedel's lobe 리델엽(Riedel's lobe)
17 Liver, right lobe 오른간엽
18 Lymph nodes, moderately enlarged pre and para–aortic 림프절, 대동맥 옆과 앞에서 커져 있는 상태
19 Pancreas, body 이자몸통(췌체)
20 Pancreas, head 이자머리(췌두)
21 Pancreas, tail 이자꼬리(췌미)
22 Pancreas, uncinate process 이자(췌장)갈고리돌기(구상돌기)
23 Renal cyst, benign 양성콩팥낭종
24 Right gonadal vein 오른생식샘정맥(우성선정맥)
25 Jejunum 빈창자(공장)
26 Splenic artery 지라동맥(비장동맥)
27 Splenic vein 지라정맥(비장정맥)
28 Subcostal nerve 갈비밑신경(늑골하신경)
29 Superior mesenteric artery 위창자간막동맥(상장간막동맥)
30 Superior mesenteric vein 위창자간막정맥(상장간막정맥)
31 Ureter 요관

아래대정맥(하대정맥) 막힘, 이자(췌장) 병변, 이자염(췌장염), pp.280~284 참조.

배의 위부분에 위치한 복강동맥 Coeliac trunk, upper abdomen *세밀한 해부*

위침대(stomach bed)의 뒤에 위치한 간, 담도, 이자, 샘창자 그리고 위창자간막혈관을 보여주기 위하여 위를 절제하였다.

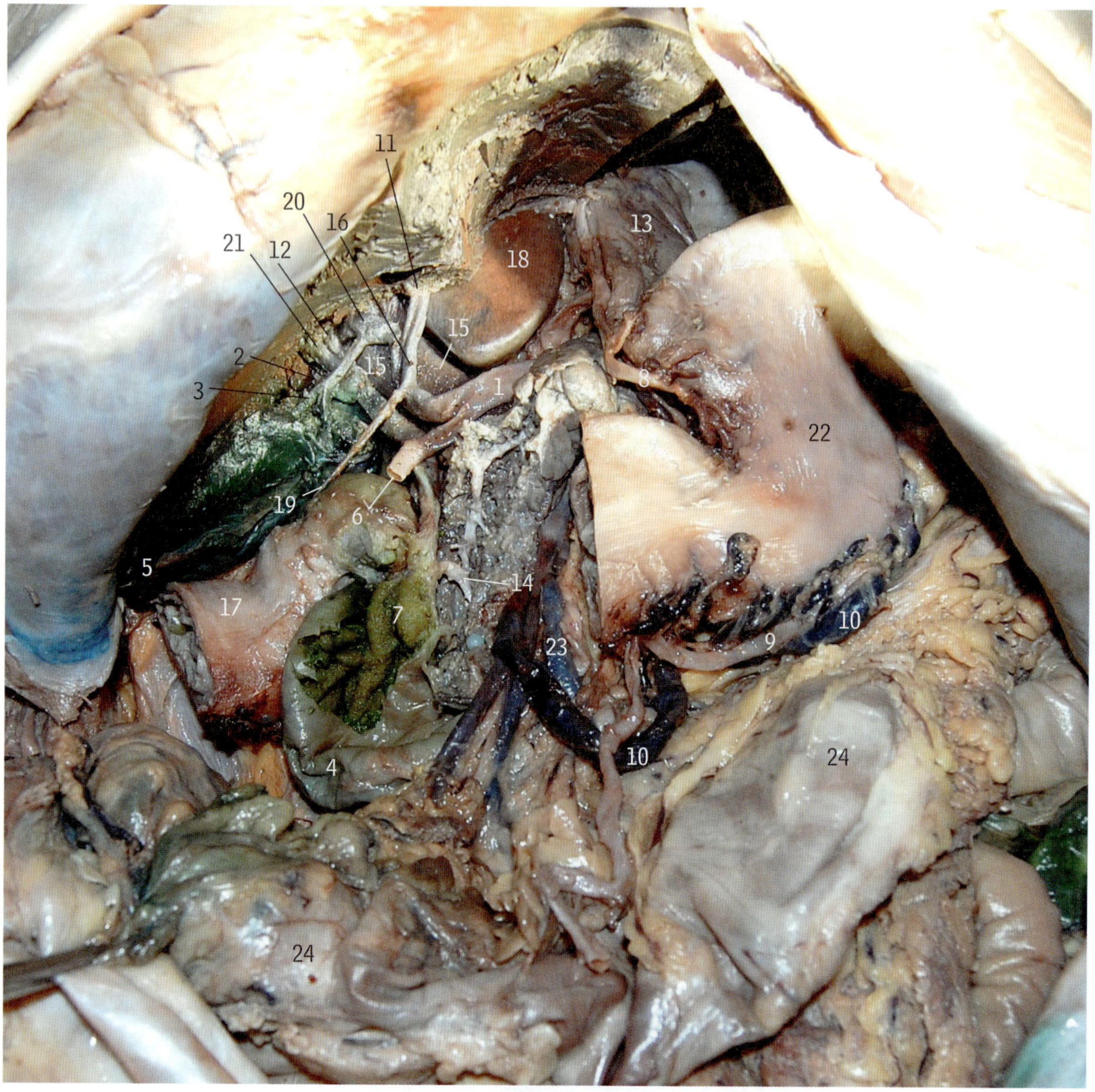

- **1** Common hepatic artery 온간동맥(총간동맥)
- **2** Cystic artery 쓸개동맥(담낭동맥)
- **3** Cystic duct 쓸개주머니관(담낭관)
- **4** Duodenum 십이지장(샘창자)
- **5** Gall bladder 쓸개(담낭)
- **6** Gastroduodenal artery 위샘창자동맥(위십이지장동맥)
- **7** Hepatopancreatic ampulla 쓸개이자관팽대(담췌관팽대부)
- **8** Left gastric artery 왼위동맥(좌위동맥)
- **9** Left gastroepiploic artery 왼위그물막동맥(좌위대망동맥)
- **10** Left gastroepiploic vein 왼위그물막정맥(좌위대망정맥)
- **11** Left hepatic artery 왼간동맥(좌간동맥)
- **12** Left hepatic duct 왼간관(좌간관)
- **13** Oesophagus 식도
- **14** Pancreatic duct 이자관(췌장관)
- **15** Portal vein 문맥
- **16** Proper hepatic artery 고유간동맥
- **17** Pylorus 날문(유문)
- **18** Caudate lobe (liver) 간의 꼬리엽(미상엽)
- **19** Right gastric artery 오른위동맥(우위동맥)
- **20** Right hepatic artery 오른간동맥(우간동맥)
- **21** Right hepatic duct 오른간관(우간관)
- **22** Stomach 위
- **23** Superior mesenteric vein 위창자간막정맥(상장간막정맥)
- **24** Transverse colon 가로잘록창자(가로창자)

성인의 날문협착증(유문협착증), pp.280~284 참조.

배의 위부분에 위치한 복강동맥 Coeliac trunk, upper abdomen *세밀한 해부*

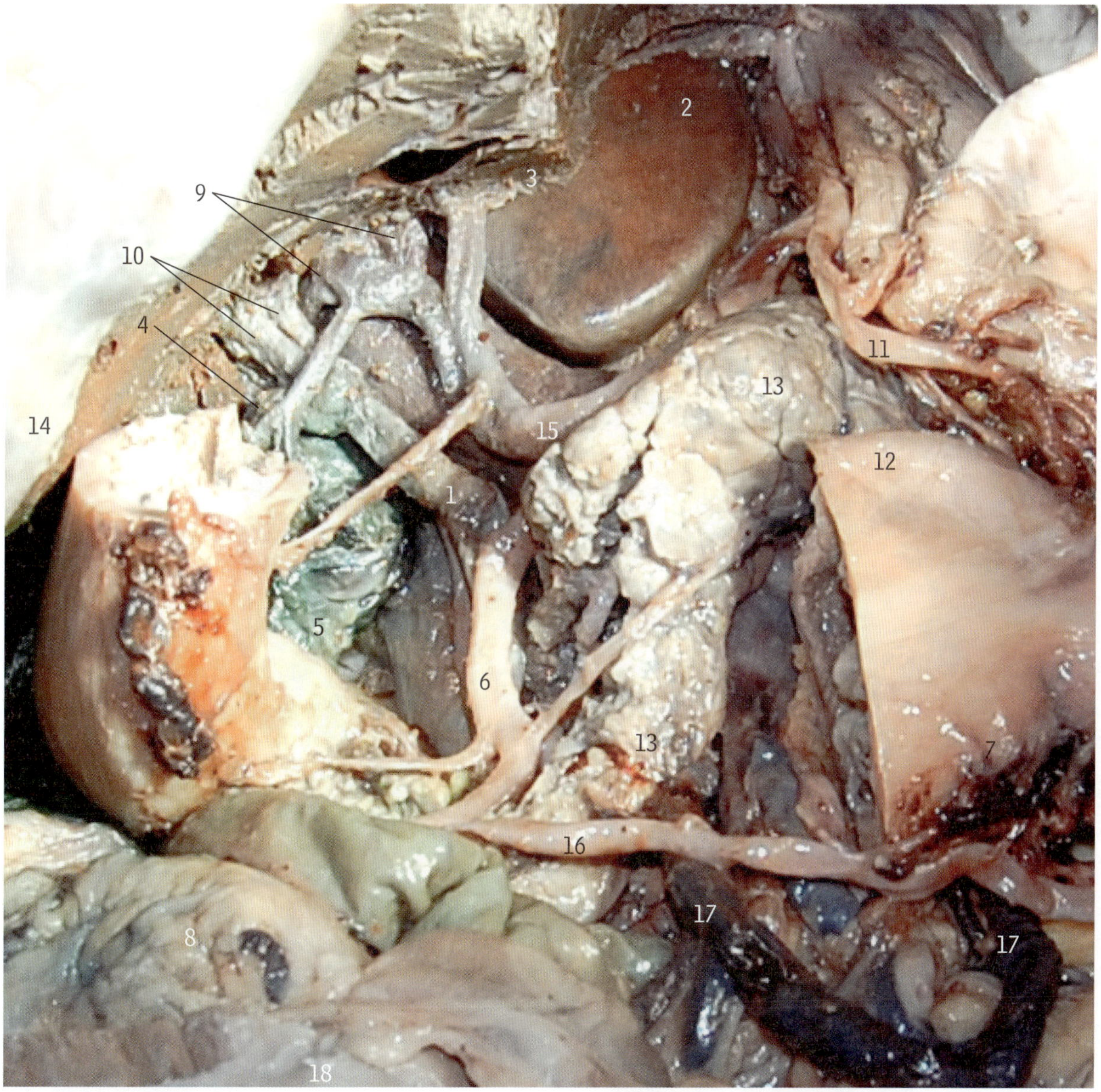

1 (Common) bile duct 온쓸개관(총담관)
2 Caudate lobe 꼬리엽(미상엽)
3 Cut edge of the liver 간의 잘린 모서리
4 Cystic duct 쓸개주머니관(담낭관)
5 Fundus of gallbladder 쓸개바닥(담낭저)
6 Gastroduodenal artery 위샘창자동맥(위십이지장동맥)
7 Greater curvature of stomach 위의 큰굽이(대만)
8 Greater omentum 큰그물막(대망)
9 Left and right hepatic artery 왼, 오른간동맥(좌, 우간동맥)
10 Left and right hepatic duct 왼, 오른간관(좌, 우간관)
11 Left gastric artery 왼위동맥(좌위동맥)
12 Lesser curvature of stomach 위의 작은굽이(소만)
13 Pancreas 이자(췌장)
14 Parietal peritoneum on anterior abdominalwall, reflected laterally 가쪽으로 젖혀진 앞배벽의 벽측복막
15 Proper hepatic artery 고유간동맥
16 Right gastro-omental artery 오른위그물막동맥(우위대망동맥)
17 Right gastro-omental vein 오른위그물막정맥(우위대망정맥)
18 Transverse colon 가로잘록창자(횡행결장)

위창자간막혈관 Superior mesenteric vessels

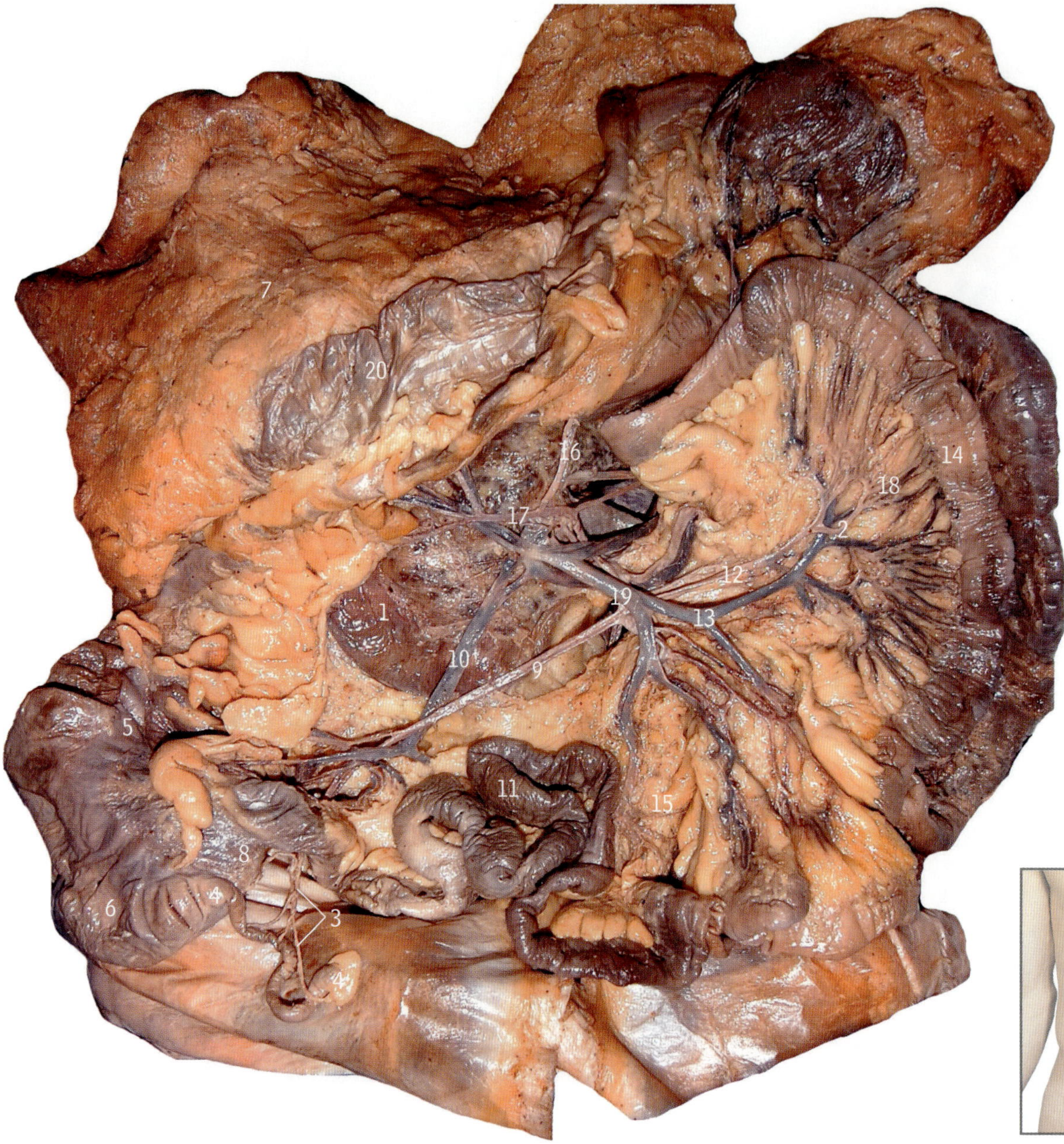

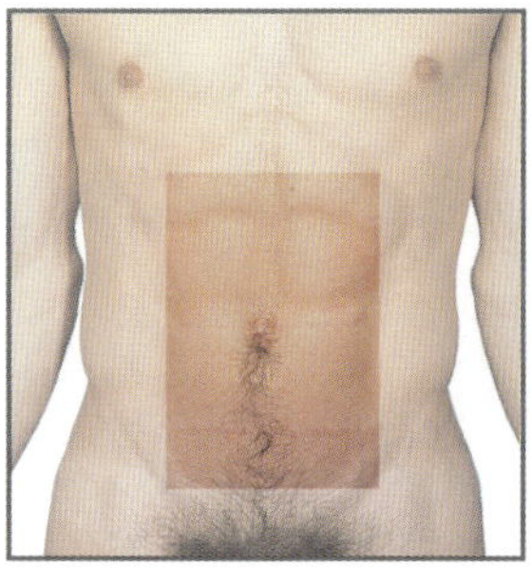

1 Third part of the duodenum 샘창자(십이지장)의 셋째부분
2 Anastomotic arcades 문합아치
3 Appendicular artery 막창자꼬리동맥(충수동맥)
4 Appendix 막창자꼬리(충수)
5 Ascending colon 오름잘록창자(상행결장)
6 Caecum 막창자(맹장)
7 Greater omentum 큰그물막(대망)
8 Ileocaecal junction 돌막창자이음부(회장맹장경계)
9 Ileocolic artery 돌막창자동맥(회장결장동맥)
10 Ileocolic vein 돌막창자정맥(회장결장정맥)
11 Ileum 돌창자(회장)
12 Jejunal artery 빈창자동맥(공장동맥)
13 Jejunal vein 빈창자정맥(공장정맥)
14 Jejunum 빈창자(공장)
15 Mesentery of the ileum 돌창자(회장)의 창자간막(장간막)
16 Middle colic artery 중간잘록창자동맥(중결장동맥)
17 Right colic artery 오른잘록창자동맥(우결장동맥)
18 Straight arteries 곧은동맥
19 Superior mesenteric vein 위창자간막정맥(상장간막정맥)
20 Transverse colon 가로잘록창자(가로창자)

메켈곁주머니(메켈게실), pp.280~284 참조.

아래창자간막혈관Iinferior mesenteric vessels 앞모습

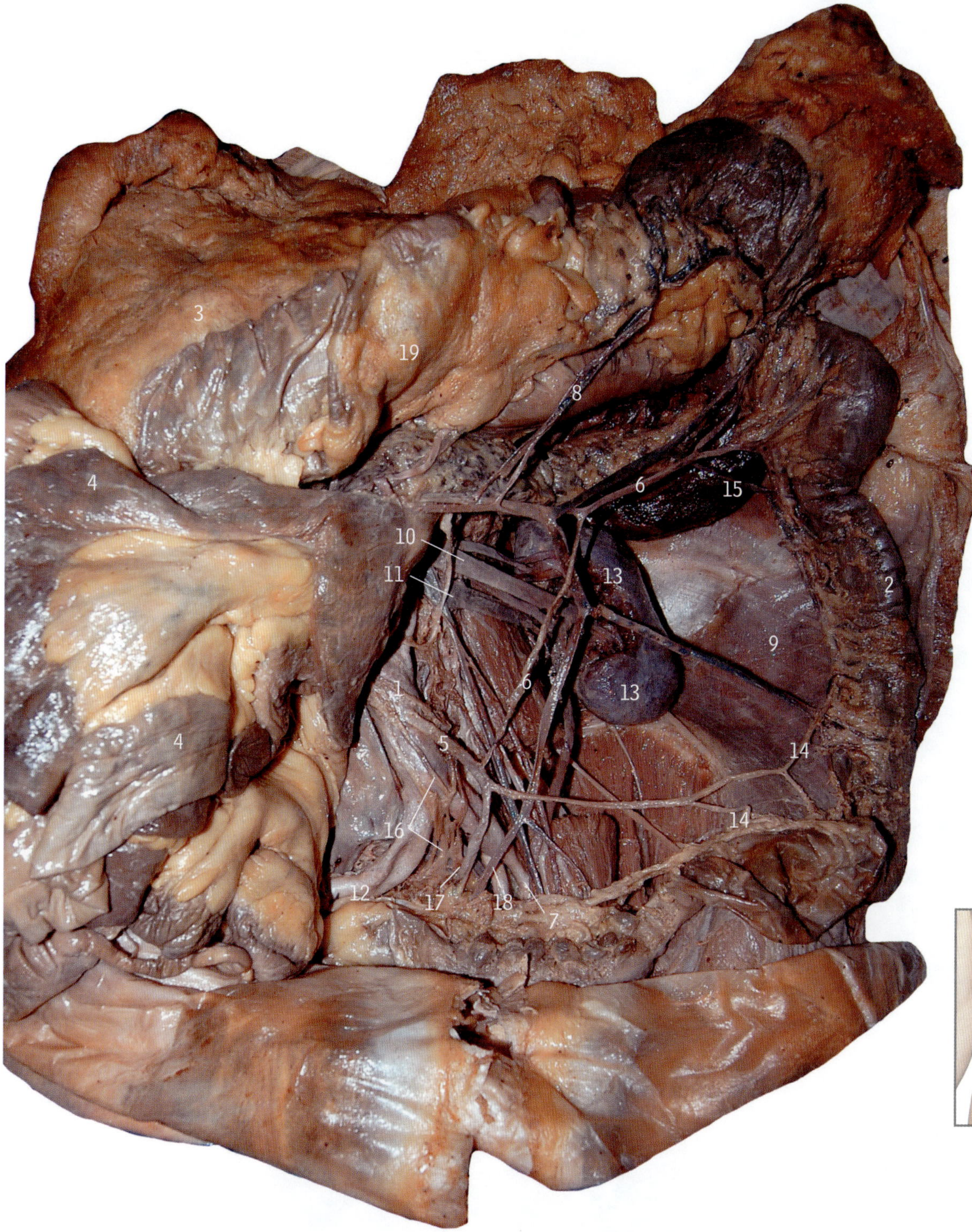

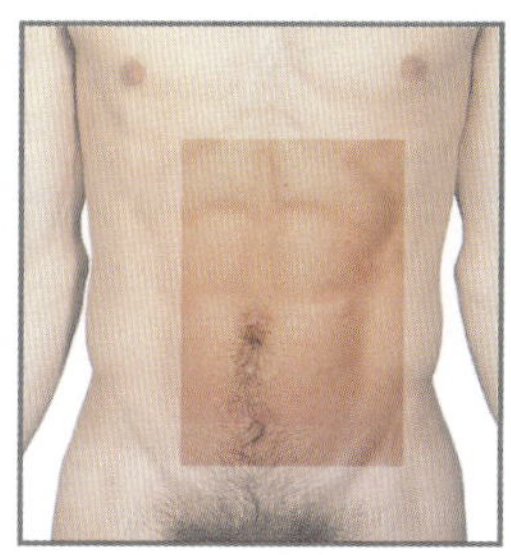

1 Abdominal aorta 배대동맥(복대동맥)
2 Descending colon 내림잘록창자(하행결장)
3 Greater omentum 큰그물막(대망)
4 Ileum and jejunum 돌창자(회장)와 빈창자(공장)
5 Inferior mesenteric artery 아래창자간막동맥(하장간막동맥)
6 Left colic artery 왼잘록창자동맥(좌결장동맥)
7 Left common iliac artery 왼온엉덩동맥(좌총장골동맥)
8 Marginal artery 모서리동맥
9 Transverse abdominis 배가로근(복횡근)
10 Renal artery 콩팥동맥(신장동맥)
11 Renal vein 콩팥정맥(신장정맥)
12 Right common iliac artery 오른온엉덩동맥(우총장골동맥)
13 Right kidney 오른콩팥(우신장)
14 Sigmoid arteries 구불창자동맥(S장결장동맥)
15 Spleen 지라(비장)
16 Superior hypogastric plexus 위아랫배신경얼기(상하복신경총)
17 Superior rectal artery 위곧창자동맥(상직장동맥)
18 Superior rectal vein 위곧창자정맥(상직장정맥)
19 Transverse colon 가로잘록창자(횡행결장)

창자허혈, pp.280~284 참조.

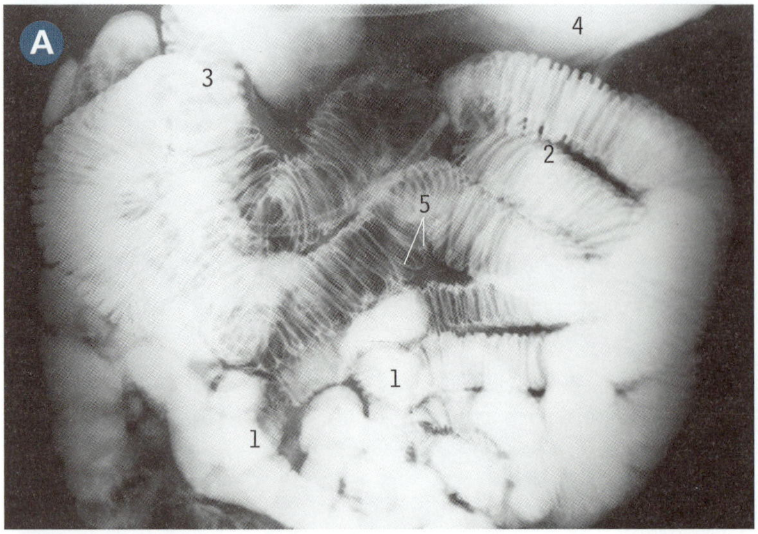

Ⓐ 작은창자 방사선사진

Small bowel radiograph

튜브를 이용한 샘창자 관장

1 Coils of ileum 돌창자(회장)의 코일
2 Coils of jejunum 빈창자(공장)의 코일
3 Descending (second) part of duodenum 샘창자(십이지장)의 내림(2차)부분
4 Stomach 위
5 Valvulae conniventes 돌림주름(윤상주름)

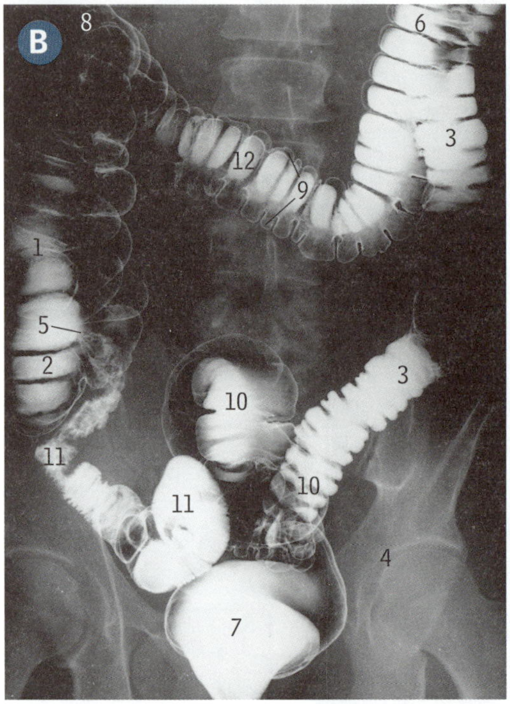

Ⓑ 큰창자 Large intestine

방사선사진

대장이중조영검사(double-contrast barium enema)에서 잘록창자팽대(9)는 돌창자의 좁은 끝부분(11)과 구분된다. 돌창자의 끝부분은 돌막창자이음부(5)를 통하여 부분적으로 바륨으로 채워진다.

1 Ascending colon 오름잘록창자(상행결장)
2 Caecum 막창자(맹장)
3 Descending colon 내림잘록창자(하행결장)
4 Hip joint 엉덩관절(고관절)
5 Ileocaecal junction 돌막창자이음부(회장맹장경계)
6 Left colic(splenic) flexure 왼잘록창자굽이(좌결장곡); 지라굽이
7 Rectum 곧창자(직장)
8 Right colic (hepatic) flexure 오른잘록창자굽이(우결장곡); 간굽이(간만곡)
9 Sacculations 작은주머니형성(소낭형성)
10 Sigmoid colon 구불잘록창자(S상결장)
11 Terminal ileum 돌창자끝부분(회장말단)
12 Transverse colon 가로잘록창자(횡행결장)

Ⓒ 64채널 스캔을 이용한 3D 재구성 "가상대장내시경에서 3D 스카우트스캔"

3D reconstruction CT 64 slice scan "3D scout scan from virtual colonoscopy"

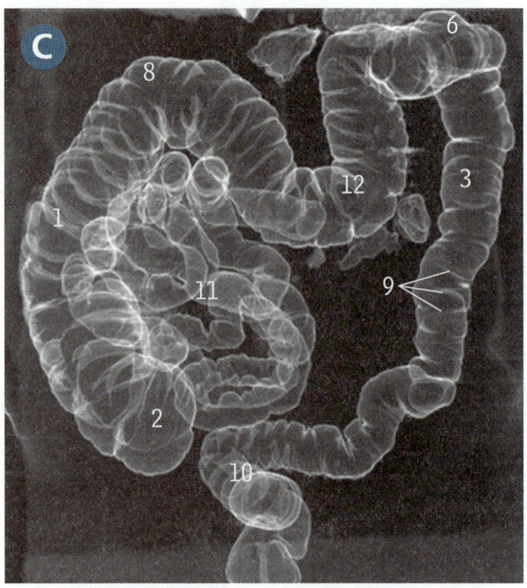

잘록창자(대장) 스텐트, 잘록창자창냄술(결장조루술), 곧은구불창자(직장S결장)에 생긴 이물질, pp.280~284 참조.

위 Stomach *혈관과 미주신경, 앞모습*

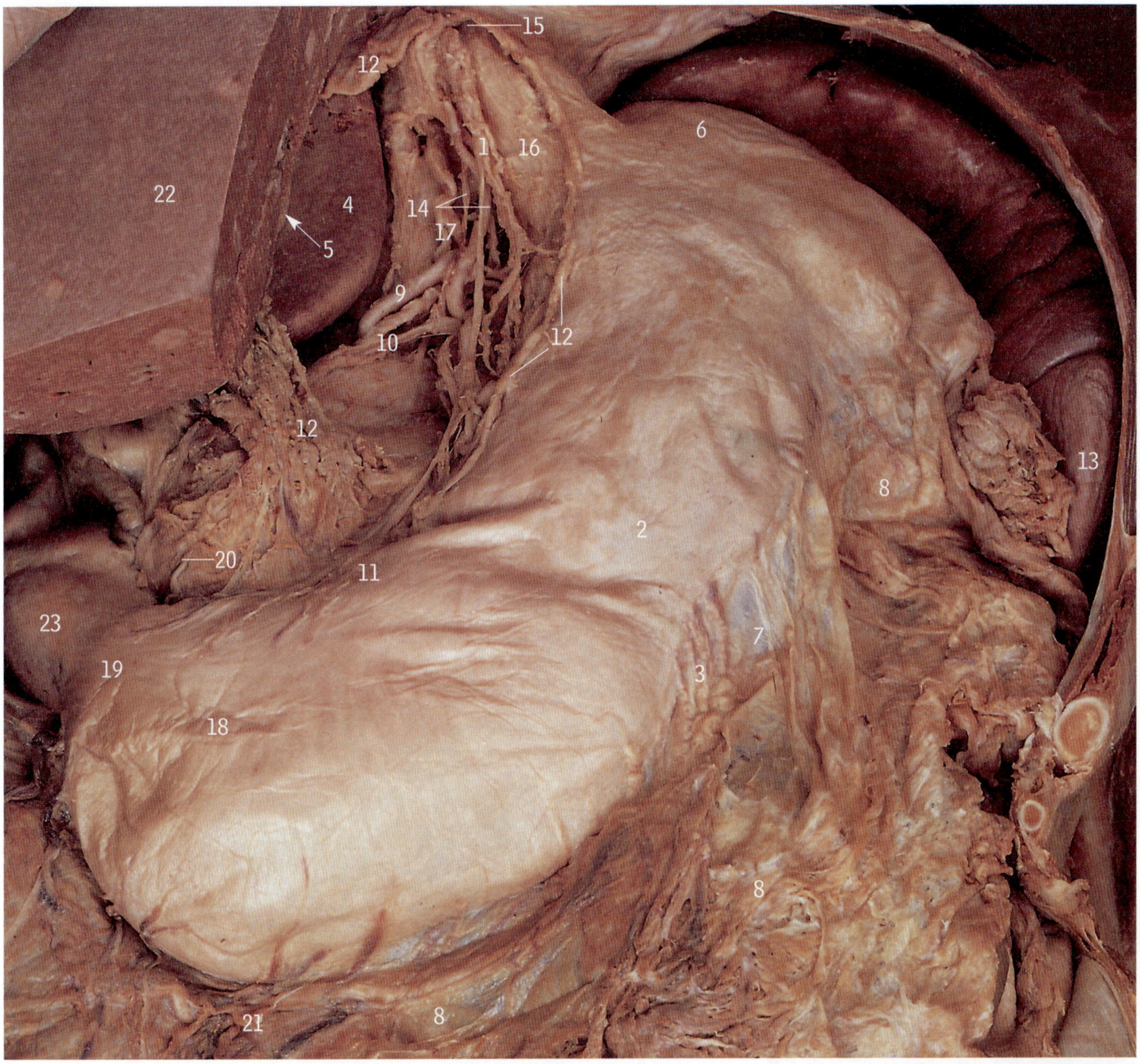

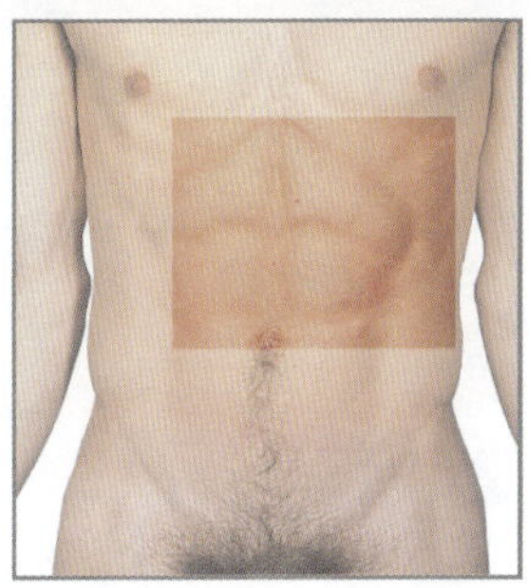

위(2, 6, 18, 19)를 관찰하기 위하여 작은그물막(12)과 함께 앞가슴벽(anterior thoracic wall), 배벽(abdominal walls) 및 왼간엽(left lobe of liver)을 제거하였다.

1 Anterior (left) vagal trunk
앞 혹은 왼미주신경줄기(전 혹은좌미주신경간)
2 Body of stomach 위몸통(위체)
3 Branches of left gastro-epiploic vessels
왼위그물막동 · 정맥의 가지(좌위대망동 · 정맥)
4 Caudate lobe of liver 간의 꼬리엽(미상엽)
5 Fissure for ligamentum venosum
정맥관인대틈새(정맥관삭렬)
6 Fundus of stomach 위바닥(위저)
7 Greater curvature of stomach 위의 큰굽이(대만)
8 Greater omentum 큰그물막(대망)
9 Left gastric artery 왼위동맥(좌위동맥)
10 Left gastric vein 왼위정맥(좌위정맥)
11 Lesser curvature of stomach 위의 작은굽이(소만)
12 Lesser omentum (cut edge)
작은그물막(소망)이 잘린 가장자리
13 Lower end of spleen 지라(비장)의 아래끝
14 Oesophageal branches of left gastric vessels
왼위동 · 정맥의 식도가지(좌위동 · 정맥의 식도지)
15 Oesophageal opening in diaphragm
가로막(횡격막)에 있는 식도구멍(식도열공)
16 Oesophagus 식도
17 Posterior (right) vagal trunk
뒤 혹은 오른미주신경줄기(후 혹은 우미주신경간)
18 Pyloric antrum 날문방(유문방)
19 Pyloric canal 날문관(유문관)
20 Right gastric artery 오른위동맥(우위동맥)
21 Right gastro-epiploic vessels and branches
오른위그물막(우위대망)동 · 정맥과 가지
22 Right lobe of liver 간의 오른엽(간엽)
23 Superior (first) part of duodenum
샘창자(십이지장)의 위(1차)부분

식도정맥류, 미주신경절단술, pp.280~284 참조.

위쪽 배 Upper abdomen

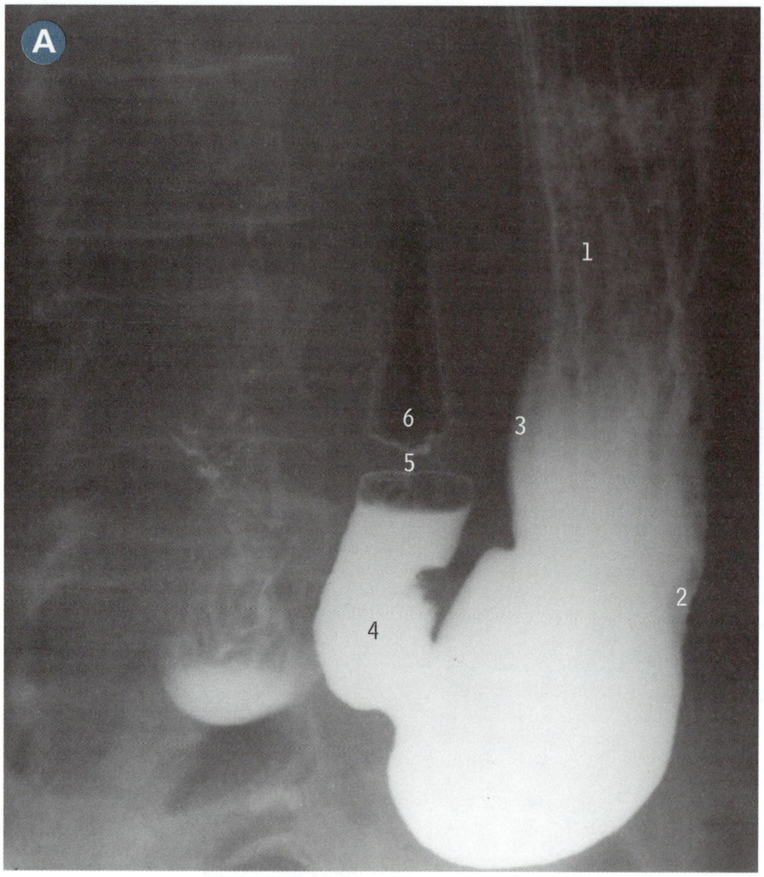

A 위-바륨식

1 Body of stomach 위몸통(위체)
2 Greater curvature of stomach 위의 큰굽이(대만)
3 Lesser curvature of stomach 위의 작은굽이(소만)
4 Pyloric antrum 날문방(유문방)
5 Pyloric canal 날문관(유문관)
6 Duodenal cap 샘창자팽대(십이지장팽대)

위쪽

가쪽

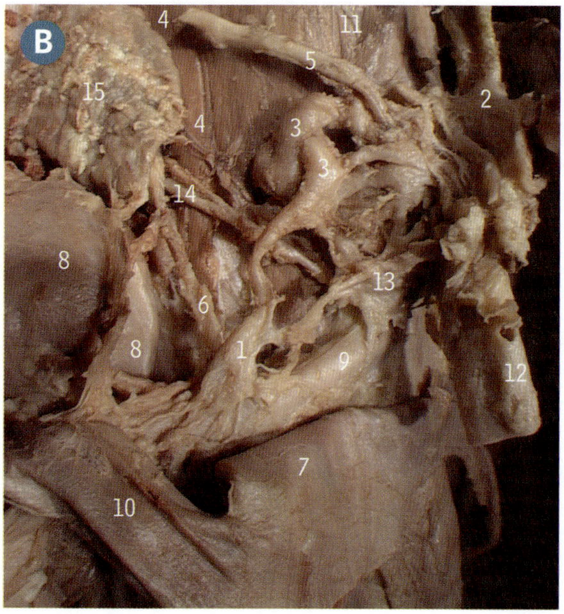

안쪽

아래쪽

B 뒤배벽-복강신경절과 관련구조

1 Aorto-renal ganglion 대동맥콩팥신경절(대동맥신장신경절)
2 Coeliac arterial trunk (reflected anteriorly) 앞쪽으로 접힌 복강동맥줄기(복강동맥간)
3 Coeliac ganglion 복강신경절
4 Diaphragm 가로막(횡격막)
5 Inferior phrenic artery 아래가로막동맥(하횡격동맥)
6 Inferior suprarenal artery 아래콩팥위동맥(하부신동맥)
7 Inferior vena cava (reflected inferiorly) 아래쪽으로 젖힌 아래대정맥(하대정맥)
8 Kidney, right 오른콩팥(우신장)
9 Renal artery, right 오른콩팥동맥(우신동맥)
10 Renal vein (reflected) 젖힌 콩팥정맥(신정맥)
11 Right crus, diaphragm 가로막의 오른다리(횡격막의 우각)
12 Superior mesenteric artery 위창자간막동맥(상장간막동맥)
13 Superior mesenteric ganglion 위창자간막신경절(상장간막신경절)
14 Superior suprarenal artery 위콩팥위동맥(상부신동맥)
15 Suprarenal gland 콩팥위샘(부신)

복강신경얼기차단(복강신경총차단), 위자극장치, 틈새탈장(열공탈장), pp.280~284 참조.

Ⓐ 이자, 샘창자 및 위창자간막혈관

Pancreas, duodenum and superior mesenteric vessels

위는 큰그물막과 함께 위쪽으로 들어올려졌다.

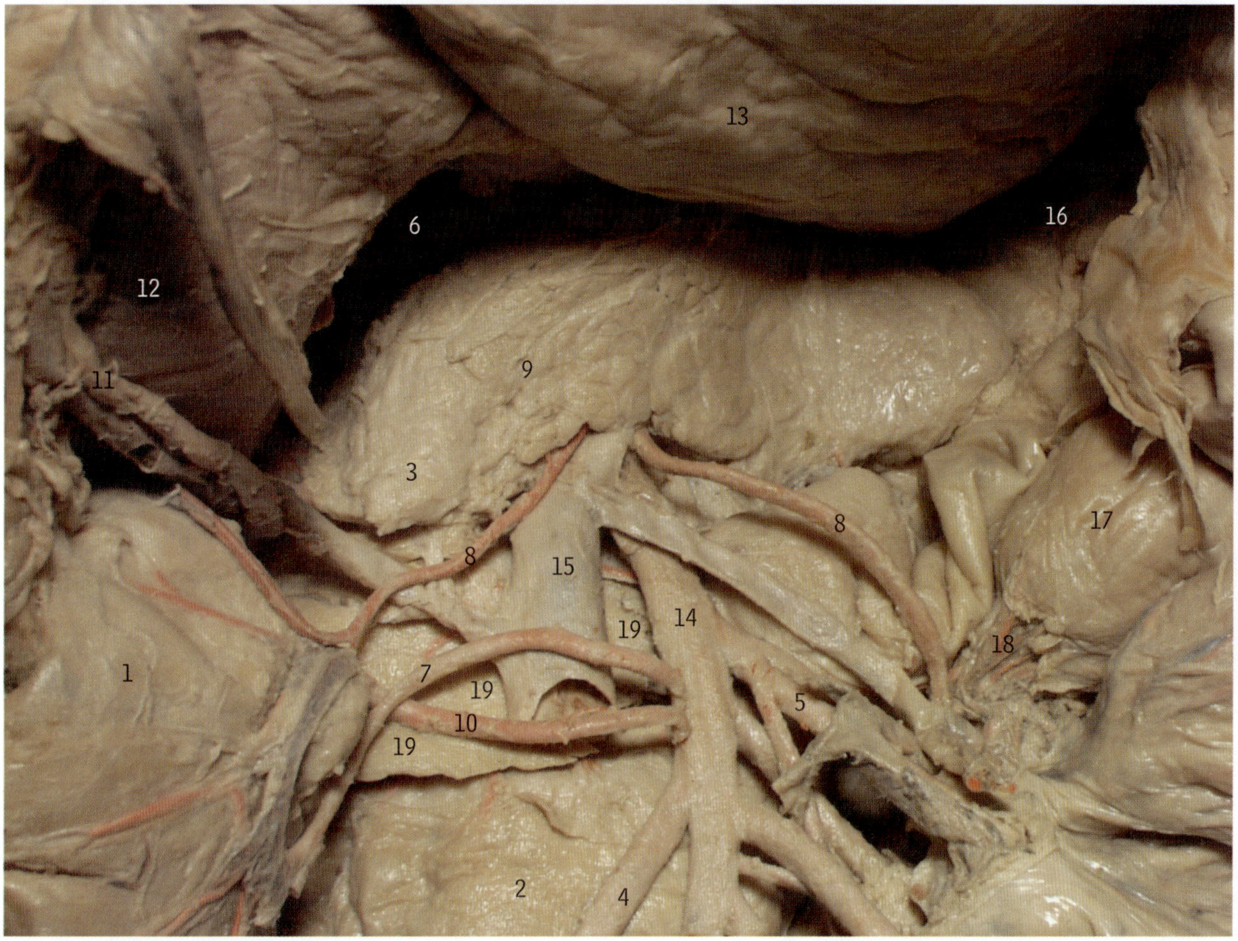

Ⓑ 샘창자유두 Duodenal papilla

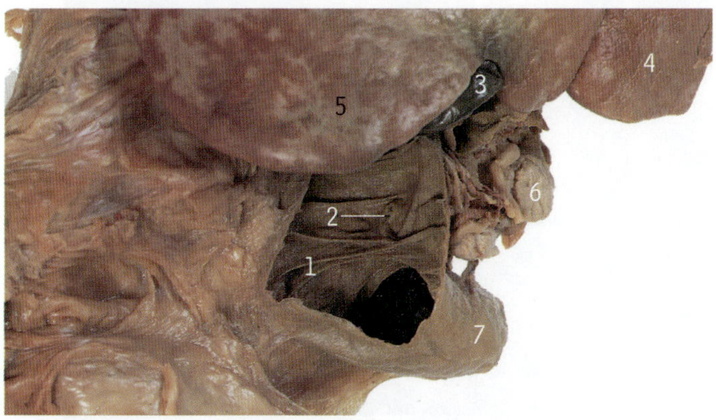

샘창자의 내림부분(둘째부분)의 앞벽은 제거되었다.

1 Circular folds of mucous membrane 점막의 돌림주름(윤상추벽)
2 Duodenal papilla 샘창자유두(십이지장유두)
3 Gall bladder 쓸개(담낭)
4 Liver, left lobe 간의 왼엽(좌엽)
5 Liver, right lobe 간의 오른엽(우엽)
6 Pancreas 이자(췌장)
7 Third part of duodenum 샘창자(십이지장) 셋째부분

위의 뒤아래면을 보기 위하여 위가 위쪽으로 당겨졌다.

1 Ascending colon 오름잘록창자(상행결장)
2 Duodenum, third part 샘창자(십이지장), 셋째부분
3 Head of pancreas 이자머리(췌두)
4 Ileocolic artery 돌막창자동맥(회장결장동맥)
5 Jejunal branch of superior mesenteric artery 위창자간막동맥의 빈창자가지(상장간막동맥의 공장지)
6 Lesser sac 작은복막주머니(소낭)
7 Middle colic artery 중간잘록창자동맥(좌결장동맥)
8 Middle colic artery, aberrant variation 중간잘록창자동맥(좌결장동맥)의 변이
9 Neck of pancreas 이자목(췌경)
10 Right colic artery 오른잘록창자동맥(우결장동맥)
11 Right gastroepiploic vessels 오른위그물막동 · 정맥(우위대막동 · 정맥)
12 Stomach, antrum (reflected anteriorly) 앞으로 젖혀진 위의 날문방(유문동)
13 Stomach, body 위몸통(위체)
14 Superior mesenteric artery 위장간막동맥(상장간막동맥)
15 Superior mesenteric vein 위장간막정맥(상장간막정맥)
16 Tail of pancreas 이자꼬리(췌미)
17 Transverse colon 가로잘록창자(횡행결장)
18 Transverse colon, artery and vein 가로잘록창자(횡행결장)의 동 · 정맥
19 Uncinate process of pancreas 이자의 갈고리돌기(췌장의 구상돌기)

이자염(췌장염), pp.280~284 참조.

간Liver 앞모습

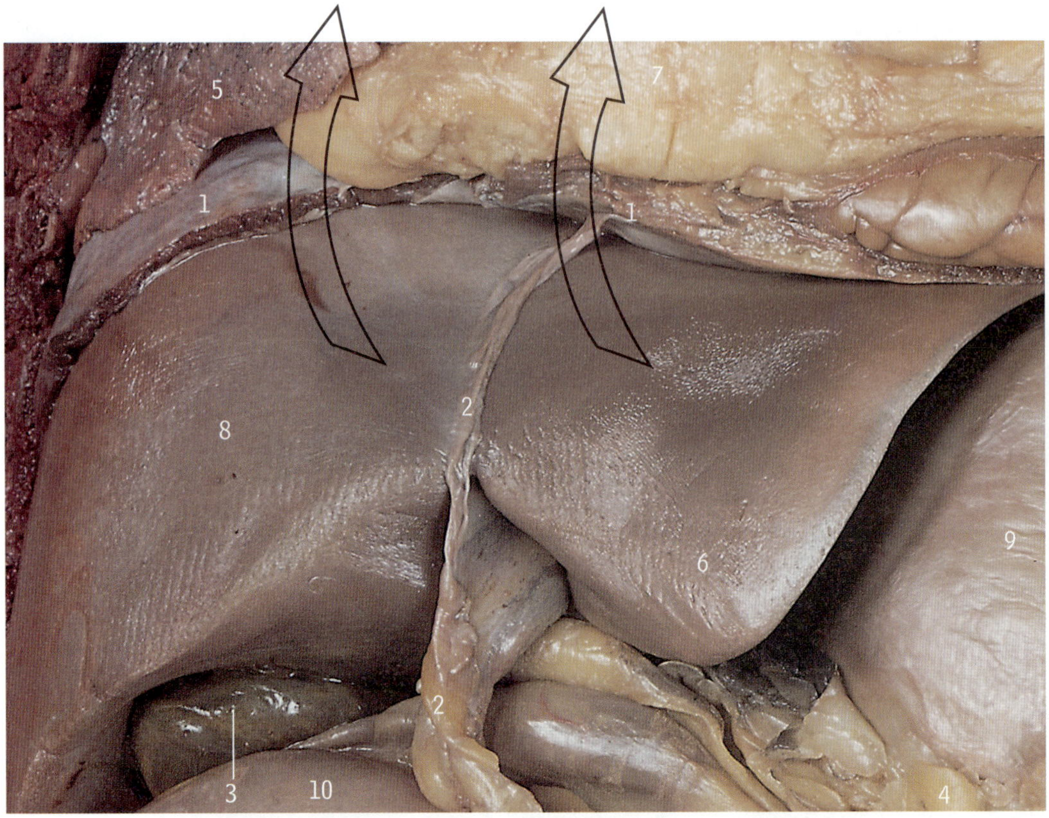

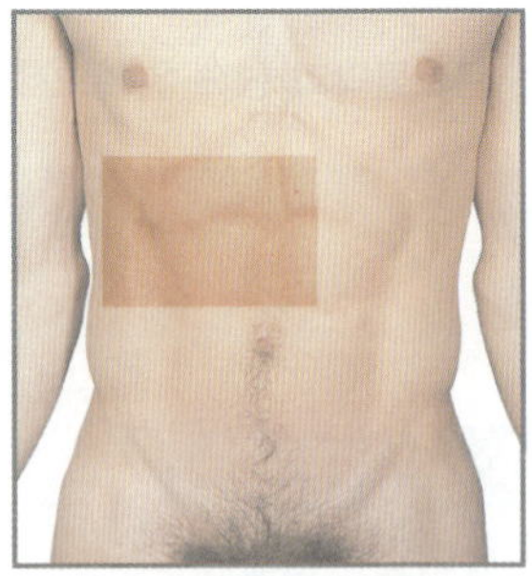

1 Diaphragm 가로막(횡격막)
2 Falciform ligament 낫인대(겸상인대)
3 Gall bladder, fundus 쓸개바닥(담낭저)
4 Greater omentum 큰그물막(대망)
5 Inferior lobe of right lung 오른허파(우폐)의 아래엽(하엽)
6 Left lobe of liver 왼간엽(좌간엽)
7 Pericardial fat 심장막(심낭)의 지방
8 Right lobe of liver 간의 오른엽(우엽)
9 Stomach 위
10 Transverse colon 가로잘록창자(횡행결장)

배막구조의 설명은 p.220, 233에 있는 그림을 본다.

창자를 관찰하기 위하여 가슴벽(thoracic walls, 흉벽)과 배벽(abdominal walls, 복벽) 그리고 가로막(diaphragm, 횡격막)의 앞쪽은 제거하였다. 간(6, 8)과 위(9)는 가로막 바로 아래에 있다. 큰그물막(4)은 작은창자와 큰창자를 덮으면서, 그러나 덮여 있지 않은 가로잘록창자(transverse colon, 10)로부터 떨어져있으면서 위의 큰굽이(9)로부터 아래로 늘어져 있다. 담낭(3)의 바닥은 오른간엽(right lobe of liver, 우간엽)과 가로잘록창자(transverse colon, 횡행결장) 사이에 보인다. 화살표는 다음 페이지에서 간의 뒤아래모습을 관찰하기 위하여 간이 젖혀지는 방향을 나타낸다.

배의 위부분의 관상 CT Coronal CT

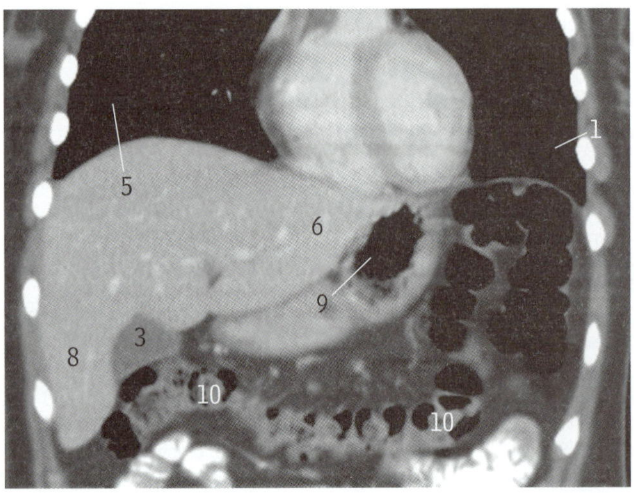

위쪽 배의 복강경사진 Laparoscopic view

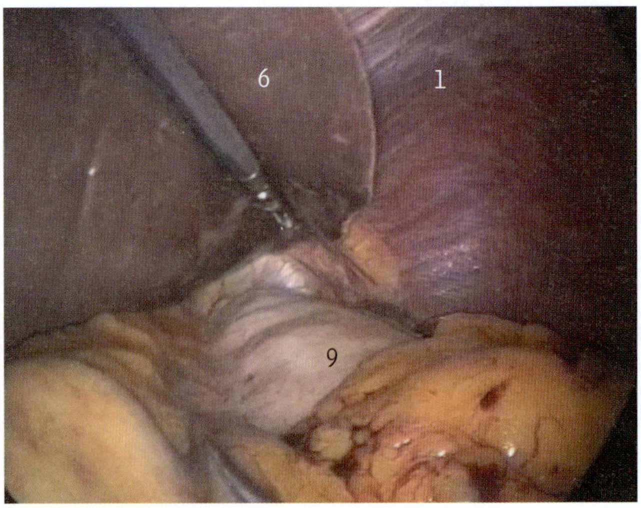

간경화, 간손상, pp.280~284 참조.

간 Liver 뒤아래모습

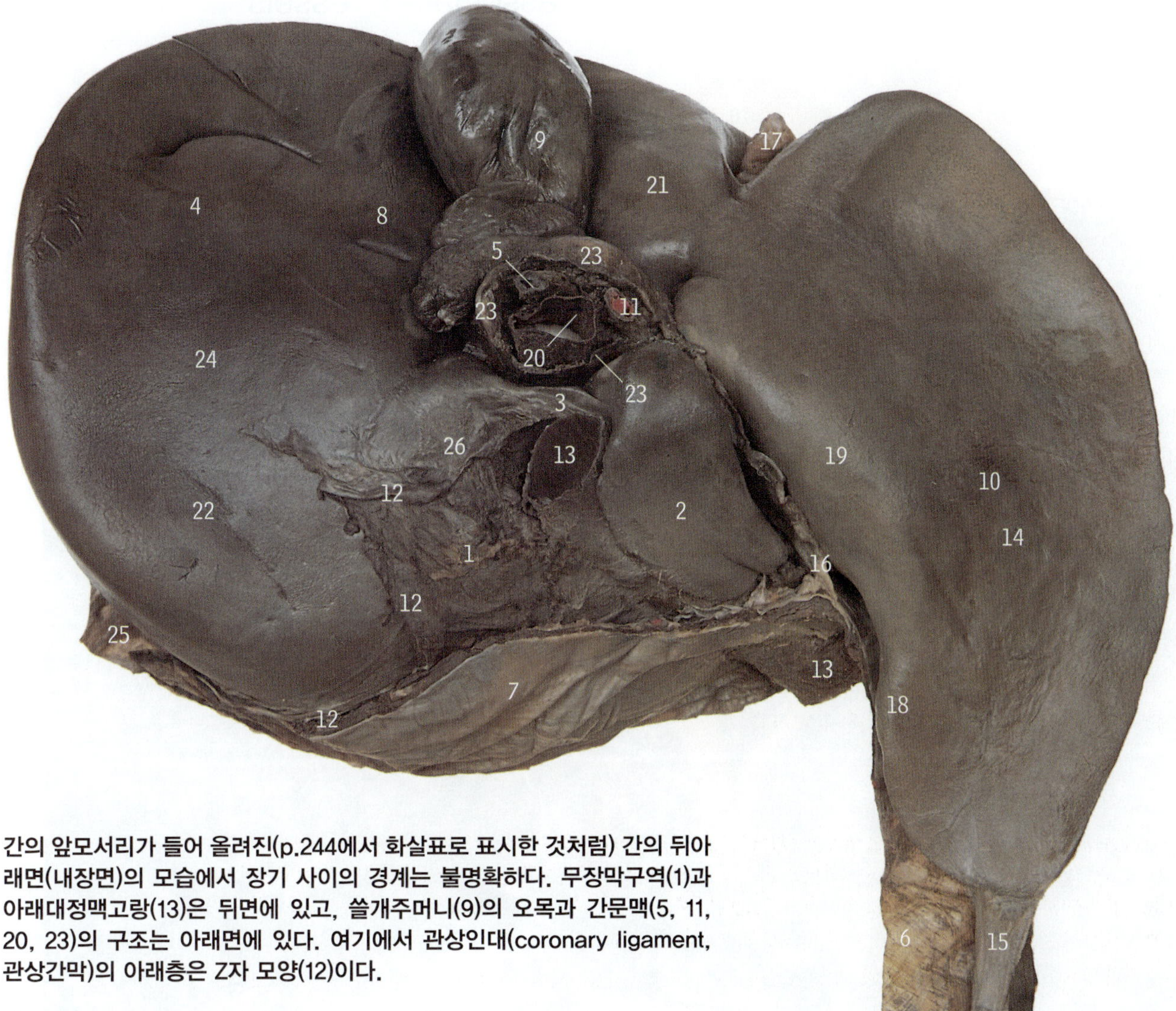

간의 앞모서리가 들어 올려진(p.244에서 화살표로 표시한 것처럼) 간의 뒤아래면(내장면)의 모습에서 장기 사이의 경계는 불명확하다. 무장막구역(1)과 아래대정맥고랑(13)은 뒤면에 있고, 쓸개주머니(9)의 오목과 간문맥(5, 11, 20, 23)의 구조는 아래면에 있다. 여기에서 관상인대(coronary ligament, 관상간막)의 아래층은 Z자 모양(12)이다.

1 Bare area 무장막구역(무장막야)
2 Caudate lobe 꼬리엽(미상엽)
3 Caudate process 꼬리엽돌기(미상엽돌기)
4 Colic impression 잘록창자자국(결장압흔)
5 Common hepatic duct 온간관(총간관)
6 Diaphragm 가로막(횡격막)
7 Diaphragm on part of bare area (obstructing view of superior layer of coronary ligament) 무장막구역(무장막야)부분의 가로막(횡격막), 관상인대(관상간막) 위층의 폐쇄면
8 Duodenal impression 샘창자자국(십이지장압흔)
9 Gall bladder 쓸개(담낭)
10 Gastric impression 위자국(위압흔)
11 Hepatic artery 간동맥
12 Inferior layer of coronary ligament 관상인대(관상간막)의 아래층
13 Inferior vena cava 아래대정맥(하대정맥)
14 Left lobe 왼간엽(좌간엽)
15 Left triangular ligament 왼세모인대(좌삼각간막)
16 Lesser omentum in fissure for ligamentum venosum 정맥관인대틈새(정맥관삭렬)에 있는 작은그물막(소망)
17 Ligamentum teres and falciform ligament in fissure for ligamentum teres 간원인대틈새(간원삭렬)에 있는 간원인대(간원삭)와 낫인대(겸상인대)
18 Oesophageal groove 식도고랑(식도구)
19 Omental tuberosity 그물막거친면(망조면)
20 Portal vein 문맥
21 Quadrate lobe 네모엽(방형엽)
22 Renal impression 콩팥자국(신압흔)
23 Right free margin of lesser omentum in porta hepatis 간문맥에 있는 작은그물막(소망)의 오른 자유모서리
24 Right lobe 오른간엽(우간엽)
25 Right triangular ligament 오른세모인대(우삼각간막)
26 Suprarenal impression 부신자국(부신압흔)

꼬리엽(2)과 네모엽(21)은 해부학적으로는 오른엽(24)에 속하지만, 간동맥(hepatic artery)의 왼쪽 가지와 문맥(portal vein)으로부터 혈액을 받고, 왼간관(left hepatic duct)으로 쓸개즙을 배출하기 때문에 기능적으로는 왼엽(14)에 속한다.

간농양, 리이델의 엽, pp.280~284 참조.

간, 간바깥쓸개관 및 관계가 있는 혈관의 모형
Cast of the liver, extrahepatic biliary tract and associated vessels
뒤아래면

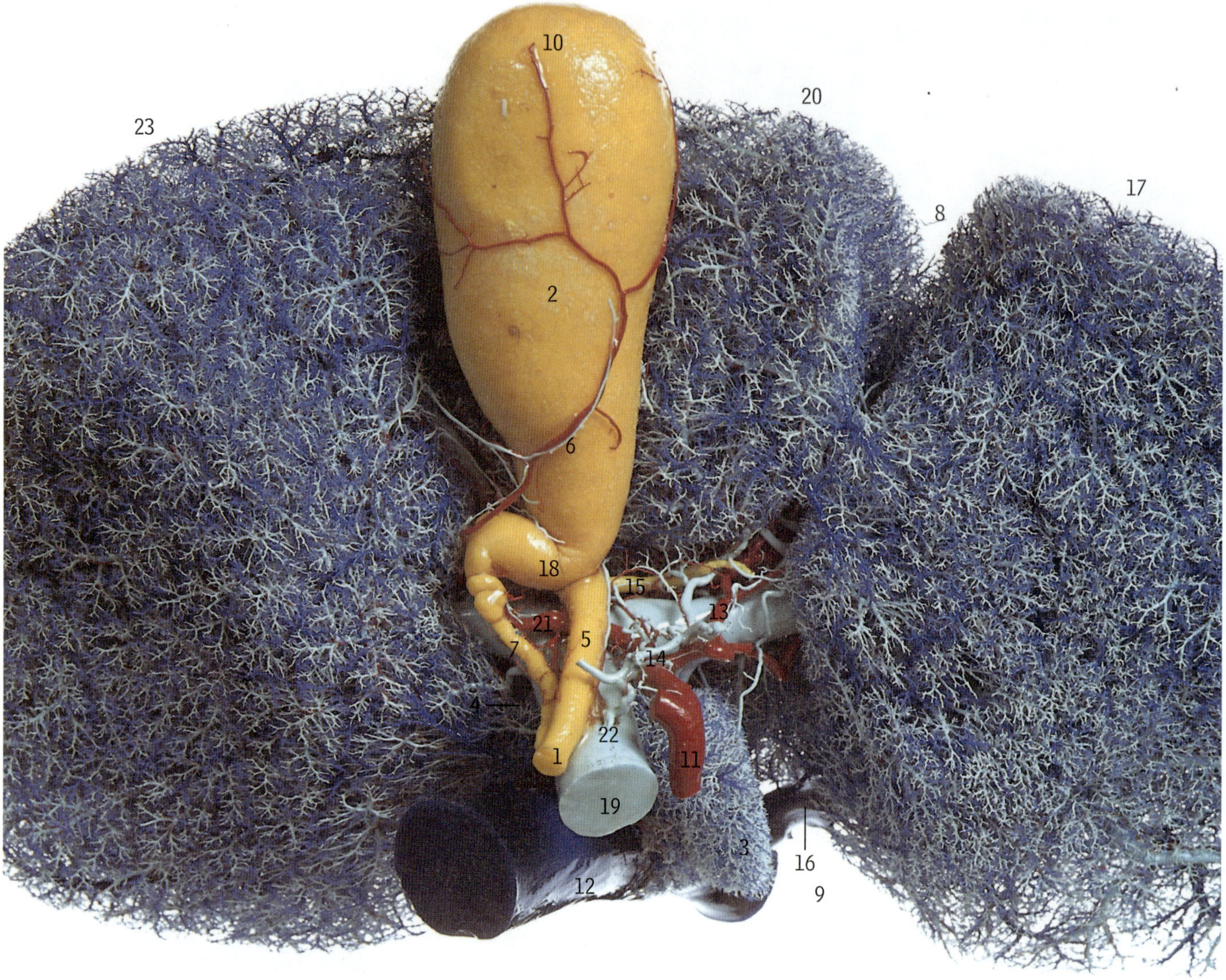

노란색: 쓸개주머니(gall bladder)와 쓸개관(biliary tract)
빨간색: 간동맥과 가지(hepatic artery and branches)
밝은 파란색: 문맥과 지류(portal vein and tributaries)
검은색: 아래대정맥(inferior vena cava), 간정맥과 지류(hepatic veins and tributaries)

사진은 앞쪽의 사진처럼 간의 아래모서리가 가슴쪽으로 밀어 올려져 있고, 아래쪽에서 배를 들여다 보듯이 간의 뒤아래면을 보여준다.

1 Bile duct 쓸개관(담관)
2 Body of gall bladder 쓸개몸통(담낭체)
3 Caudate lobe 꼬리엽(미상엽)
4 Caudate process 꼬리엽돌기(미상엽돌기)
5 Common hepatic duct 온간관(총간관)
6 Cystic artery and veins 쓸개동 · 정맥(담낭동 · 정맥)
7 Cystic duct 쓸개주머니관(담낭관)
8 Fissure for ligamentum teres 간원인대틈새(간원삭렬)
9 Fissure for ligamentum venosum 정맥관인대틈새(정맥관삭렬)
10 Fundus of gall bladder 쓸개바닥(담낭저)
11 Hepatic artery 간동맥
12 Inferior vena cava 아래대정맥(하대정맥)
13 Left branch of hepatic artery overlying left branch of portal vein 문맥의 왼가지를 덮고 있는 간동맥의 왼가지
14 Left gastric vein 왼위정맥(좌위정맥)
15 Left hepatic duct 왼간관(좌간관)
16 Left hepatic vein 왼간정맥(좌간정맥)
17 Left lobe 왼간엽(좌간엽)
18 Neck of gall bladder 쓸개목(담낭경)
19 Portal vein 문맥
20 Quadrate lobe 네모엽(방형엽)
21 Right branch of hepatic artery overlying right branch of portal vein 문맥의 오른가지를 덮고 있는 간동맥의 오른가지
22 Right gastric vein 오른위정맥(우위정맥)
23 Right lobe 오른엽(우엽)

Ⓐ 내시경역행쓸개이자조영

Endoscopic retrograde cholangiopancreatogram

ERCP

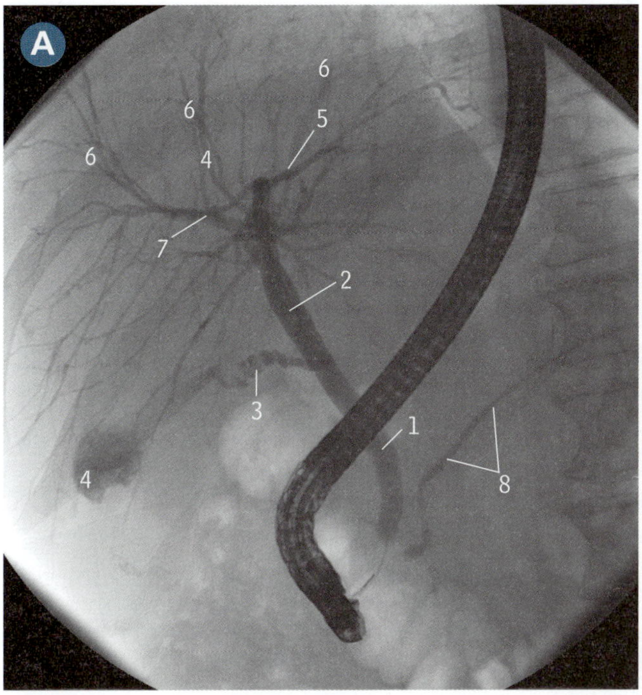

내시경역행쓸개이자 조영검사를 하는 동안, 내시경은 입(mouth), 인두(pharynx), 식도(oesophagus) 및 위(stomach)를 지나서 샘창자(duodenum)로 들어가고, 캐뉼러(cannula)는 샘창자를 지나서 큰샘창자유두(major duodenal papilla, 대십이지장유두)(p.243 B)와 쓸개관(bile duct, 담낭관)으로 삽입되어, 조영제가 쓸개관으로 주입되도록 하였다.

1 Common bile duct 온쓸개관(총담관)
2 Common hepatic duct 온간관(총간관)
3 Cystic duct 쓸개주머니관(담낭관)
4 Gall bladder 쓸개(담낭)
5 Left hepatic duct 왼간관(좌간관)
6 Liver shadow and tributaries of hepatic ducts 간음영과 간관의 지류
7 Right hepatic duct 오른간관(우간관)
8 Pancreatic duct 이자관(췌장관)

Ⓑ 이자관 Pancreatic duct *ERCP*

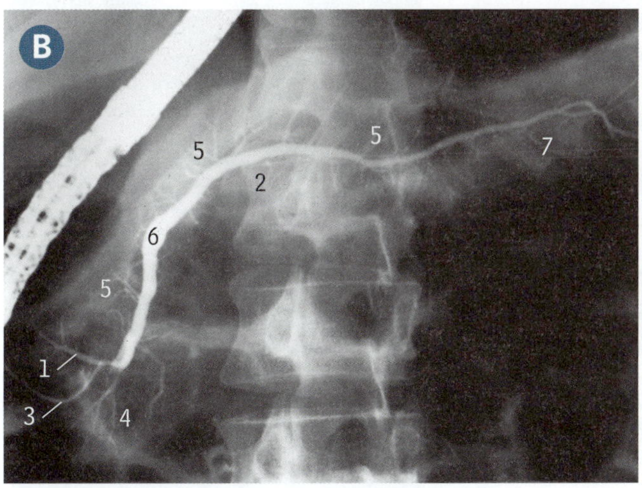

1 Accessory pancreatic duct (Santorini) 덧이자관(부췌관)
2 Body of pancreas 이자몸통(췌체)
3 Cannula in ampulla (Vater) 팽대에 있는 캐뉼러
4 Head of pancreas 이자머리(췌두)
5 Intralobular ducts of the pancreas 이자의 소엽속관(췌장의 소엽내관)
6 Pancreatic duct (Wirsung) 이자관(췌관)
7 Tail of pancreas 이자꼬리(췌미)

Ⓒ 자기공명췌담관영상술

Magnetic resonance cholangiopancreatogram

MRCP

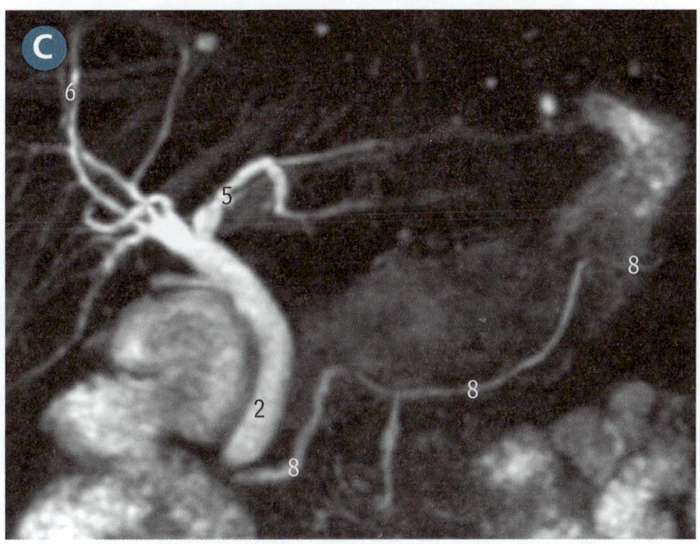

지시는 A의 명칭 참조.

이자암(췌장암), 쓸개절제술(담낭절제술), 담석, pp.280~284 참조.

간문맥과 지류 및 창자간막혈관의 모형

Cast of the portal vein and tributaries, and the mesenteric vessels *뒷모습*

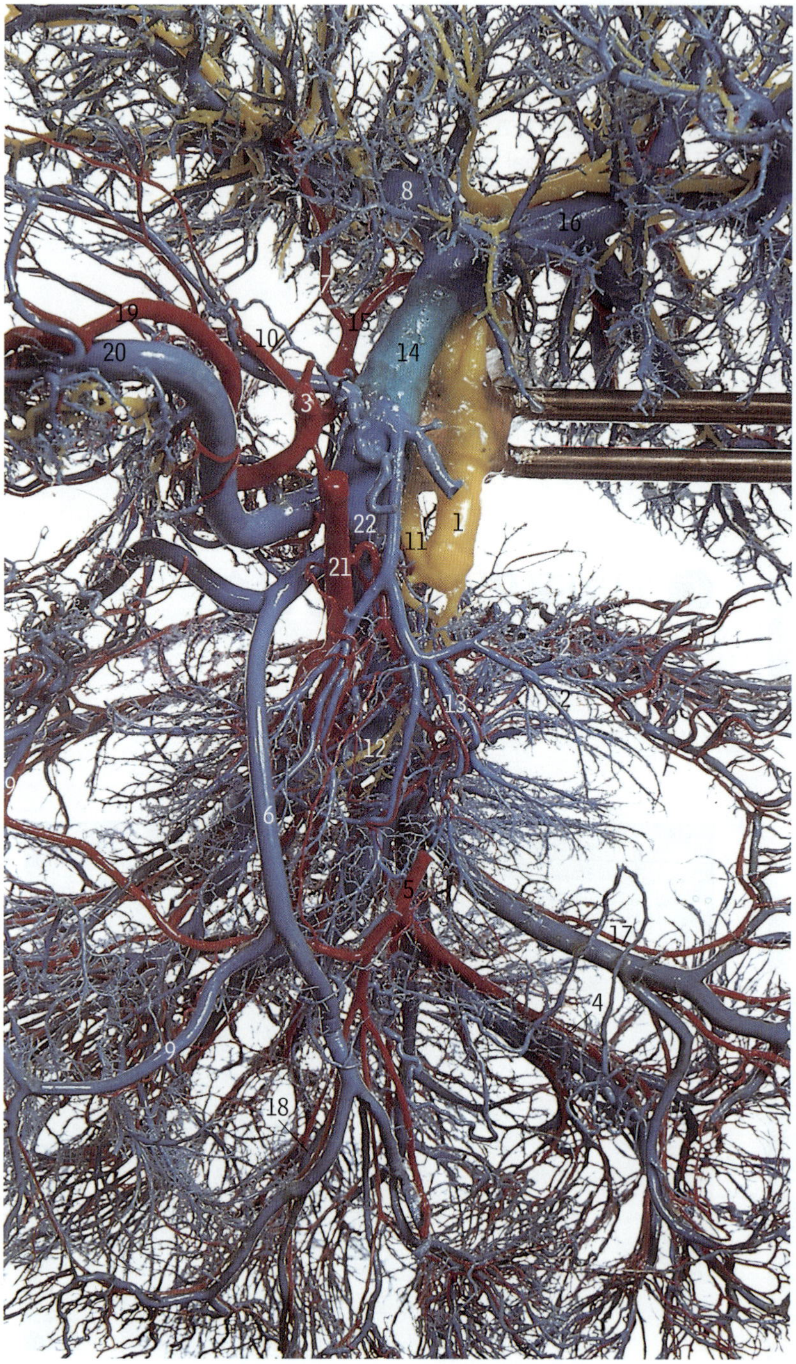

1 Bile duct 쓸개관(담관)
2 Branches of middle colic vessels 중간잘록창자동 · 정맥(중결장동 · 정맥)의 가지
3 Coeliac trunk 복강동맥
4 Ileocolic vessels 돌잘록창자동 · 정맥(회장결장동 · 정맥)
5 Inferior mesenteric artery 아래창자간막동맥(하장간막동맥)
6 Inferior mesenteric vein 아래창자간막정맥(하장간막정맥)
7 Left branch of hepatic artery 간동맥의 왼가지
8 Left branch of portal vein 문맥의 왼가지
9 Left colic vessels 왼잘록창자동 · 정맥(좌결장동 · 정맥)
10 Left gastric artery and vein 왼위동 · 정맥(좌위동 · 정맥)
11 Pancreatic duct 이자관(췌관)
12 Pancreatic ducts in head of pancreas 이자머리의 이자관(췌두의 췌관)
13 Pancreaticoduodenal vessels 이자샘창자동 · 정맥(췌십이지장동 · 정맥)
14 Portal vein 문맥
15 Right branch of hepatic artery 간동맥의 오른가지
16 Right branch of portal vein 문맥의 오른가지
17 Right colic vessels 오른잘록창자동 · 정맥(우결장동 · 정맥)
18 Sigmoid vessels 구불잘록창자동 · 정맥(S상결장동 · 정맥)
19 Splenic artery 지라동맥(비동맥)
20 Splenic vein 지라정맥(비정맥)
21 Superior mesenteric artery 위창자간막동맥(상장간막동맥)
22 Superior mesenteric vein 위창자간막정맥(상장간막정맥)

배의 관상 CT Coronal CT

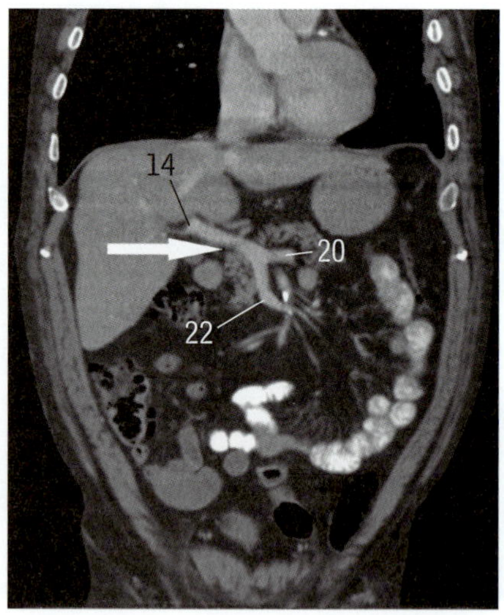

노란색: 쓸개관(biliary tract)과 이자관(pancreatic ducts)
빨간색: 동맥(arteries)
파란색: 문맥계통(portal venous system)
검은색: 아래대정맥(inferior vena cava), 간정맥과 지류(hepatic veins and tributaries)

뒷모습 사진에서, 위창자간막정맥(22)이 지라정맥(20)과 합쳐진 다음 위쪽으로 연속되어서 문맥이 되는 것이 관찰된다. 간문맥(porta hepatis)에서 문맥정맥(portal vein)은 오른가지와 왼가지로 나뉜다(8, 16). 대동맥(aorta)이 제거되었기 때문에 아래창자간막동맥(5)의 윗부분이 오른쪽으로 약간 틀어져 있고, 돌잘록창자동맥(ileocolic artery)과 겹쳐 있으므로 돌잘록창자동맥이 아래창자간막동맥에서 이는 것처럼 보인다. 이 사진에서는 돌잘록창자동맥이 위장간막동맥(superior mesenteric artery)에서 이는곳은 관찰되지 않는다.

A 지라 Spleen 앞모습

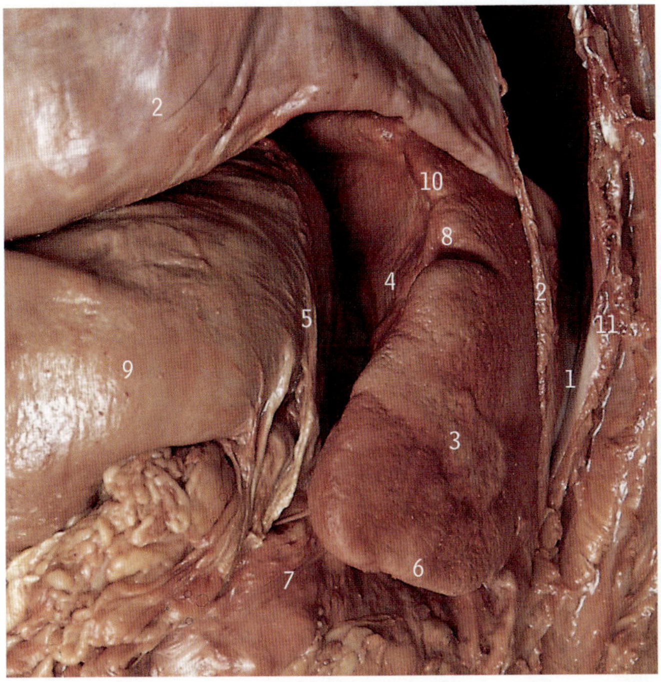

왼쪽 위앞배벽(upper anterior abdominal wall)과 아래앞가슴벽(lower anterior thoracic wall)은 제거하였고, 위(9)와 잘록창자(7) 옆에 있는 지라(spleen, 비장)가 정상위치에서 보이도록 하기 위하여 가로막(2)은 위로 젖혔다.

위지라인대는 지라동 · 정맥의 짧은 위동 · 정맥과 위–그물막가지(gastro–epiploic branches)를 포함한다.

지라콩팥인대는 이자의 꼬리와 비장동 · 정맥을 포함한다.

1. Costodiaphragmatic recess 갈비가로막오목(늑골횡격막와)
2. Diaphragm 가로막(횡격막)
3. Diaphragmatic surface 가로막면(횡격면)
4. Gastric impression 위자국(위압흔)
5. Gastrosplenic ligament 위지라인대(위비장간막)
6. Inferior border 아래모서리(하연)
7. Left colic flexure 왼창자굽이(좌결장곡)
8. Notch 패임(절흔)
9. Stomach 위
10. Superior border 위모서리(상연)
11. Thoracic wall 가슴벽(흉벽)

관상 CT Coronal CT

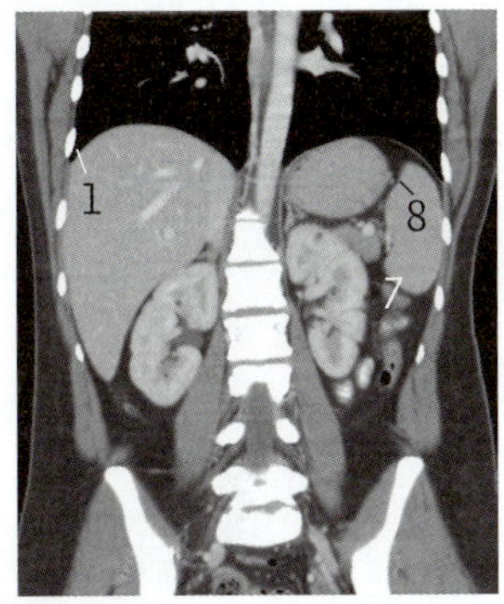

B 지라 Spleen 내장면

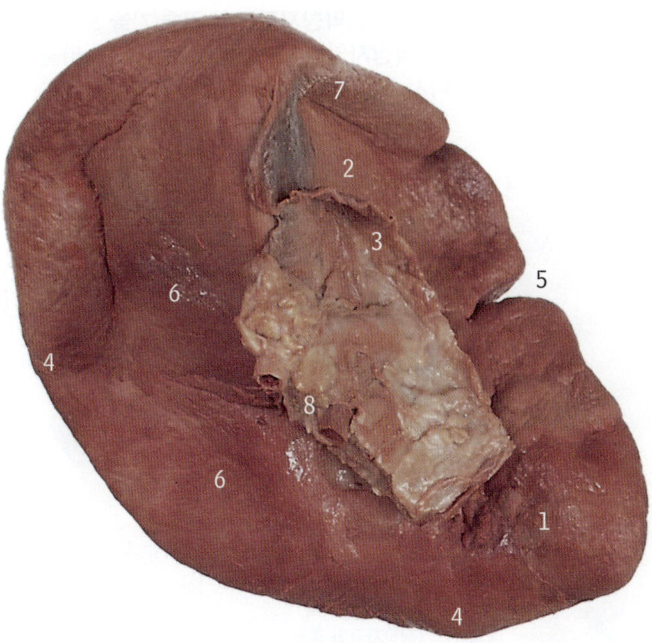

B에서 지라는 제거되었고, 위지라인대(3)와 지라콩팥인대(8)의 작은 부분과 함께 지라의 내장쪽(안쪽)면이 보인다.

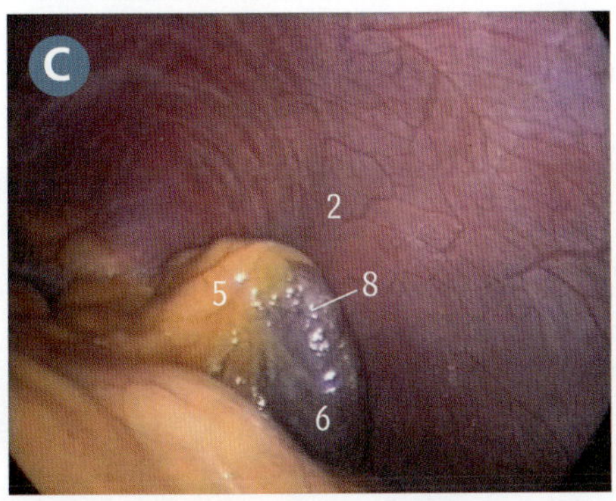

C 지라 Spleen 복강경사진

지시는 A에 있는 명칭 참조.

1. Colic impression 잘록창자자국(결장압흔)
2. Gastric impression 위자국(위압흔)
3. Gastrosplenic ligament containing short gastric and left gastro–epiploic vessels 짧은 위동 · 정맥과 왼위그물막동 · 정맥(좌위대망동 · 정맥)을 포함하고 있는 위지라인대(위비간막)
4. Inferior border 아래모서리(하연)
5. Splenic notch 지라패임(비장절흔)
6. Renal impression 콩팥자국(신장압흔)
7. Superior border 위모서리(상연)
8. Tail of pancreas and splenic vessels in lienorenal ligament 지라콩팥인대(비신장인대)에 있는 이자꼬리(췌미)와 지라(비장)동 · 정맥

지라(비장)파열, 지라(비장) 낭종, 지라(비장)경색, 지라(비장)절제술, 지라(비장)비대스플레느규라이, pp.280~284 참조.

D 지라 Spleen *왼위쪽 배의 가로단면*

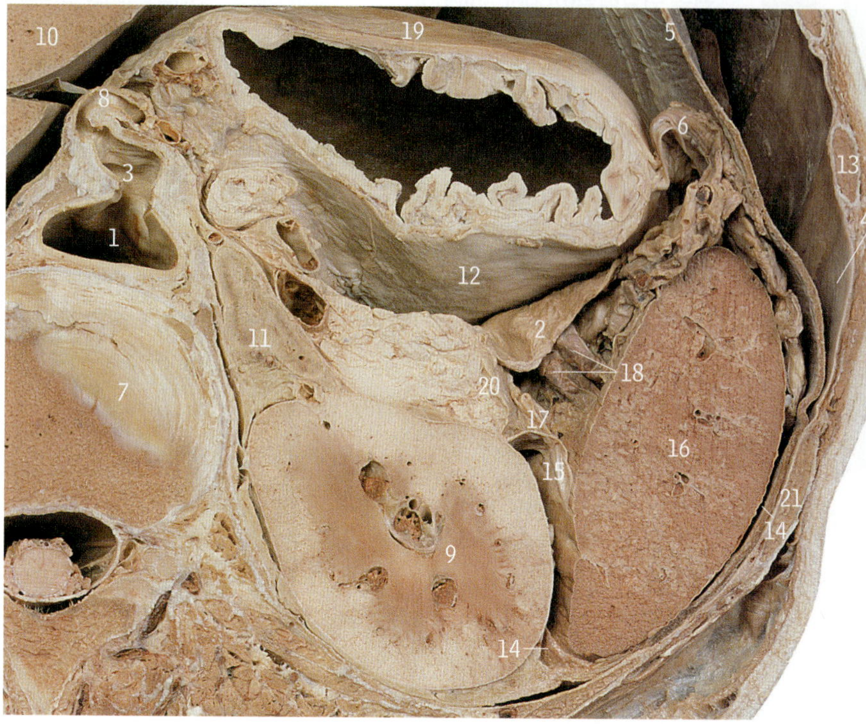

사진은 열둘째가슴뼈(twelfth thoracic)와 첫째허리뼈(first lumbar vertebrae) 사이의 척추사이원반(7) 높이의 사진으로 아래쪽에서부터 가슴쪽으로 들여다보인다.

1 Abdominal aorta 배대동맥(복대동맥)
2 AAnterior layer of lienorenal ligament 지라콩팥인대의 앞층(비신인대의 전층)
3 Coeliac trunk 복강동맥
4 Costodiaphragmatic recess of pleura 가슴막의 갈비가로막오목(흉막의 늑골횡격막와)
5 Diaphragm 가로막(횡격막)
6 Gastrosplenic ligament 위지라인대(위비장인대)
7 Intervertebral disc 척추사이원반(추간판)
8 Left gastric artery 왼위동맥(좌위동맥)
9 Left kidney 왼콩팥(좌신장)
10 Left lobe of liver 왼간엽(좌간엽)
11 Left suprarenal gland 왼콩팥위샘(좌부신)
12 Lesser sac 작은복막주머니(망낭)
13 Ninth rib 아홉째갈비뼈(제9늑골)
14 Peritoneum of greater sac 큰복막주머니의 복막(대낭의 복막)
15 Posterior layer of lienorenal ligament 지라콩팥인대의 뒤층(비장지라인대의 후층)
16 Spleen 지라(비장)
17 Splenic artery 지라동맥(비장동맥)
18 Splenic vein 지라정맥(비장정맥)
19 Stomach 위
20 Tail of pancreas 이자의 꼬리(췌미)
21 Tenth rib 열째갈비뼈(제10늑골)

E 막창자 Caecum *세로단면, 안쪽 모습*

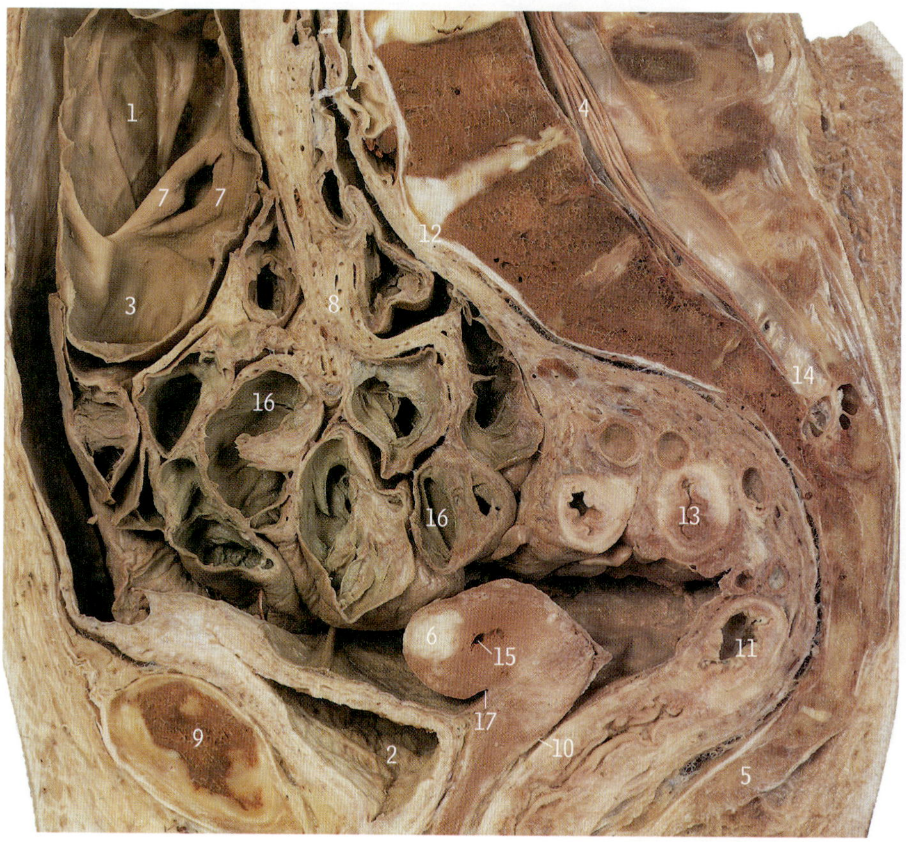

사진은 여성골반의 정중단면으로 오른쪽 모습이다. 돌막창자판막의 입술(7)을 보기 위하여 막창자앞벽(caecal anterior wall)을 잘라서 젖혔다.

1 Ascending colon 오름잘록창자(상행결장)
2 Bladder 방광
3 Caecum 막창자(맹장)
4 Cauda equine 말총(마미)
5 Coccyx 꼬리뼈(미골)
6 Fibroid in uterine fundus 자궁바닥(자궁저)에 있는 섬유성 구조
7 Lips of ileocaecal valve 돌막창자판막(회장맹장판막)의 입술
8 Mesentery of small intestine 작은창자의 창자간막(소장의 장간막)
9 Pubic symphysis 두덩결합(치골결합)
10 Recto-uterine pouch (of Douglas) 곧창자자궁오목(직장자궁와 혹은 더글라스와)
11 Rectum 곧창자(직장)
12 Sacral promontory 엉치뼈곶(천골곶)
13 Sigmoid colon 구불잘록창자(S상결장)
14 Thecal sac termination 척추를 싸고 있는 주머니 끝
15 Uterine cavity 자궁안(자궁강)
16 Valvulae conniventes 돌림주름(윤상주름)
17 Vesico-uterine pouch 방광자궁오목(방광자궁와)

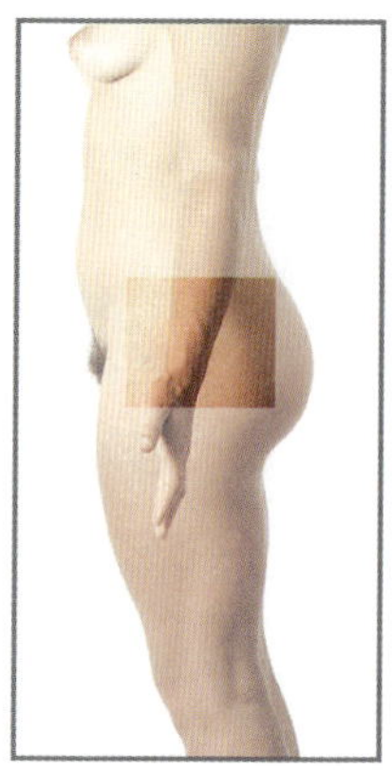

방광암, 창자겹침증(장중첩증), pp.280~284 참조.

Ⓐ 막창자꼬리, 돌잘록창자동맥, 그리고 관련된 구조

Appendix, ileocolic artery and related structures *앞모습*

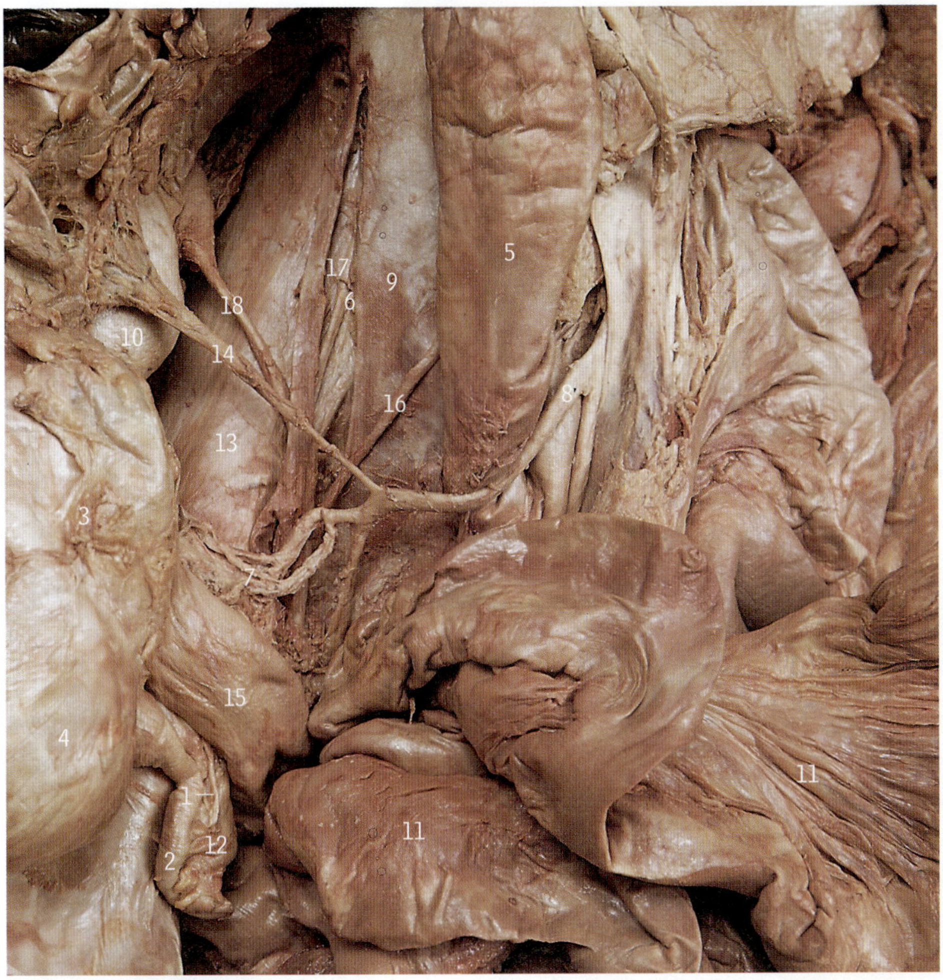

창자간막(mesentery, 장간막)과 뒤배벽(posterior abdominal wall)의 대부분의 배막(peritoneum, 복막)은 제거하였다. 그리고 막창자꼬리(2)가 보이도록 하기 위하여 돌잘록창자동맥(8)과 돌창자 끝부분(15), 그리고 막창자꼬리동맥(1)과 함께 작은창자(11)의 꼬임은 그림의 오른쪽으로 젖혔다.

1 Appendicular artery in mesoappendix 막창자꼬리간막(충수간막)에 있는 막창자꼬리동맥(충수동맥)
2 Appendix 막창자꼬리(충수)
3 Ascending colon 오름잘록창자(상행결장)
4 Caecum 막창자(맹장)
5 Descending (second) part of duodenum 샘창자의 내림(2차)부분(십이지장의 하행부)
6 Genitofemoral nerve 음부넙다리신경(음부대퇴신경)
7 Ileal and caecal vessels 돌창자혈관(회장혈관)와 막창자혈관(맹장혈관)
8 Ileocolic artery 돌잘록창자동맥(회결장동맥)
9 Inferior vena cava 아래대정맥(하대정맥)
10 Lower pole of kidney 콩팥(신장)의 아래끝(신하극)
11 Mesentery and coils of jejunum and ileum 창자간막(장간막)과 빈창자(공장)과 돌창자(회장)의 코일
12 Mesoappendix 막창자꼬리간막(충수돌기간막)
13 Psoas major 큰허리근(대요근)
14 Right colic artery 오른잘록창자동맥(우결장동맥)
15 Terminal part of ileum 돌창자(회장)의 끝부분
16 Testicular artery 고환동맥
17 Testicular vein 고환정맥
18 Ureter 요관

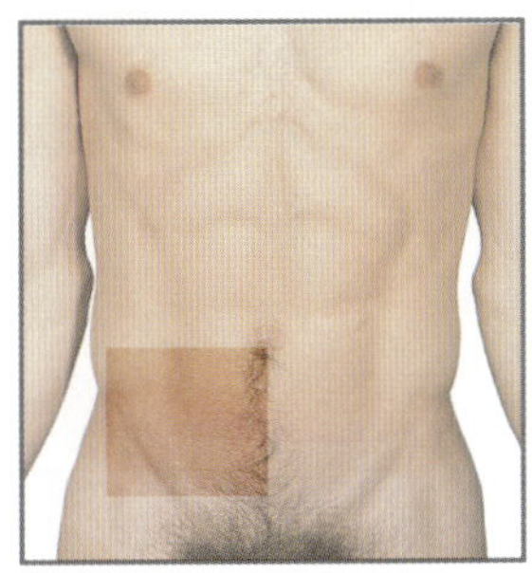

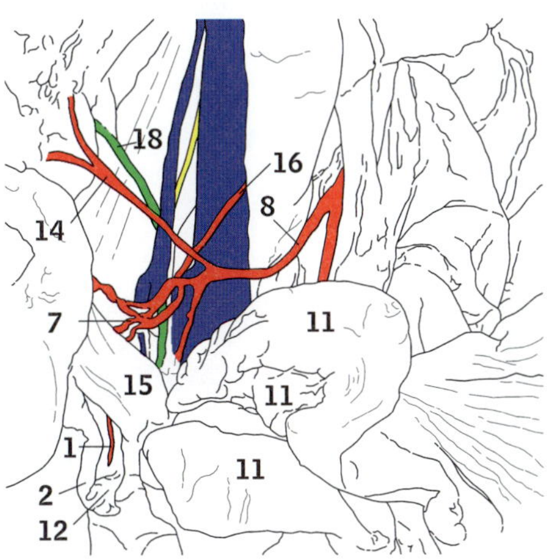

Ⓑ 막창자와 막창자꼬리

Caecum and appendix *앞모습*

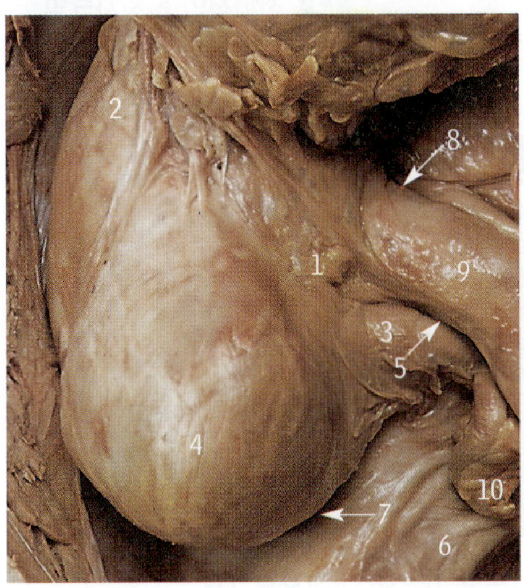

돌창자끝(9)은 막창자(4)와 오름잘록창자(2)의 이음부위에서 큰창자로 연결되고, 막창자꼬리(3)는 돌막창자이음부(ileocaecal junction, 회장맹장경계) 바로 아래에서 막창자로 연결된다.

1 Anterior taenia coli 앞잘록창자띠(앞결장띠)
2 Ascending colon 오름잘록창자(상행결장)
3 Base of appendix 막창자꼬리(충수)의 바닥
4 Caecum 막창자(맹장)
5 Inferior ileocaecal recess 아래돌막창자오목(하회장맹장와)
6 Peritoneum overlying external iliac vessels 바깥엉덩혈관(외장골혈관)을 덮고 있는 배막(복막)
7 Retrocaecal recess 막창자뒤오목(맹장후와)
8 Superior ileocaecal recess 위돌막창자오목(상회장맹장와)
9 Terminal ileum 돌창자(회장) 끝부분
10 Tip of appendix 막창자꼬리(충수) 끝

막창자꼬리염(충수돌기염), pp.280~284 참조.

작은창자 Small intestine

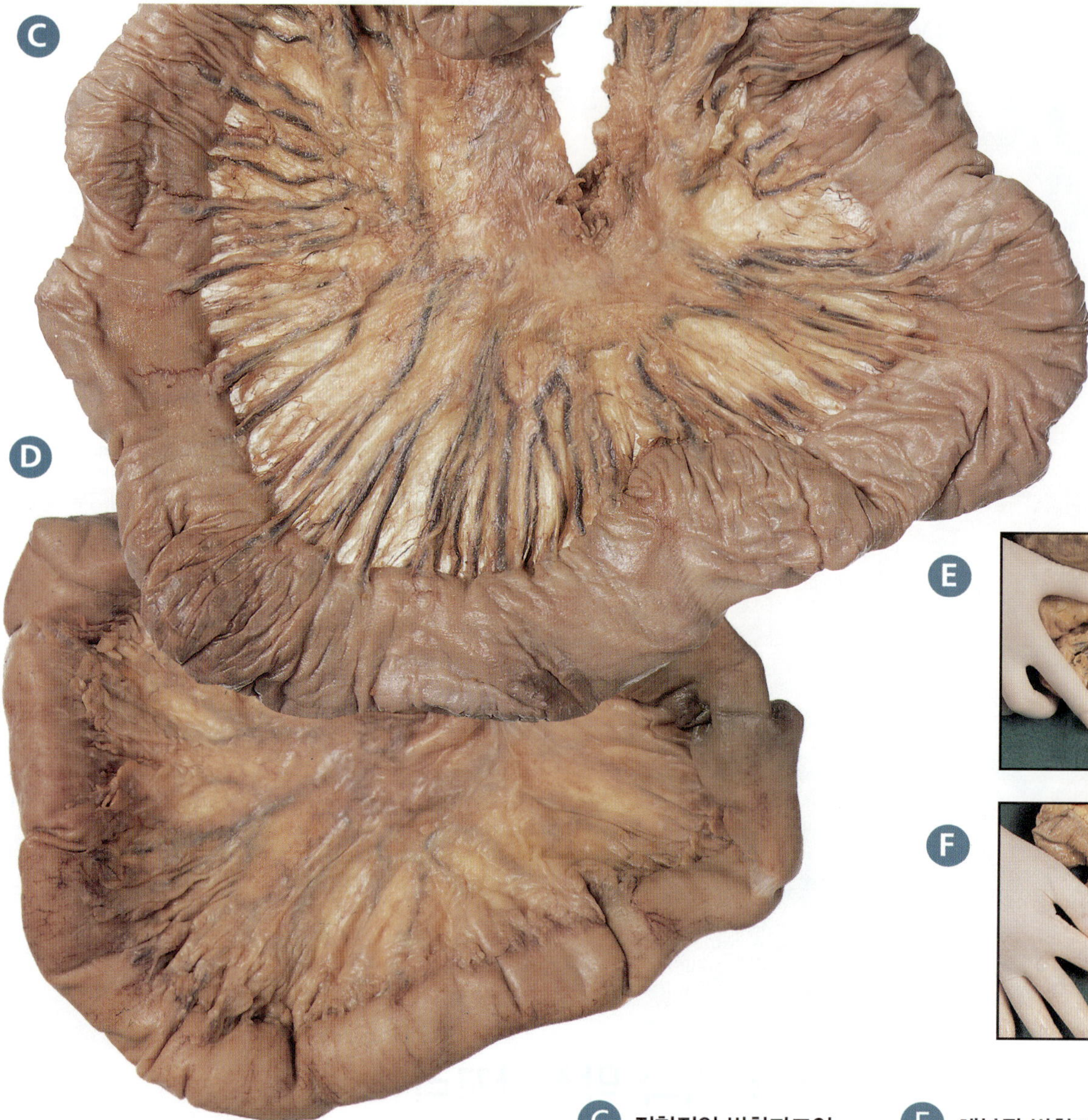

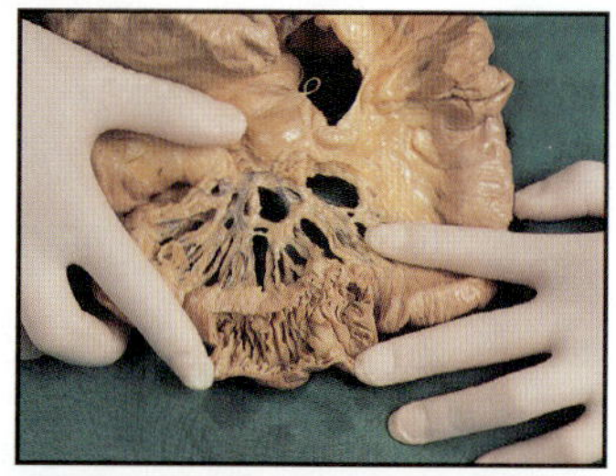

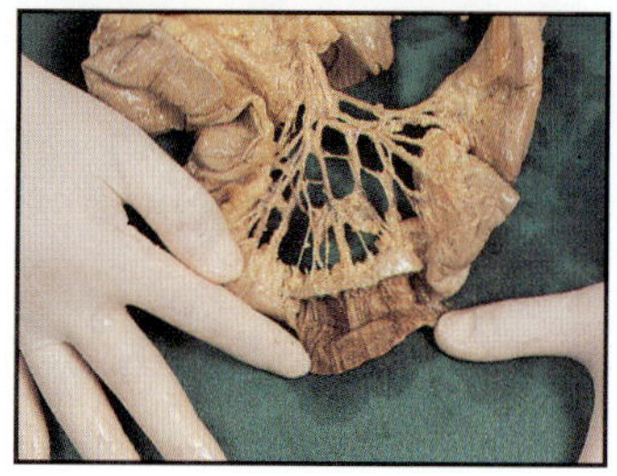

C 전형적인 빈창자코일

D 전형적인 돌창자코일

E 해부된 빈창자동 · 정맥

F 해부된 돌창자동 · 정맥

그림 C에서 빈창자(jejunum, 공장)를 지지하는 창자간막(mesentery, 장간막)에서 동 · 정맥이 서로 연결되어(anastomosis, 문합) 1~2개의 혈관고리(vascular arcades, 그림 E)를 형성하고, 여기에서 길고 곧은 가지가 뻗어 창자벽으로 간다. 지방은 창자간막의 뿌리근처에 집중되어 있고(그림 F), 창자벽 근처에서는 지방이 없는 창문(window)을 형성한다. 빈창자벽(C)은 돌창자벽(D)보다 더 두껍고, 빈창자의 속공간(lumen, 내강)은 돌창자의 속공간보다 더 넓다. 빈창자의 점막주름(folds of mucous membrane)이 돌창자의 점막주름보다 더 많기 때문에 빈창자가 돌창자보다 더 두껍게 느껴진다.

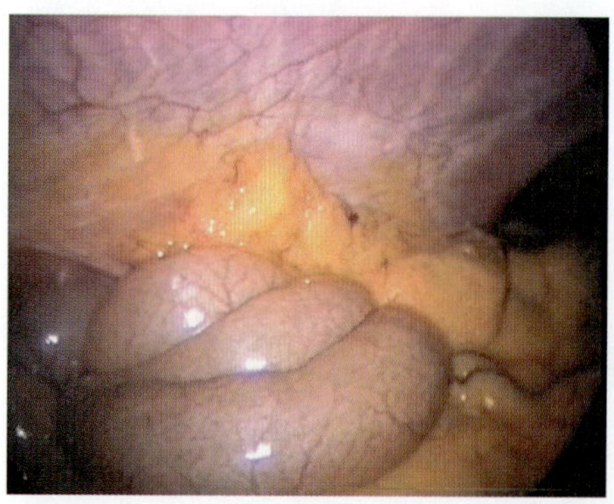

작은창자(소장)의 복강경사진
Laparoscopic view

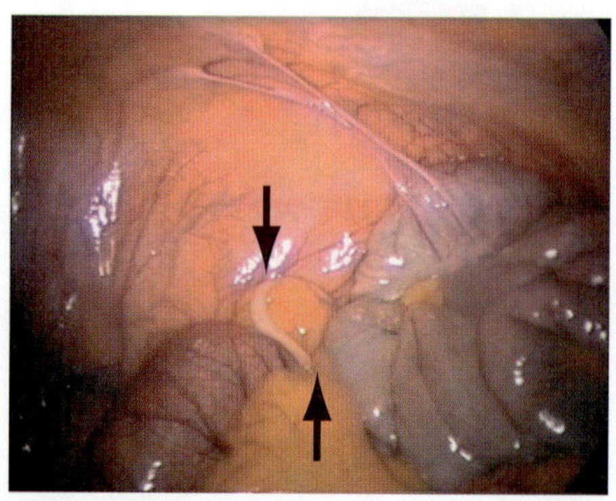

막창자꼬리의 복강경사진
Laparoscopic view

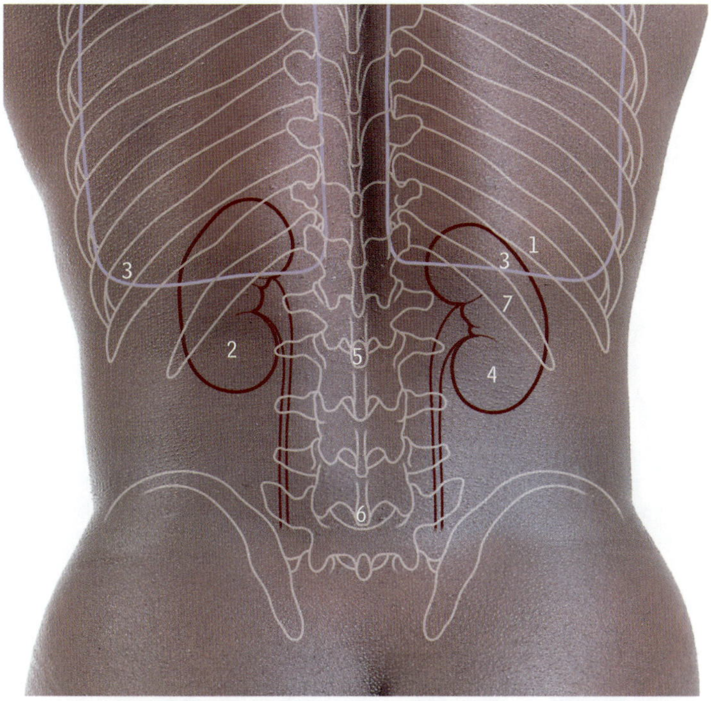

Ⓐ 콩팥과 요관 Kidneys and ureters

표면표시, 뒷모습

왼콩팥의 위끝은 열한째갈비뼈 위치까지 올라오나, 오른콩팥은 오른쪽에 있는 간의 부피 때문에 약간 더 낮은 위치에 있다. 각 콩팥의 콩팥문(hilum, 신문)은 정중선으로부터 5 cm 거리에 있다. 가슴막(pleura, 흉막)의 갈비가로막오목(costodiaphragmatic recess, 늑골횡격동)의 아래 모서리는 열둘째갈비뼈를 가로지른다. 아래 사진(B6)과 비교한다.

1 Eleventh rib 열한째갈비뼈(제11늑골)
2 Left kidney 왼콩팥(좌신)
3 Lower edge of pleura 가슴막(흉막)의 아래가장자리(하연)
4 Right kidney 오른콩팥(우신)
5 Spinous process of first lumbar vertebra 첫째허리척추뼈가시돌기(제1요추골극돌기)
6 Spinous process of fourth lumbar vertebra 넷째허리척추뼈가시돌기(제4요추골극돌기)
7 Twelfth rib 열둘째갈비뼈(제12늑골)

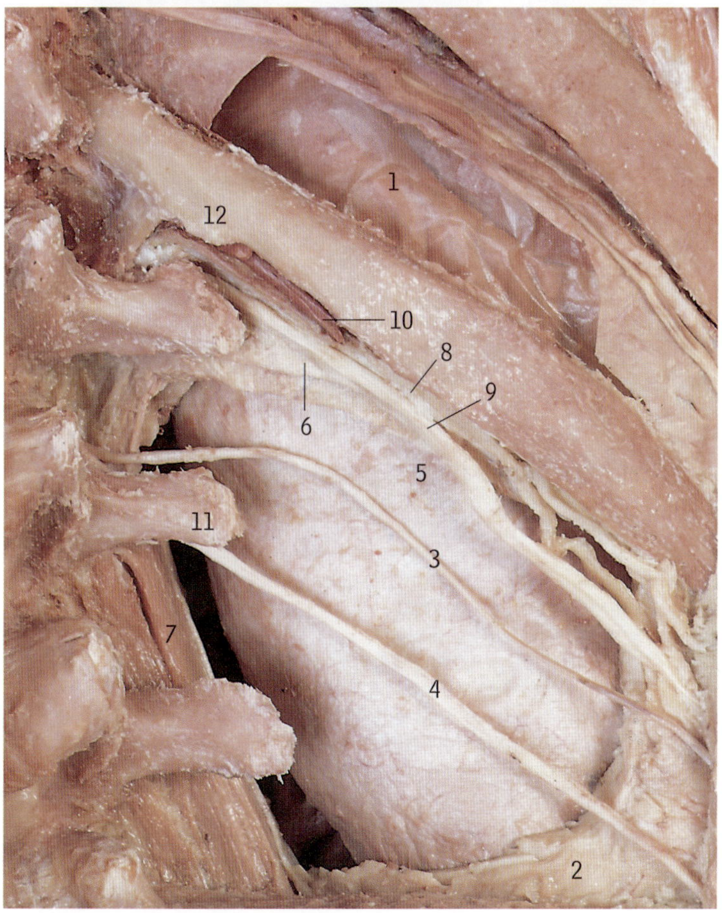

Ⓑ 오른콩팥 Right kidney

뒷모습

콩팥(5)의 뒤에 놓여 있는 3개의 신경(3, 4, 9)을 관찰하기 위하여 대부분의 등근육과 배근육은 제거하였다. 콩팥의 위부분과 가슴막(pleura, 흉막)과의 관계는 중요하다. 가슴막의 갈비가로막오목(1)으로 통하도록 하기 위하여 열둘째갈비뼈(12) 위의 벽쪽가슴막(parietal pleura)은 제거하였다. 갈비가로막오목의 맨 아래 모서리는 콩팥 뒤에서 가로로, 열한째갈비뼈 앞에서 세로로 달린다.

1 Costodiaphragmatic recess of pleura 가슴막의 갈비가로막오목(흉막의 늑골횡격동)
2 Extraperitoneal tissue 배막바깥(복막외)조직
3 Iliohypogastric nerve 엉덩아랫배신경(장골하복신경)
4 Ilio-inguinal nerve 엉덩고샅신경(장골서혜신경)
5 Kidney 콩팥(신장)
6 Lower edge of pleura 가슴막의 아래가장자리(흉막하연)
7 Psoas major 큰허리근(대요근)
8 Subcostal artery 갈비밑동맥(늑하동맥)
9 Subcostal nerve 갈비밑신경(늑하신경)
10 Subcostal vein 갈비밑정맥(늑하정맥)
11 Transverse process of second lumbar vertebra 둘째허리척추뼈가로돌기(제2요추골극돌기)
12 Twelfth rib 열둘째갈비뼈(제12늑골)

허리탈장(요탈장), 콩팥생검(신장생검), pp.280~284 참조.

C 왼콩팥, 왼콩팥위샘 및 관련된 혈관

Left kidney, suprarenal gland and related vessels *앞모습*

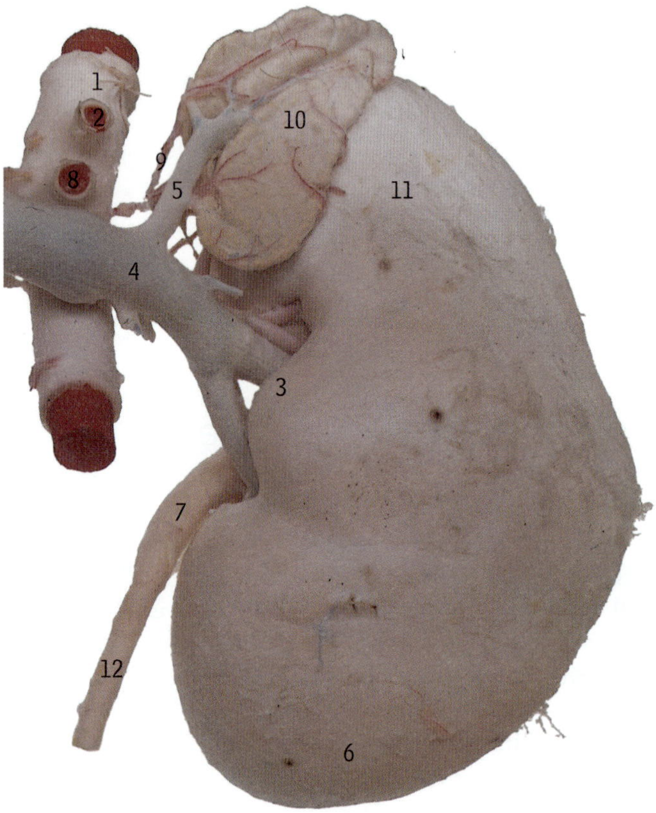

혈관에 수지(resin)를 주입하여 혈관을 확장시켰다. 모든 근막(fascia)을 제거하였으나 콩팥위샘(10)은 정상적인 위치, 즉 콩팥의 위끝(11)의 안쪽면에 위치하도록 하였다.

1 Abdominal aorta 배대동맥(복대동맥)
2 Coeliac trunk 복강동맥
3 Hilum of kidney 콩팥문(신문)
4 Left renal vein overlying renal artery 콩팥동맥(신동맥)을 덮고 있는 왼콩팥정맥(좌신정맥)
5 Left suprarenal vein 왼콩팥위샘정맥(좌부신정맥)
6 Lower pole of kidney 콩팥의 아래끝(신하극)
7 Pelvis of kidney 콩팥깔때기(신우)
8 Superior mesenteric artery 위창자간막동맥(상장간막동맥)
9 Suprarenal arteries 콩팥위샘동맥(부신동맥)
10 Suprarenal gland 콩팥위샘(부신)
11 Upper pole of kidney 콩팥의 위끝(신상극)
12 Ureter 요관

D 오른콩팥, 오른콩팥위샘

Right kidney, suprarenal gland and related vessels *뒷모습*

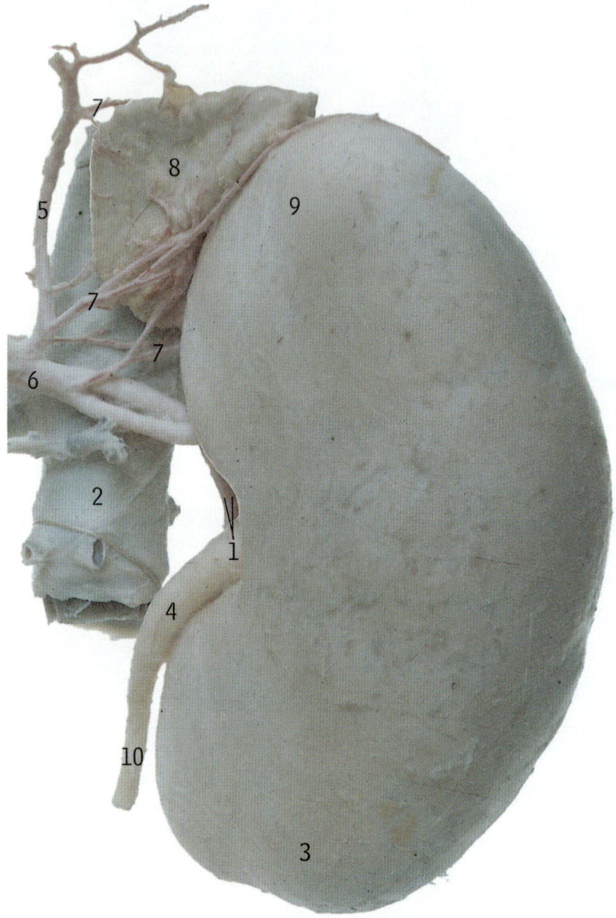

그림 C와 비슷하지만 왼콩팥이 아닌 오른콩팥의 뒤모습이다.

1 Hilum of kidney 콩팥문(신문)
2 Inferior vena cava 아래대정맥(하대정맥)
3 Lower pole of kidney 콩팥의 아래끝(신하극)
4 Pelvis of kidney 콩팥깔때기(신우)
5 Right inferior phrenic artery 오른아래가로막동맥(우하횡격막동맥)
6 Right renal artery 오른콩팥동맥(우신동맥)
7 Suprarenal arteries 콩팥위샘동맥(부신동맥)
8 Suprarenal gland 콩팥위샘(부신)
9 Upper pole of kidney 콩팥의 위끝(신상극)
10 Ureter 요관

콩팥위샘병변(부신병변), pp.280~284 참조.

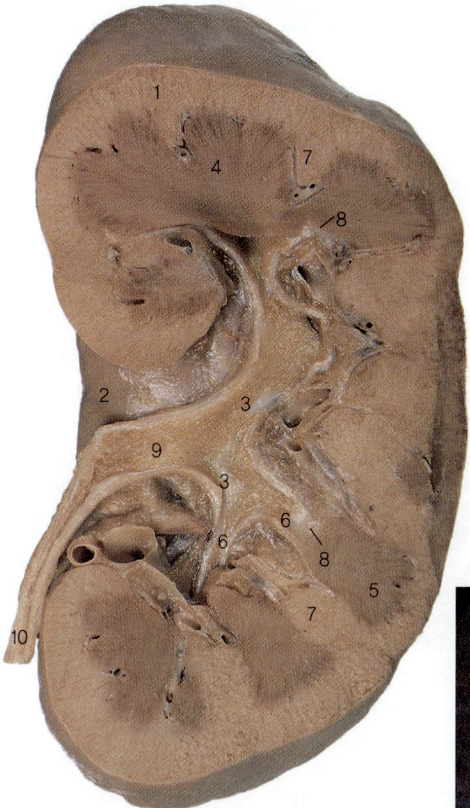

Ⓐ 콩팥Kidney *세로단면의 내부구조*

사진은 콩팥의 중심을 지나는 단면으로, 콩팥깔때기(9)와 요관의 시작부분(10)을 포함한다. 콩팥문(2)에 있는 큰 혈관은 제거하였다.

- **1** Cortex 겉질(피질)
- **2** Hilum 문
- **3** Major calyx 큰콩팥잔(대신배)
- **4** Medulla 속질(수질)
- **5** Medullary pyramid 속질피라미드(신추체)
- **6** Minor calyx 작은콩팥잔(소신배)
- **7** Renal column 콩팥기둥(신주)
- **8** Renal papilla 콩팥유두(신유두)
- **9** Renal pelvis 콩팥깔때기(신우)
- **10** Ureter 요관

> 2~3개의 큰콩팥잔(3)은 서로 합쳐져서 콩팥깔때기(9)를 형성하고, 콩팥깔때기는 콩팥문(2)을 통해 나가면서 요관(10)이 된다. 가끔은 콩팥깔때기와 요관의 이음부가 약간 좁아져 있다. 이 구조는 요관깔때기이음부[pelvi-ureteric junction (PUJ), 신우요관이행부]로 알려져 있고, 콩팥돌(renal stone, 신장결석) 장애가 일어나는 부위이다.

오른콩팥의 복강경모습 Laparoscopic view

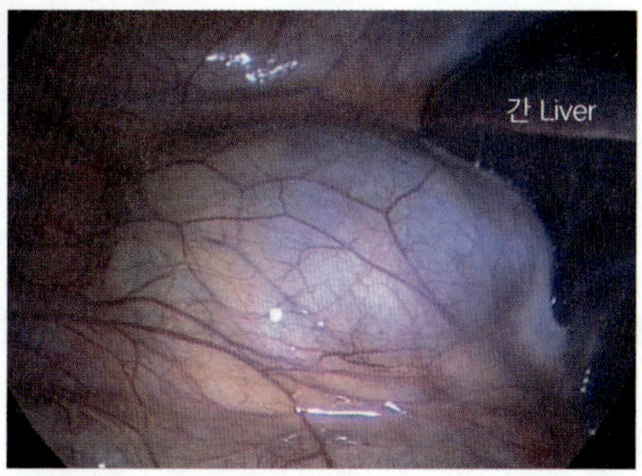

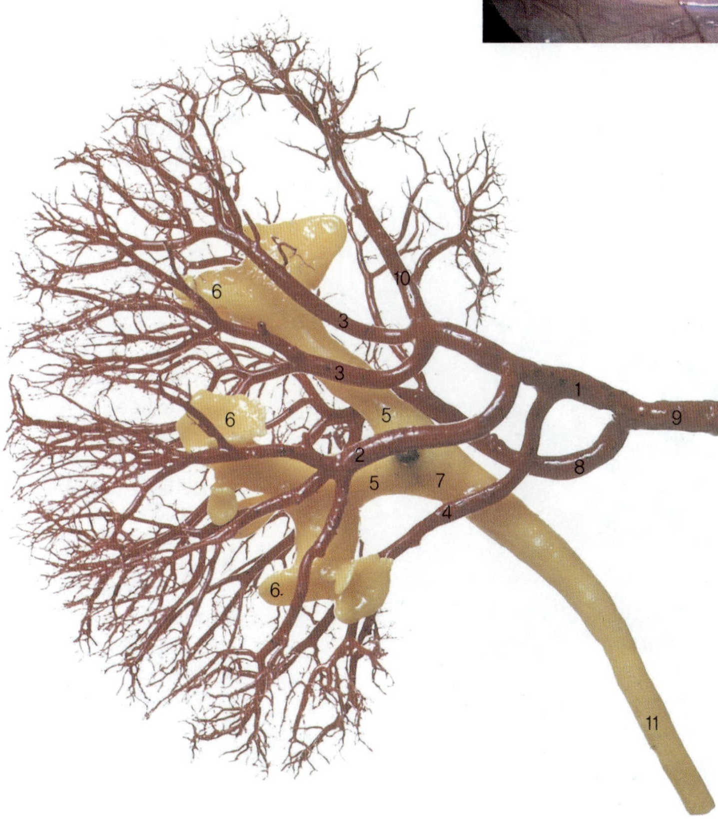

Ⓑ 오른콩팥의 모형

Cast of the right kidney *앞모습*

빨간색: 콩팥동맥(renal artery)
노란색: 요로(urinary tract)

여기에서 콩팥동맥(9)의 뒤분지(8)는 콩팥깔때기(7)와 위콩팥잔(위쪽 5)의 뒤를 지나고, 다른 모든 혈관은 요로(urinary tract)의 앞을 지난다. 이 사진은 오른콩팥의 앞모습이다(정맥, 동맥, 요관의 앞뒷모습 및 안쪽면에 있는 콩팥문, p.254 참조).

- **1** Anterior division of the renal artery 콩팥동맥(신동맥)의 앞갈래(전지)
- **2** Anterior inferior segment artery 앞아래구역동맥(전하구동맥)
- **3** Anterior superior segment artery (double) 두 개의 앞위구역동맥(전상구동맥)
- **4** Inferior segment artery 아래구역동맥(하구동맥)
- **5** Major calyx 큰콩팥잔(대신배)
- **6** Minor calyx 작은콩팥잔(소신배)
- **7** Pelvis of kidney 콩팥깔때기(신우)
- **8** Posterior division (forming posterior segment artery) 뒤구역동맥(하구동맥)을 형성하는 뒤갈래(후분지)
- **9** Renal artery 콩팥동맥(신동맥)
- **10** Superior segment artery 위구역동맥(상구동맥)
- **11** Ureter 요관

C 대동맥과 콩팥모형 Cast of the aorta and kidneys *앞모습*

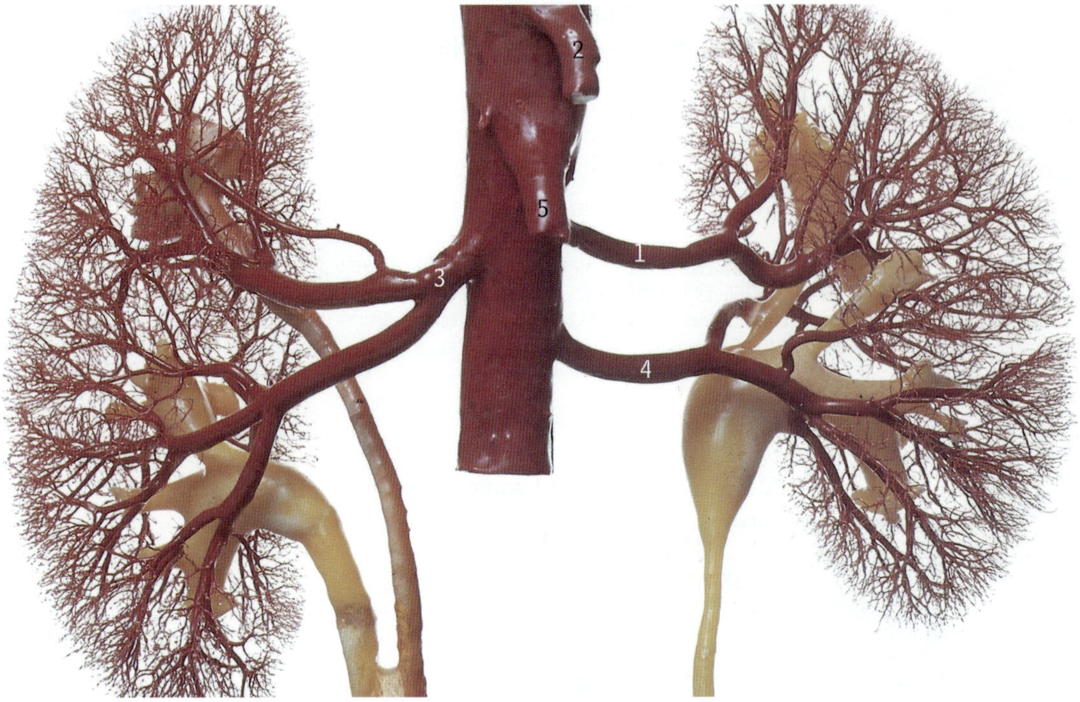

빨간색: 동맥(arteries)
노란색: 요로(urinary tracts)

1 Accessory left renal artery 왼덧콩팥동맥(부좌신동맥)
2 Coeliac trunk 복강동맥
3 Early branching of right renal artery 오른콩팥동맥(우신동맥)의 가지
4 Left renal artery 왼콩팥동맥(좌신동맥)
5 Superior mesenteric artery 위창자간막동맥(상장간막동맥)

덧콩팥동맥(accessory renal arteries, 부신동맥)은 대동맥에서 직접 일어난 구역동맥(segmental arteries)이다. 이 표본에서 왼덧콩팥동맥(C1)은 위구역과 위앞구역에 혈액을 공급한다. 정상콩팥동맥은 뒤구역과 아래앞구역 그리고 아래구역에 혈액을 공급한다.

오른요관(ureters)은 2개이고 각각은 다른 콩팥잔(calices, 신배)에서 일어난다. 왼콩팥동맥은 2개이다(1, 4).

D 콩팥과 큰혈관의 모형 Cast of the kidneys and great vesselss *앞모습*

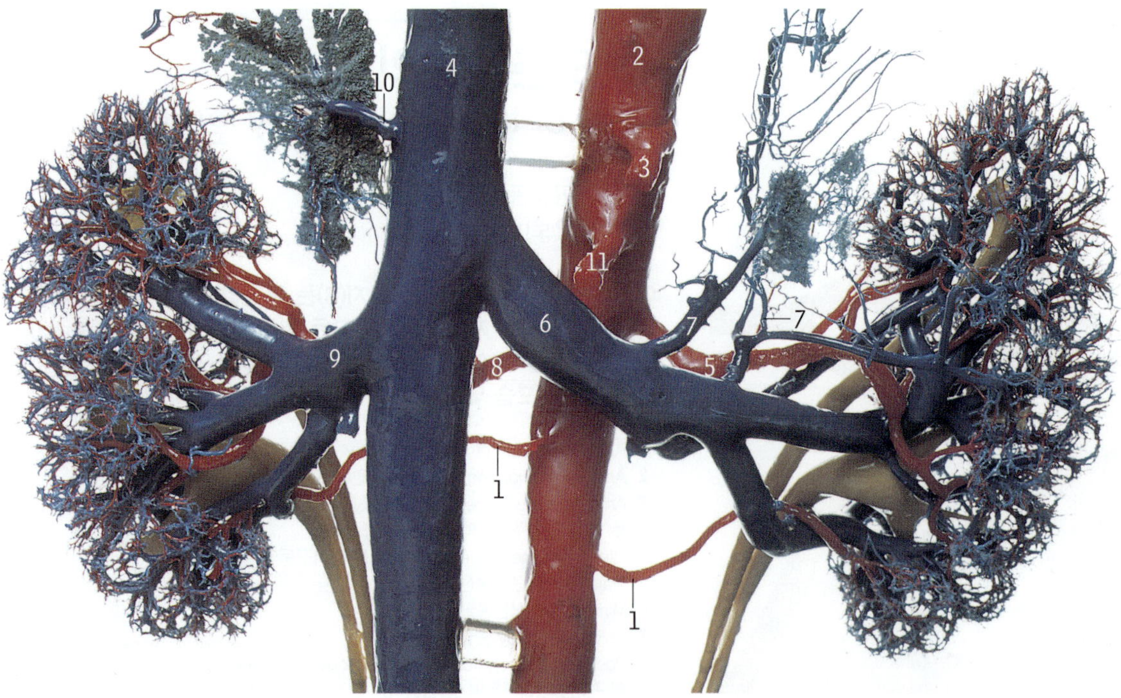

빨간색: 동맥(arteries)
파란색: 정맥(veins)
노란색: 요로(urinary tracts)

1 Accessory renal arteries 부가적 콩팥동맥(신동맥)
2 Aorta 대동맥
3 Coeliac trunk 복강동맥
4 Inferior vena cava 아래대정맥(하대정맥)
5 Left renal artery 왼콩팥동맥(좌신동맥)
6 Left renal vein 왼콩팥정맥(좌신정맥)
7 Left suprarenal veins 왼콩팥위샘정맥(좌부신정맥)
8 Right renal artery 오른콩팥동맥(우신동맥)
9 Right renal vein 오른콩팥정맥(우신정맥)
10 Right suprarenal vein 오른콩팥위정맥(우부신정맥)
11 Superior mesenteric artery 위창자간막동맥(상장간막동맥)

사진에서 양쪽콩팥은 중복요관(표시되지 않음)과 양쪽콩팥의 아래끝으로 가는 덧콩팥동맥(1)을 가진다. 콩팥위샘(표시되지 않음)의 윤곽은 정맥분포 방식에 의하여 알 수 있으며, 짧은 오른콩팥위정맥(10)은 아래대정맥으로 직접 연결된다. 왼쪽에 2개의 콩팥위정맥(7)이 있고, 두 정맥은 왼콩팥정맥(6)으로 합쳐진다(p.257, A14, A9, A12 참조).

선천성 신장 기형, pp.280~284 참조.

Ⓐ 왼콩팥과 왼콩팥위샘 Left kidney and suprarenal gland *앞모습*

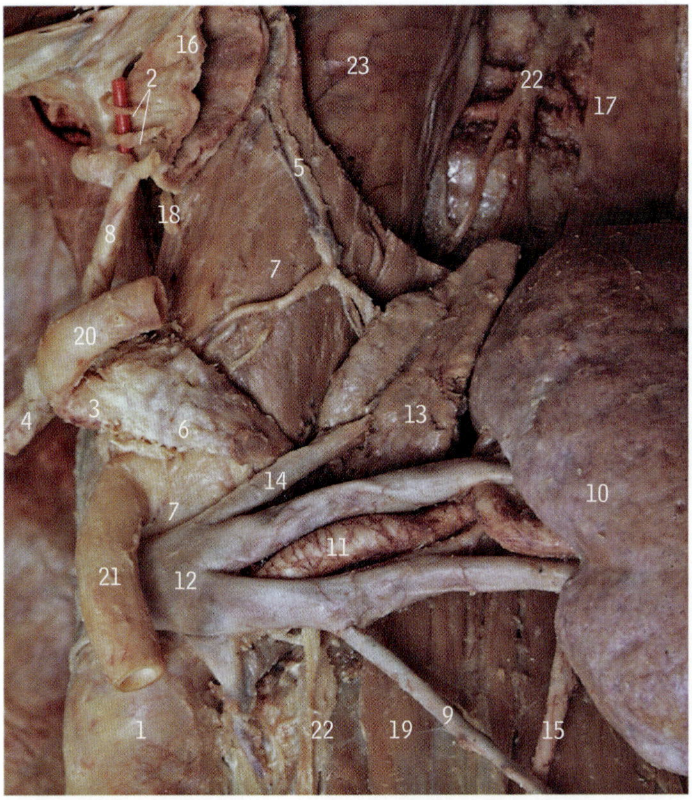

왼콩팥(10)과 왼콩팥위샘(13)은 뒤배벽(posterior abdominal wall)에 있다. 대부분의 가로막(diaphragm, 횡격막)은 제거하였으나, 위의 들문(cardia, 분문)으로 열리는 식도의 아래끝(16)과 빨간색 지시자 위에 있는 앞미주신경줄기(2)는 남아 있다. 뒤교감신경줄기(18)는 식도의 오른쪽 뒤에 있다. 가슴막(pleura, 흉막)부분은 아래등뼈(lower thoracic vertebrae)의 옆에 있는 교감신경줄기(22)를 보기 위하여 제거하였다. 왼복강신경절과 복강신경얼기(6)는 복강동맥(3)의 뿌리에 있다.

1 Abdominal aorta 배대동맥(복대동맥)
2 Anterior vagal trunk (double, over marker) 앞미주신경줄기(전미주신경간)
3 Coeliac trunk 복강동맥
4 Common hepatic artery 온간관(총간관)
5 Inferior phrenic vessels 아래가로막혈관(하횡격막혈관)
6 Left coeliac ganglion and coeliac plexus 왼복강신경절(좌복강신경절)과 복강신경얼기(복강신경총)
7 Left crus of diaphragm 가로막(횡격막)의 왼다리(좌각)
8 Left gastric artery 왼위동맥(좌위동맥)
9 Left gonadal vein 왼생식샘정맥(좌성선정맥)
10 Left kidney 왼콩팥(좌신장)
11 Left renal artery 왼콩팥동맥(좌신동맥)
12 Left renal vein 왼콩팥정맥(좌신정맥)
13 Left suprarenal gland 왼콩팥위샘(좌부신)
14 Left suprarenal vein 왼콩팥위샘정맥(좌부신정맥)
15 Left ureter 왼요관
16 Lower end of oesophagus 식도의 아래끝
17 Pleura (cut edge) 가슴막(흉막)(절단면)
18 Posterior vagal trunk 뒤미주신경줄기(후미주신경간)
19 Psoas major 큰허리근(대요근)
20 Splenic artery 지라동맥(비동맥)
21 Superior mesenteric artery 위창자간막동맥(상장간막동맥)
22 Sympathetic trunk 교감신경줄기(교감신경간)
23 Thoracic aorta 가슴대동맥(흉대동맥)

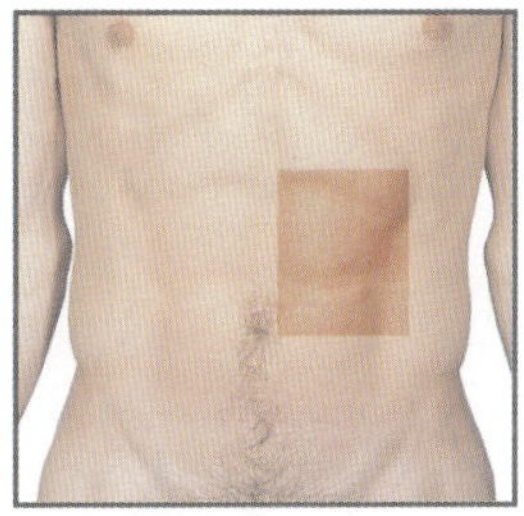

Ⓑ 오른콩팥과 오른콩팥근막 Right kidney and renal fascia *가로단면 아래모습*

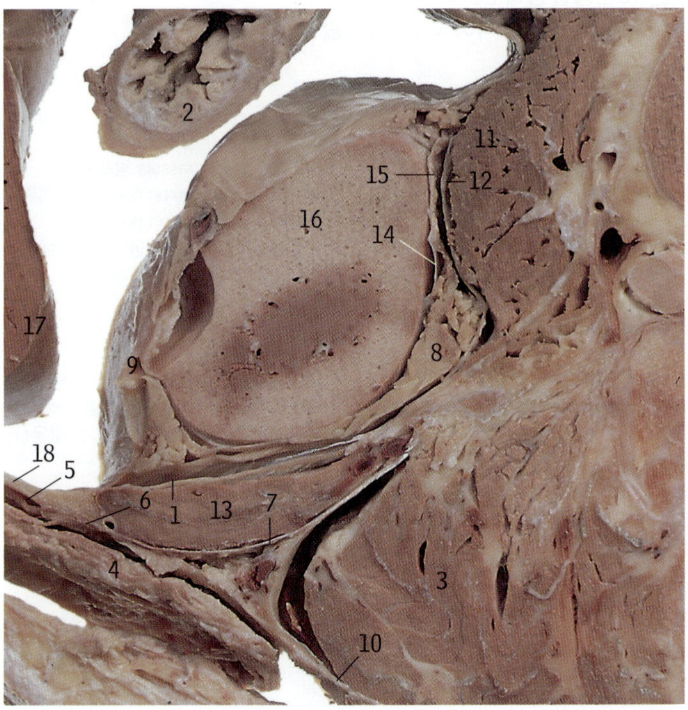

오른콩팥(16)의 아래부분의 가로단면, 즉 아래쪽에서 가슴쪽으로 보이는 단면에서 콩팥근막(15)은 콩팥주위지방(8)과 콩팥피막(14)으로부터 제거하였다[이 콩팥의 표면에 작은 주머니(cyst, 낭)가 있었다]. 사진은 세 층(10, 7, 1)의 허리근막(6)을 보여준다.

1 Anterior layer of lumbar fascia 허리근막(요근막)의 앞층(전층)
2 Coil of small intestine 작은창자(소장)의 코일
3 Erector spinae 척추세움근(척추기립근)
4 External oblique 배바깥빗근(외복사근)
5 Internal oblique 배속빗근(내복사근)
6 Lumbar fascia 허리근막(요근막)
7 Middle layer of lumbar fascia 허리근막(요근막)의 중간층
8 Perirenal fat 콩팥지방피막(신지방피막)
9 Peritoneum 배막(복막)
10 Posterior layer of lumbar fascia 허리근막(요근막)의 뒤층
11 Psoas major 큰허리근(대요근)
12 Psoas sheath 허리근집(요근막)
13 Quadratus lumborum 허리네모근(요방형근)
14 Renal capsule 콩팥피막(신피막)
15 Renal fascia 콩팥근막(신장근막)
16 Right kidney 오른콩팥(우신장)
17 Right lobe of liver 오른간엽(우간엽)
18 Transversus abdominis 배가로근(복횡근)

콩팥피막(14)의 바깥쪽에는 콩팥지방피막(8)이 있고, 이것은 콩팥근막(15)을 형성하는 결합조직의 집합체이다.

복강내출혈(혈액배막), 콩팥절제술(신장절제술), 공기후복막증(후복막기종), 위창자간막동맥증후군(상장간막동맥증후군), pp.280~284 참조.

콩팥과 콩팥위샘 Kidney and suprarenal glands

Ⓐ 해부 Ⓑ 오른콩팥과 오른콩팥위샘의 복강경모습

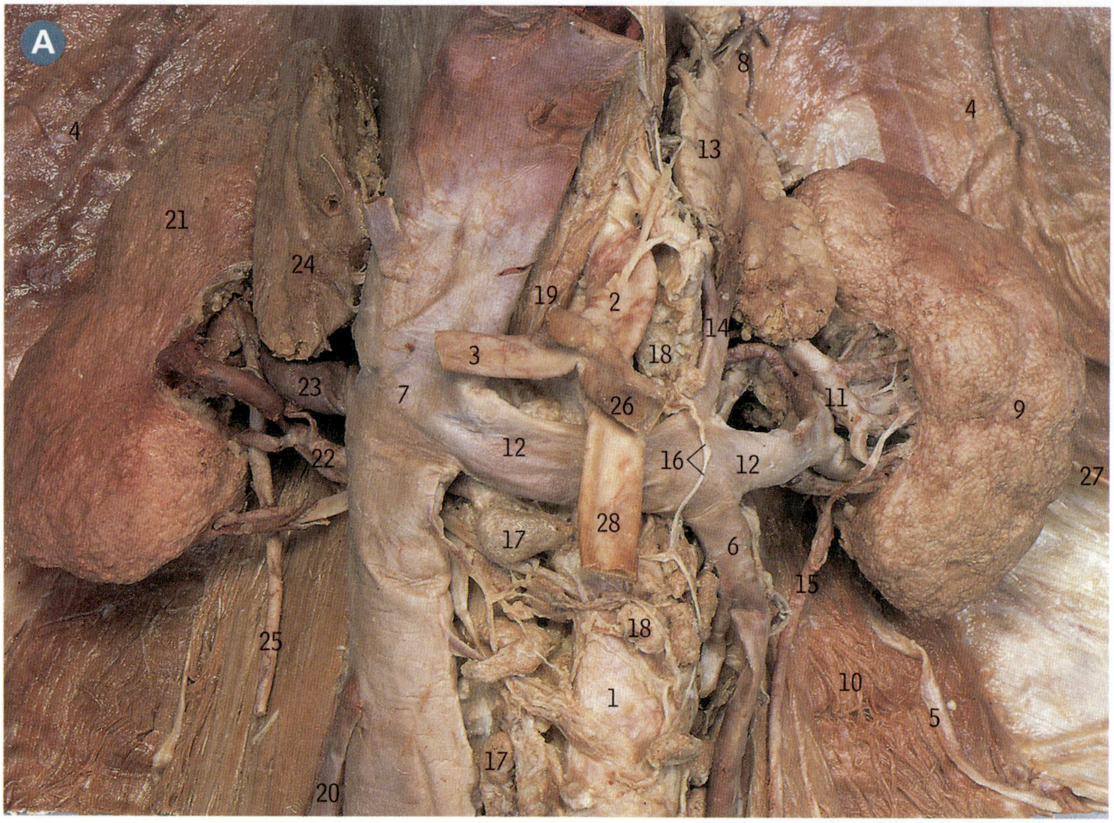

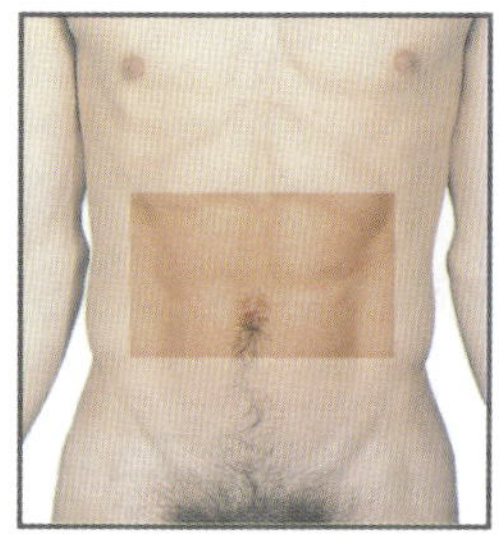

콩팥(9, 21)과 콩팥위샘(13, 24)은 다른 모든 장기를 제거한 다음에 뒤배벽에서 관찰된다. 왼콩팥정맥(12)은 왼콩팥위정맥(14)과 왼생식샘정맥(6)을 받고, 대동맥(1)의 위와 위장간막동맥(28)의 깊은 곳을 지나서 아래대정맥(7)에 연결된다. 오른콩팥((21)의 콩팥문에서 오른콩팥동맥(22)의 큰 가지는 오른콩팥정맥(23)의 앞을 지난다. 콩팥동맥이 왼콩팥정맥(12)과 아래대정맥(7)의 아래에 있기 때문에 대동맥으로부터 콩팥동맥이 이는곳은 관찰되지 않는다.

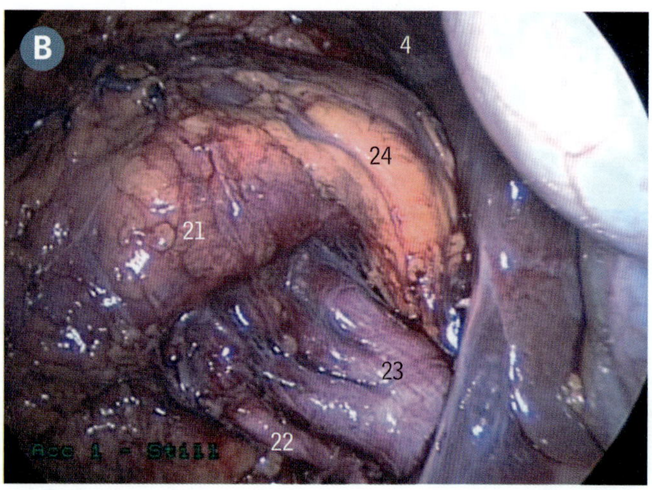

1 Abdominal aorta and aortic plexus 배대동맥(복대동맥)과 대동맥신경얼기(대동맥신경총)
2 Coeliac trunk 복강동맥
3 Common hepatic artery 온간동맥(총간동맥)
4 Diaphragm 가로막(횡격막)
5 First lumbar spinal nerve 첫째허리척수신경(제1요수신경)
6 Gonadal vein, left 왼생식샘정맥(좌성선정맥)
7 Inferior vena cava 아래대정맥(하대정맥)
8 Left inferior phrenic vessels 왼아래가로막혈관(좌하횡격막혈관)
9 Left kidney 왼콩팥(좌신장)
10 Left psoas major 왼큰허리근(좌대요근)
11 Left renal artery 왼콩팥동맥(좌신동맥)
12 Left renal vein 왼콩팥정맥(좌신정맥)
13 Left suprarenal gland 왼콩팥위샘(좌부신)
14 Left suprarenal vein 왼콩팥위샘정맥(좌부신정맥)
15 Left ureter 왼요관(좌요관)
16 Lymphatic vessels 림프관
17 Para-aortic lymph nodes 대동맥주위림프절
18 Pre-aortic lymph nodes 대동맥앞림프절(대동맥전림프절)
19 Right crus of diaphragm 가로막의 오른다리(횡격막의 우각)
20 Right gonadal vein 오른생식샘정맥(우성선정맥)
21 Right kidney 오른콩팥(우신장)
22 Right renal artery 오른콩팥동맥(우신동맥)
23 Right renal vein 오른콩팥정맥(우신정맥)
24 Right suprarenal gland 오른콩팥위샘(우부신)
25 Right ureter 오른요관(우요관)
26 Splenic artery 지라동맥(비동맥)
27 Subcostal nerve, left 왼갈비밑신경(좌늑하신경)
28 Superior mesenteric artery 위창자간막동맥(상장간막동맥)

대동맥잡음, 두 개의 아래대정맥(하대정맥), 콩팥암(신장암), 복막뒤섬유증식증(후복막섬유증식증), pp.280~284 참조.

C 정맥요로조영(IVU) Intravenous urogram *삼차원 CT 재구성*

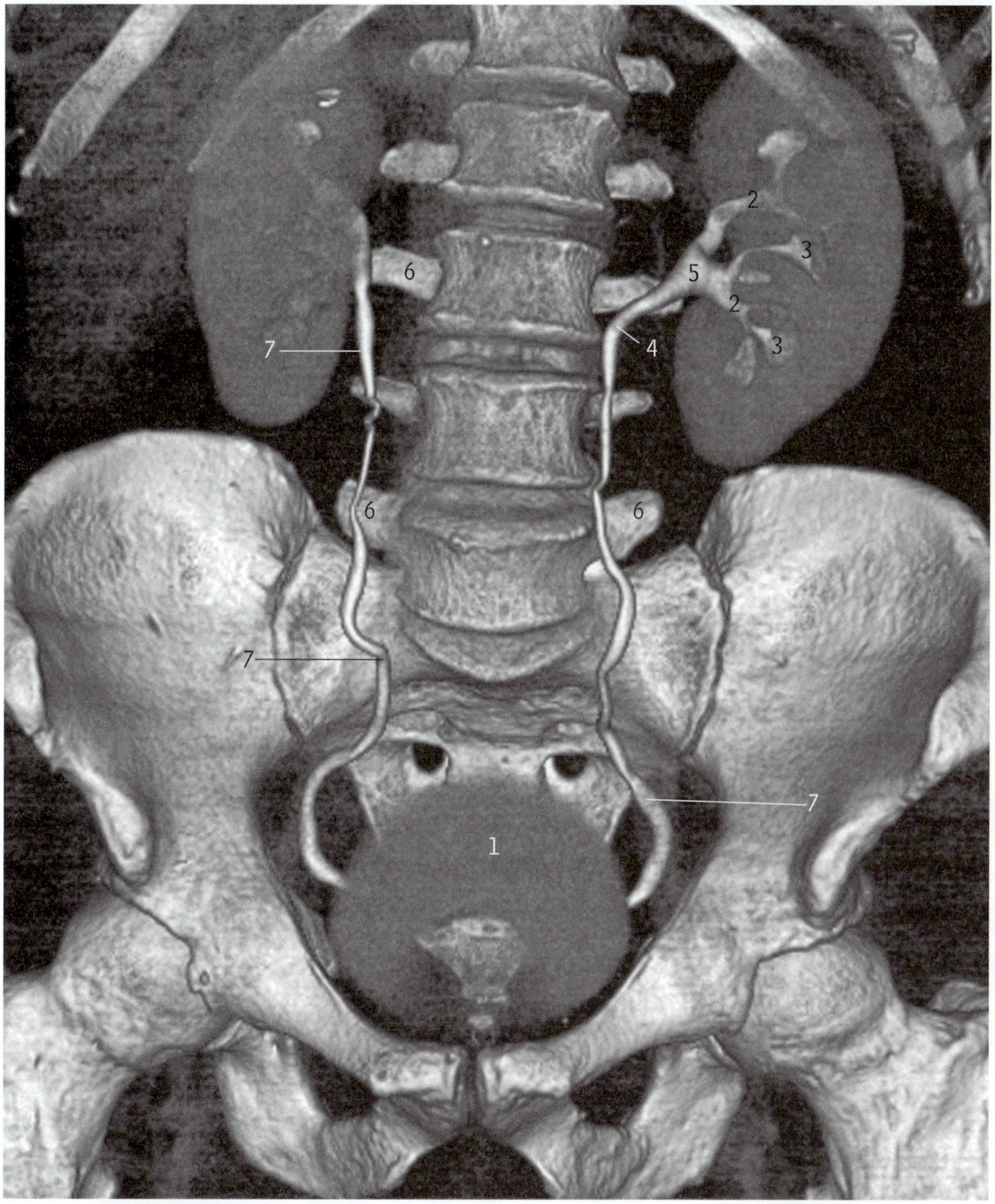

정맥으로 투입된 조영제가 콩팥을 통하여 배출되는 모습을 통해, 콩팥잔(3과 2), 콩팥깔때기(5) 그리고 요관(7)이 골반내의 방광(1)으로 들어가는 모습을 볼 수 있다.

1 Bladder 방광
2 Major calyx 큰콩팥잔(대신배)
3 Minor calyx 작은콩팥잔(소신배)
4 Psoas shadow 허리근음영(요근음영)
5 Renal pelvis 콩팥깔때기(신우)
6 Transverse processes of lumbar vertebrae 허리척추뼈의 가로돌기(요추의 횡돌기)
7 Ureter 요관

요관은 정상적일 때는 허리뼈의 가로돌기의 끝 근처에 위치하고, 허리근이 비대될 때에는 허리근 위에서 꼬일 수 있다.

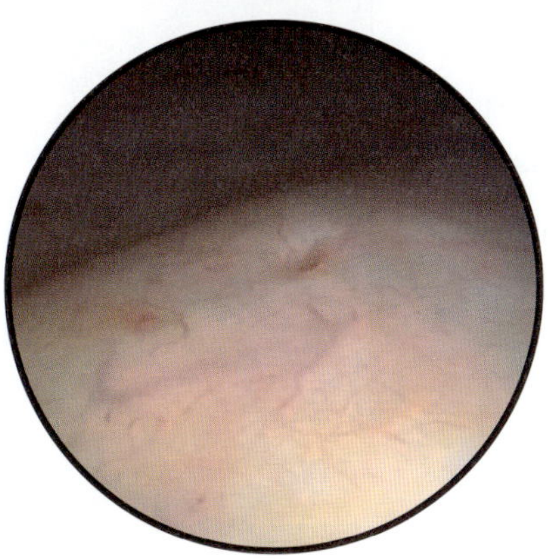

요관구멍의 방광경검사사진
Cystoscopic view of the ureteric orifice

복부 대동맥류, 콩팥(신장) 손상, 요관류, 요로결석, pp.280~284 참조.

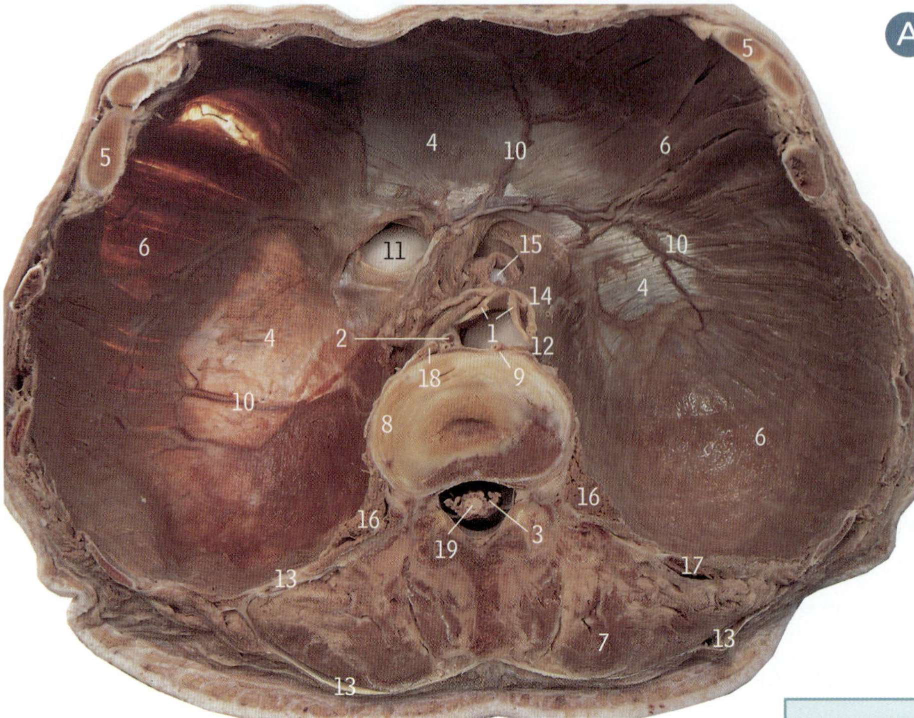

A 가로막 Diaphragm 앞모습

1 Aorta 대동맥
2 Azygos vein 홀정맥(기정맥)
3 Cauda equina 말총(마미)
4 Central tendon of diaphragm 가로막(횡격막)의 중심널힘줄(건중심)
5 Costal margin 갈비모서리(늑골연)
6 Diaphragm 가로막(횡격막)
7 Erector spinae muscles 척추세움근(척추기립근)
8 First lumbar intervertebral disc 첫째허리뼈척추사이원판(제1요추추간원판)
9 Hemi-azygos vein 반홀정맥(반기정맥)
10 Inferior phrenic vessels 아래가로막혈관(하횡격막혈관)
11 Inferior vena caval opening 아래대정맥구멍(하대정맥공)
12 Left crus 왼다리(좌각)
13 Lumbar fascia 허리근막(요근막)
14 Median arcuate ligament 정중활꼴인대(정중궁상인대)
15 Oesophageal opening (hiatus) 식도구멍(식도공)
16 Psoas major 큰허리근(대요근)
17 Quadratus lumborum 허리네모근(요방형근)
18 Right crus 오른다리(우각)
19 Spinal cord 척수

> 가로막의 오른다리의 섬유(A18)는 식도구멍(또는 틈새)(A15)의 오른쪽과 왼쪽의 경계를 형성한다.

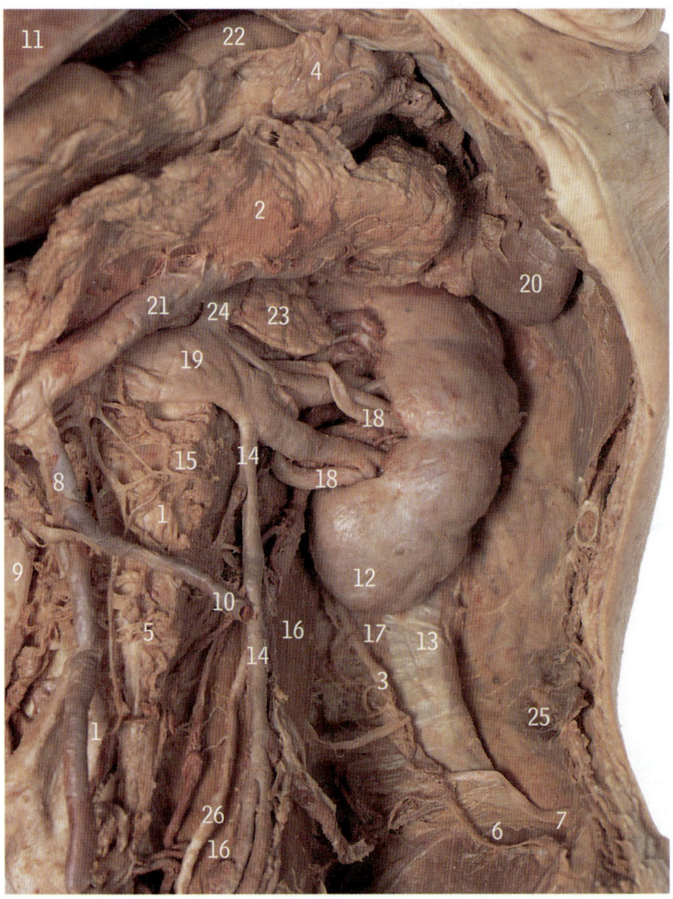

B 뒤배벽 Posterior abdominal wall

왼쪽 모습

앞모습에서 뒤배벽(posterior abdominal wall, 후복벽)에 있는 구조가 보인다. 지라정맥(21)이 보이도록 하기 위하여 이자몸통(2)은 위쪽으로 젖혔다. 콩팥위샘(23)은 콩팥의 위끝으로부터 떨어진 것처럼 보인다(p.256, A13, 10 참조).

1 Aorta and aortic plexus 대동맥과 대동맥신경얼기(대동맥신경총)
2 Body of pancreas 이자몸통(췌체)
3 First lumbar spinal nerve 첫째허리척수신경(제1요추척수신경)
4 Greater omentum 큰그물막(대망)
5 Hypogastric plexus 아랫배신경얼기(하복신경총)
6 Ilio-inguinal nerve 엉덩고샅신경(장골서혜신경)
7 Iliohypogastric nerve 엉덩아랫배신경(장골하복신경)
8 Inferior mesenteric vein 아래창자간막정맥(하장간막정맥)
9 Inferior vena cava 아래대정맥(하대정맥)
10 Left colic vein 왼잘록창자정맥(좌결장정맥)
11 Liver 간
12 Lower pole of kidney 콩팥의 아래끝(신하극)
13 Lumbar part of thoracolumbar fascia 등허리근막의 허리부분(흉요근막의 요부분)
14 Ovarian vein 난소정맥
15 Para-aortic lymph node 대동맥주위림프절
16 Psoas major 큰허리근(대요근)
17 Quadratus lumborum 허리네모근(요방형근)
18 Renal artery 콩팥동맥(신동맥)
19 Renal vein 콩팥정맥(신정맥)
20 Spleen 지라(비장)
21 Splenic vein 지라정맥(비정맥)
22 Stomach 위
23 Suprarenal gland 콩팥위샘(부신)
24 Suprarenal vein 콩팥위샘정맥(부신정맥)
25 Transversus abdominis 배가로근(복횡근)
26 Ureter 요관

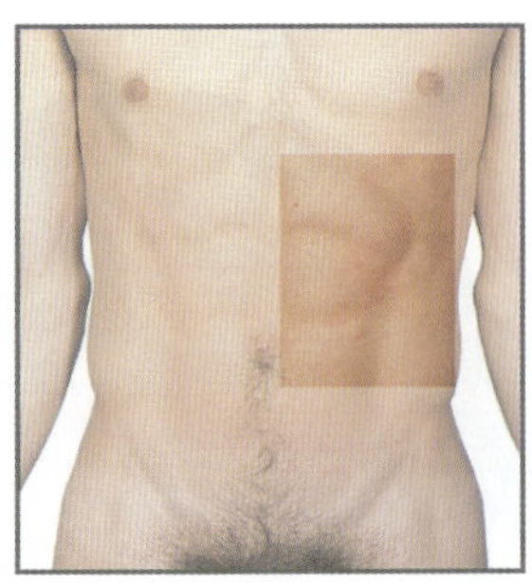

콩팥석회증(신장석회증), 복막뒤출혈(후목막출혈), pp.280~284 참조.

뒤배벽과 골반벽 Posterior abdominal and pelvic walls

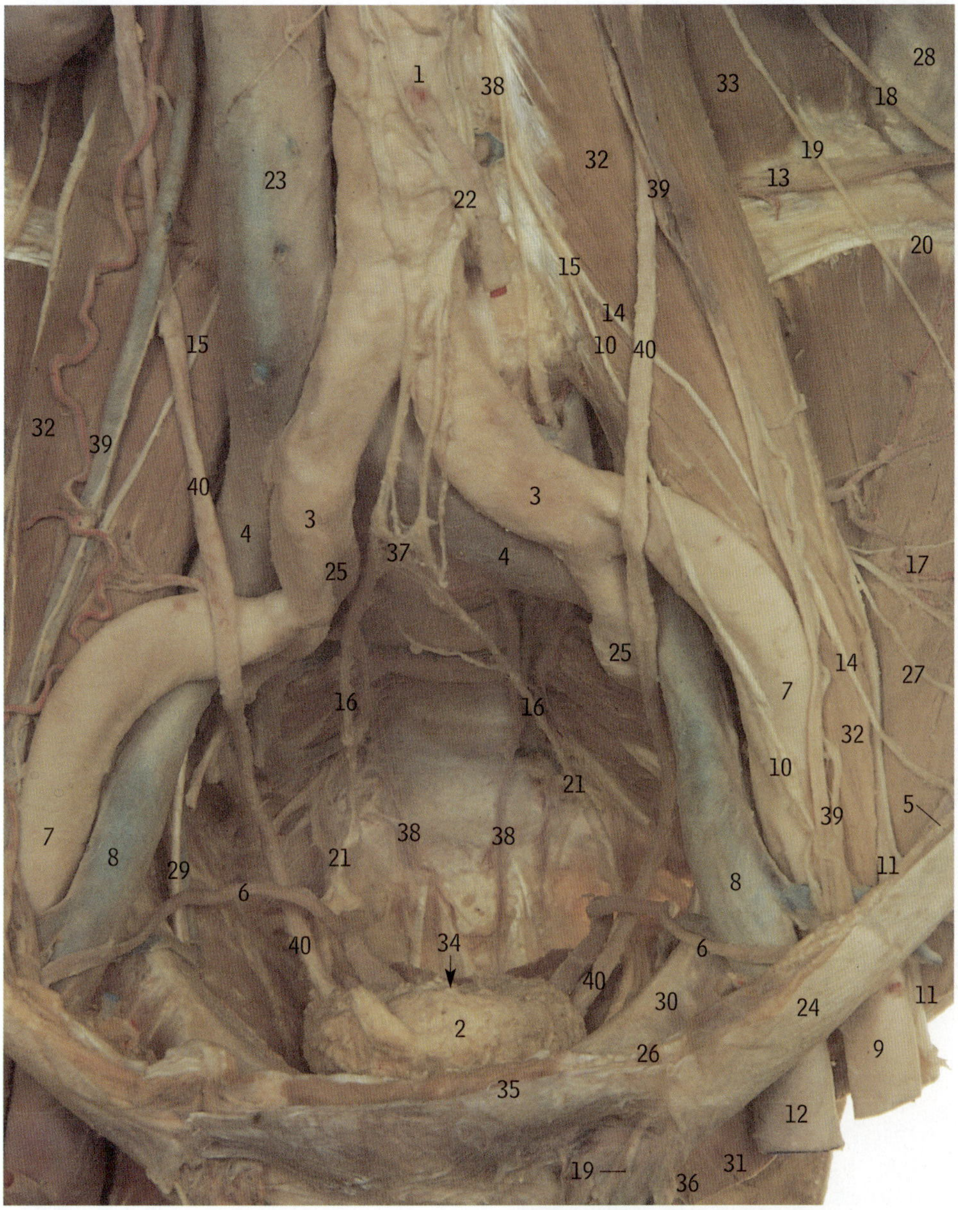

동 · 정맥과 신경이 보이도록 하기 위하여 방광(2), 요관(40) 및 정관(6)을 제외한 모든 복막과 내장을 제거하였다.

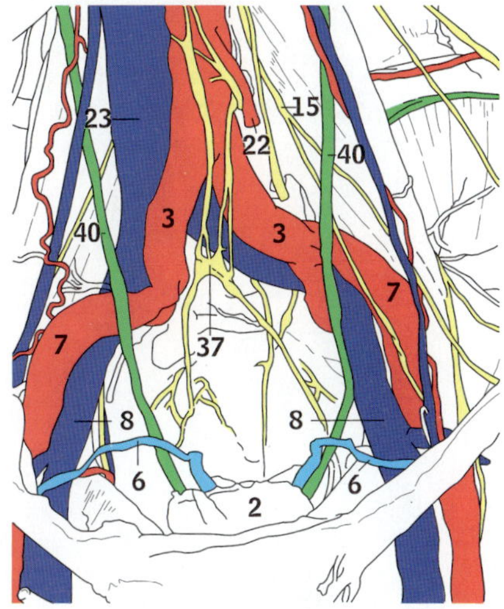

골반의 동맥조영상

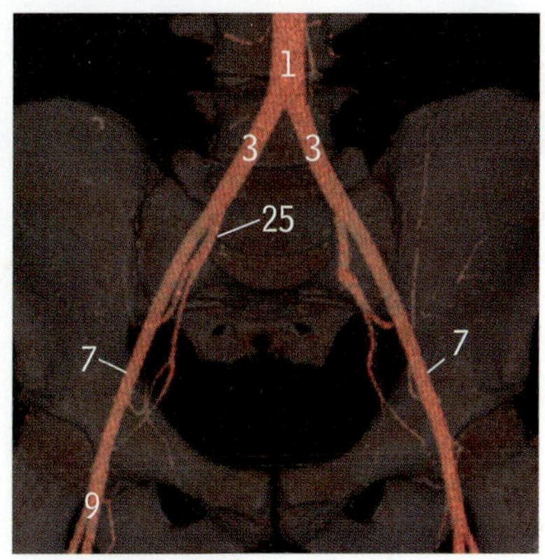

1 Aorta and aortic plexus 대동맥과 대동맥신경얼기(대동맥신경총)
2 Bladder 방광
3 Common iliac artery 온엉덩동맥(총장골동맥)
4 Common iliac vein 온엉덩정맥(총장골정맥)
5 Deep circumflex iliac artery 깊은엉덩휘돌이동맥(심장골회선동맥)
6 Ductus deferens or vas deferens 정관
7 External iliac artery 바깥엉덩동맥(외장골동맥)
8 External iliac vein 바깥엉덩정맥(외장골정맥)
9 Femoral artery 넙다리동맥(대퇴동맥)
10 Femoral branch of genitofemoral nerve 음부넙다리신경(음부대퇴신경)의 넙다리가지(대퇴지)
11 Femoral nerve 넙다리신경(대퇴신경)
12 Femoral vein 넙다리정맥(대퇴정맥)
13 Fourth lumbar artery 넷째허리동맥(제4요동맥)
14 Genital branch of genitofemoral nerve 음부넙다리신경(음부대퇴신경)의 음부가지(음부지)
15 Genitofemoral nerve 음부넙다리신경(음부대퇴신경)
16 Hypogastric nerve 아랫배신경(하복신경)
17 Iliacus and branches from femoral nerve and iliolumbar artery 엉덩근(장골근)과 넙다리신경(대퇴신경)으로부터 나온 가지들, 그리고 엉덩허리동맥(장요동맥)
18 Iliohypogastric nerve 엉덩아랫배신경(장골하복신경)
19 Ilio-inguinal nerve 엉덩고샅신경(장골서혜신경)
20 Iliolumbar ligament 엉덩허리인대(장요인대)
21 Inferior hypogastric (pelvic) plexus and pelvic splanchnic nerves 아래아랫배신경(골반)얼기(하하복신경얼기)와 골반내장신경
22 Inferior mesenteric artery and plexus 아래창자간막동맥(하장간막동맥)과 신경얼기
23 Inferior vena cava 아래대정맥(하대정맥)
24 Inguinal ligament 고샅인대(서혜인대)
25 Internal iliac artery 속엉덩동맥(내장골동맥)
26 Lacunar ligament 갈고리인대(열공인대)
27 Lateral femoral cutaneous nerve arising from femoral nerve 넙다리신경(대퇴신경)으로부터 나온 가쪽넙다리피부신경(외측대퇴피신경)
28 Lumbar part of thoracolumbar fascia 등허리근막(흉요근막)의 허리부분(요부분)
29 Obturator nerve and vessels 폐쇄신경과 혈관
30 Pectineal ligament 두덩빗인대(치골즐인대)
31 Position of femoral canal 넙다리관(대퇴관)
32 Psoas major 큰허리근(대요근)
33 Quadratus lumborum 허리네모근(요방형근)
34 Rectum (cut edge) 잘려진 곧창자(직장)
35 Rectus abdominis 배곧은근(복직근)
36 Spermatic cord 정삭
37 Superior hypogastric plexus 위아랫배신경얼기(상하복신경총)
38 Sympathetic trunk and ganglia 교감신경줄기와 신경절
39 Testicular vessels 고환혈관
40 Ureter 요관

허리근고름집(요근농양), pp.280~284 참조.

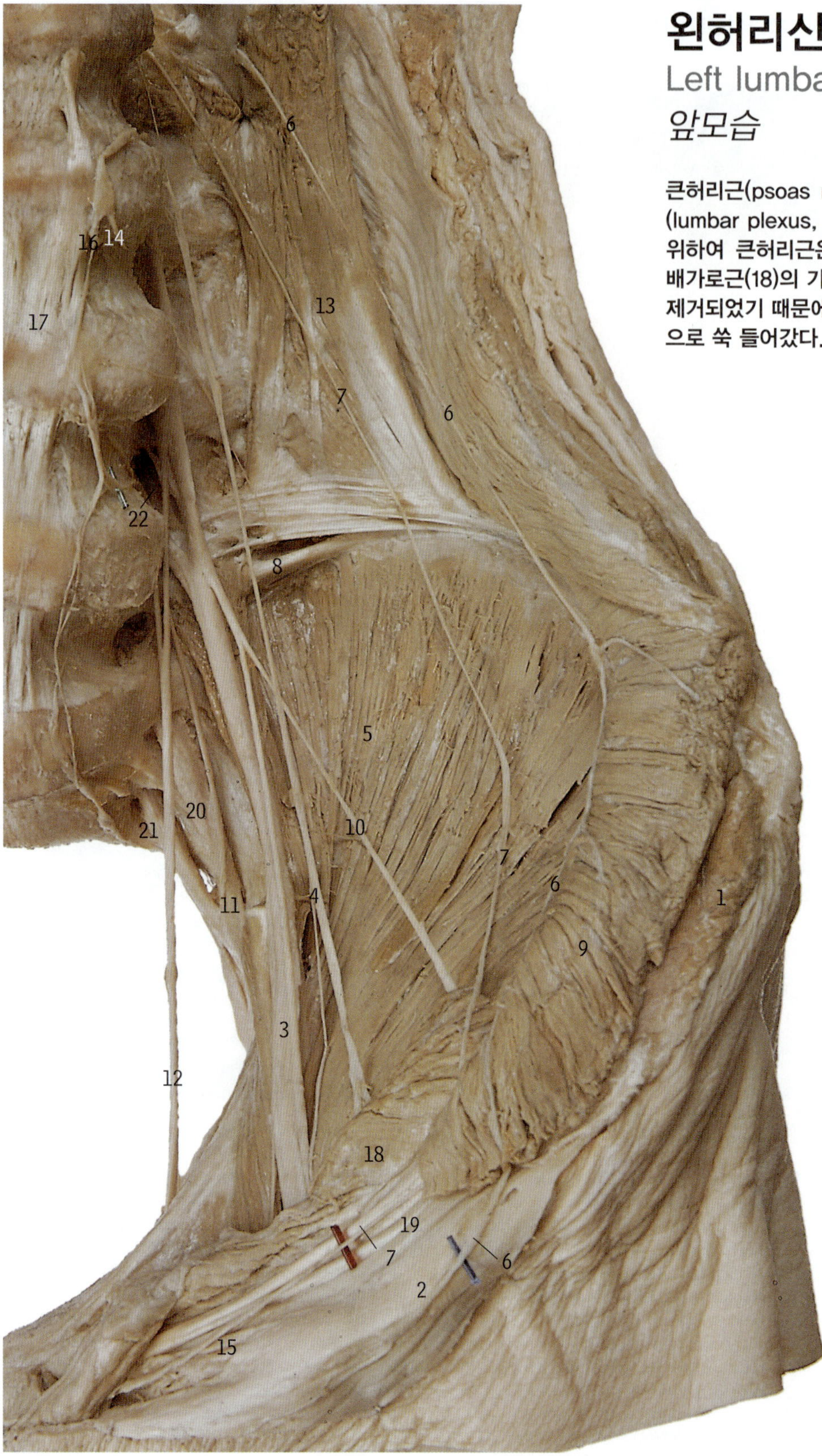

왼허리신경얼기

Left lumbar plexus

앞모습

큰허리근(psoas major, 대요근) 속에 묻혀 있는 허리신경얼기(lumbar plexus, 요신경총)를 구성하는 신경들이 보이도록 하기 위하여 큰허리근은 제거하였다. 배바깥빗근(1), 배속빗근(9) 및 배가로근(18)의 가장 아랫부분을 제외한, 대부분의 앞가쪽배벽이 제거되었기 때문에 엉덩아랫배신경(6)과 엉덩샅굴신경(7)은 안쪽으로 쑥 들어갔다. 이 신경들은 엉덩근(5) 위에 놓여 있지 않다.

1 External oblique 배바깥빗근(외복사근)
2 External oblique aponeurosis 배바깥빗근널힘줄(외복사근건막)
3 Femoral nerve 넙다리신경(대퇴신경)
4 Genitofemoral nerve 음부넙다리신경(음부대퇴신경)
5 Iliacus 엉덩근(장골근)
6 Iliohypogastric nerve 엉덩아랫배신경(장골하복신경)
7 Ilio–inguinal nerve 엉덩고샅신경(장골서혜신경)
8 Iliolumbar ligament 엉덩허리인대(장요인대)
9 nternal oblique 배속빗근(내복사근)
10 Lateral femoral cutaneous nerve 가쪽넙다리피부신경(외측대퇴피신경)
11 Lumbosacral trunk 허리엉치신경줄기(요천추신경간)
12 Obturator nerve 폐쇄신경
13 Quadratus lumborum 허리네모근(요방형근)
14 Rami communicantes 교통가지(교통지)
15 Superficial inguinal ring 얕은고샅구멍(천서혜륜)
16 Sympathetic trunk and ganglia 교감신경줄기와 신경절
17 Third lumbar vertebra and anterior longitudinal ligament 셋째허리뼈(제3요추골)와 앞세로인대(종인대)
18 Transversus abdominis 배가로근(복횡근)
19 Upper surface of inguinal ligament 고샅인대(서혜인대)의 위면
20 Ventral ramus of fifth lumbar nerve 다섯째허리신경(제5요신경)의 배쪽가지(복측분지)
21 Ventral ramus of first sacral nerve 첫째엉치신경의 배쪽가지(제1천골신경의 복측분지)
22 Ventral ramus of fourth lumbar nerve 넷째허리신경의 배쪽가지(제4요신경의 복측분지)

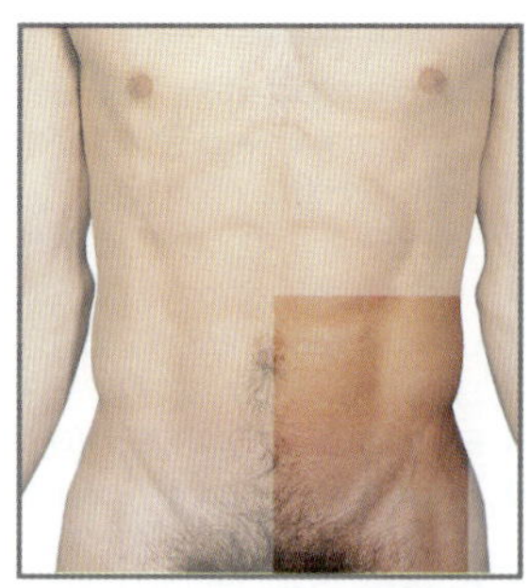

허리교감신경절제술(요추교감신경절제), pp.280~284 참조.

Ⓐ 왼쪽 골반과 몸쪽넓적다리의 근육

Muscles of the left pelvis and proximal thigh

약간 비스듬한 앞모습

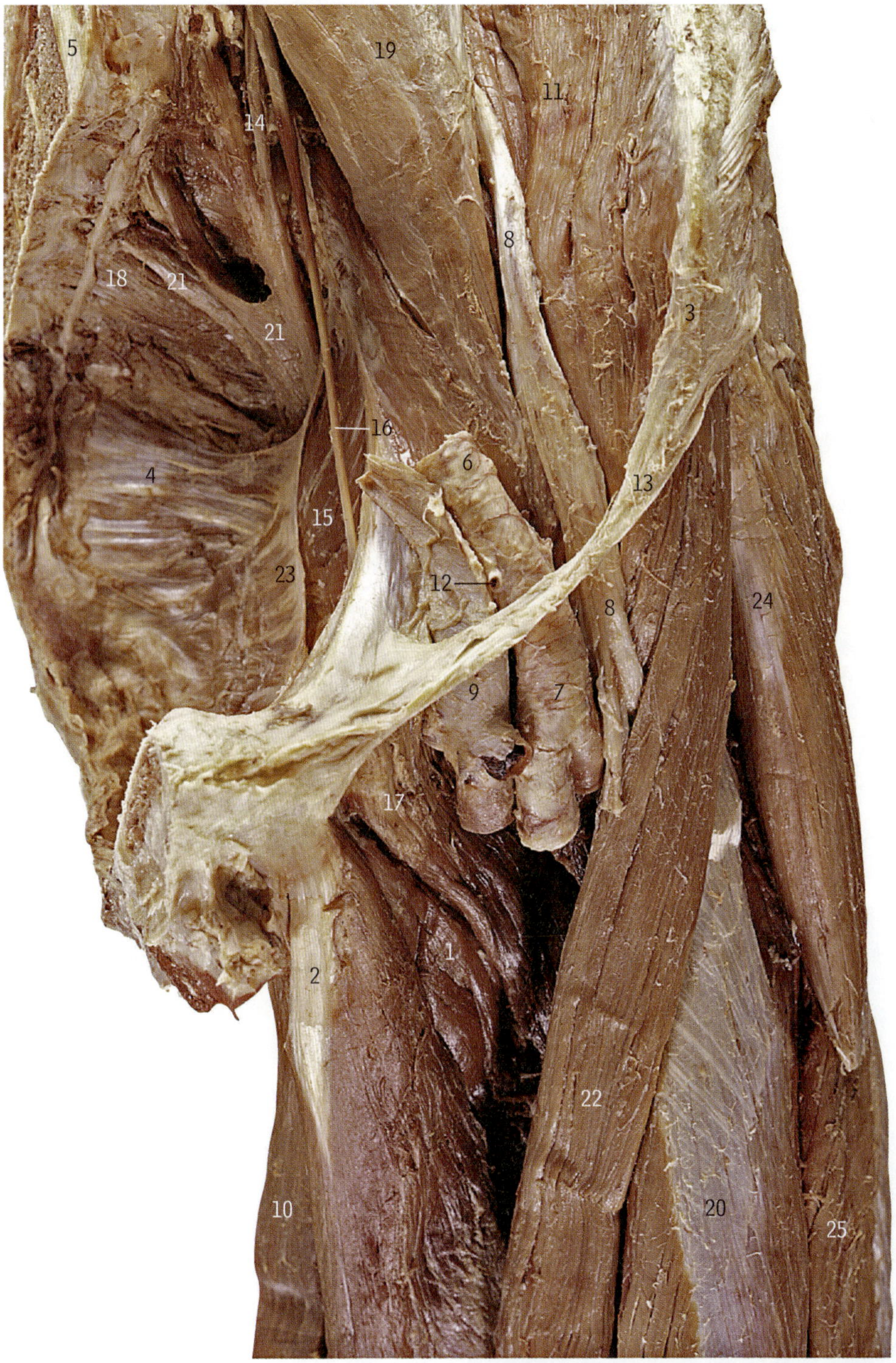

앞배벽(anterior abdominal wall, 전복벽), 즉 대부분의 내장과 근막은 제거되었다. 방향을 이해하는 데 도움이 되도록 하기 위하여 바깥엉덩/넙다리동 · 정맥(external iliac/femoral vessels, 외장골/ 대퇴동 · 정맥)의 분절과 배바깥빗근널힘줄[external oblique aponeurosis (inguinal ligament), 외복사근건막(고샅인대)]의 아래 가장자리는 보존되었다.

1 Adductor brevis 짧은모음근(단내전근)
2 Adductor longus 긴모음근(장내전근)
3 Anterior superior iliac spine 위앞엉덩뼈가시(상전장골극)
4 Coccygeus 꼬리근(미골근)
5 Disc, fifth lumbar 다섯째허리뼈의 척추사이원반(제5요추추간판)
6 External iliac artery 바깥엉덩동맥(바깥장골동맥)
7 Femoral artery 넙다리동맥(대퇴동맥)
8 Femoral nerve 넙다리신경(대퇴신경)
9 Femoral vein 넙다리정맥(대퇴정맥)
10 Gracilis 두덩정강근(박근)
11 Iliacus 엉덩근(장골근)
12 Inferior epigastric artery, origin 앞배벽동맥(하복벽동맥)의 이는곳(기시)
13 Inguinal ligament 고샅인대(서혜인대)
14 Lumbosacral trunk 허리엉치신경줄기(요천추신경간)
15 Obturator internus 속폐쇄근(내폐쇄근)
16 Obturator nerve 폐쇄신경
17 Pectineus 두덩근(치골근)
18 Piriformis 궁둥구멍근(이상근)
19 Psoas major 큰허리근(대요근)
20 Rectus femoris 넙다리곧은근(대퇴직근)
21 Sacral plexus 엉치신경얼기(천골신경총)
22 Sartorius 넙다리빗근(봉공근)
23 Tendinous arch of levator ani 항문올림근의 힘줄활(항문거근의 건궁)
24 Tensor fasciae latae 넙다리근막긴장근(대퇴근막장근)
25 Vastus lateralis 가쪽넓은근(외측장근)

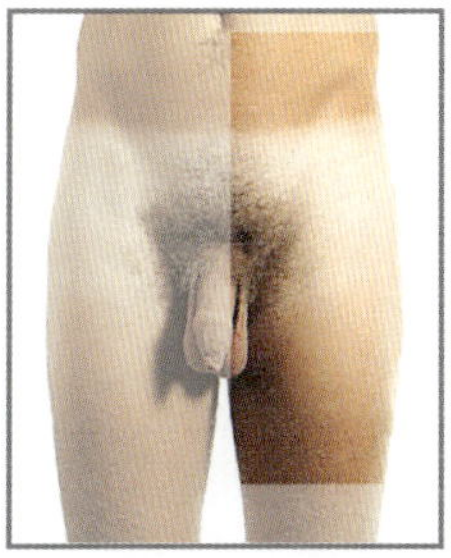

샅고랑인대(13)의 끝부분의 부착점이 되는 앞엉덩뼈가시(3)와 두덩뼈결절(pubic tubercle)은 손으로 만져서 진찰할 수 있는 고샅부위(inguinal region)의 중요한 기준점이다(p.224 참조).

항문올림근(levator ani, 항문거근)이 붙는 곳보다 위쪽의 속폐쇄근부분(15)은 골반공간의 가쪽벽의 일부분을 형성하고, 항문올림근(levator ani, 항문거근)이 붙는 곳보다 아래쪽의 샅(회음)부분은 궁둥항문오목[ischio-anal (ischiorectal) fossa, 좌골직장와]의 가쪽벽의 일부분을 형성한다(p.277, 279).

궁둥구멍근(Piriformis, 이상근; 18)은 궁둥뼈가시(ischial spine, 좌골극)의 위부분에 위치한 큰궁둥구멍(greater sciatic foramen, 대좌골공)을 통하여 골반을 빠져나오고, 속폐쇄근(obturator internus, 내폐쇄근; 15)은 궁둥뼈가시의 아래부분에 위치한 작은궁둥구멍(lesser sciatic foramen, 소좌골공)을 통하여 골반을 빠져나온다.

골반의 왼쪽 절반의 근육 Muscles of the left half of the pelvis

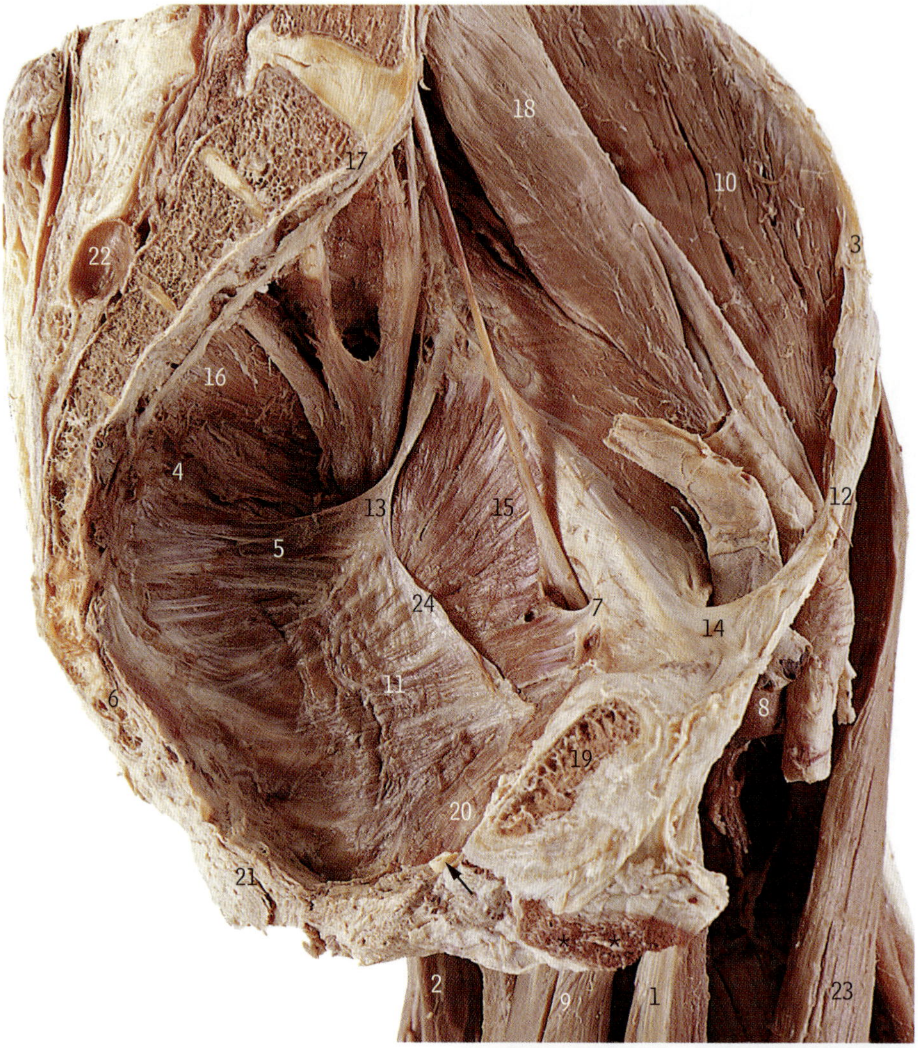

Ⓑ 남성골반

속폐쇄근(15)을 덮고 있는 근막은 항문올림근(11, 12)의 막부분이 이는곳까지 제거하였고, 요도카테터(화살표)는 요도조임근(sphincter urethrae muscle, 요도괄약근)의 위치를 나타내며, 절단면은 망울해면체근(bulbocavernosus muscle, 구해면체근, 별표)을 지난다.

1 Adductor longus 긴모음근(장내전근)
2 Adductor magnus 큰모음근(대내전근)
3 Anterior superior iliac spine 위앞엉덩뼈가시(상전장골극)
4 Branch of fourth sacral nerve 넷째엉치신경(제4천골신경)의 가지
5 Coccygeus 꼬리근(미골근)
6 Coccyx 꼬리뼈(미골)
7 Fascia over obturator internus 속폐쇄근막(내폐쇄근막)
8 Femoral vein 넙다리정맥(대퇴정맥)
9 Gracilis 두덩정강근(박근)
10 Iliacus 엉덩근(장골근)
11 Iliococcygeus part of levator ani 항문올림근의 엉덩꼬리근부분(항문거근의 장골미골근부분)
12 Inguinal ligament 고샅인대(서혜인대)
13 Ischial spine 궁둥뼈가시(좌골극)
14 Lacunar ligament 갈고리인대(열공인대)
15 Obturator internus, pierced by obturator nerve 폐쇄신경에 의해 구멍이 뚫린 속폐쇄근(내폐쇄근)
16 Piriformis 궁둥구멍근(이상근)
17 Promontory of sacrum 엉치뼈곶(천골갑각)
18 Psoas major 큰허리근(대요근)
19 Pubic symphysis 두덩결합(치골결합)
20 Pubococcygeus part of levator ani 항문올림근의 두덩꼬리근부분 (항문거근의 치골미골근부분)
21 Rectum 곧창자(직장)
22 Sacral canal with cyst 주머니(낭)가 있는 엉치뼈관(천골관)
23 Sartorius 넙다리빗근(봉공근)
24 Arcus tendinous (white line) 힘줄활(건궁)

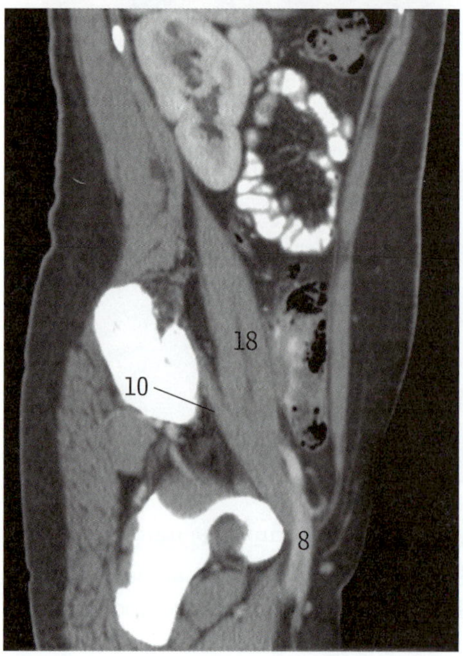

복부와 골반의
왼쪽 시상옆 CT parasagittal CT

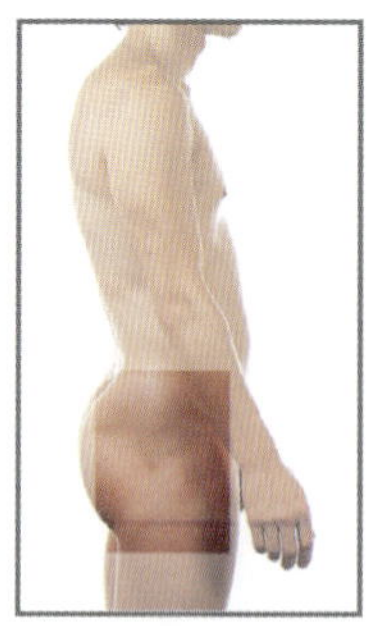

고샅림프절병(서혜부림프절병), pp.280~284 참조.

Ⓐ 오른정삭과 오른고환
Right spermatic cord and testis

Ⓑ 오른고환, 오른부고환 및 오른음경
Right testis, epididymis and penis 오른쪽 모습

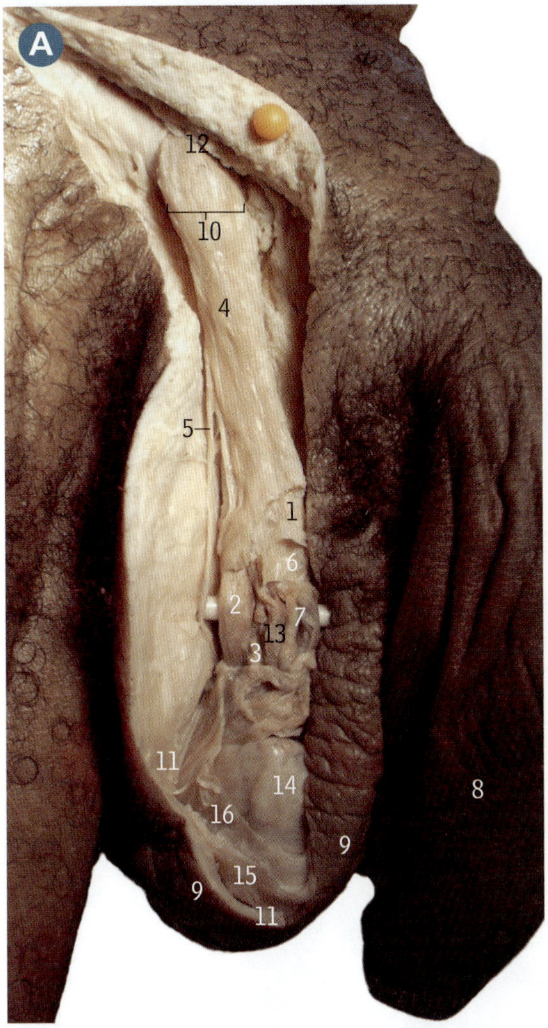

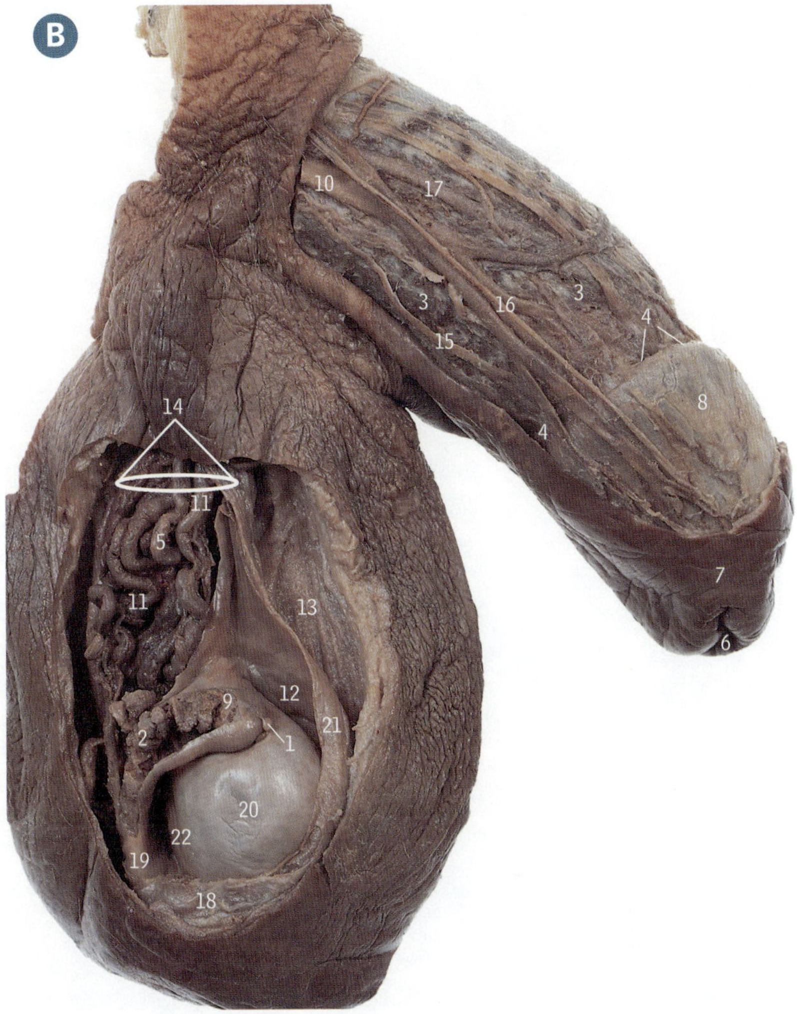

1 Cremasteric fascia 고환올림근막(고환거근막)
2 Ductus deferens 정관
3 Ductus deferens, artery 정관동맥
4 External spermatic fascia 바깥정삭근막(외정삭근막)
5 Ilio-inguinal nerve 엉덩고샅신경(장골서혜신경)
6 Internal spermatic fascia 속정삭근막(내정삭근막)
7 Pampiniform venous plexus 덩굴정맥얼기(만상정맥총)
8 Penis 음경
9 Scrotal sac 음낭
10 Spermatic cord 정삭
11 Superficial fascia with dartos muscle fibres 음낭근섬유를 가진 얇은근막(천근막)
12 Superficial inguinal ring 얕은고샅구멍(천서혜륜)
13 Testicular artery 고환동맥
14 Tunica albuginea 백색막(백막)
15 Tunica vaginalis, parietal layer 고환집막의 벽쪽층(고환초막의 벽측판)
16 Tunica vaginalis, visceral layer 고환집막의 내장쪽층(고환초막의 장측판)

1 Appendix epididymis 부고환부속물(부고환수)
2 Body of epididymis 부고환몸통(부고환체)
3 Body of penis 음경몸통(음경체)
4 Corona of glans 귀두관
5 Ductus deferens 정관
6 External urethral orifice 바깥요도구멍(외요도구)
7 Foreskin 음경꺼풀(음경포피)
8 Glans penis 귀두관
9 Head of epididymis 부고환머리(부고환두)
10 Lateral superficial vein 가쪽얕은정맥(외측천정맥)
11 Pampiniform venous plexus 덩굴정맥얼기(만상정맥총)
12 Sac of tunica vaginalis 고환집막(고환초막)의 주머니
13 Scrotal sac 음낭
14 Spermatic cord 정삭
15 Superficial dorsal artery 얕은음경등동맥(천음경배동맥)
16 Superficial dorsal nerve 얕은음경등신경(천음경배신경)
17 Superficial dorsal vein 얕은음경등정맥(천음경배정맥)
18 Superficial scrotal (dartos) fascia 얕은음낭근막(천음낭근막)
19 Tail of epididymis 부고환꼬리(부고환미)
20 Testis 고환
21 Tunica vaginalis, parietal 고환집막의 벽쪽층(고환초막의 벽측판)
22 Tunica vaginalis, visceral, overlying tunica albuginea 백색막(백막)을 덮고 있는 고환집막의 내장쪽층(고환초막의 장측판)

음경꺼풀절제술(포경수술), 포르니어괴사, 물음낭증(음낭수종), 포경과 감금포경, 음낭종창, 덩굴정맥류, 정관절제술, pp.280~284 참조.

남성골반 Male pelvis *정중시상절단면의 왼쪽 절반*

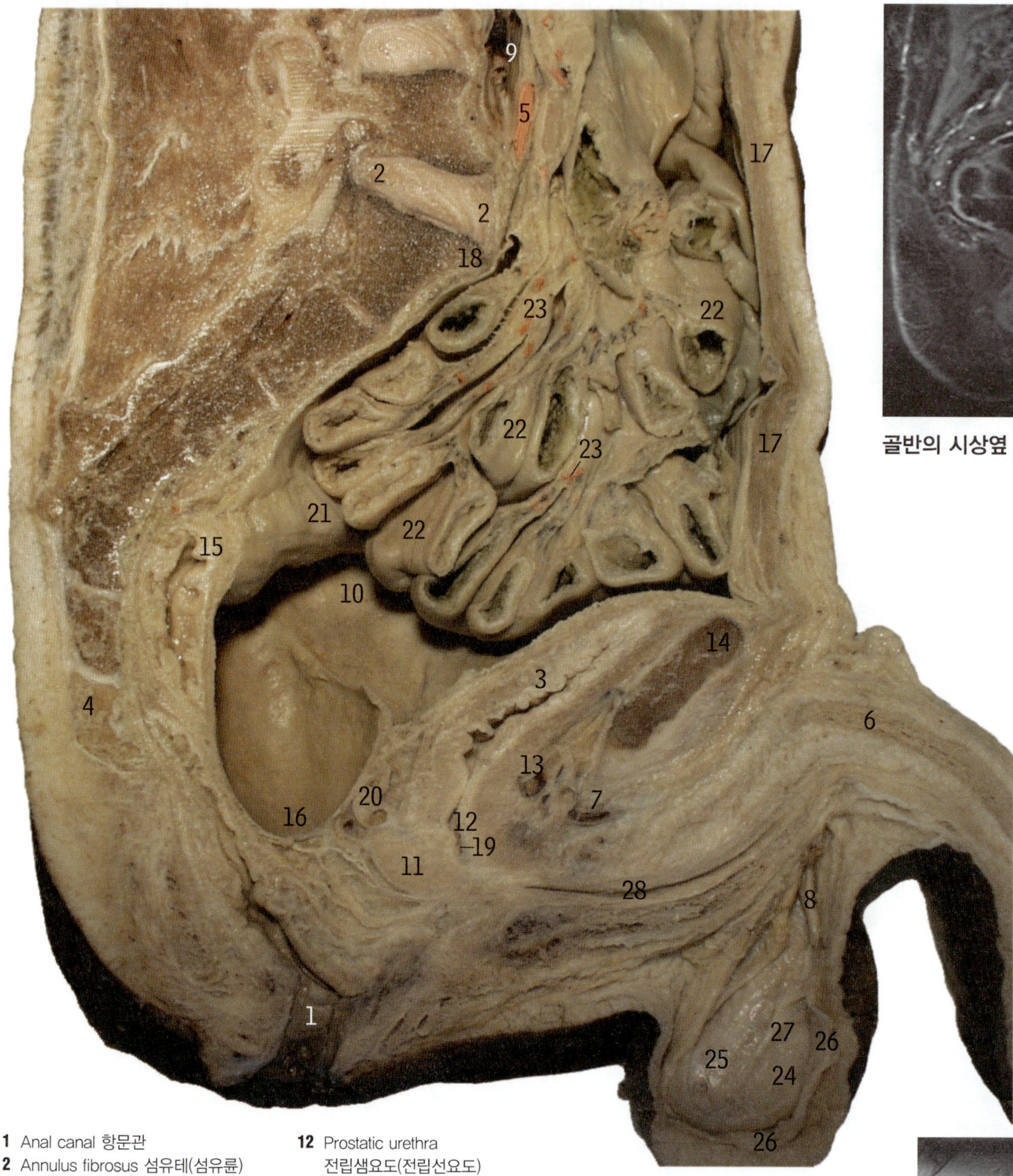

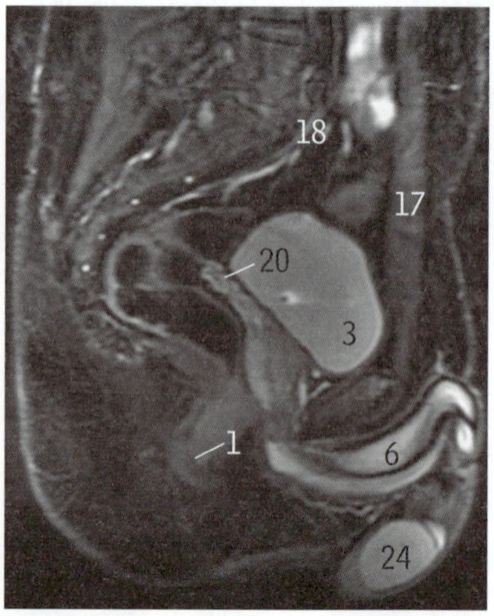

골반의 시상옆 MRI Parasagittal MRI

1 Anal canal 항문관
2 Annulus fibrosus 섬유테(섬유륜)
3 Bladder 방광
4 Coccyx 꼬리뼈(미골)
5 Common iliac artery 온엉덩동맥(총장골동맥)
6 Corpus cavernosum 음경해면체
7 Deep dorsal vein of penis 깊은음경등정맥(심음경배정맥)
8 Ductus deferens 정관
9 Inferior vena cava 아래대정맥(하대정맥)
10 Parietal peritoneum 벽쪽배막(벽측복막)
11 Prostate 전립샘(전립선)
12 Prostatic urethra 전립샘요도(전립선요도)
13 Prostatic venous plexus 전립샘정맥얼기(전립선정맥총)
14 Pubic symphysis 두덩결합(치골결합)
15 Rectosigmoid junction 곧창자구불창자이음부(직장S상결장경계)
16 Rectovesical pouch of pelvic peritoneum 골반복막의 곧창자방광오목(직장방광와)
17 Rectus abdominis 배곧은근(복직근)
18 Sacral promontory 엉치뼈곶(천골곶)
19 Seminal colliculus 요도둔덕(정구)
20 Seminal vesicle 정낭
21 Sigmoid colon 구불잘록창자(S상결장)
22 Small intestine, multiple coils 작은창자(소장), 다중코일
23 Superior mesenteric vessels, jejunal and ileal branches 위창자간막동 · 정맥
24 Testis 고환
25 Tunica albuginea 백색막(백막)
26 Tunica vaginalis, parietal layer 고환집막의 벽쪽층(고환초막의 벽측판)
27 Tunica vaginalis, visceral layer 고환집막의 내장쪽층(고환초막의 장측판)
28 Urethra, bulbous 망울요도(구부요도)

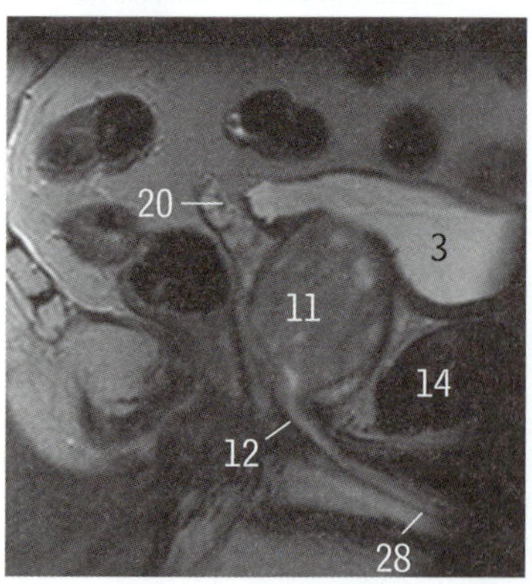

골반의 시상 MRI

뇨유출, 곧창자보개검사(직장경검사) 및 구불창자보개검사(S장결장경검사), 고환꼬임, pp.280~284 참조.

골반, 오른고샅부위와 오른음경
Pelvis, right inguinal region and penis *위모습*

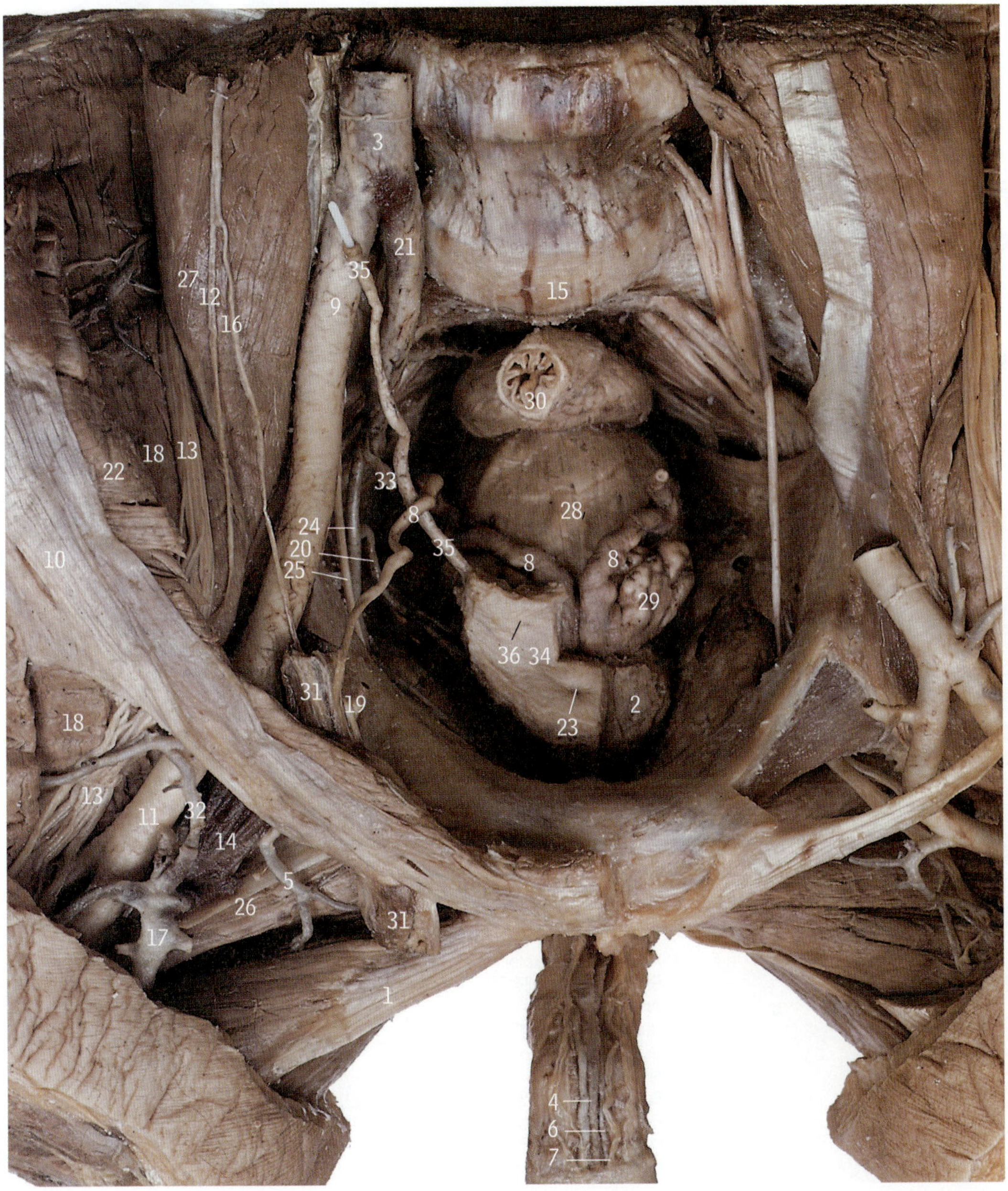

골반에서 전립샘(2)의 바닥면과 정관(8)보다 가쪽에 위치한 왼정낭(29)이 보이도록 하기 위하여 방광(34)의 대부분은 제거하였다. 골반에서 정관은 요관(35)보다 얕은층을 가로지른다. 바깥엉덩동맥(9)은 샅고랑인대(10)보다 아래를 지나서 넙다리동맥(11)이 된다. 음경의 등쪽면에서 양쪽의 음경등동맥 · 신경(6, 7)과 함께 한 개의 정중깊은음경등정맥(4)이 관찰되도록 하기 위하여 근막은 제거하였다.

방광삼각(34)은 방광의 바닥면이나 뒷면의 아래부위에 있으며, 속요도구멍(23)과 2개의 요관구멍(36) 사이의 영역은 평활근점막으로 덮여 있어서 상대적으로 고정된 영역이다.

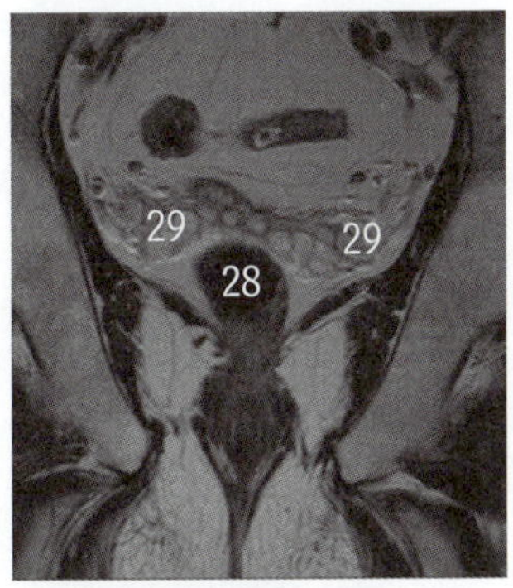

골반의 관상 MRI
Coronal MR imaging

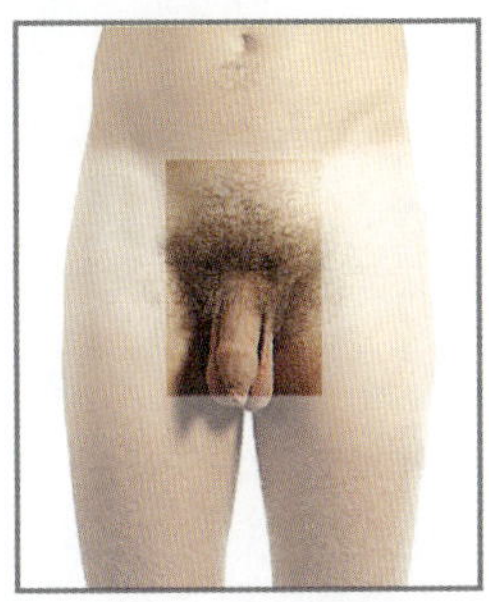

1 Adductor longus 긴모음근(장내전근)
2 Base of prostate 전립샘바닥(전립샘저)
3 Common iliac artery 온엉덩동맥(총장골동맥)
4 Deep dorsal vein of penis 깊은음경정맥(심음경배정맥)
5 Deep external pudendal artery 깊은바깥음부동맥(심외음부동맥)
6 Dorsal artery of penis 음경등동맥(음경배동맥)
7 Dorsal nerve of penis 음경등신경(음경배신경)
8 Ductus deferens 정관
9 External iliac artery 바깥엉덩동맥(외장골동맥)
10 External oblique aponeurosis and inguinal ligament 바깥빗근널힘줄(외복사근건막)과 고샅인대(서혜인대)
11 Femoral artery 넙다리동맥(대퇴동맥)
12 Femoral branch of genitofemoral nerve 음부넙다리신경의 넙다리가지(음부대퇴신경의 대퇴지)
13 Femoral nerve 넙다리신경(대퇴신경)
14 Femoral vein 넙다리정맥(대퇴정맥)
15 Fifth lumbar intervertebral disc 다섯째허리뼈의 척추사이원반(제5요추골의 추간판)
16 Genital branch of genitofemoral nerve 음부넙다리신경의 음부가지(음부대퇴신경의 음부지)
17 Great saphenous vein 큰두덩정맥(대복재정맥)
18 Iliacus 엉덩근(장골근)
19 Inferior epigastric artery 아래배벽동맥(하복벽동맥)
20 Inferior vesical artery 아래방광동맥(하방광동맥)
21 Internal iliac artery 속엉덩동맥(내장골동맥)
22 Internal oblique 배속빗근(내복사근)
23 Internal urethral orifice 속요도구멍(내요도공)
24 Obturator artery 폐쇄동맥
25 Obturator nerve 폐쇄신경
26 Pectineus 두덩근(치골근)
27 Psoas major 큰허리근(대요근)
28 Rectum 곧창자(직장)
29 Seminal vesicle 정낭
30 Sigmoid colon (cut lower end) 구불잘록창자(S상결장)(잘린 끝부분)
32 Spermatic cord 정삭
33 Superficial circumflex iliac vein 얕은엉덩휘돌이동맥(장골회선동맥)
33 Superior vesical artery 위방광동맥(상방광동맥)
34 Trigone of bladder 방광삼각
35 Ureter 요관
36 Ureteral orifice 요관구멍(요관구)

대장암, 방광경검사, 요관이상, pp.280~284 참조.

A 방광과 전립샘

Bladder and prostate *뒤면*

1 Base of bladder 방광바닥(방광저)
2 Ductus deferens 정관
3 Left ejaculatory duct 왼사정관
4 Posterior surface of prostate 전립샘(선)의 뒤면(후면)
5 Seminal vesicle 정낭
6 Ureter 요관

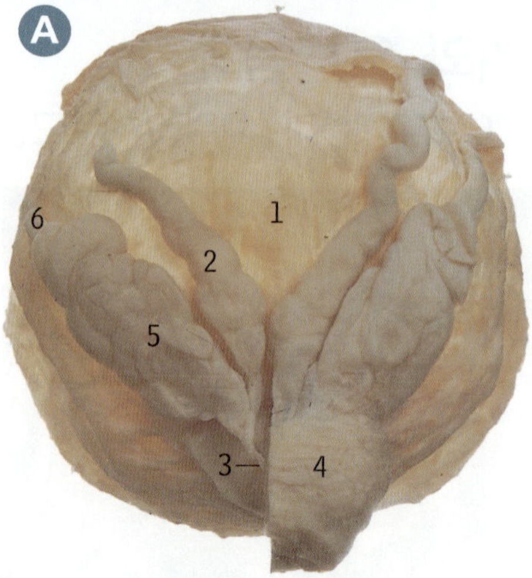

B 남성골반의 왼쪽면

Left side of the male pelvis

오른쪽에서 본 모습

정중시상절단면(midline sagittal section)에서 전립샘(24)은 크게, 전립샘요도(25)는 길게, 그리고 방광의 근육기둥(muscular trabeculae)은 뚜렷하게 보인다. 방광벽의 근육기둥(muscular trabeculae)이 보이도록 하기 위하여 방광의 점막은 제거되었다. 속엉덩동맥(14)의 가지의 변이는 흔하다. 여기에서는 중간곧창자동맥(20)뿐만 아니라 위방광동맥(34)과 아래방광동맥(13)은 폐쇄동맥(22)에서 일어난다.

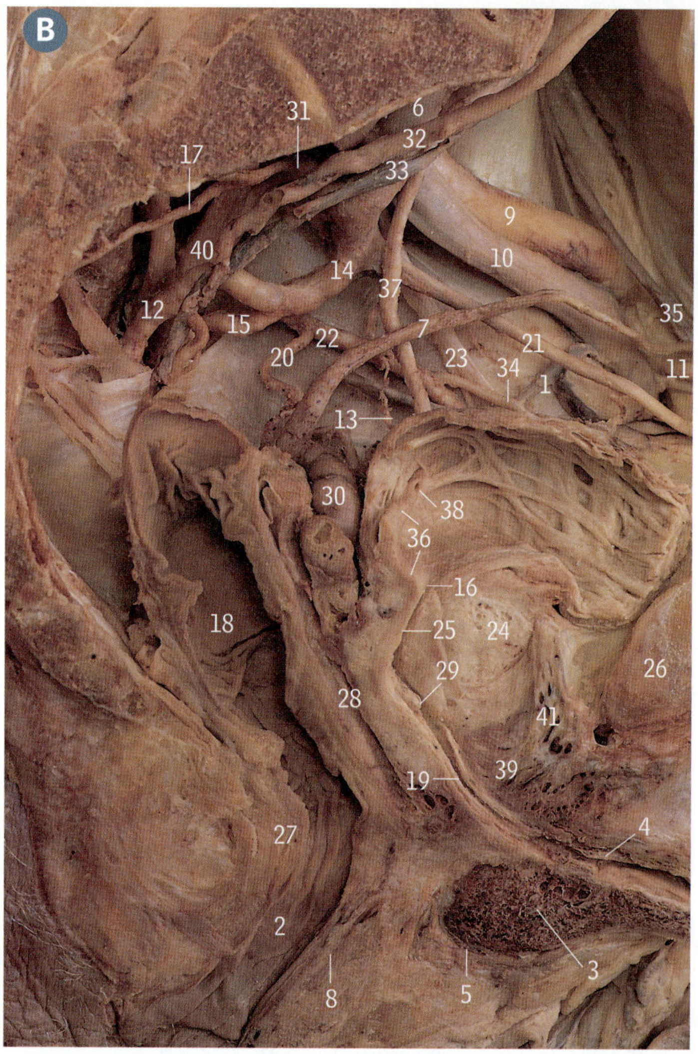

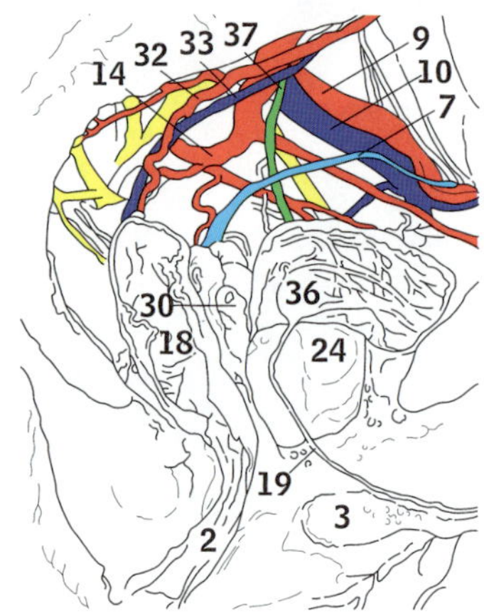

1 Accessory obturator vein 덧폐쇄정맥(부폐쇄정맥)
2 Anal canal 항문관
3 Bulb of penis 음경망울(요도구)
4 Bulbar part of spongy urethra 해면체요도의 망울부분
5 Bulbospongiosus 망울해면체근(구해면체근)
6 Common iliac artery 온엉덩동맥(총장골동맥)
7 Ductus deferens 정관
8 External anal sphincter 바깥항문조임근(외항문괄약근)
9 External iliac artery 바깥엉덩동맥(외장골동맥)
10 External iliac vein 바깥엉덩정맥(외장골정맥)
11 Inferior epigastric vessels 아래배벽동 · 정맥(하복벽동 · 정맥)
12 Inferior gluteal artery 아래볼기동맥(하둔동맥)
13 Inferior vesical artery 아래방광동맥(하방광동맥)
14 Internal iliac artery 속엉덩동맥(내장골동맥)
15 Internal pudendal artery 속음부동맥(내음부동맥)
16 Internal urethral orifice 속요도구멍(내요도공)
17 Lateral sacral artery 가쪽엉치동맥(외측천골동맥)
18 Lower end of rectum 곧창자아래끝(직장말단)
19 Membranous part of urethra 요관의 막부분
20 Middle rectal artery 중간곧창자동맥(중직장동맥)
21 Obliterated umbilical artery 폐쇄된 배꼽동맥(제동맥)
22 Obturator artery 폐쇄동맥
23 Obturator nerve 폐쇄신경
24 Prostate (enlarged) 전립샘(전립선)
25 Prostatic part of urethra 요도전립샘부분(요도전립샘부)
26 Pubic symphysis 두덩결합(치골결합)
27 Puborectalis part of levator ani 항문올림근의 두덩곧창자부분(항문거근의 치골직장부분)
28 Rectovesical fascia 곧창자방광근막(직장방광근막)
29 Seminal colliculus 요도둔덕(정구)
30 Seminal vesicle 정낭
31 Superior gluteal artery 위볼기동맥(상둔동맥)
32 Superior rectal artery 위곧창자동맥(상직장동맥)
33 Superior rectal vein 위곧창자정맥(상직장정맥)
34 Superior vesical artery 위방광동맥(상방광동맥)
35 Testicular vessels and deep inguinal ring 고환동 · 정맥과 깊은고샅구멍(심서혜륜)
36 Trigone of bladder 방광삼각
37 Ureter 요관
38 Ureteral orifice 요관구멍(요관구)
39 Urogenital diaphragm 비뇨생식가로막(뇨생식격막)
40 Ventral ramus of first sacral nerve 첫째엉치신경의 배쪽가지(제1천수신경의 복지)
41 Vesicoprostatic venous plexus 방광전립샘의 정맥얼기(방광전립선의 정맥총)

양성전립샘과다형성, 전립샘암, 경요도적전립샘절제술, 요도협착, pp.280~284 참조.

C 방광경검사

Cytoscopy of bladde

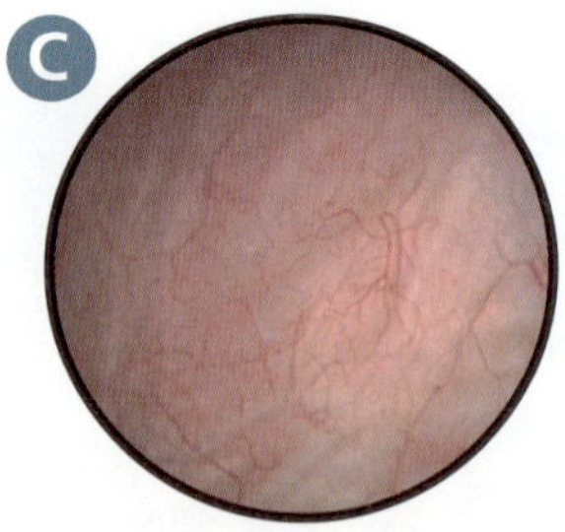

D 경요도적 전립샘절제술(TURP)

Cytoscopy of prostate (TURP)

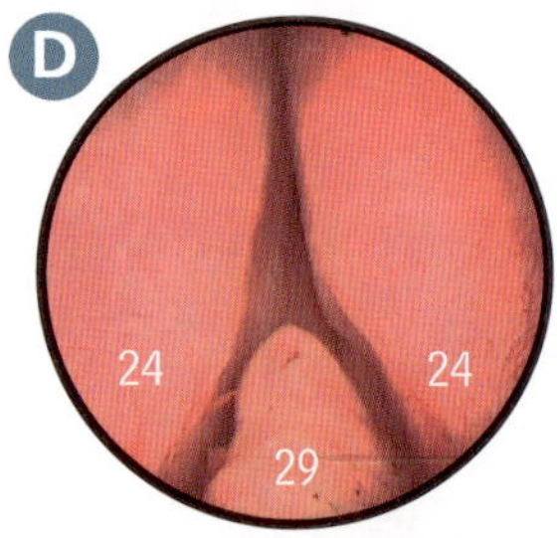

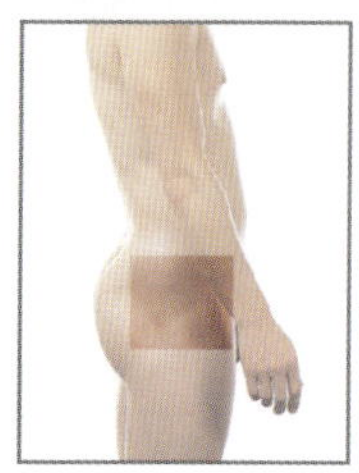

Ⓐ 골반의 동맥과 신경 Arteries and nerves of the pelvis *오른쪽에서 본 모습*

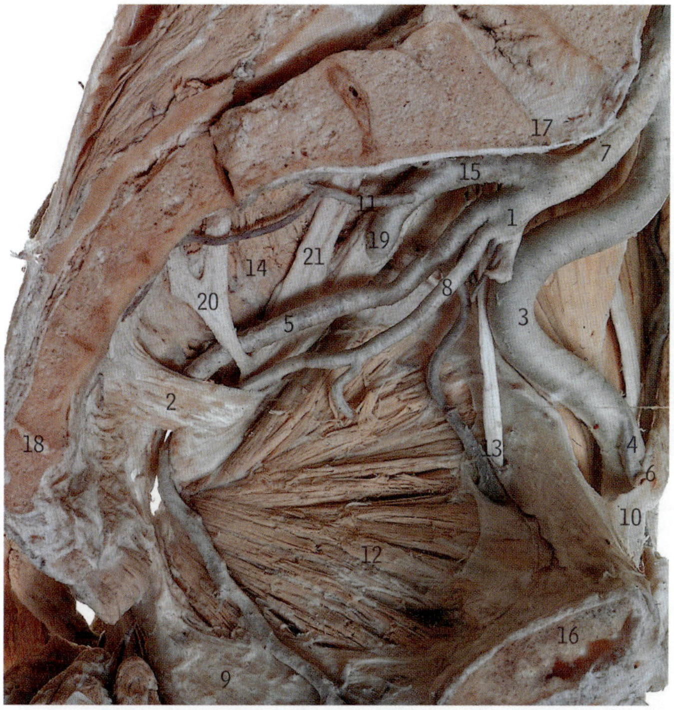

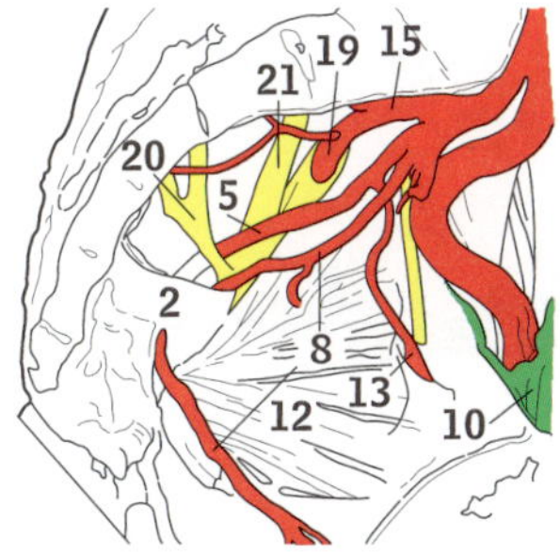

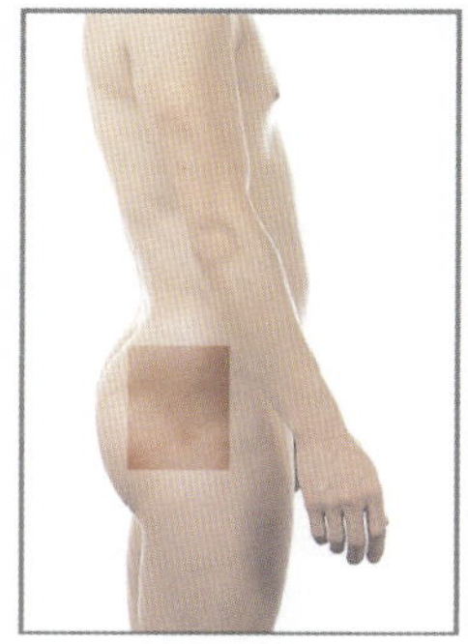

왼골반에서 속폐쇄근(12)의 안쪽면 전체가 보이도록 하기 위하여, 모든 복막, 근막 및 내장동맥과 왼항문올림근(left levator ani, 좌항문거근)을 제거하였다. 일반적으로, 뒤골반벽(posterior pelvic wall)에서 동 · 정맥은 신경보다 얕은층에 있다. 이 사진에서는 바깥엉덩동맥(3)이 비정상적으로 꼬여 있고, 속엉덩동맥의 앞분지(1)는 비정상적으로 높은 위치에서 속음부동맥(8) 및 아래볼기동맥(5)로 갈라진다. 위볼기동맥(19)은 허리엉치신경얼기(lumbosacral trunk, 요천신경총)를 뚫었다.

1 Anterior trunk of internal iliac artery 속엉덩동맥(내장골동맥)의 앞갈림
2 Coccygeus and sacrospinous ligament 꼬리근(미골근)과 엉치가시인대(천극인대)
3 External iliac artery 바깥엉덩동맥(외장골동맥)
4 Inferior epigastric artery 아래배벽동맥(하복벽동맥)
5 Inferior gluteal artery 아래볼기동맥(하둔동맥)
6 Inguinal ligament 고샅인대(서혜인대)
7 Internal iliac artery 속엉덩동맥(내장골동맥)
8 Internal pudendal artery 바깥항문조임근(외항문괄약근)
9 Ischial tuberosity 궁둥뼈결절(좌골결절)
10 Lacunar ligament 갈고리인대(열공인대)
11 Lateral sacral artery 가쪽엉치동맥(외측천골동맥)
12 Obturator internus 속폐쇄근(내폐쇄근)
13 Obturator nerve and artery 폐쇄신경과 동맥
14 Piriformis 궁둥구멍근(이상근)
15 Posterior trunk of internal iliac artery 속엉덩동맥(내장골동맥)의 뒤갈림
16 Pubic symphysis 두덩결합(치골결합)
17 Sacral promontory 엉치뼈곶(천골곶)
18 Sacrococcygeal joint 엉치꼬리관절(천미관절)
19 Superior gluteal artery piercing lumbosacral trunk 허리엉치신경줄기(요천추신경간)를 뚫은 위볼기동맥(상둔동맥)
20 Union of ventral rami of second and third sacral nerves 둘째와 셋째엉치신경의 배쪽가지의 유합(제2 및 제3천수신경의 전지의 유합)
21 Ventral ramus of first sacral nerve 첫째엉치신경의 배쪽가지(제1천수신경의 전지)

Ⓑ 왼아래아랫배신경얼기

Left inferior hypogastric plexus *오른쪽에서 본 모습*

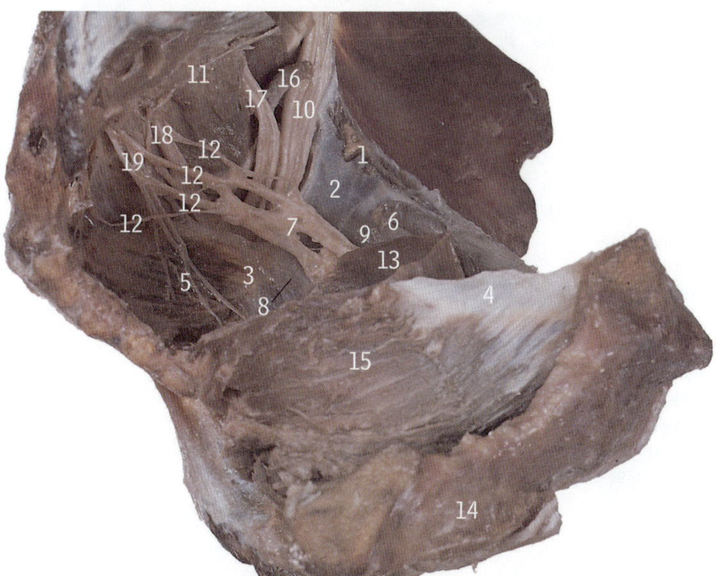

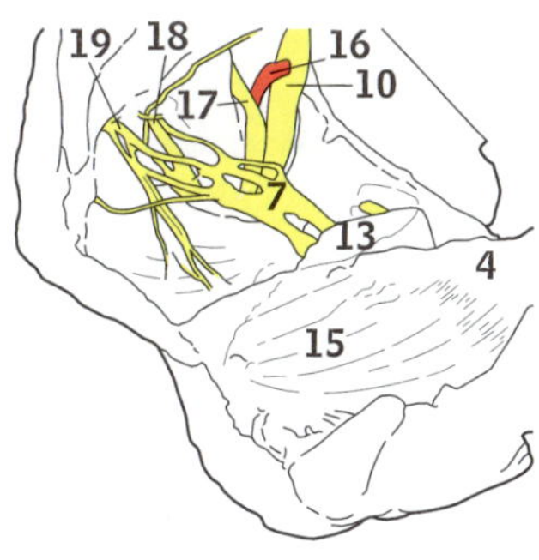

1 Arcuate line of ilium 엉덩뼈의 활꼴선(장골의 궁상선)
2 Fascia overlying obturator internus 속폐쇄근(내폐쇄근)을 덮고 있는 근막
3 Ischial spine 궁둥뼈가시(좌골극)
4 Lateral surface of fascia overlying right obturator internus 오른속폐쇄근(우내쇄폐근)을 덮고 있는 근막의 가쪽면(외측면)
5 Left coccygeus and nerves to levator ani 항문올림근(항문거근)쪽의 왼꼬리근(좌미골근)과 신경
6 Left ductus deferens 왼정관
7 Left inferior hypogastric plexus 왼아래아랫배신경얼기(좌하복총)
8 Left levator ani 왼항문올림근(좌항문거근)
9 Left seminal vesicle 왼정낭
10 Lumbosacral trunk 허리엉치신경줄기(요천추신경간)
11 Part of left sympathetic trunk 왼교감신경줄기(교감신경간)부분
12 Pelvic splanchnic nerves (nervi erigentes) 골반내장신경(발기신경)
13 Rectum 곧창자(직장)
14 Right ischiopubic ramus 오른궁둥두덩가지(우좌골치골지)
15 Right levator ani and ischio-anal (ischiorectal) fossa 오른항문올림근(항문거근)과 오른궁둥항문오목(좌골직장와)
16 Superior gluteal artery 위볼기동맥(상둔동맥)
17 Ventral ramus of first sacral nerve 첫째엉치신경의 배쪽가지(제1천골신경의 배측지)
18 Ventral ramus of second sacral nerve 둘째엉치신경의 배쪽가지(제2천골신경의 배측지)
19 Ventral ramus of third sacral nerve 셋째엉치신경의 배쪽가지(제3천골신경의 배측지)

왼쪽 골반사진에서 오른골반부분은 제거하였지만, 골반가로막(pelvic diaphragm, 골반격막)을 형성하는 오른항문올림근(15)은 보존되어서 회음면(perineal side)에서 관찰된다. 골반내장신경(12)은 둘째와 셋째엉치신경의 배쪽가지(18, 19)에서 일어나며 아래아랫배신경얼기(7)를 형성한다.

속엉덩동맥 Internal Iliac artery 가지와 관련성, 여성골반의 왼쪽면

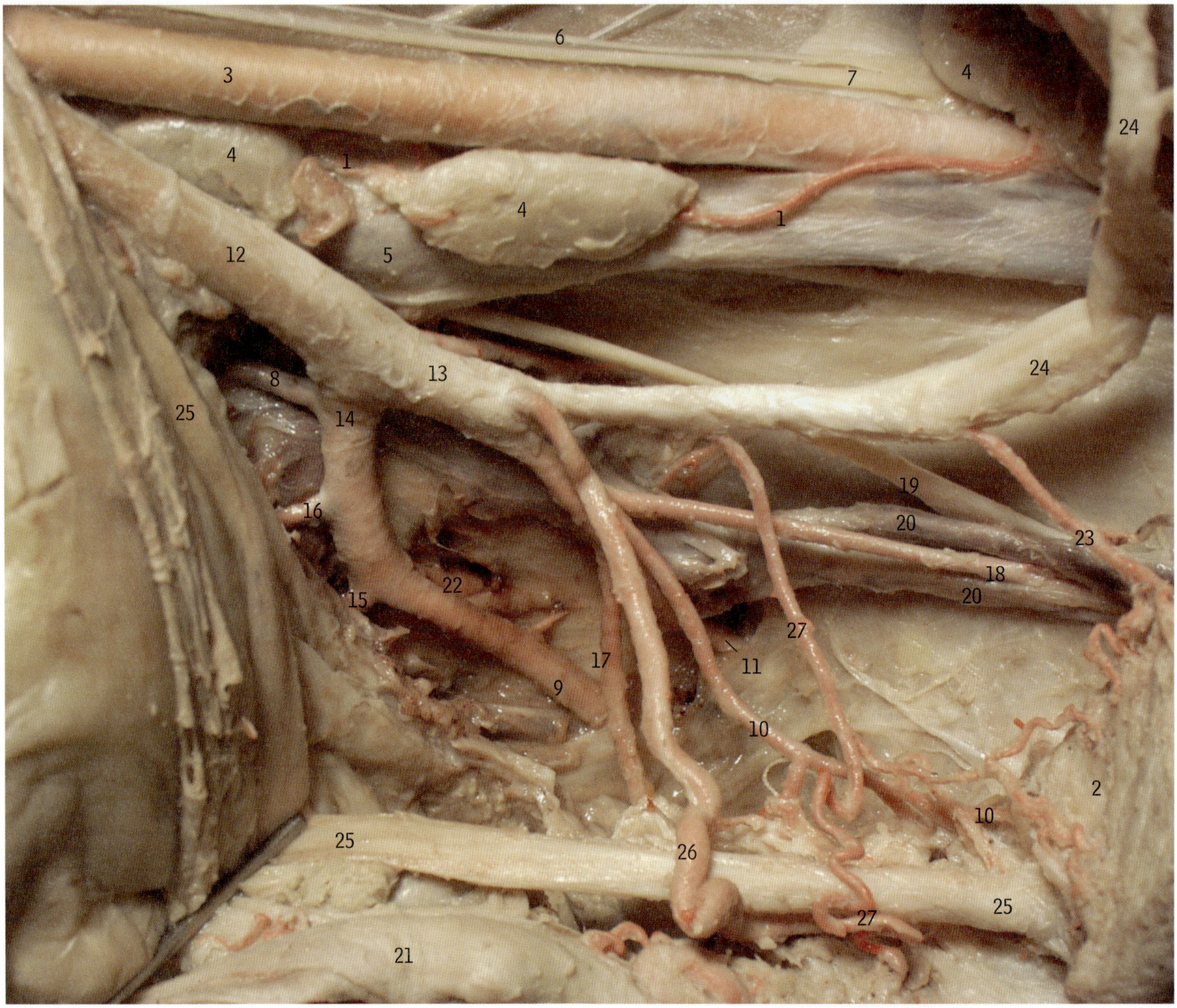

1 Artery to iliac nodes 엉덩림프절(장골림프절)로 가는 동맥
2 Bladder 방광
3 External iliac artery 바깥엉덩동맥(외장골동맥)
4 External iliac lymph nodes (enlarged) 바깥엉덩림프절(외장골림프절)
5 External iliac vein 바깥엉덩정맥(외장골정맥)
6 Genitofemoral nerve, femoral branch 음부넙다리신경의 넙다리가지(음부대퇴신경의 대퇴지)
7 Genitofemoral nerve, genital branch 음부넙다리신경의 음부가지(음부대퇴신경의 음부지)
8 Iliolumbar artery 엉덩허리동맥(장요동맥)
9 Inferior gluteal artery 아래볼기동맥(하둔동맥)
10 Inferior vesical artery 아래방광동맥(하방광동맥)
11 Internal pudendal artery 속음부동맥(내음부동맥)
12 Internal iliac artery 속엉덩동맥(내장골동맥)
13 Internal iliac artery, anterior division 속엉덩동맥(내장골동맥)의 앞갈래
14 Internal iliac artery, posterior division 속엉덩동맥(내장골동맥)의 뒤갈래
15 Lateral sacral artery, inferior 가쪽엉치동맥(외측천골동맥), 아래
16 Lateral sacral artery, superior 가쪽엉치동맥(외측천골동맥), 위
17 Middle rectal artery 중간곧창자동맥(중직장동맥)
18 Obturator artery 폐쇄동맥
19 Obturator nerve 폐쇄신경
20 Obturator veins 폐쇄정맥
21 Round ligament of the uterus (reflected) 자궁원인대(자궁원삭)
22 Superior gluteal artery 위볼기동맥(상둔동맥)
23 Superior vesical artery 위방광동맥(상방광동맥)
24 Umbilical artery remnant 배꼽동맥(제동맥)의 잔유물
25 Ureter (retracted) 요관
26 Uterine artery 자궁동맥
27 Vaginal artery 질동맥

속엉덩동맥(내장골동맥)의 색전술, pp.280~284 참조.

Ⓐ 골반골격과 인대 Pelvic skeleton and ligaments 왼쪽면

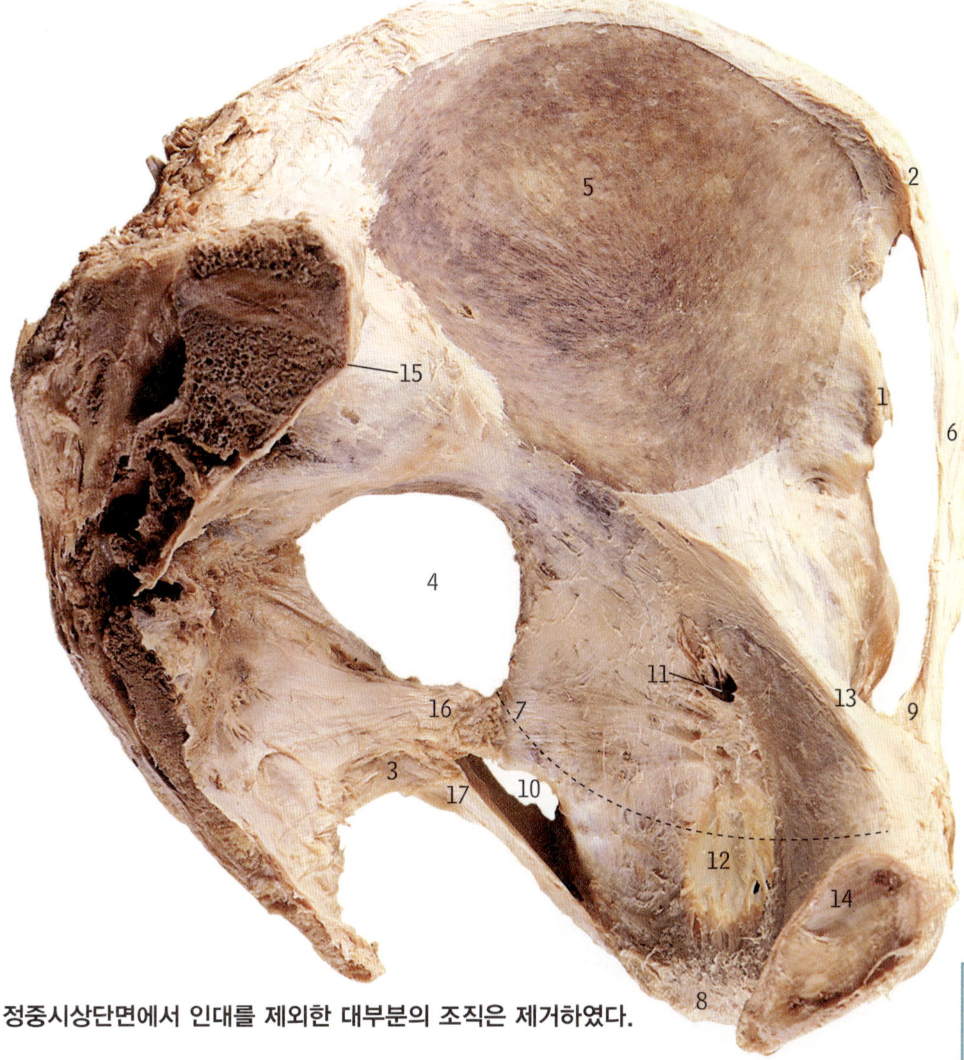

정중시상단면에서 인대를 제외한 대부분의 조직은 제거하였다.

1 Anterior inferior iliac spine and origin of straight head of rectus femoris 아래앞엉덩뼈가시(하전장골극)와 넙다리곧은근의 곧은갈래(대퇴직근의 직두)
2 Anterior superior iliac spine 위앞엉덩뼈가시(전상장골극)
3 Falciform process of sacrotuberous ligament 엉치결절인대의 낫돌기(천결절인대의 겸상돌기)
4 Greater sciatic foramen 큰궁둥구멍(대좌골공)
5 Iliac fossa 엉덩오목(장골와)
6 Inguinal ligament 고샅인대(서혜인대)
7 Ischial spine 궁둥뼈가시(좌골극)
8 Ischial tuberosity 궁둥뼈결절(좌골조면)
9 Lacunar ligament 갈고리인대(열공인대)
10 Lesser sciatic foramen 작은궁둥구멍(소좌골공)
11 Obturator foramen with obturator nerve and vessels 폐쇄신경과 동 · 정맥을 가지고 있는 폐쇄구멍(폐쇄공)
12 Obturator membrane 폐쇄막
13 Pectineal ligament 두덩빗인대(치골즐인대)
14 Pubic symphysis 두덩결합(치골결합)
15 Sacral promontory 엉치뼈곶(천골곶)
16 Sacrospinous ligament 엉치가시인대(천극인대)
17 Sacrotuberous ligament 엉치결절인대(천결절인대)

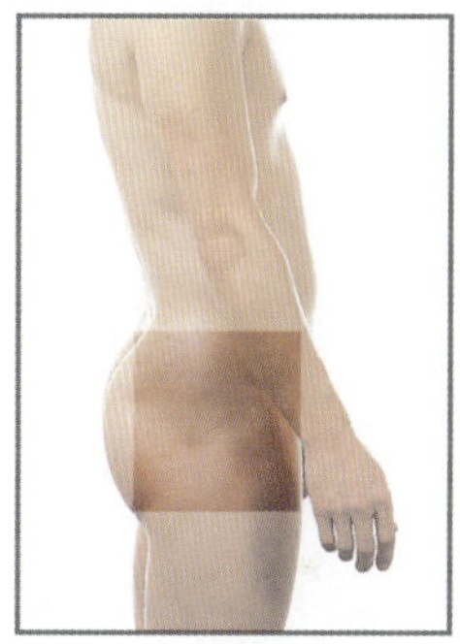

골반인대로 분류되는 인대는 엉치결절인대(17), 엉치가시인대(16) 및 엉덩허리인대(p325, C7)이다.

갈고리인대(9)는 샅고랑인대(6)의 안쪽끝에서부터 두덩빗인대(13)가 붙는 두덩뼈의 빗살선(pectineal line of the pubis)의 안쪽끝까지 뒤쪽으로 지난다.

Ⓑ 큰궁둥구멍, 엉치신경얼기 및 항문올림근 Greater sciatic foramen, sacral plexus and levator ani 왼쪽면

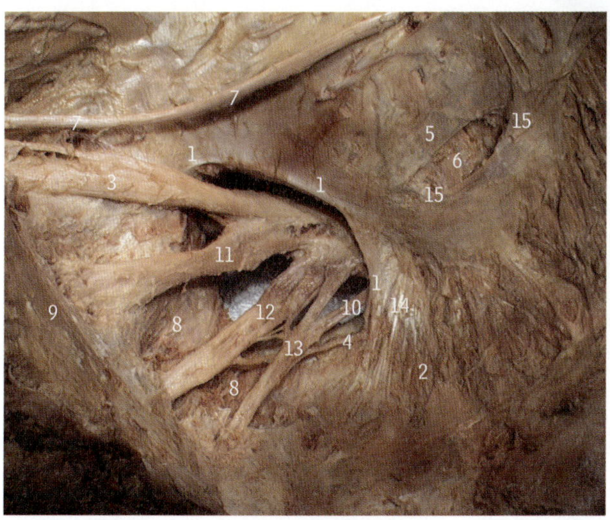

1 Greater sciatic foramen 큰궁둥구멍(대좌골공)
2 Levator ani 항문올림근(항문거근)
3 Lumbosacral trunk (with S1) 허리엉치신경줄기(요천추신경간)(S1과 함께)
4 Nerve to levator ani 항문올림근(항문거근)으로 가는 신경
5 Obturator internus fascia 속폐쇄근막(내폐쇄근막)
6 Obturator internus muscle 속폐쇄근(내폐쇄근)
7 Obturator nerve 폐쇄신경
8 Piriformis muscle fibres (muscle bulk removed) 궁둥구멍근(이상근)섬유(근육덩어리는 제거됨)
9 Posterior longitudinal ligament, overlying sacrum 엉치뼈(천골)을 덮고 있는 뒤세로인대(후종인대)
10 Pudendal nerve 음부신경
11 Sacral nerve, S2 엉치신경(천골신경), S2
12 Sacral nerve, S3 and S4 엉치신경(천골신경), S3, S4
13 Sacral nerve, S5 엉치신경(천골신경), S5
14 Sacrospinous ligament 엉치가시인대(천극인대)
15 Tendinous arch of levator ani, an origin of levator 항문올림근의 힘줄활(항문거근의 건궁), 항문올림근의 이는곳(항문거근의 기시)

골수천자, 폐쇄부탈장, 엉치신경자극(천골신경자극), pp.280~284 참조.

여성골반 Female pelvis *동맥주사된 왼골반, 오른쪽에서 본 모습*

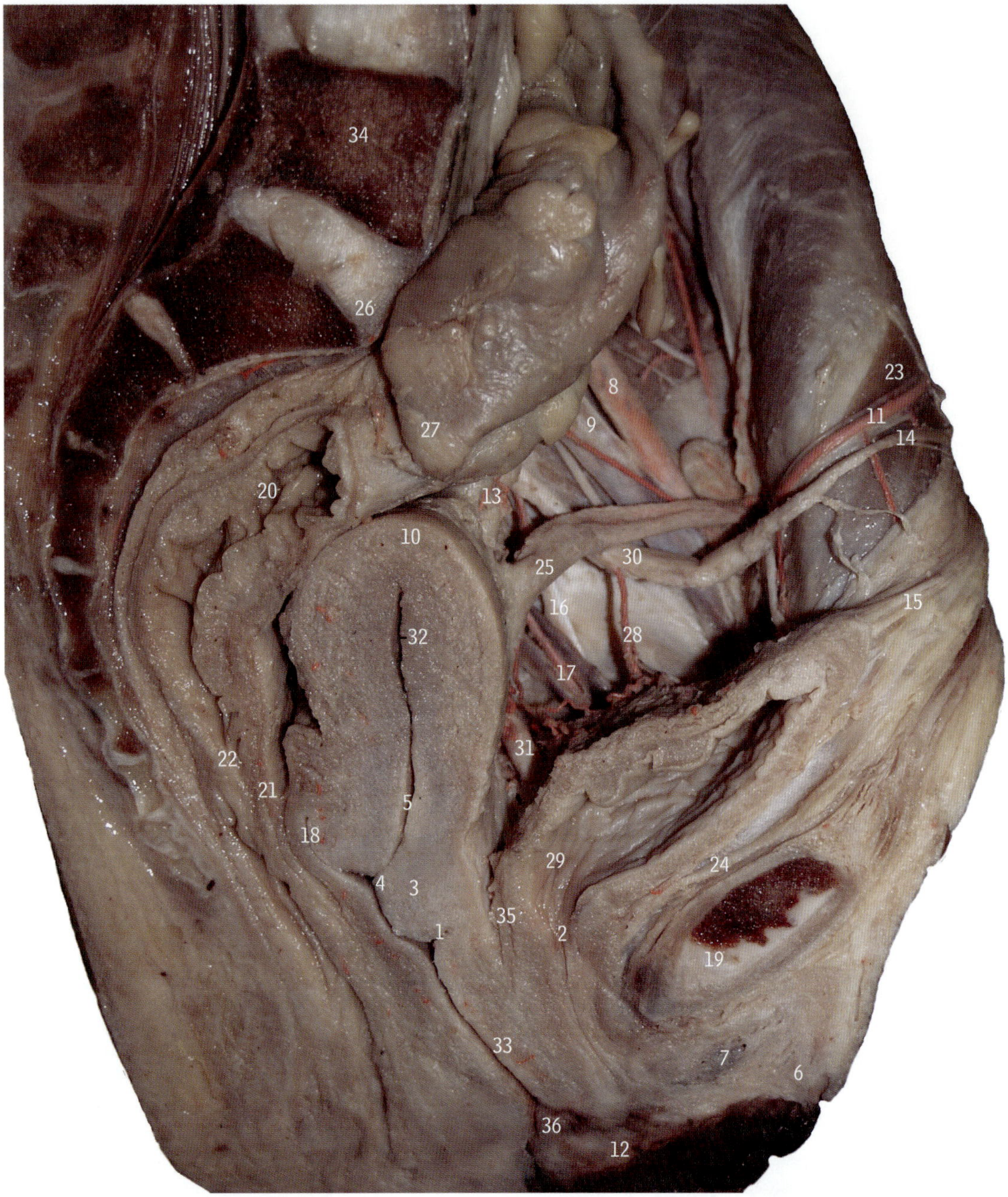

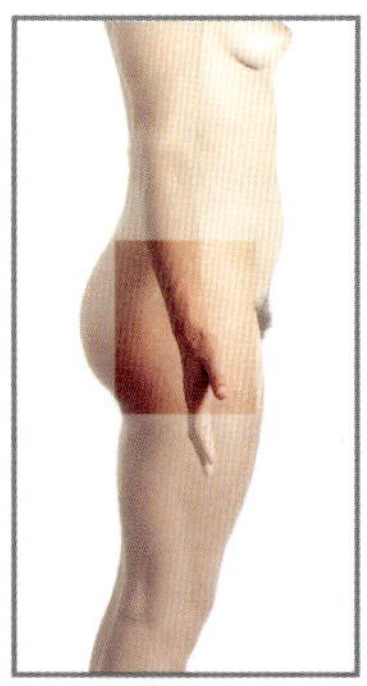

1 Anterior vaginal fornix 질천장(질원개)의 앞부분
2 Bladder neck 방광목(방광경)
3 Cervix 자궁목(자궁경)
4 Cervix, external os
자궁목(자궁경), 자궁바깥구멍(외자궁구)
5 Cervix, internal os 자궁목(자궁경), 자궁속구멍(내자궁구)
6 Clitoris 음핵
7 Crus of clitoris 음핵각(음핵다리)
8 External iliac artery 바깥엉덩동맥(외장골동맥)
9 External iliac vein 바깥엉덩정맥(외장골정맥)
10 Fundus uterus 자궁바닥(자궁저)
11 Inferior epigastric vessels
아래배벽동 · 정맥(하복벽동 · 정맥)
12 Labium minus 소음순
13 Ligament of ovary 난소인대
14 Medial umbilical ligament 안쪽배꼽인대(내측제인대)
15 Median umbilical ligament (urachus)
요막관에 의해 형성된 정중배꼽인대(정중제삭)
16 Obturator nerve 폐쇄신경
17 Obturator vessels 폐쇄동 · 정맥
18 Posterior vaginal fornix 질천장(질원개)의 뒤부분
19 Pubic symphysis 두덩결합(치골결합)
20 Rectosigmoid junction
곧창자구불창자이음부(직장S상결장경계)
21 Rectouterine peritoneal space
곧창자자궁배막안(직장자궁복막강)
22 Rectum 곧창자(직장)
23 Rectus abdominis 배곧은근(복직근)
24 Retropubic space 두덩뒤공간(치골후극)
25 Round ligament of uterus 자궁원인대(자궁원삭)
26 Sacral promontory 엉치뼈곶(천골곶)
27 Sigmoid colon 구불잘록창자(S상결장)
28 Superior vesical artery 위방광동맥(상방광동맥)
29 Trigone of bladder 방광삼각
30 Umbilical artery (remnant) 배꼽동맥(제동맥)
31 Ureter 요관
32 Uterine cavity 자궁안(자궁강)
33 Vagina 질
34 Vertebral body, L5 다섯째허리뼈몸통(제5요추체)
35 Vesicouterine peritoneal pouch
방광자궁배막오목(방광자궁복막와)
36 Vestibule of vagina 질어귀(질전정)

주의: 후굴자궁–정상적인 변형

대변자제, 치핵, 자궁관결찰, 직장검사, 곧창자탈출증(직장탈출증), 자궁섬유종, 자궁이상, pp.280~284 참조.

여성골반 Female pelvis

Ⓐ 생리기간 중 자기공명영상(시상면) Ⓑ 자기공명영상(관상면)

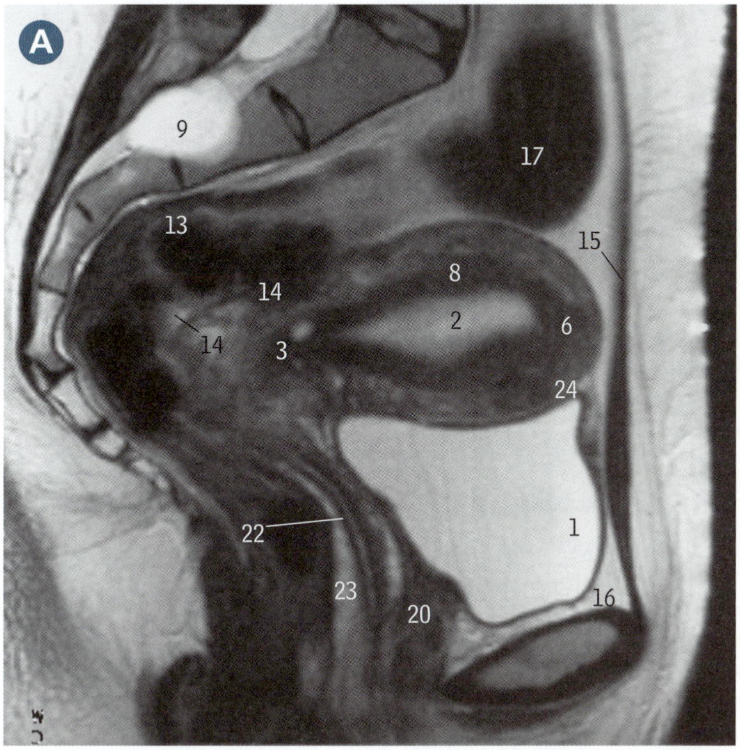

1 Bladder 방광
2 Blood clot in endometrial cavity 자궁내막공간안의 피덩이(혈괴)
3 Cervix of uterus 자궁목(자궁경)
4 Corpus luteum 황체
5 Endometrial cavity 자궁내막공간
6 Fundus of uterus 자궁바닥(자궁저)
7 Levator ani 항문올림근(항문거근)
8 Myometrium 자궁근육층
9 Nerve root cyst (Tarlov) 신경뿌리주머니(신경근낭)
10 Ovary 난소
11 Perineal muscles 샅근육(회음근)
12 Posterior fornix of vagina 질의 뒤천장(후원개)
13 Rectosigmoid junction 곧창자구불창자이음부(직장S상결장경계부)
14 Recto-uterine pouch (Douglas) 곧창자자궁오목(직장자궁오목)
15 Rectus abdominis muscle 배곧은근(복직근)
16 Retropubic space (Retzius) 두덩뒤공간(치골후극)
17 Sigmoid colon 구불잘록창자(S상결장)
18 Small intestine 작은창자(소장)
19 Trigone 삼각
20 Urethra 요도
21 Uterine (Fallo pian) tube 자궁관(난관)
22 Vaginal cavity 질공간
23 Vaginal wall 질벽
24 Vesico-uterine pouch 방광자궁오목(방광자궁와)

앞쪽에서 골반안을 들여다 보는 모습에서 자궁바닥(6)은 방광자궁오목(24)의 배막과 함께 방광(1) 위에 놓여 있다. 이런 관계는 자기공명영상에서 보인다.

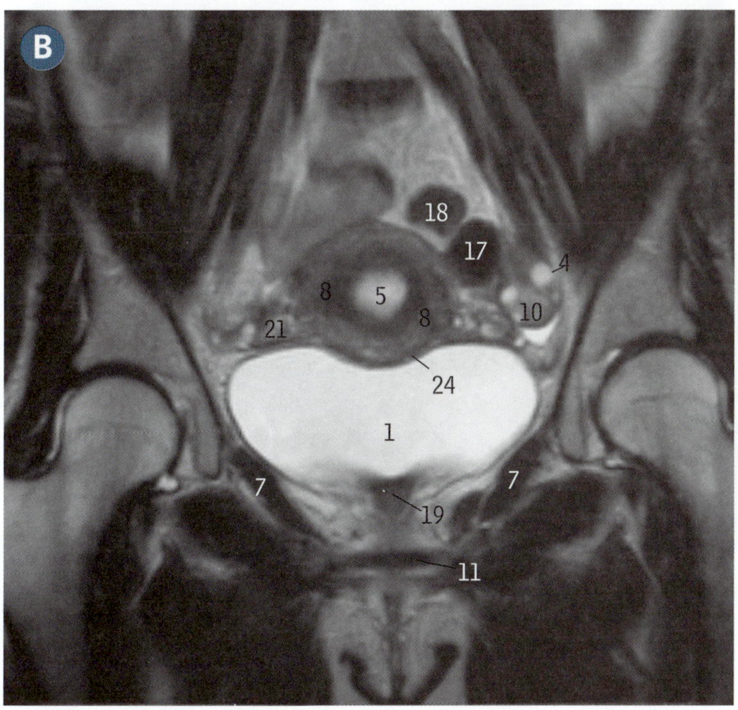

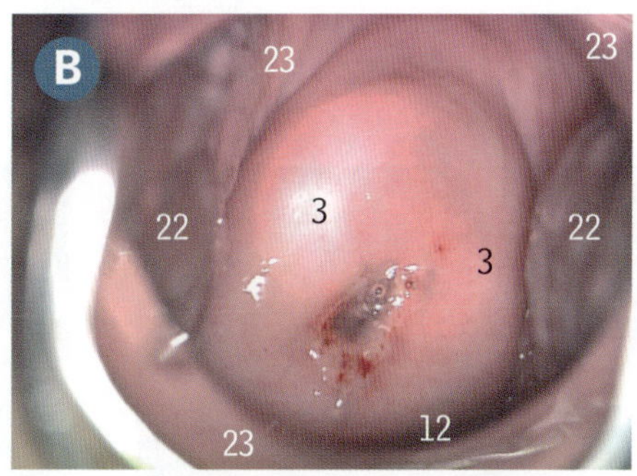

자궁경검사 Speculum examination of cervix

자궁목펴바른표본, 방광염, 난소기형종, 질검사, pp.280~284 참조.

여성골반 Female pelvis

Ⓐ 자궁과 난소, 앞위쪽에서 본 모습 Ⓑ 자궁난관조영

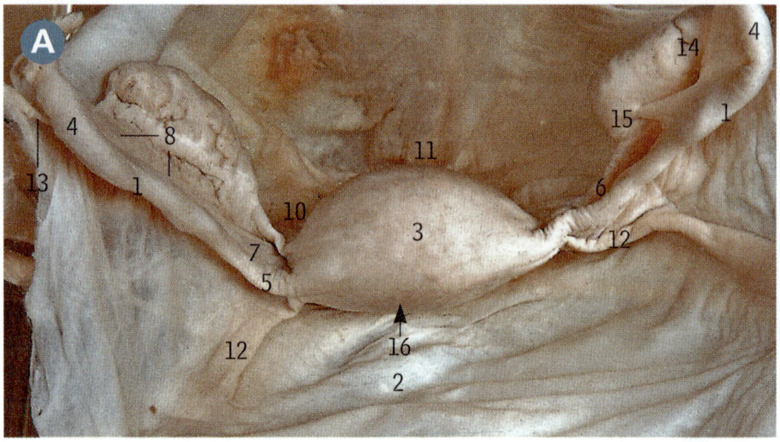

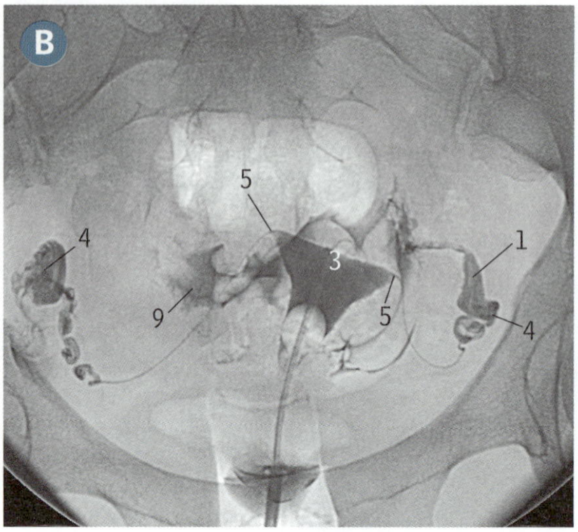

1 Ampulla of uterine tube 자궁관팽대(난관팽대부)
2 Bladder 방광
3 Fundus of uterus 자궁바닥(자궁저)
4 Infundibulum of uterine tube 자궁관깔때기(난관누두)
5 Isthmus of uterine tube 자궁관잘룩(난관협부)
6 Ligament of ovary 난소인대
7 Mesosalpinx 자궁관간막(난관간막)
8 Mesovarium 난소간막
9 Overspill of contrast into the peritoneal cavity 배막안(복막강)으로 조영제가 흘러나온 상태
10 Posterior surface of broad ligament 넓은인대의 뒤쪽면(광간막의 후면)
11 Recto-uterine space 곧창자자궁공간(직장자궁공간)
12 Round ligament of uterus 자궁원인대(자궁원삭)
13 Suspensory ligament of ovary with ovarian vessels 난소동 · 정맥을 가진 난소걸이인대(난소제삭)
14 Tubal extremity of ovary 난소의 자궁관끝; 난관끝(난관단)
15 Uterine extremity of ovary 난소의 자궁끝(자궁단)
16 Vesico-uterine pouch 방광자궁오목(방광자궁와)

A는 앞쪽에서부터 골반안을 들여다보는 사진으로, 자궁의 바닥(3)은 방광자궁오목(16) 사이에 있는 복막과 함께 방광 위에 놓여 있다. B에서 조영제는 자궁(3)과 자궁관(1, 4, 5)을 채우고 있고, 조영제는 배막안(9)으로 흘러나왔다.

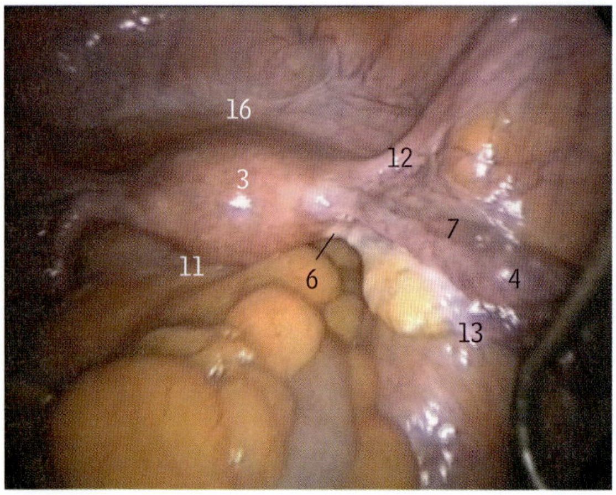

여성골반의 복강경모습 Laparoscopic view

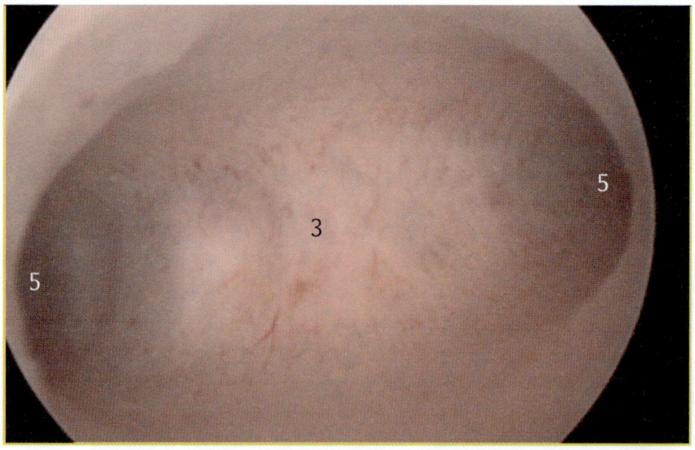

자궁강과 난관의 자궁경모습 Hysteroscopic view

급성자궁관염(급성난관염), 난소암, 자궁외임신파열, 자궁내피임장치, 자궁관결찰, pp.280~284 참조.

여성골반 Female pelvis *왼쪽, 앞쪽에서 비스듬히 본 모습*

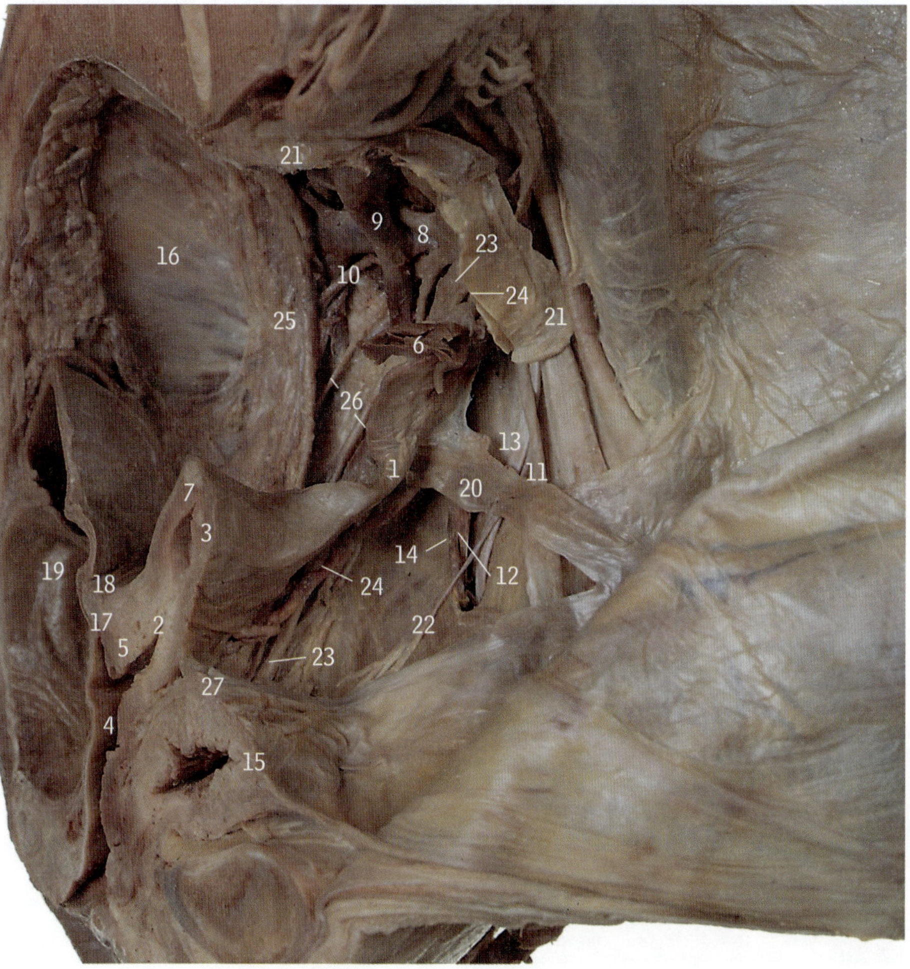

1 Ampulla of uterine tube 자궁관팽대(난관팽대부)
2 Anterior fornix of vagina 질의 앞천장(전원개)
3 Body of uterus 자궁몸통(자궁체)
4 Cavity of vagina 질의 공간
5 Cervix of uterus 자궁목(자궁경)
6 Fimbriated end of uterine tube 자궁관술(난관채)
7 Fundus of uterus 자궁바닥(자궁저)
8 Internal iliac artery 속엉덩동맥(내장골동맥)
9 Internal iliac vein 속엉덩정맥(내장골정맥)
10 Middle rectal artery 중간곧창자동맥(중직장동맥)
11 Obliterated umbilical artery 폐쇄된 배꼽동맥(제동맥)
12 Obturator artery 폐쇄동맥
13 Obturator nerve 폐쇄신경
14 Obturator vein 폐쇄정맥
15 Peritoneum overlying bladder 방광을 덮고 있는 배막(복막)
16 Peritoneum overlying piriformis 궁둥구멍근(이상근)을 덮고 있는 배막(복막)
17 Posterior fornix of vagina 질의 뒤천장(후원개)
18 Recto-vaginal pouch 곧창자질오목(직장질와)
19 Rectum 곧창자(직장)
20 Round ligament of uterus 자궁원인대(자궁원삭)
21 Sigmoid mesocolon 구불잘록창자간막(S상결장간막)
22 Superior vesical artery 위방광동맥(상방광동맥)
23 Ureter 요도
24 Uterine artery 자궁동맥
25 Uterosacral ligament 자궁엉치인대(자궁천골인대)
26 Vaginal artery (double) 두 개의 질동맥
27 Vesico-uterine pouch 방광자궁오목(방광자궁와)

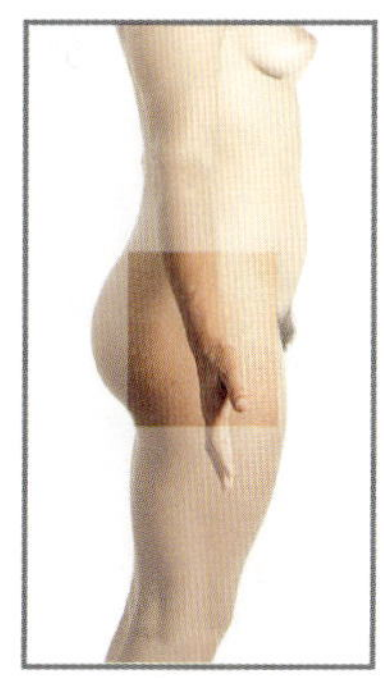

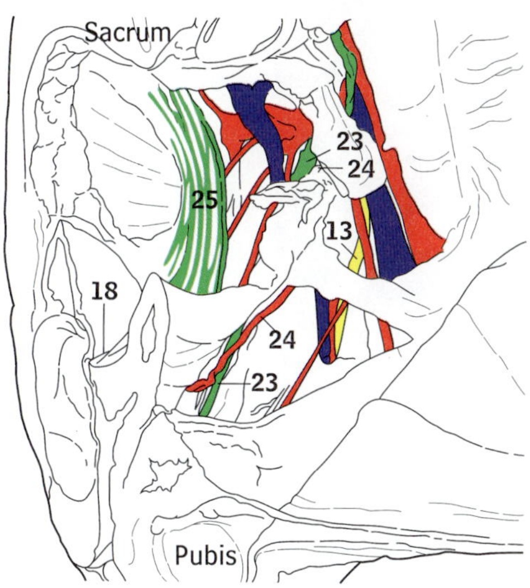

앞배벽(anterior abdominal wall, 전복벽)이 앞쪽으로 젖혀진 왼골반을 앞쪽에서 비스듬히 들여다보는 사진으로, 방광자궁오목(27)의 복막은 잘랐고, 자궁(3)은 뒤쪽으로 젖혔다. 이 사진에서 자궁(23)은 방광 뒤에 있으며 자궁동맥(24)이 자궁을 가로지른다. 자궁엉치인대(25)는 곧창자(19)의 가쪽에서 뒤쪽으로, 엉치뼈의 골반면쪽으로 달린다. 왼요관(23)이 배로부터 골반으로 들어가는 것을 강조하기 위하여 구불창자간막(21)의 뿌리는 남겨 놓았다.

항문곧창자고름집(항문직장농양), 자궁암, 자궁적출, 골반내장의 지지, 불안전한 유산, pp.280~284 참조.

여성음부 Female perineum Ⓐ 표면 특징

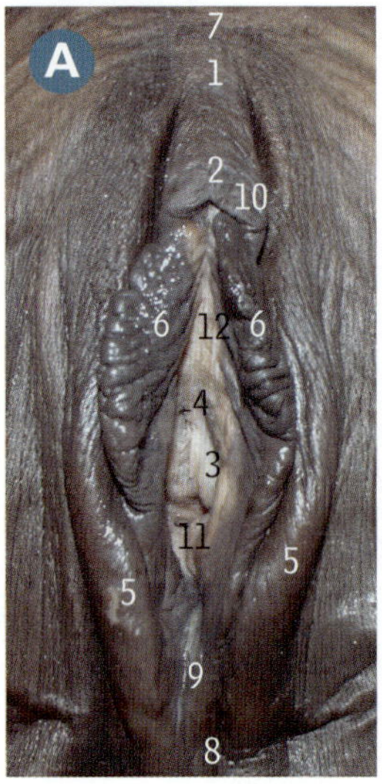

1 Anterior commissure of labia majora 대음순의 앞음순연결(전음순교련)
2 Clitoris 음핵
3 Cystocoele (prolapse of bladder) 방광탈출(방광류)
4 External urethral orifice (urinary meatus) 바깥요도구멍(외요도구)
5 Labium majus 대음순
6 Labium minus 소음순
7 Mons pubis 불두덩(치구)
8 Perineal body 샅힘줄중심(회음체)
9 Posterior commissure of labia majora 대음순의 뒤음순교련(후음순교련)
10 Prepuce of clitoris 음핵꺼풀(음핵포피)
11 Vaginal orifice (introitus) 질구멍(질구)
12 Vestibule 어귀(전정)

궁둥항문오목 Ischio-anal fossae Ⓑ 뒷모습

1 Anal margin 항문가장자리
2 Anococcygeal body 항문꼬리몸통(항문미골체)
3 Biceps femoris, long head 넙다리두갈래근의 긴가지(대퇴이두근의 장두)
4 Coccyx 꼬리뼈(미골)
5 External anal sphincter 바깥항문조임근(외항문괄약근)
6 Gluteal maximus 큰볼기근(대둔근)
7 Gluteus medius 중간볼기근(중둔근)
8 Gracilis 두덩정강근(박근)
9 Inferior gemellus 아래쌍둥이근(하쌍자근)
10 Inferior gluteal artery 아래볼기동맥(하둔동맥)
11 Inferior rectal nerve 아래곧창자신경(하직장신경)
12 Ischial tuberosity 궁둥뼈결절(좌골결절)
13 Ischio-anal fossa, fat removed 궁둥항문오목(좌골항문와), 지방이 제거된 상태
14 Levator ani 항문올림근(항문거근)
15 Obturator internus and fascia 속폐쇄근(내폐쇄근)과 속폐쇄근막(내폐쇄근막)
16 Obturator internus tendon 속폐쇄근힘줄(내폐쇄근건)
17 Piriformis 궁둥구멍근(이상근)
18 Posterior femoral cutaneous nerve, perineal branch 뒤넙다리피부신경의 샅가지(후대퇴피부신경의 회음지)
19 Posterior labial nerve 뒤음순신경(후음순신경)
20 Pudendal artery 음부동맥
21 Pudendal nerve 음부신경
22 Quadratus femoris 넙다리네모근(대퇴방형근)
23 Sacrotuberous ligament 엉치결절인대(천결절인대)
24 Sacrum 엉치뼈(천골)
25 Sciatic nerve 궁둥신경(좌골신경)
26 Semimembranosus and semitendinosus 반막근(반막형근)과 반힘줄근(반건형근)
27 Superficial transverse perineal muscle 얕은샅가로근(천회음횡근)
28 Superior gluteal artery 위볼기동맥(상둔동맥)

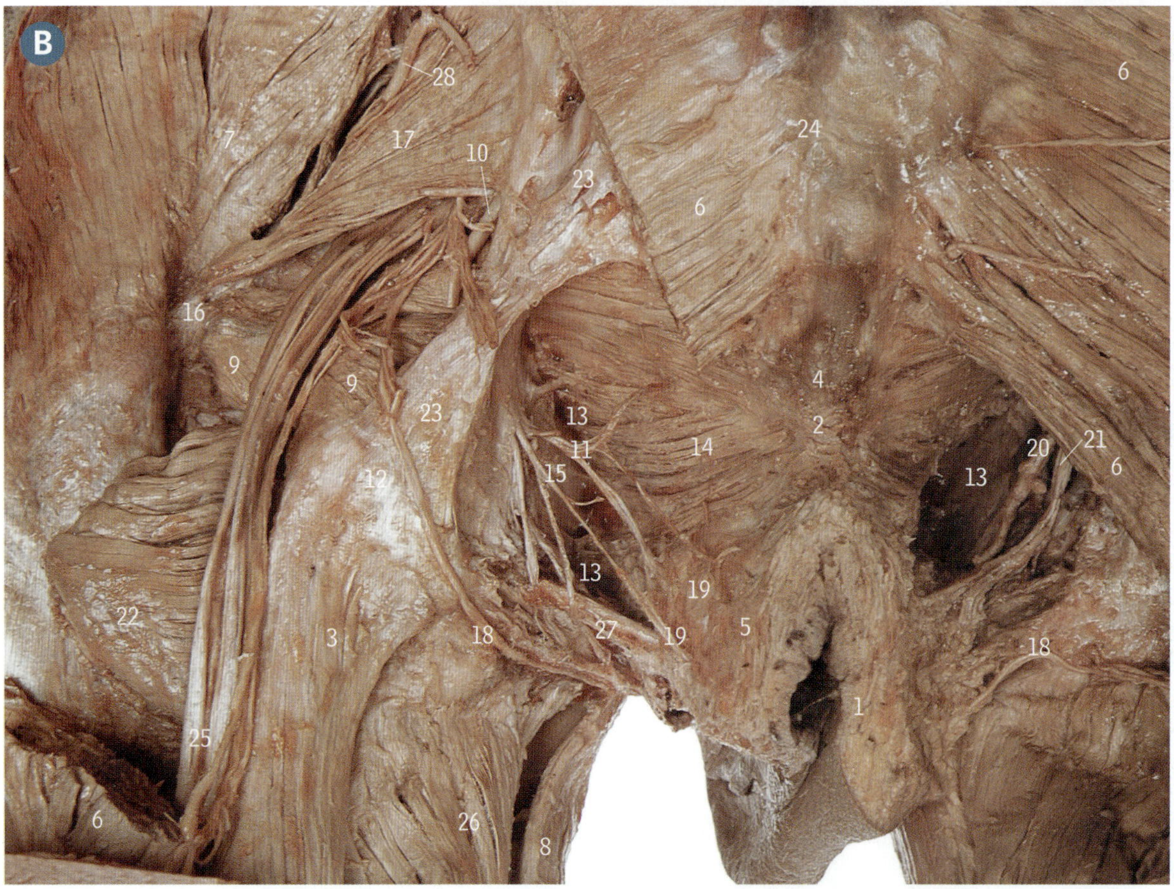

좌골직장오목(ischiorectal fossa, 좌골직장와)은 좌골항문오목(ischio-anal fossa, 좌골항문와)으로 불리며, 직장이 아닌 항문관(anal canal)은 좌골직장오목의 아래안쪽경계이다. 오목의 벽과 내용물은 남성과 여성이 서로 유사하다.

바소린선농양, 외음부절개술, 여성생식기관절단, 음부신경차단, pp.280~284 참조.

여성음부와 궁둥항문오목 Female perineum and ischio-anal fossaea

아래모습(결석제거술자세, lithotomy position)

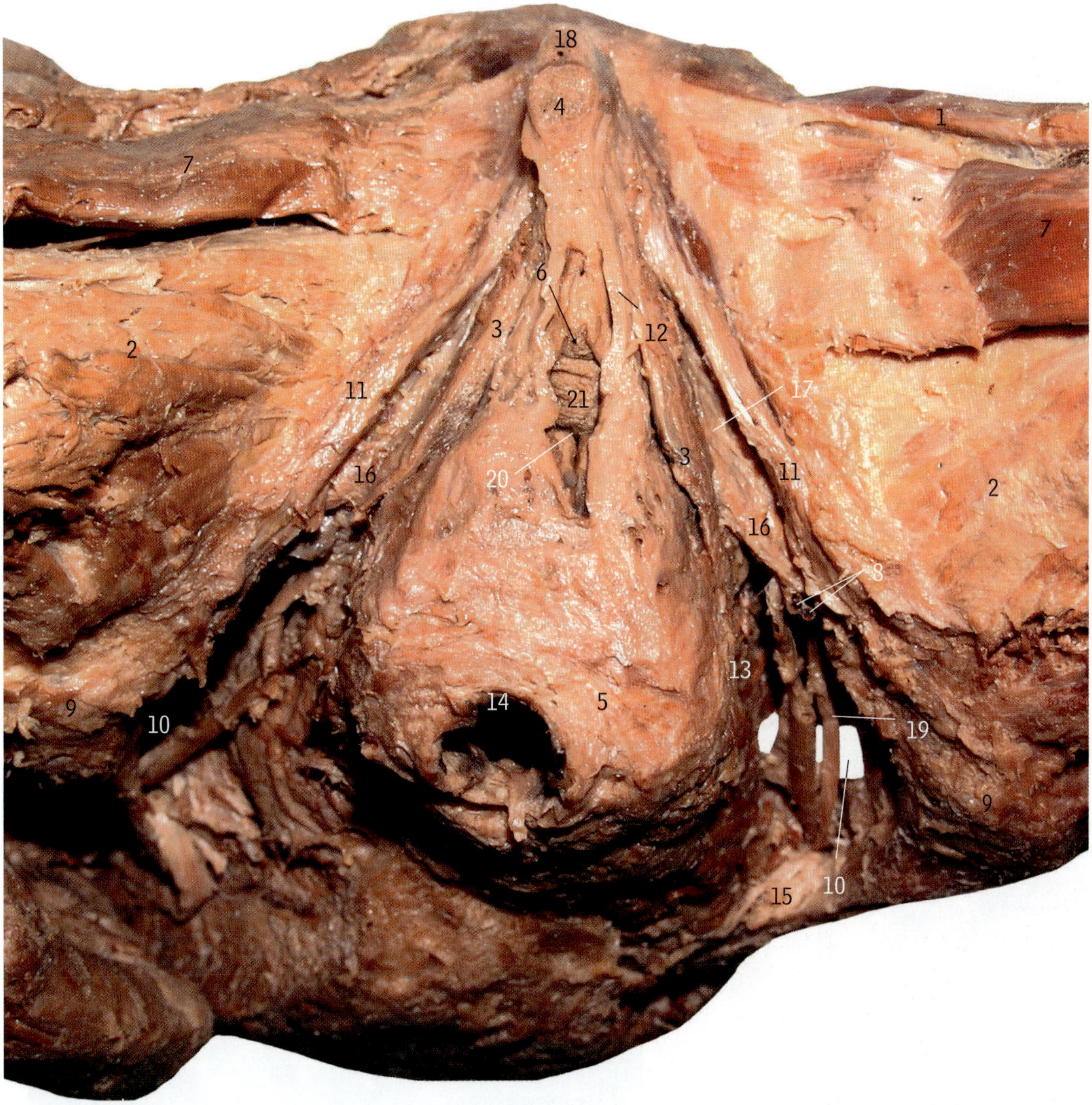

1 Adductor longus muscle 긴모음근(장내전근)
2 Adductor magnus muscle 큰모음근(대내전근)
3 Bulbospongiosus muscle 망울해면체근(구해면체근)
4 Clitoris (transected) 잘린 음핵
5 External anal sphincter 바깥항문조임근(외항문괄약근)
6 External urethral orifice (urinary meatus) 바깥요도구멍(외요도구)
7 Gracilis 두덩정강근(박근)
8 Internal pudendal artery passing superior to perineal membrane 샅막위를 지나는 속음부동맥(내음부동맥)
9 Ischial tuberosity 궁둥뼈결절(좌골결절)
10 Ischio-anal fossa 궁둥항문오목(좌골직장와)
11 Ischiocavernosus muscle 궁둥해면체근(좌골해면체근)
12 Labium minus 소음순
13 Levator ani muscle 항문올림근(항문거근)
14 Margin of anus 항문의 경계
15 Sacrotuberous ligament 엉치결절인대(천결절인대)
16 Superficial transverse perineal muscle overlying posterior border of perineal membrane 샅막의 뒤모서리를 지나는 얕은샅가로근(천회음횡근)
17 Perineal membrane 샅막
18 Pubic symphysis 두덩결합(치골결합)
19 Pudendal nerve 음부신경
20 Vaginal opening (introitus) 질구멍(질구)
21 Vestibule of vagina (space between labium minus) 소음순사이의 질어귀(질전정)

질벽의 가트너관낭종, 모호한 생식기발달, pp.280~284 참조.

Ⓐ 남성음부 Male perineum *왼쪽면*

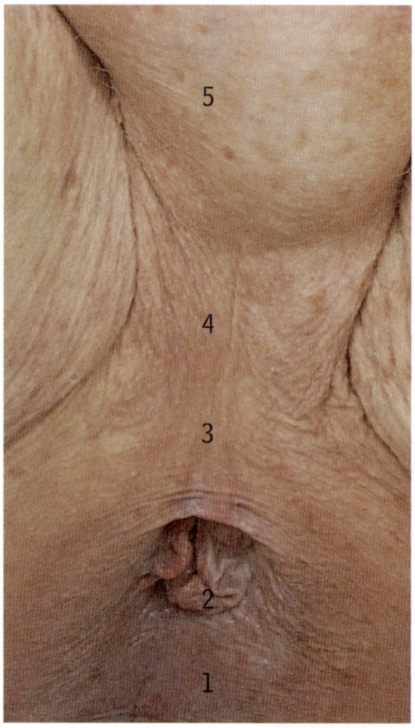

음부의 중심부위가 위앞쪽으로 당겨진 음낭(5)과 함께 보인다.

1 Anococcygeal body 항문꼬리인대(항미골인대)
2 Margin of anus, with skin tags 피부꼬리가 관찰되는 항문가장자리
3 Perineal body 샅힘줄중심(회음체)
4 Raphe overlying bulb of penis 음경망울(요도구)을 덮고 있는 솔기(봉선)
5 Scrotum overlying right testis 오른고환을 덮고 있는 음낭

> 피부꼬리는 가끔은 치질의 잔유물이다.

Ⓑ 음경의 뿌리 Root of the penis *앞아래모습*

등쪽에 있는 2개의 음경해면체(2)와 배쪽에서 요도(14)를 포함하고 있는 1개의 요도해면체(3)를 관찰하기 위하여 음경(penis)의 앞부분은 제거하였다.

1 Bulbospongiosus 망울해면체(구해면체)
2 Corpus cavernosum 음경해면체
3 Corpus spongiosum 요도해면체
4 Deep dorsal vein of penis 음경의 깊은음경등정맥(심음경배정맥)
5 Dorsal artery of penis 음경의 음경등동맥(음경배동맥)
6 Dorsal nerve of penis 음경의 음경등신경(음경배신경)
7 External anal sphincter 바깥항문조임근(외항문괄약근)
8 Inferior rectal vessels and nerve crossing ischio-anal fossa 궁둥항문오목(좌골항문와)을 가로지르는 아래곧창자(하직장)동 · 정맥과 신경
9 Ischiocavernosus 궁둥해면체근(좌골해면체근)
10 Ischiopubic ramus 궁둥두덩뼈가지(좌골치골지)
11 Perineal body 샅힘줄중심(회음체)
12 Pubic symphysis 두덩결합(치골결합)
13 Superficial transverse perineal muscle overlying perineal membrane 샅막(회음막)을 덮는 얕은샅가로근(천회음횡근)
14 Urethra 요도

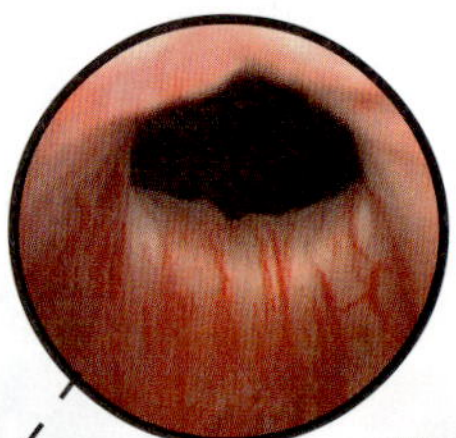

요관의 세포검사사진
Cytoscopic view of urethra

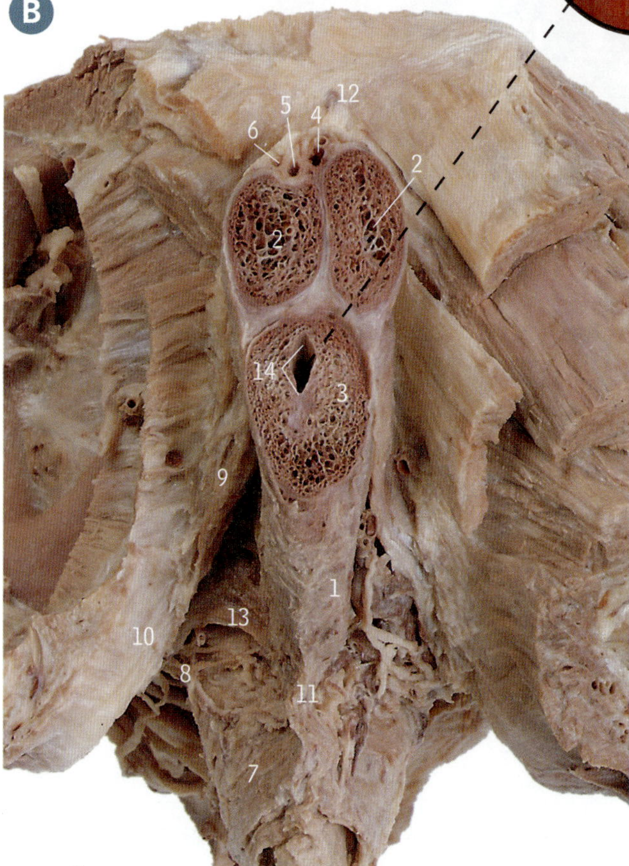

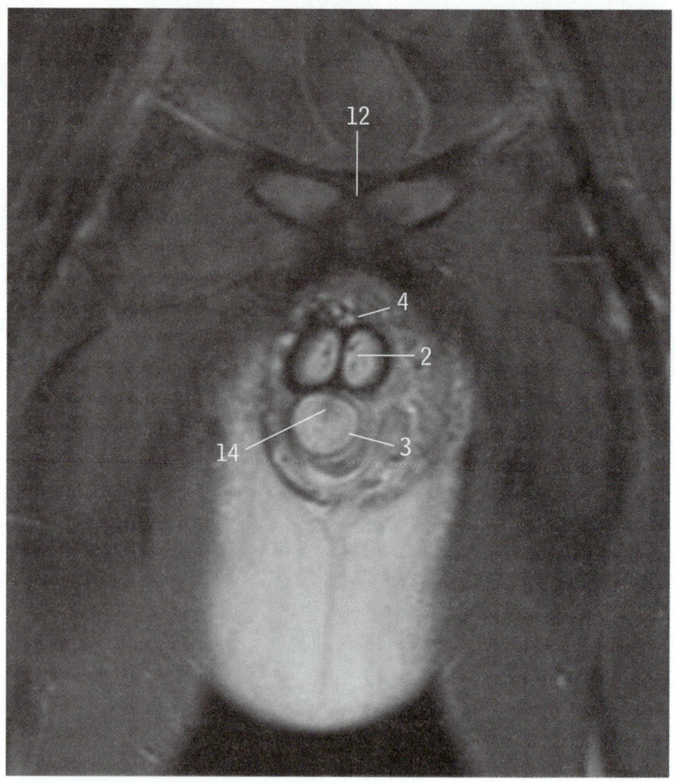

음경의 MRI

망울요도샘(요도구선), 항문암, 물음낭증(음낭수종), 요도밑열림증(요도하열), 항문막힘증(폐쇄항문), pp.280~284 참조.

남성샅(회음)과 궁둥항문(궁둥곧창자)오목

Male perineum and ischio-anal (ischiorectal) fossae *아래모습*

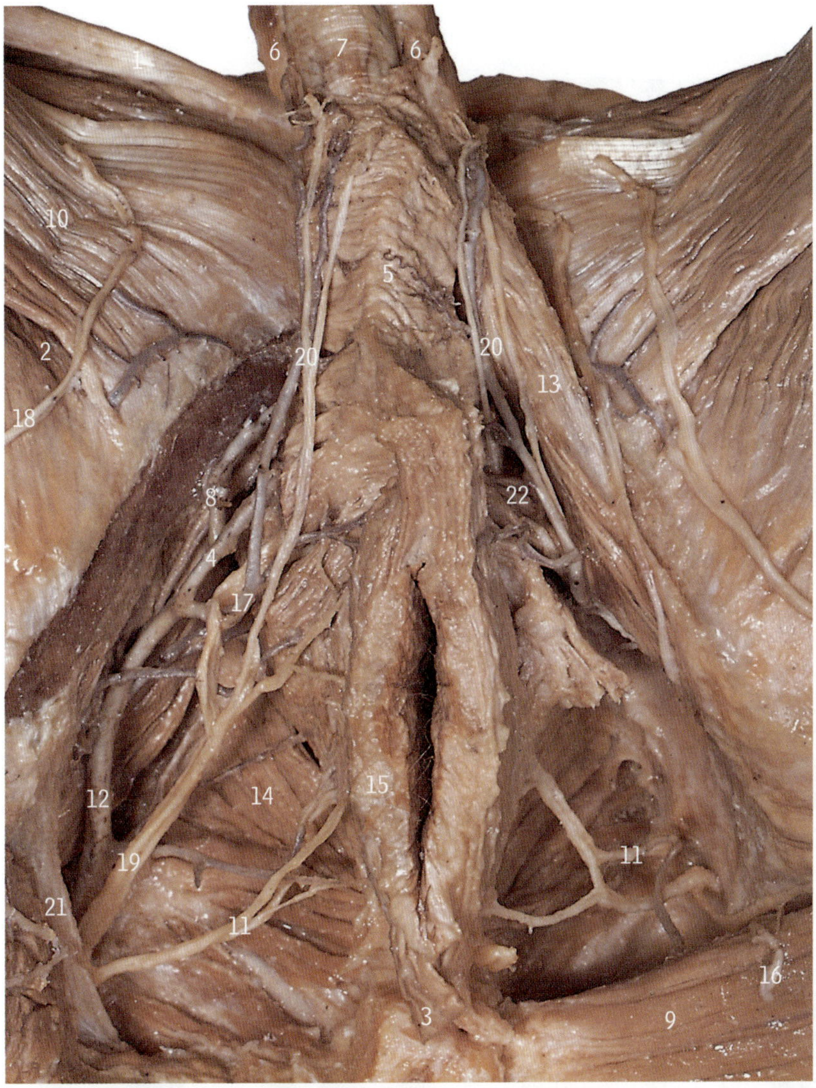

항문올림근(14)과 궁둥항문오목[ischio-anal (ischiorectal) fossa, 좌골항문와] 안에 있는 혈관과 신경을 깨끗이 하기 위하여 오목의 모든 지방을 제거하였다. 사진의 왼쪽에서는 회음막(22)이 완전하지만, 오른쪽에서는 회음막과 아래에 있는 비뇨생식가로막(urogenital diaphragm, 뇨생식격막)을 제거하였다.

1 Adductor longus 긴모음근(장내전근)
2 Adductor magnus 큰모음근(대내전근)
3 Anococcygeal body 항문꼬리인대(항미골인대)
4 Artery to bulb 음경망울동맥(요도구동맥)
5 Bulbospongiosus overlying bulb of penis 음경의 망울을 덮고 있는 망울해면체(구해면체)
6 Corpus cavernosum of penis 음경해면체
7 Corpus spongiosum of penis 요도해면체
8 Dorsal nerve and artery of penis 음경등신경(음경배신경)과 음경등동맥(음경배동맥)
9 Gluteus maximus 큰볼기근(대둔근)
10 Gracilis 두덩정강근(박근)
11 Inferior rectal vessels and nerve in ischio-anal fossa 궁둥항문오목(좌골항문와)에 있는 아래곧창자동 · 정맥(하직장동 · 정맥)과 신경
12 Internal pudendal artery 속음부동맥(내음부동맥)
13 Ischiocavernosus overlying crus of penis 음경다리(음경각)를 덮고 있는 궁둥해면체근(좌골해면체근)
14 Levator ani 항문올림근(항문거근)
15 Margin of anus 항문모서리
16 Perforating cutaneous nerve 관통피부신경(천공피부신경)
17 Perineal artery 샅동맥(회음동맥)
18 Perineal branch of posterior femoral cutaneous nerve 뒤넙다리피부신경의 샅가지(후대퇴피부신경의 회음지)
19 Perineal nerve 샅신경(회음신경)
20 Posterior scrotal vessels and nerves 뒤음낭동 · 정맥과 신경
21 Sacrotuberous ligament 엉치결절인대(천결절인대)
22 Superficial transverse perineal muscle overlying posterior border of perineal membrane 샅막(회음막)의 뒤모서리(후연)를 덮고 있는 얕은샅가로근(천회음횡근)

> 남성과 여성에서 궁둥항문오목[ischio-anal (ischiorectal) fossa, 좌골항문와]의 가쪽벽에 음부관(pudendal canal)이 있다. 속음부동맥(12), 음부신경의 마지막 가지인 회음신경(19) 및 음경등신경(여성에서는 음핵등신경)이 보이도록 하기 위하여 음부관은 열려 있다.

결석제거술자세(쇄석위) Lithotomy position

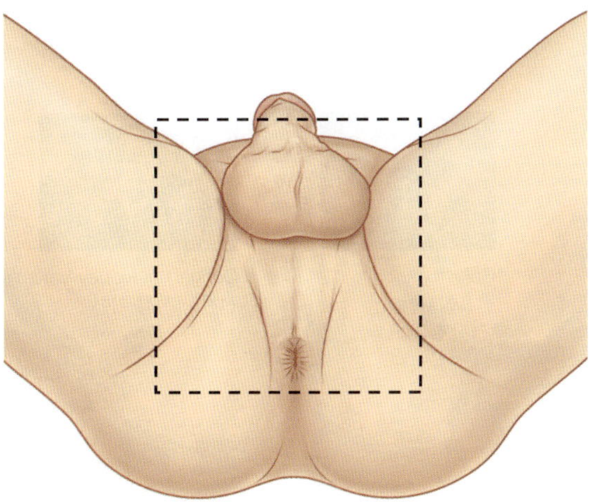

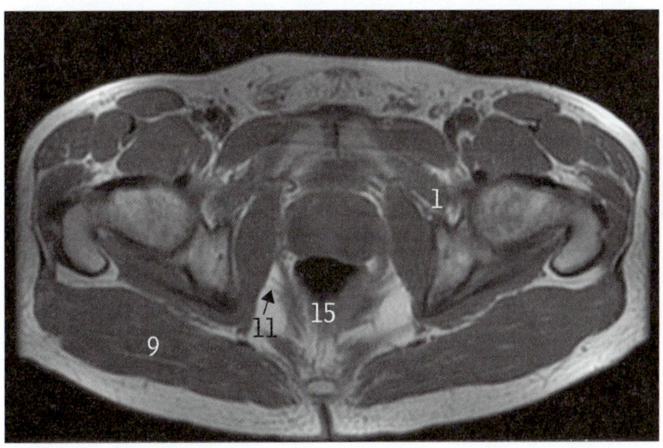

골반의 횡단 MRI Axial MR

지속발기증, pp.280~284 참조

배와 골반 Abdomen and pelvis

임상사진

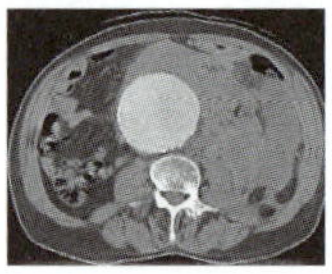
Abdominal aortic aneurysm
복부 대동맥류

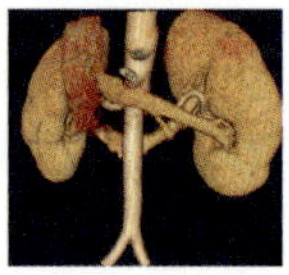
Abdominal vasculature variations
복부의 혈관변이

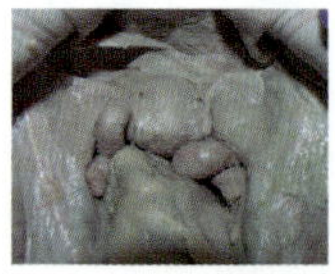
Acute salpingitis
급성자궁관염
(급성난관염)

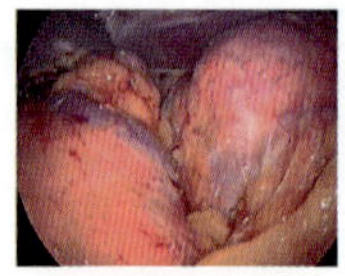
Adrenal gland pathology
콩팥위샘병변(부신병변)

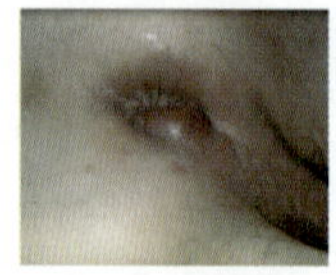
Anorectal abscesses
항문곧창자고름집
(항문직장농양)

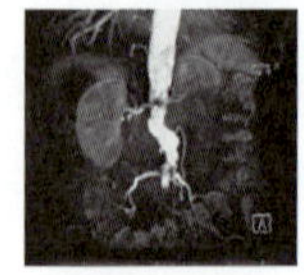
Aortic bruits
대동맥잡음

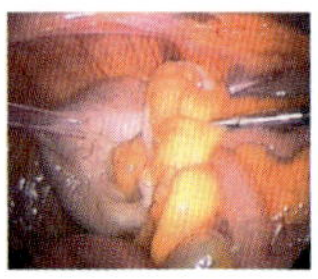
Appendicitis
막창자꼬리염
(충수돌기염)

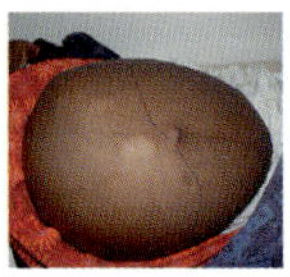
Ascites 복수

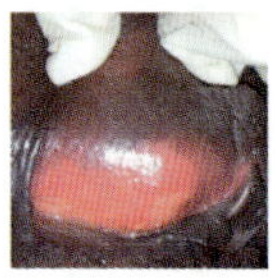
Bartholin's abscess
바소린선농양

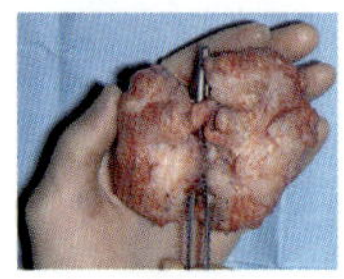
Benign prostatic hyperplasia
양성전립샘과다형성

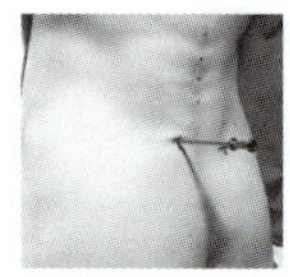
Bone marrow aspiration
골수천자

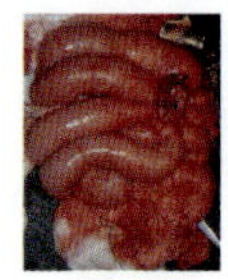
Bowel ischaemia
창자허혈

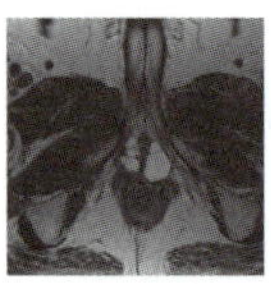
Bulbourethral glands
망울요도샘(요도구선)

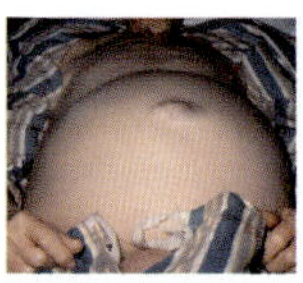
Caput medusae
메두사머리

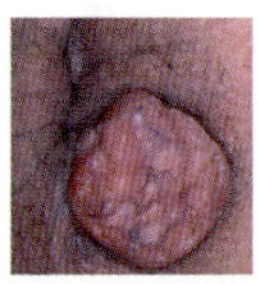
Carcinoma of the anus
항문암

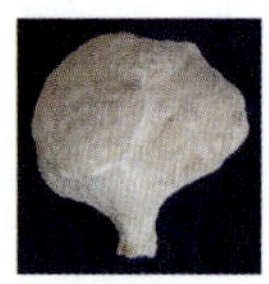
Carcinoma of the bladder 방광암

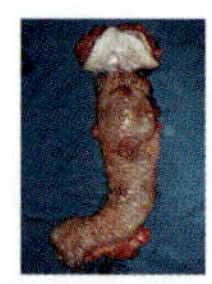
Carcinoma of the large bowel 대장암

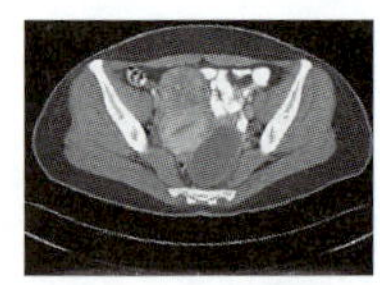
Carcinoma of the ovary
난소암

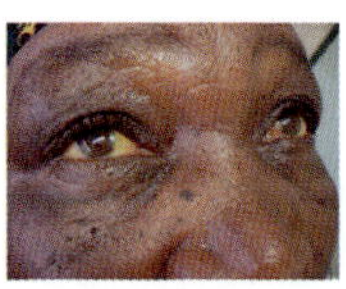
Carcinoma of the pancreas 이자암(췌장암)

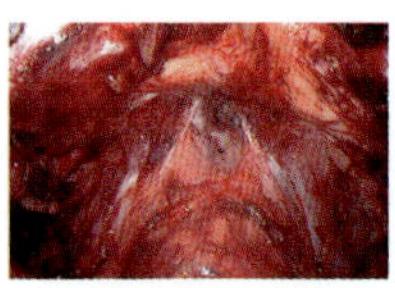
Carcinoma of the prostate 전립샘암

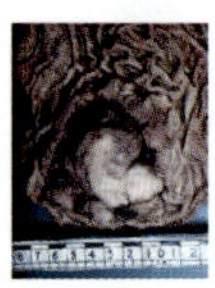
Carcinoma of the stomach 위암

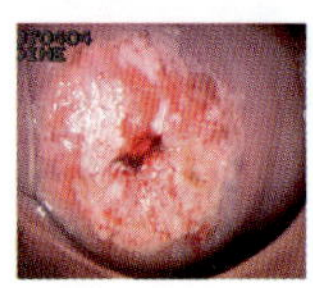
Carcinoma of the uterus
자궁암

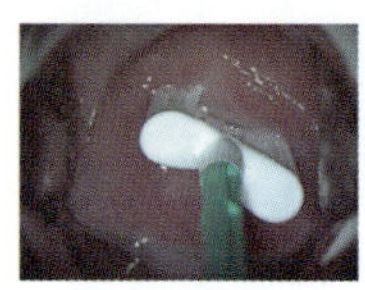
Cervical smear 자궁목펴바른표본(자궁경부도말표본)

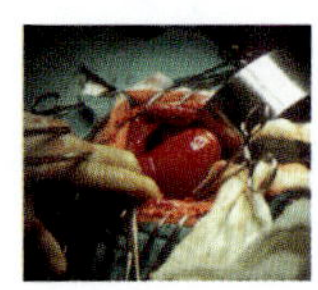
Cholecystectomy 쓸개절제술
(담낭절제술)

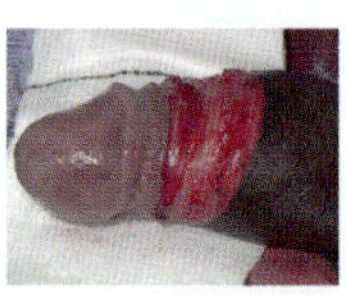
Circumcision 음경꺼풀절제술(포경수술)

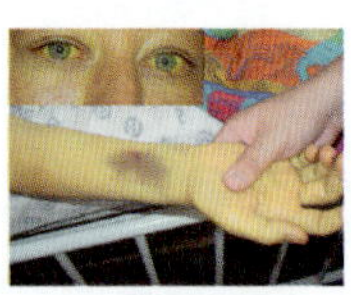
Cirrhosis of liver 간경화

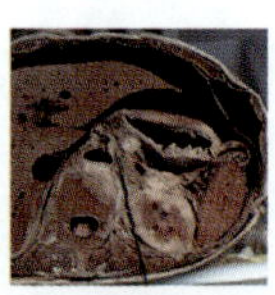
Coeliac plexus block
복강신경얼기차단
(복강신경총차단)

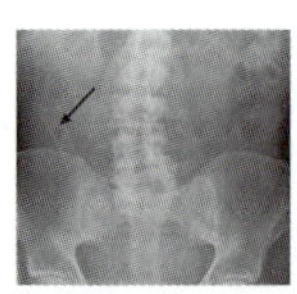
Colonic stents
잘록창자(대장) 스텐트

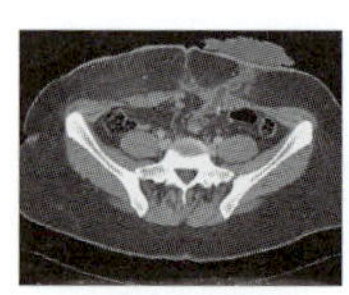
Colostomy
잘록창자창냄술
(결장조루술)

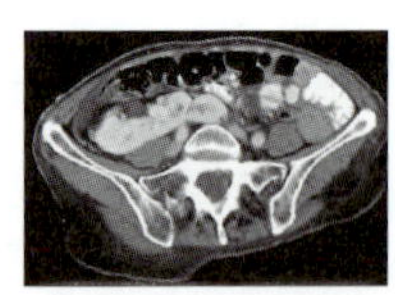
Congenital kidney variants
선천성 신장 기형

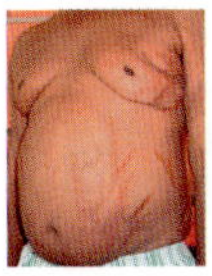
Cushing striations
쿠싱선조

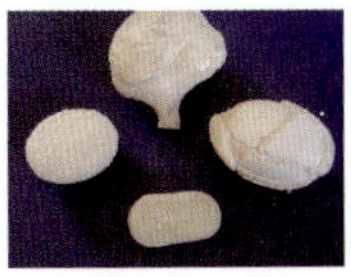
Cystitis
방광염

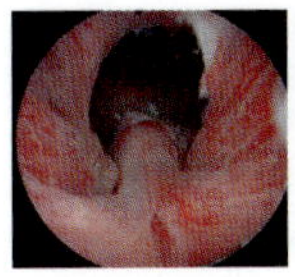
Cystoscopy
방광경검사

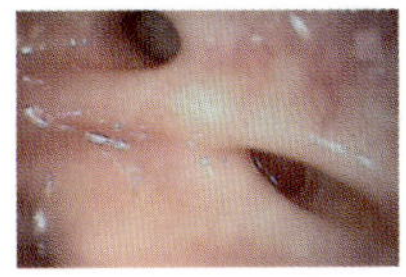
Diverticular disease
곁주머니질환(게실질환)

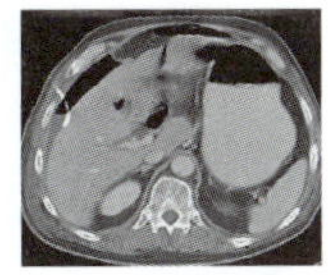
Drainage of subphrenic abscesses
복막고름집(복막농양)의 배출

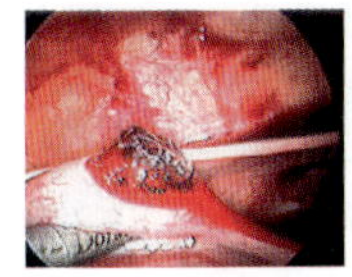
Ectopic pregnancy rupture
자궁외임신파열

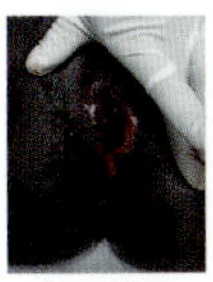
Episiotomy
외음부절개술

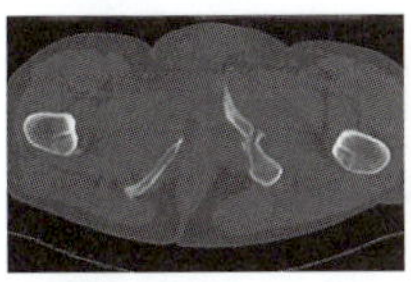
Extravasation of urine
뇨유출

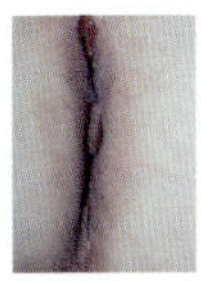
Faecal continence
대변자제

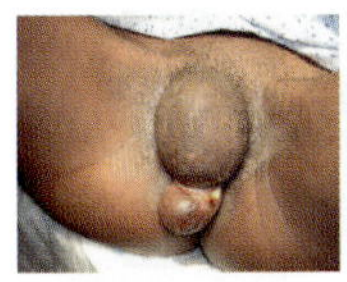
Female genital circumcision
여성생식기관절단

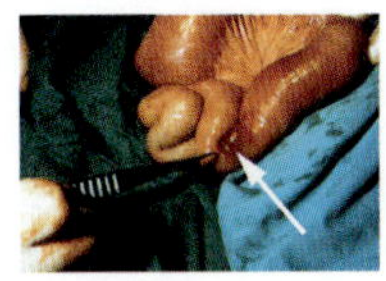
Femoral hernia
넙다리탈장(대퇴탈장)

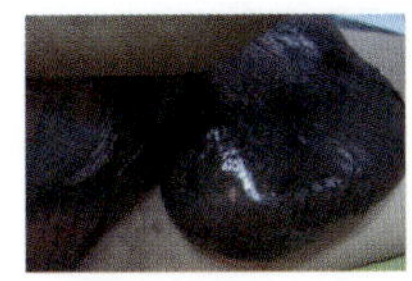
Fournier's gangrene
포르니어괴사

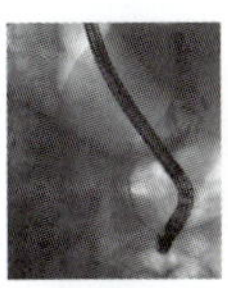
Gallstones
담석

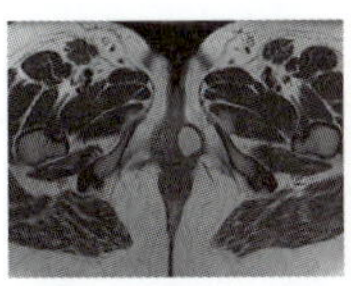
Gartner's duct cyst in vaginal wall
질벽의 가트너관낭종

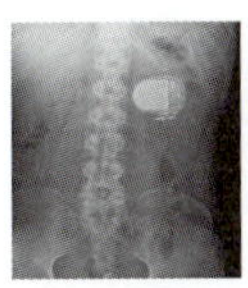
Gastric pacemaker
위자극장치

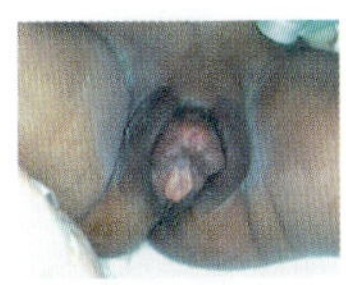
Genital ambiguous development
모호한 생식기발달

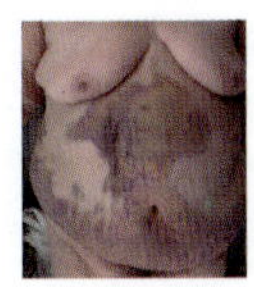
Haematoma of the rectus sheath
배곧은근집(복직근초)의 혈종

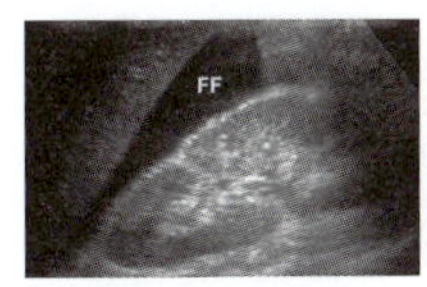

Haemoperitoneum
복강내출혈(혈액배막)

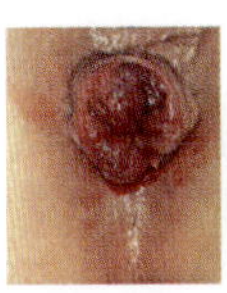
Haemorrhoids
치핵

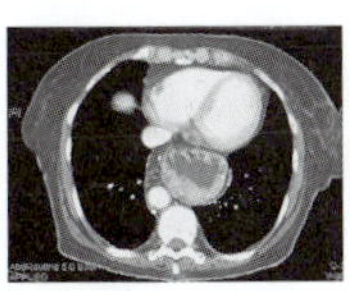
Hiatus hernia
틈새탈장(열공탈장)

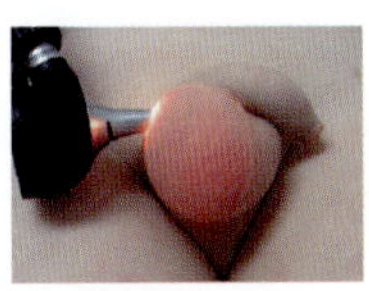
Hydrocele
물음낭증(음낭수종)

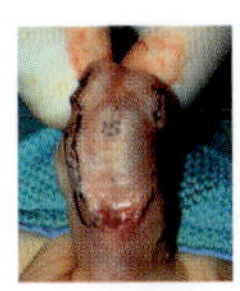
Hypospadias
요도밑열림증(요도하열)

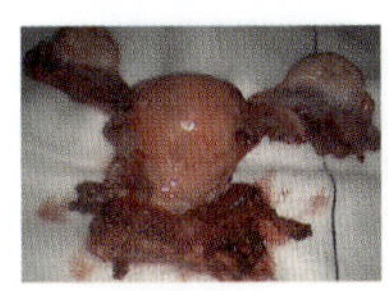
Hysterectomy
자궁적출

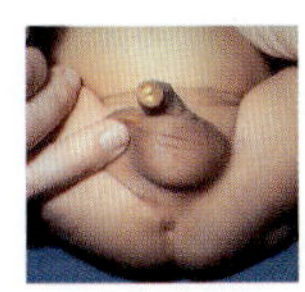
Imperforate anus
항문막힘증(폐쇄항문)

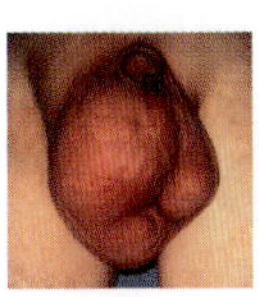
Indirect inguinal hernia
간접고샅탈장(간접서혜부탈장)

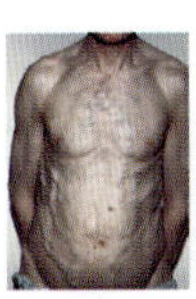
Inferior vena cava(IVC) obstruction
아래대정맥(하대정맥) 막힘

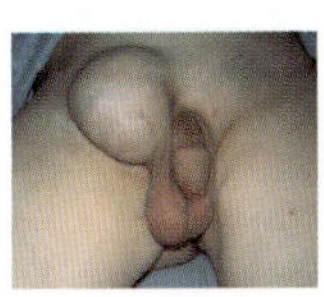
Inguinal hernia
고샅탈장(서혜부탈장) 치료

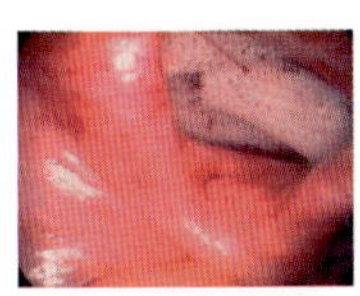
Inguinal hernia repair
고샅굴탈장(서혜부탈장) 치료

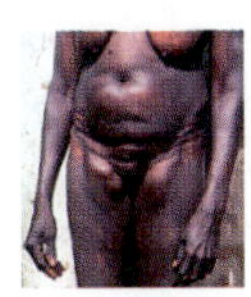
Inguinal lymphadenopathy
고샅림프절병(서혜부림프절병)

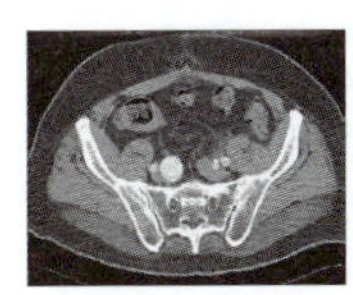
Internal Iliac embolisation
속엉덩동맥(내장골동맥)의 색전술

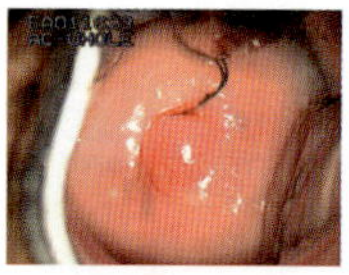
Intrauterine contraceptive devices (IUCDs) 자궁내피임장치

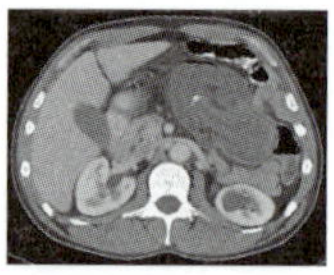
Intussusception 창자겹침증(장중첩증)

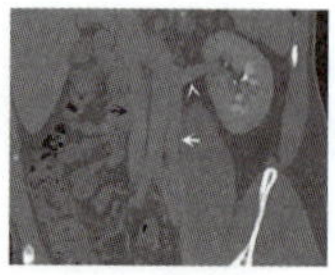
IVC duplication 두 개의 아래대정맥(하대정맥)

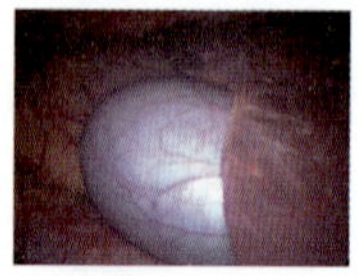
Laparoscopy 복강경검사

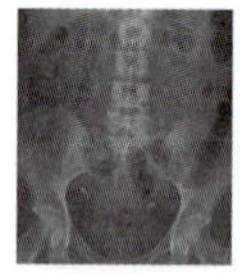
Ligation–uterine tubes 자궁관결찰

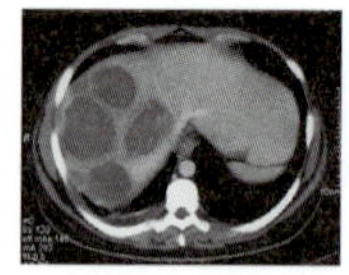
Liver abscess 간농양

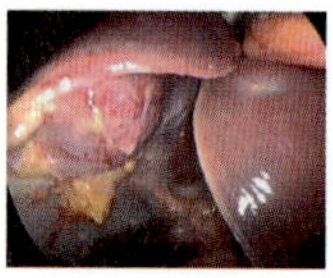
Liver biopsy 간생검

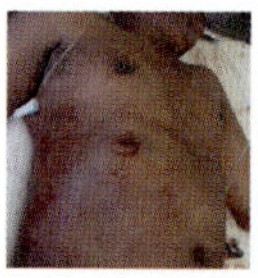
Liver trauma 간손상

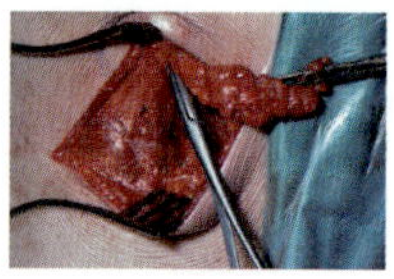
Lumbar hernia 허리탈장(요탈장)

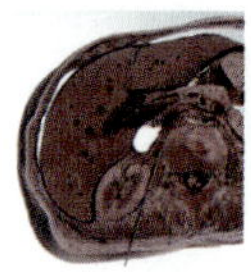
Lumbar sympathectomy 허리교감신경절제술(요추교감신경절제)

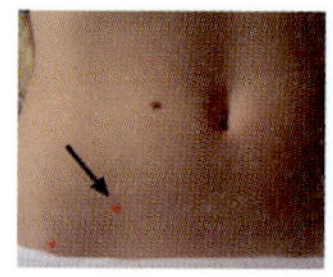
McBurney's point 맥버니점

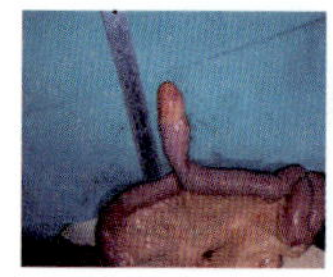
Meckel's diverticulum 메켈곁주머니(메켈게실)

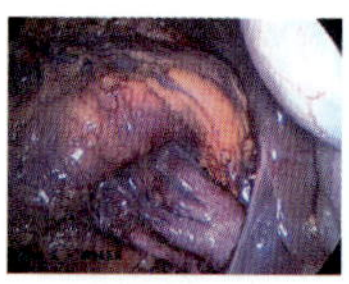
Nephrectomy 콩팥절제술(신장절제술)

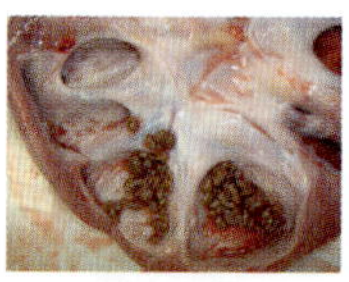
Nephrocalcinosis 콩팥석회증(신장석회증)

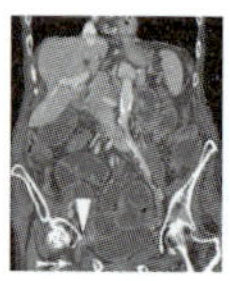
Obturator hernia 폐쇄부탈장

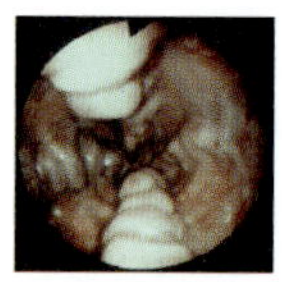
Oesophageal varices 식도정맥류

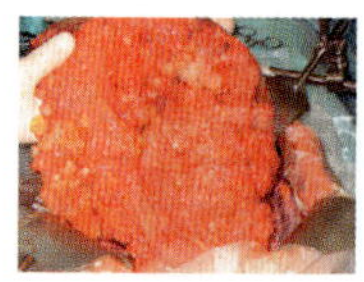
Omental cake 대망케익

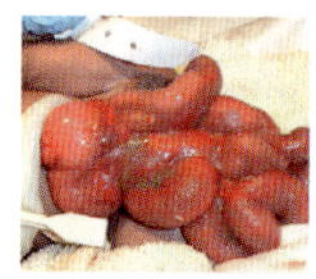
Omphalocele 배꼽탈출(제류)

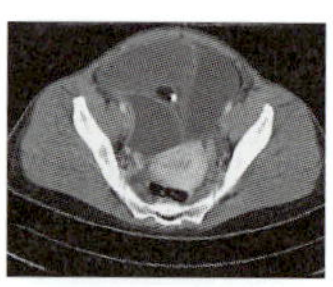
Ovarian dermoid 난소기형종

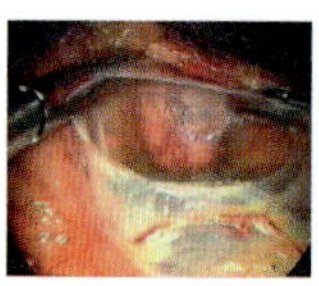
Pancreatic pathology 이자(췌장) 병변

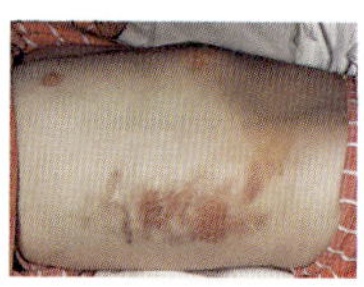
Pancreatitis 이자염(췌장염)

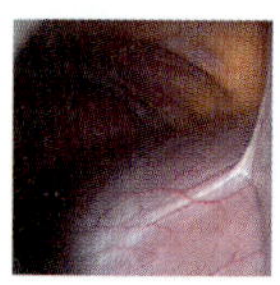
Peritoneal lavage 복막세척

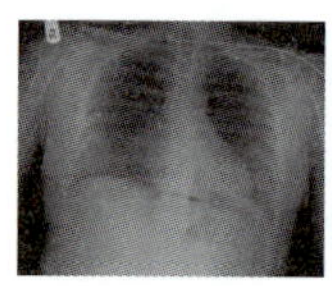
Peritonitis 배막염(복막염)

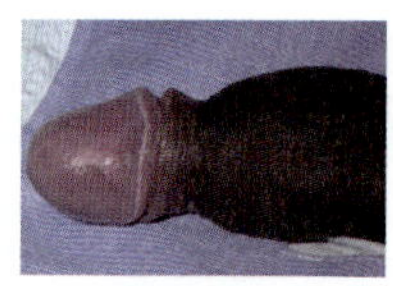
Phimosis and paraphimosis 포경과 감금포경

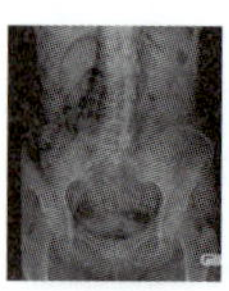
Pneumoretro–peritoneum 공기후복막증(후복막기종)

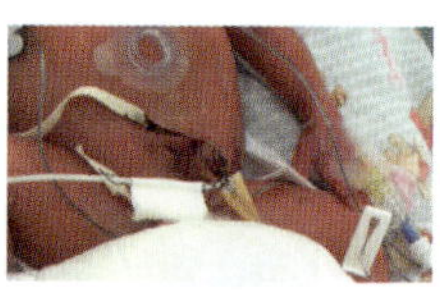
Postnatal umbilical vein catheter 출생후 배꼽정맥카테터

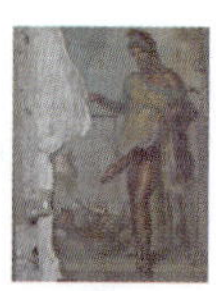
Priapism 지속발기증

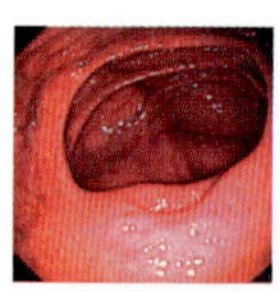
Proctoscopy and sigmoidoscopy 곧창자보개검사(직장경검사) 및 구불창자보개검사(S장결장경검사)

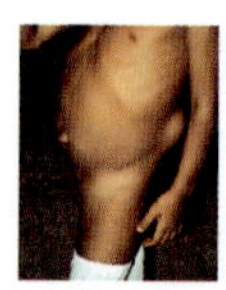
Psoas abscess 허리근고름집(요근농양)

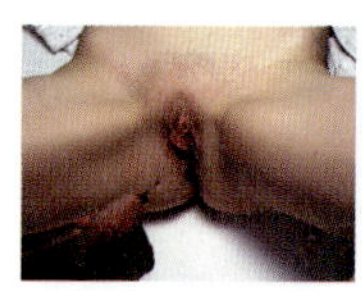
Pudendal block 음부신경차단

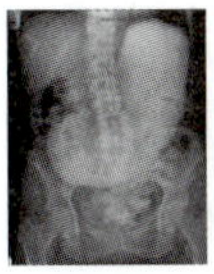
Pyloric stenosis(adult)
성인의 날문협착증
(유문협착증)

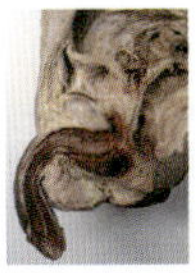
Rectal (PR) examination
곧창자검사(직장검사)

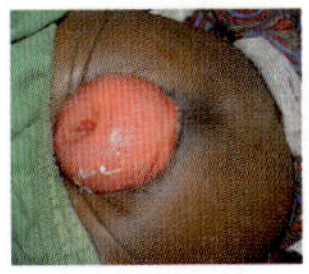
Rectal prolapse
곧창자탈출증
(직장탈출증)

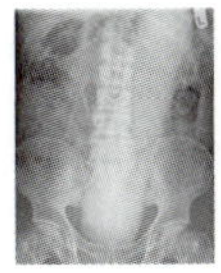
Rectosigmoid foreign bodies
곧은구불창자
(직장S결장)에 생긴
이물질

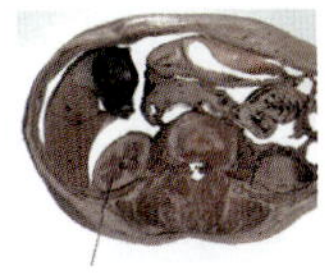
Renal biopsy
콩팥생검(신장생검)

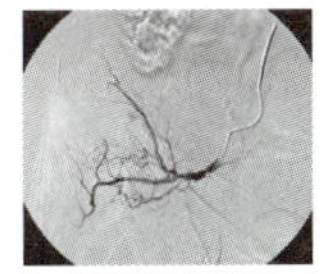
Renal carcinoma
콩팥암(신장암)

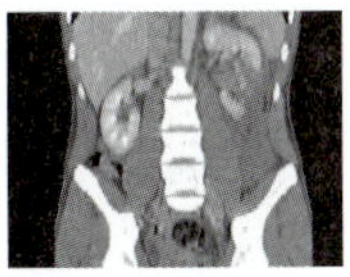
Renal trauma
콩팥(신장)손상

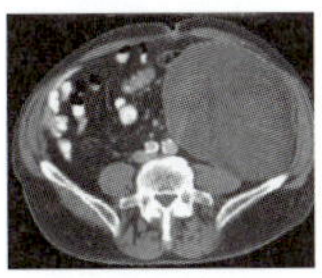
Retroperitoneal bleed
복막뒤출혈(후복막출혈)

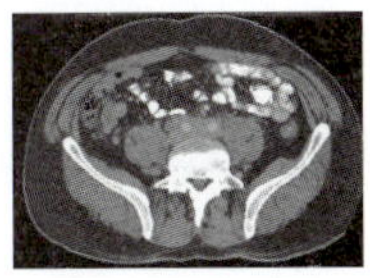
Retroperitoneal fibrosis
복막뒤섬유증식증
(후복막섬유증식증)

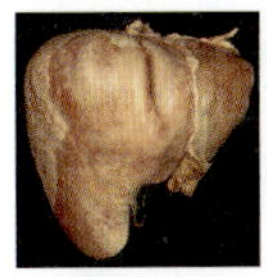
Riedel's lobe
리이델의 엽

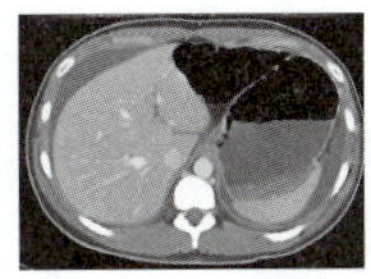
Ruptured spleen
지라(비장)파열

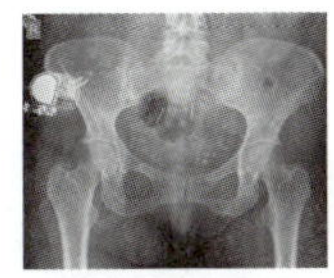
Sacral nerve stimulation
엉치신경자극
(천골신경자극)

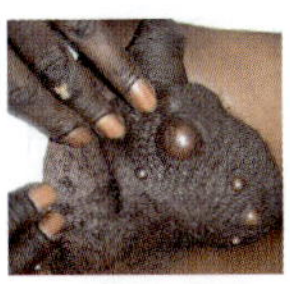
Scrotal swellings
음낭종창

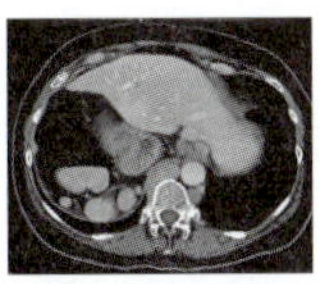
Situs inversus totalis
완전 내장 역위

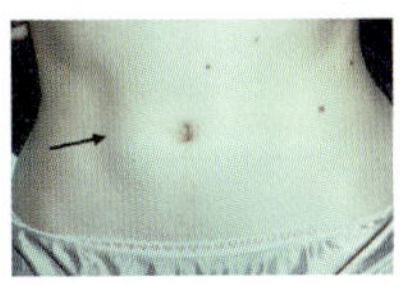
Spigelian hernia
스피겔헤르니아

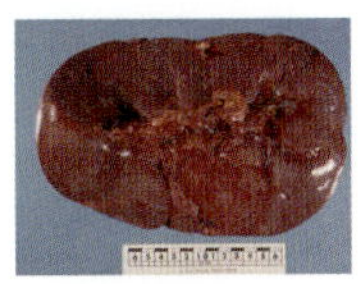
Splenectomy
지라(비장)절제술

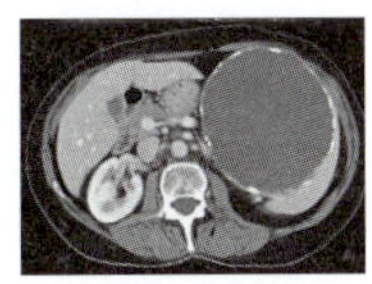
Splenic cysts
지라(비장) 낭종

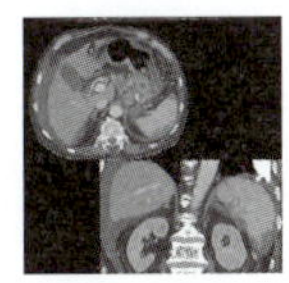
Splenic infarct
지라(비장)경색

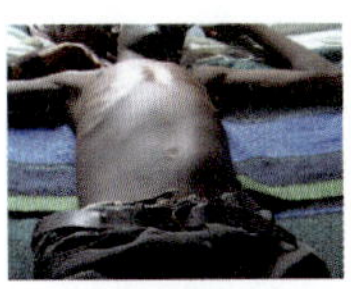
Splenomegaly
지라(비장)비대

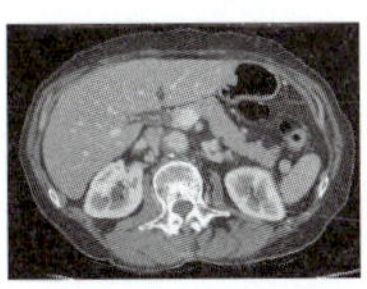
Splenunculi
스플레느규라이

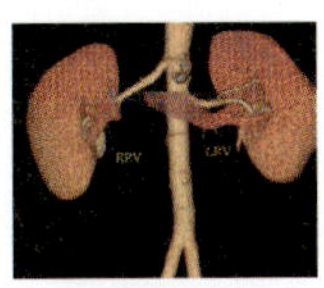
Superior mesenteric artery syndrome
위창자간막동맥증후군
(상장간막동맥증후군)

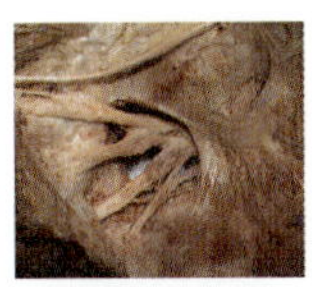
Support of the pelvic viscera
골반내장의 지지

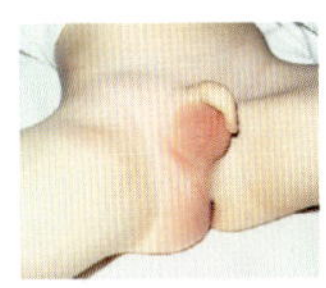
Testicular torsion
고환꼬임(고환염전)

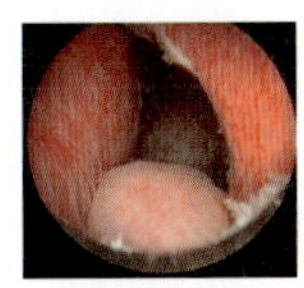
Transurethral resection of the prostate (TURP)
경요도적전립샘절제술

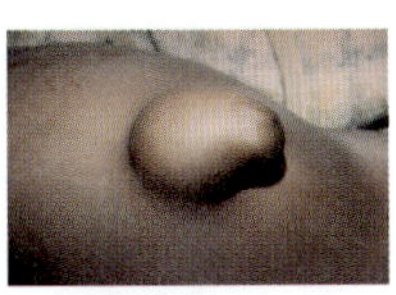
Umbilical and paraumbilical hernia
배꼽탈장과 배꼽주위탈장

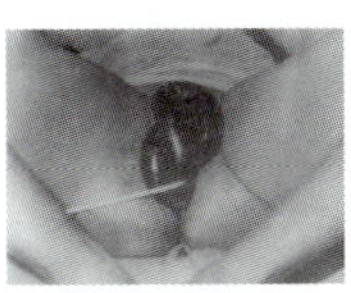
Unsafe abortion
불안전한 유산

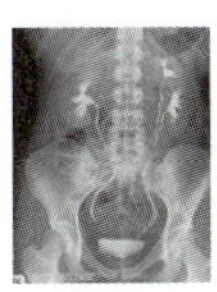
Ureteric variants
요관이상

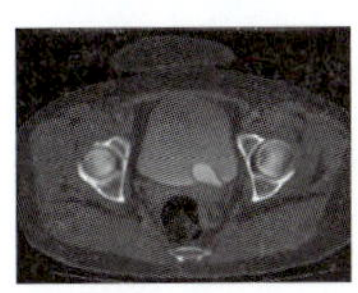
Ureterocele
요관류

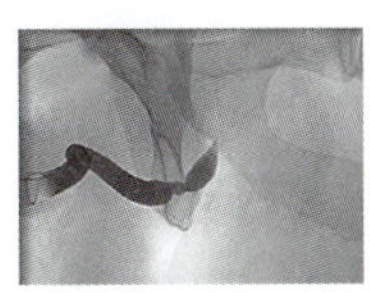
Urethral stricture
요도협착

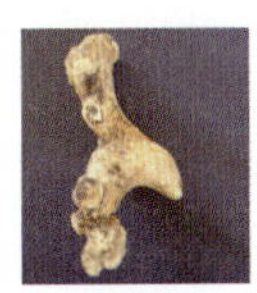
Urinary tract calculi
요로결석

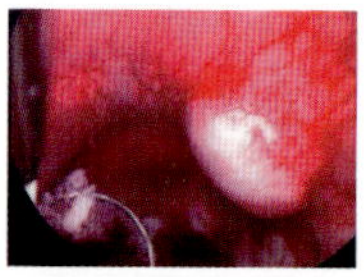
Uterine fibroids
자궁섬유종

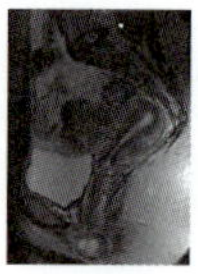
Uterine variants
자궁이상

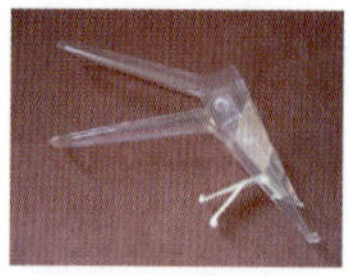
Vaginal examination
질검사

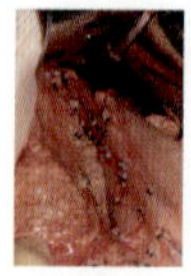
Vagotomy
미주신경절단술

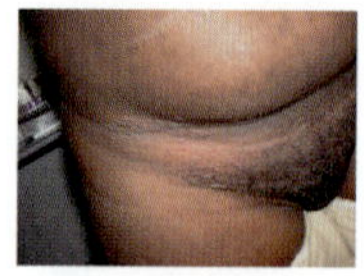
Varicella–zoster virus infection–abdominal wall
배벽(복벽)에 수두대상포진 바이러스감염

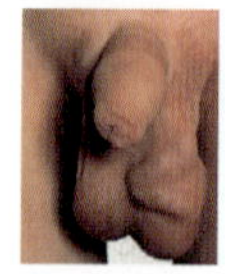
Varicocele
덩굴정맥류

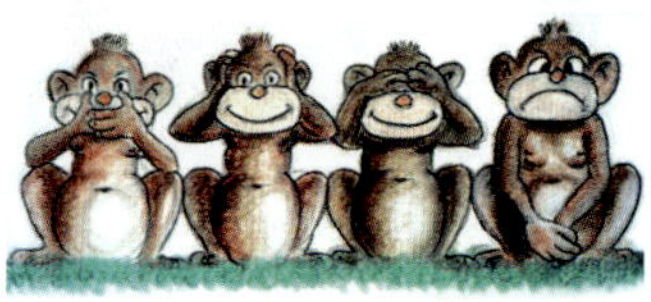
Vasectomy
정관절제술

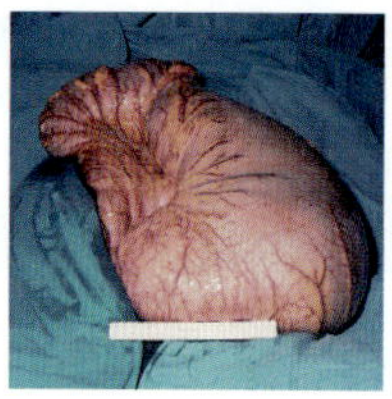
Volvulus
염전

다리 Lower limb

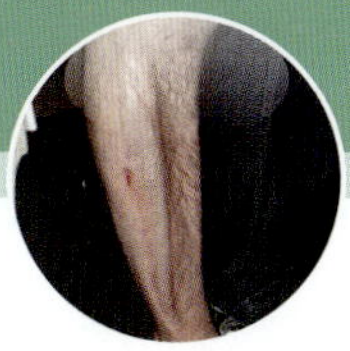
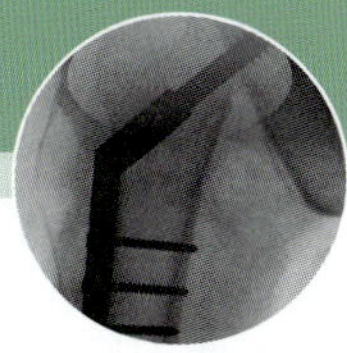
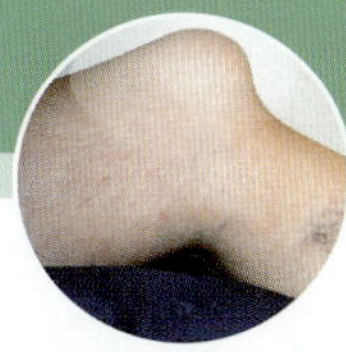
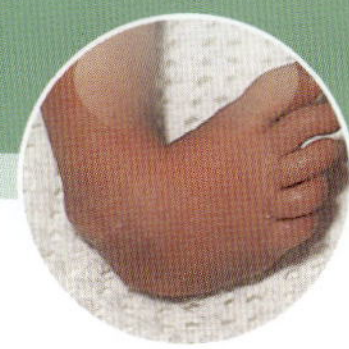

6

다리 Lower limb

Ⓐ 표면해부학, 앞모습　Ⓑ 해부, 앞모습　Ⓒ 해부, 뒷모습
Ⓓ 해부, 가쪽 모습　Ⓔ 골격, 가쪽 모습

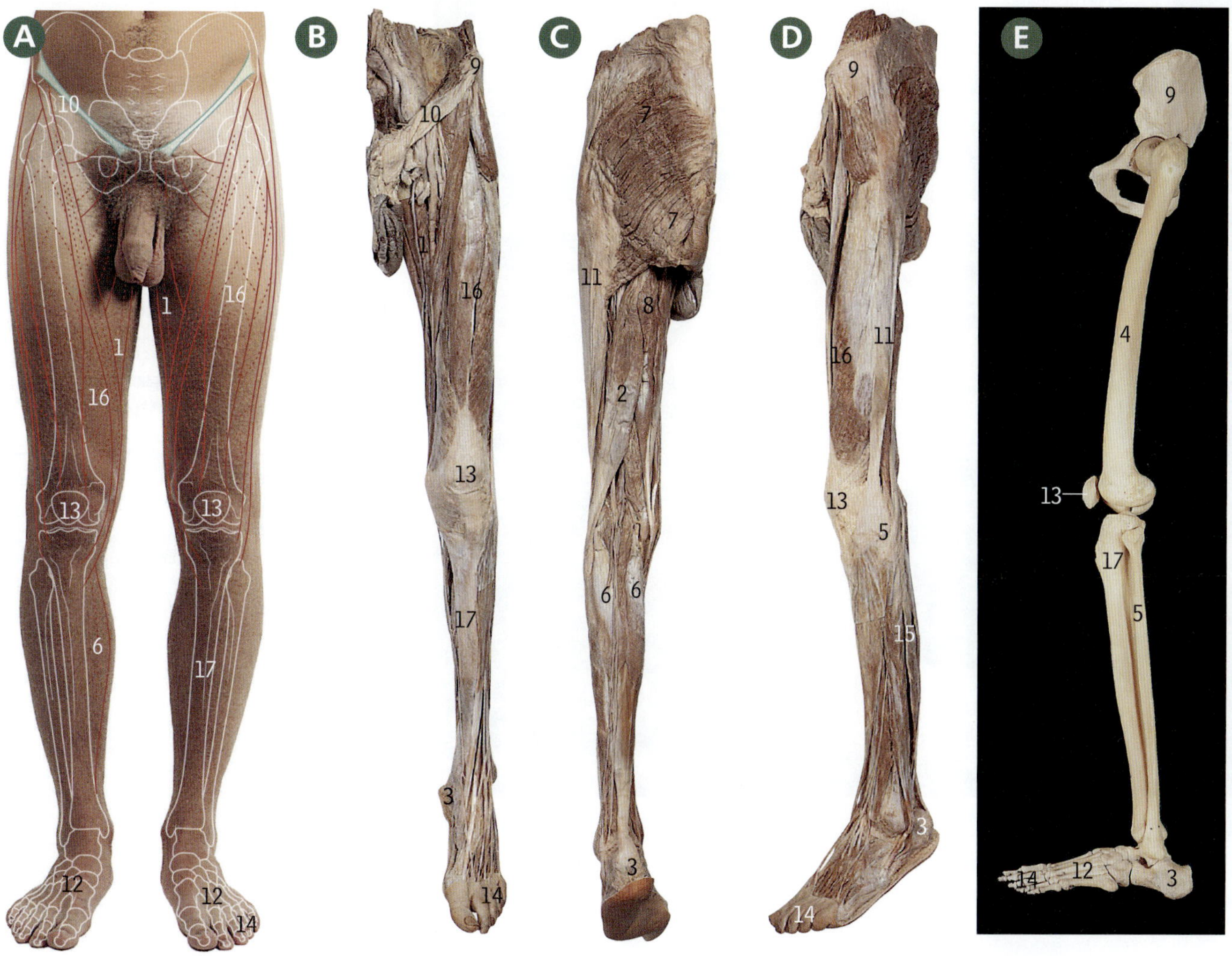

1 Adductors 모음근(내전근)
2 Biceps femoris 넙다리두갈래근(대퇴이두근)
3 Calcaneus 발꿈치뼈(종골)
4 Femur 넙다리뼈(대퇴골)
5 Fibula 종아리뼈(비골)
6 Gastrocnemius 장딴지근(비복근)
7 Gluteus maximus 큰볼기근(대둔근)
8 Hamstrings 넙다리뒤근육(슬와부근)
9 Hip bone 볼기뼈(관골)
10 Inguinal ligament 고샅인대(서혜인대)
11 Iliotibial tract 엉덩정강띠(장경인대)
12 Metatarsal bones 발허리뼈(중족골)
13 Patella 무릎뼈(슬개골)
14 Phalanges of toes 발가락뼈(지골)
15 Peroneus (fibularis) 종아리근(비골근)
16 Quadriceps 넙다리네갈래근(대퇴사두근)
17 Tibia 정강뼈(경골)

왼볼기뼈 Left hip bone *가쪽 모습*

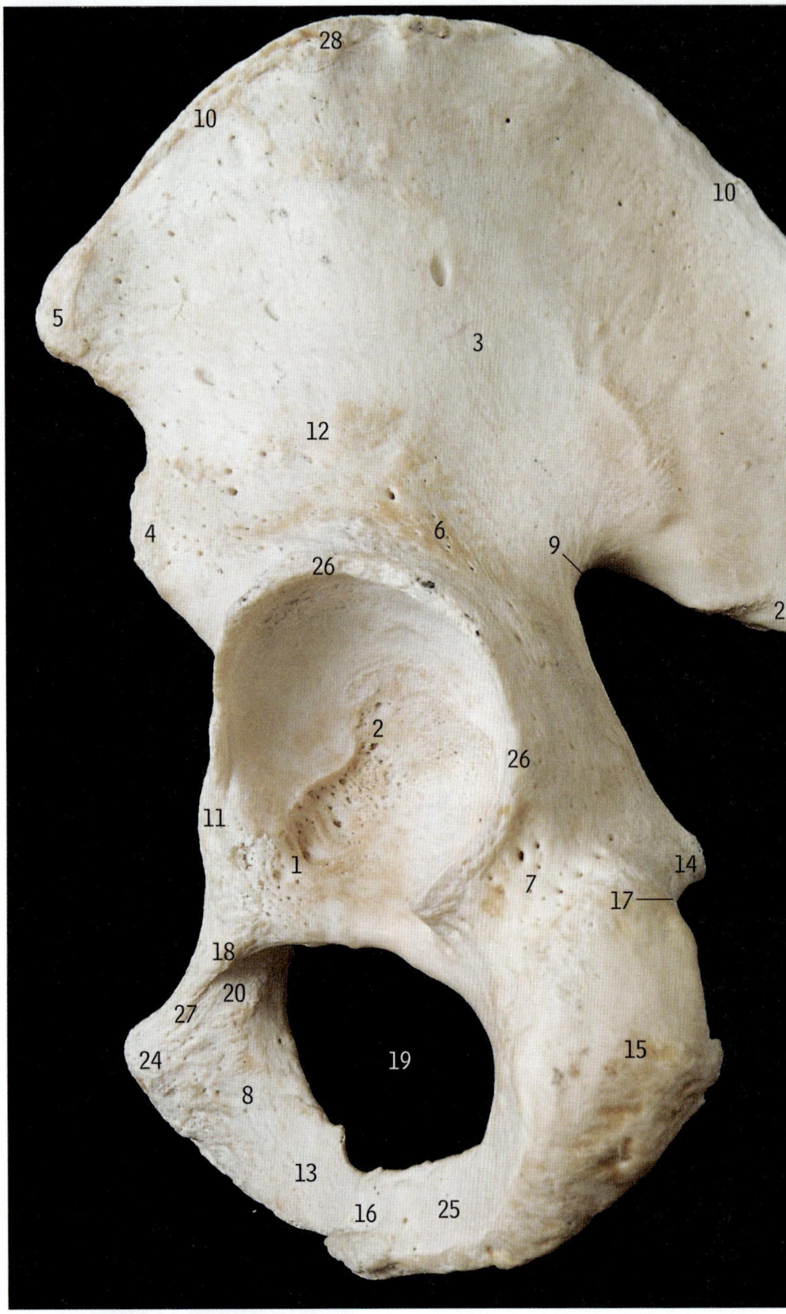

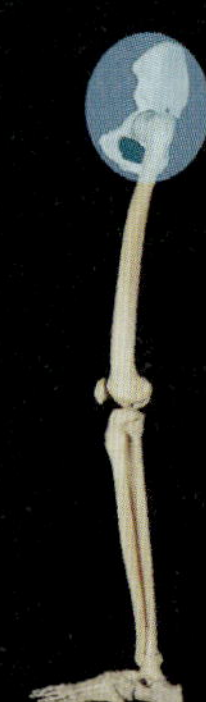

1 Acetabular notch 절구패임(관골구절흔)
2 Acetabulum 절구(관골구)
3 Anterior gluteal line 앞볼기근선(전둔선)
4 Anterior inferior iliac spine 아래앞엉덩뼈가시(하전장골극)
5 Anterior superior iliac spine 위앞엉덩뼈가시(상전장골극)
6 Body of ilium 엉덩뼈몸통(장골체)
7 Body of ischium 궁둥뼈몸통(좌골체)
8 Body of pubis 두덩뼈몸통(치골체)
9 Greater sciatic notch 큰궁둥패임(대좌골절흔)
10 Iliac crest 엉덩뼈능선(장골능선)
11 Iliopubic eminence 엉덩두덩융기(장치융기)
12 Inferior gluteal line 아래볼기근선(하둔근선)
13 Inferior ramus of pubis 두덩뼈아래가지(치골하지)
14 Ischial spine 궁둥뼈가시(좌골극)
15 Ischial tuberosity 궁둥뼈결절(좌골결절)
16 Joint of 25 and 13 궁둥뼈가지(좌골지)와 두덩뼈아래가지(치골하지)의 이음부
17 Lesser sciatic notch 작은궁둥패임(소좌골절흔)
18 Obturator crest 폐쇄능선(폐쇄릉)
19 Obturator foramen 폐쇄구멍(폐쇄공)
20 Obturator groove 폐쇄고랑(폐쇄구)
21 Posterior gluteal line 뒤볼기근선(후둔선)
22 Posterior inferior iliac spine 아래뒤엉덩뼈가시(하후장골극)
23 Posterior superior iliac spine 위뒤엉덩뼈가시(상후장골극)
24 Pubic tubercle 두덩뼈결절(치골결절)
25 Ramus of ischium 궁둥뼈가지(좌골지)
26 Rim of acetabulum 절구(관골구)의 테
27 Superior ramus of pubis 두덩뼈위가지(치골상지)
28 Tubercle of iliac crest 엉덩뼈능선(장골능선)의 결절

볼기뼈(hip bone)는 엉덩뼈(6), 궁둥뼈(7) 및 두덩뼈(8)의 융합으로 이루어진다.

두 볼기뼈는 앞쪽 정중선에서 두덩결합으로 관절한다. 뒤쪽에서는 엉치뼈에 의해서 분리되며 엉치엉덩관절을 이룬다. 두 볼기뼈는 엉치뼈, 꼬리뼈와 함께 골반을 형성한다(p.92 참조).

왼볼기뼈 Left hip bone *가쪽면*

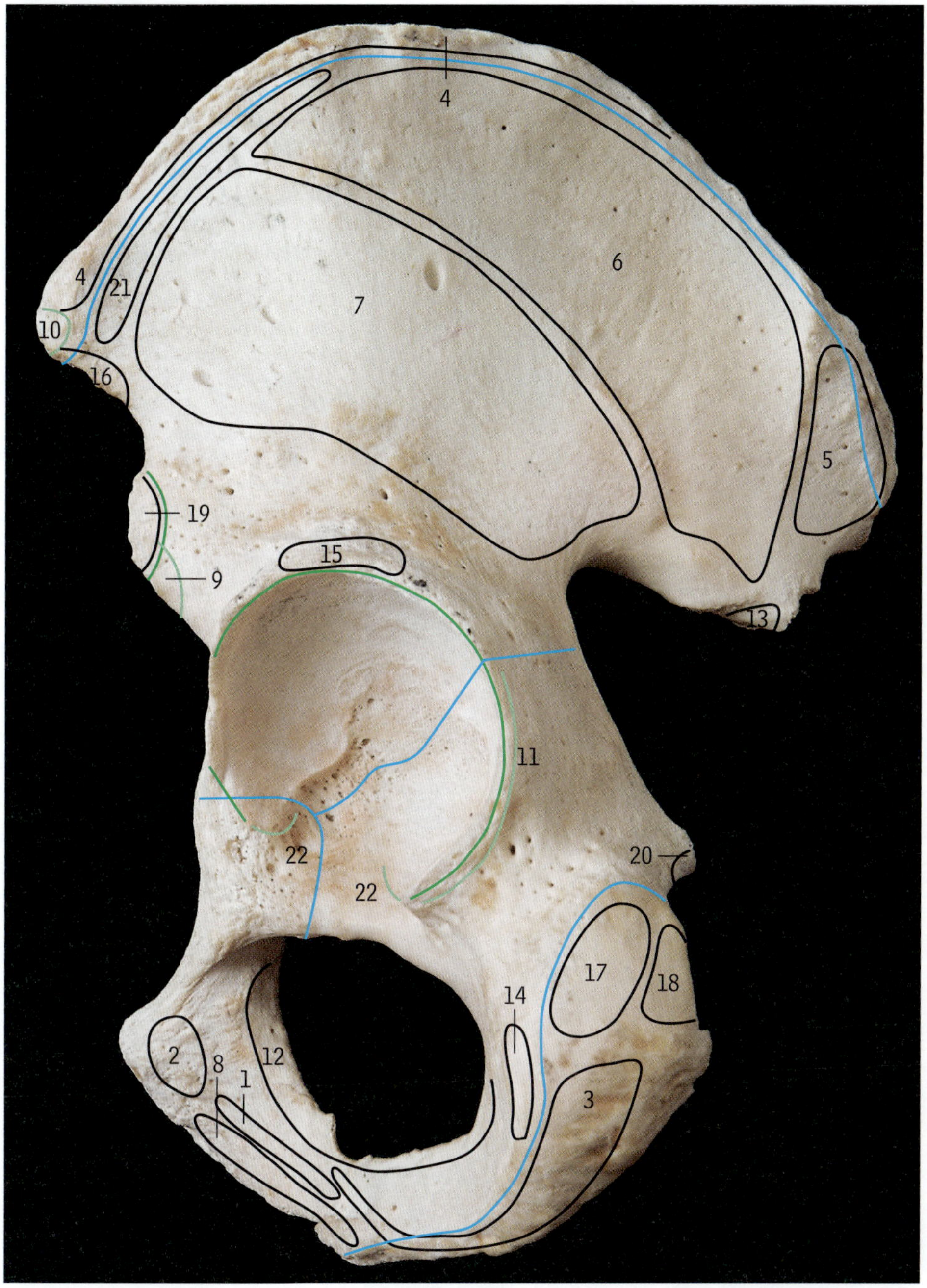

파란색선: 뼈끝선(epiphysial lines)
초록색선: 엉덩관절의 관절주머니가 붙는 곳 (capsular attachment of hip joint)
연두색선: 인대 부착부위 (ligament attachments)

1 Adductor brevis 짧은모음근(단내전근)
2 Adductor longus 긴모음근(장내전근)
3 Adductor magnus 큰모음근(대내전근)
4 External oblique 배바깥빗근(외복사근)
5 Gluteus maximus 큰볼기근(대둔근)
6 Gluteus medius 중간볼기근(중둔근)
7 Gluteus minimus 작은볼기근(소둔근)
8 Gracilis 두덩정강근(박근)
9 Iliofemoral ligament 엉덩넙다리인대(장골대퇴인대)
10 Inguinal ligament 고샅인대(서혜인대)
11 Ischiofemoral ligament 궁둥넙다리인대(좌골대퇴인대)
12 Obturator externus 바깥폐쇄근(외폐쇄근)
13 Piriformis 궁둥구멍근(이상근)
14 Quadratus femoris 넙다리네모근(대퇴방형근)
15 Reflected head of rectus femoris 넙다리곧은근의 접힌갈래(대퇴직근의 반전두)
16 Sartorius 넙다리빗근(봉공근)
17 Semimembranosus 반막근(반막형근)
18 Semitendinosus and long head of biceps 반힘줄근(반건형근)과 넙다리두갈래근의 긴갈래(대퇴이두근의 장두)
19 Straight head of rectus femoris 넙다리곧은근의 곧은갈래(대퇴직근의 직두)
20 Superior gemellus 위쌍둥이근(상쌍자근)
21 Tensor fasciae latae 넙다리근막긴장근(대퇴근막장근)
22 Transverse ligament 가로인대(횡인대)

왼볼기뼈 Left hip bone *안쪽면*

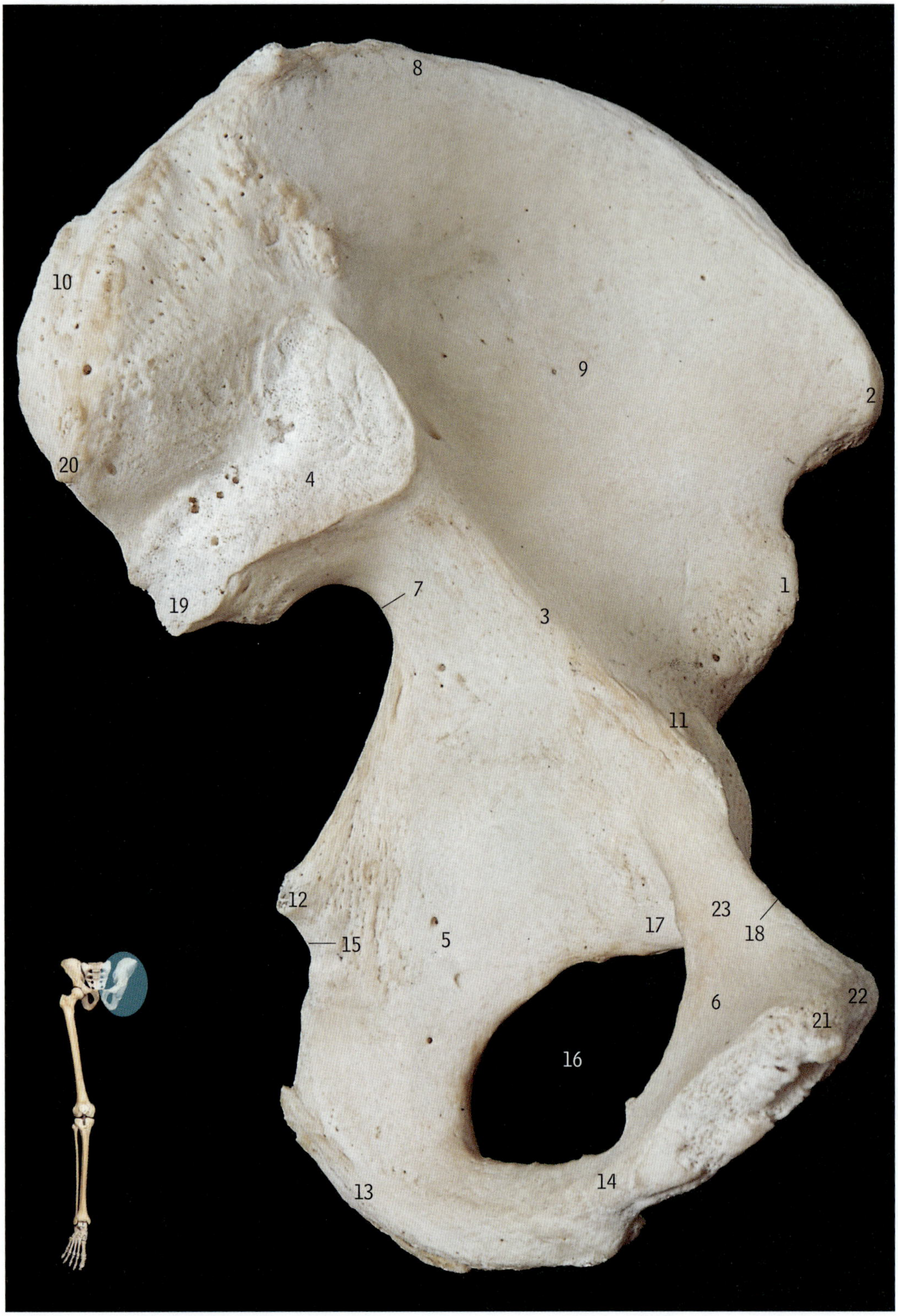

1 Anterior inferior iliac spine 아래앞엉덩뼈가시(하전장골극)
2 Anterior superior iliac spine 위앞엉덩뼈가시(상전장골극)
3 Arcuate line 활꼴선(궁상선)
4 Auricular surface 귀모양면(이상면)
5 Body of ischium 궁둥뼈몸통(좌골체)
6 Body of pubis 두덩뼈몸통(치골체)
7 Greater sciatic notch 큰궁둥패임(대좌골절흔)
8 Iliac crest 엉덩뼈능선(장골능선)
9 Iliac fossa 엉덩뼈오목(장골와)
10 Iliac tuberosity 엉덩뼈결절(장골결절)
11 Iliopubic eminence 엉덩두덩융기(장치융기)
12 Ischial spine 궁둥뼈가시(좌골극)
13 Ischial tuberosity 궁둥뼈결절(좌골결절)
14 Ischiopubic ramus 궁둥두덩가지(좌골치골지)
15 Lesser sciatic notch 작은궁둥패임(소좌골절흔)
16 Obturator foramen 폐쇄구멍(폐쇄공)
17 Obturator groove 폐쇄고랑(폐쇄구)
18 Pecten of pubis (pectineal line) 두덩뼈빗(치골근선)
19 Posterior inferior iliac spine 아래뒤엉덩뼈가시(하후장골극)
20 Posterior superior iliac spine 위뒤엉덩뼈가시(상후장골극)
21 Pubic crest 두덩뼈능선(치골능선)
22 Pubic tubercle 두덩뼈결절(치골결절)
23 Superior ramus of pubis 두덩뼈위가지(치골상지)

엉덩뼈의 귀모양면(4)은 엉치엉덩관절(sacro-iliac joint)의 관절면이다.

큰궁둥패임(7)은 남성은 더 굽어 있는(J-shaped) 편이지만 여성의 경우 더 직각이다(L-shaped).

왼볼기뼈 Left hip bone *부착점, 안쪽 모습*

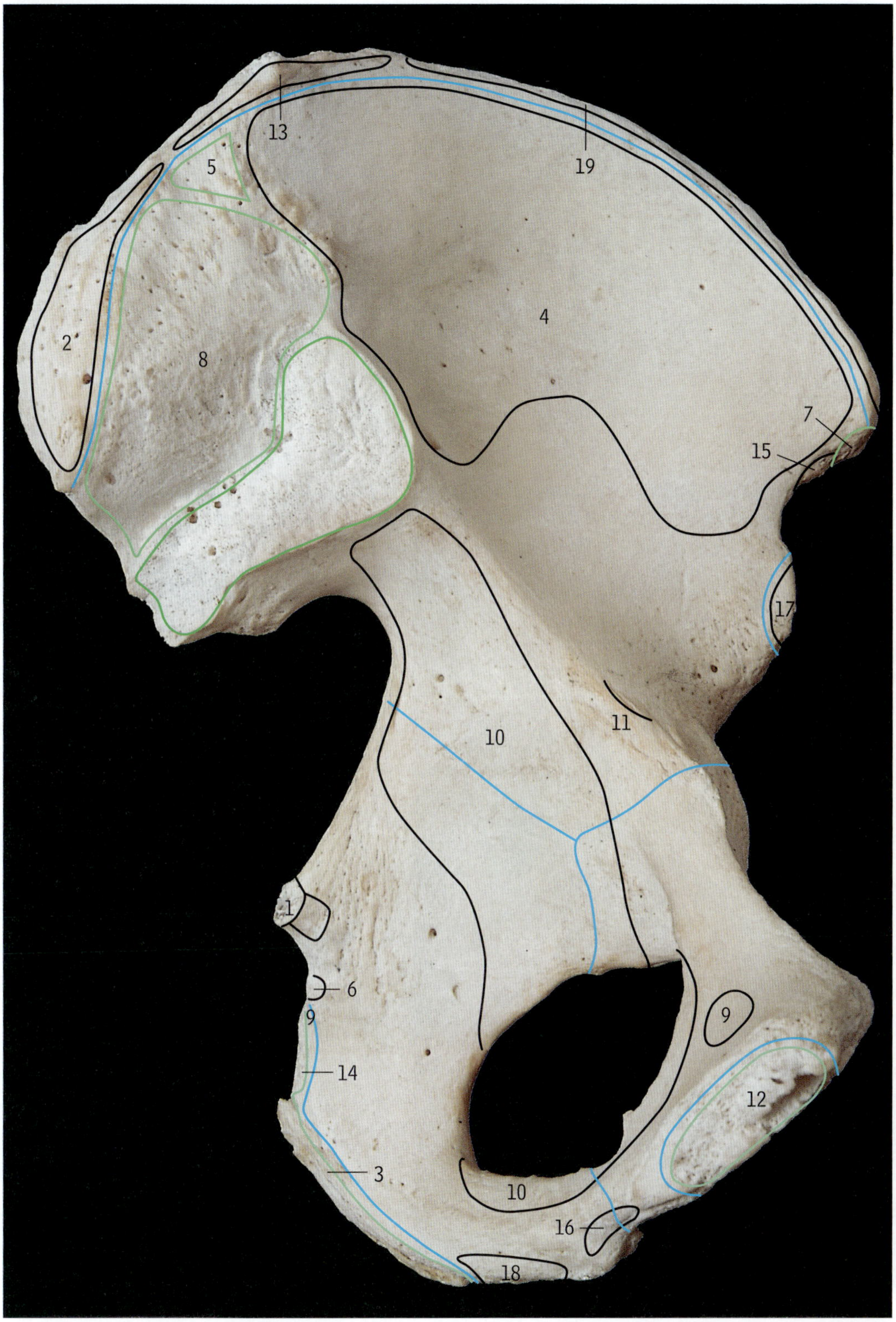

파란색선: 뼈끝선
(epiphysial lines)
초록색선: 엉치엉덩관절의 관절주머니가 붙는 곳
(capsular attachment of sacro–iliac joint)
연두색선: 인대 부착부위
(ligament attachments)

1 Coccygeus and sacrospinous ligament 꼬리근(미골근)과 엉치가시인대(천극인대)
2 Erector spinae 척추세움근(척추기립근)
3 Falciform process of sacrotuberous ligament 엉치결절인대의 낫돌기(천골결절인대의 겸상돌기)
4 Iliacus 엉덩근(장골근)
5 Iliolumbar ligament 엉덩허리인대(장요인대)
6 Inferior gemellus 아래쌍둥이근(하쌍자근)
7 Inguinal ligament 고샅인대(서혜인대)
8 Interosseous sacro–iliac ligament 뼈사이엉치엉덩인대(골간천장골인대)
9 Levator ani 항문올림근(항문거근)
10 Obturator internus 속폐쇄근(내폐쇄근)
11 Psoas minor 작은허리근(소요근)
12 Pubic symphysis 두덩결합(치골결합)
13 Quadratus lumborum 허리네모근(요방형근)
14 Sacrotuberous ligament 엉치결절인대(천골결절인대)
15 Sartorius 넙다리빗근(봉공근)
16 Sphincter urethrae 요도조임근(요도괄약근)
17 Straight head of rectus femoris 넙다리곧은근의 곧은갈래(대퇴직근의 직두)
18 Superficial transverse perineal and ischiocavernosus 얕은샅가로근(천회음횡근)과 궁둥해면체근(좌골해면체근)
19 Transversus abdominis 배가로근(복횡근)

왼볼기뼈 Left hip bone *위모습*

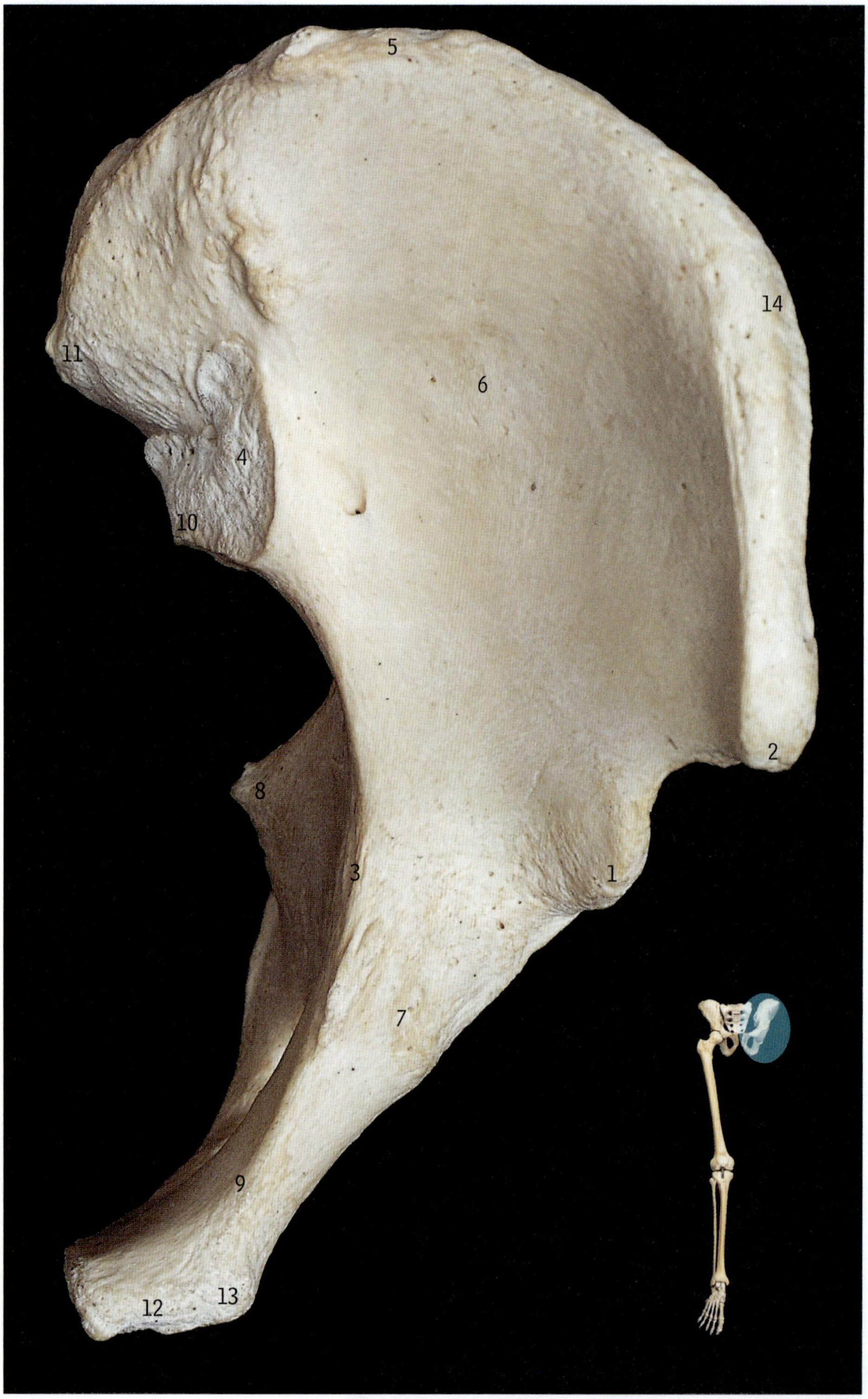

1 Anterior inferior iliac spine 아래앞엉덩뼈가시(하전장골극)
2 Anterior superior iliac spine 위앞엉덩뼈가시(상전장골극)
3 Arcuate line 활꼴선(궁상선)
4 Auricular surface 귀모양면(이상면)
5 Iliac crest 엉덩뼈능선(장골능선)
6 Iliac fossa 엉덩뼈오목(장골와)
7 Iliopubic eminence 엉덩두덩융기(장치융기)
8 Ischial spine 궁둥뼈가시(좌골극)
9 Pecten of pubis (pectineal line) 두덩뼈빗(치골근선)
10 Posterior inferior iliac spine 아래뒤엉덩뼈가시(하후장골극)
11 Posterior superior iliac spine 위뒤엉덩뼈가시(상후장골극)
12 Pubic crest 두덩뼈능선(치골능선)
13 Pubic tubercle 두덩뼈결절(치골결절)
14 Tubercle of iliac crest 엉덩뼈능선(장골능선)의 결절

엉덩뼈에 있는 활꼴선(3), 두덩뼈빗(9) 그리고 두덩뼈능선(12)은 골반의 가장자리를 형성한다. 가장자리의 나머지 부분은 엉치뼈곶(promontory)과 엉치뼈의 가쪽부분의 윗면에 의해 형성된다(p.90, 92 참조).

두덩뼈빗(9)은 일반적으로 두덩뼈빗선(pectineal line)이라고 부른다.

왼볼기뼈 Left hip bone *부착점, 위모습*

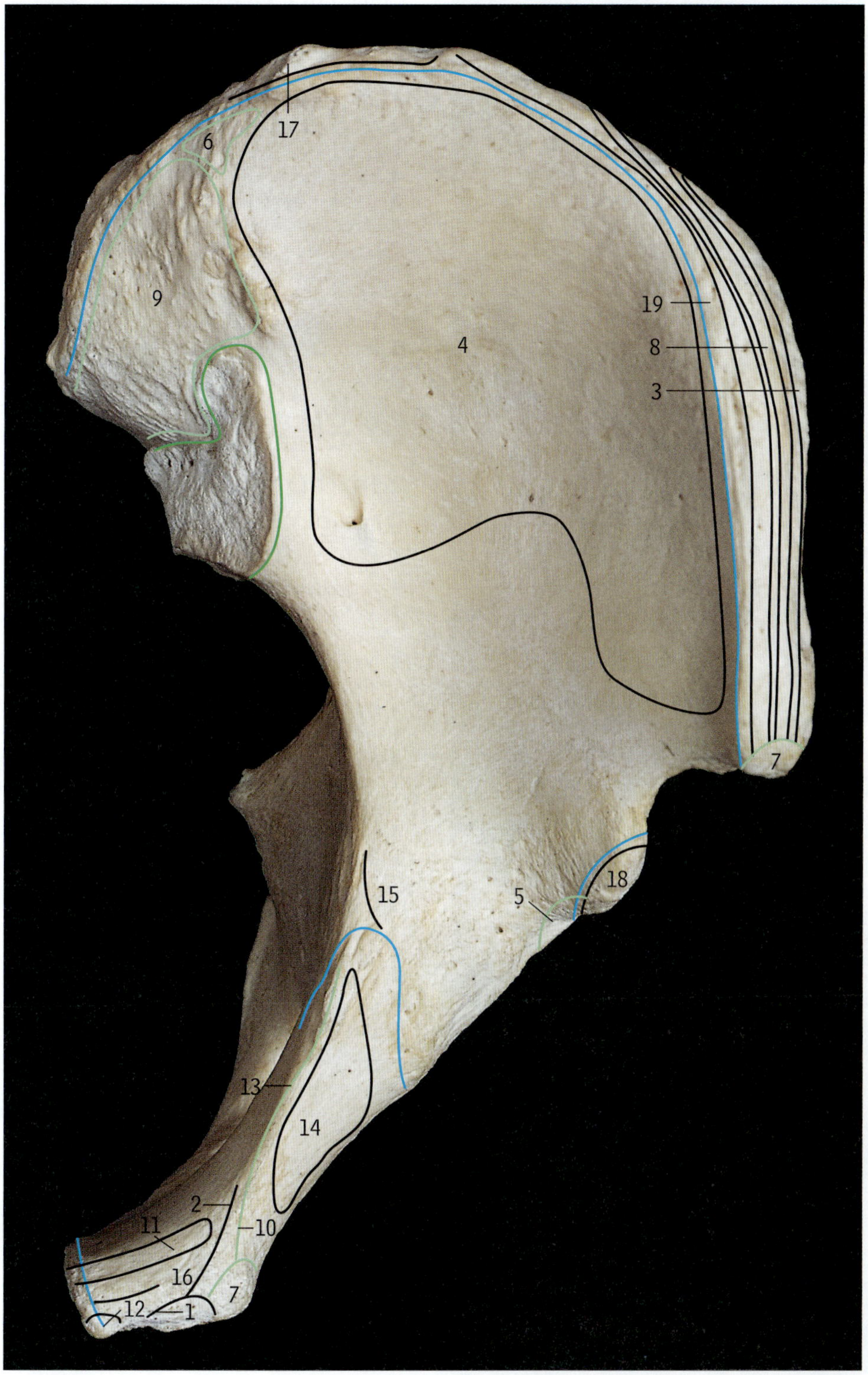

파란색선: 뼈끝선(epiphysial lines)
초록색선: 엉치엉덩관절의 관절주머니가 붙는 곳(capsular attachment of sacro-iliac joint)
연두색선: 인대 부착부위 (ligament attachments)

1 Anterior wall of rectus sheath 배곧은근집(복직근초)의 앞벽
2 Conjoint tendon 고샅고랑낫힘줄
3 External oblique 배바깥빗근(외복사근)
4 Iliacus 엉덩근(장골근)
5 Iliofemoral ligament 엉덩넙다리인대(장골대퇴인대)
6 Iliolumbar ligament 엉덩허리인대(장요인대)
7 Inguinal ligament 고샅인대(서혜인대)
8 Internal oblique 배속빗근(내복사근)
9 Interosseous sacro-iliac ligament 뼈사이엉치엉덩인대(골간천장골인대)
10 Lacunar ligament 갈고리인대(열공인대)
11 Lateral head of rectus abdominis 배곧은근(복직근)의 가쪽갈래
12 Medial head of rectus abdominis 배곧은근(복직근)의 안쪽갈래
13 Pectineal ligament 두덩빗인대(치골즐인대)
14 Pectineus 두덩근(치골근)
15 Psoas minor 작은허리근(소요근)
16 Pyramidalis 배세모근(추체근)
17 Quadratus lumborum 허리네모근(요방형근)
18 Straight head of rectus femoris 넙다리곧은근의 곧은갈래(대퇴직근의 직두)
19 Transversus abdominis 배가로근(복횡근)

고샅인대(7)는 배바깥빗근 널힘줄(aponeurosis of external oblique muscle)의 아래모서리에 의해서 형성되고, 위앞엉덩가시(anterior superior iliac spine)로부터 두덩뼈결절(pubic tubercle)까지 연결된다.

갈고리인대[고샅인대의 두덩뼈빗부분(pectineal part of inguinal ligament)]는 고샅인대의 안쪽끝에서부터 두덩뼈빗까지 뒤쪽으로 뻗어 있는 구조로서 고샅인대의 일부분이다.

두덩뼈빗인대(13)는 두덩뼈빗을 따라 있는 갈고리인대가 가쪽으로 확장된 부분으로 이것은 고샅인대의 일부분으로 분류되지는 않는다. 그리고, 갈고리인대의 다른 이름인 샅고랑인대의 빗살부분과 혼동하지 않아야 한다.

고샅고랑낫힘줄(2)은 배속빗근(internal oblique abdominis, 내복사근)과 배가로근(transverses abdominis)의 널힘줄에 의해 형성되며, 배곧은근(rectus sheath)의 앞벽과 안쪽으로 융합되면서 두덩뼈능선과 두덩뼈빗 옆에 붙는다.

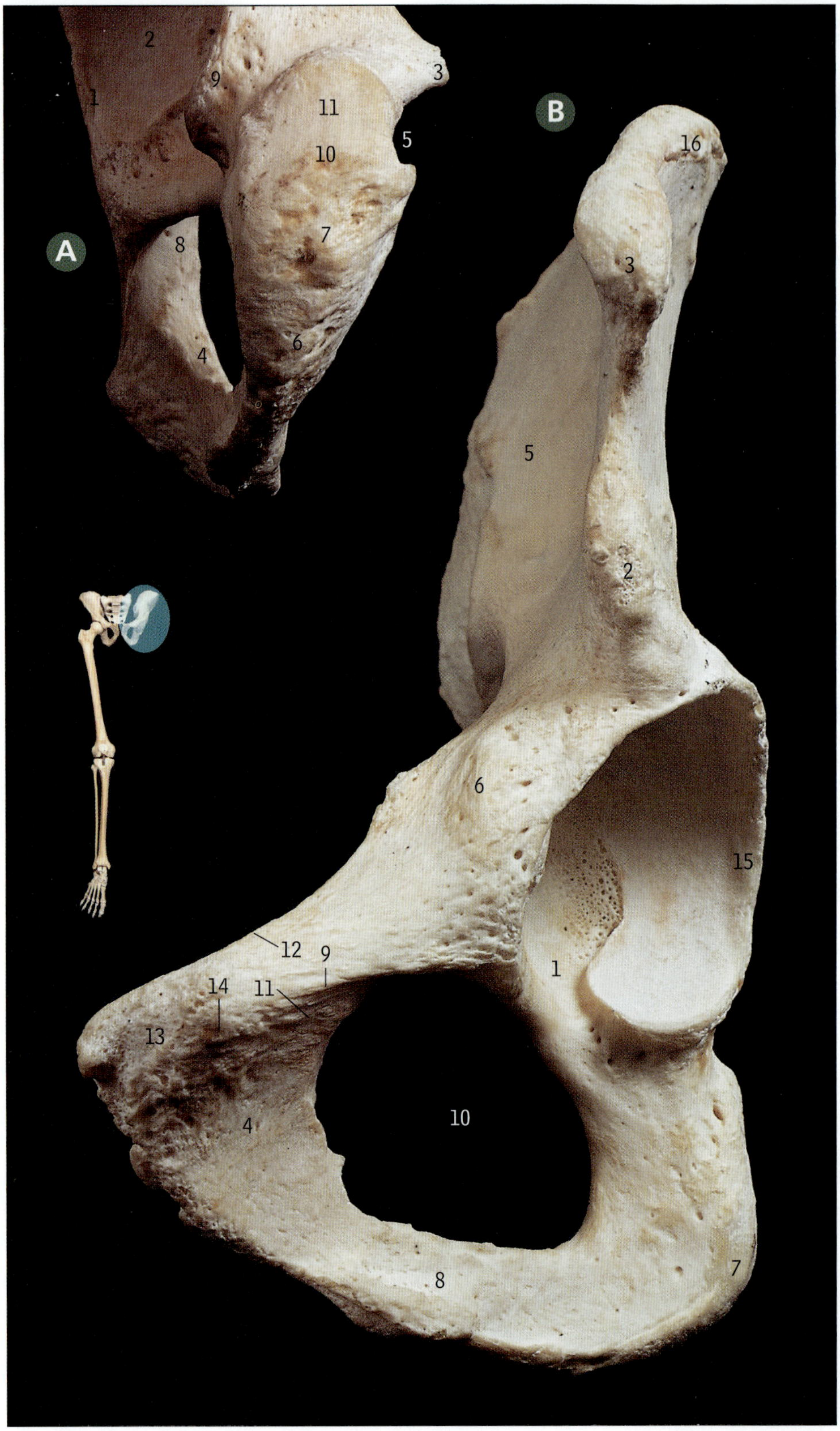

Ⓐ 왼볼기뼈

Left hip bone

궁둥결절, 아래뒷모습

1 Acetabular notch 절구패임(관골구절흔)
2 Acetabulum 절구(관골구)
3 Ischial spine 궁둥뼈가시(좌골극)
4 Ischiopubic ramus 궁둥두덩가지(좌골치골지)
5 Lesser sciatic notch 작은궁둥패임(소좌골절흔)
6 Longitudinal ridge 세로능선
7 Lower part of tuberosity 거친면(조면)의 아래부분
8 Obturator groove 폐쇄고랑(폐쇄구)
9 Rim of acetabulum 절구의 테
10 Transverse ridge 가로능선
11 Upper part of tuberosity 거친면(조면)의 윗부분

Ⓑ 왼볼기뼈

Left hip bone

앞모습

1 Acetabular notch 절구패임(관골구절흔)
2 Anterior inferior iliac spine 아래앞엉덩뼈가시(하전장골극)
3 Anterior superior iliac spine 위앞엉덩뼈가시(상전장골극)
4 Body of pubis 두덩뼈몸통(치골체)
5 Iliac fossa 엉덩뼈오목(장골와)
6 Iliopubic eminence 엉덩두덩융기(장치융기)
7 Ischial tuberosity 궁둥뼈결절(좌골결절)
8 Ischiopubic ramus 궁둥두덩가지(좌골치골지)
9 Obturator crest 폐쇄능선(폐쇄릉)
10 Obturator foramen 폐쇄구멍(폐쇄공)
11 Obturator groove 폐쇄고랑(폐쇄구)
12 Pecten of pubis (pectineal line) 두덩뼈빗(치골근선)
13 Pubic crest 두덩뼈능선(치골능선)
14 Pubic tubercle 두덩뼈결절(치골결절)
15 Rim of acetabulum 절구의 테
16 Tubercle of iliac crest 엉덩뼈능선(장골능선)의 결절

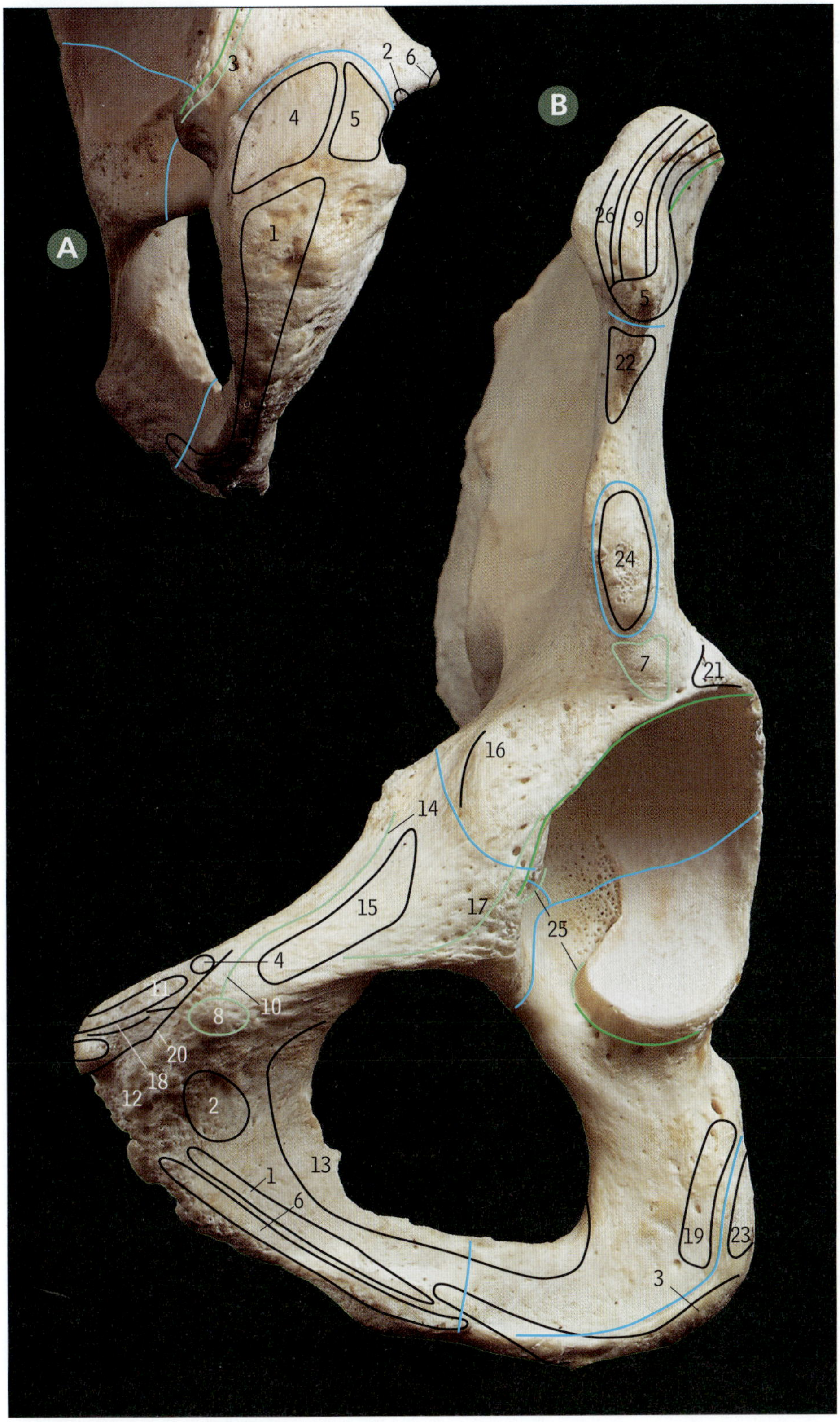

파란색선: 뼈끝선(epiphysial lines)
초록색선: 엉치엉덩관절의 관절주머니가 붙는 곳 (capsular attachment of sacro–iliac joint)
연두색선: 인대 부착부위(ligament attachments)

Ⓐ 왼볼기뼈

Left hip bone

부착점, 궁둥뼈결절, 아래뒷모습

1 Adductor magnus 큰모음근(대내전근)
2 Inferior gemellus 아래쌍둥이근(하쌍자근)
3 Ischiofemoral ligament 궁둥넙다리인대(좌골대퇴인대)
4 Semimembranosus 반막근(반막형근)
5 Semitendinosus and long head of biceps 반힘줄근(반건형근)과 넙다리두갈래근의 긴갈래 (대퇴이두근의 장두)
6 Superior gemellus 위쌍둥이근(쌍자근)

> 큰모음근의 부착점(1)보다 안쪽에 있는 궁둥뼈결절(ischial tuberosity)은 섬유지방조직(fibrofatty tissue)과 큰볼기근(gluteus maximus) 아래에 있는 궁둥윤활주머니(ischial bursa)에 의하여 덮여 있다.

Ⓑ 왼볼기뼈

Left hip bone

부착점, 궁둥뼈결절, 아래뒷모습

1 Adductor brevis 짧은모음근(단내전근)
2 Adductor longus 긴모음근(장내전근)
3 Adductor magnus 큰모음근(대내전근)
4 Conjoint tendon 샅고랑낫힘줄(서혜겸)
5 External oblique and inguinal ligament 배바깥빗근(외복사근)과 고샅인대(서혜인대)
6 Gracilis 두덩정강근(박근)
7 Iliofemoral ligament 엉덩넙다리인대(장골대퇴인대)
8 Inguinal ligament 고샅인대(서혜인대)
9 Internal oblique 배속빗근(내복사근)
10 Lacunar ligament 갈고리인대(열공인대)
11 Lateral head of rectus abdominis 배곧은근(복직근)의 가쪽갈래(외측두)
12 Medial head of rectus abdominis 배곧은근(복직근)의 안쪽갈래(내측두)
13 Obturator externus 바깥폐쇄근(외폐쇄근)
14 Pectineal ligament 두덩빗인대(치골즐인대)
15 Pectineus 두덩근(치골근)
16 Psoas minor 작은허리근(소요근)
17 Pubofemoral ligament 두덩넙다리인대(치골대퇴골인대)
18 Pyramidalis 배세모근(추체근)
19 Quadratus femoris 넙다리네모근(대퇴방형근)
20 Rectus sheath 배곧은근집(복직근초)
21 Reflected head of rectus femoris 넙다리곧은근의 접힌갈래(대퇴직근의 반전두)
22 Sartorius 넙다리빗근(봉공근)
23 Semimembranosus 반막근(반막형근)
24 Straight head of rectus femoris 넙다리곧은근의 곧은갈래(대퇴직근의 직두)
25 Transverse ligament 가로인대(횡인대)
26 Transversus abdominis 배가로근(복횡근)

왼넙다리뼈 Left femur *위끝*

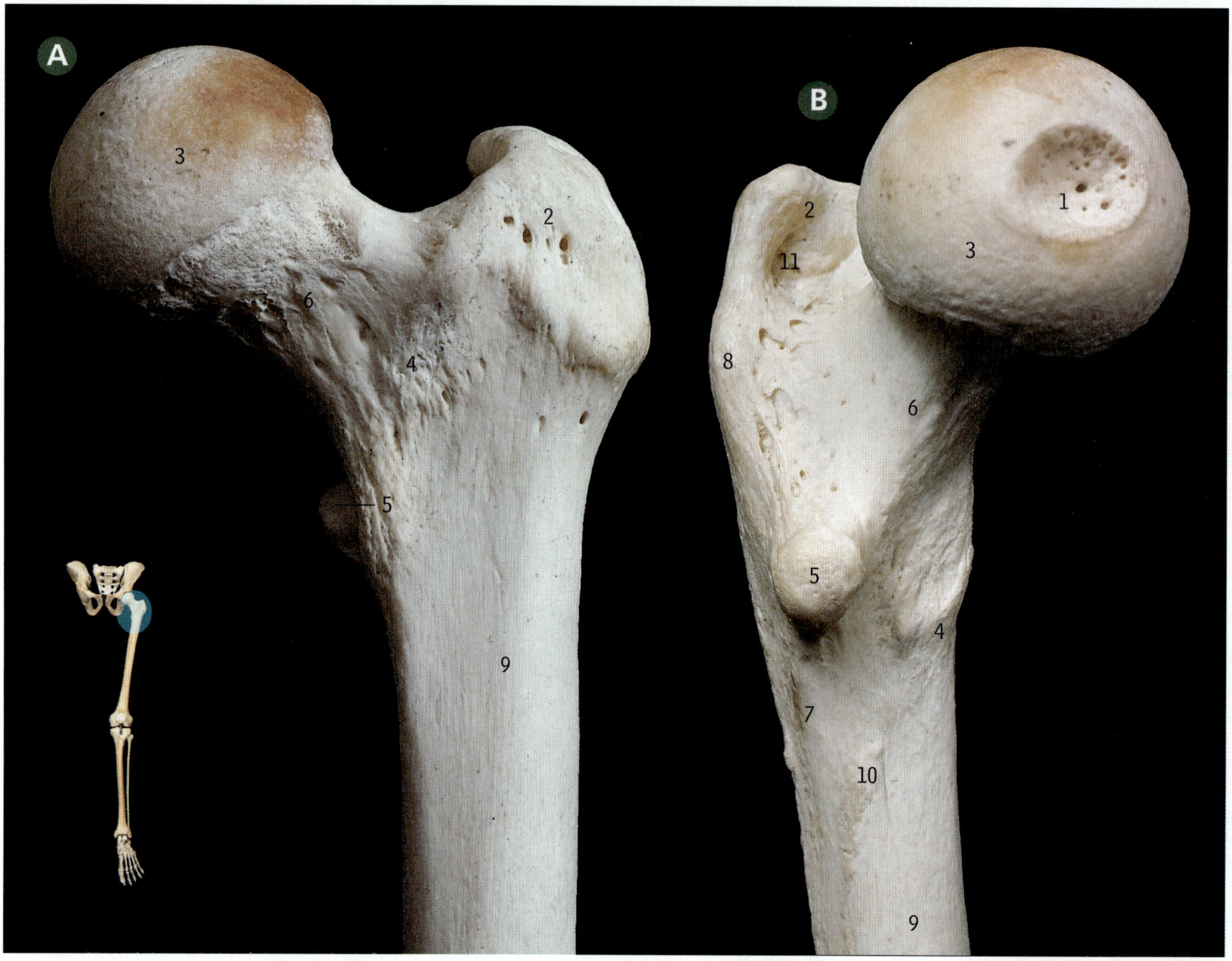

A 앞모습

B 안쪽 모습

1 Fovea of head 넙다리뼈머리오목(대퇴골두와)
2 Greater trochanter 큰돌기(대전자)
3 Head 넙다리뼈머리(대퇴골두)
4 Intertrochanteric line 돌기사이선(전자간선)
5 Lesser trochanter 작은돌기(소전자)
6 Neck 넙다리뼈목(대퇴골두)
7 Pectineal line 두덩근선(치골근선)
8 Quadrate tubercle on intertrochanteric crest 돌기사이능선(전자간릉) 위의 네모결절(사각결절)
9 Shaft 넙다리뼈몸통(대퇴골체)
10 Spiral line 나선
11 Trochanteric fossa 돌기오목(전자와)

돌기사이선(4)은 넙다리뼈의 앞면과 뒤면에서 목(6)과 몸통(9) 사이에 있다(8과 p.296, A5).

어른의 넙다리목은 몸통과 약 125°의 각을 이룬다.

넙다리뼈의 두덩근선(7)은 두덩근선보다 더 뚜렷한 넙다리뼈의 나선(10)과 그리고 두덩뼈의 두덩뼈빗살선(9, p.290)과 구별되어야 한다.

찢김골절(열리골절), pp.355~357 참조.

왼넙다리뼈 Left femur *부착점, 위끝*

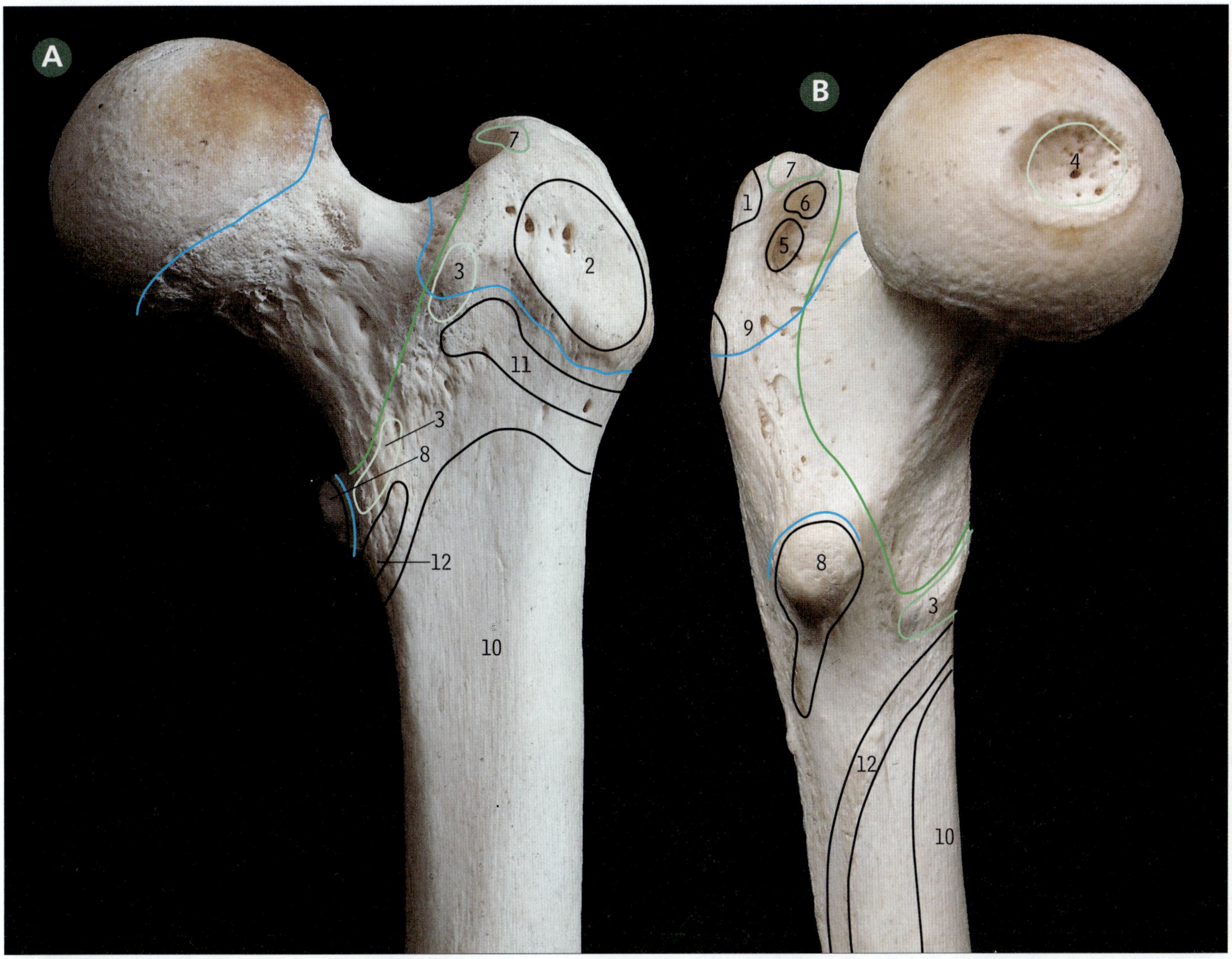

A 위모습

B 안쪽면

파란색선: 뼈끝선 (epiphysial lines)
초록색선: 엉덩관절의 관절주머니가 붙는 곳 (capsular attachment of hip joint)
연두색선: 인대 부착부위 (ligament attachments)

1. Gluteus medius 중간볼기근(중둔근)
2. Gluteus minimus 작은볼기근(소둔근)
3. Iliofemoral ligament 엉덩넙다리인대(장골대퇴인대)
4. Ligament of head of femur 넙다리뼈머리인대(대퇴골두인대)
5. Obturator externus 바깥폐쇄근(외폐쇄근)
6. Obturator internus and gemelli 속폐쇄근(내폐쇄근)과 쌍둥이근(쌍자근)
7. Piriformis 궁둥구멍근(이상근)
8. Psoas major and iliacus 큰허리근과 엉덩근(장골근)
9. Quadratus femoris 넙다리네모근(대퇴방형근)
10. Vastus intermedius 중간넓은근(중간광근)
11. Vastus lateralis 가쪽넓은근(외측광근)
12. Vastus medialis 안쪽넓은근(내측광근)

엉덩넙다리인대(iliofemoral ligament)는 거꾸로 된 V자 모양으로, 엉덩뼈의 아래앞엉덩가시(p.293, B7)에 붙는 부분과 돌기사이능선(p.296, 6)의 위(가)쪽끝과 아래(안)쪽끝에 붙는 가쪽과 안쪽띠를 가지며, 이것은 엉덩관절의 관절주머니와 합쳐진다.

큰허리근(psoas major)의 힘줄은 작은돌기(p.296, 8)에 붙는다. 엉덩근(iliacus)의 많은 근육섬유는 허리근힘줄에 닿으나, 어떤 것은 돌기아래의 넙다리뼈에 닿는다.

넙다리뼈(대퇴골)의 돌기사이 골절, 위넙다리뼈끝분리증, pp.355~357 참조.

왼넙다리뼈 Left femur *위모습*

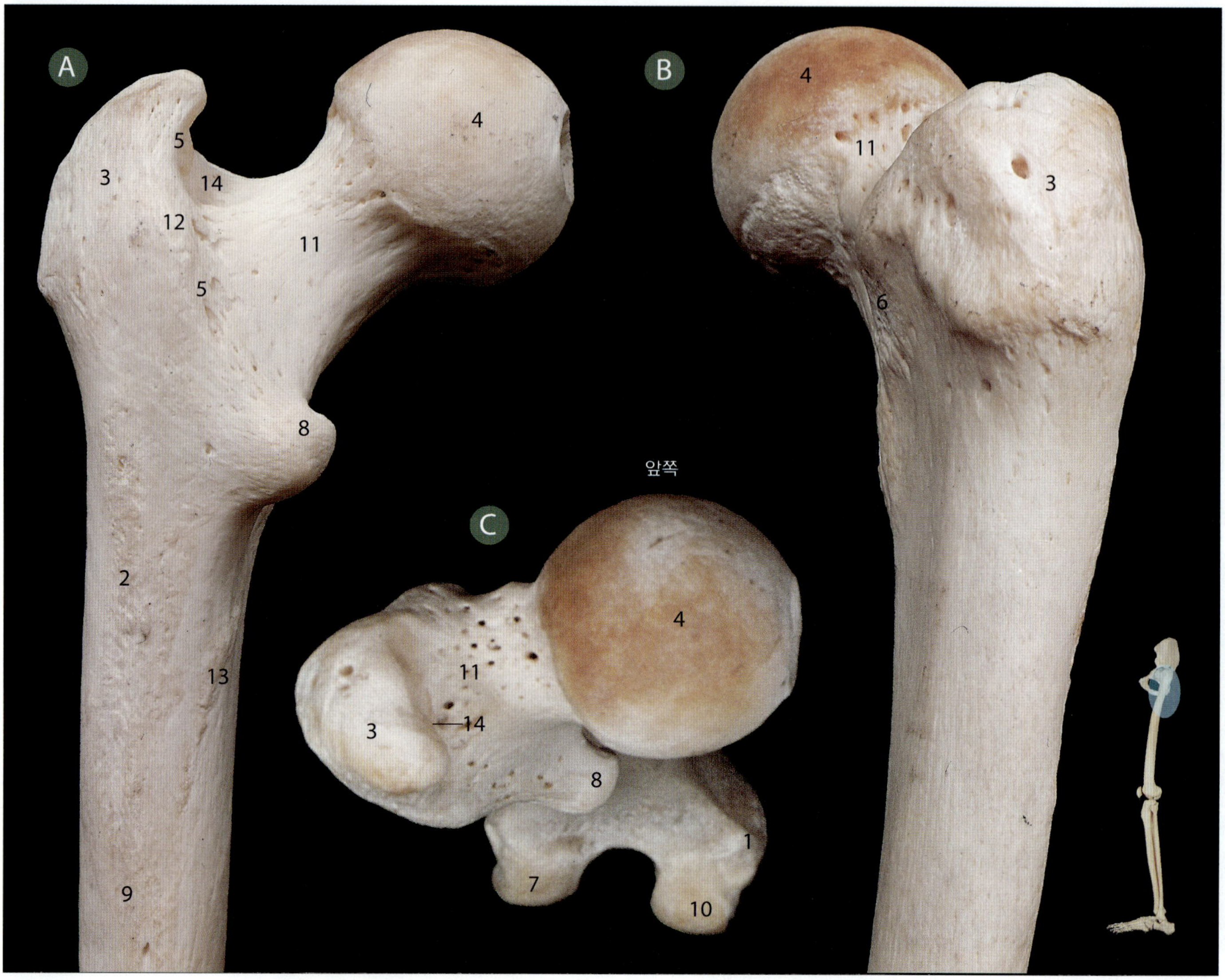

A 뒷모습
B 가쪽 모습
C 위모습

1 Adductor tubercle at lower end 아래끝에 있는 모음근결절(내전근결절)
2 Gluteal tuberosity 볼기근거친면(둔근조면)
3 Greater trochanter 큰돌기(대전자)
4 Head 넙다리뼈머리(대퇴골두)
5 Intertrochanteric crest 돌기사이능선(전자간릉)
6 Intertrochanteric line 돌기사이선(전자간선)
7 Lateral condyle at lower end 아래끝에 있는 가쪽관절융기(외측과)
8 Lesser trochanter 작은돌기(소전자)
9 Linea aspera 거친선(조선)
10 Medial condyle at lower end 아래끝에 있는 안쪽관절융기(내측과)
11 Neck 넙다리뼈목(대퇴골두)
12 Quadrate tubercle 네모결절(사각결절)
13 Spiral line 나선
14 Trochanteric fossa 돌기오목(전자와)

넙다리뼈의 목은 아래끝의 가로축과 약 15도의 각(넙다리의 안쪽회전각, angle of femoral torsion)을 이루면서, 앞 · 위 · 안쪽(C11)을 지난다. 작은 돌기(8)는 뒤안쪽으로 돌출되었다.

넙다리뼈목(대퇴골 경부)의 골절, pp.355~357 참조.

왼넙다리뼈 Left femur *부착점, 위끝*

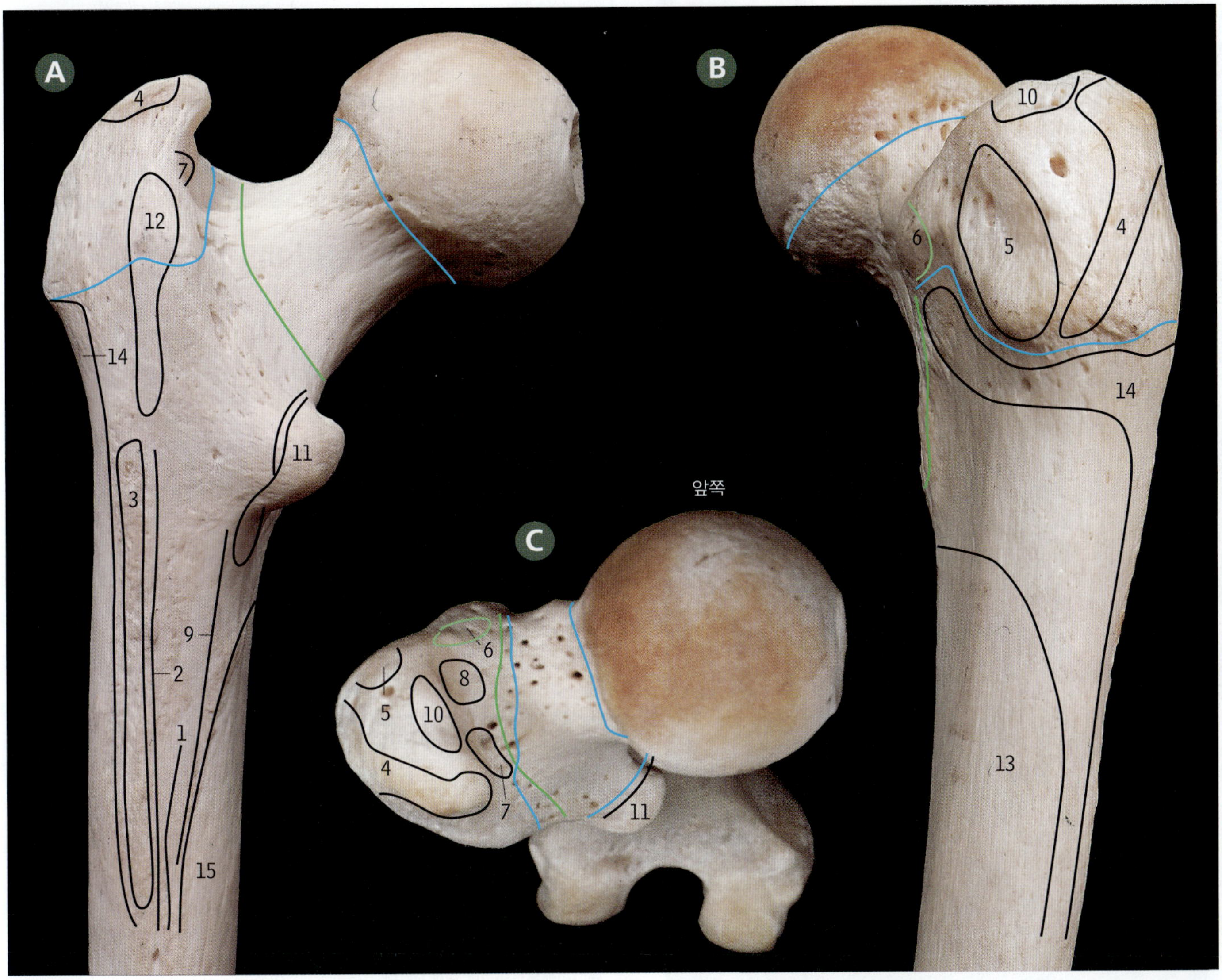

A 뒷모습
B 가쪽 모습
C 위쪽면

파란색선: 뼈끝선 (epiphysial lines)
초록색선: 엉덩관절의 관절주머니가 붙는 곳 (capsular attachment of hip joint)
연두색선: 인대 부착부위 (ligament attachments)

1 Adductor brevis 짧은모음근(단내전근)
2 Adductor magnus 큰모음근(대내전근)
3 Gluteus maximus 큰볼기근(대둔근)
4 Gluteus medius 중간볼기근(중둔근)
5 Gluteus minimus 작은볼기근(소둔근)
6 Iliofemoral ligament (lateral band) 엉덩넙다리인대(장골대퇴인대)의 가쪽띠
7 Obturator externus 바깥폐쇄근(외폐쇄근)
8 Obturator internus and gemelli 속폐쇄근(내폐쇄근)과 쌍둥이근(쌍자근)
9 Pectineus 두덩근(치골근)
10 Piriformis 궁둥구멍근(이상근)
11 Psoas major and iliacus 큰허리근(대요근)과 엉덩근(장골근)
12 Quadratus femoris 넙다리네모근(대퇴방형근)
13 Vastus intermedius 중간넓은근(중간광근)
14 Vastus lateralis 가쪽넓은근(외측광근)
15 Vastus medialis 안쪽넓은근(내측광근)

엉덩관절의 관절주머니는 넙다리뼈의 앞(p.295)에서돌기사이선(intertrochanteric line)에 붙으나, 뒤에서는 넙다리뼈의 목에 붙으며, 가쪽으로 돌기사이능선까지 늘어나지는 않는다(p.296, A5).

넙다리뼈 뼈돌출증(대퇴골 외골증), pp.355~357 참조.

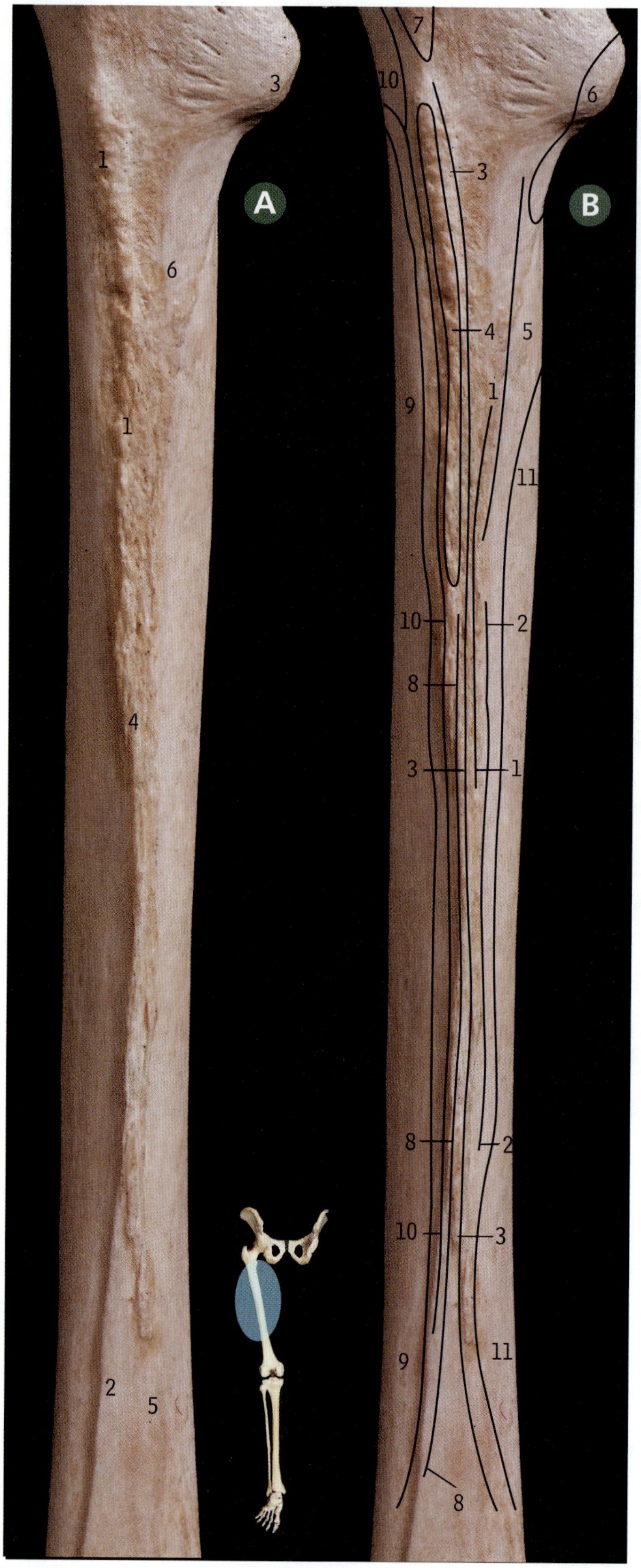

Ⓐ 왼넙다리뼈 Left femur *몸통, 뒷모습*

1 Gluteal tuberosity 볼기근거친면(둔근조면)
2 Lateral supracondylar line 가쪽관절융기위선(외측과상선)
3 Lesser trochanter 작은돌기(소전자)
4 Linea aspera 거친선(조선)
5 Medial supracondylar line 안쪽관절융기위선(내측과상선)
6 Pectineal line 두덩근선(치골근선)

거친선(4)은 가끔 뚜렷한 안쪽선과 가쪽선을 가진다. 가쪽선은 위쪽으로 볼기근거친면(1)으로 연속된다.

Ⓑ 왼넙다리뼈 Left femur

부착점, 몸통, 뒷모습

1 Adductor brevis 짧은모음근(단내전근)
2 Adductor longus 긴모음근(장내전근)
3 Adductor magnus 큰모음근(대내전근)
4 Gluteus maximus 큰볼기근(대둔근)
5 Pectineus 두덩근(치골근)
6 Psoas and iliacus 허리근(요근)과 엉덩근(장골근)
7 Quadratus femoris 넙다리네모근(대퇴방형근)
8 Short head of biceps 넙다리두갈래근의 짧은갈래(대퇴이두근의 단두)
9 Vastus intermedius 중간넓은근(중간광근)
10 Vastus lateralis 가쪽넓은근(외측광근)
11 Vastus medialis 안쪽넓은근(내측광근)

윤곽이 명확하게 보이도록 하기 위하여 거친선에 있는 근육의 부착점을 약간 분리하여 표시하였다.

Ⓒ 왼넙다리뼈 Left femur

위끝, 앞쪽으로부터

이 사진은 주요한 뼈잔기둥 무리가 보이도록 하기 위하여 투명화되고 반 쪼개진 표본의 뒤쪽반이다.

1 Calcar femorale 넙다리뼈목판(대퇴경부경판)
2 From of shaft to greater trochanter 넙다리뼈몸통의 가쪽면에서부터 큰돌기까지(대퇴골체의 가쪽면에서부터 대전자까지)
3 From lateral surface of shaft to head 넙다리뼈몸통의 가쪽면에서부터 넙다리뼈머리까지(대퇴골체의 가쪽면에서부터 대퇴골두까지)
4 From medial surface of shaft to greater trochanter 넙다리뼈몸통의 안쪽면에서부터 큰돌기까지(대퇴골체의 안쪽면에서부터 대전자까지)
5 From medial surface of shaft to head 넙다리뼈몸통의 안쪽면에서부터 넙다리뼈머리까지(대퇴골체의 안쪽면에서부터 대퇴골두까지)
6 Triangular area of few trabeculae 뼈잔기둥의 세모구역(골주의 삼각구역)

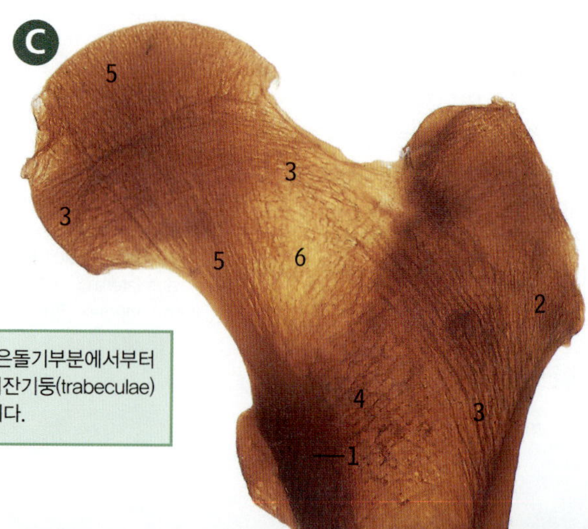

넙다리뼈목판(1)은 작은돌기부분에서부터 목의 아래면까지의 뼈잔기둥(trabeculae)의 밀도가 높은 영역이다.

넙다리뼈몸통(대퇴골 체부)의 골절, pp.355~357 참조.

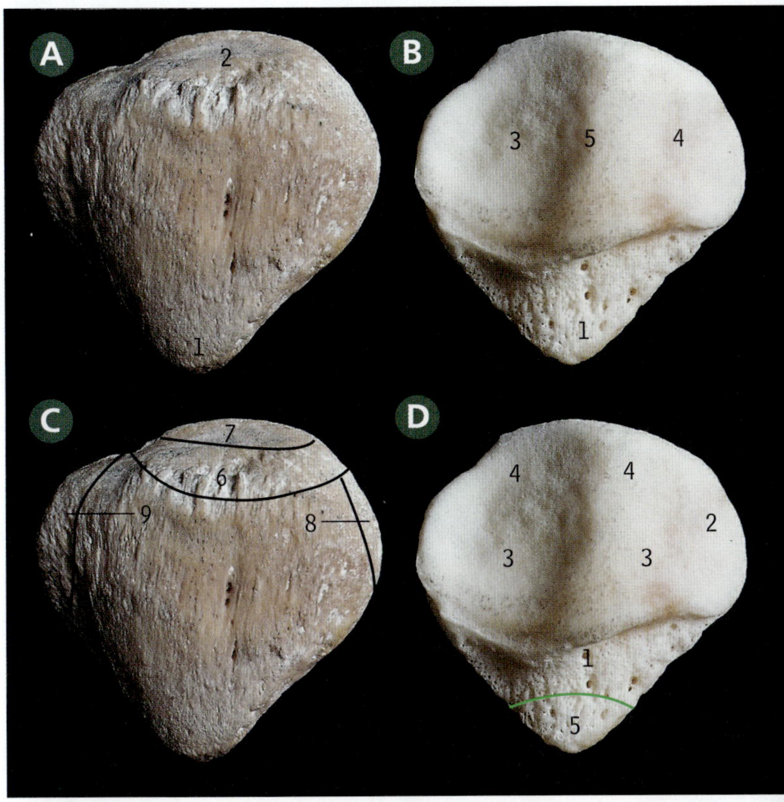

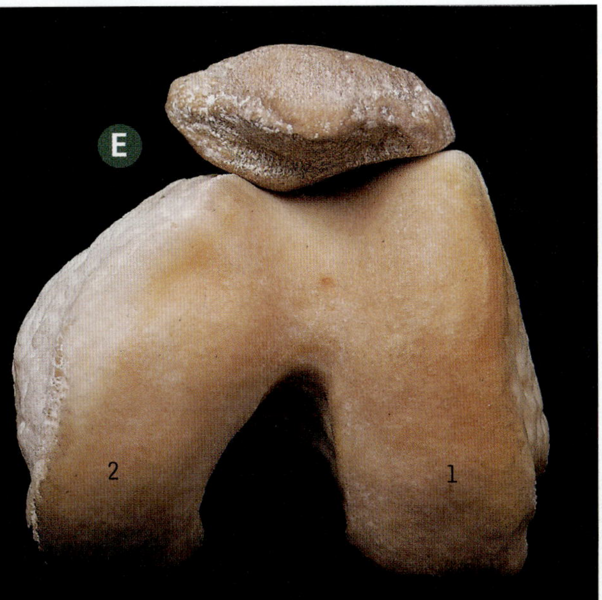

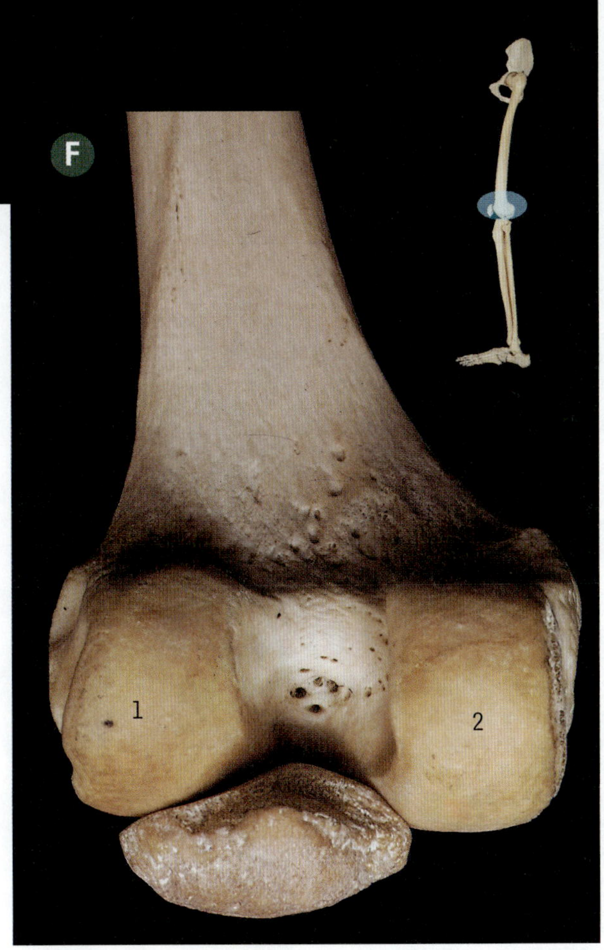

왼무릎뼈 Left patella Ⓐ 앞면 Ⓑ 관절(뒤)면

1 Apex 무릎뼈꼭대기(슬개골첨)
2 Base 무릎뼈바닥(슬개골저)
3 Facet for lateral condyle of femur 넙다리뼈의 가쪽관절융기(대퇴골의 외측과)와 접하는 관절면
4 Facet for medial condyle of femur 넙다리뼈의 안쪽관절융기(대퇴골의 내측과)와 접하는 관절면
5 Vertical ridge 수직능선(수직즐)

왼무릎뼈 Left patella *부착점*

Ⓒ 앞면 Ⓓ 관절(뒤)면

연두색선: 인대 부착부위 (ligament attachments)

1 Area for infrapatellar fat pad 무릎아래지방덩이(슬개하지방체)를 위한 영역
2 Area for medial condyle in extreme flexion 과도하게 구부렸을 때 안쪽관절융기(내측과)를 위한 영역
3 Facets for femur in extension 폈을 때 넙다리뼈(대퇴골)와 접하는 관절면
4 Facets for femur in flexion 굽혔을 때 넙다리뼈(대퇴골)와 접하는 관절면
5 Patellar ligament 무릎인대(슬개인대)
6 Rectus femoris of quadriceps tendon 넙다리네갈래근힘줄(대퇴사각근건) 중에서 넙다리곧은근힘줄(대퇴직근건)
7 Vastus intermedius of quadriceps tendon 넙다리네갈래근힘줄(대퇴사각근건) 중에서 중간넓은근(중간광근)
8 Vastus lateralis of quadriceps tendon 넙다리네갈래근힘줄(대퇴사각근건) 중에서 가쪽넓은근(외측광근)
9 Vastus medialis of quadriceps tendon 넙다리네갈래근힘줄(대퇴사각근건) 중에서 안쪽넓은근(내측광근)

왼넙다리뼈와 왼무릎뼈 Left femur and patella

Ⓔ 무릎을 폈을 때 아래면 Ⓕ 무릎을 굽혔을 때 아래면

굽힘에서 넙다리뼈의 안쪽관절융기(2)와 무릎뼈 사이의 접촉면이 증가된 것을 확인한다.

1 Lateral condyle 가쪽관절융기(외측과) **2** Medial condyle 안쪽관절융기(내측과)

무릎뼈의 가장안쪽면(D2)은 F에서처럼 최대한 굽혔을 때에는 단지 안쪽관절융기와 접촉한다.

이분 무릎뼈(슬개골), 무릎뼈(슬개골) 탈구, 무릎뼈(슬개골) 골절, pp.355~357 참조.

왼넙다리뼈 Left femur *아래모습*

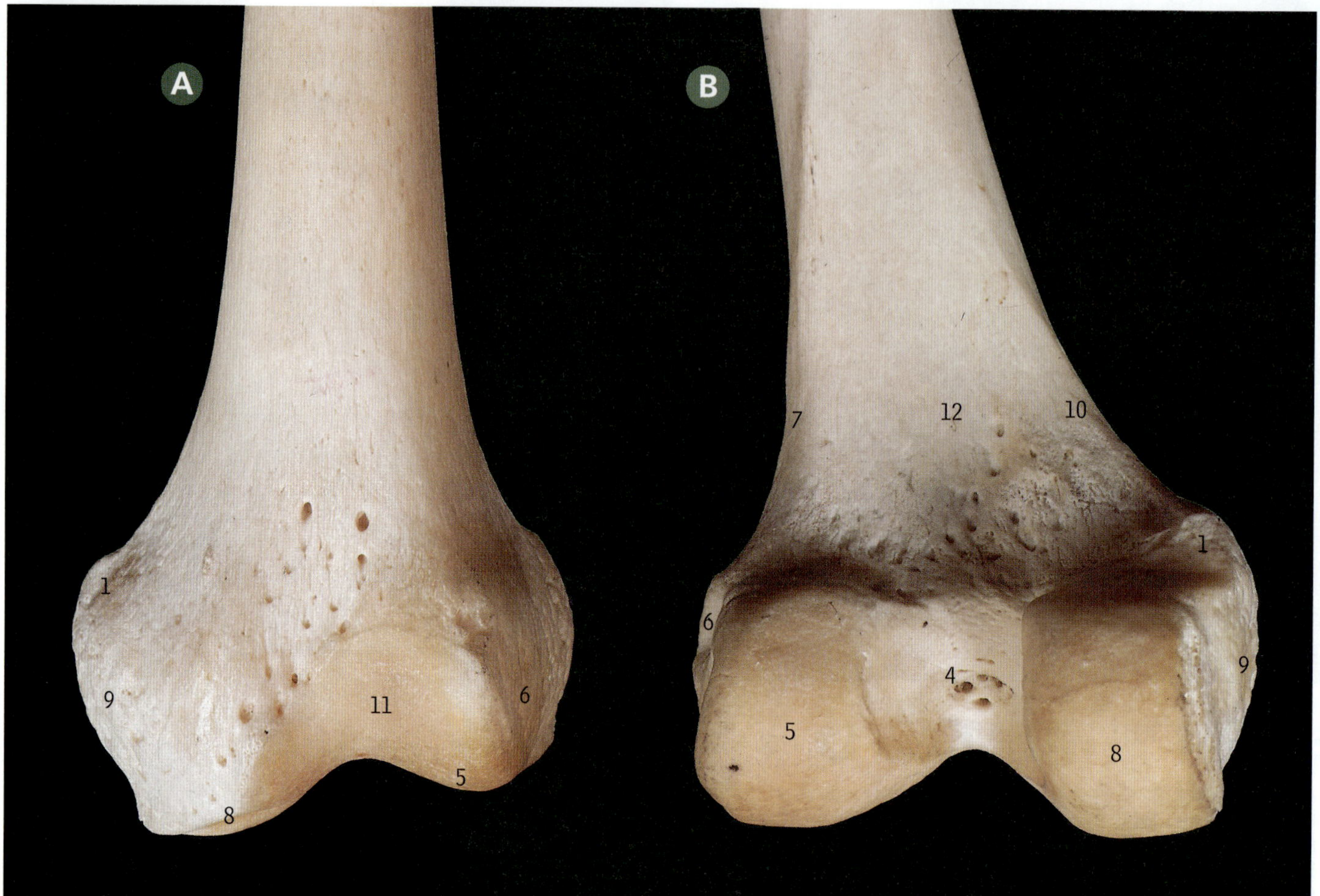

Ⓐ 앞모습 Ⓑ 뒷모습
Ⓒ 안쪽 모습 Ⓓ 가쪽 모습

1 Adductor tubercle 모음근결절(내전근결절)
2 Groove for popliteus tendon 오금근힘줄(슬와근건)을 위한 고랑(구)
3 Impression for lateral head of gastrocnemius 장딴지근의 가쪽갈래(비복근의 외측두)의 자국
4 Intercondylar fossa 관절융기사이오목(과간와)
5 Lateral condyle 가쪽관절융기(외측과)
6 Lateral epicondyle 가쪽위관절융기(외측상과)
7 Lateral supracondylar line 가쪽관절융기위선(외측과상선)
8 Medial condyle 안쪽관절융기(내측과)
9 Medial epicondyle 안쪽위관절융기(내측상과)
10 Medial supracondylar line 안쪽관절융기위선(내측과상선)
11 Patellar surface 무릎면(슬개골면)
12 Popliteal surface 오금면(슬와면)

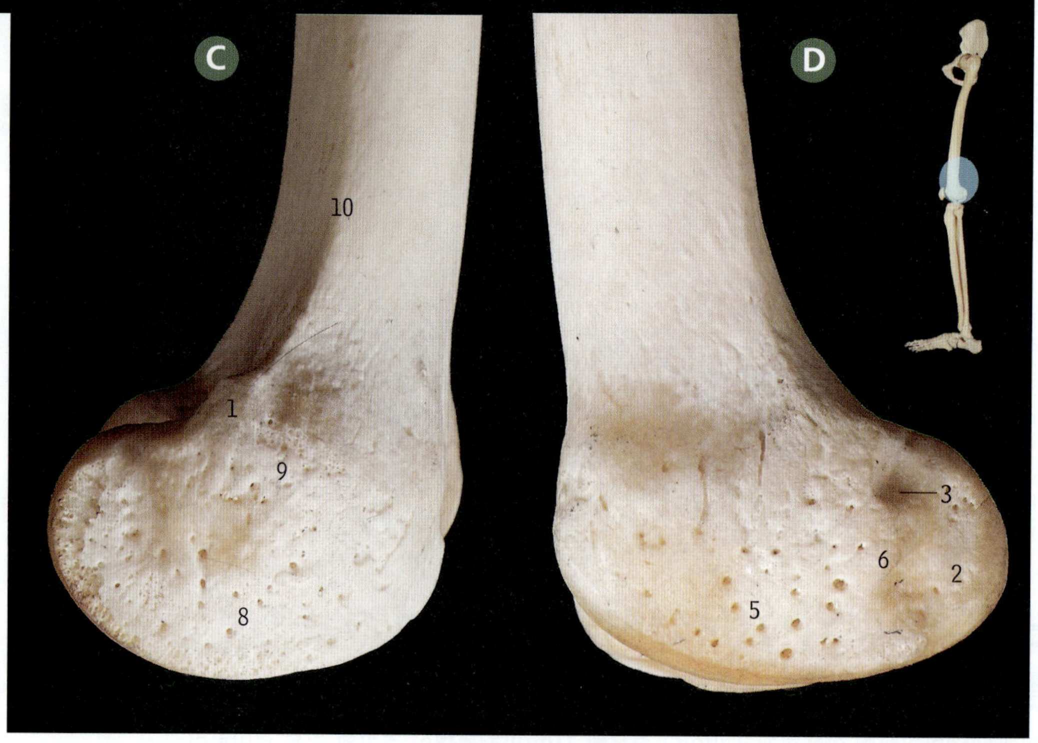

왼넙다리뼈 Left femur *부착점, 아래끝모습*

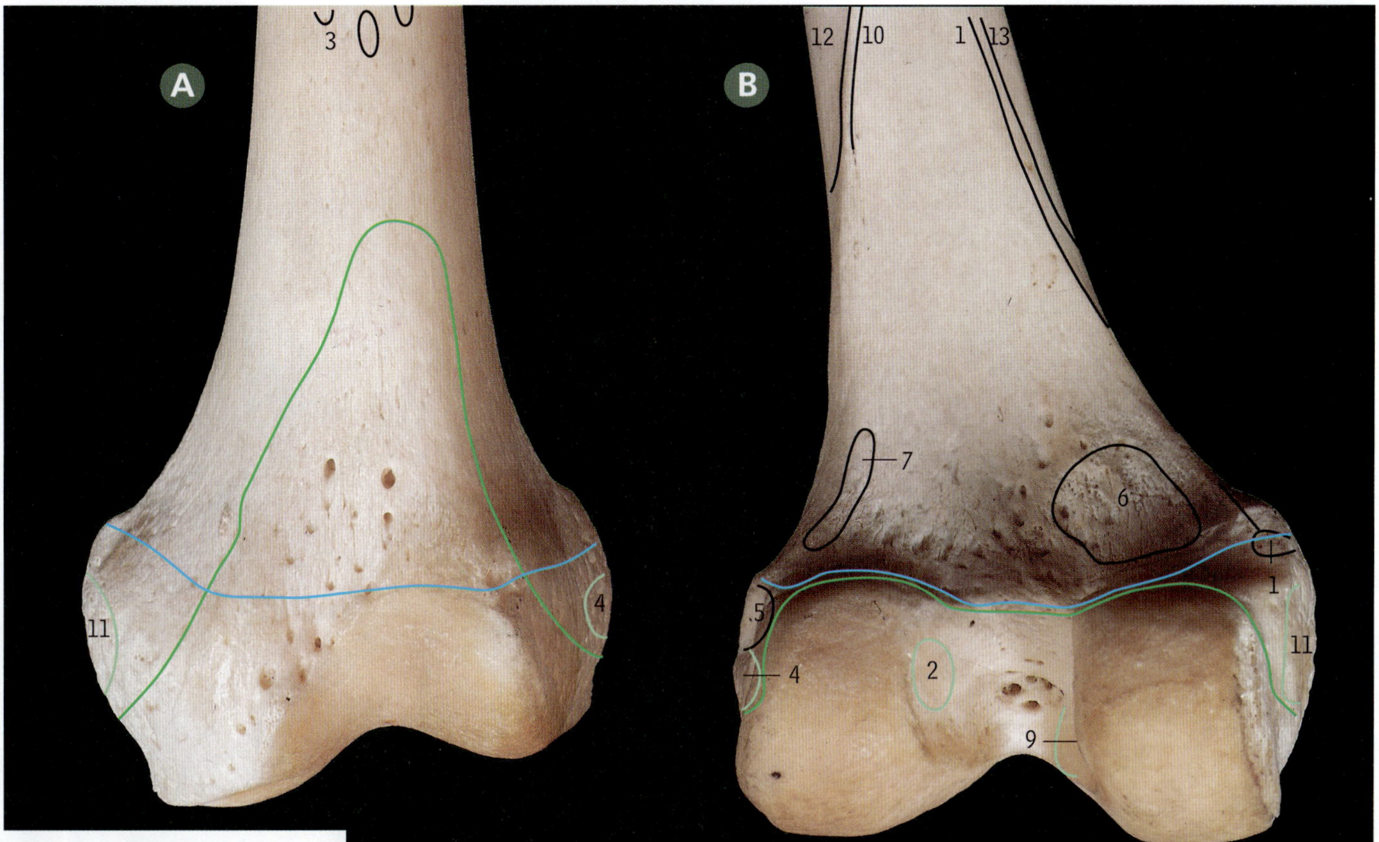

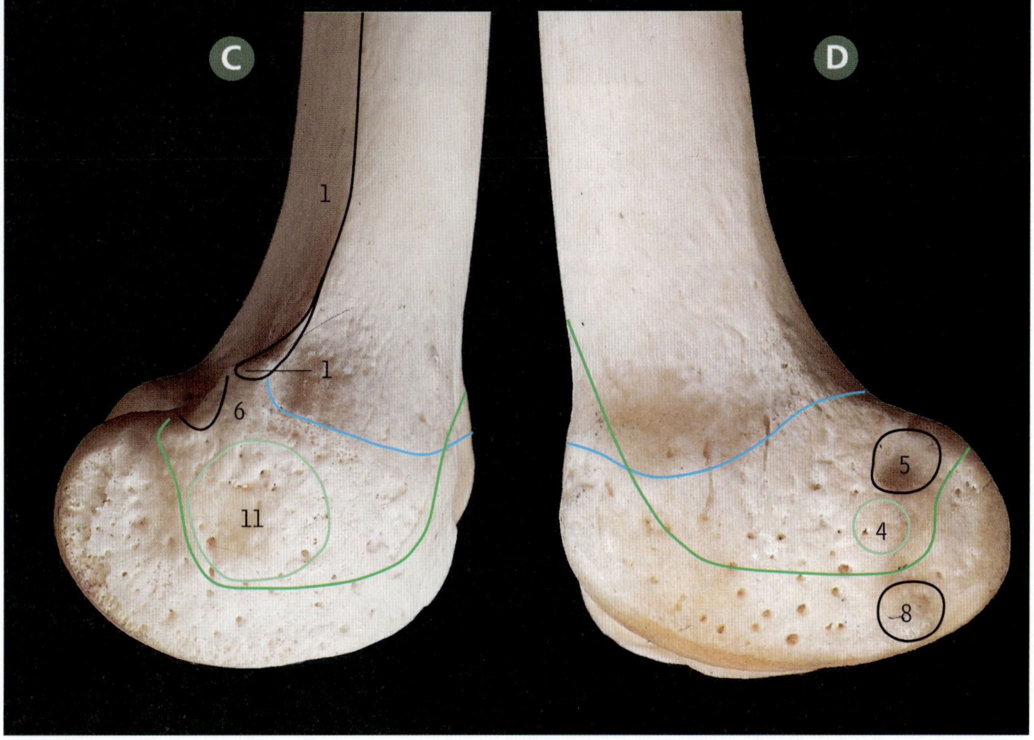

Ⓐ 앞모습 Ⓑ 뒷모습
Ⓒ 안쪽 모습 Ⓓ 가쪽 모습

파란색선: 뼈끝선(epiphysial lines)
초록색선: 무릎관절의 관절주머니가 붙는 곳(capsular attachment of knee joint)
연두색선: 인대 부착부위 (ligament attachments)

1 Adductor magnus 큰모음근(대내전근)
2 Anterior cruciate ligament 앞십자인대(전십자인대)
3 Articularis genu 관절무릎근(슬관절근)
4 Fibular collateral ligament 종아리쪽곁인대(비골측부인대; 외측측부인대)
5 Lateral head of gastrocnemius 장딴지근의 가쪽갈래(비복근의 외측두)
6 Medial head of gastrocnemius 장딴지근의 안쪽갈래(비복근의 내측두)
7 Plantaris 장딴지빗근(족척근)
8 Popliteus 오금근(슬와근)
9 Posterior cruciate ligament 뒤십자인대(후십자인대)
10 Short head of biceps 넙다리두갈래근의 짧은갈래(대퇴이두근의 단두)
11 Tibial collateral ligament 정강쪽곁인대(내측경골부인대; 내측측부인대)
12 Vastus intermedius 중간넓은근(중간광근)
13 Vastus medialis 안쪽넓은근(내측광근)

왼정강뼈 Left tibia *위끝*

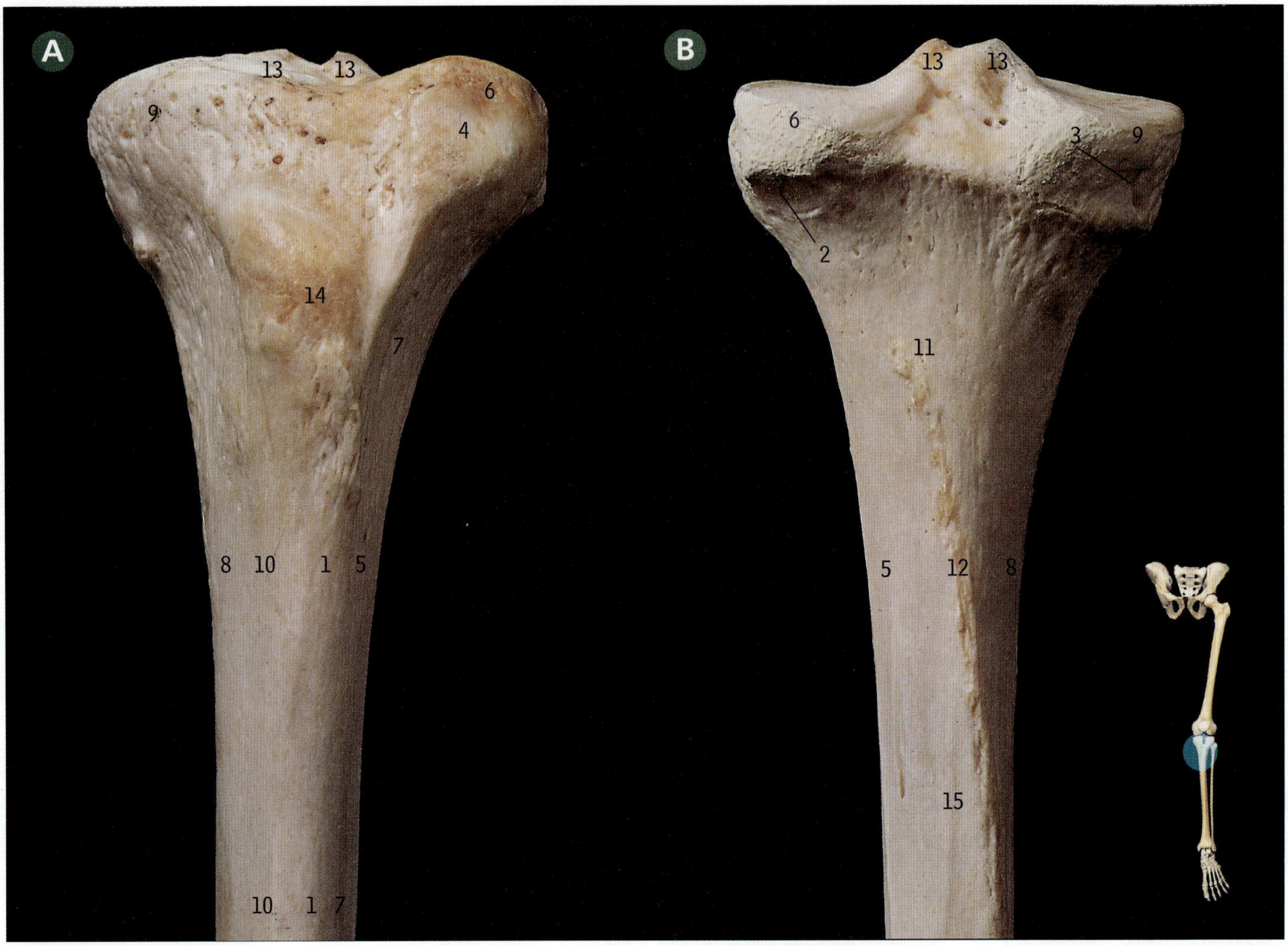

A **앞모습**

B **뒷모습**

1 Anterior border 앞모서리(전연)
2 Articular facet for fibula 종아리뼈(비골)가 접하는 관절면
3 Groove for semimembranosus 반막근(반막형근)이 지나는 고랑(구)
4 Impression for iliotibial tract 엉덩정강띠(장경인대)가 붙는 자국
5 Interosseous border 뼈사이모서리(골간연)
6 Lateral condyle 가쪽관절융기(외측과)
7 Lateral surface 가쪽면(외측면)
8 Medial border 안쪽모서리(내측연)
9 Medial condyle 안쪽관절융기(내측과)
10 Medial surface 안쪽면(내측면)
11 Posterior surface 뒤면(후면)
12 Soleal line 가자미근선
13 Tubercles of intercondylar eminence 융기사이융기(과간융기)의 결절
14 Tuberosity 거친면(조면)
15 Vertical line 수직선

정강뼈의 몸통은 3개의 모서리, 즉 앞(1), 안쪽(8) 및 뼈사이모서리(5)와 3개의 면, 즉 안쪽(10), 가쪽(7) 및 뒤면(11)을 가진다.

앞모서리(1)의 대부분은 약간 굽은 능선인 정강이(shin)를 형성한다. 매끈한 안쪽면(10)은 피부밑(subcutaneous)에 있다. 뒤면은 가자미근선(12)과 수직선(15)을 포함한다.

거친면(14)은 앞모서리의 위끝에 있다.

왼정강뼈 Left tibia *부착점, 위끝*

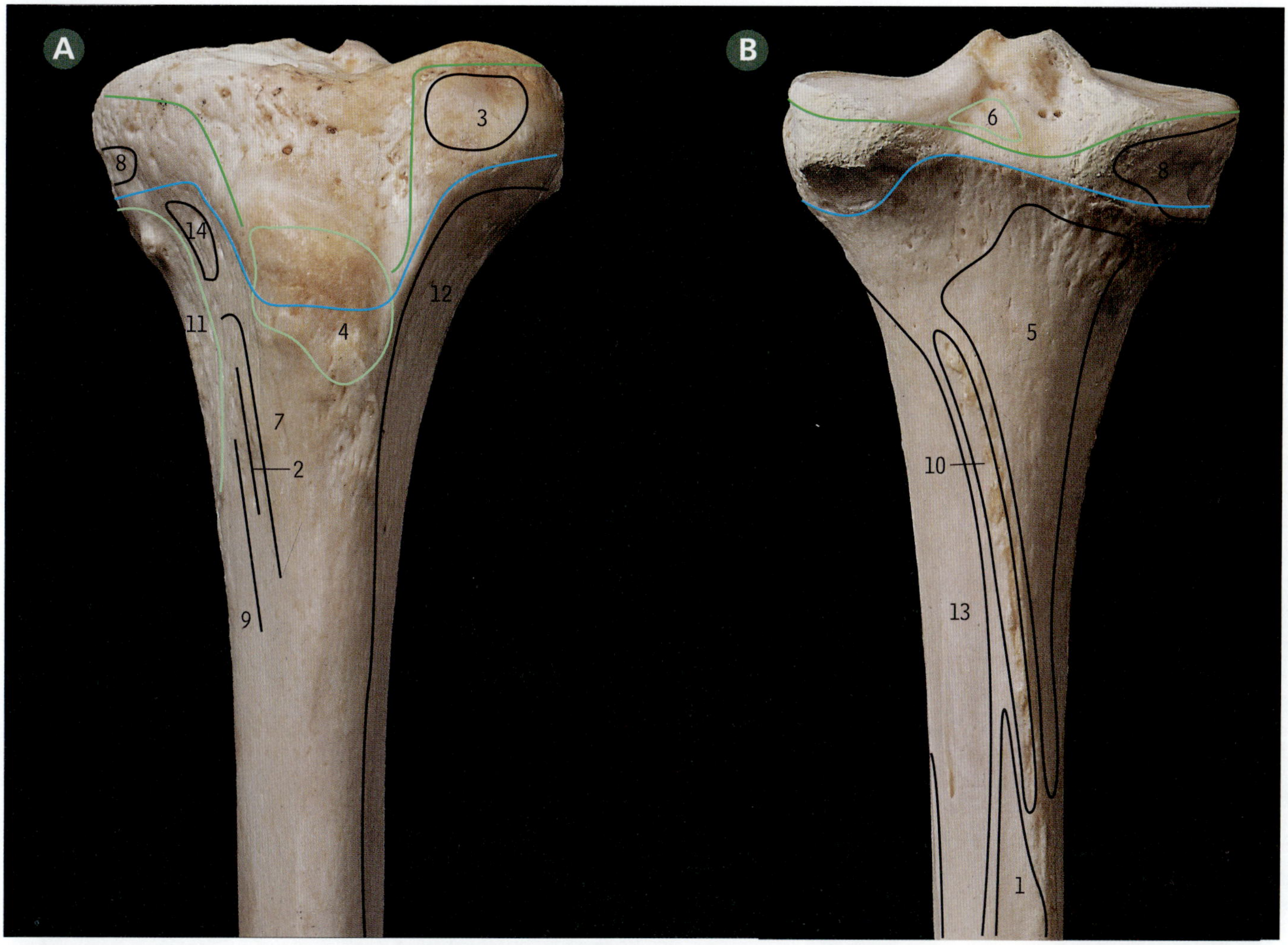

A 앞모습
B 뒷모습

파란색선: 뼈끝선(epiphysial lines)
초록색선: 무릎관절의 관절주머니가 붙는 곳 (capsular attachment of knee joint)
연두색선: 인대 부착부위 (ligament attachments)

1 Flexor digitorum longus 긴발가락굽힘근(장지굴근)
2 Gracilis 두덩정강근(박근)
3 Iliotibial tract 엉덩정강띠(장경인대)
4 Patellar ligament 무릎인대(슬인대)
5 Popliteus 오금근(슬와근)
6 Posterior cruciate ligament 뒤십자인대(후십자인대)
7 Sartorius 넙다리빗근(봉공근)
8 Semimembranosus 반막근(반막형근)
9 Semitendinosus 반힘줄근(반건형근)
10 Soleus 가자미근(비근)
11 Tibial collateral ligament 정강쪽곁인대(내측경골부인대; 내측측부인대)
12 Tibialis anterior 앞정강근(전경골근)
13 Tibialis posterior 뒤정강근(후경골근)
14 Vastus medialis 안쪽넓은근(내측광근)

왼정강뼈 Left tibia *위끝*

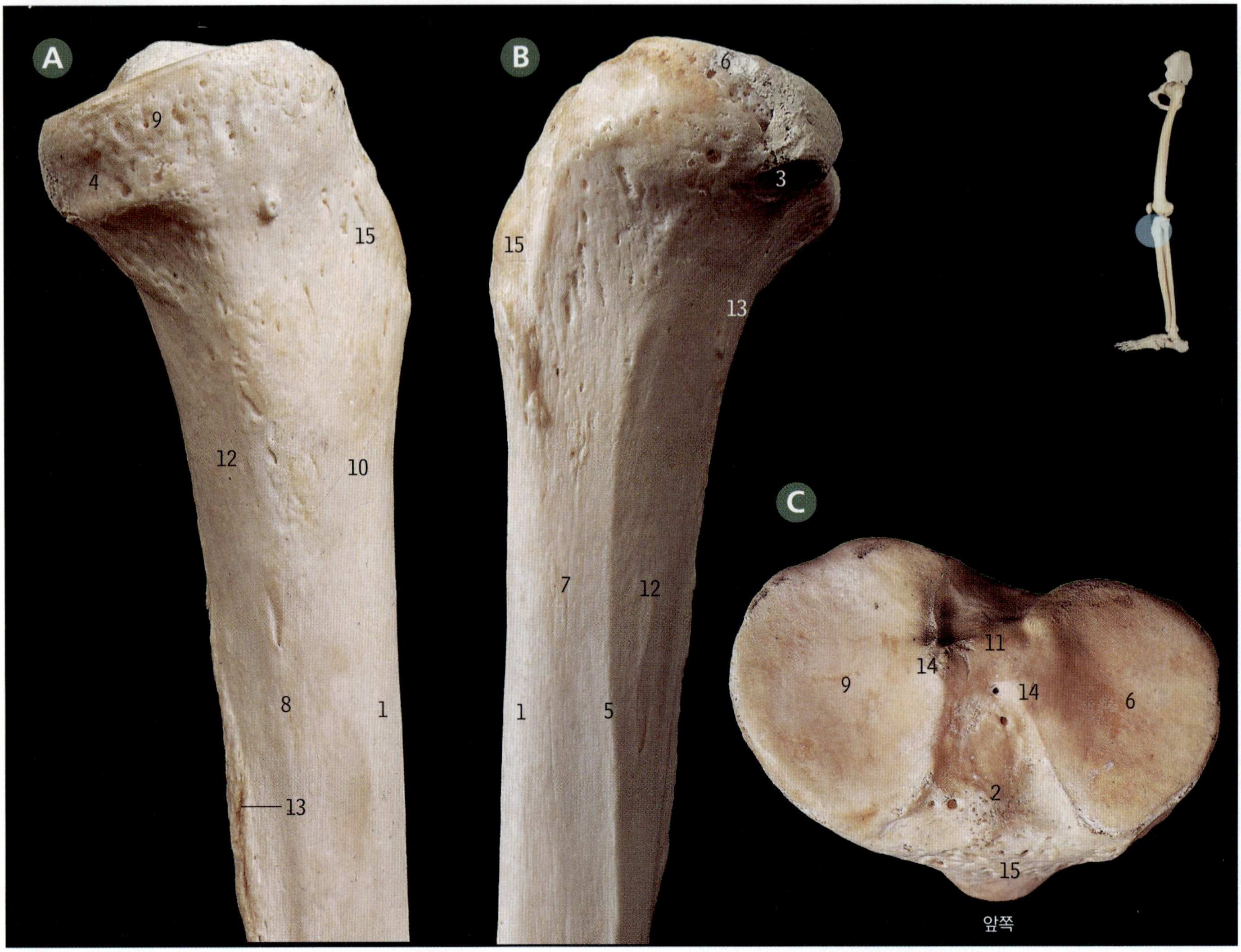

A 안쪽 모습
B 가쪽 모습
C 위모습

1 Anterior border 앞모서리(전연)
2 Anterior intercondylar area 앞융기사이구역(전과간구)
3 Articular facet for fibula 종아리뼈(비골)가 접하는 관절면
4 Groove for semimembranosus 반막근(반막형근)이 붙는 고랑(구)
5 Interosseous border 뼈사이모서리(골간연)
6 Lateral condyle 가쪽관절융기(외측과)
7 Lateral surface 가쪽면(외측면)
8 Medial border 안쪽모서리(내측연)
9 Medial condyle 안쪽관절융기(내측과)
10 Medial surface 안쪽면(내측면)
11 Posterior intercondylar area 뒤융기사이영역(후과간구)
12 Posterior surface 뒤쪽면(후면)
13 Soleal line 가자미근선
14 Tubercles of intercondylar eminence 융기사이융기(과간융기)의 결절
15 Tuberosity 거친면(조면)

안쪽관절융기(C9)는 가쪽관절융기(C6)보다 크다.
종아리뼈 관절면(B3)은 가쪽관절융기의 뒤아래면에 있다.

정강뼈거친면뼈연골증, pp.355~357 참조.

왼정강뼈 Left tibia *부착점, 위끝*

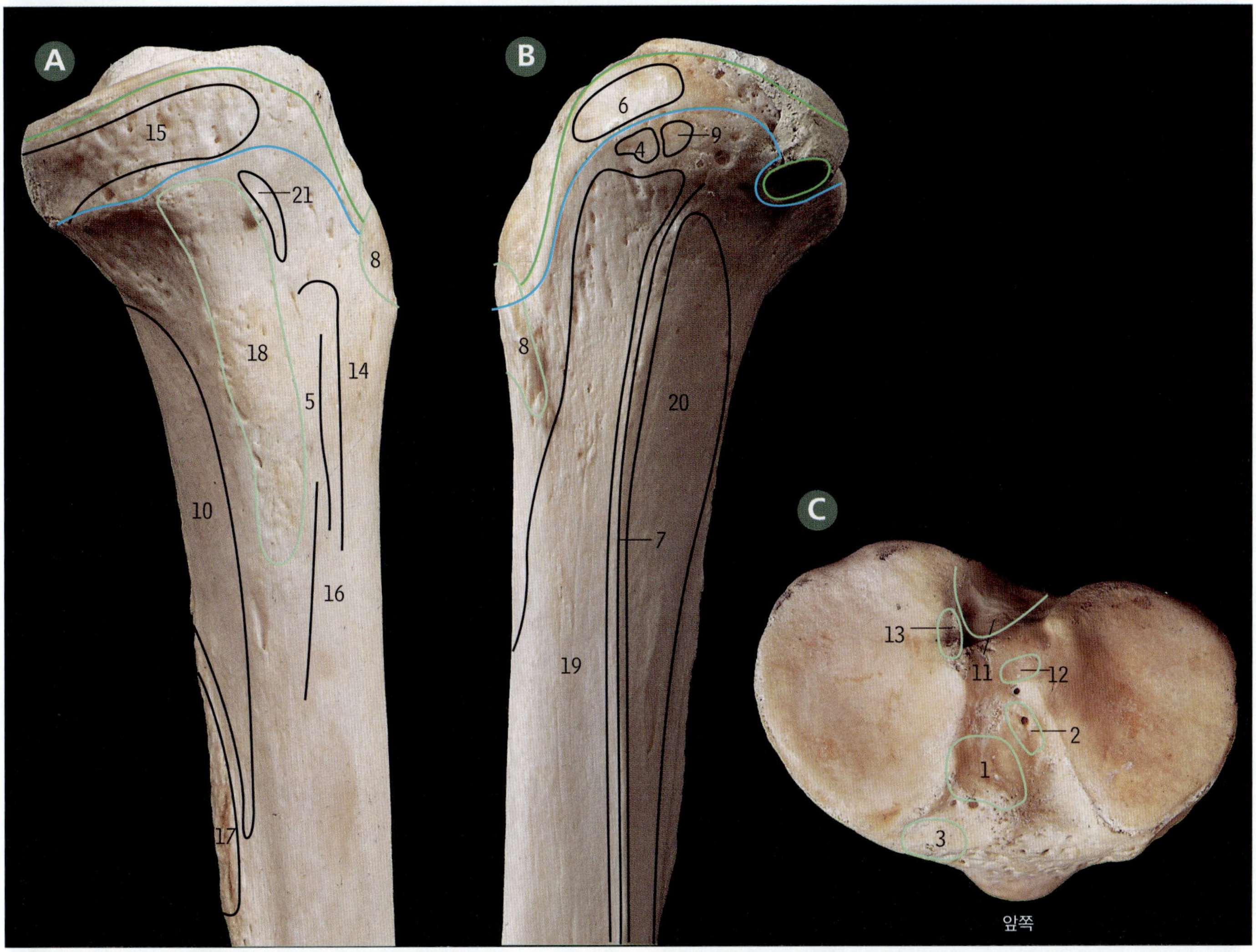

A 안쪽 모습
B 가쪽 모습
C 위모습

파란색선: 뼈끝선(epiphysial lines)
초록색선: 무릎관절과 위정강종아리관절의 관절주머니가 붙는 곳(capsular attachments of knee joint and superior tibiofibular joint)
연두색선: 인대 부착부위 (ligament attachments)

1 Anterior cruciate ligament 앞십자인대(전십자인대)
2 Anterior horn of lateral meniscus 가쪽반달의 앞뿔(외측반월상연골의 전각)
3 Anterior horn of medial meniscus 안쪽반달의 앞뿔(내측반월상연골의 전각)
4 Extensor digitorum longus 긴발가락폄근(장지신근)
5 Gracilis 두덩정강근(박근)
6 Iliotibial tract 엉덩정강띠(장경인대)
7 Interosseous membrane 뼈사이막(골간막)
8 Patellar ligament 무릎인대(슬개인대)
9 Peroneus (fibularis) longus 긴종아리근(장비골근)
10 Popliteus 오금근(슬와근)
11 Posterior cruciate ligament 뒤십자인대(후십자인대)
12 Posterior horn of lateral meniscus 가쪽반달의 뒤뿔(외측반월상연골의 후각)
13 Posterior horn of medial meniscus 안쪽반달의 뒤뿔(내측반월상연골의 후각)
14 Sartorius 넙다리빗근(봉공근)
15 Semimembranosus 반막근(반막형근)
16 Semitendinosus 반힘줄근(반건형근)
17 Soleus 가자미근(비근)
18 Tibial collateral ligament 정강쪽곁인대(내측경골부인대; 내측측부인대)
19 Tibialis anterior 앞정강근(전경골근)
20 Tibialis posterior 뒤정강근(후경골근)
21 Vastus medialis 안쪽넓은근(내측광근)

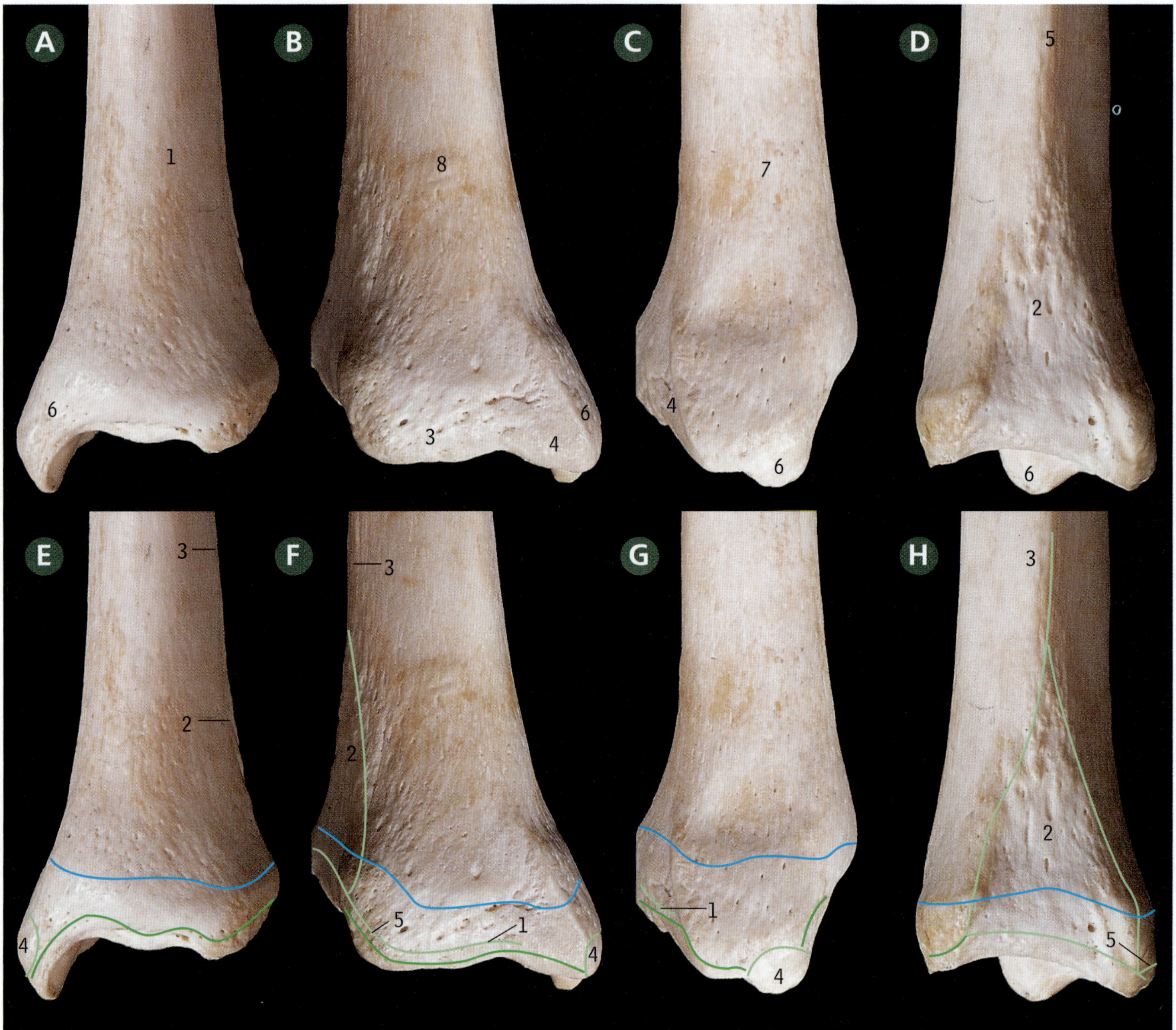

왼정강뼈

Left tibia *아래끝*

A 앞모습 **B** 뒷모습
C 안쪽 모습 **D** 가쪽 모습

1. Anterior surface 앞면(전면)
2. Fibular notch 종아리패임(비골절흔)
3. Groove for flexor hallucis longus 긴엄지굽힘근(장무지굴근)이 지나는 고랑(구)
4. Groove for tibialis posterior 뒤정강근(후경골근)이 지나는 고랑(구)
5. Interosseous border 뼈사이모서리(골간연)
6. Medial malleolus 안쪽복사(내측과)
7. Medial surface 안쪽면(내측면)
8. Posterior surface 뒤면(후면)

왼정강뼈 Left tibia *부착점, 아래끝*

E 앞모습 **F** 뒷모습
G 안쪽 모습 **H** 가쪽 모습

파란색선: 뼈끝선(epiphysial lines)
초록색선: 발목관절의 관절주머니가 붙는 곳 (capsular attachments of ankle joint)
연두색선: 인대 부착부위(ligament attachments)

1. Inferior transverse ligament 아래가로인대(하횡인대)
2. Interosseous ligament 뼈사이인대(골간인대)
3. Interosseous membrane 뼈사이막(골간막)
4. Medial collateral ligament 안쪽곁인대(내측측부인대)
5. Posterior tibiofibular ligament 뒤정강종아리인대(후경비인대)

안쪽곁인대(G4)는 보통 삼각인대(deltoid ligament)로 알려져 있다.

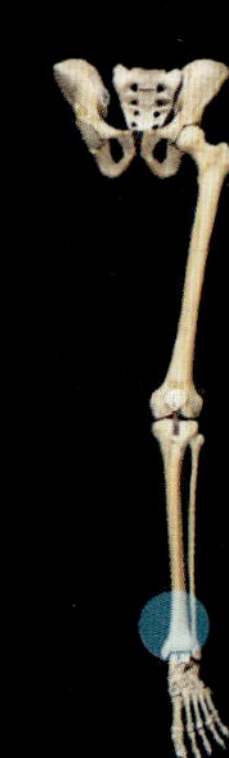

정강뼈(경골) 골절, pp.355~357 참조.

왼정강뼈와 왼종아리뼈 Left tibia and fibula *관절연결*

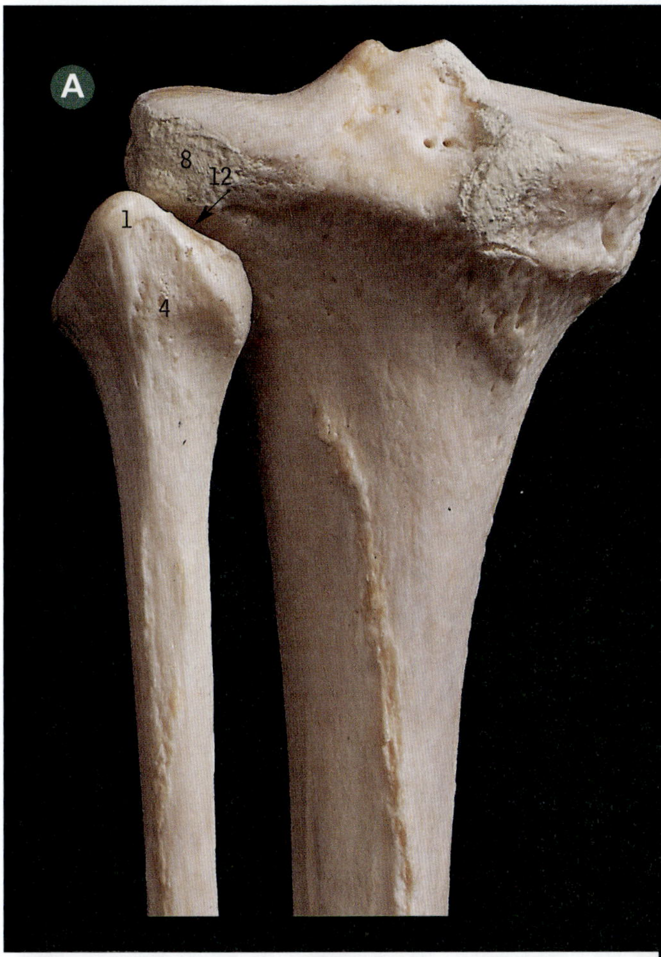

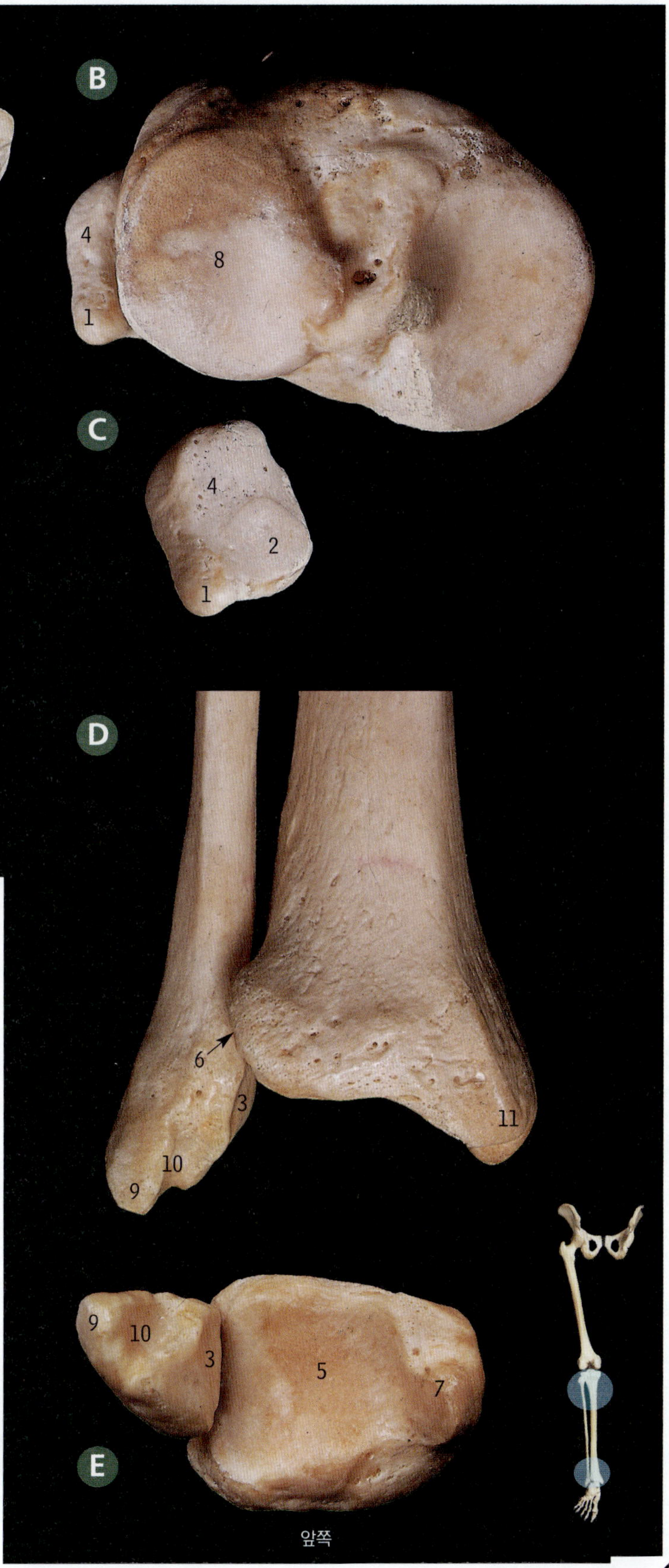

A 뒷모습 위끝 **B 위모습 위끝**
C 위모습 종아리뼈 위끝 **D 뒷모습 아래끝**
E 아래모습 아래끝

1 Apex of head (styloid process) 종아리뼈머리의 꼭대기(붓돌기)(비골두첨의 경상돌기)
2 Articular facet (for superior tibiofibular joint) 위정강종아리관절(상경비관절)의 관절면
3 Articular facet of lateral malleolus (for ankle joint) 발목관절(족관절)에서 가쪽복사(외측과)의 관절면
4 Head of fibula 종아리뼈머리(비골두)
5 Inferior surface of tibia (for ankle joint) 발목관절의 정강뼈의 아래면(족관절의 경골의 하면)
6 Inferior tibiofibular joint 아래정강종아리관절(하경비관절)
7 Lateral (articular) surface of medial malleolus (for ankle joint) 발목관절의 안쪽복사의 가쪽면(족관절의 내측과의 외측면)
8 Lateral condyle of tibia 정강뼈의 가쪽관절융기(경골의 외측과)
9 Lateral malleolus 가쪽복사(외측과)
10 Malleolar fossa 복사오목(외과와)
11 Medial malleolus 안쪽복사(내측과)
12 Superior tibiofibular joint 위정강종아리관절(상경비관절)

> 위정강종아리관절(A12)은 윤활(synovial)관절이다.
> 아래정강종아리관절(D6)은 섬유관절(fibrous)이다.
> 가쪽복사(D9)는 안쪽복사(D11)보다 낮다.

발목탈구, pp.355~357 참조.

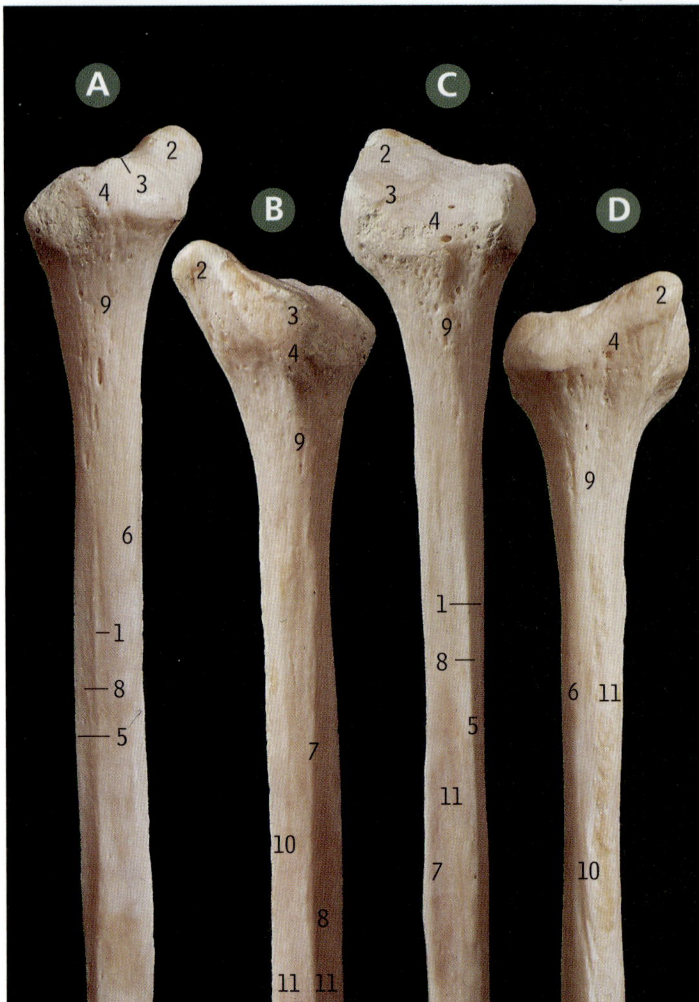

왼종아리뼈 Left fibula *위끝*

Ⓐ 앞모습 Ⓑ 뒷모습 Ⓒ 안쪽 모습 Ⓓ 가쪽 모습

1 Anterior border 앞모서리(전연)
2 Apex (styloid process) 무릎뼈꼭대기 혹은 붓돌기(경상돌기)
3 Articular facet on upper surface 위면의 관절면
4 Head 종아리뼈머리(비골두)
5 Interosseous border 뼈사이모서리(골간연)
6 Lateral surface 가쪽면(외측면)
7 Medial crest 안쪽능선(내측능선)
8 Medial surface 안쪽면(내측면)
9 Neck 종아리뼈목(비골경)
10 Posterior border 뒤모서리(후연)
11 Posterior surface 뒤면(후면)

종아리뼈는 3개의 모서리, 즉 앞(A1), 뼈사이(A5) 및 뒤모서리(B10)와 3개의 면, 즉 안쪽(A8), 가쪽(A6) 및 뒤면(B11)을 가진다.

첫눈에는 몸통의 대부분이 4개의 모서리와 4개의 면을 가진 것처럼 보이나, 이것은 뒤면(B11)이 안쪽능선(B7)에 의하여 안쪽면과 가쪽면으로 나뉘기 때문이다.

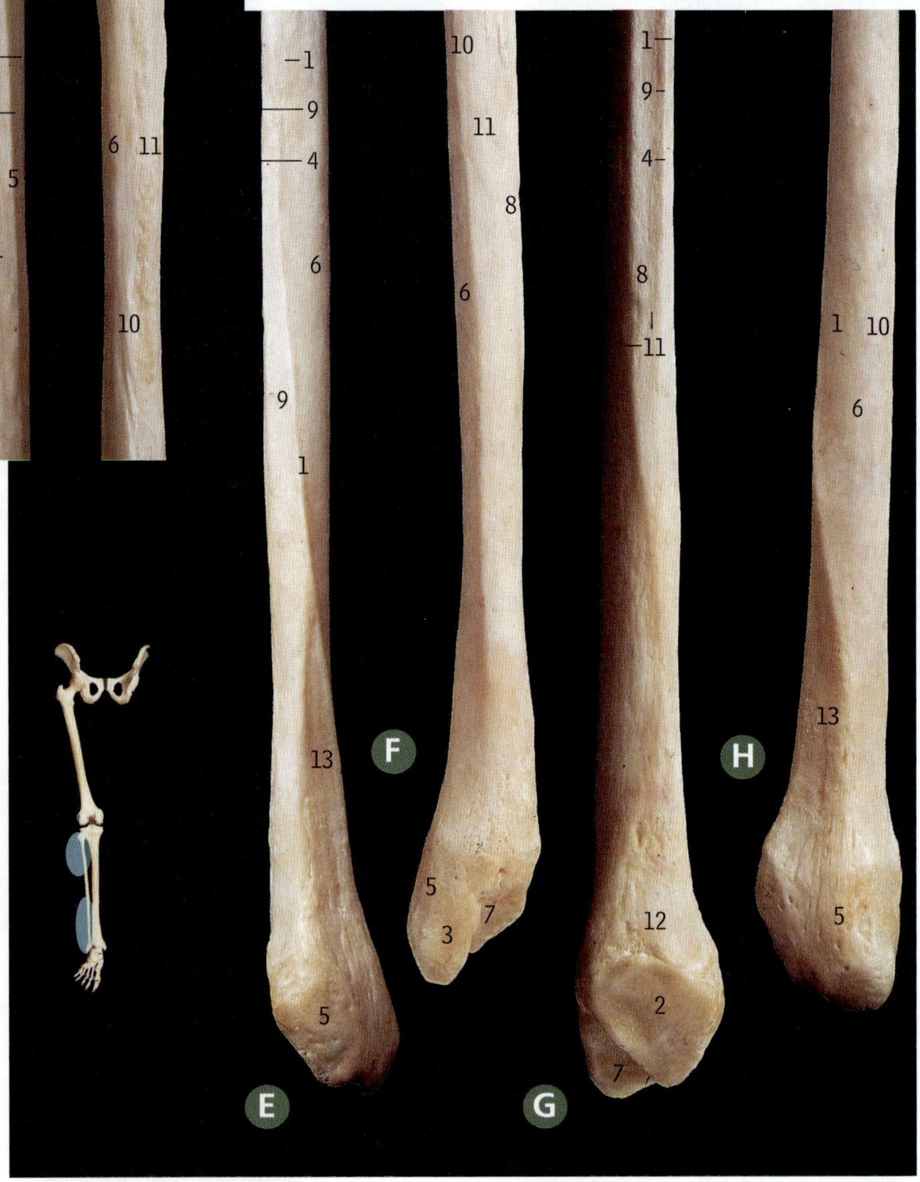

왼종아리뼈 Left fibula *아래끝*

Ⓔ 앞모습
Ⓕ 뒷모습
Ⓖ 안쪽 모습
Ⓗ 가쪽 모습

1 Anterior border 앞모서리(전연)
2 Articular surface of lateral malleolus 가쪽복사(외측과)의 관절면
3 Groove for peroneus (fibularis) brevis 짧은종아리근고랑(단비골근구)
4 Interosseous border 뼈사이모서리(골간연)
5 Lateral malleolus 가쪽복사(외측과)
6 Lateral surface 가쪽면(외측면)
7 Malleolar fossa 복사오목(외과와)
8 Medial crest 안쪽능선(내측능선)
9 Medial surface 안쪽면(내측면)
10 Posterior border 뒤모서리(후연)
11 Posterior surface 뒤면(후면)
12 Surface for interosseous ligament 뼈사이인대(골간인대)의 면
13 Triangular subcutaneous area 피부밑세모부위

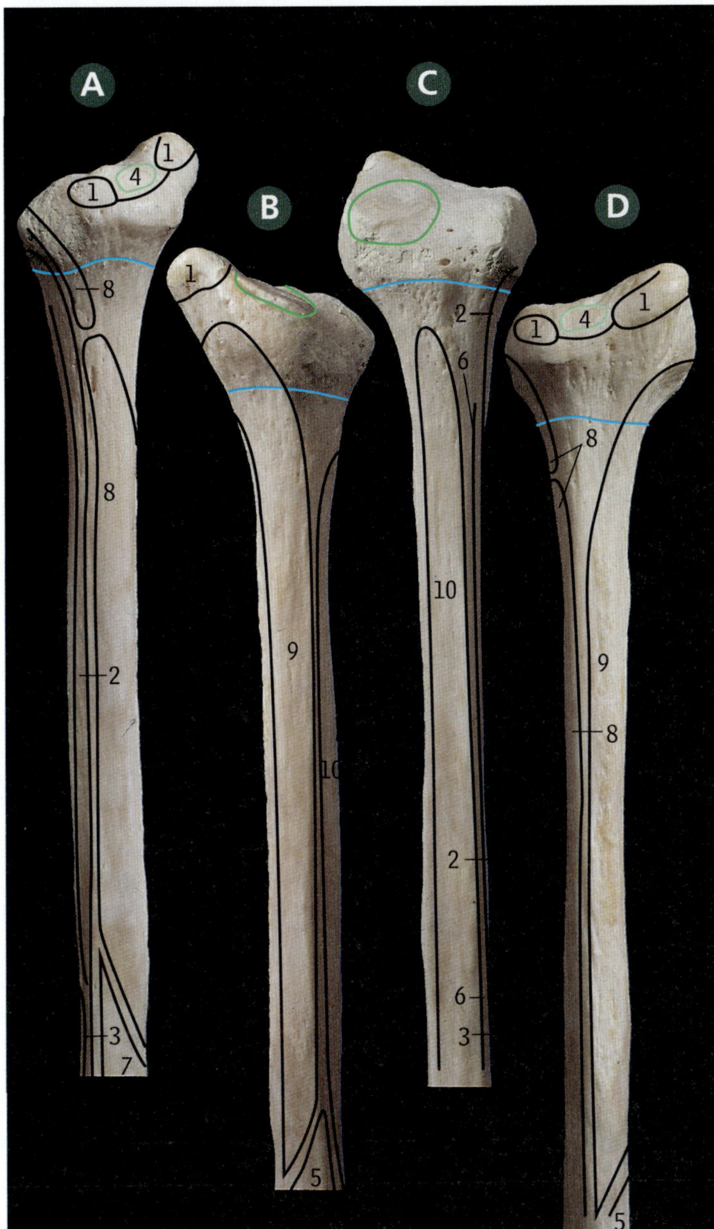

왼종아리뼈 Left fibula *부착점, 아래끝*

A 앞모습 B 뒷모습 C 안쪽 모습 D 가쪽 모습

파란색선: 뼈끝선(epiphysial lines)
초록색선: 정강종아리관절의 관절주머니가 붙는 곳 (capsular attachments of tibiofibular joint)
연두색선: 인대 부착부위(ligament attachments)

1 Biceps 넙다리두갈래근(대퇴이두근)
2 Extensor digitorum longus 긴발가락폄근(장지신근)
3 Extensor hallucis longus 긴엄지폄근(장무지신근)
4 Fibular collateral ligament 종아리쪽곁인대(비골측부인대; 외측측부인대)
5 Flexor hallucis longus 긴엄지굽힘근(장무지굴근)
6 Interosseous membrane 뼈사이막(골간막)
7 Peroneus (fibularis) brevis 짧은종아리근(단비골근)
8 Peroneus (fibularis) longus 긴종아리근(장비골근)
9 Soleus 가자미근(비근)
10 Tibialis posterior 뒤정강근(후경골근)

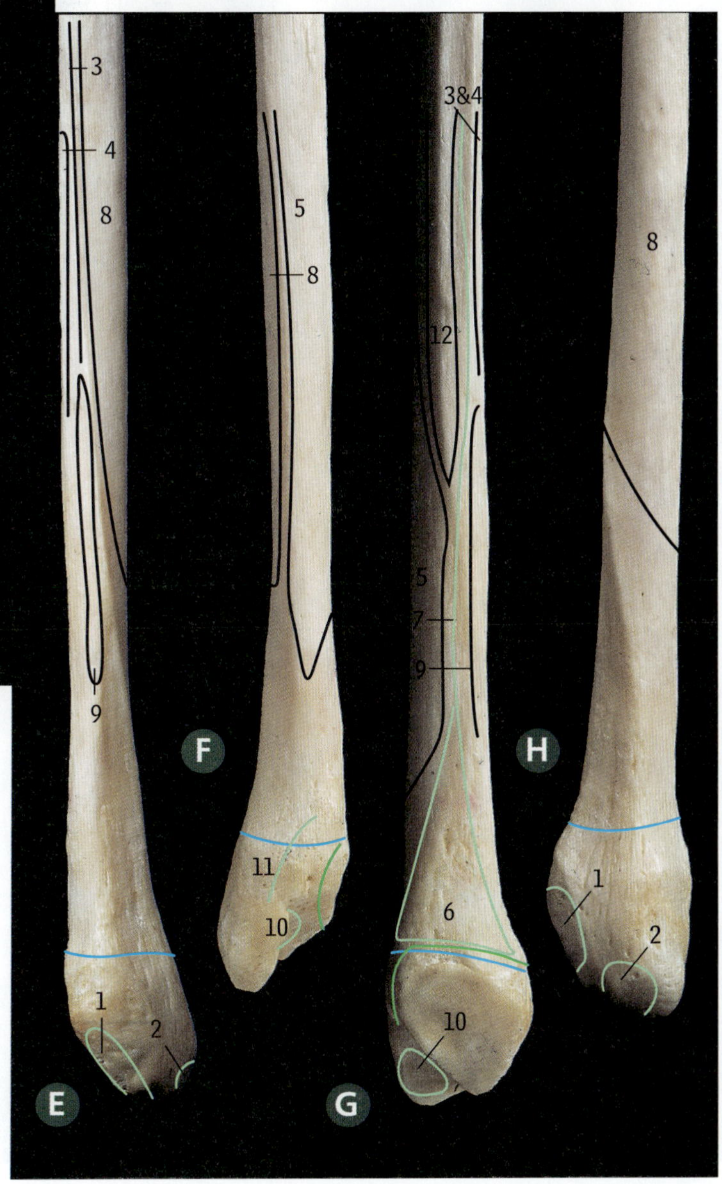

왼종아리뼈 Left fibula *부착점, 아래끝*

E 앞모습 F 뒷모습 G 안쪽 모습 H 가쪽 모습

파란색선: 뼈끝선(epiphysial lines)
초록색선: 발목관절의 관절주머니가 붙는 곳 (capsular attachments of ankle joint)
연두색선: 인대 부착부위(ligament attachments)

1 Anterior talofibular ligament 앞목말종아리인대(전거비인대)
2 Calcaneofibular ligament 발꿈치종아리인대(종비인대)
3 Extensor digitorum longus 긴발가락폄근(장지신근)
4 Extensor hallucis longus 긴엄지폄근(장무지신근)
5 Flexor hallucis longus 긴엄지굽힘근(장무지굴근)
6 Interosseous ligament 뼈사이인대(골간인대)
7 Interosseous membrane 뼈사이막(골간막)
8 Peroneus (fibularis) brevis 짧은종아리근(단비골근)
9 Peroneus (fibularis) tertius 셋째종아리근(제3비골근)
10 Posterior talofibular ligament 뒤목말종아리인대(후거비인대)
11 Posterior tibiofibular ligament 뒤정강종아리인대(후경비인대)
12 Tibialis posterior 뒤정강근(후경골근)

왼발뼈 Bones of the left foot

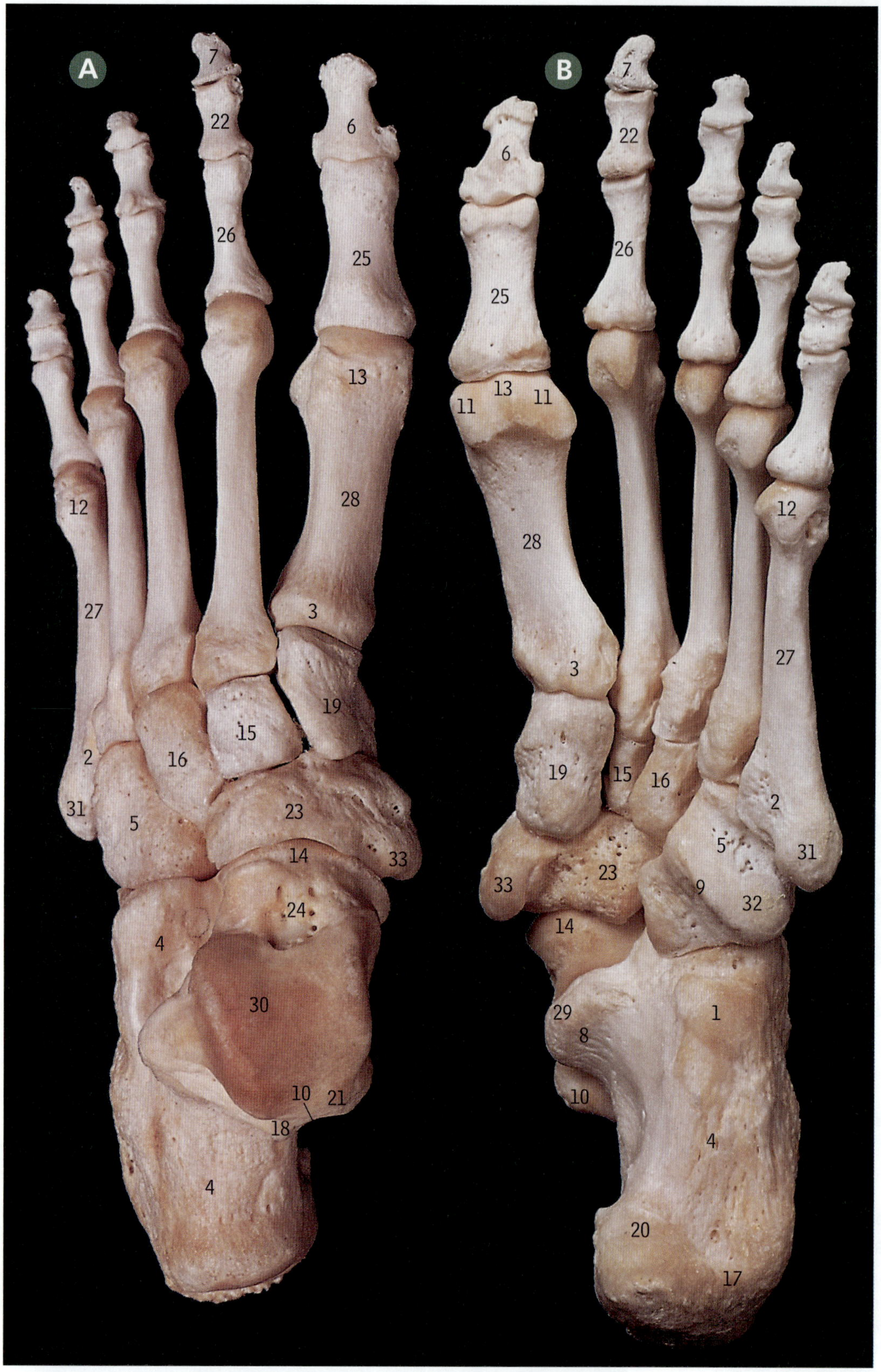

A 위(발등)모습

B 아래(발바닥)모습

1 Anterior tubercle of calcaneus 발꿈치뼈의 앞결절(종골의 전결절)
2 Base of fifth metatarsal 다섯째발허리뼈바닥(제5중족골기저)
3 Base of first metatarsal 첫째발허리뼈바닥(제1중족골기저)
4 Calcaneus 발꿈치뼈(종골)
5 Cuboid 입방뼈(입방골)
6 Distal phalanx of great toe 엄지발가락의 끝마디뼈(무지의 원위지골)
7 Distal phalanx of second toe 둘째발가락의 끝마디뼈(제2족지의 원위지골)
8 Groove on calcaneus for flexor hallucis longus 긴엄지굽힘근의 발꿈치뼈고랑(장무지굴근의 종골고랑)
9 Groove on cuboid for peroneus (fibularis) longus 긴종아리근의 입방뼈고랑(장비골근의 입방골고랑)
10 Groove on talus for flexor hallucis longus 긴엄지굽힘근의 목말뼈고랑(장무지굴근의 거골고랑)
11 Grooves for sesamoid bones in flexor hallucis brevis 짧은엄지굽힘근의 종자뼈고랑(단족무지굴근의 종자골고랑)
12 Head of fifth metatarsal 다섯째발허리뼈머리(제5중족골두)
13 Head of first metatarsal 첫째발허리뼈머리(제1중족골두)
14 Head of talus 목말뼈머리(거골두)
15 Intermediate cuneiform 중간쐐기뼈(중간설상골
16 Lateral cuneiform 가쪽쐐기뼈(외측설상골)
17 Lateral process of calcaneus 발꿈치뼈의 가쪽돌기(종골의 외측돌기)
18 Lateral tubercle of talus 목말뼈의 가쪽결절(거골의 외측결절)
19 Medial cuneiform 안쪽쐐기뼈(내측쐐기뼈)
20 Medial process of calcaneus 발꿈치뼈의 안쪽돌기(종골의 내측돌기)
21 Medial tubercle of talus 목말뼈의 안쪽결절(거골의 내측결절)
22 Middle phalanx of second toe 둘째발가락의 중간마디뼈(제2족지의 중지골)
23 Navicular 발배뼈(주상골)
24 Neck of talus 목말뼈목(거골경)
25 Proximal phalanx of great toe 엄지발가락 첫마디뼈(무지의 근위지골)
26 Proximal phalanx of second toe 둘째발가락 첫마디뼈(제2족지의 근위지골)
27 Shaft of fifth metatarsal 다섯째발허리뼈몸통(제5중족체)
28 Shaft of first metatarsal 첫째발허리뼈몸통(제1중족골체)
29 Sustentaculum tali of calcaneus 발꿈치뼈의 목말받침돌기(종골의 재거돌기)
30 Trochlear surface of body of talus 목말뼈몸통의 도르래면(거골체의 활차면)
31 Tuberosity of base of fifth metatarsal 다섯째발허리뼈바닥의 거친면(제5중족골기저의 조면)
32 Tuberosity of cuboid 입방뼈거친면(입방골조면)
33 Tuberosity of navicular 발배뼈거친면(주상골조면)

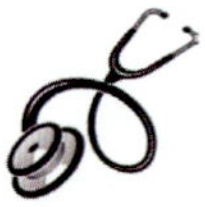

발가락의 탈구, 엄지발가락가쪽휨증(무지외반증), pp.355~357 참조.

왼발뼈 Bones of the left foot *부착점*

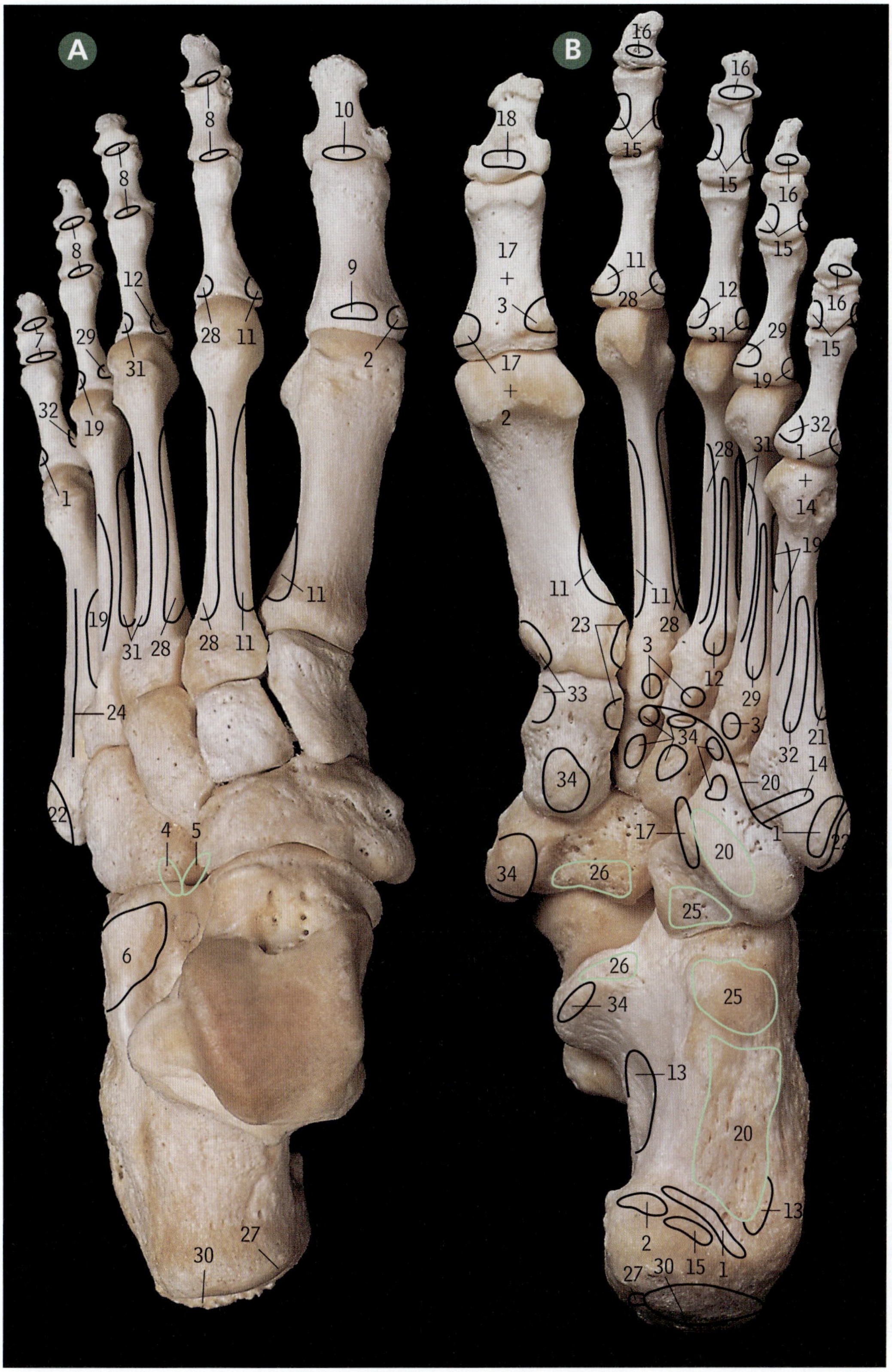

Ⓐ 위모습 Ⓑ 아래모습

관절주머니와 작은 인대는 제거하였다.
연두색선: 인대 부착부위
(ligament attachments)

1 Abductor digiti minimi 새끼벌림근(소지외전근)
2 Abductor hallucis 엄지벌림근(무지외전근)
3 Adductor hallucis 엄지모음근(무지내전근)
4 Calcaneocuboid part of bifurcate ligament 두갈래인대의 발꿈치입방부분 (이분인대의 종입방부)
5 Calcaneonavicular part of bifurcate ligament 두갈래인대의 발꿈치발배부분(이분인대의 종주부)
6 Extensor digitorum brevis 짧은발가락폄근(단지신근)
7 Extensor digitorum longus 긴발가락폄근(장지신근)
8 Extensor digitorum longus and brevis 긴발가락폄근(장지신근)과 짧은발가락폄근(단지신근)
9 Extensor hallucis brevis 짧은엄지폄근(단무지신근)
10 Extensor hallucis longus 긴엄지폄근(장무지신근)
11 First dorsal interosseous 첫째등쪽뼈사이근(제1배측골간근)
12 First plantar interosseous 첫째바닥쪽뼈사이근(제1척측골간근)
13 Flexor accessorius 발바닥네모근(족저방형근)
14 Flexor digiti minimi brevis 짧은새끼굽힘근(단소지굴근)
15 Flexor digitorum brevis 짧은발가락굽힘근(단지굴근)
16 Flexor digitorum longus 긴발가락굽힘근(장지굴근)
17 Flexor hallucis brevis 짧은엄지굽힘근(단무지굴근)
18 Flexor hallucis longus 긴엄지굽힘근(장무지굴근)
19 Fourth dorsal interosseous 넷째등쪽뼈사이근(제4배측골간근)
20 Long plantar ligament 긴발바닥인대(장척인대)
21 Opponens digiti minimi (part of 14) 새끼맞섬근(소지대립근)(14의 부분)
22 Peroneus (fibularis) brevis 짧은종아리근(단비골근)
23 Peroneus (fibularis) longus 긴종아리근(장비골근)
24 Peroneus (fibularis) tertius 셋째종아리근(제3비골근)
25 Plantar calcaneocuboid (short plantar) ligament 바닥쪽발꿈치입방인대(척측종입방인대)
26 Plantar calcaneonavicular (spring) ligament 바닥쪽발꿈치발배인대(척측종주인대)
27 Plantaris 장딴지빗근(족척근)
28 Second dorsal interosseous 둘째등쪽뼈사이근(제2배측골간근)
29 Second plantar interosseous 둘째바닥쪽뼈사이근(제2척측골간근)
30 Tendo calcaneus (Achilles tendon) 발꿈치힘줄; 아킬레스힘줄(종골건; 아킬레스건)
31 Third dorsal interosseous 셋째등쪽뼈사이근(제3배측골간근)
32 Third plantar interosseous 셋째바닥쪽뼈사이근(제3척측골간근)
33 Tibialis anterior 앞정강근(전경골근)
34 Tibialis posterior 뒤정강근(후경골근)

엄지 종자뼈 골절, 발허리뼈(중족골) 골절, pp.355~357 참조.

왼발뼈 Bones of the left foot

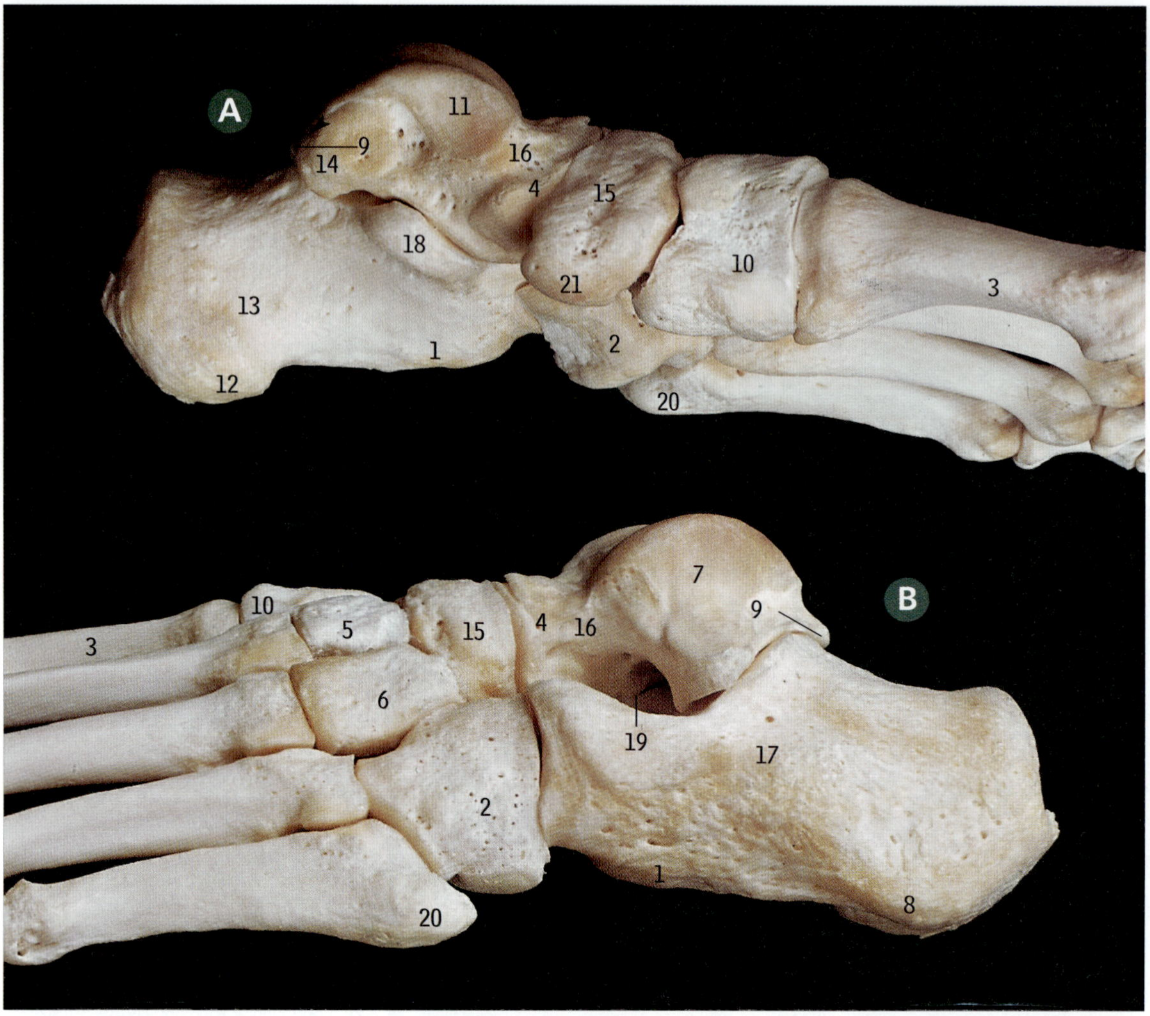

A 앞쪽모습 **B** 가쪽 모습

1 Anterior tubercle of calcaneus 발꿈치뼈의 앞결절(종골의 전결절)
2 Cuboid 입방뼈(입방골)
3 First metatarsal 첫째발허리뼈(제1중족골)
4 Head of talus 목말뼈머리(거골두)
5 Intermediate cuneiform 중간쐐기뼈(중간설상골)
6 Lateral cuneiform 가쪽쐐기뼈(외측설상골)
7 Lateral malleolar surface of talus 목말뼈의 가쪽복사면(거골의 외과면)
8 Lateral process of calcaneus 발꿈치뼈의 가쪽돌기(종골의 외측돌기)
9 Lateral tubercle of talus 목말뼈의 가쪽결절(거골의 외측결절)
10 Medial cuneiform 안쪽쐐기뼈(내측설상골)
11 Medial malleolar surface of talus 목말뼈의 안쪽복사면(거골의 내과면)
12 Medial process of calcaneus 발꿈치뼈의 안쪽돌기(종골의 내측돌기)
13 Medial surface of calcaneus 발꿈치뼈의 안쪽면(종골의 내측면)
14 Medial tubercle of talus 목말뼈의 안쪽결절(거골의 내측결절)
15 Navicular 발배뼈(주상골)
16 Neck of talus 목말뼈목(거골경)
17 Peroneal (fibular) trochlea of calcaneus 발꿈치뼈의 종아리도르래(종골의 비골근활차)
18 Sustentaculum tali of calcaneus 발꿈치뼈의 목말받침돌기(종골의 재거돌기)
19 Tarsal sinus 발목뼈굴(족근동)
20 Tuberosity of base of fifth metatarsal 다섯째발허리뼈바닥의 거친면(제5중족골기저의 조면)
21 Tuberosity of navicular 발배뼈거친면(주상골조면)

발꿈치뼈(종골) 골절, 망치발가락, 삼각부골, pp.355~357 참조.

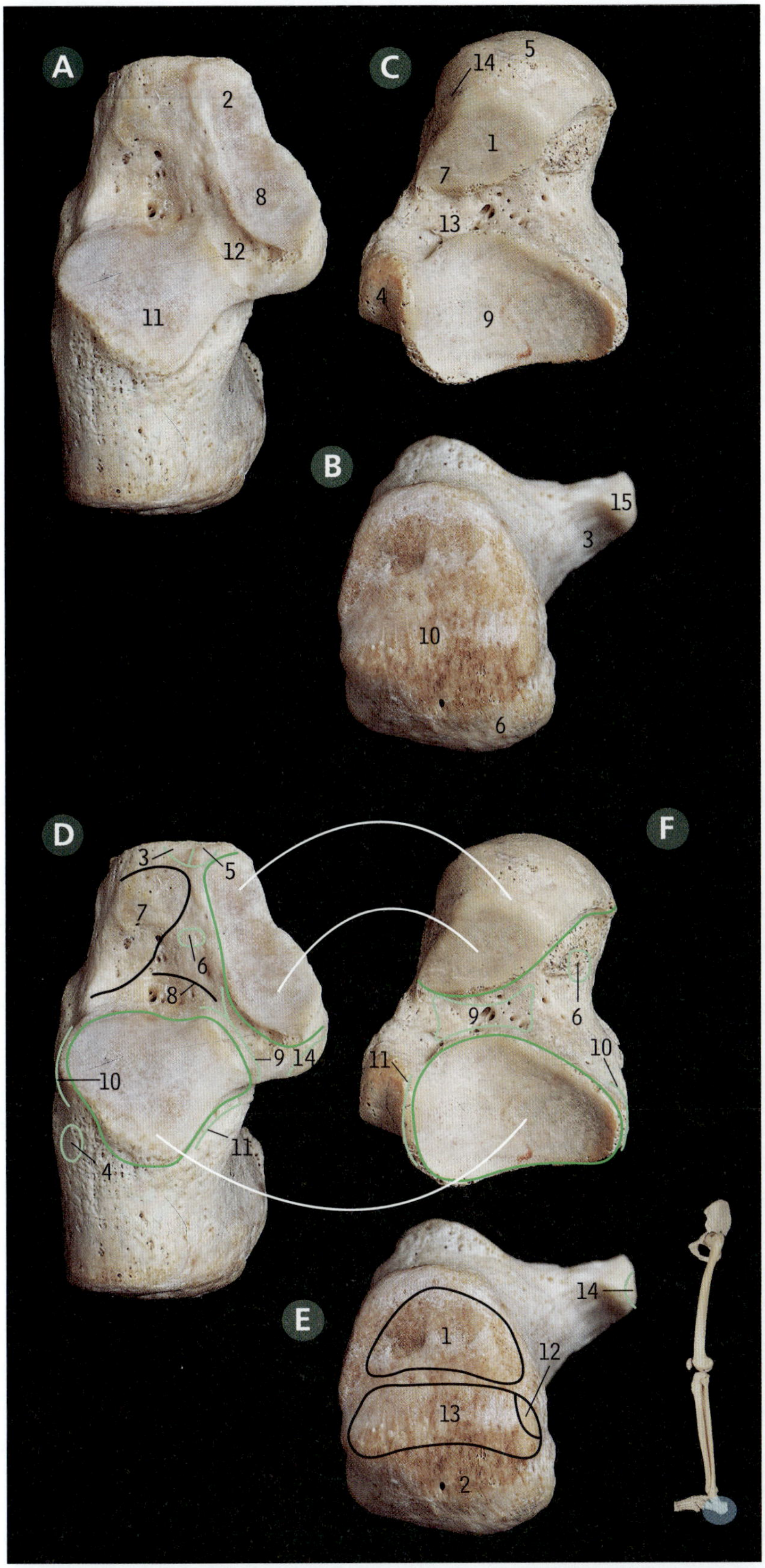

뼈사이 목말발꿈치인대(9)는 목말발꿈치관절과 목말발꿈치발배관절에 인접한 관절주머니가 두꺼워져서 형성되었다.

목말밑관절을 더 자세히 이해하기 위하여 p.348을 참조한다.

왼발뼈 Bones of the left foot

왼발꿈치뼈

A 위모습 **B 뒷모습**

왼목말뼈

C 아래모습

1 Anterior calcanean articular surface of talus
목말뼈의 앞발꿈치뼈관절면(거골의 전종골관절면)
2 Anterior talar articular surface of calcaneus
발꿈치뼈의 앞목말관절면(종골의 전거골관절면)
3 Groove of calcaneus for flexor hallucis longus
긴엄지굽힘근의 발꿈치뼈고랑(장무지굴근의 종골구)
4 Groove of talus for flexor hallucis longus
긴엄지굽힘근의 목말뼈고랑(장무지굴근의 거골구)
5 Head of talus 목말뼈머리(거골두)
6 Medial process of calcaneus 발꿈치뼈의 안쪽돌기(종골의 내측돌기)
7 Middle calcanean articular surface of talus
목말뼈의 중간발꿈치뼈관절면(거골의 중종골관절면)
8 Middle talar articular surface of calcaneus
발꿈치뼈의 중간목말관절면(종골의 중거골관절면)
9 Posterior calcanean articular surface of talus
목말뼈의 뒤발꿈치뼈관절면(거골의 후거골관절면)
10 Posterior surface of calcaneus 발꿈치뼈의 뒤면(종골 후면)
11 Posterior talar articular surface of calcaneus
발꿈치뼈의 뒤목말관절면(종골의 후거골관절면)
12 Sulcus of calcaneus 발꿈치뼈고랑(종골구)
13 Sulcus of talus 목말뼈고랑(거골구)
14 Surface of talus for plantar calcaneonavicular (spring) ligament
바닥쪽발꿈치발배인대의 목말뼈면(척측종주인대의 거골면)
15 Sustentaculum tali of calcaneus 발꿈치뼈의 목말받침돌기(종골의 재거돌기)

왼발꿈치뼈, 부착점

D 위모습 **E 뒷모습**

왼목말뼈, 부착점

F 아래모습

굽은선은 상응하는 관절면을 나타낸다.
초록색선: 목말발꿈치(목말밑)관절과 목말발꿈치발배관절의 관절주머니가 붙는 곳(capsular attachment of talocalcanean (subtalar) and talocalcaneonavicular joints)
연두색선: 인대 부착부위(ligament attachments)

1 Area for bursa 윤활주머니(윤활낭)부분
2 Area for fibrofatty tissue 섬유지방조직부분
3 Calcaneocuboid part of bifurcate ligament
두갈래인대의 발꿈치입방부분(이분인대의 종입방부)
4 Calcaneofibular ligament 발꿈치종아리인대(종비인대)
5 Calcaneonavicular part of bifurcate ligament
두갈래인대의 발꿈치발배부분(이분인대의 종주부)
6 Cervical ligament 목인대(경인대)
7 Extensor digitorum brevis 짧은발가락폄근(단지신근)
8 Inferior extensor retinaculum 아래폄근지지띠(하신근지대)
9 Interosseous talocalcanean ligament 뼈사이목말발꿈치인대(골간거종인대)
10 Lateral talocalcanean ligament 가쪽목말발꿈치인대(외측거종인대)
11 Medial talocalcanean ligament 안쪽목말발꿈치인대(내측거종인대)
12 Plantaris 장딴지빗근(족척근)
13 Tendo calcaneus (Achilles tendon) 발꿈치힘줄; 아킬레스힘줄(종골건)
14 Tibiocalcanean part of deltoid ligament
세모인대의 정강발꿈치부분(삼각인대의 경종부)

왼다리뼈 Left lower limb bones *이차뼈되기중심*

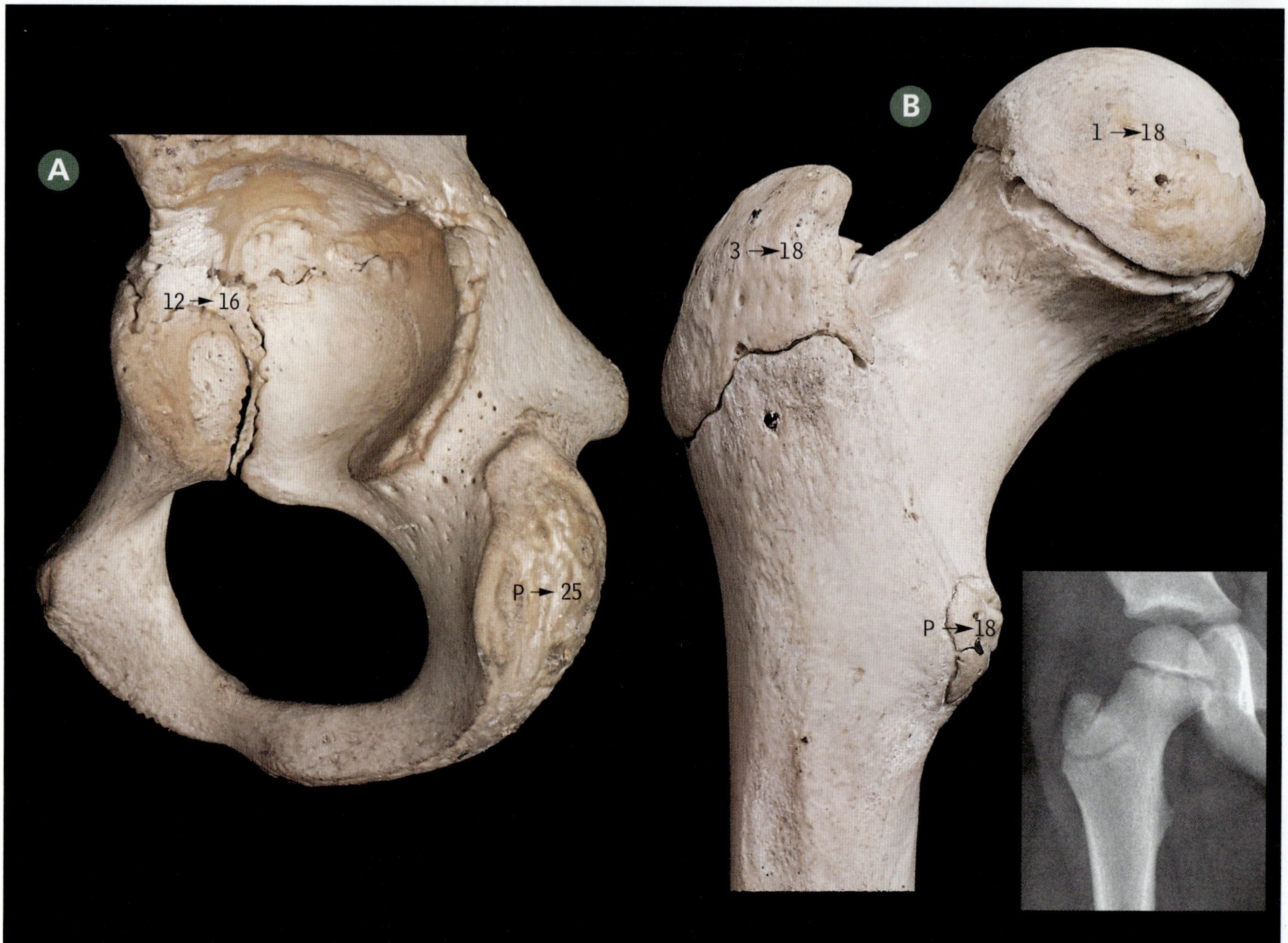

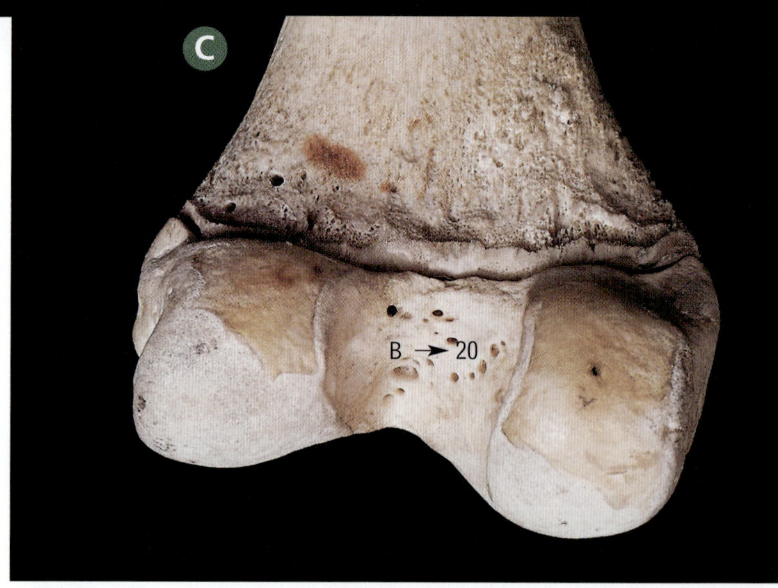

- **A** 볼기뼈, 아래가쪽부분
- **B** **C** 넙다리뼈, 위끝과 아래끝
- **D** **E** 정강뼈, 위끝과 아래끝
- **F** **G** 종아리뼈, 위끝과 아래끝
- **H** 발꿈치뼈
- **I** 둘째발가락의 발허리뼈와 발가락뼈
- **J** 엄지발가락의 발허리뼈와 발가락뼈

같은 나이의 뼈사진들, 뼈되기의 시작 → 융합
P, 사춘기(puberty), B, 임신 9개월
(ninth intra-uterine month). p.125 개요 참조.

위넙다리뼈끝분리증, pp.355~357 참조.

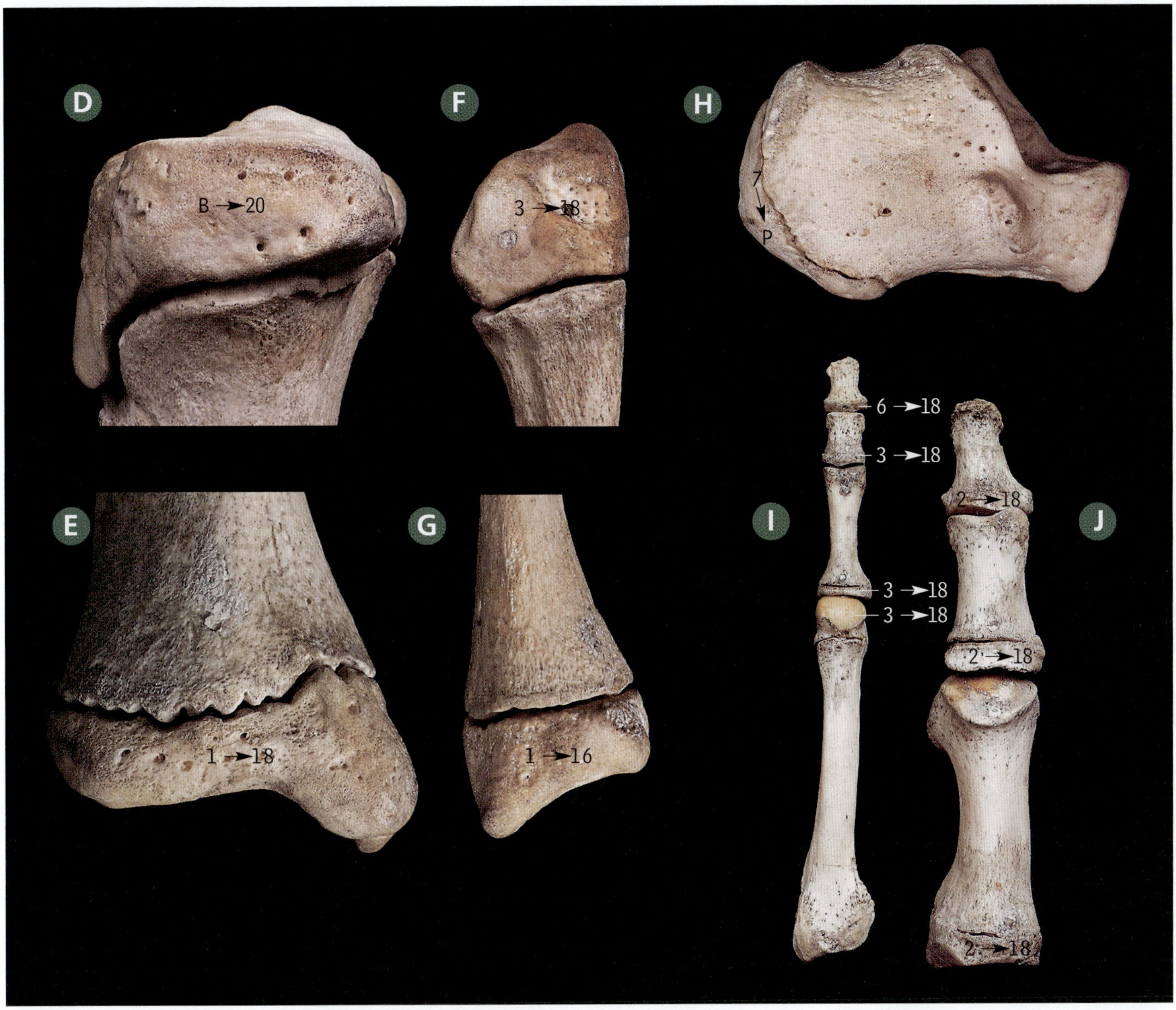

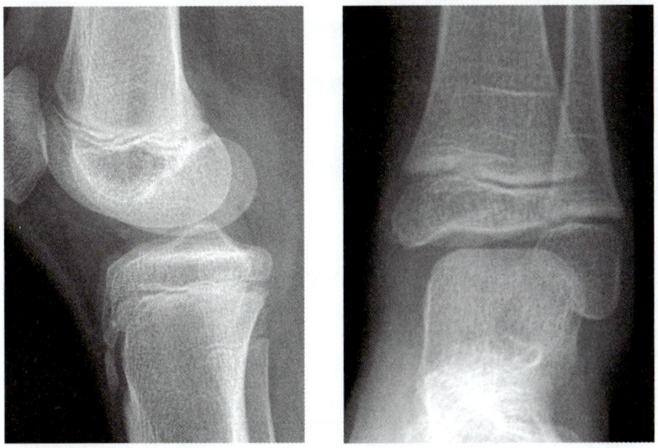

일반 X-선 사진에서 관찰된 무릎과 발목의 뼈끝

볼기뼈(A)에서는 1개나 그 이상의 이차뼈되기중심(secondary centre of ossification)이 엉덩뼈(ilium), 궁둥뼈(ischium) 및 두덩뼈(pubis)사이의 Y자 모양의 연골에 나타난다. 그림에 표시되지 않은 다른 이차뼈되기중심은 보통 엉덩뼈능선(iliac crest), 아래앞엉덩가시(anterior inferior iliac spine), 두덩뼈결절(pubic tubercle) 및 두덩뼈능선(pubic crest)에 존재한다(모든 P → 25).

그림에 표시되지 않은 무릎뼈(patella)는 3~6세 사이에 1개나 그 이상의 이차뼈되기중심으로부터 뼈가 되기 시작한다.

모든 발가락뼈(phalange)와 첫째발허리뼈(metatarsal)는 그들의 몸쪽끝(proximal ends)에 1개의 이차뼈되기중심을 가진다. 나머지 발허리뼈는 그들의 먼쪽끝에 1개의 이차뼈되기중심을 가진다.

발목뼈(tarsal) 가운데에서 가장 큰 뼈인 발꿈치뼈(calcaneus)는 임신 셋째달에, 목말뼈(talus)는 셋째달 이후에 뼈가 되기 시작한다.

입방뼈(cuboid)는 태어나기 직전과 직후에 뼈가 되기 시작한다. 태어난 후 첫해에는 가쪽쐐기뼈(lateral cuneiform)가, 둘째해에는 안쪽쐐기뼈(medial cuneiform)가, 셋째해에는 중간쐐기뼈(intermediate cuneiform)와 발배뼈(navicular)가 뼈가 되기 시작한다.

발꿈치뼈(H)는 이차뼈되기중심을 가지는 유일한 발목뼈이다.

Ⓐ 오른볼기부위 Right gluteal region *표면모습*

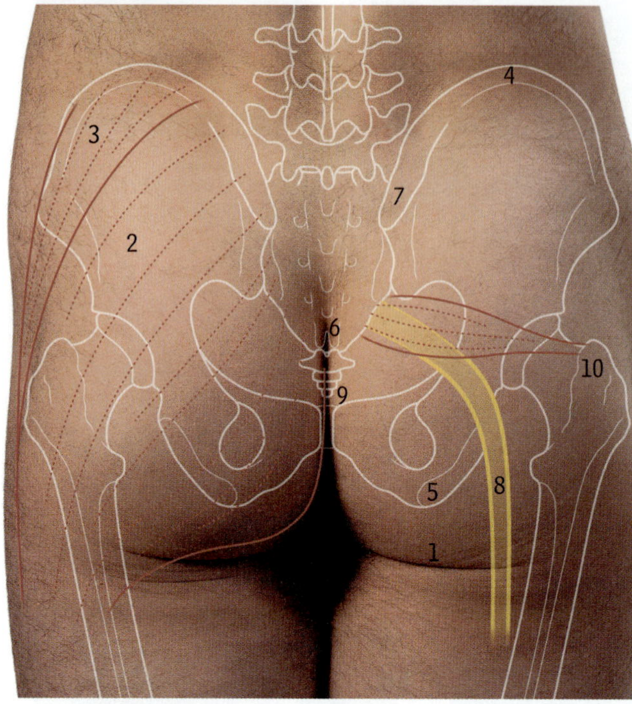

뒤위엉덩뼈가시(posterior superior iliac crest, 후상장골극)(7)가 있는 엉덩뼈능선(iliac crest, 장골능)(4), 꼬리뼈끝(tip of coccyx)(9), 궁둥뼈결절(좌골결절, ischial tuberosity)(5), 그리고 넙다리뼈 큰돌기끝(tip of greater trochanter of femur, 대퇴골 대전자끝)(10)은 촉지할 수 있는 표지점이다. 뒤위엉덩뼈가시 사이의 가운데에서 넙다리뼈 큰돌기끝까지를 연결하는 선은 궁둥구멍근 아래부위(lower border of piriformis, 이상근 아래부)(오른위쪽엉덩이부위)를 나타내는 것으로, 볼기의 중요한 부위로 궁둥신경(sciatic nerve, 좌골신경)이 지나가는 가장 중요한 부위(노란색 표시)(8)이다.

1 Fold of buttock 엉덩이주름(둔부주름)
2 Gluteus maximus 큰볼기근(대둔근)
3 Gluteus Medius 중간볼기근(중둔근)
4 Iliac crest 엉덩뼈능선(장골릉)
5 Ischial tuberosity 궁둥뼈결절(좌골결절)
6 Natal cleft 출생갈림
7 Posterior superior iliac crest 뒤위엉덩뼈가시(후상장골극)
8 Sciatic nerve 궁둥신경(좌골신경)
9 Tip of coccyx 꼬리뼈끝(미골끝)
10 Tip of greater trochanter of femur 넙다리뼈 큰돌기끝(대퇴골 대전자끝)

Ⓑ 오른볼기부위 Right gluteal region *얕은신경*

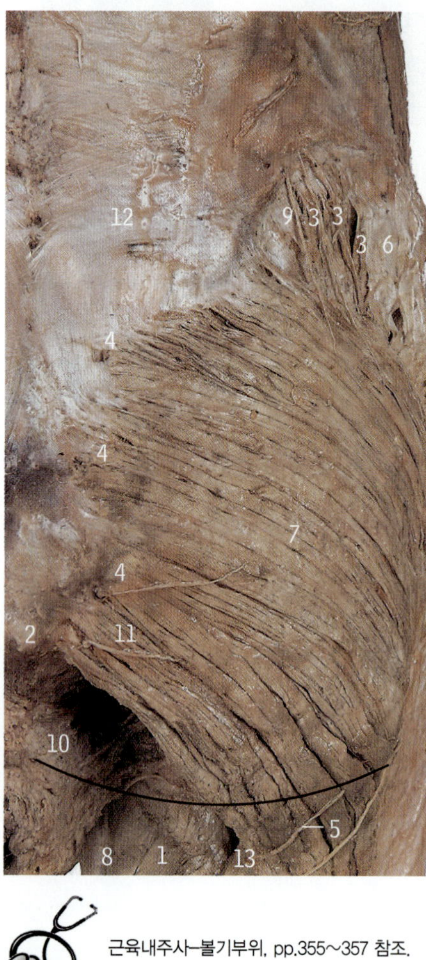

피부와 피부밑 조직을 제거하였고, 첫 3개의 허리뼈에서 분지하는 피부신경(cutaneous branches from the first three lumbar, 제3요신경의 피부신경 가지)(3)과 첫 3개의 엉치신경(sacral nerve, 천골신경)(4), 뒤넙다리피부신경 피부 가지(cutaneous branches of the posterior femoral cutaneous nerve, 후대퇴피신경 가지)(5)와 관통피부신경(perforating cutaneous nerve, 관통피신경)(11)은 보존되었다. 휘어진 선은 엉덩이주름(gluteal fold; fold of buttock, 둔부주름)의 위치를 표시하는 것이다. 큰볼기근의 근육섬유(muscle fibers of gluteus maximus, 대둔근 근섬유)(7)는 아래 외측 방향으로 달리고, 아래부분은 엉덩이주름(gluteal fold, 둔부주름)과는 만나지 않는다.

1 Adductor magnus 큰모음근(대내전근)
2 Coccyx 꼬리뼈(미골)
3 Cutaneous branches of dorsal rami of first three lumbar nerves
첫 3개의 허리신경의 등쪽갈래의 피부가지(제1~3요신경의 배측피부분지)
4 Gluteal branches of dorsal rami of first three sacral nerves
첫 3개의 엉치신경의 등쪽갈래의 볼기가지(제1~3천골신경의 배측둔부분지)
5 Gluteal branches of the posterior femoral cutaneous nerve
뒤넙다리피부신경의 볼기가지(후대퇴피신경의 둔부분지)
6 Gluteal fascia overlying gluteus medius 중간볼기근과 겹쳐진 볼기근막(중둔근과 겹친 둔부근막)
7 Glueteus maximus 큰볼기근(대둔근)
8 Gracilis 두덩정강근(박근)
9 Iliac crest 엉덩뼈능선(장골릉)
10 Ischio-anal fossa and levator ani 궁둥항문오목과 항문올림근(좌골직장와와 항문거근)
11 Perforating cutaneous nerve 관통피부신경(관통피신경)
12 Posterior layer of lumbar fascia overlying erector spinae
척추세움근(척추기립근)과 겹치는 허리근막(요부근막)의 후면
13 Semitendinosus 반힘줄근(반건양근)

볼기부위(gluteal region, 둔부)는 근육내 주사를 하는 곳이기도 하다. 정확한 부위는 볼기부위를 사등분하여 바깥위쪽부위이며, 사등분면은 엉덩뼈능선(iliac crest, 장골능)의 최상위부분의 아래인 것을 주지해야 한다. 아래쪽은 엉덩이주름이 있다. 두 경계부위를 수직으로 나눈 다음 가운데에서 바깥쪽의 바깥위쪽 사등분면은 그림 B에서 7의 오른쪽부분을 말하며 이 부위가 안전하게 주사할 수 있은 부위이며 우측 궁둥신경(sciatic nerve, 좌골신경)은 반대측의 절단면에서 볼 수 있다.

근육내주사–볼기부위, pp.355~357 참조.

왼볼기부위 Left gluteal region

A 얕은 해부

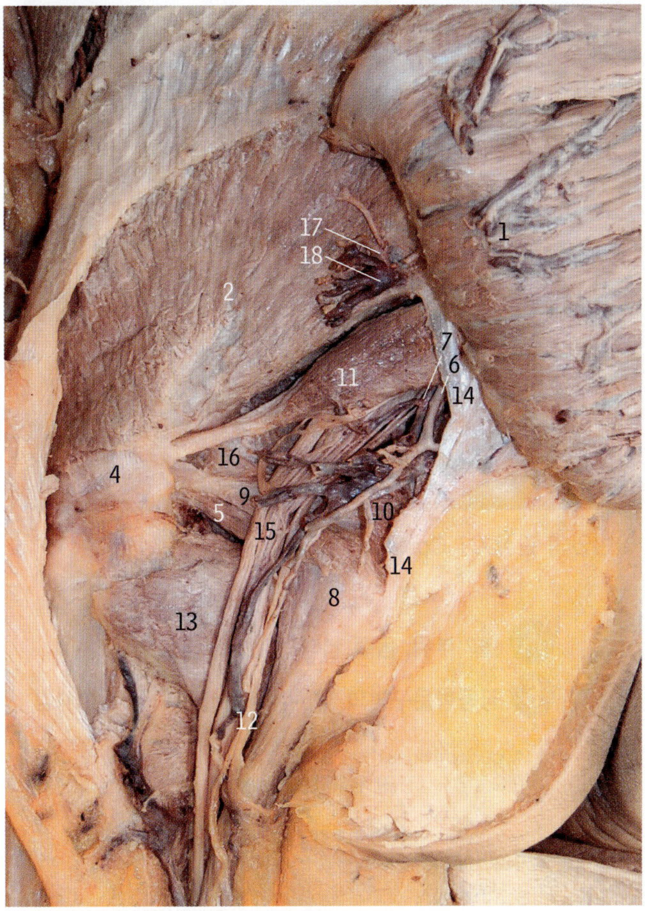

B 깊은 해부

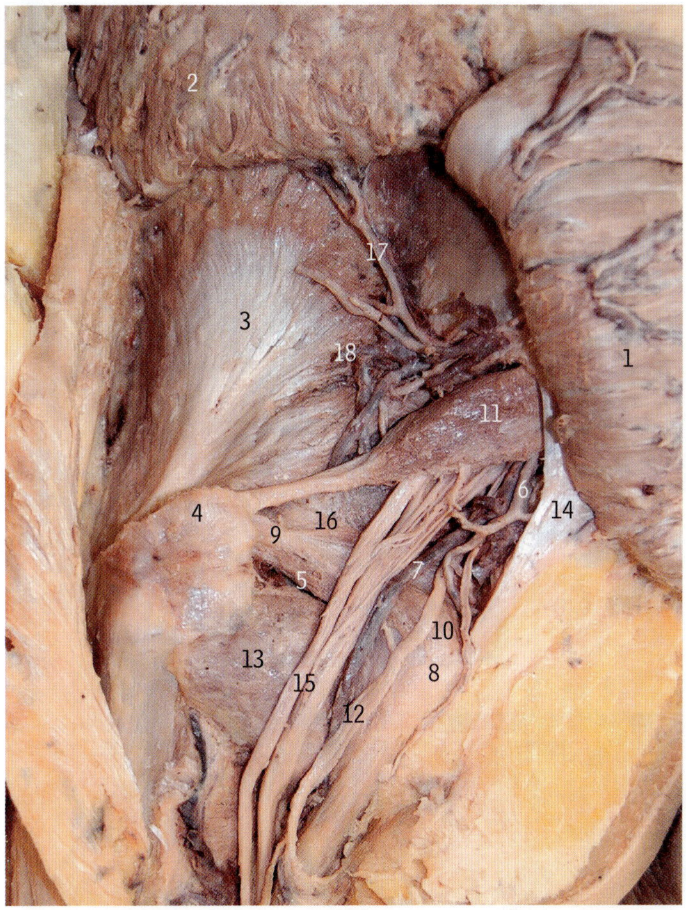

1 Gluteus maximus muscle, reflected 젖힌 큰볼기근(대둔근)
2 Gluteus medius muscle, reflected 젖힌 중간볼기근(중둔근)
3 Gluteus minimus muscle 작은볼기근(소둔근)
4 Greater trochanter of femur 큰돌기(대전자)
5 Inferior gemellus muscle 아래쌍둥근(하쌍자근)
6 Inferior gluteal artery 아래볼기동맥(하둔동맥)
7 Inferior gluteal vein 아래볼기정맥(하둔정맥)
8 Ischial tuberosity 궁둥결절(좌골결절)
9 Obturator internus tendon 속폐쇄근(내폐쇄근)의 힘줄
10 Obturator internus muscle 속폐쇄근(내폐쇄근)
11 Piriformis 궁둥구멍근(이상근)
12 Posterior cutaneous nerve of thigh 넙다리의 뒤피부신경
13 Quadratus femoris muscle 넙다리네모근(대퇴방형근)
14 Sacrotuberous ligament 엉치결절인대(천결절인대)
15 Sciatic nerve 궁둥신경(좌골신경)
16 Superior gemellus muscle 위쌍둥근(상쌍자근)
17 Superior gluteal artery 위볼기동맥(상둔동맥)
18 Superior gluteal vein 위볼기정맥(상둔정맥)

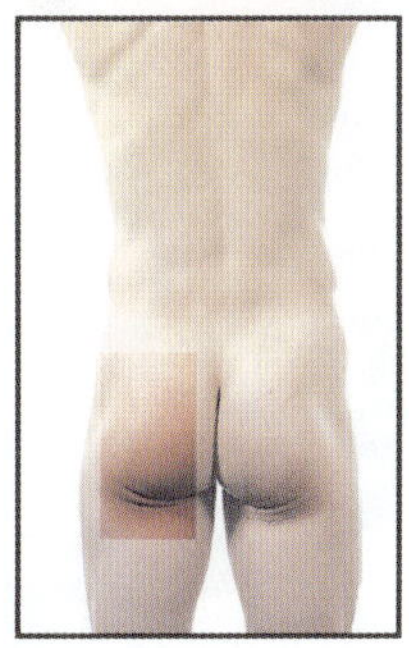

궁둥신경의 두 가지(two parts of the sciatic nerve, 좌골신경의 두 가지)(온종아리신경과 정강신경)는 다리오금(popliteal fossa, 슬와부)의 위부분에서 다른 하나로 분지하지만(p.330 참조) 궁둥구멍근(piriformis, 이상근) 바로 아래에서 분지하기도 한다. 가끔씩 온종아리신경(common peroneal nerve, 총비골신경)은 궁둥구멍근(piriformis, 이상근)을 관통하기도 한다.

오른넓적다리 Right thigh 뒷모습

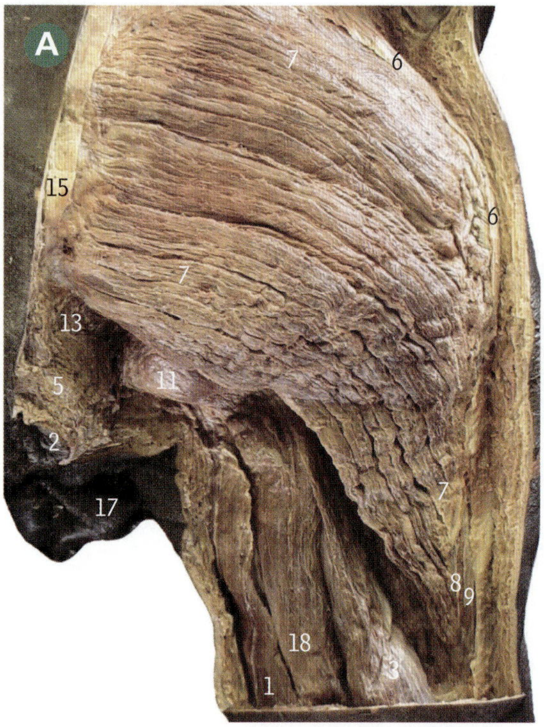

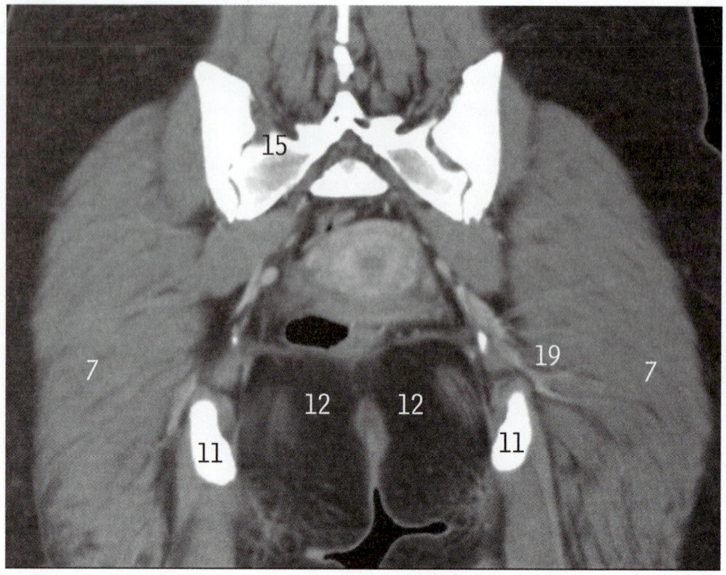

여성의 뒤 골반안의 관상 CT Coronal CT

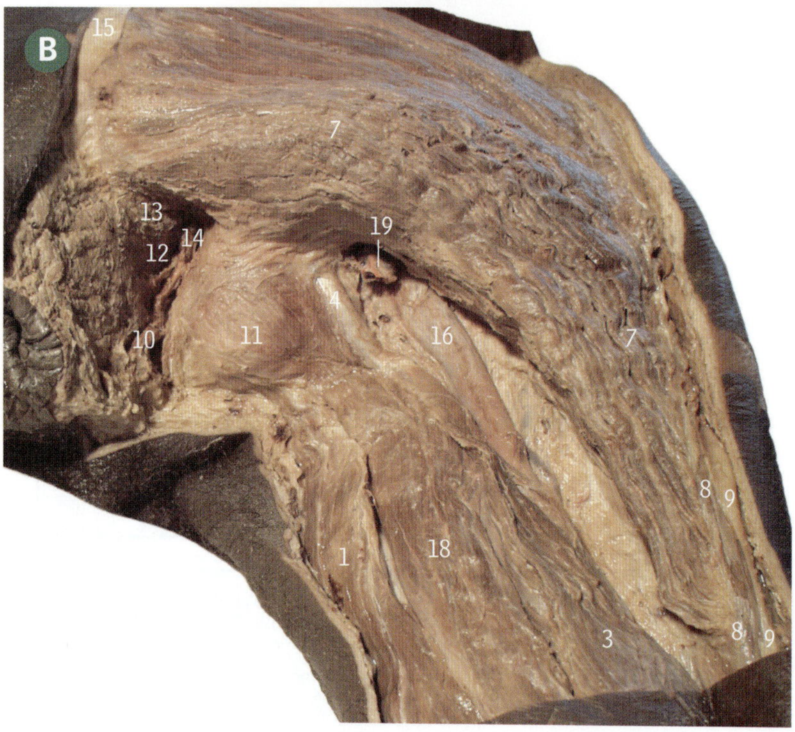

A 볼기부위, 몸쪽 넙다리뒤근육

B 궁둥항문구멍의 깊은부위를 절단하여 노출시킴

1 Adductor magnus, hamstring part
큰모음근(대내전근), 넙다리뒤근육(슬굴곡근)부분
2 Anus 항문
3 Biceps femoris 넙다리두갈래근(대퇴이두근)
4 Biceps femoris, tendon of long head
넙다리두갈래근의 긴갈래 힘줄(대퇴이두근 장두의 건)
5 External anal sphincter 바깥항문조임근(외항문괄약근)
6 Gluteal fascia 볼기근막(둔부근막)
7 Gluteus maximus 큰볼기근(대둔근)
8 Gluteus maximus, attachment to iliotibial tract
큰볼기근(대둔근), 엉덩정강띠(장경인대)에 부착
9 Iliotibial tract (thickened fascia lata)
엉덩정강띠(장경인대)(넙다리근막의 비후; 대퇴근막의 비후)
10 Inferior rectal vessels 아래직장혈관(하직장혈관)
11 Ischial tuberosity 궁둥결절(좌골결절)
12 Ischio-anal fossa 궁둥항문오목(좌골항문와)
13 Levator ani 항문올림근(항문거근)
14 Pudendal vessels and pudendal nerve 음부혈관과 음부신경
15 Sacrum, dorsal fascia 엉치뼈(천골), 등쪽근막(배부근막)
16 Sciatic nerve within fascial sheath
근막껍질(근막건초) 안쪽의 궁둥신경(좌골신경)
17 Scrotal skin 음낭피부
18 Semitendinosus 반힘줄근(반건양근)
19 Superior gluteal vessels 위볼기혈관(위둔부혈관)

넙다리뒤근육의 파열, pp.355~357 참조.

C 오른위쪽 넓적다리 Right upper thigh *뒷모습*

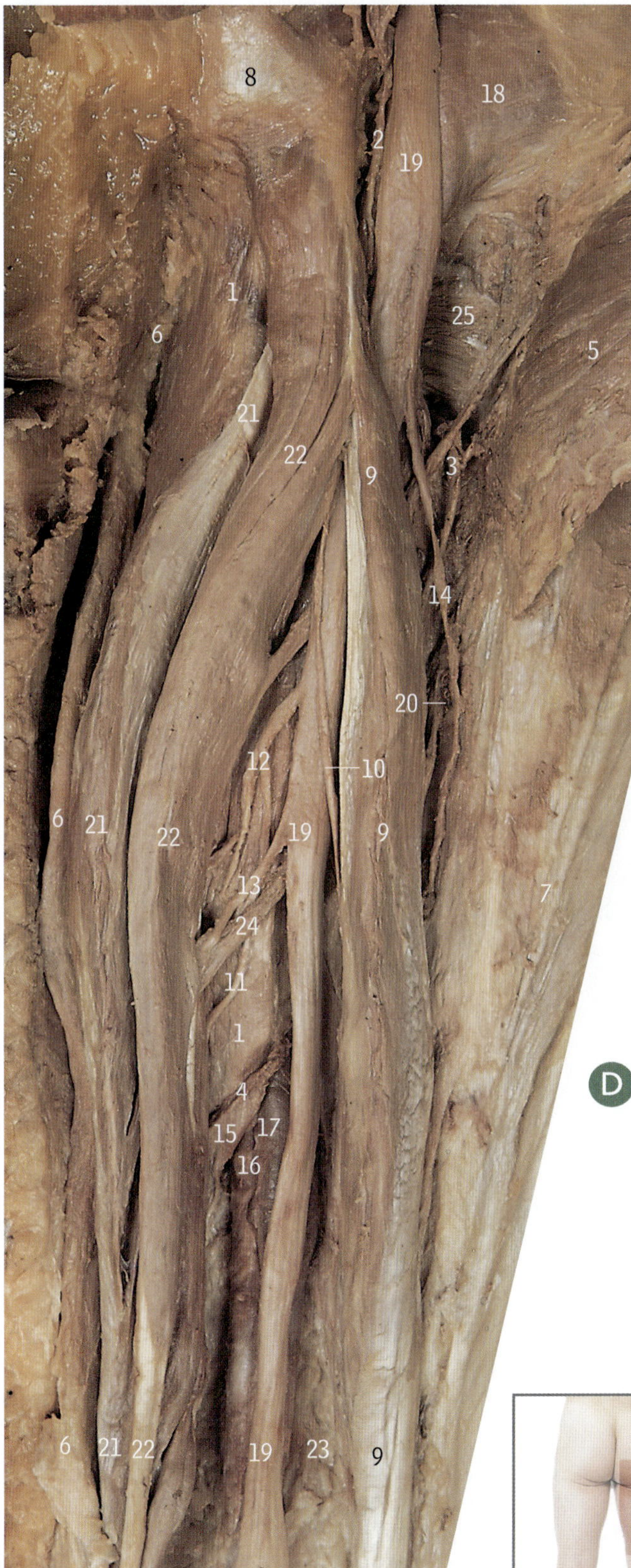

큰볼기근(gluteus maximus, 대둔근)(5)의 바깥부분은 반힘줄근(semitenditosus, 반건양근)(22)과 넙다리두갈래근(biceps femoris, 대퇴이두근)(9) 사이의 공간으로 궁둥신경간(sciatic nerve trunk, 좌골신경간)(19)의 시작과 두 근육의 가지를 볼 수 있다.

1 Adductor magnus 큰모음근(대내전근)
2 Anastomotic branch of inferior gluteal artery 아래볼기동맥(하둔동맥)의 연결 분지
3 First perforating artery 첫째관통동맥
4 Fourth perforating artery 넷째관통동맥
5 Gluteus maximus 큰볼기근(대둔근)
6 Gracilis 두덩정강근(박근)
7 Iliotibial tract overlying vastus lateralis 가쪽넓은근(외측광근)과 겹치는 엉덩정강띠(장경인대)
8 Ischial tuberosity 궁둥결절(좌골결절)
9 Long head of biceps 넙다리두갈래근의 긴갈래(대퇴이두근의 장두)
10 Nerve to long head of biceps 넙다리두갈래근의 긴갈래지배신경 (대퇴이두근의 장두지배신경)
11 Nerve to semimembranosus 반막모양근지배신경(반막양근지배신경)
12 Nerve to semimembranosus and adductor magnus 반막모양근과 큰모음근지배신경(반막양근과 대내전근지배신경)
13 Nerve to semitedinosus 반힘줄근지배신경(반건양근지배신경)
14 Nerve to short head of biceps 넙다리두갈래근의 짧은갈래지배신경 (대퇴이두근의 단두지배신경)
15 Opening in adductor magnus 큰모음근 열림(대내전근 열림)
16 Popliteal artery 오금동맥(슬와동맥)
17 Popliteal vein 오금정맥(슬와정맥)
18 Quadratus femoris 넙다리네모근(대퇴방형근)
19 Sciatic trunk 궁둥신경간(좌골신경간)
20 Second perforating artery 둘째관통동맥
21 Semimembarnosus 반막모양근(반막양근)
22 Semitendinosus 반힘줄근(반건양근)
23 Short head of biceps 넙다리두갈래근의 짧은갈래(대퇴이두근의 단두)
24 Third perforating artery 제3관통동맥
25 Upper part of adductor magnus ('adductor minimus') 큰모음근의 위부분(대내전근의 상부) ('소내전근')

궁둥신경간(sciatic nerve trunk, 좌골신경간)의 바깥부분에서 분지(예: 온정강신경(총비골신경)부분의 19로부터 그림의 윗쪽부분의 19)하여 근육을 지배하는 신경은 넙다리두갈래근의 짧은 갈래지배신경(nerve to the short head of biceps, 대퇴이두근 단두지배신경)(14)이다. 다른 모든 근육의 지배신경–넙다리두갈래근 긴갈래지배신경(long head of biceps, 대퇴이두근의 장두)(10), 반막모양근(semimembranosus, 반막양근)(11), 반막모양근과 큰모음근(semimembranosus and adductor magnus)(12), 그리고 반힘줄근(semitendinosus, 반건양근)(13)–은 궁둥신경간(sciatic nerve trunk, 좌골신경간)의 안쪽에서 가지한다(그림의 중앙부분에 위치한 19)(예: 종아리신경 가까운 부분으로부터).

D 넙다리 혈관조영사진 Femoral arteriogram

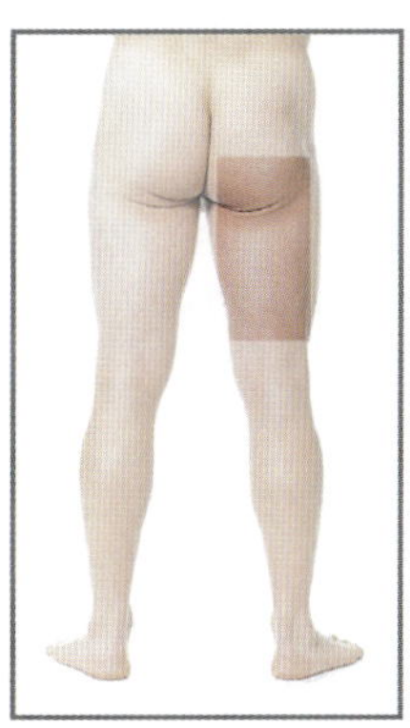

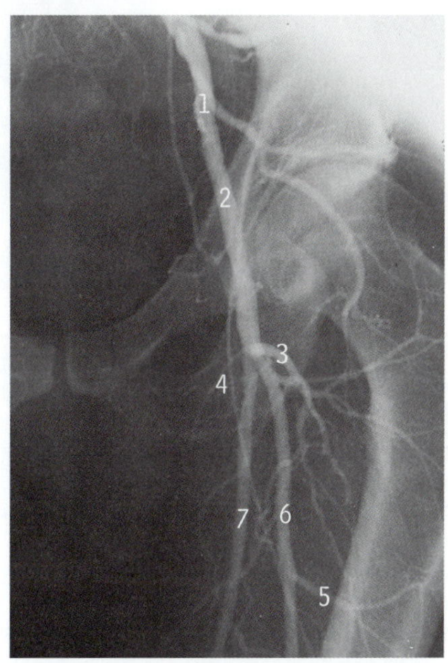

1 Catheter introduced into distal abdominal aorta via right femoral artery 오른넙다리동맥(대퇴동맥)을 경유하여 먼쪽배대동맥(원위복대동맥)으로 카테터를 삽입
2 Common femoral artery 온넙다리동맥(총대퇴동맥)
3 Lateral circumflex femoral artery 가쪽넙다리휘돌이동맥(외측대퇴회선동맥)
4 Medial circumflex femoral artery 안쪽넙다리휘돌이동맥(내측대퇴회선동맥)
5 Perforating artery 관통동맥
6 Profunda femoral artery 깊은넙다리동맥(심대퇴동맥)
7 Superfical femoral artery 얕은넙다리동맥(천부대퇴동맥)

오른넓적다리 Right thigh

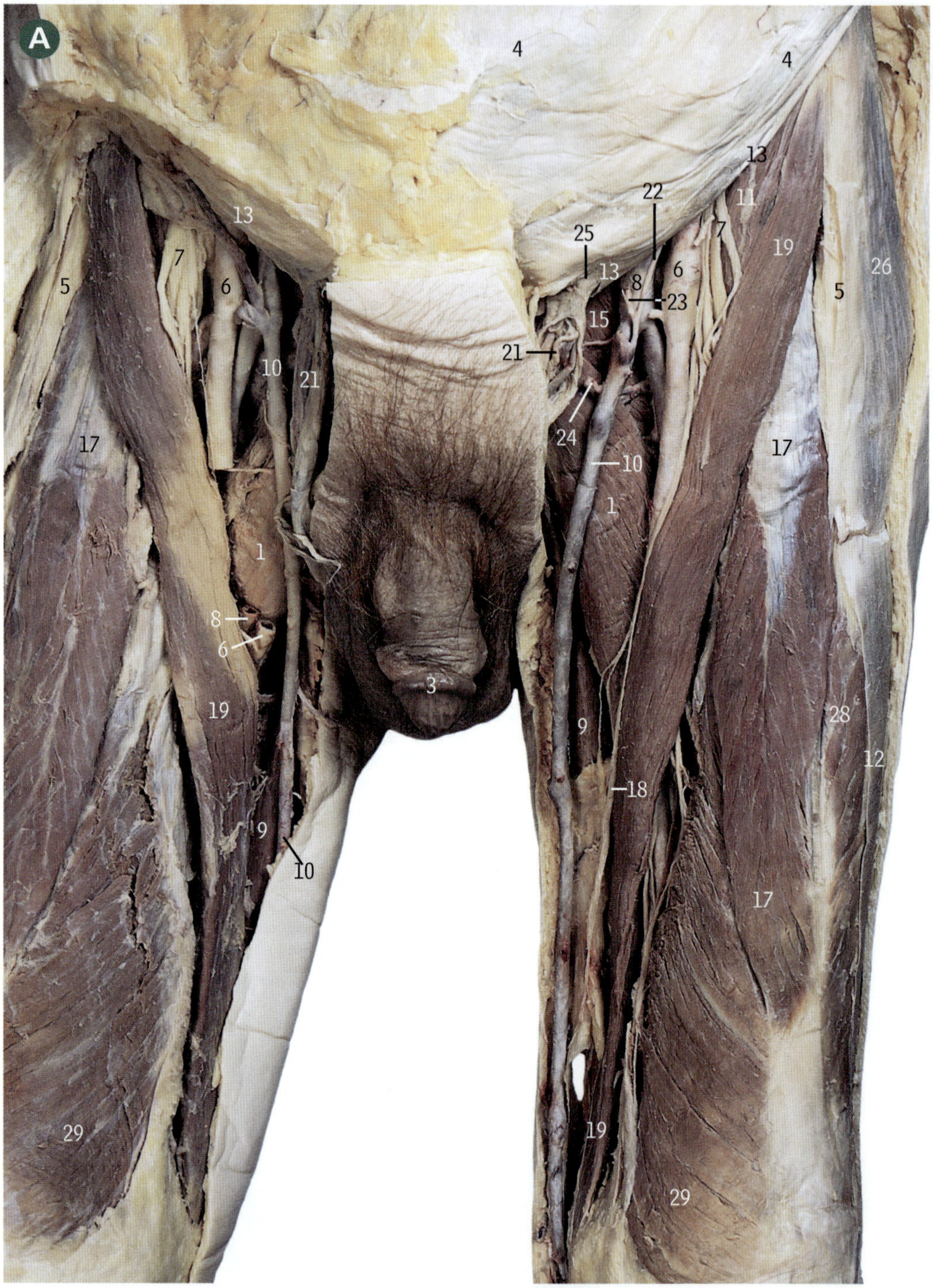

넙다리삼각(femoral triangle, 대퇴삼각)은 고샅인대(inguinal ligament, 서혜인대)(13), 넙다리빗근의 안쪽(medial border of sartorius, 봉공근 내측부)(19), 그리고 큰모음근의 안쪽(medial border of adductor magnus, 대내전근 내측부)(1) 등으로 이루어져 있다.

넙다리관(femoral canal, 대퇴관)은 넙다리 말이집의 안쪽(medial compartment of the femoral sheath, 대퇴건초의 내측부)으로 넙다리정맥(femoral vein, 대퇴정맥)의 안쪽부(8)와 넙다리동맥(femoral artery, 대퇴동맥)의 바깥부(6)를 포함한다. 넙다리신경(femoral nerve, 대퇴신경)(7)은 넙다리말이집의 가쪽에 있으며 안쪽에 위치하지는 않는다.

허리신경얼기차단(요신경총차단), 다리의 수두대상포진 바이러스 감염, pp.355~357 참조.

위앞쪽 넓적다리 Upper anterior thigh

넙다리빗근은 넙다리빗근 아래관을 보기 위해 안쪽으로 젖힘

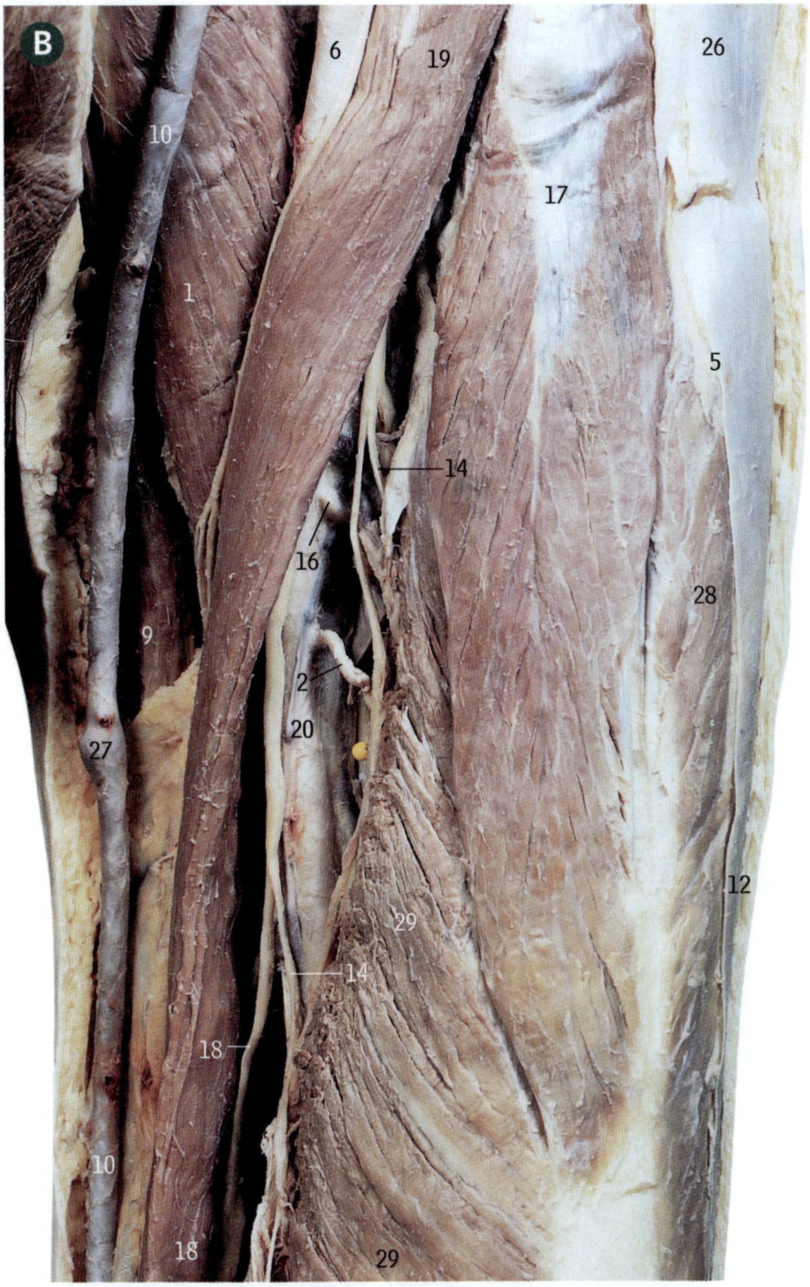

A B

1 Adductor longus 긴모음근(장내전근)
2 Arterial branch to vastus medialis 안쪽넓은근(내측광근)의 동맥분지
3 Corona of glans penis 음경귀두관
4 External oblique aponeurosis 바깥빗널힘줄(외복사건막)
5 Fascia lata (cut edge) 넙다리근막(대퇴근막) 끝잘림
6 Femoral artery 넙다리동맥(대퇴동맥)
7 Femoral nerve 넙다리신경(대퇴신경)
8 Femoral vein 넙다리정맥(대퇴정맥)
9 Gracilis 두덩정강근(박근)
10 Greater saphenous vein 큰두렁정맥(대복재정맥)
11 Iliacus 엉덩근(장골근)
12 Iliotibial tract 엉덩정강띠(장경인대)
13 Inguinal ligament 고샅인대(서혜인대)
14 Nerve to vastus medialis 안쪽넓은근(내측광근) 지배신경
15 Pectineus 두덩근(치골근)
16 Perforating branch of profunda femoris artery 깊은넙다리동맥(심대퇴동맥)의 관통 분지
17 Rectus femoris 넙다리곧은근(대퇴직근)
18 Saphenous nerve 두렁신경(복재신경)
19 Sartorius 넙다리빗근(봉공근)
20 Subsartorial fascia (thickened aponeurosis) 넙다리빗근아래근막(봉공근하근막)
21 Spermatic cord 정삭
22 Superficial circumflex iliac vein 얕은엉덩휘돌이정맥(천장골회선정맥)
23 Superficial epigastric vein 얕은배벽정맥(천복벽정맥)
24 Superficial external pudendal vein 얕은바깥음부정맥(천외음부정맥)
25 Superficial inguinal ring 얕은고샅구멍(서혜륜 천부)
26 Tensor fasciae latae 넙다리근막긴장근(대퇴근막)
27 Valvular bulge vein 판막성돌출정맥
28 Vastus lateralis 가쪽넓은근(외측광근)
29 Vastus medialis 안쪽넓은근(내측광근)

넙다리삼각(femoral triangle, 대퇴삼각)은 고샅인대(inguinal ligament, 서혜인대)(13), 넙다리빗근의 안쪽(medial border of sartorius, 봉공근 내측부)(19), 그리고 큰모음근의 안쪽(medial border of adductor magnus, 대내전근 내측부)(1) 등으로 이루어져 있다.

넙다리관(femoral canal, 대퇴관)은 넙다리 말이집의 안쪽(medial compartment of the femoral sheath, 대퇴건초의 내측부)으로 넙다리정맥(femoral vein, 대퇴정맥)의 안쪽부(8)와 넙다리동맥(femoral artery, 대퇴동맥)의 바깥부(6)를 포함한다. 넙다리신경(femoral nerve, 대퇴신경)(7)은 넙다리말이집의 가쪽에 있으며 안쪽에 위치하지는 않는다.

넙다리신경마비(대퇴신경마비), 폐쇄신경마비, pp.355~357 참조.

Ⓐ 오른넙다리동맥 Right femoral artery

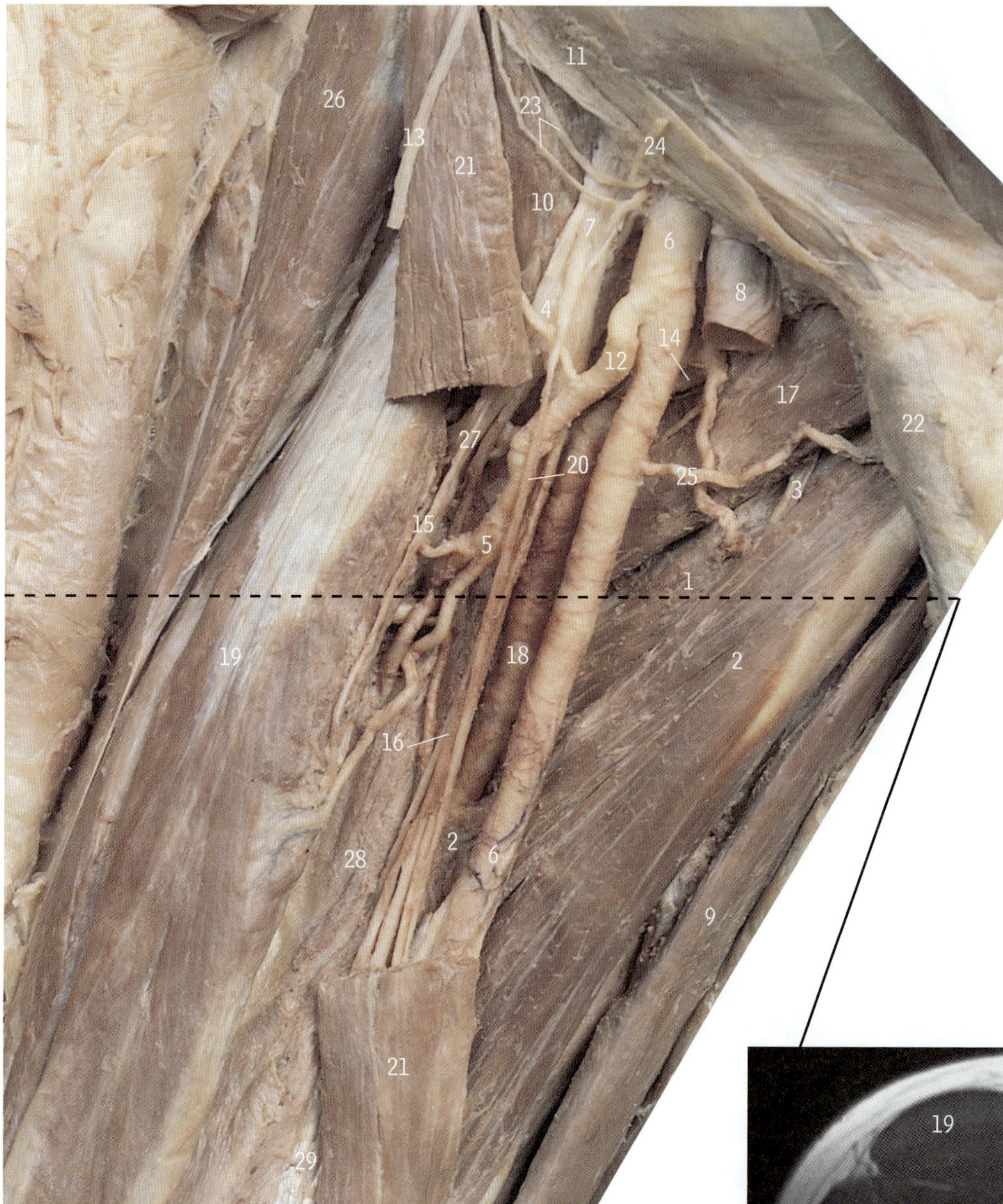

1 Adductor brevis 작은모음근(소내전근)
2 Adductor longus 긴모음근(장내전근)
3 Anterior branch to obturator nerve 폐쇄신경의 앞쪽 분지
4 Ascending branch of lateral circumflex femoral artery 가쪽넙다리휘돌이동맥의 오름가지 (외측대퇴회선동맥의 상행 분지)
5 Descending branch of lateral circumflex femoral artery 가쪽넙다리휘돌이동맥의 내림가지 (외측대퇴회선동맥의 하행분지)
6 Femoral artery 넙다리동맥(대퇴동맥)
7 Femoral nerve 넙다리신경(대퇴신경)
8 Femoral vein 넙다리정맥(대퇴정맥)
9 Gracilis 두덩정강근(박근)
10 Iliacus 엉덩근(장골근)
11 Inguinal ligament 고샅인대(서혜인대)
12 Lateral circumflex femoral artery 가쪽넙다리휘돌이동맥(외측대퇴회선동맥)
13 Lateral femoral cuntaneous nerve 가쪽넙다리피부신경(외측대퇴피신경)
14 Medial circumflex femoral artery 안쪽넙다리휘돌이동맥(내측대퇴회선동맥)
15 Nerve to rectus femoris 넙다리곧은근(대퇴직근) 지배신경
16 Nerve to vastus medialis 안쪽넓은근(내측광근) 지배신경
17 Pectineus 두덩근(치골근)
18 Profunda femoris artery 깊은넙다리동맥(심대퇴동맥)
19 Rectus femoris 넙다리곧은근(대퇴직근)
20 Saphenous nerve 두렁신경(복재신경)
21 Sartorius 넙다리빗근(봉공근)
22 Spermatic cord 정삭
23 Superficial circumflex iliac artery 얕은엉덩휘돌이동맥(천장골회선동맥)
24 Superficial epigastric artery 얕은배벽동맥(천복벽동맥)
25 Superficial external pudendal artery 얕은바깥음부동맥(천외음부동맥)
26 Tensor fasciae latae 넙다리근막긴장근(대퇴근막)
27 Transverse branch of lateral circumflex femoral artery 가쪽넙다리휘돌이동맥(외측대퇴회선동맥)의 가로가지
28 Vastus intermedius 가운데넓은근(중간광근)
29 Vastus medialis 안쪽넓은근(내측광근)

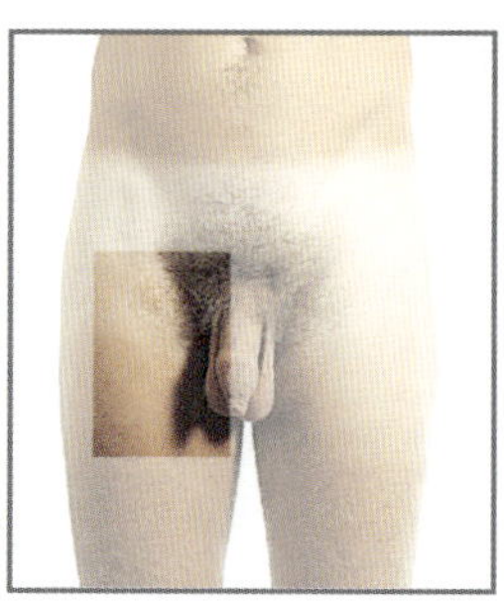

Ⓑ 넓적다리의 횡단 자기공명영상 Axial MR image of thigh

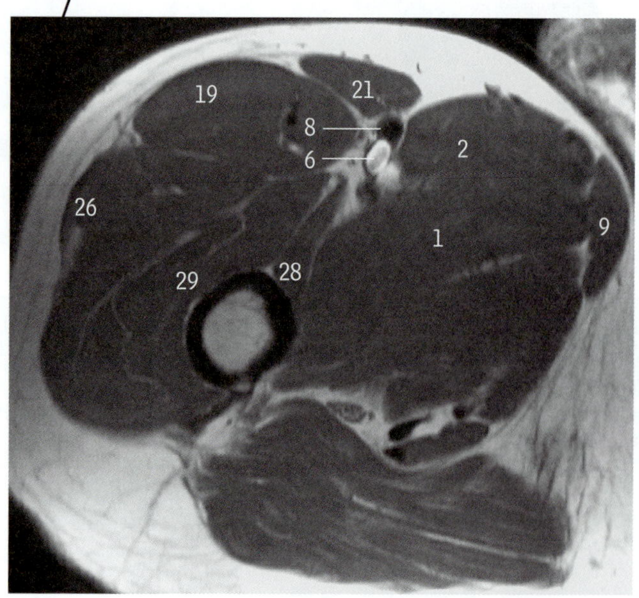

넙다리동맥(대퇴동맥)의 천자, 넙다리감각이상증(이상 지각성 대퇴신경통), pp.355~357 참조.

C 오른아래쪽 넓적다리 Right distal thigh *앞쪽 안에서*

넙다리빗근(sartorius, 봉공근)(13)의 아래부분은 모음근(adductor, 내전근)의 아래 시작부분의 안쪽에 위치하고 넙다리동맥(femoral artery, 대퇴동맥)(2)은 무릎 뒤의 오금와로 들어가는 큰모음근(adductor magnus, 대내전근)(7)을 경유한 뒤 오금동맥(popliteal artery, 슬와동맥)(p.330)이 된다.

1 Adductor magnus 큰모음근(대내전근)
2 Femoral artery 넙다리동맥(대퇴동맥)
3 Gracilis 두덩정강근(박근)
4 Iliotibial tract 엉덩정강띠(장경인대)
5 Lowest (horizontal) fiber of vastus medialis 안쪽넓은근(내측광근)의 가장 아래 섬유(가로면)
6 Medial patellar retinaculum 안쪽무릎지지띠(내측슬개지대)
7 Opening in adductor magnus 큰모음근 이는곳(대내전근 시작)
8 Patella 무릎뼈(슬개골)
9 Quadriceps tendon 넙다리네갈래근힘줄(대퇴사두근건)
10 Rectus femoris 넙다리곧은근(대퇴직근)
11 Saphenous branch of descending genicular artery 내림무릎동맥의 두렁 가지(하행슬동맥의 복재 분지)
12 Saphenous nerve 두렁신경(복재신경)
13 Sartorius 넙다리빗근(봉공근)
14 Vastus medialis and nerve 안쪽넓은근(내측광근)과 신경

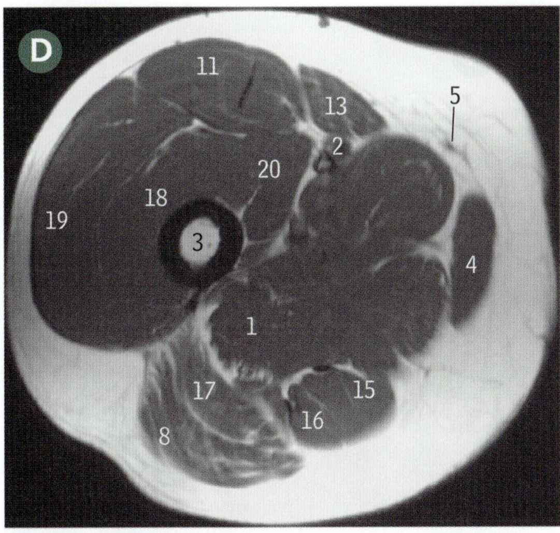

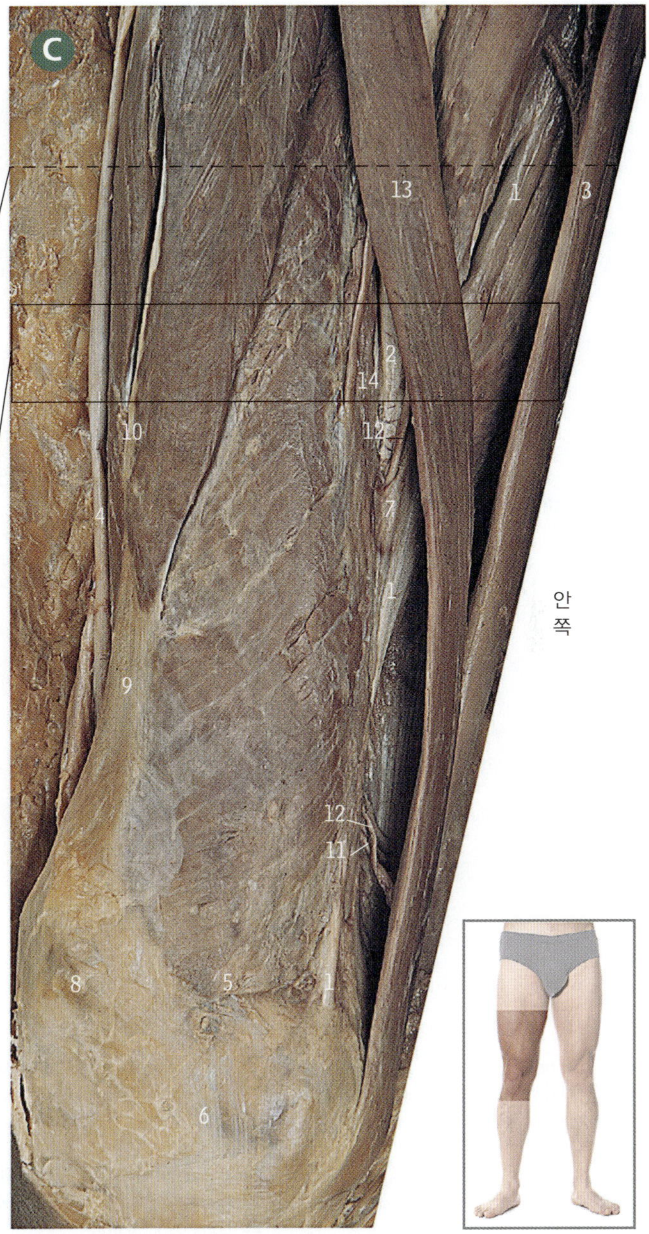

안쪽

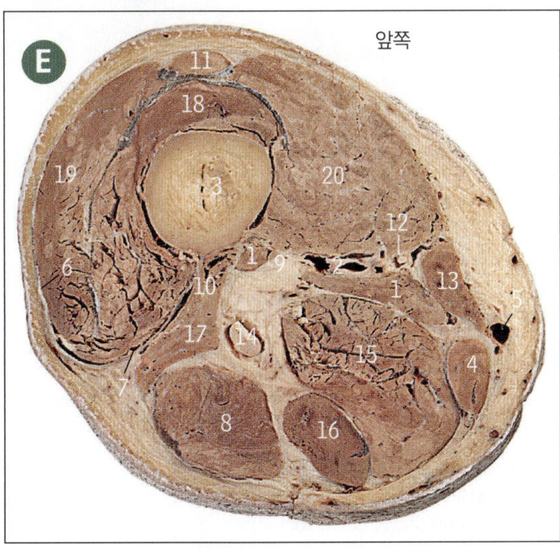

안쪽

1 Adductor magnus 큰모음근(대내전근)
2 Femoral vessels 넙다리혈관(대퇴혈관)
3 Femur 넙다리뼈(대퇴골)
4 Gracilis 두덩정강근(박근)
5 Greater saphenous vein 큰두렁정맥(대복재정맥)

오른아래쪽 넓적다리 Right distal thigh

D *축방향 자기공명영상* E *가로단면*

6 Iliotibial tract of fascia lata 넙다리근막긴장근의 엉덩정강띠(대퇴근막의 장경인대)
7 Lateral intermuscular septum 가쪽근육사이막(외측근육간중격)
8 Long head of biceps 넙다리두갈래근의 긴갈래(대퇴이두근의 장두)
9 Opening in adductor magnus 큰모음근의 이는곳(대내전근의 시작)
10 Profunda femoris vessels 깊은넙다리혈관(심대퇴혈관)
11 Rectus femoris 넙다리곧은근(대퇴직근)
12 Saphenous nerve 두렁신경(복재신경)
13 Sartorius 넙다리빗근(봉공근)
14 Sciatic nerve 궁둥신경(좌골신경)
15 Semimembranosus 반막모양근(반막양근)
16 Semitendinosus 반힘줄근(반건양근)
17 Short head of biceps 넙다리두갈래근의 짧은갈래(대퇴이두근의 단두)
18 Vastus intermedius 가운데넓은근(중간광근)
19 Vastus lateralis 가쪽넓은근(외측광근)
20 Vastus medialis 안쪽넓은근(내측광근)

넙다리오금우회술, 간헐절뚝거림(간헐파행), 근육자리옮김술(근육전위술), 넙다리네갈래근힘줄(대퇴사두근건)의 파열, pp.355~357 참조.

오른엉덩관절 Right hip joint Ⓐ 앞쪽 아래모습 Ⓑ 앞쪽 위모습

궁둥넙다리인대(ischiofemoral ligament, 좌골대퇴인대)의 일부 섬유들은 둘레띠(zona orbicularis, 윤대)를 형성하는 데 참여한다. 넙다리머리(head of femur, 대퇴골두) 주위에 옷깃처럼 관절주머니(capsule, 관절낭)를 감고 있다.

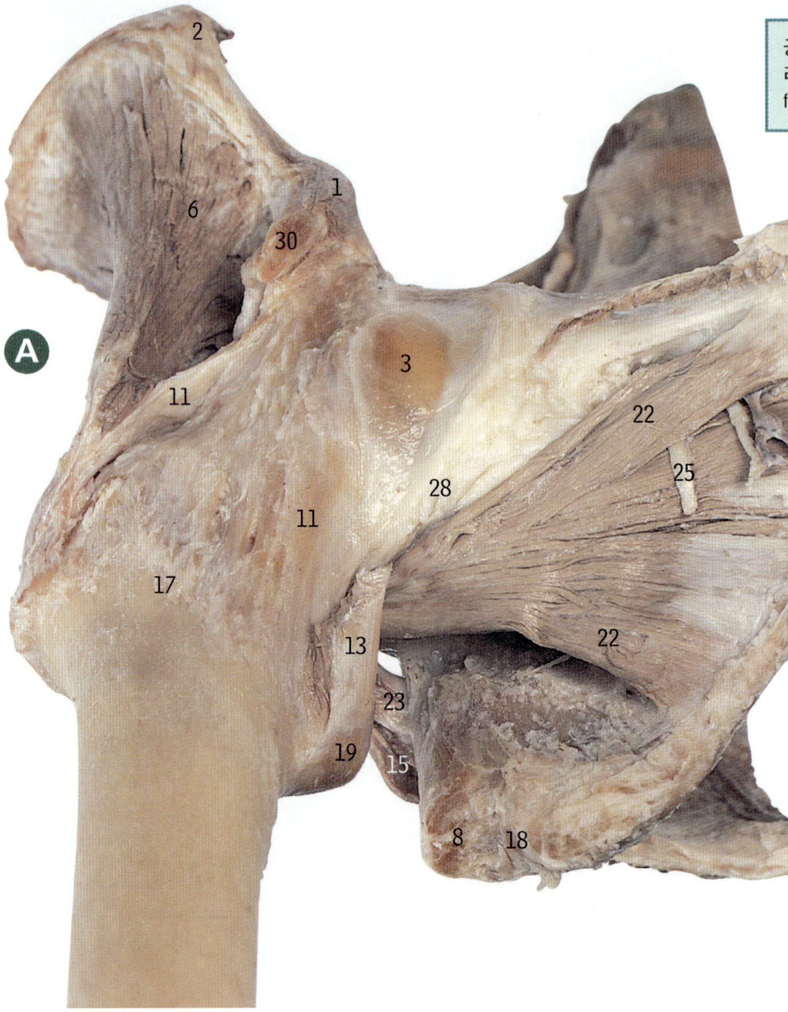

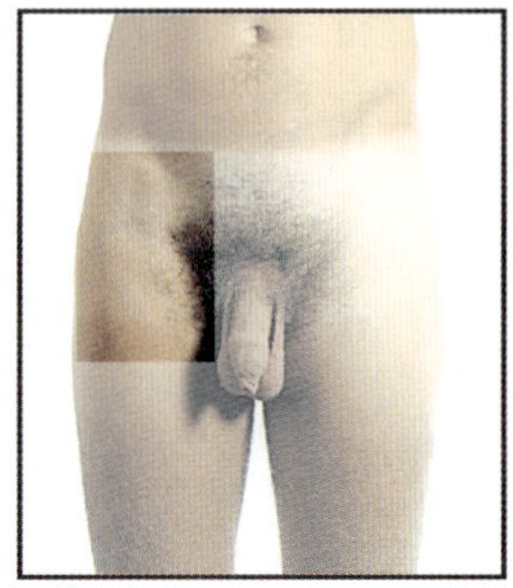

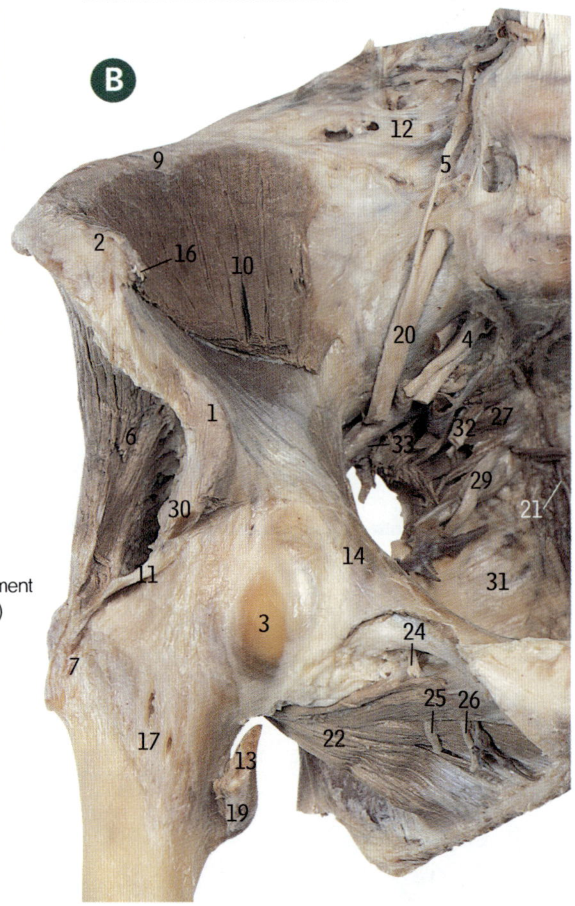

1 Anterior inferior iliac spine 앞아래엉덩뼈가시(전하장골극)
2 Anterior superior iliac spine 앞위엉덩뼈가시(전상장골극)
3 Bursa for psoas tendon 허리근힘줄의 윤활주머니(요근건의 윤활낭)
4 First sacral nerve root 첫째엉치신경뿌리(제1천골신경근)
5 Fourth lumbar nerve root 넷째허리신경뿌리(제4요신경근)
6 Gluteus minimus muscle 작은볼기근(소둔근)
7 Greater trochanter 큰돌기(대전자)
8 Hamstring origin 넙다리뒤근육의 이는곳(슬굴곡근의 시작)
9 Iliac crest 엉덩뼈능선(장골릉)
10 Iliacus muscle 엉덩근(장근)
11 Iliofemoral ligament 엉덩넙다리인대(장골대퇴인대)
12 Iliolumbar ligament 엉덩허리인대(장요인대)
13 Iliopsoas tendon 엉덩허리근의 힘줄(장요근건)
14 Iliopubic eminence 엉덩두덩관절융기(장치관절융기)
15 Inferior gemellus muscle 아래쌍동근(하쌍자근)
16 Inguinal ligament 고샅인대(서혜인대)
17 Intertrochanteric line and capsule attachment 돌기사이선(전자간선)과 관절주머니(관절낭) 부착부
18 Ischial tuberosity 궁둥결절(좌골결절)
19 Lesser trochanter 작은돌기(소전자)
20 Lumbosacral trunk 허리엉치신경줄기(요천신경간)
21 Median sacral artery 정중엉치동맥(정중천골동맥)
22 Obturator externus 바깥폐쇄근(외폐쇄근)
23 Obturator internus tendon 속폐쇄근의 힘줄(내폐쇄근건)
24 Obturator nerve, anterior branch 폐쇄신경, 앞가지
25 Obturator nerve, posterior branch 폐쇄신경, 뒤가지
26 Obturator vessels 폐쇄혈관
27 Piriformis muscle 궁둥구멍근(이상근)
28 Pubofemoral ligament 두덩넙다리인대(치골대퇴인대)
29 Pudendal nerve 음부신경
30 Rectus femoris muscle 넙다리곧은근(대퇴직근)
31 Sacrospinous ligament 엉치가시돌기인대(천골극인대)
32 Second sacral nerve root 둘째엉치신경의 뿌리(제2천골신경근)
33 Superior gluteal artery 위볼기동맥(상둔동맥)

트렌델렌버그징후, pp.355~357 참조.

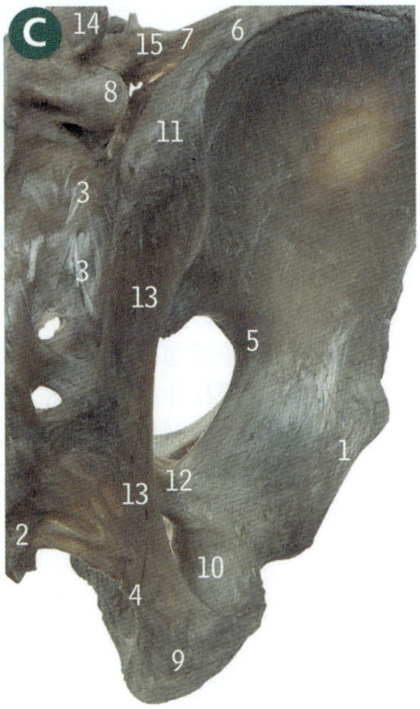

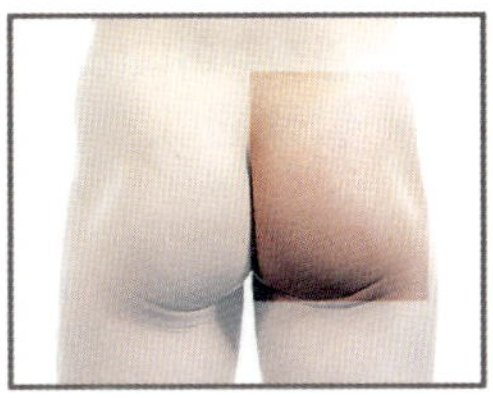

C 오른척추골반과 엉치엉덩인대

Right vertebropelvic and sacro–iliac ligaments

뒷모습

1 Acetebular labrum 절구테두리(관절순)
2 Coccyx 꼬리뼈(미골)
3 Dorsal sacro–iliac ligaments 등쪽엉치엉덩인대(배측천장인대)
4 Falciform process of sacrotuberous ligament 엉치결절인대의 낫돌기(천골결절인대의 겸상돌기)
5 Greater sciatic notch 큰궁둥패임(대좌골절흔)
6 Iliac crest 엉덩뼈능선(장골릉)
7 Iliolumbar ligament 엉덩허리인대(장요인대)
8 Inferior articular process of fifth lumbar vertebra 다섯째허리뼈의 아래관절돌기(제5요추의 하관절돌기)
9 Ischial tuberosity 궁둥결절(좌골결절)
10 Lesser sciatic notch 작은궁둥패임(소좌골절흔)
11 Posterior superior iliac spine 위뒤장골가시(후상장골극)
12 Sacrospinous ligament and ischial spine 엉치가시인대와 궁둥뼈가시(천극인대와 좌골극)
13 Sacrotuberous ligament 엉치결절인대(천결절인대)
14 Superior articular process of fifth lumbar spine 다섯째허리뼈의 위관절돌기(제5요추의 상관절돌기)
15 Transverse process of fifth lumbar spine 다섯째허리뼈의 가로돌기(제5요추의 횡돌기)

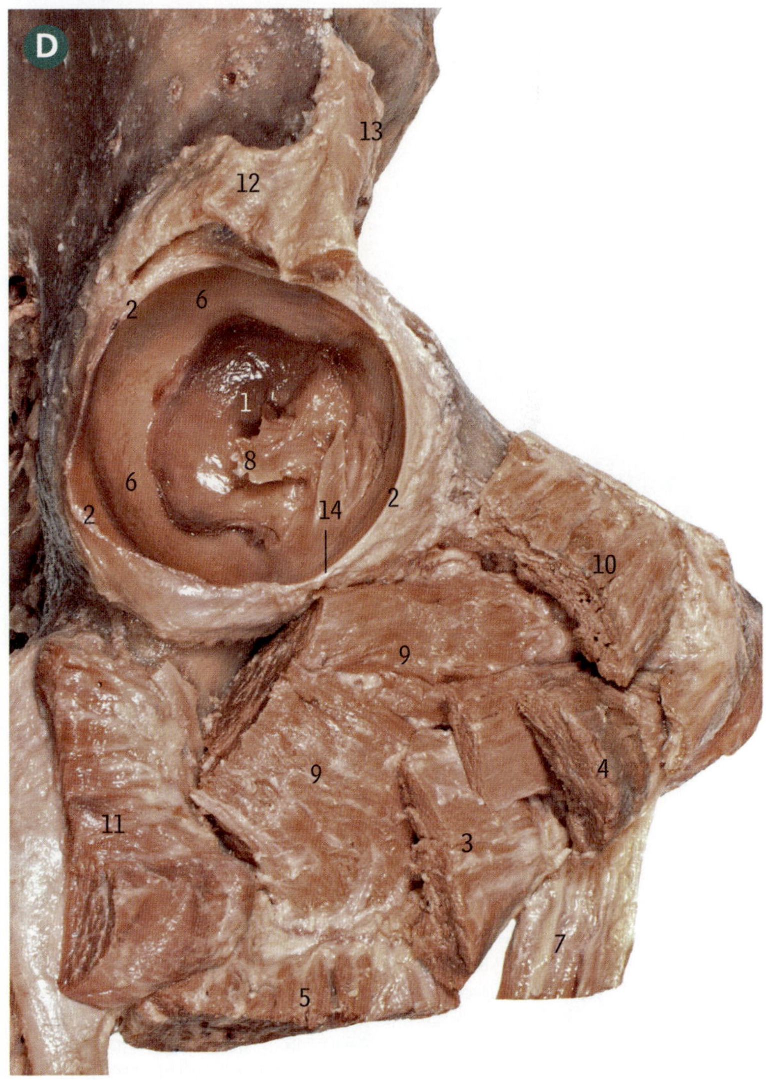

D 오른넙다리뼈를 제거한 엉덩관절

Right hip joint with femur removed

오른모습

넙다리뼈(femur, 대퇴골)는 관절구(acetabulum)에서 분리되어 제거하였고 관절구테두리(acetabular labrum, 관절순), 가로인대(transverse ligament, 횡인대), 그리고 원인대(ligament teres)는 남아 있다. 뼈 부착부와 근육은 p.293 B를 참조.

1 Acetabular fossa 관절오목(관절와)
2 Acetabular labrum 절구테두리(관절순)
3 Adductor brevis muscle 짧은모음근(단내전근)
4 Adductor longus muscle 긴모음근(장내전근)
5 Adductor magnus muscle 큰모음근(대내전근)
6 Articular surface 관절면
7 Gracilis muscle 두덩정강근(박근)
8 Ligamentum teres femoris 넙다리원인대(대퇴원인대)
9 Obturator externus muscle 바깥폐쇄근(외폐쇄근)
10 Pectineus muscle 두덩근(치골근)
11 Quadratus femoris muscle 넙다리네모근(대퇴방형근)
12 Reflected head of rectus femoris muscle 넙다리곧은근(대퇴직근)의 접힌갈래
13 Straight head of rectus femoris muscle 넙다리곧은근(대퇴직근)의 곧은갈래
14 Transverse ligament 절구가로인대(황비구인대)

넙다리뼈머리(대퇴골두)의 무혈관괴사, pp.355~357 참조.

왼엉덩관절 Left hip joint Ⓐ 관상면의 앞모습

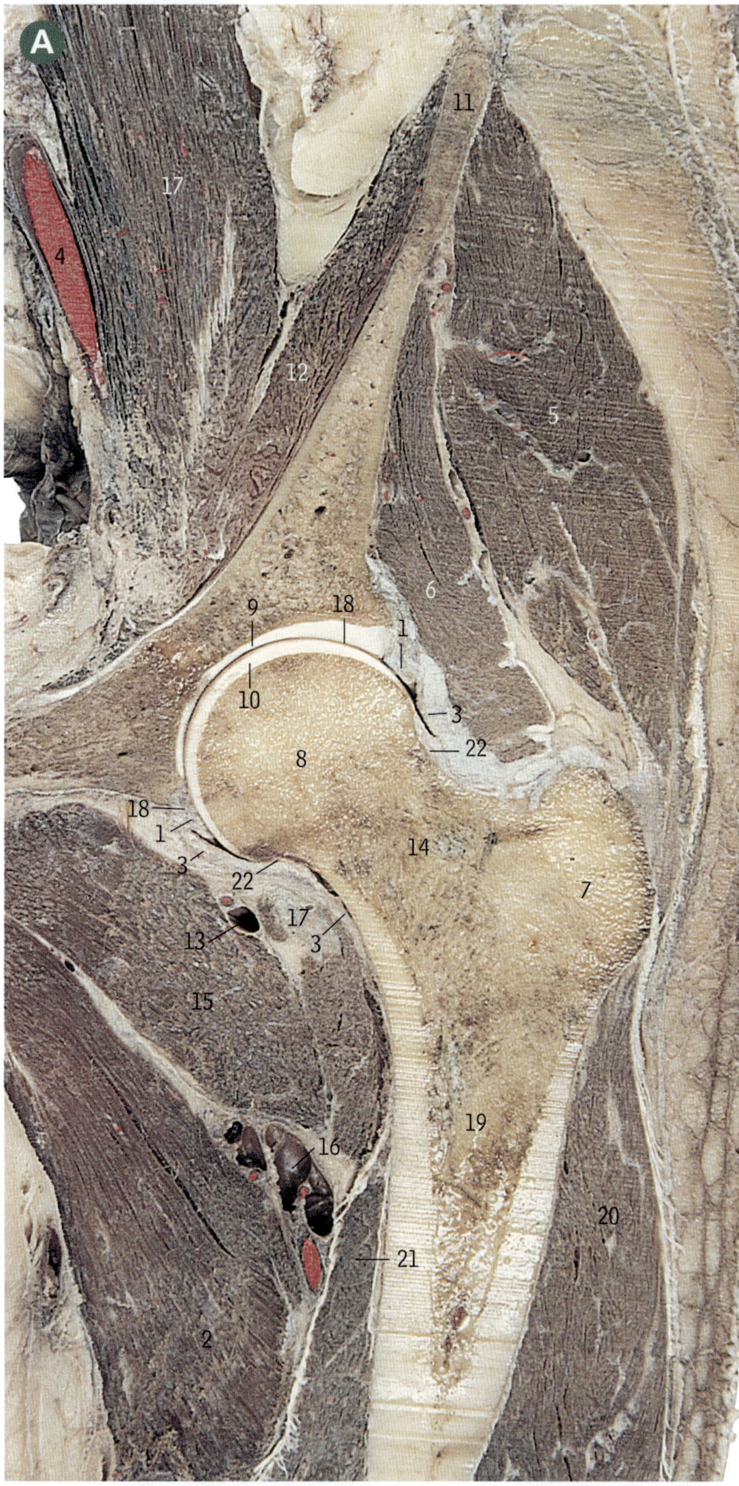

이 사진에서 중간볼기근(gluteus medius, 중둔근)과 작은볼기근(gluteus minimus, 소둔근)(5, 6)이 넙다리뼈큰돌기(greater trochanter of femur)의 한 점에서 만나는 것을 잘 보여준다. 이들 근육은 엉덩관절에서 넙다리뼈의 벌림근(abductor, 외전근)으로 분류되지만, 보행을 할 때 더욱 중요한 근육이며 다리의 모음(내전)을 방지하는 역할을 한다–지면에서 반대측 다리가 들어 올려질 때, 골반이 기울어지는 것을 방지(트렌델렌버그징후, p.357 참조).

엉덩관절(고관절) 전치환술, pp.355~357 참조.

절단면은 넙다리뼈머리(head of femur, 대퇴골두)(8)와 큰돌기(greater trochanter of femur, 대전자)(7)의 중심을 통과한다. 넙다리뼈목(neck of femur, 대퇴골경)(14)의 위로 작은볼기근(gluteus minimus, 소둔근)(6)과 중간볼기근(gluteus medius, 중둔근)(5)이 아래로 달려 큰돌기(greater trochanter, 대전자)(7)에 부착된다. 한편, 넙다리뼈목(neck of femur, 대퇴골경)의 아래에는 큰허리근(psoas major, 대요근)(17)의 힘줄과 엉덩근(iliacus, 장골근)(12)의 근섬유가 뒤로 지나 작은돌기(lesser trochanter, 소전자)에 부착한다. 둘레띠(zona orbicularis, 윤대)(22)의 원형섬유는 넙다리뼈목(neck of femur, 대퇴골경)의 관절안쪽부분 주위의 관절주머니(capsule, 관절낭)(3)를 단단히 고정하는 역할을 한다.

1 Acetebular labrum 절구테두리(관절순)
2 Adductor longus 긴모음근(장내전근)
3 Capsule of hip joint 엉덩관절주머니(고관절낭)
4 External iliac artery 바깥엉덩동맥(외장골동맥)
5 Gluteus medius 중간볼기근(중둔근)
6 Gluteus minimus 작은볼기근(소둔근)
7 Greater trochanter 큰돌기(대전자)
8 Head of femur 넙다리뼈머리(대퇴골두)
9 Hyaline cartilage of acetabulum 절구면(관절면)의 유리연골
10 Hyaline cartilage of head 넙다리뼈머리(넙다리뼈머리)의 유리연골
11 Iliac crest 엉덩뼈능선(장골릉)
12 Iliacus 엉덩근(장골근)
13 Medial circumflex femoral vessels 안쪽휘돌이넙다리혈관(내회선대퇴혈관)
14 Neck of femur 넙다리뼈목(대퇴골경)
15 Pectineus 두덩근(치골근)
16 Profunda femoris vessels 깊은넙다리혈관(심대퇴혈관)
17 Psoas major 큰허리근(대요근)
18 Rim of acetabulum 절구테두리(관절구테)
19 Shaft of femur 넙다리뼈몸통(대퇴골체)
20 Vastus lateralis 가쪽넓은근(외측광근)
21 Vastus medialis 안쪽넓은근(내측광근)
22 Zona orbicularis of capsule 관절주머니둘레띠(관절낭윤대)

* 관절주머니 경계선
** 원인대

Ⓑ 관상 MR, 관절조영상

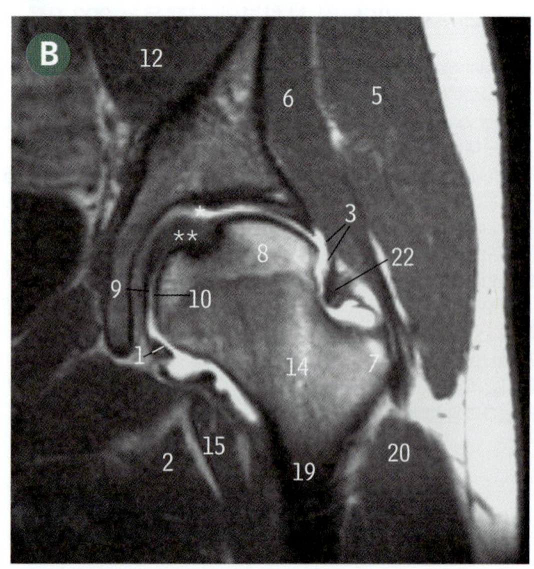

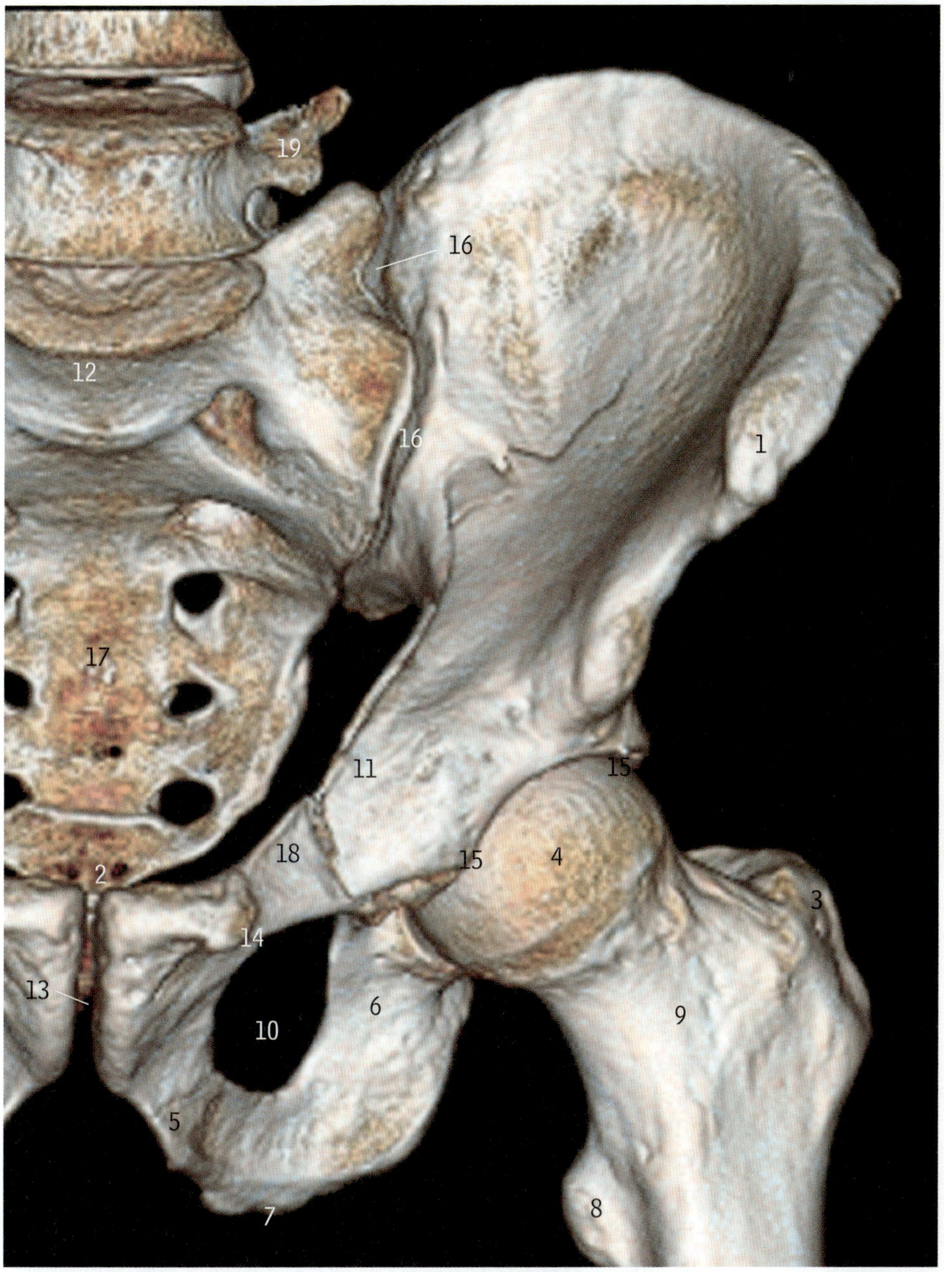

C 왼엉덩관절과 왼엉치엉덩관절

Left hip and sacro–iliac joint

64채널 CT영상의 3차원구축사진

1 Anterior superior iliac spine 앞위엉덩뼈가시(전상장골극)
2 First coccygeal vertebra 첫째꼬리뼈(제1미추)
3 Greater trochanter of femur 넙다리뼈큰돌기(대퇴골대전자)
4 Head of femur 넙다리뼈머리(대퇴골두)
5 Inferior pubic ramus 아래두뼈가지(하치골지)
6 Ischium 궁덩뼈(좌골)
7 Ischial tuberosity 궁둥결절(좌골결절)
8 Head of femur 넙다리뼈머리(대퇴골두)
9 Lesser trochanter of femur 넙다리뼈작은돌기(대퇴골소전자)
10 Neck of femur 넙다리뼈목(대퇴골경)
11 Pectineal line 폐쇄구멍(폐쇄공)
12 Phleboliths in pelvic veins 골반정맥 안의 정맥결석
13 Pubic symphysis 두덩결합(치골결합)
14 Pubic tubercle 두덩결절(치골결절)
15 Rim of acetabulum 절구띠(관절구테)
16 Sacro–iliac joint 엉치엉덩관절(천장관절)
17 Sacrum 엉치뼈(천골)
18 Superior pubic ramus 위두덩뼈가지(상치골지)
19 Transverse process of fifth lumbar vertebra 다섯째허리뼈의 가로돌기(제5요추의 횡돌기)

D

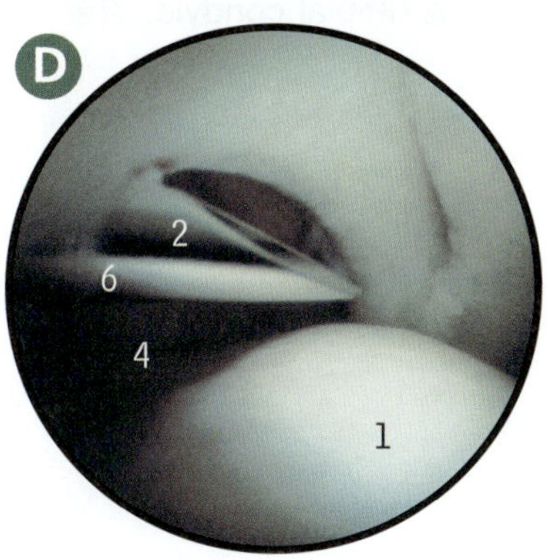

E

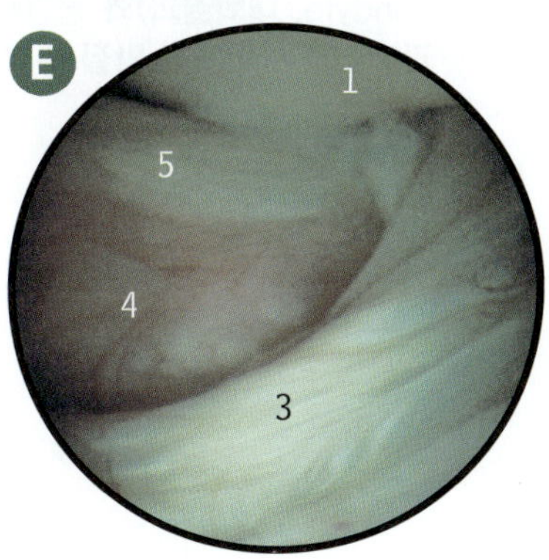

엉덩관절 Hip joint

D E *관절내시경사진*

1 Femoral head 넙다리뼈머리(대퇴골두)
2 Irrigation needle 세척용바늘
3 Ligament teres 원인대
4 Synovium 윤활막(활막)
5 Transverse ligament 가로인대(횡인대)
6 Zona orbicularis 둘레띠(윤대)

엉덩관절(고관절)의 뒤탈구, pp.355~357 참조.

오른무릎

Right knee

부분굽힘

A 가쪽 모습

B 안쪽 모습

1 Biceps femoris 넙다리두갈래근(대퇴이두근)
2 Common peroneal (fibular) nerve 온종아리신경(총비골신경)
3 Head of fibular 종아리뼈머리(비골두)
4 Iliotibial tract 엉덩정강띠(장경인대)
5 Lateral head of gastrocnemius 장딴지근의 가쪽갈래(비복근 외측두)
6 Margin of condyle of femur 넙다리뼈관절융기(대퇴골과)의 가장자리
7 Margin of condyle of tibia 정강뼈관절융기(경골과)의 가장자리
8 Patella 무릎뼈(슬개골)
9 Patella ligament 무릎인대(슬개인대)
10 Popliteal fossa 다리오금(슬와)
11 Semimembranosus 반막모양근(반막양근)
12 Semitendinosus 반힘줄근(반건양근)
13 Tuberosity of tibia 정강뼈거치면(경골조면)
14 Vastus medialis 안쪽넓은근(내측광근)

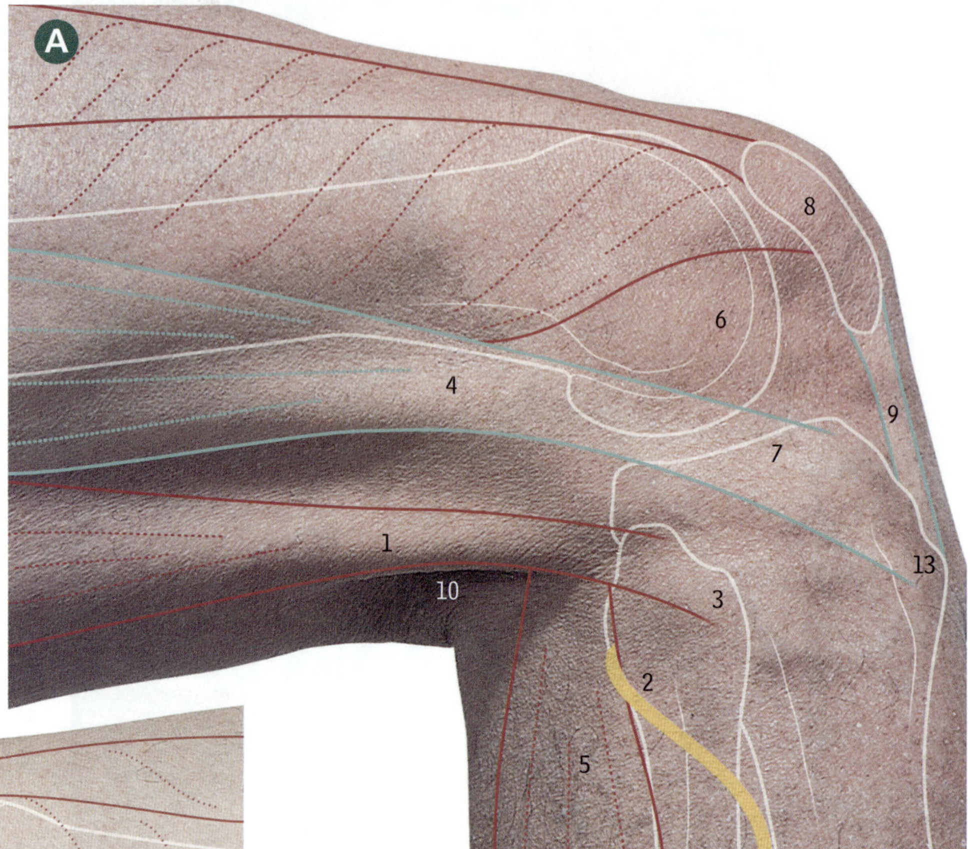

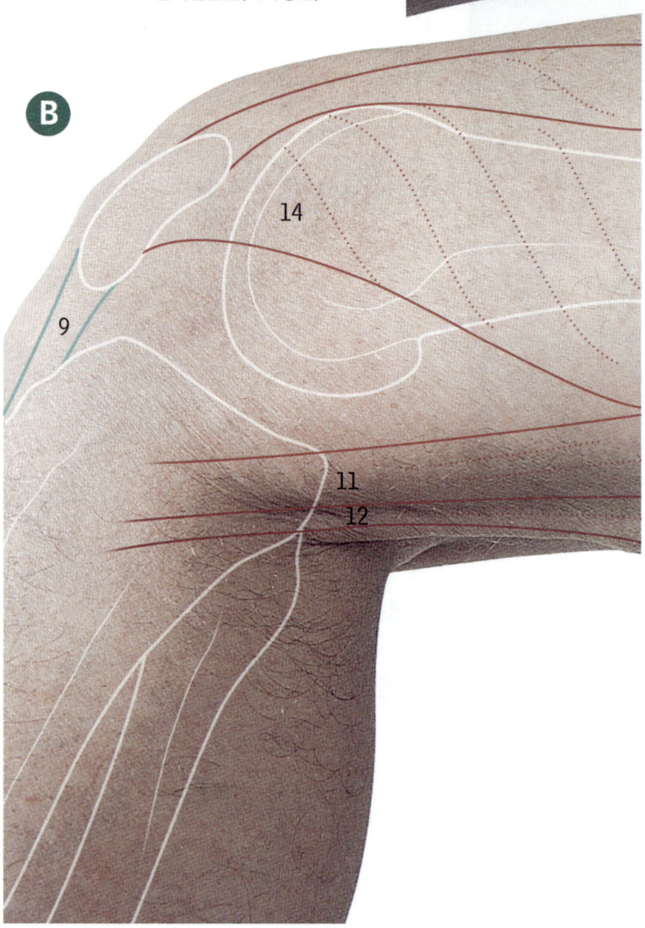

무릎의 뒤쪽 외측면의 넙다리두갈래근(biceps femoris, 대퇴이두근)(1)의 힘줄을 쉽게 만질 수 있다. 그 앞쪽으로는 엉덩정강근막띠(iliotibial tract, 장경인대)(4)가 넓게 퍼진 모양으로 위치하며, 넙다리두갈래근과 엉덩정강근막띠 사이에 고랑같은 패임이 있다. 안쪽면에서는 2개의 힘줄을 만질 수 있다[좁은 형태의 반힘줄근(semitendinosus, 반건양근)(12)과 바로 뒤의 넓은 것이 반막모양근(semimembranosus, 반막양근)(11)]. 앞에서 보면, 무릎인대(patella ligament, 슬개인대)(9)가 정강뼈거친면(tibial tuberosit, 경골조면)(13)으로부터 일정한 거리에 무릎뼈(patella, 슬개골)(8)가 유지되도록 고정하며, 넙다리뼈관절융기(femur condyle, 대퇴골과)와 정강뼈관절관절융기(tibial condyle, 경골과)(6, 7) 사이에서 만질 수 있다.

밖굽이무릎(외반슬), 안굽이무릎(내반슬), 무릎반사, pp.355~357 참조.

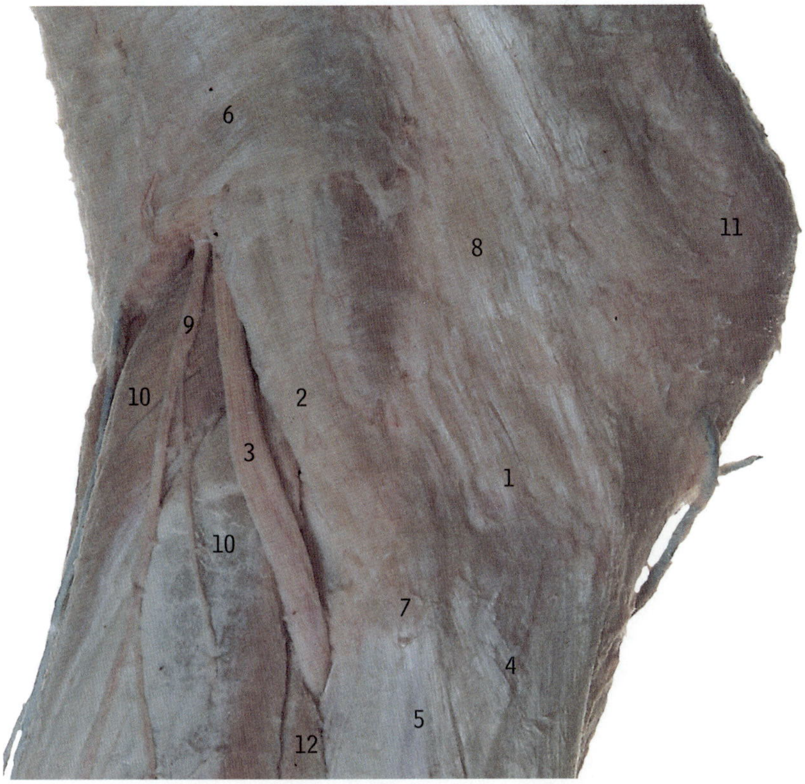

C 오른무릎 Right knee

얕은 해부, 가쪽 모습

넙다리두갈래근(biceps femoris, 대퇴이두근)(2)의 뒤쪽 힘줄 바로 뒤에서 아래쪽으로 지나가는 온종아리신경[common peroneal (fibular) nerve, 총비골신경](3)을 나타내기 위해 제거하였다. 이 신경은 가자미근(soleus)(12)과 긴종아리근(peroneus (fibularis) longus, 장비골근)(5) 사이에 인접한 부위를 지날 때 가로막고 있는 종아리뼈목(neck of fibular, 비골경)의 아래쪽을 통해 지나간다. 표면에 분포하는 작은 혈관과 신경들은 제거하였다.

1 Attachment of iliotibial tract to tibia
엉덩정강띠 종아리뼈 부착부(장경인대 비골부착부)
2 Biceps 넙다리두갈래근(대퇴이두근)
3 Common peroneal (fibular) nerve 온종아리신경(총비골신경)
4 Deep fascia overlying extensor muscles
폄근(신전근)과 겹치는 깊은근막부(심부근막)
5 Deep fascia overlying peroneus (fibular) longus
긴종아리근(장비골근)과 겹치는 깊은근막부(심부근막)
6 Fascia lata 넙다리근막(대퇴근막)
7 Head of fibular 종아리뼈머리(비골두)
8 Iliotibial tract 엉덩정강띠(장경인대)
9 Lateral cutaneous nerve of calf
장딴지의 가쪽피부신경(비복의 외측피신경)
10 Lateral head of gastrocnemius 장딴지근의 가쪽갈래(비복근 외측두)
11 Patella 무릎뼈(슬개골)
12 Soleus 가자미근

> 엉덩정강띠(iliotibial tract, 장경인대)(8)는 넙다리근막(fascia lata, 대퇴근막)(6)의 바깥쪽에 있는 두꺼운 부분이다. 위부분은 넙다리근막장근(tensor fascia lata, 대퇴근막장근)을 포함해서 큰볼기근(gluteus maximus, 대둔근)의 대부분과 함께 대퇴근막안에서 정지한다.
>
> 종아리뼈목(head of fibular, 비골경)과 피부아래에 만나는 지점이 온종아리신경[common peroneal (fibular) nerve, 총비골신경](3)의 위치로 아래다리에서 신경손상이 가장 많은 곳이다.

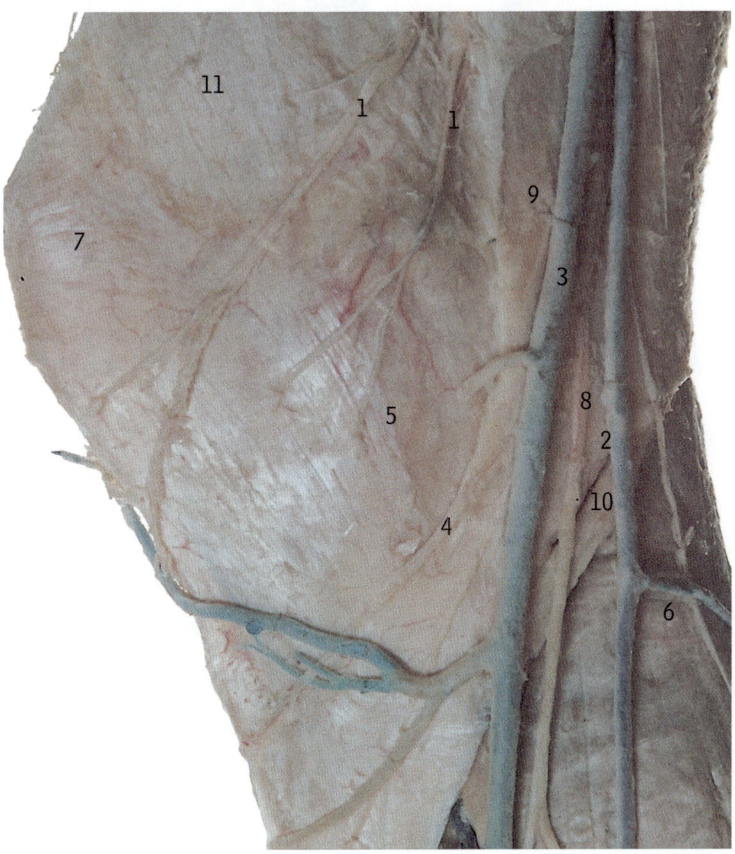

D 오른무릎 Right knee

얕은 해부, 안쪽 모습

큰두렁정맥(greater saphenous vein, 대복재정맥)(3)은 무릎뼈(patella, 슬개골)(7)의 안쪽부분 뒤로 손의 폭(10 cm) 길이만큼 위쪽으로 달린다. 두렁신경(saphenous nerve, 복재신경)(8)은 넙다리빗근(sartorius, 봉공근)(9)과 두덩정강근(gracilis, 박근)(2) 사이에서 표면으로 드러나며, 무릎아래(4)에서 앞으로 굽이돌아 정강뼈관절융기(tibial condyle, 경골과)의 위쪽 가장자리 아래로 달린다.

1 Branches of medial femoral cutaneous nerve
안쪽넙다리피부신경의 가지(내측대퇴피신경의 분지)
2 Gracilis 두덩정강근(박근)
3 Greater saphenous vein 큰두렁정맥(대복재정맥)
4 Infrapatella branch of saphenous nerve
두렁신경의 무릎아래가지(복재신경의 슬개하 분지)
5 Level of margin of medial condyle of tibia
정강뼈(경골) 안쪽관절융기(내측과)의 가장자리
6 Medial head of gastrocnemius
장딴지근의 안쪽갈래(비복근 내측두)
7 Patella 무릎뼈(슬개골)
8 Saphenous nerve 두렁신경(복재신경)
9 Sartorius 넙다리빗근(봉공근)
10 Semitendinosus 반힘줄근(반건양근)
11 Vastus medialis 안쪽넓은근(내측광근)

오른오금 Right popliteal fossa *얕은 해부*

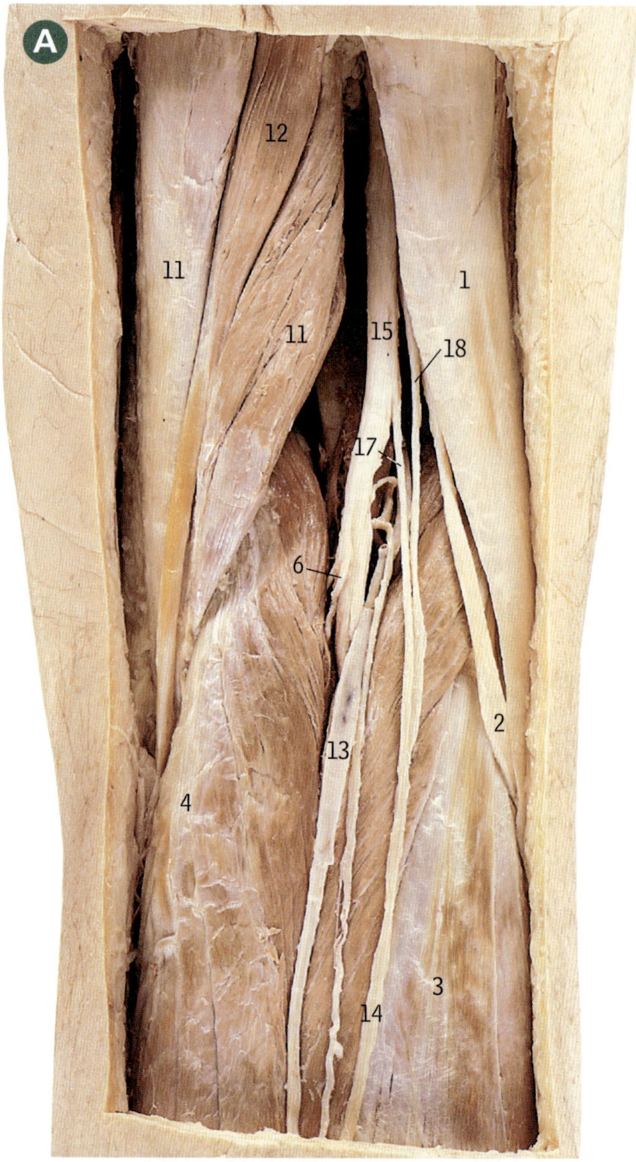

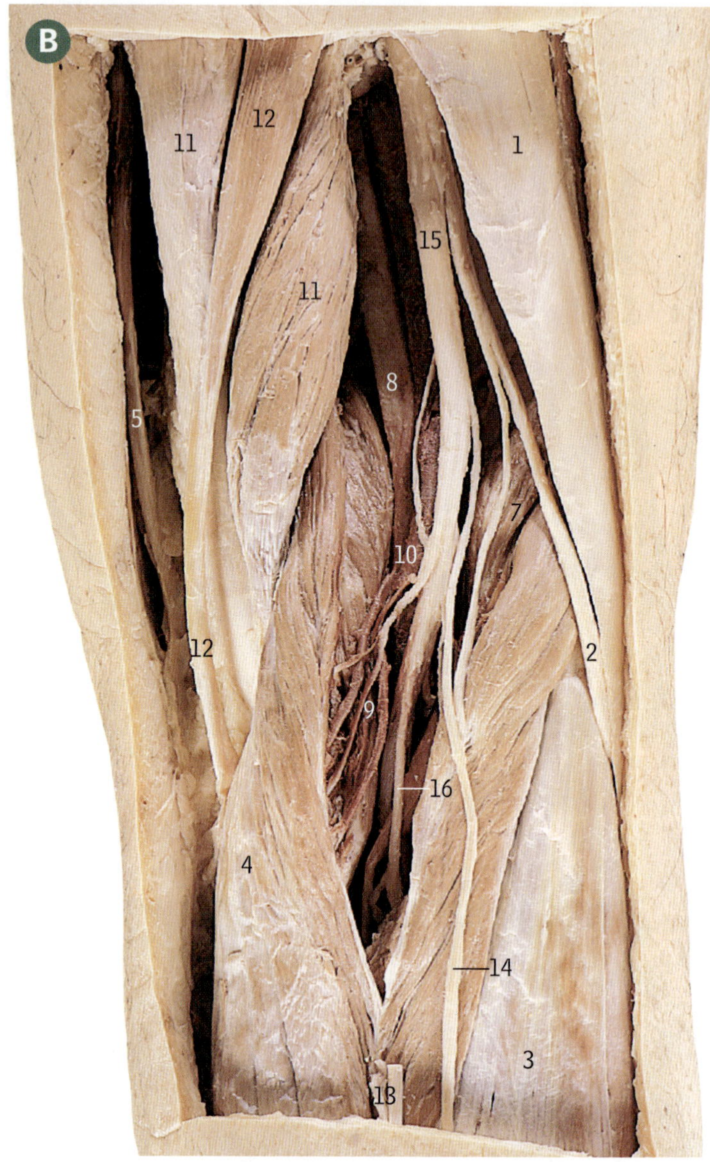

A **피부와 근막은 다이아몬드 모양으로 오금(popliteal fossa, 슬와)을 만들고 있고, 그 속에 있는 지방은 제거하였다. 하지만 근막을 관통하여 지나가는 작은 두렁정맥(small saphenous vein, 소복재정맥)이 관찰된다. 가쪽과 안쪽의 높은 부분(몸쪽)과 안쪽장딴지피부신경(medial sural cutaneous nerve, 내측비복피신경)들이 이곳에 위치하고 있다.**

B **장딴지근의 머리(heads of gastrocnemuius, 비복근두)들은 더 깊은 곳을 볼 수 있도록 분리하였다.**

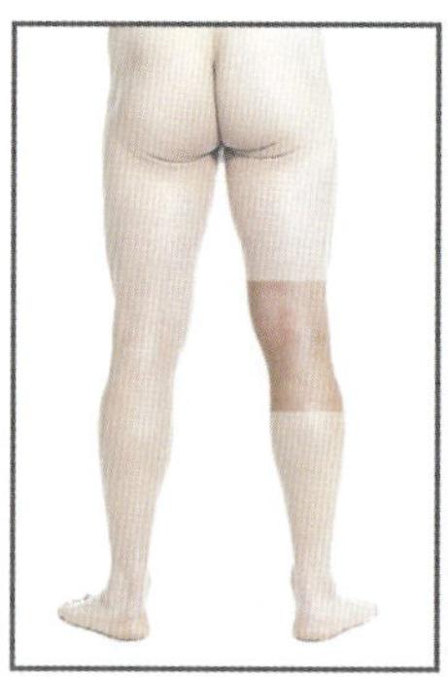

1 Biceps femoris 넙다리두갈래근(대퇴이두근)
2 Common peroneal (fibular) nerve 온종아리신경(총비골신경)
3 Gastrocnemius lateral head 장딴지근 가쪽갈래(비복근 외측두)
4 Gastrocnemius medial head 장딴지근 안쪽갈래(비복근 내측두)
5 Gracilis 두덩정강근(박근)
6 Nerve to medial head of gastrocnemius
장딴지근 안쪽갈래지배신경(비복근 내측두지배신경)
7 Plantaris 장딴지빗근(족척근)
8 Popliteal artery 오금동맥(슬와동맥)
9 Popliteal vascular branches to gastocnemius
장딴지근의 오금혈관가지(비복근의 슬와혈관분지)
10 Popliteal vein 오금정맥(슬와정맥)
11 Semimembranosus 반막모양근(반막양근)
12 Semitendinosus 반힘줄근(반건양근)
13 Small saphenous vein 작은두렁정맥(소복재정맥)
14 Sural nerve 장딴지신경(비복신경)
15 Tibial nerve 정강신경(경골신경)
16 Tibial nerve, muscular branches 정강신경(경골신경), 근육가지
17 Sural nerve, branch from tibial
장딴지신경(비복신경), 정강신경(경골신경)에서 분지
18 Sural nerve, branch from common peroneal (fibular)
장딴지신경(비복신경), 온종아리신경(총비골신경)에서 분지

다리오금Popliteal fossa *더 진행된 해부*

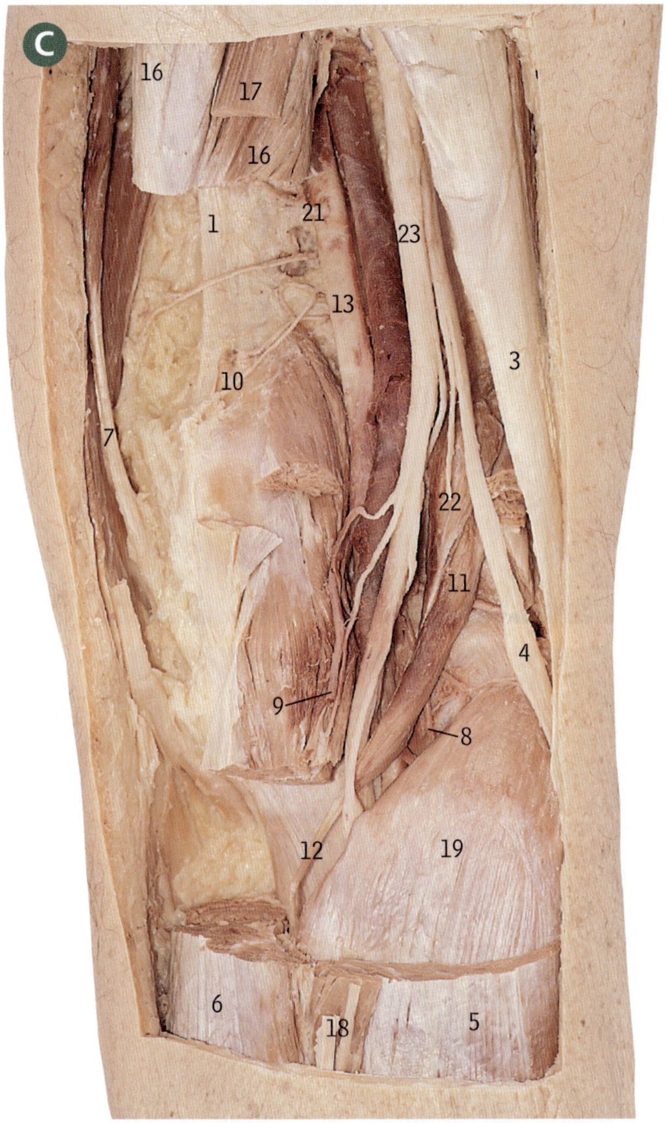

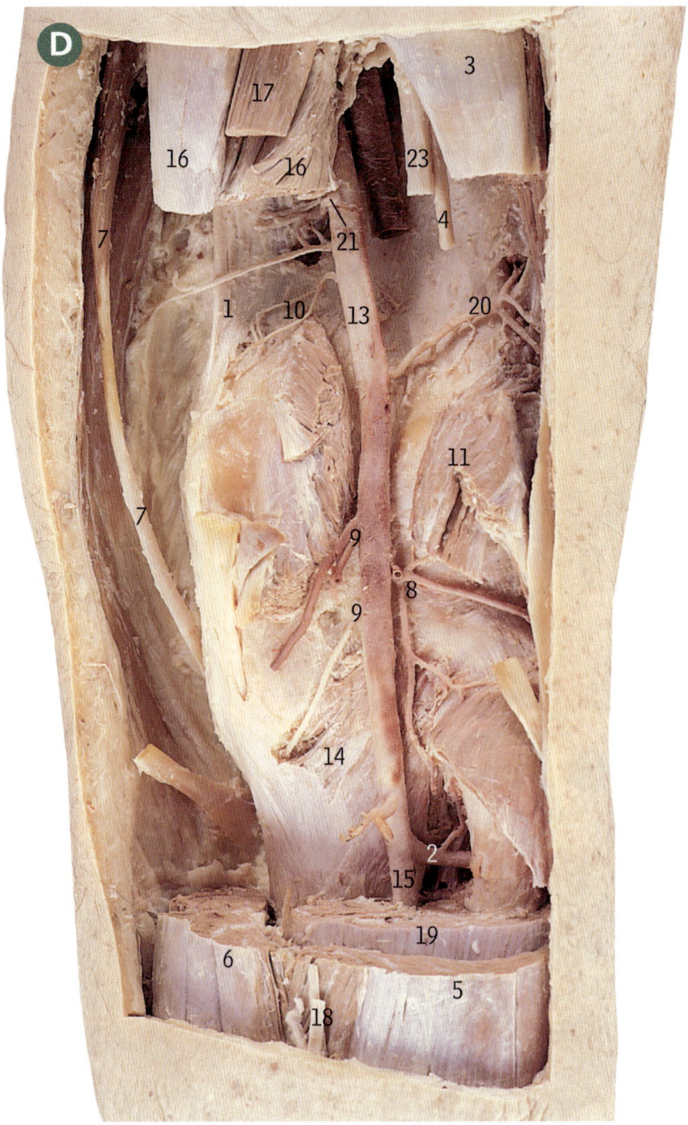

C **반힘줄근(semitendinosus, 반건양근)과 반막모양근(semimembranosus, 반막양근), 장딴지근의 이는곳(origin of gastrocnemius, 비복근 기시부)의 대부분을 제거하여 장딴지빗근(plantaris, 족척근)과 오금동맥(popliteal artery, 슬와동맥)의 깊은가지, 가자미근(soleus)을 노출되게 하였다.**

D **오금(popliteal fossa, 슬와)부위에 분포하는 근육을 제거하여 오금동맥(popliteal artery, 슬와동맥)이 무릎 연결(genicular anastomoses)과 끝가지가 앞뒤쪽의 정강동맥(anterior and posterior tibial arteries, 전후경골동맥)으로 나뉘는 것을 볼 수 있다.**

1 Adductor magnus 큰모음근(대내전근)
2 Anterior tibial artery 앞정강동맥(전경골동맥)
3 Biceps femoris 넙다리두갈래근(대퇴이두근)
4 Common peroneal (fibular) nerve 온종아리신경(총비골신경)
5 Gastrocnemius lateral head 장딴지근 가쪽갈래(비복근 외측두)
6 Gastrocnemius medial head 장딴지근 안쪽갈래(비복근 내측두)
7 Gracilis 두덩정강근(박근)
8 Inferior lateral genicular artery 아래가쪽무릎동맥(하외측슬동맥)
9 Inferior medial genicular artery 아래안쪽무릎동맥(하내측슬동맥)
10 Medial genicular artery 안쪽무릎동맥(내측슬동맥)
11 Plantris muscle 장딴지빗근(족척근)
12 Plantris tendon 장딴지빗근힘줄(족척근건)
13 Popliteal artery 오금동맥(슬와동맥)
14 Popliteus 오금근(슬와근)
15 Posterior tibial artery 뒤정강동맥(후경골동맥)
16 Semimembranosus 반막모양근(반막양근)
17 Semitendinosus 반힘줄근(반건양근)
18 Short saphenous vein 짧은두렁정맥(단복재정맥)
19 Soleus 가자미근
20 Superior lateral genicular artery 위가쪽무릎동맥(상외측무릎동맥)
21 Superior medial genicular artery 위안쪽무릎동맥(상내측무릎동맥)
22 Sural nerve 장딴지신경(비복신경)
23 Tibial nerve 정강신경(경골신경)

오금낭, 오금동맥류(슬와동맥류), 장딴지신경이식(비복신경이식), pp.355~357 참조.

왼무릎관절 Left knee joint 인대

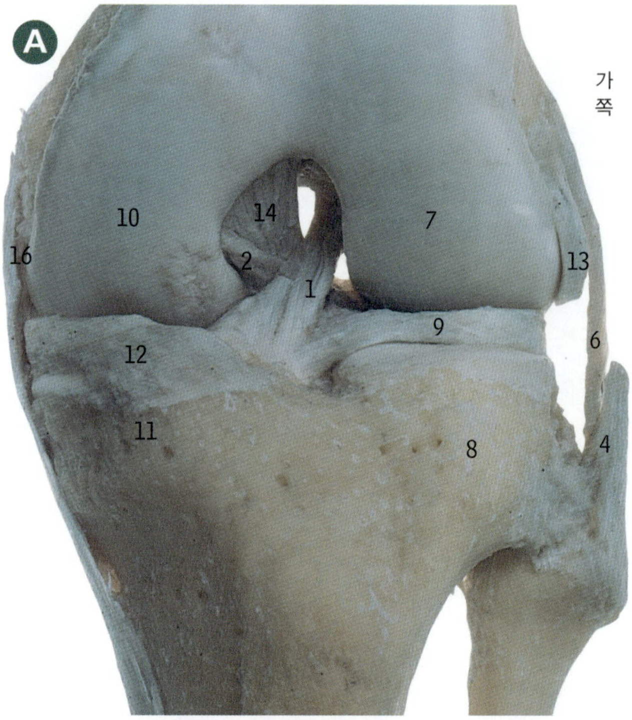

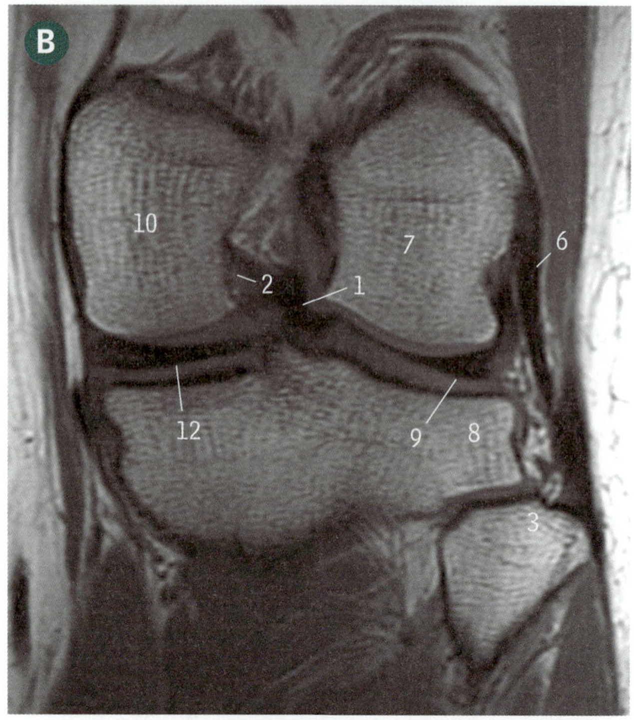

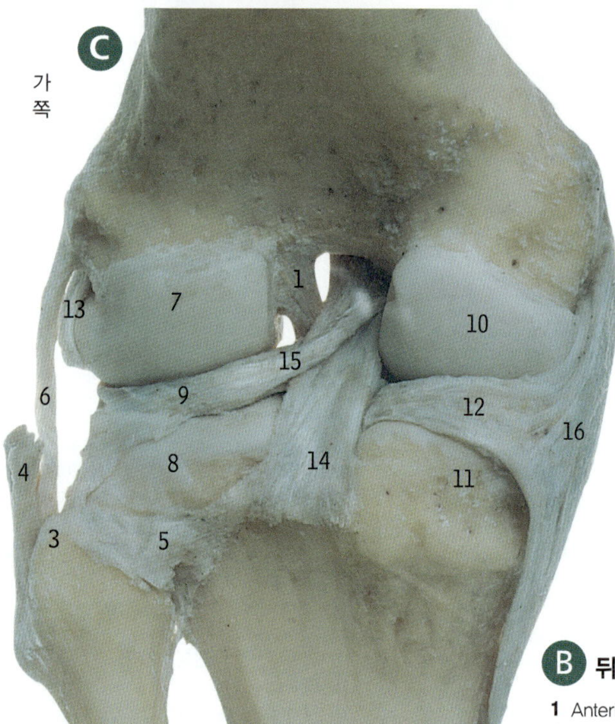

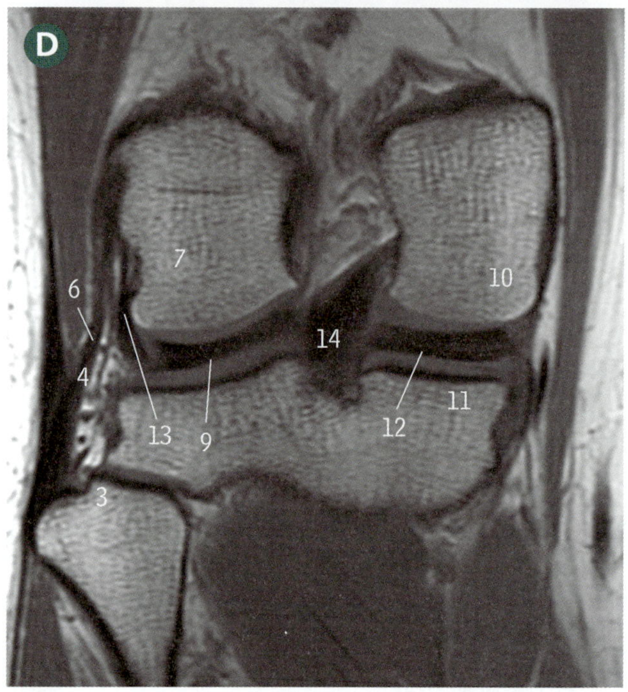

A 앞모습 C 관상 MRI

무릎관절의 관절주머니(capsule of knee joint, 슬관절 관절낭)와 주변의 모든 조직은 제거하였고 관절의 인대만 남겨두었으며 조금 굽힌 상태이다.

B 뒤모습 D 관상 MRI

1 Anterior cruciate ligament 앞십자인대(전십자인대)
2 Anterior meniscofemoral ligament 앞반달넙다리인대(전반달대퇴인대)
3 Apex of head of fibula 종아리뼈머리 끝(비골두 첨부)
4 Biceps tendon 넙다리두갈래근힘줄(대퇴이두근건)
5 Capsule of superior tibiofibular joint 위정강종아리인대의 관절주머니(상경비인대의 관절낭)
6 Fibular collateral ligament (lateral) 가쪽에 위치한 종아리쪽곁인대(비골측부인대)
7 Lateral condyle of femur 넙다리뼈의 가쪽관절융기(대퇴골외과)
8 Lateral condyle of tibia 정강뼈의 가쪽관절융기(경골외과)
9 Lateral meniscus 가쪽반달(외측반월판)
10 Medial condyle of femur 넙다리뼈의 안쪽관절융기(대퇴골내과)
11 Medial condyle of tibia 정강뼈의 안쪽관절융기(경골내과)
12 Medial meniscus 안쪽반달(내측반월판)
13 Popliteal tendon 오금근힘줄(슬와근건)
14 Posterior cruciate ligament 뒤십자인대(후십자인대)
15 Posterior meniscofemoral ligament 뒤반달넙다리인대(후반달대퇴인대)
16 Tibial collateral ligament (medial) 안쪽에 위치한 정강쪽곁인대(경골측부인대)

종아리곁인대(fibular collateral ligament, 비골측부인대)(A6)는 약 5 cm 정도의 길이로 된 원통형태로 넙다리뼈가쪽위관절융기(lateral epicondyle of the femur, 대퇴골 외측상과)에서 종아리뼈 끝부분의 앞에 있는 종아리뼈머리(head of fibular, 비골두)(C3)를 지나고, 넙다리두갈래근힘줄(tendon of biceps femoris, 대퇴이두근건)(C4)로 넓게 덮여 있다.

안쪽반달(medial meniscus, 내측반월판)(E12, F12)은 정강쪽곁인대(tibial collateral ligament, 경골측부인대)(E19, F20)의 깊은 부분에 부착된다. 이것은 반달(meniscus, 반월판)과 결합하는 데 보조역할을 하지만 정강뼈(tibia, 경골)와 넙다리뼈(femur, 대퇴골) 사이의 돌림(rotation, 회전)운동에 의해 파열될 수 있다.

가쪽반달(lateral meniscus, 외측반월판)(A9)은 종아리쪽곁인대(fibular collateral ligament, 비골측부인대)(A6)에 부착하지 않고 오금근(popliteal muscle, 슬와근)의 뒤부분에 부착한다(F5).

정강쪽곁인대(tibial collateral ligament, 경골측부인대)는 12 cm 정도로 넓고 편평하게 부착되며, 넙다리뼈의 안쪽위관절융기(medial epicondyle of the femur, 대퇴골 내측상과)에서 정강뼈의 안쪽위관절융기(medial condyle of the tibia, 경골 내측과)를 지나 정강뼈관절융기의 안쪽 아래면으로 부착된다(E의 아래부분처럼).

십자인대(cruciate ligament)는 정강뼈(tibia, 경골)에 부착되는 데서 이름이 유래되었다.

앞십자인대(anterior cruciate ligament, 전십자인대)(A1)는 위쪽과 뒤쪽을 경유하여 넙다리뼈의 가쪽관절융기(lateral condyle of femur, 대퇴골 외측과)의 안쪽면에 부착한다(C7).

뒤십자인대(posterior cruciate ligament, 후십자인대)(C14)는 위쪽과 앞쪽을 경유하여 넙다리뼈의 안쪽관절융기(medial condyle of femur, 대퇴골 내측과)의 바깥면에 부착한다(A10).

왼무릎 정강뼈 Left knee tibial plateau *위모습*

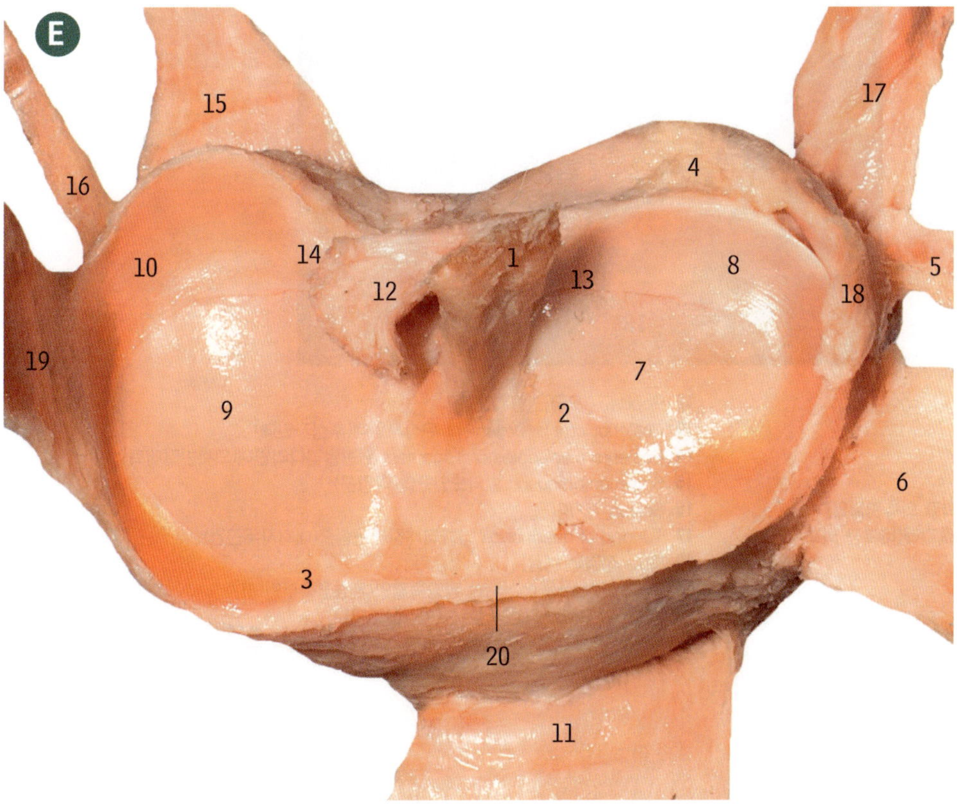

무릎의 횡단 MRI Axial MR

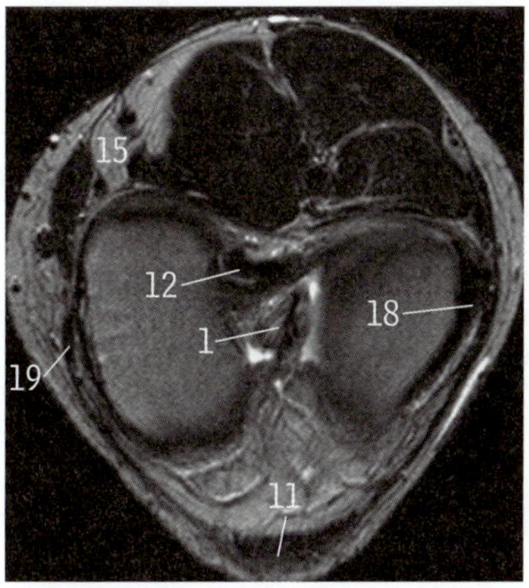

1 Anterior cruciate ligament 앞십자인대(전십자인대)
2 Anterior horn of lateral meniscus 가쪽반달의 앞뿔(외측반월판의 전각)
3 Anterior horn of medial meniscus 안쪽반달의 앞뿔(내측반월판의 전각)
4 Attachment of lateral meniscus to popliteus muscle 오금근(슬와근)의 가쪽반달(측반월판) 부착부
5 Fibular collateral ligament 종아리쪽곁인대(비골측부인대)
6 Iliotibial tract 엉덩정강띠(장경인대)
7 Lateral condyle of tibia 정강뼈 가쪽관절융기(경골외측과)
8 Lateral meniscus 가쪽반달(외측반월판)
9 Medial condyle of tibia 정강뼈 안쪽관절융기(경골내과)
10 Medial meniscus 안쪽반달(내측반월판)
11 Patellar ligament (tendon) 무릎인대(슬개인대)(건)
12 Posterior cruciate ligament 뒤십자인대(후십자인대)
13 Posterior horn of lateral meniscus 가쪽반달의 뒤뿔(외측반월판의 후각)
14 Posterior horn of medial meniscus 안쪽반달의 뒤뿔(내측반월판의 후각)
15 Semimembranosus (tendon) 반막근(반막양근)의 힘줄
16 Semitendinosus (tendon) 반힘줄근(반건양근)의 힘줄
17 Tendon of biceps femoris muscle 넙다리두갈래근힘줄(대퇴이두근건)
18 Tendon of popliteus muscle 오금근힘줄(슬와근건)
19 Tibial collateral ligament attachment to medial meniscus 안쪽반달에 부착된 정강쪽곁인대(경골측부인대)
20 Transverse ligament 가로인대(횡인대)

반달찢어짐, 앞십자인대파열, pp.355~357 참조.

오른무릎관절 Right knee joint

Ⓐ 안쪽 넙다리관절융기를 제거한 안쪽 모습 Ⓑ 시상면의 MRI

넙다리뼈의 안쪽 반의 아래부분의 제거로 X자 모양으로 교차하는 십자인대를 볼 수 있다. 앞십자인대(anterior cruciate ligament, 전방십자인대)(1)는 가쪽 뒤로 지나고 뒤십자인대(posterior cruciate ligament, 후방십자인대)(13)는 앞쪽 안으로 지난다. B의 자기공명영상(MRI)에서는 무릎뼈아래 지방덩어리(infarapatella fat pad, 슬개하지방체)(3)가 보인다.

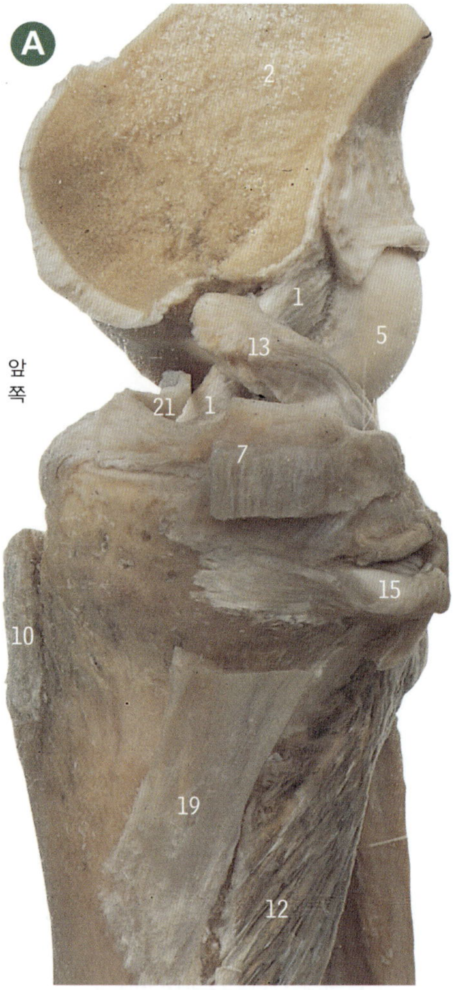

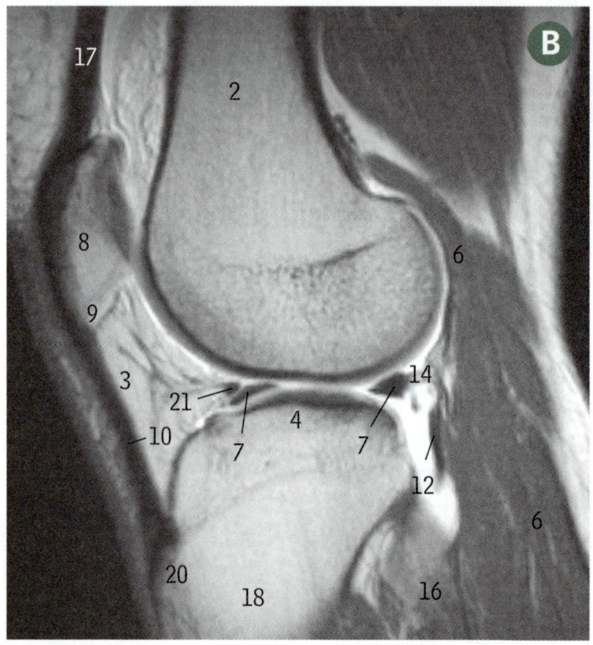

1 Anterior cruciate ligament 앞십자인대(전십자인대)
2 Femur 넙다리뼈(대퇴골)
3 Infrapatella fat pad 무릎아래지방체(슬개하지방체)
4 Intercodylar notch 관절융기사이패임(관절과간절흔)
5 Lateral condyle of femur 넙다리뼈의 가쪽관절융기(대퇴골 외측관절와)
6 Lateral head of gastrocnemius muscle 장딴지근의 가쪽갈래(비복근 외측두)
7 Lateral meniscus 가쪽반달(외측반월판)
8 Patella 무릎뼈(슬개골)
9 Patella apex 무릎뼈끝(슬개골끝)
10 Patella ligament (tendon) 무릎인대(슬개인대)(건)
11 Popliteal artery and vein 오금동맥(슬와동맥)과 정맥
12 Popliteus 오금근(슬와근)
13 Posterior cruciate ligament 뒤십자인대(후십자인대)
14 Posterior meniscofemoral ligament 뒤반달넙다리인대(외측반달대퇴인대)
15 Semimembranosus 반막모양근(반막양근)
16 Soleus 가자미근
17 Tendon of quadriceps 넙다리네갈래근힘줄(대퇴사두근건)
18 Tibia 정강뼈(경골)
19 Tibial collateral ligament 정강쪽곁인대(경골측부인대)
20 Tibial tuberosity 정강뼈거친면(경골조면)
21 Transverse ligament 관절주머니의 뒤부분(관절낭 후부)

왼무릎 Left knee *관절내시경사진*

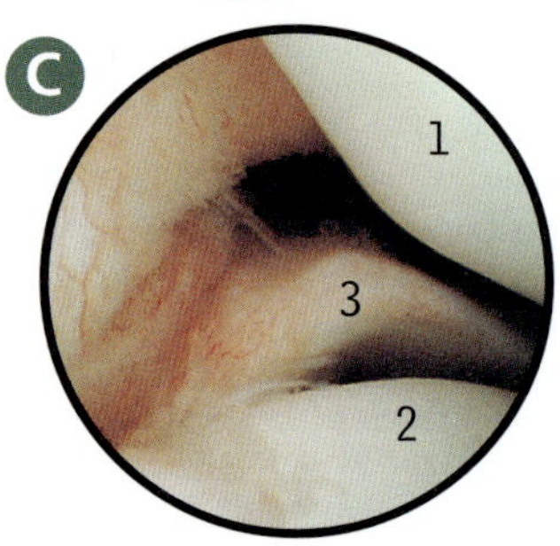

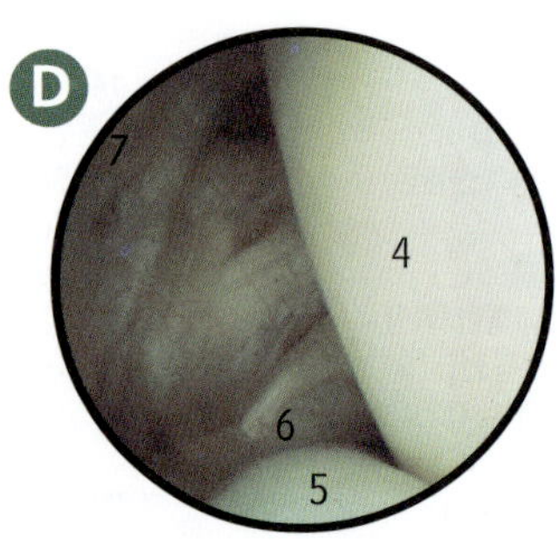

Ⓒ 가쪽 앞에서 본 사진

Ⓓ 뒤 안쪽에서 본 사진

1 Lateral condyle of femur 넙다리뼈의 가쪽융기(대퇴골 외측과)
2 Lateral condyle of tibia 정강뼈의 가쪽융기(경골 외측과)
3 Lateral meniscus 가쪽반달(외측반월판)
4 Medial condyle of femur 넙다리뼈의 안쪽융기(대퇴골 내측과)
5 Medial meniscus 안쪽반달(내측반월판)
6 Posterior cruciate ligament 뒤십자인대(후방십자인대)
7 Posterior part of capsule 관절주머니 뒤부분(관절낭 후부)

뒤십자인대파열, 무릎위주머니염, pp.355~357 참조.

E

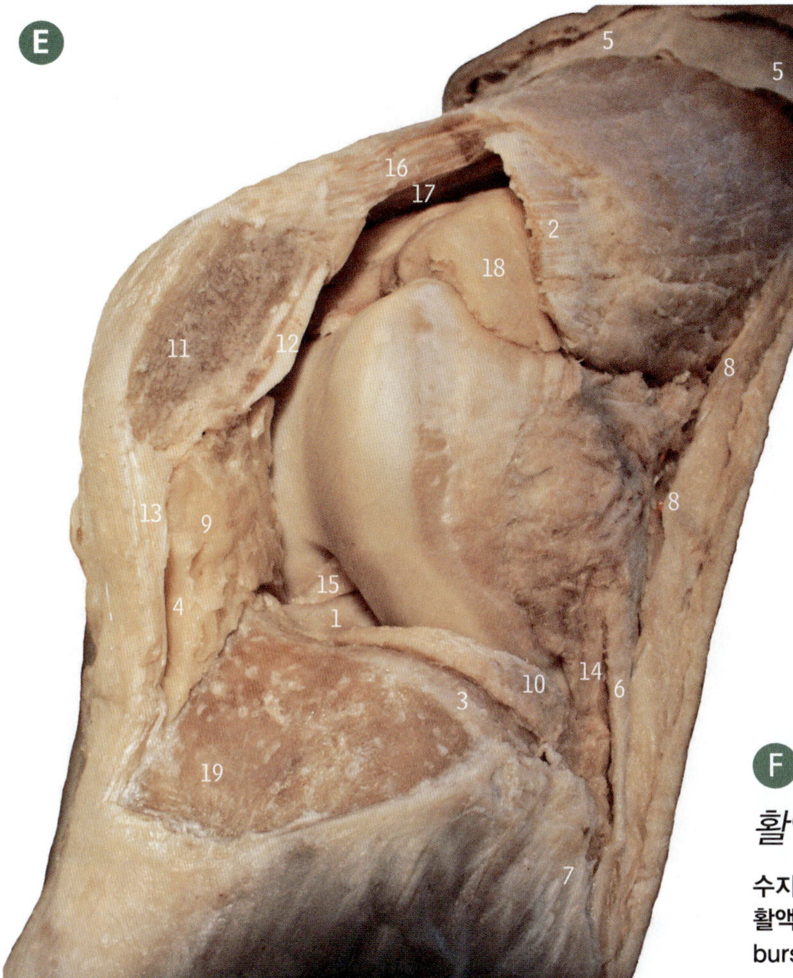

Ⓔ 왼무릎관절 Left knee joint

안쪽 구조물이 보이도록 가쪽에서 개방

1 Anterior cruciate ligament 앞십자인대(전십자인대)
2 Aponeurosis of vastus lateralis (cut edge) 가쪽넓은근의 널힘줄(외측광근의 건막)
3 Articular cartilage, tibial plateau 관절연골(관절연골), 정강뼈고원(경골고평부)
4 Deep patella bursa 깊은무릎뼈윤활낭(심부슬개낭)
5 Fascia lata (deep fascia) 넙다리근막(대퇴근막)
6 Fibular collateral ligament 종아리쪽곁인대(비골측부인대)
7 Head of fibula 종아리뼈머리(비골두)
8 Iliotibial tract (cut edge) 엉덩정강띠(장경인대)
9 Infrapatella fat pad (Hoffa) 무릎아래지방체(슬개하지방체)
10 Lateral meniscus 가쪽반달(외측반월판)
11 Patella 무릎뼈(슬개골)
12 Patellar articular cartilage 무릎뼈관절연골(슬개골연골)
13 Patellar ligament (tendon) 무릎인대(슬개인대)(건)
14 Popliteus tendon, attachment to lateral tibial epicondyle 오금근힘줄(슬와근건), 정강뼈바깥위관절융기(경골외과)의 부착부
15 Posterior cruciate ligament 뒤십자인대(후십자인대)
16 Quadriceps tendon 넙다리네갈래근힘줄(대퇴사두근건)
17 Suprapatella bursa 무릎위윤활주머니(상슬개낭)
18 Suprapatellar fat pad 무릎위지방체(상슬개지방체)
19 Tibial tuberosity 정강뼈거친면(경골조면)

Ⓕ 왼무릎관절 Left knee joint

활액주머니와 윤활주머니에 주사한 안쪽 모습

수지를 주입하여 관절의 활액주머니(synovial cavity of the joint, 관절활액낭)(3)가 확장되었고, 또한 무릎뼈위쪽 윤활주머니(suprapatellar bursa, 상슬개낭)(10), 오금힘줄 주위의 윤활주머니(the bursa round popliteus tendon, 슬와근건주위 윤활낭)(2) 및 반막모양근의 윤활주머니(semimembranosus bursa, 반막양근 윤활낭)(9)가 팽창되었다.

F

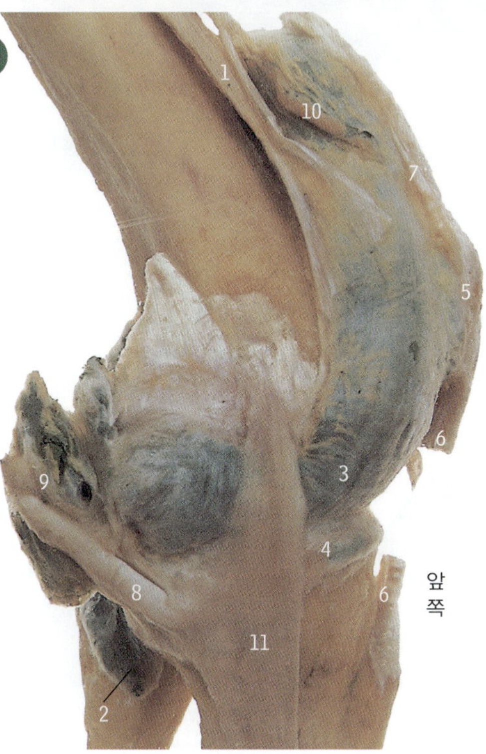

1 Articularis genu 무릎관절근(슬관절근)
2 Bursa of popliteus tendon 오금근힘줄의 윤활주머니(슬와근건의 윤활낭)
3 Capsule 관절주머니(관절낭)
4 Medial meniscus 안쪽반달(내측반월판)
5 Patella 무릎뼈(슬개골)
6 Patella tendon 무릎인대(슬개인대)
7 Quadriceps tendon 넙다리네갈래근힘줄(대퇴사두근건)
8 Semimembranosus 반막모양근(반막양근)
9 Semimembranosus bursa 반막모양근 윤활주머니(반막양근 윤활낭)
10 Suprapatellar bursa 무릎위윤활주머니(상슬개낭)
11 Tibial collateral ligament 정강쪽곁인대(경골측부인대)

> 무릎뼈위쪽윤활낭(suprapatellar bursa, 상슬개낭)(F10)은 항상 관절공간(joint cavity, 관절강)과 교통한다. 오금근힘줄의 윤활주머니(bursa aroud the popliteaus tendon, 슬와근건의 윤활낭)(F2)도 마찬가지이다. 반막모양근의 윤활주머니(semimembranosus bursa, 반막양근 윤활낭)(F9) 역시 그러하다.

Ⓖ 앞십자인대

Anterior cruciate ligament

앞쪽 관절내시경사진

G

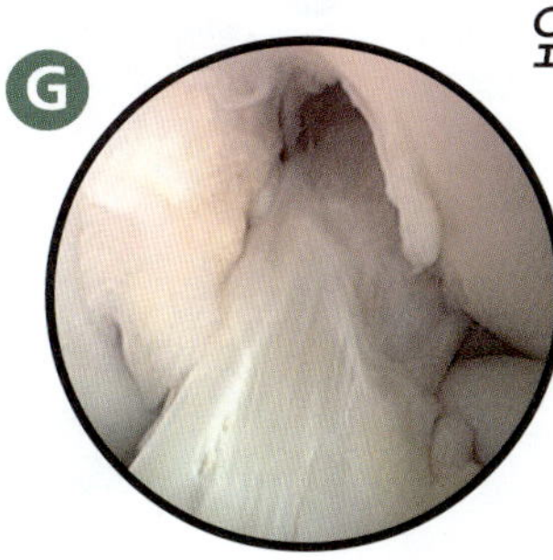

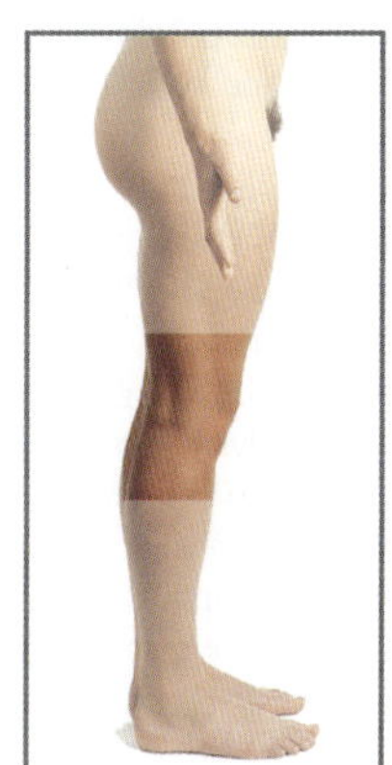

무릎관절(슬관절)의 흡인과 주사, 다리부위의 주머니염(윤활낭염), 무릎앞윤활주머니염(슬개전낭염). pp.355~357 참조.

무릎 Knee *방사선사진과 관절경사진*

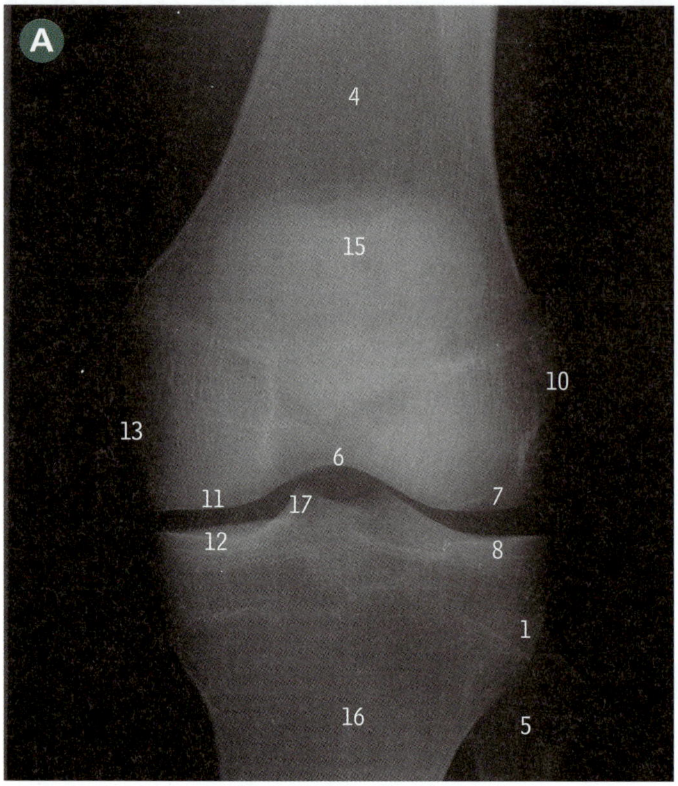

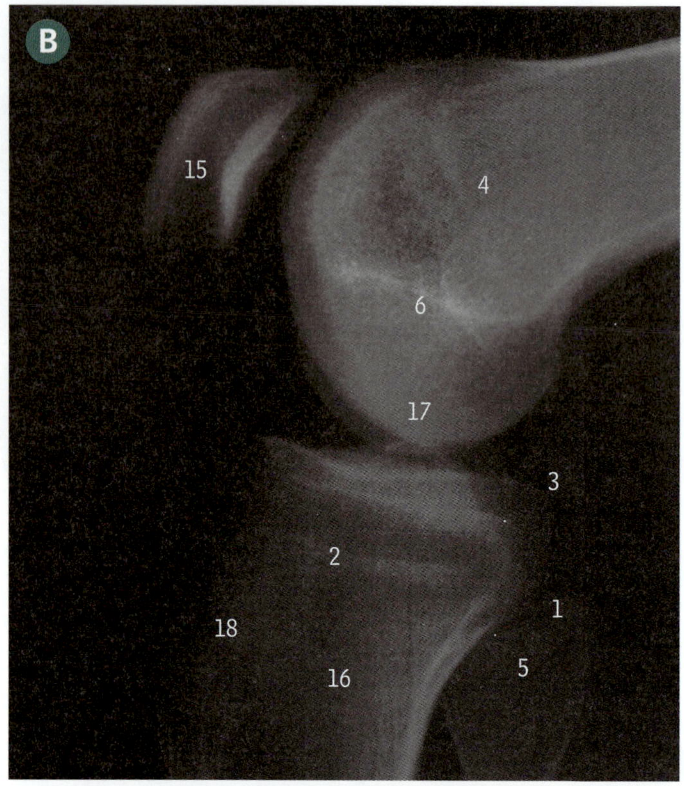

A 앞모습 **B** 약간 굽힌 가쪽 모습

C 위쪽에서 본 모습(skyline view)

D 가쪽 앞모습 **E** 무릎뼈의 가쪽 모습

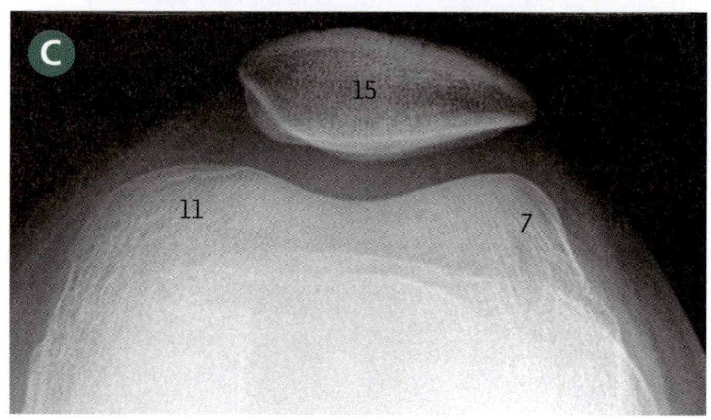

그림 A에서 무릎뼈(patella, 슬개골)(15)의 그림자는 넙다리뼈의 그림자 위에 포개져 있다. 넙다리뼈의 관절융기(condyles of femur, 대퇴골과)와 정강뼈(tibia, 경골) 사이의 정상적인 공간은 그 주변의 반달연골과 관절면 위의 유리연골(hyaline cartilage)의 두께와 관련되어 있다. 무릎을 굽힌 상태를 나타내는 그림 C는 p.299 그림 E에서 보여주는 뼈와 비교해야 하고, 무릎뼈(9)의 가쪽 가장자리는 관절내시경사진(E)에서 관찰할 수 있다.

1 Apex (styloid process) of fibula 정강뼈의 끝(붓돌기)(비골의 경상돌기)
2 Epiphysial line 뼈끝선(골단선)
3 Fabella 장딴지근머리종자뼈(비복근두종자골)
4 Femur 넙다리뼈(대퇴골)
5 Head of fibula 종아리뼈머리(비골두)
6 Intercondylar fossa 관절융기사이오목(과간와)
7 Lateral condyle of femur 넙다리뼈의 가쪽관절융기(대퇴골 외측과)
8 Lateral condyle of tibia 종아리뼈의 가쪽관절융기(비골 외측과)
9 Lateral edge of patella 무릎뼈의 가쪽가장자리(슬개골 외측테두리)
10 Lateral epicondyle of femur 넙다리뼈의 가쪽위관절융기(대퇴골 외측상과)
11 Medial condyle of femur 넙다리뼈의 안쪽위관절융기(대퇴골 내측상과)
12 Medial condyle of tibia 종아리뼈의 안쪽위관절융기(비골 내측상과)
13 Medial epicondyle of femur 넙다리뼈의 안쪽위관절융기(대퇴골 내측상과)
14 Medial meniscus 안쪽반달(내측반월판)
15 Patella 무릎뼈(슬개골)
16 Tibia 정강뼈(경골)
17 Tubercles of intercondylar eminence 관절사이융기(과간융기)의 결절
18 Tuberosity of tibia 정강뼈거친면(경골조면)

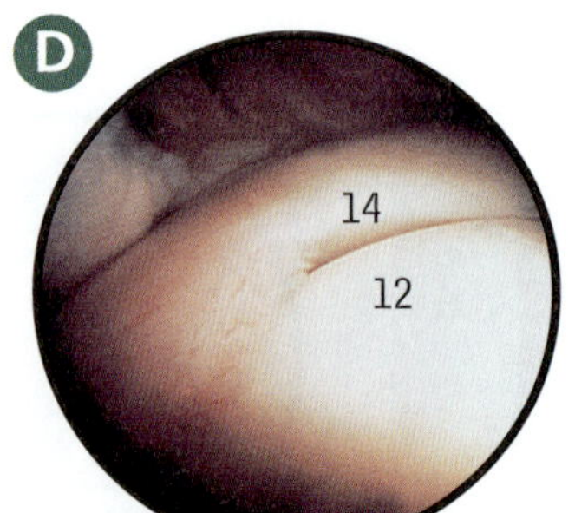

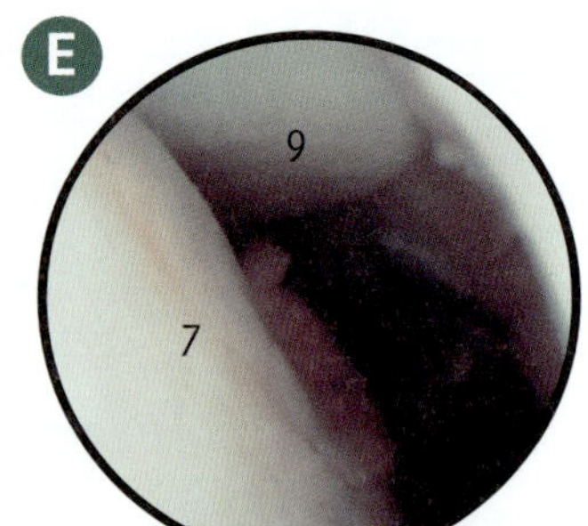

무릎관절(슬관절) 치환술, pp.355~357 참조.

Ⓐ 왼종아리 Left leg 가쪽 앞모습

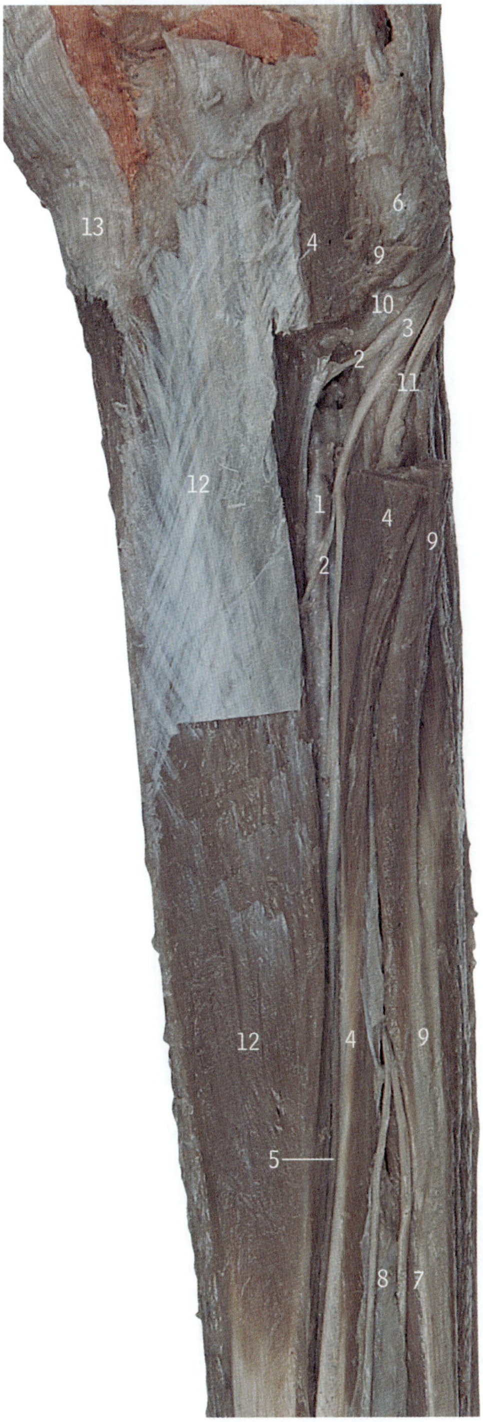

1 Anterior tibial artery overlying interosseous membrane 뼈사이막(골간막)과 겹친 앞정강동맥(전경골동맥)
2 Branch of deep peroneal (fibular) nerve to tibialis anterior 앞정강근(전경골근)을 지배하는 깊은종아리신경(심비골신경)의 분지
3 Deep peroneal (fibular) nerve 깊은종아리신경(심비골신경)
4 Extensor digitorum longus 긴발가락폄근(장지신근)
5 Extensor hallucis longus 긴엄지폄근(장무지신근)
6 Head of fibula 종아리뼈머리(비골두)
7 Lateral branch of superficial peroneal (fibular) nerve 얕은종아리신경(천비골신경)의 가쪽가지
8 Medial branch of superficial peroneal (fibular) nerve 얕은종아리신경(천비골신경)의 안쪽가지
9 Peroneus (fibularis) longus 긴종아리근(장비골근)
10 Recurrent branch of common peroneal (fibular) nerve 온종아리신경의 되돌이가지 (총비골신경의 회선 분지)
11 Superficial peroneal (fibular) nerve 얕은종아리신경(천비골신경)
12 Tibialis anterior and overlying fascia 앞정강근(전경골근)과 겹치는 근막
13 Tuberosity of tibia and patellar ligament 정강뼈거친면과 무릎인대(경골조면과 슬개인대)

Ⓑ 왼무릎 Left knee

온종아리신경과 관절가지의 가쪽 모습

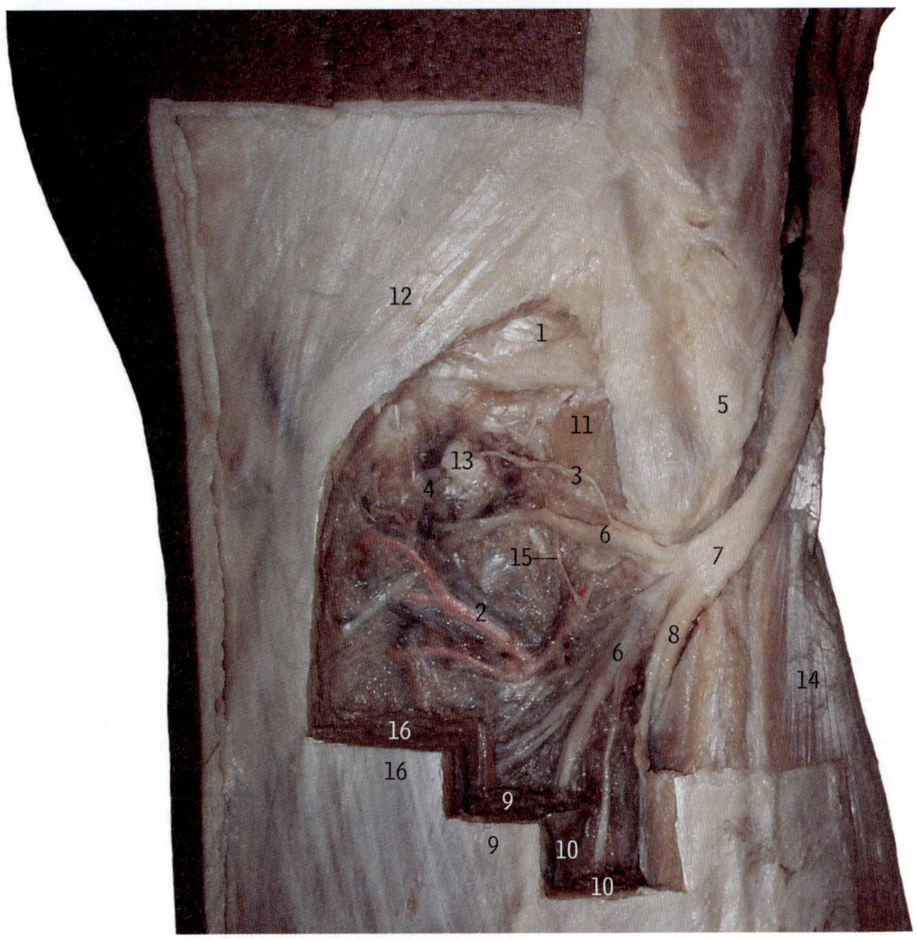

1 Anterior ligament of fibular head 종아리뼈머리의 앞인대(비골두의 전방인대)
2 Anterior tibial recurrent artery and vein 앞정강되돌이동맥과 정맥(전경골회선동맥과 정맥)
3 Articular branch from deep common peroneal (fibular) nerve 깊은온종아리신경(심총비골신경)의 관절가지
4 Articular vessels 관절혈관
5 Biceps femoris tendon 넙다리두갈래근의 힘줄(대퇴이두근건)
6 Common peroneal (fibular) nerve, deep branches 온종아리신경의 깊은가지(총비골신경의 심부분지)
7 Common peroneal (fibular) nerve, overlying neck of fibular 온종아리신경(총비골신경)과 겹치는 종아리뼈목(비골경)
8 Common peroneal (fibular) nerve, superficial branches 온종아리신경의 얕은 가지(총비골신경의 천부 분지)
9 Extensor digitorum longus 긴발가락폄근(장지신근)
10 Peroneus (fibular) longus 긴종아리근(장비골근)
11 Head of fibular 종아리뼈머리(비골두)
12 Iliotibial tract 엉덩정강띠(장경인대)
13 Interosseous membrane 뼈사이막(골간막)
14 Lateral head, gastrocnemius muscle 장딴지근의 가쪽갈래(비복근 외측두)
15 Recurrent branch of deep peroneal (fibular) nerve 깊은종아리신경의 되돌이가지(심비골신경의 회선 분지)
16 Tibialis anterior 앞정강근(전경골근)

온종아리신경마비(총비골신경마비), pp.355~357 참조.

왼무릎과 왼종아리 Left knee and leg

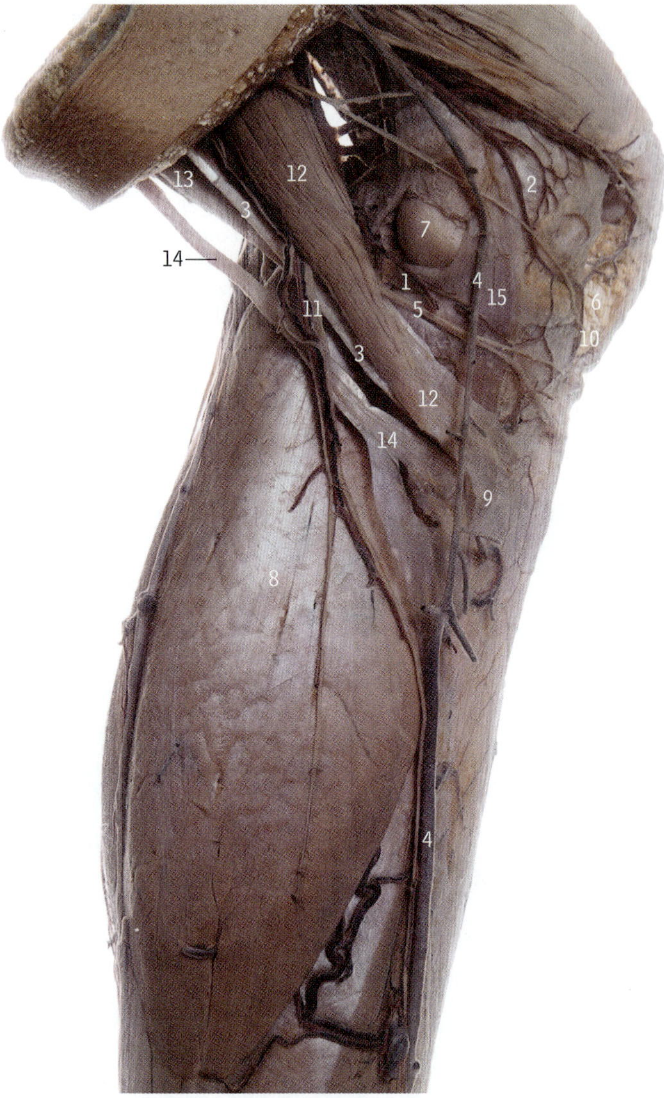

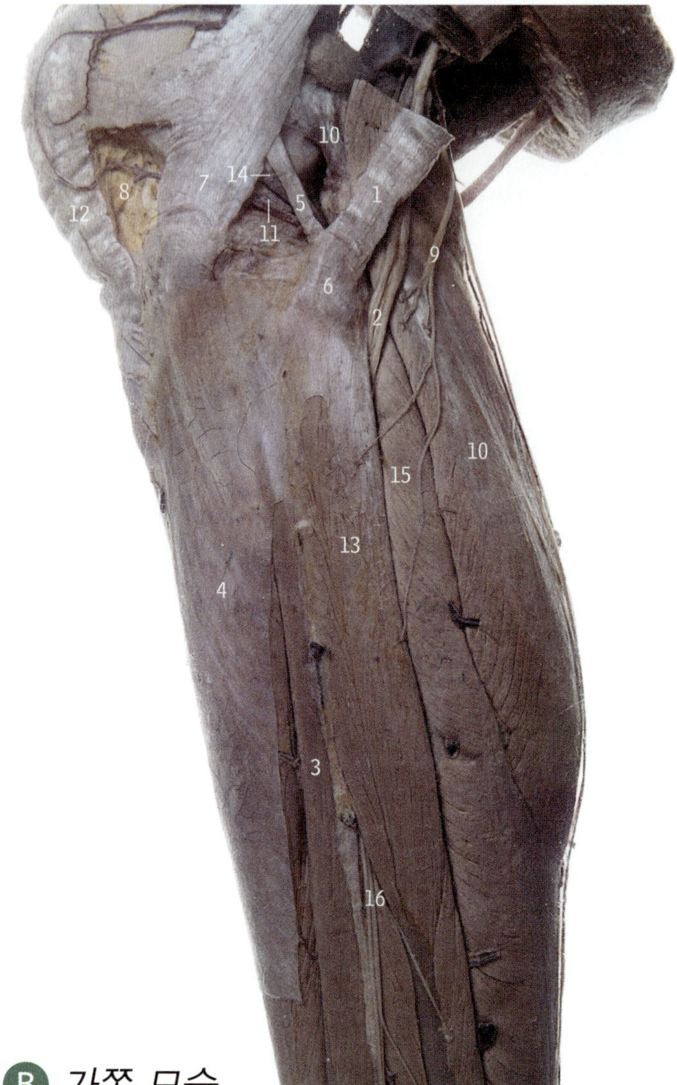

A 안쪽 뒷모습

넙다리뼈의 안쪽관절융기(medial condyle of the femur, 대퇴골 내측과)(7)와 안쪽 반달(medial meniscus, 내측반월판)(1)이 보이도록 무릎관절낭의 일부를 절개하였다.

1 Branch of saphenous artery overlying medial meniscus 안쪽반달(내측 반월판)과 겹치는 두렁동맥(복재동맥)의 가지
2 Branch of superior medial genicular artery 위안쪽 무릎동맥의 가지(내측상슬동맥의 분지)
3 Gracillis 두덩정강근(박근)
4 Great saphenous vein 큰두렁정맥(대복재동맥)
5 Infrapatellar branch of saphenous nerve 두렁신경의 무릎뼈아래가지(복재신경의 슬개하 분지)
6 infrapatella fat pad 무릎아래지방체(슬개하지방체)
7 Medial condyle of femur (part of capsule removed) 넙다리뼈의 안쪽관절융기(대퇴골 내측과)(일부 관절낭 제거)
8 Medial head of gastrocnemius 장딴지근의 안쪽갈래(비복근 내측두)
9 Medial surface of tibia 정강뼈의 안쪽면(경골 내측면)
10 Patellar ligament 무릎인대(슬개인대)
11 Saphenous nerve and artery 두렁신경(복재신경)과 동맥
12 Sartorius 넙다리빗근(봉공근)
13 Semimembranosus 반막모양근(반막양근)
14 Semitendinosus 반힘줄근(반건양근)
15 Tibial collateral ligament 정강쪽곁인대(경골측부인대)

B 가쪽 모습

종아리쪽곁인대(fibular collateral ligament, 비골측부인대)(5) 쪽으로 깊숙이 지나고 있는 오금근힘줄(tendon of popliteus, 슬와근건)(14)을 볼 수 있도록 무릎관절의 관절주머니를 일부 절개하였다. 온종아리신경(common peroneal nerve, 총비골신경)(2)은 긴종아리근(peroneus longus, 장비골근)(13)과 가자미근(soleus)(15) 사이에 만들어지는 공간을 통해 넙다리두갈래근(biceps femoris, 대퇴이두근)(1)의 뒤아래로 달린다. 얕은종아리신경(superficial peroneal nerve, 천비골신경)은 긴종아리근(peroneus, longus, 장비골근)(13)과 긴발가락폄근(extensor digitorum longus, 장비골근)(3) 사이로 달린다.

1 Biceps 넙다리두갈래근(대퇴이두근)
2 Common peroneal (fibular) nerve 온종아리신경(총비골신경)
3 Extensor digitorum longus 긴발가락폄근(장지신근)
4 Fascia overlying tibialis anterior 앞정강근(전경골근)과 겹치는 근막
5 Fibular collateral ligament 종아리쪽곁인대(비골측부인대)
6 Head of fibular 종아리뼈머리(비골두)
7 Iliotibial tract 엉덩정강띠(장경인대)
8 Infrapatellar fat pad 무릎아래지방체(슬개하지방체)
9 Lateral cutaneous nerve of calf 장딴지근의 가쪽피부신경(비복의 외측피신경)
10 Lateral head of gastrocnemius muscle 장딴지근의 가쪽갈래(비복근 외측두)
11 Lateral meniscus 가쪽반달(외측반월판)
12 Patellar ligament 무릎인대(슬개인대)
13 Peroneus (fibular) longus 긴종아리근(장비골근)
14 Popliteus 오금근(슬와근)
15 Soleus 가자미근
16 Superficial peroneal (fibular) nerve 얕은종아리신경(천비골신경)

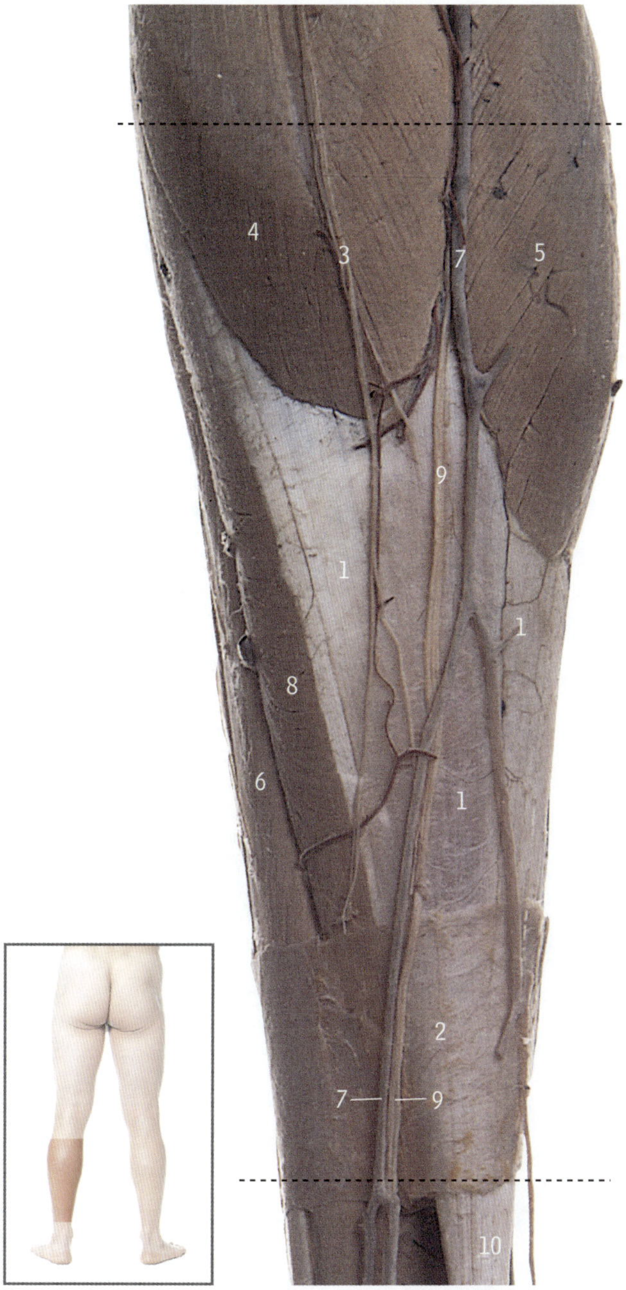

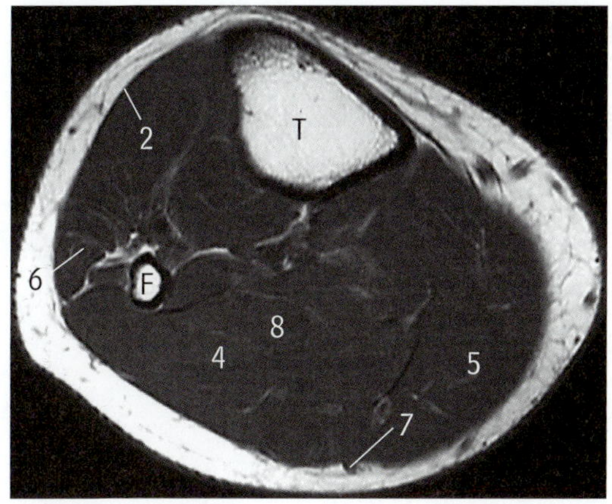

횡단 T1w MR, 장딴지

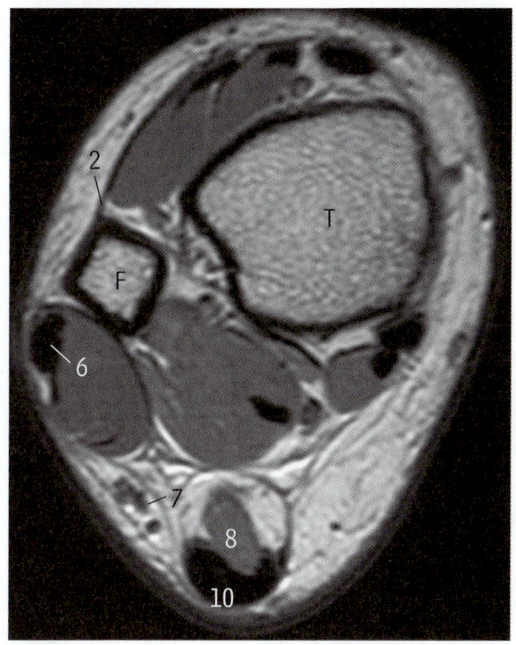

횡단 T1w MR, 종아리

무릎아래부분에서 큰두렁정맥(greater saphenous vein, 대복재정맥)(A4)은 두렁신경(saphenous nerve, 복재신경)(A11)과 동반한다.

종아리에서 작은두렁정맥(lesser saphenous vein, 소복재정맥)(C7)은 장딴지신경(sural nerve, 비복신경)(C9)과 동반한다.

C 왼장딴지 Left calf

얕은부분, 뒷모습

1 Aponeurosis of gastrocnemius 장딴지근의 널힘줄(비복근건막)
2 Deep fascia 깊은근막(심부근막)
3 Lateral cutaneous nerve of calf
종아리세갈래근의 가쪽피부신경(하퇴삼두근의 외측피신경)
4 Lateral head of gastrocnemius muscle 장딴지근의 가쪽갈래(비복근 외측두)
5 Medial head of gastrocnemius muscle 장딴지근의 안쪽갈래(비복근 내측두)
6 Peroneus (fibular) longus 긴종아리근(장비골근)
7 Small saphenous nerve 작은두렁정맥(소복재정맥)
8 Soleus 가자미근
9 Sural nerve 장딴지신경(비복신경)
10 Tendocalcaneus 발꿈치힘줄(종골건)

심장동맥우회술을 위한 정맥수집, pp.355~357 참조.

왼종아리와 왼발목 Left leg and ankle *표면정맥과 신경*

A 안쪽 모습

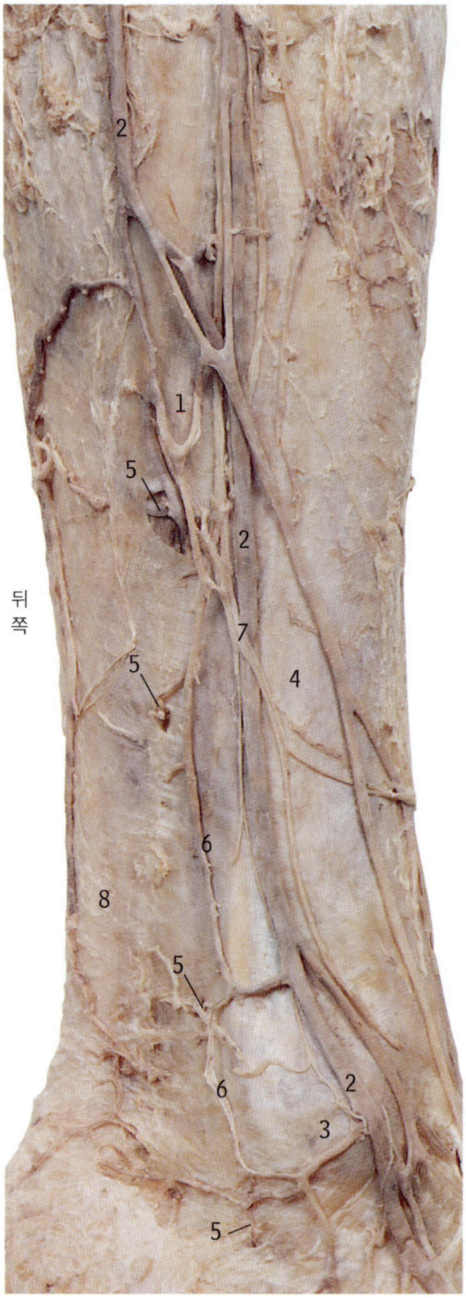

1 Deep fascia over soleus 가자미근 위쪽의 깊은근막
2 Greater saphenous vein 큰두렁정맥(대복재정맥)
3 Medial malleolus 안쪽복사(내측과)
4 Medial (subcutaneous) surface of tibia 종아리뼈(비골)의 안쪽 피부아래면(내측하면)
5 Perforating veins 관통정맥
6 Posterior arch vein 뒤활정맥(후궁정맥)
7 Saphenous nerve 두렁신경(복재신경)
8 Tendocalcaneus (achilles tendon) 발뒤꿈치힘줄(종골건)(아킬레스건)

B 뒷모습

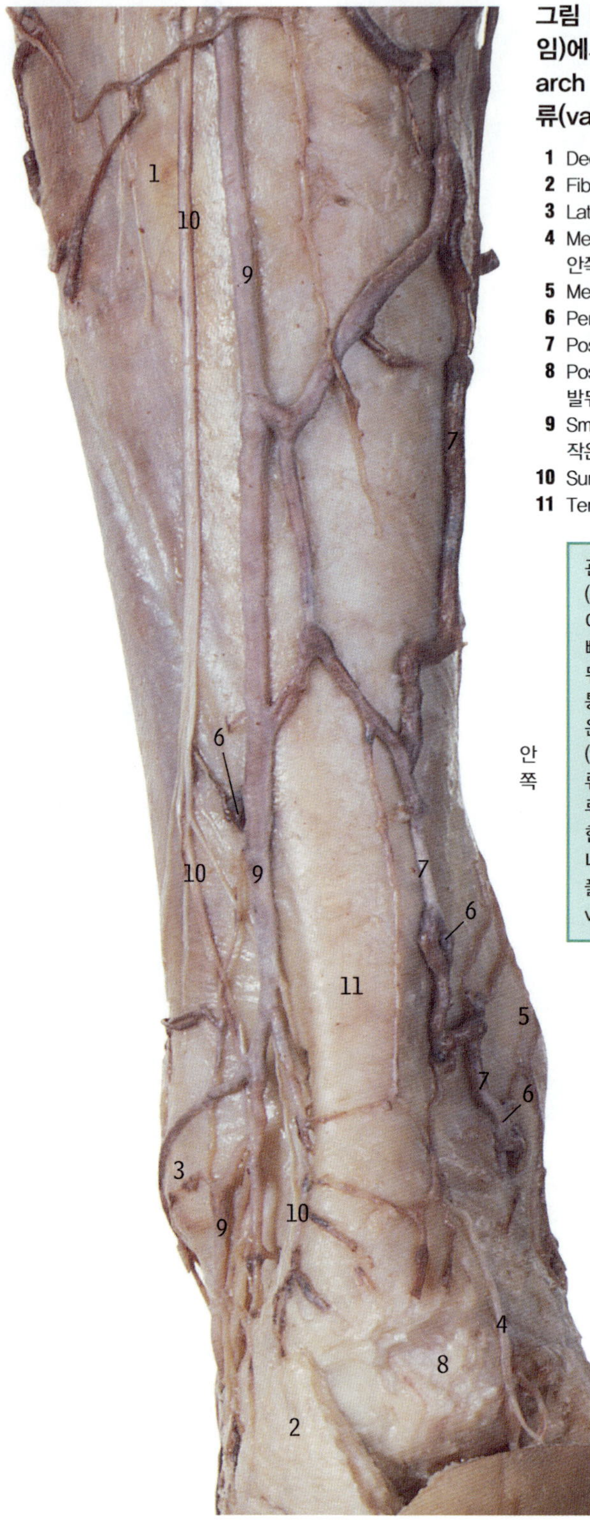

그림 B(그림 A와는 서로 다른 해부 표본임)에서는 안쪽면의 뒤활정맥(posterior arch vein, 후궁정맥)(7)을 거쳐서 정맥류(varicose)가 된다.

1 Deep fascia 가자미근을 덮는 깊은근막
2 Fibrofatty tissue of heel 발뒤꿈치의 섬유성지방
3 Lateral malleolus 가쪽복사(외측과)
4 Medial calcaneal nerve 안쪽발뒤꿈치신경(내측종골신경)
5 Medial malleolus 안쪽복사(내측과)
6 Perforating vein 관통정맥
7 Posterior arch vein 뒤활정맥(후궁정맥)
8 Posterior surface of calcaneous 발뒤꿈치뼈(종골)의 뒷면
9 Small saphenous nerve 작은두렁신경(소복재신경)
10 Sural nerve 장딴지신경(비복신경)
11 Tendocalcaneus 발꿈치힘줄(종골건)

관통정맥(perforating vein)은 얕은정맥(superficial vein)과 깊은정맥(deep vein) 사이를 교통한다. 가장 일반적인 형태는 정강뼈(tibia, 경골)와 종아리뼈(fibular, 비골)의 뒤, 모음근관(adductor canal, 내전근관)을 통과한다. 이들 교통혈관들은 표면에서 깊은부위로 역류하는 혈액을 방지하는 판막(valve)을 가지고 있다. 다리에서의 혈액 환류는 깊은부위의 근육의 수축작용에 의해 이루어진다(모든 근육은 깊은근막 아래 분포한다). 만약, 판막이 정상적인 기능을 못하거나 깊은정맥이 차단되게 되면 표면정맥은 부풀어 올라 정맥류(구불구불하고 팽창된 것, varicose)가 된다(p.357 참조).

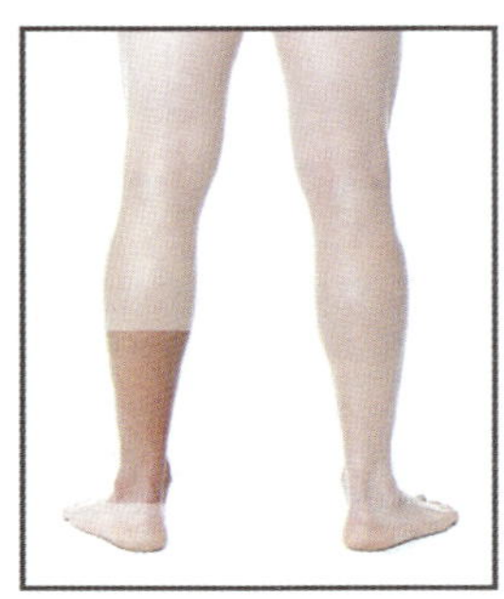

정맥류로 인한 발목궤양, 깊은정맥혈전증(심부정맥혈전증), pp.355~357 참조.

Ⓐ 왼다리오금과 위쪽 장딴지
Left popliteal fossa and upper calf

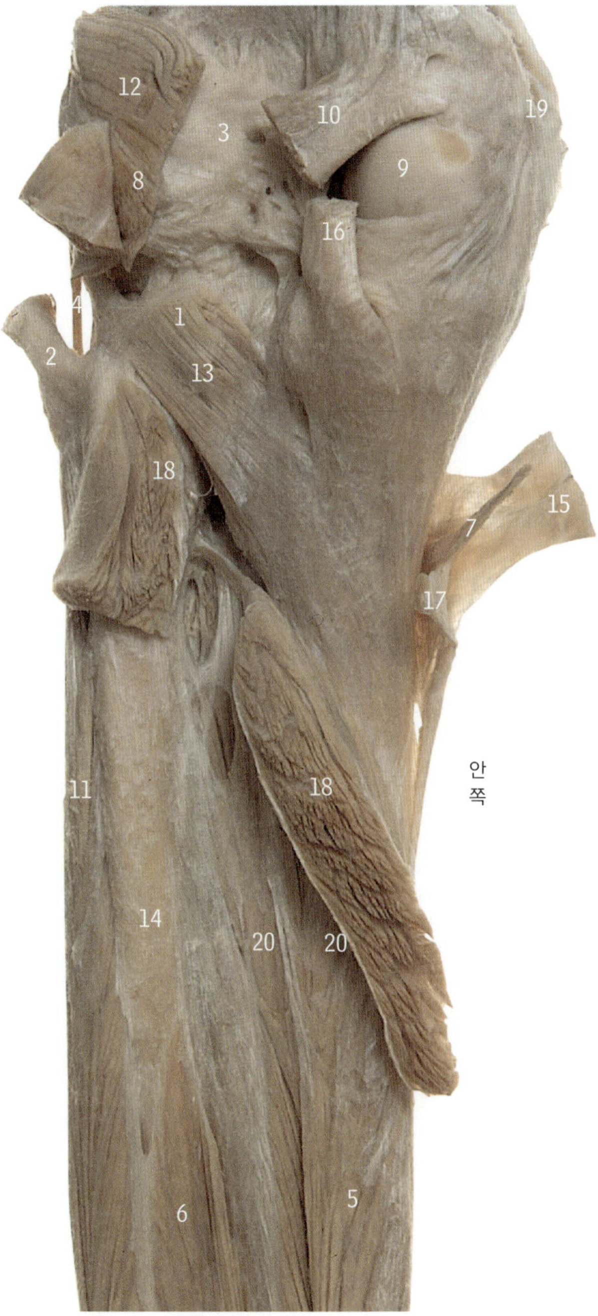

1 Attachment of popliteus to lateral meniscus 가쪽 반달판(외측 반월판)으로 오금근(슬와근)의 부착
2 Biceps 두갈래근(이두근)
3 Capsule of knee joint 무릎 관절주머니(슬관절낭)
4 Fibular collateral ligament 종아리쪽곁인대(비골 측부인대)
5 Flexor digitorum longus 긴발가락굽힘근(장지굴근)
6 Flexor hallucis longus 긴엄지굽힘근(장무지굴근)
7 Gracilis 두덩정강근(박근)
8 Lateral head of gastrocnemius 장딴지근의 가쪽머리(비복근의 외측두)
9 Medial condyle of femur 넙다리의 안쪽관절 융기(대퇴골의 내측과)
10 Medial head of gastrocnemius 장딴지근의 안쪽머리(비복근의 내측두)
11 Peroneus (fibularis) longus 긴종아리근(장비골근)
12 Plantaris 장딴지빗근(족척근)
13 Popliteus 오금근(슬와근)
14 Posterior surface of fibula (soleus removed) 종아리뼈(비골)의 뒤면(가자미근 제거)
15 Sartorius 넙다리빗근(봉공근)
16 Semimembranosus 반막모양근(반막근)
17 Semitendinosus 반힘줄모양근(반건근)
18 Soleus 가자미근(넙치근)
19 Tibial collateral ligament 정강쪽 곁인대(경골 측부인대)
20 Tibialis posterior 뒤정강근(후경골근)

Ⓑ 왼쪽 먼쪽장딴지와 발목
Left lower calf and ankle

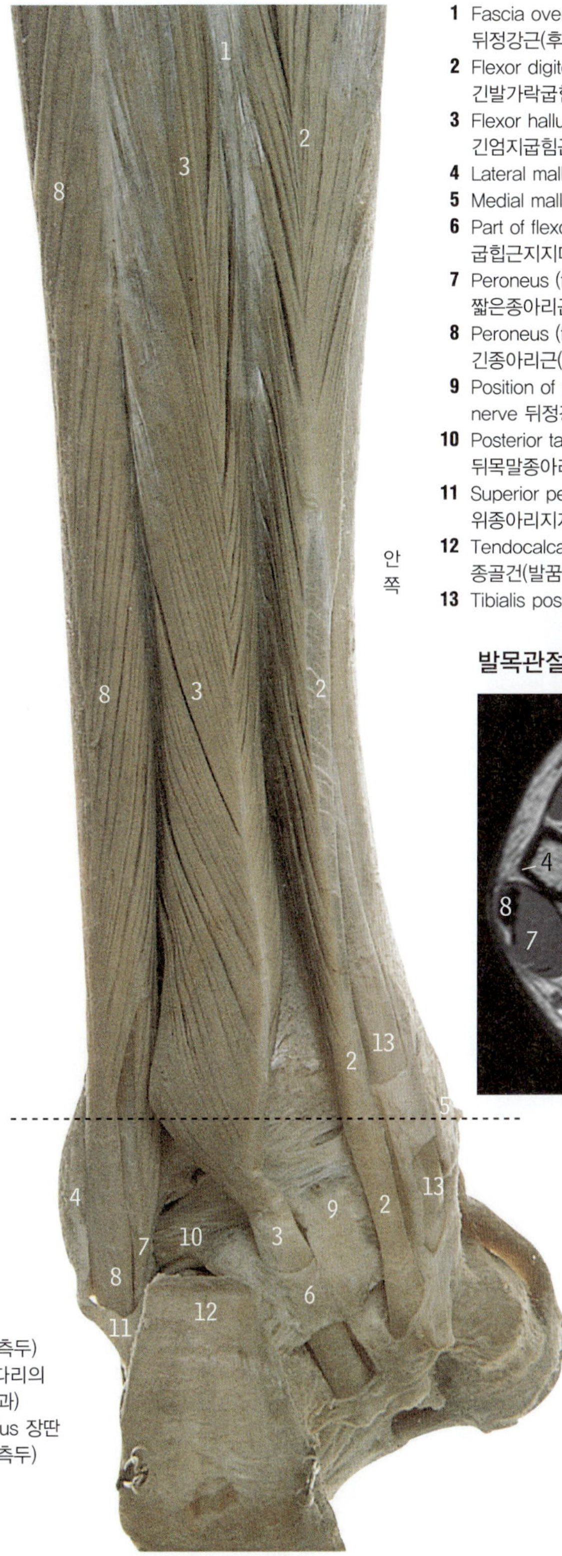

1 Fascia overlying tibialis posterior 뒤정강근(후경골근)을 덮는 근막
2 Flexor digitorum longus 긴발가락굽힘근(장지굴근)
3 Flexor hallucis longus 긴엄지굽힘근(장무지굴근)
4 Lateral malleolus 가쪽복사(외측과)
5 Medial malleolus 안쪽복사(내측과)
6 Part of flexor retinaculum 굽힙근지지띠(굴근지대)의 일부
7 Peroneus (fibularis) brevis 짧은종아리근(단비골근)
8 Peroneus (fibularis) longus 긴종아리근(장비골근)
9 Position of posterior tibial vessels and tibial nerve 뒤정강(후경골) 혈관과 신경의 위치
10 Posterior talofibular ligament 뒤목말종아리인대(후거비인대)
11 Superior peroneal (fibular) retinaculum 위종아리지지띠(상비골근지대)
12 Tendocalcaneus (Achilles tendon) 종골건(발꿈치힘줄)(아킬레스건)
13 Tibialis posterior 뒤정강근(후경골근)

발목관절 바로위에서 횡단 MRI

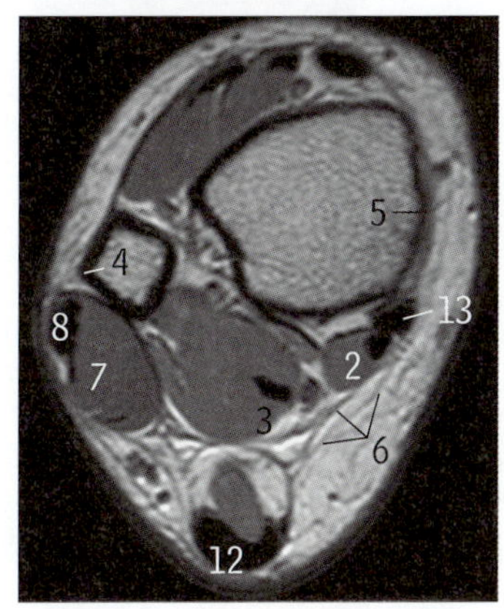

뒤정강근(후경골근)의 힘줄염, pp.355~357 참조.

Ⓐ 오른종아리
Right leg *뒷모습*

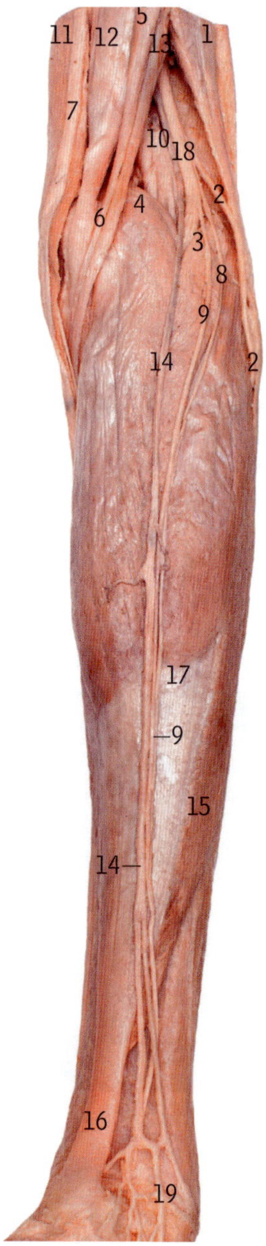

1 Biceps femoris muscle
넙다리두갈래근(대퇴이두근)
2 Common peroneal (fibular) nerve
온종아리신경(총비골신경)
3 Gastrocnemius muscle, lateral head
장딴지근의 가쪽갈래(비복근 외측두)
4 Gastrocnemius muscle, medial head
장딴지근의 안쪽갈래(비복근 내측두)
5 Gracilis muscle 두덩정강근(박근)
6 Gracilis tendon 두덩정강근(박근)의 힘줄
7 Great saphenous vein 큰두렁정맥(대복재정맥)
8 Lateral sural cutaneous nerve
가쪽장딴지피부신경(외측 비복피신경)
9 Medial sural cutaneous nerve
안쪽장딴지피부신경(내측 비복피신경)
10 Popliteal vein 오금정맥(슬와정맥)
11 Sartorius muscle 넙다리빗근(봉공근)
12 Semimembranosus muscle
반막모양근(반막양근)
13 Semitendinosus muscle 반힘줄근(반건양근)
14 Small saphenous vein 작은두렁정맥(소복재정맥)
15 Soleus muscle 가자미근
16 Tendocalcaneus (Achilles)
발뒤꿈치힘줄(종골건)(아킬레스건)
17 Tendocalcaneus (formation)
발뒤꿈치힘줄(종골건)(형성)
18 Tibial nerve 정강신경(경골신경)
19 Venous network, formation of small saphenous vein
작은두렁정맥(소복재정맥)의 형성과 정맥연결

Ⓑ 오른장딴지 Right calf
근육, 신경 및 혈관을 포함

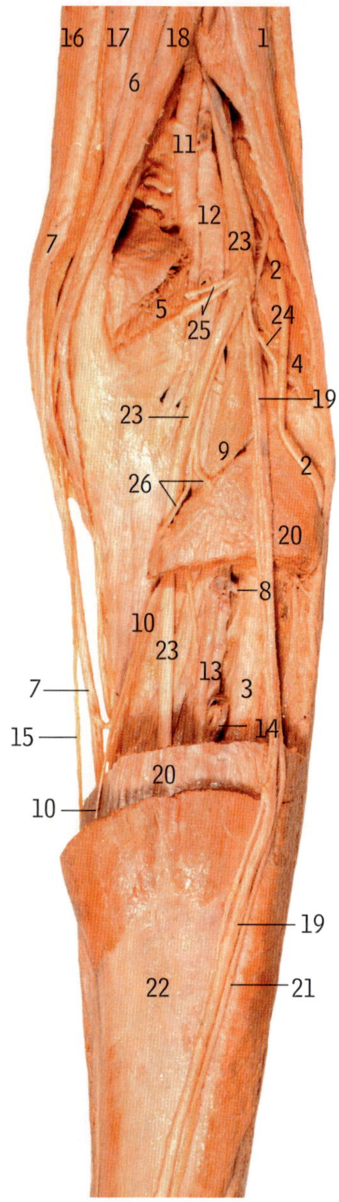

1 Biceps femoris muscle 넙다리두갈래근(대퇴이두근)
2 Common peroneal (fibular) nerve 온종아리신경(총비골신경)
3 Fibula, posterior surface 종아리뼈(비골)의 뒤면
4 Gastrocnemius muscle, lateral head
장딴지근의 가쪽갈래(비복근 외측두)
5 Gastrocnemius muscle, medial head
장딴지근의 안쪽갈래(비복근 내측두)
6 Gracilis muscle 두덩정강근(박근)
7 Great saphenous vein 큰두렁정맥(대복재정맥)
8 Peroneal (fibular) vein 종아리정맥(비골정맥)
9 Plantaris muscle 장딴지빗근(족척근)
10 Plantaris tendon 장딴지빗근(족척근)의 힘줄
11 Popliteal artery 오금동맥(슬와동맥)
12 Popliteal vein 오금정맥(슬와정맥)
13 Posterior tibial artery and vein
뒤정강동 · 정맥(후경골동 · 정맥)
14 Posterior tibial artery and vein, soleal branches
뒤정강동 · 정맥(후경골동 · 정맥)의 가자미근(넙치근) 가지
15 Saphenous nerve 두렁신경(복재신경)
16 Sartorius muscle 넙다리빗근(봉공근)
17 Semimembranosus muscle 반막모양근(반막근)
18 Semitendinosus muscle 반막힘줄근(반건근)
19 Small saphenous veins, displaced laterally
가쪽으로 이동된 두렁정맥(복재정맥)
20 Soleus muscle 가자미근(넙치근)
21 Sural nerve, displaced laterally
가쪽으로 이동된 장딴지신경(비복신경)
22 Tendocalcaneus (formation) 발꿈치힘줄(종골건), 형성
23 Tibial nerve 정강신경(경골신경)
24 Tibial nerve, muscular branches of lateral head of gas-trocnemius lateral head 장딴지근(비복근)의 가쪽 갈래(외측두)에 분포하는 정강신경(경골신경)의 근육가지
25 Tibial nerve, muscular branches of medial head of gas-trocnemius 장딴지근(비복근)의 안쪽 갈래(외측두)에 분포하는 정강신경(경골신경)의 근육가지
26 Tibial nerve, muscular branches of soleus
가자미근(넙치근)에 분포하는 정강신경(경골신경)의 근육가지

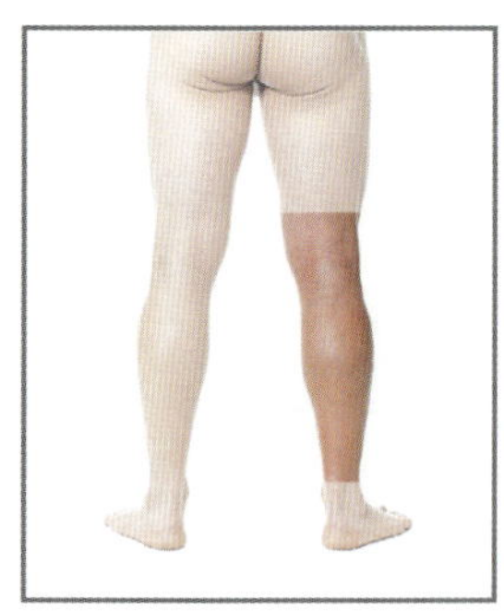

칸증후근(구획증후군), pp.355~357 참조.

C 오른장딴지

Right lower leg *깊은부분*

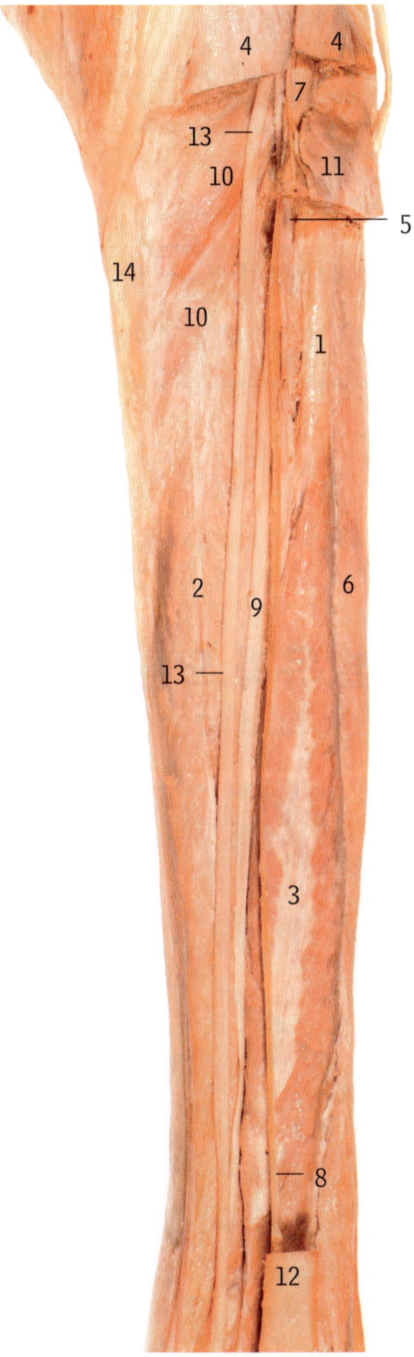

1 Fibula (posterior surface) 종아리뼈(비골), 뒤면
2 Flexor digitorum longus muscle 긴발가락굽힘근(장지굴근)
3 Flexor hallucis longus muscle 긴엄지굽힘근(장무지굴근)
4 Gastrocnemius muscle 장딴지근(비복근)
5 Peroneal (fibular) artery 종아리동맥(비골동맥)
6 Peroneus (fibularis) longus 긴종아리근(장비골근)
7 Plantaris muscle 장딴지빗근(족척근)
8 Plantaris tendon 장딴지빗근(족척근)의 힘줄
9 Posterior tibial artery 뒤정강동맥(후경골동맥)
10 Popliteus muscle 오금근(슬와근)
11 Soleus muscle 가자미근
12 Tendocalcaneus (Achilles) 발뒤꿈치힘줄(종골건)(아킬레스건)
13 Tibial nerve 정강신경(경골신경)
14 Tibia, posterior surface 정강뼈(경골)의 뒤면

D 오금동맥(슬와동맥) 혈관조영사진

Popliteal angiogram

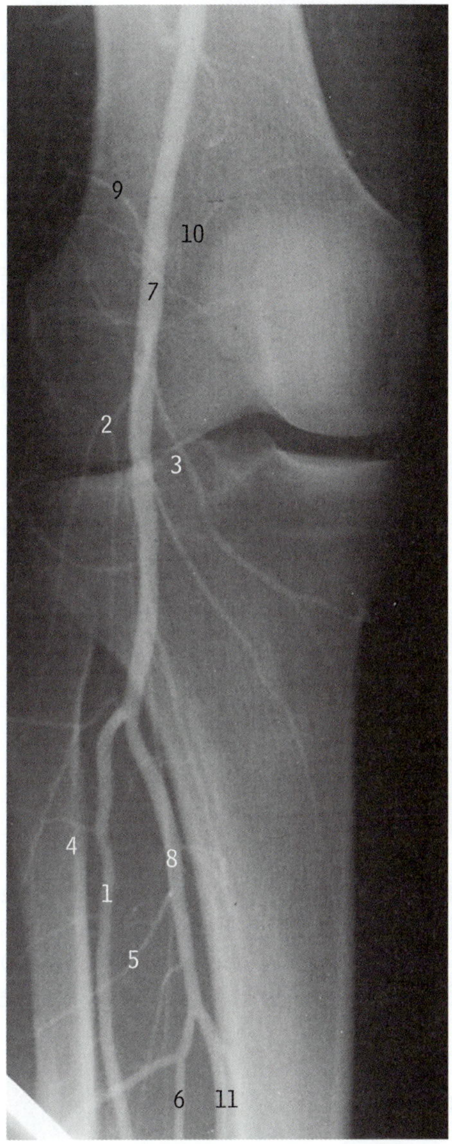

1 Anterior tibial artery 앞정강동맥(전경골동맥)
2 Inferior lateral genicular artery 가쪽아래무릎동맥(외측하슬동맥)
3 Inferior medial genicular artery 안쪽아래무릎동맥(내측하슬동맥)
4 Muscular branches of anterior tibial artery 앞정강동맥(전경골동맥)의 근육가지
5 Muscular branches of tibioperoneal trunk 정강종아리뼈몸통(경비골동체)의 근육가지
6 Peroneal (fibular) artery 종아리동맥(비골동맥)
7 Popliteal artery 오금동맥(슬와동맥)
8 Tibioperoneal trunk 정강종아리뼈몸통(경비골동체)
9 Superior lateral genicular artery 가쪽위무릎동맥(외측상슬동맥)
10 Superior medial genicular artery 안쪽위무릎동맥(내측상슬동맥)
11 Posterior tibial artery 뒤정강동맥(후경골동맥)

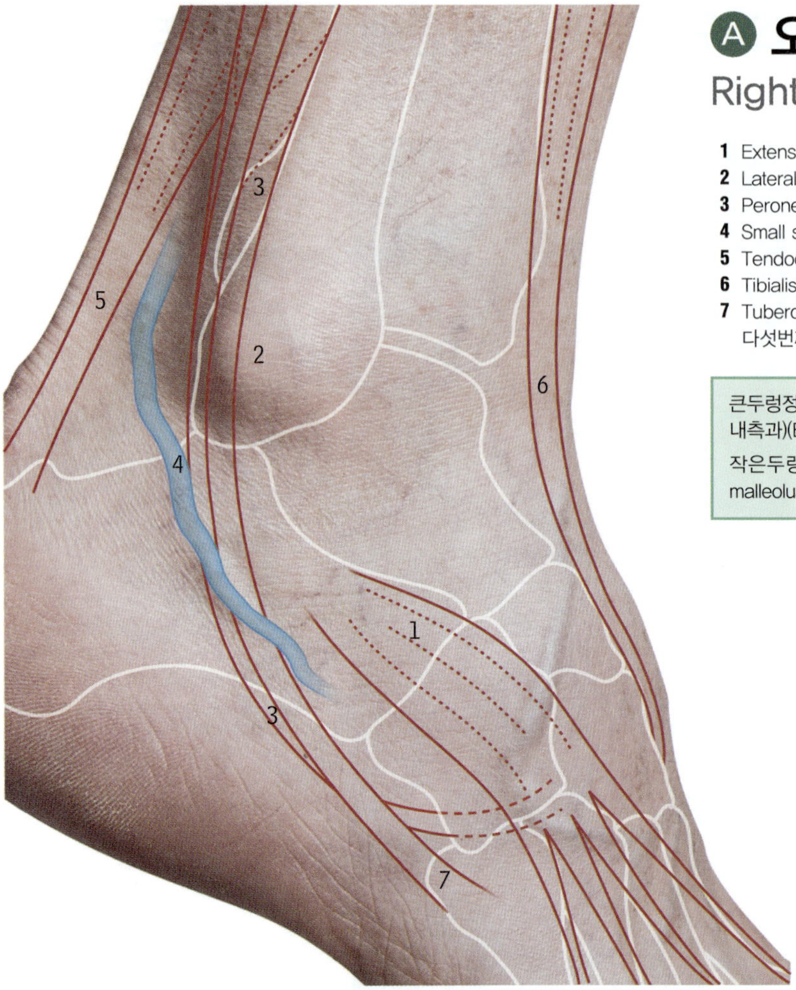

Ⓐ 오른발목과 오른발

Right ankle and foot *가쪽 모습*

1 Extensor digitorum brevis 짧은발가락폄근(단지신근)
2 Lateral malleolus 가쪽복사(외측과)
3 Peroneus (fibularis) longus and brevis 긴 · 짧은 종아리근(장 · 단비골근)
4 Small saphenous vein 작은두렁정맥(소복재정맥)
5 Tendocalcaneus (Achilles tendon) 발꿈치힘줄(종골건)(아킬레스건)
6 Tibialis anterior 앞정강근(전경골근)
7 Tuberosity of base of fifth metatarsal
다섯번째발허리뼈바닥(중족골 저부)의 거친면(결절)

> 큰두렁정맥(Great saphenous vein, 대복재정맥)(B7)은 안쪽 복사(medial malleolus, 내측과)(B9)의 앞쪽을 향해 주행한다.
>
> 작은두렁정맥(Small saphenous vein, 소복재정맥)(A4)은 가쪽 복사(lateral malleolus, 외측과)(A2)의 뒤쪽으로 주행한다.

Ⓑ 오른발목과 오른발

Right ankle and foot *앞쪽 안모습*

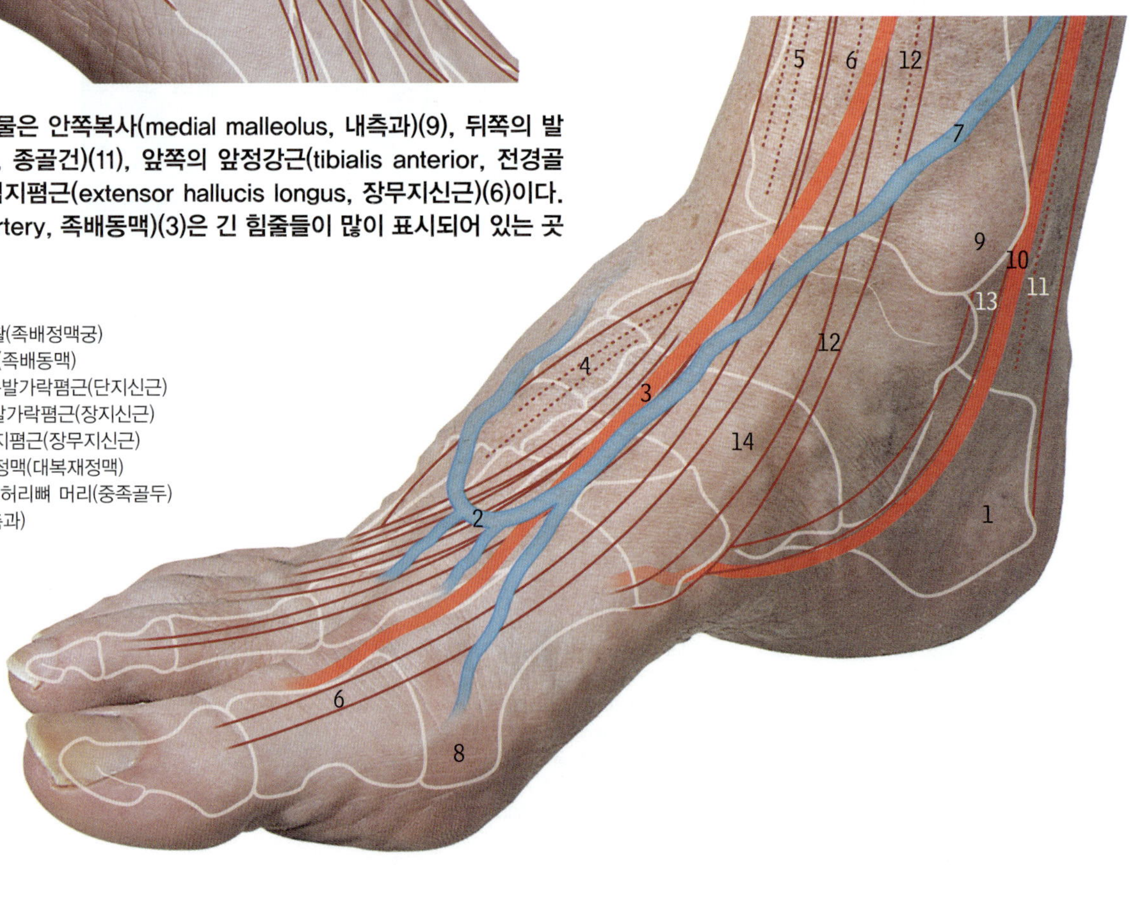

표면에서 가장 돌출된 구조물은 안쪽복사(medial malleolus, 내측과)(9), 뒤쪽의 발꿈치힘줄(tendocalcaneus, 종골건)(11), 앞쪽의 앞정강근(tibialis anterior, 전경골근)(12)의 힘줄, 그리고 긴엄지폄근(extensor hallucis longus, 장무지신근)(6)이다. 발등동맥(dorsalis pedis artery, 족배동맥)(3)은 긴 힘줄들이 많이 표시되어 있는 곳에서 촉지가 가능하다.

1 Calcaneus 발꿈치뼈(종골)
2 Dorsal venous arch 발등정맥활(족배정맥궁)
3 Dorsalis pedis artery 발등동맥(족배동맥)
4 Extensor digitorum brevis 짧은발가락폄근(단지신근)
5 Extensor digitorum longus 긴발가락폄근(장지신근)
6 Extensor hallucis longus 긴엄지폄근(장무지신근)
7 Great saphenous vein 큰두렁정맥(대복재정맥)
8 Head of first metatarsal 첫째발허리뼈 머리(중족골두)
9 Medial malleolus 안쪽복사(내측과)
10 Posterior tibial artery
뒤정강동맥(후경골동맥)
11 Tendocalcaneus
(Achilles tendon)
발꿈치힘줄(종골건)
(아킬레스건)
12 Tibialis anterior
앞정강근(전경골근)
13 Tibialis posterior
뒤정강근(후경골근)
14 Tuberosity of navicular
발배뼈 거친면(주상골결절)

아킬레스힘줄반사(발목반사), 아킬레스힘줄파열, 발끝모음 조막발증(내반첨족), 정맥절개, pp.355~357 참조.

C 오른발목과 오른발 Right ankle and foot *가쪽 모습*

근막은 제거하였고 위아래폄근지지띠(superior and inferior extensor retinacula, 상하신근지대)(6, 16)와 위아래종아리근지지띠(superior and inferior peroneal(fibular) retinacula, 상하비골근지대)(7, 17)를 형성하는 비대한 부분은 남아 있다. 힘줄윤활집(건활액초)은 파란색 조직으로 강조해서 나타내었다.

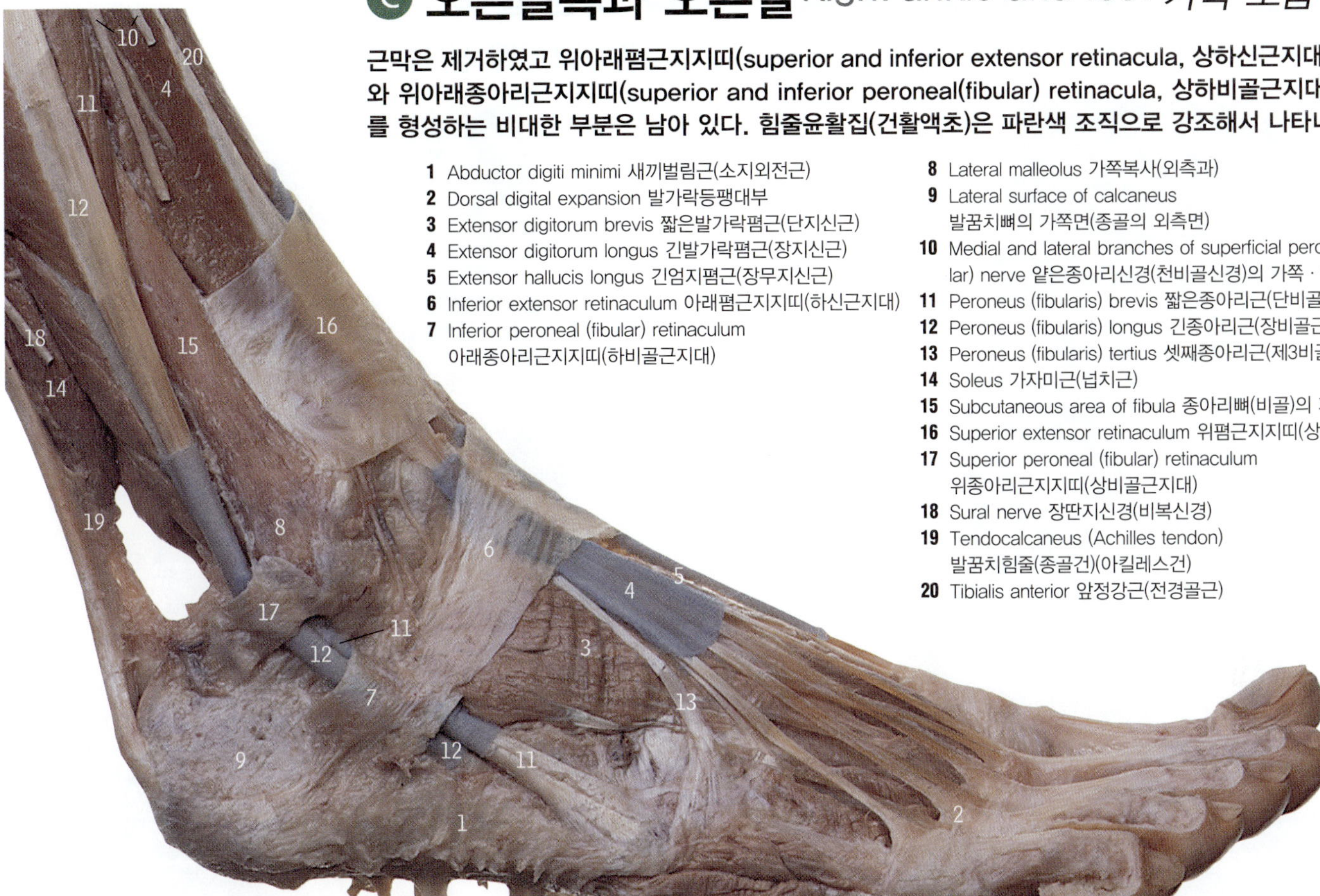

1 Abductor digiti minimi 새끼벌림근(소지외전근)
2 Dorsal digital expansion 발가락등펭대부
3 Extensor digitorum brevis 짧은발가락폄근(단지신근)
4 Extensor digitorum longus 긴발가락폄근(장지신근)
5 Extensor hallucis longus 긴엄지폄근(장무지신근)
6 Inferior extensor retinaculum 아래폄근지지띠(하신근지대)
7 Inferior peroneal (fibular) retinaculum 아래종아리근지지띠(하비골근지대)
8 Lateral malleolus 가쪽복사(외측과)
9 Lateral surface of calcaneus 발꿈치뼈의 가쪽면(종골의 외측면)
10 Medial and lateral branches of superficial peroneal (fibular) nerve 얕은종아리신경(천비골신경)의 가쪽 · 안쪽가지
11 Peroneus (fibularis) brevis 짧은종아리근(단비골근)
12 Peroneus (fibularis) longus 긴종아리근(장비골근)
13 Peroneus (fibularis) tertius 셋째종아리근(제3비골근)
14 Soleus 가자미근(넙치근)
15 Subcutaneous area of fibula 종아리뼈(비골)의 피하부위
16 Superior extensor retinaculum 위폄근지지띠(상신근지대)
17 Superior peroneal (fibular) retinaculum 위종아리근지지띠(상비골근지대)
18 Sural nerve 장딴지신경(비복신경)
19 Tendocalcaneus (Achilles tendon) 발꿈치힘줄(종골건)(아킬레스건)
20 Tibialis anterior 앞정강근(전경골근)

D 오른발목과 오른발 Right ankle and foot *안쪽 모습*

1 Abductor hallucis 엄지벌림근(무지외전근)
2 Extensor hallucis longus 긴엄지폄근(장무지신근)
3 Flexor digitorum longus 긴발가락굽힘근(장지굴근)
4 Flexor hallucis longus 긴엄지굽힘근(장무지굴근)
5 Flexor retinaculum 굽힘근지지띠(굴근지대)
6 Inferior extensor retinaculum (lower band) 아래폄근지지띠(하신근지대)(아래)
7 Inferior extensor retinaculum (upper band) 아래폄근지지띠(하신근지대)(위)
8 Medial calcanean nerve 안쪽 발꿈치신경(내측 종골신경)
9 Medial malleolus 안쪽복사(내측과)
10 Medial surface of tibia 정강뼈(경골)의 안쪽면
11 Plantaris tendon 장딴지빗근힘줄(족척근건)
12 Posterior surface of calcaneus 발꿈치뼈(종골)의 뒤면
13 Posterior tibial artery and venae comitantes 뒤정강동맥과 동반정맥(후경골동맥과 반행정맥)
14 Soleus 가자미근(넙치근)
15 Tendocalcaneus (Achilles tendon) 발꿈치힘줄(종골건)(아킬레스건)
16 Tibial nerve 정강신경(경골신경)
17 Tibialis anterior 앞정강근(전경골근)
18 Tibialis posterior 뒤정강근(후경골근)

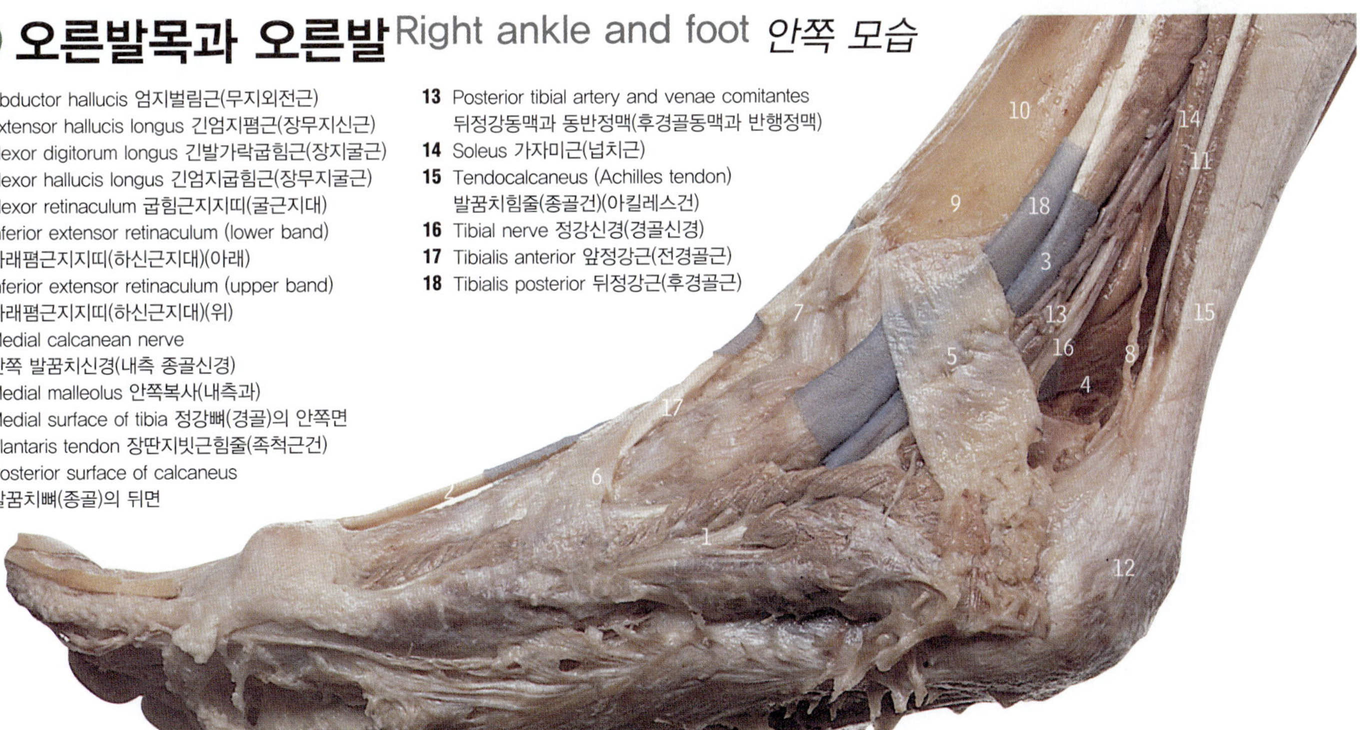

발목관절경검사, 발가락이상, pp.355~357 참조.

A 오른아래종아리와 오른발목

Right lower leg and ankle *안쪽 뒷모습*

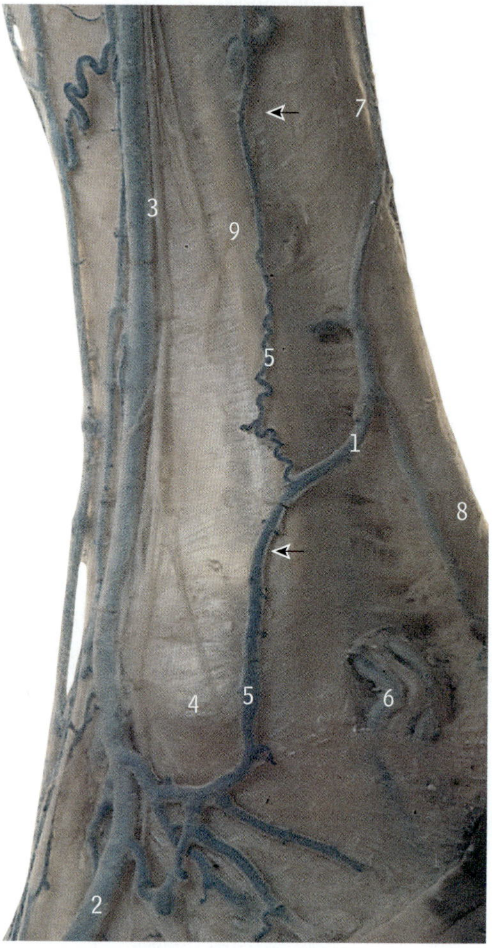

깊은근막은 뒤정강혈관(posterior tibial vessel, 후경골혈관) 및 신경(6)의 위치를 보여주기 위해 절단하지 않고 정상으로 남아 있다. 큰두렁정맥(great saphenous vein, 대복재정맥)(3)은 안쪽복사(medial malleolus, 내측과)(4) 앞에서 그 뒤에 있는 발등정맥활(posterior arch vein, 족배정맥궁)(5)과 함께 위쪽으로 주행한다. 화살표는 관통정맥을 나타낸다(p.340, A5, B6).

1 Communication with small saphenous vein 작은두렁정맥(소복재정맥)과 교통함
2 Dorsal venous arch 발등정맥활(족배정맥궁)
3 Great saphenous vein and saphenous nerve 큰두렁정맥과 두렁신경(대복재정맥과 복재신경)
4 Medial malleolus 안쪽복사(내측과)
5 Posterior arch vein 발등동맥활(족배동맥궁)
6 Posterior tibial vessels and tibial nerve 뒤정강혈관과 정강신경(후경골혈관과 경골신경)
7 Small saphenous vein 작은두렁정맥(소복재정맥)
8 Tendocalcaneus (Achilles tendon) 발꿈치힘줄(종골건)(아킬레스건)
9 Tibialis posterior and flexor digitorum longus underlying deep fascia 깊은근막 아래에 있는 뒤정장근(후경골근)과 긴발가락굽힘근(장지굴근)

B 오른발목

Right ankle *안쪽 모습*

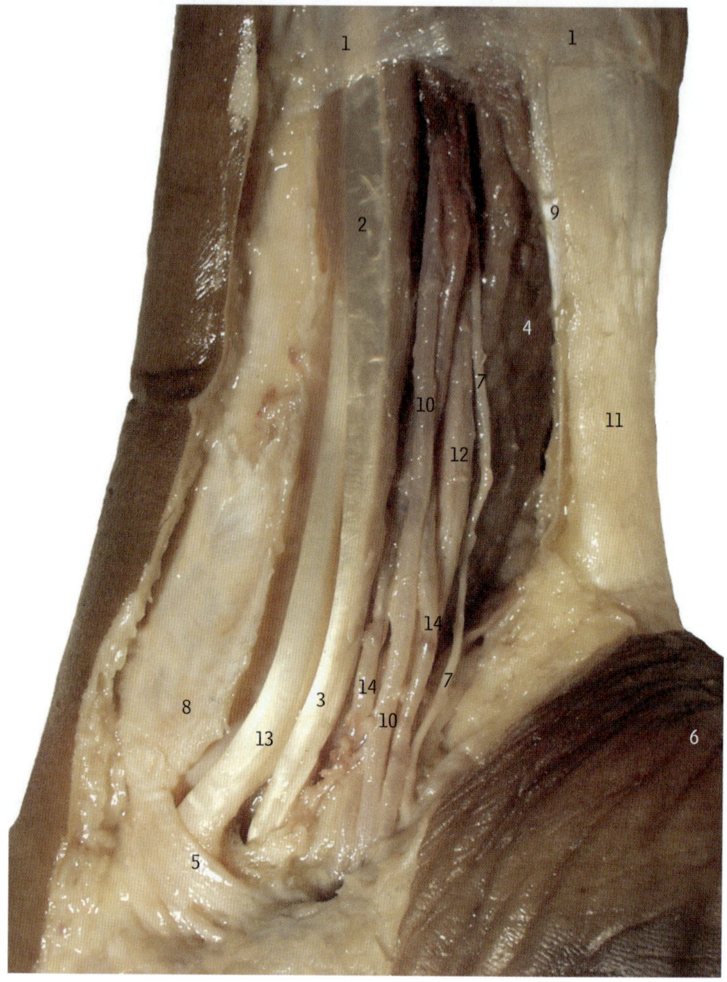

1 Deep fascia of calf 장딴지의 깊은근막
2 Flexor digitorum longus 긴발가락굽힘근(장지굴근)
3 Flexor digitorum longus, tendon 긴발가락굽힘근의 힘줄(장지굴근의 건)
4 Flexor hallucis longus 긴엄지굽힘근(장무지굴근)
5 Flexor retinaculum 굽힘근지지띠(굴근지대)
6 Heel 발뒤꿈치
7 Medial calcanean nerve 안쪽발꿈치신경(내측 종골신경)
8 Medial malleolus, tibia 안쪽복사(내측과), 정강뼈(경골)
9 Plantaris tendon 장딴지빗근(족척근)
10 Posterior tibial artery 뒤정강동맥(후경골동맥)
11 Tendocalcaneus (Achilles tendon) 발꿈치힘줄(종골건)(아킬레스건)
12 Tibial nerve 정강신경(경골신경)
13 Tibialis posterior tendon 뒤정강근힘줄(후경골근건)
14 Vena comitantes of posterior tibial artery 정강동맥의 동반정맥(후경골동맥의 반행정맥)

> 가자미근(soleus muscle)의 속에 있거나 깊게 위치한 장딴지의 깊은정맥은 정맥혈전증(venous thrombosis)의 위험이 있다(p.355 참조).

발의 궤양, 정맥류, pp.355~357 참조.

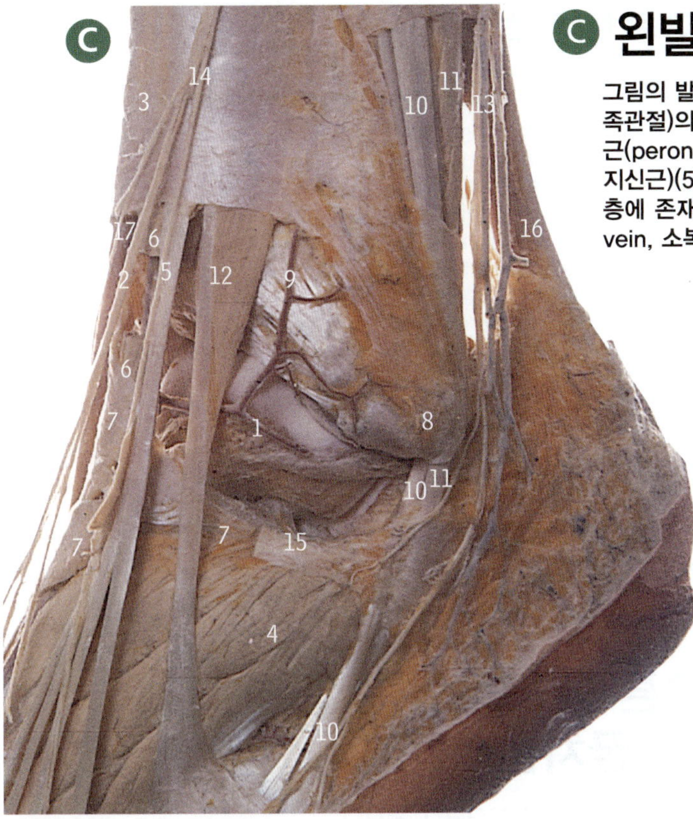

C 왼발목과 왼발 Left ankle and foot *앞 가쪽 모습*

그림의 발은 발바닥굽힘(plantar flexion, 저측굴곡)이 되어 있고, 발목관절(ankle joint, 족관절)의 관절주머니는 목말뼈(talus, 거골)(1)를 보여주기 위해 제거하였다. 셋째종아리근(peroneus tertius, 제3비골근)(12)과 긴발가락폄근(extensor digitorum longus, 장지신근)(5)의 힘줄은 짧은발가락폄근(extensor digitorum brevis, 단지신근)(4)의 얇은 층에 존재한다. 장딴지신경(sural nerve, 비복신경)과 작은두렁정맥(small saphenous vein, 소복재정맥)(13)은 가쪽복사(lateral malleolus, 외측과)(8)의 뒤에서 주행한다.

1 Anterior lateral malleolar artery overlying talus (ankle joint capsule removed) 목말뼈(거골) 위에 있는 가쪽앞복사동맥(전외과동맥)(발목관절주머니는 제거됨)
2 Anterior tibial vessels and deep peroneal (fibular) nerve 앞정강혈관과 깊은종아리신경(전경골혈관과 심비골신경)
3 Deep fascia forming superior extensor retinaculum 위폄근지지띠(상신근지대)를 형성하는 깊은근막
4 Extensor digitorum brevis 짧은발가락폄근(단지신근)
5 Extensor digitorum longus 긴발가락폄근(장지신근)
6 Extensor hallucis longus 긴엄지폄근(장무지신근)
7 Inferior extensor retinaculum (partly removed) 아래폄근지지띠(하신근지대)(일부 제거된 상태)
8 Lateral malleolus 가쪽복사(외측과)
9 Perforating branch of peroneal (fibular) artery 종아리동맥(비골동맥)의 관통분지
10 Peroneus (fibularis) brevis 짧은종아리근(단비골근)
11 Peroneus (fibularis) longus 긴종아리근(장비골근)
12 Peroneus (fibularis) tertius 셋째종아리근(제3비골근)
13 Small saphenous vein and sural nerve 작은두렁정맥과 장딴지신경(소복재정맥과 비복신경)
14 Superficial peroneal (fibular) nerve 얕은종아리신경(천비골신경)
15 Tarsal sinus 발목뼈굴(족근동)
16 Tendocalcaneus (Achilles tendon) 발꿈치힘줄(종골건)(아킬레스건)
17 Tibialis anterior 앞정강근(전경골근)

왼발목 Left ankle

D *가로단면*

E *축성 자기공명영상*

위에서 아래로 살펴본 이 해부사진은 발목부분에서 힘줄, 혈관 및 신경의 위치를 강조하고 있다. 목말뼈(talus, 거골)(18)가 그림의 중앙에 위치하고 그 왼쪽에는 안쪽복사(medial malleolus, 내측과)(9)가, 그림의 오른쪽에는 가쪽복사(lateral malleolus, 외측과)(8)가 위치한다. 큰두렁정맥(대복재정맥, great saphenous vein)(7)과 두렁신경(saphenous nerve, 복재신경)(15)은 안쪽복사 앞쪽에 위치하고 있으며, 뒤정강근(tibialis posterior, 후경골근)(22)의 힘줄이 바로 뒤를 주행한다. 작은두렁정맥(small saphenous vein, 소복재정맥)(16)과 장딴지신경(sural nerve, 비복신경)(17)은 긴고짧은종아리근(peroneus longus and brevis, 장단비골근)(10, 11)과 함께 가쪽복사 바로 뒤를 주행한다. 발목의 앞쪽에서 발등혈관(dorsalis pedis vessel, 족배혈관)(2)과 깊은종아리신경(deep peroneal nerve, 심비골신경)(1)은 긴엄지폄근(extensor hallucis longus, 장무지신근)(4)과 긴발가락폄근(extensor digitorum longus, 장지신근)(3) 사이에 위치한다. 안쪽복사(medial malleolus, 내측과)(9)와 뒤정강근(tibialis posterior, 후경골근)(22) 뒤쪽에는 뒤정강혈관(posterior tibial vessel, 후경골혈관)(14) 및 정강신경(tibial nerve, 경골신경)(20)이 긴발가락굽힘근(flexor digitorum longus, 장지굴근)(5)과 긴엄지굽힘근(flexor hallucis longus, 장무지굴근)(6)의 건 사이에 위치한다.

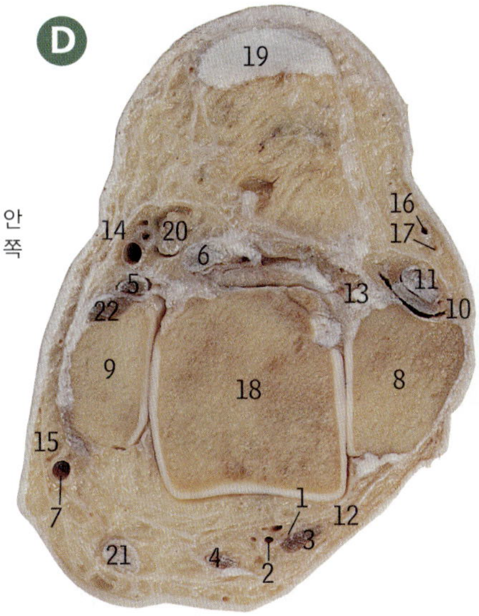

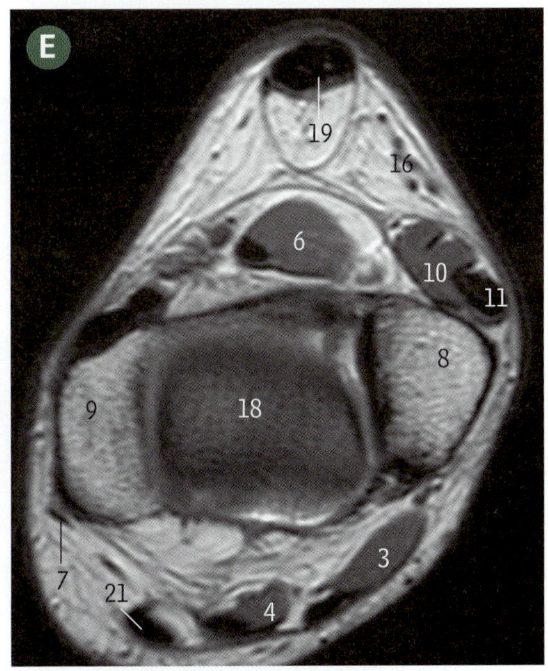

1 Deep peroneal (fibular) nerve 깊은종아리신경(심비골신경)
2 Dorsalis pedis artery and venae comitantes 발등동맥과 동반정맥(족배동맥과 반행정맥)
3 Extensor digitorum longus 긴발가락폄근(장지신근)
4 Extensor hallucis longus 긴엄지폄근(장무지신근)
5 Flexor digitorum longus 긴발가락굽힘근(장지굴근)
6 Flexor hallucis longus 긴엄지굽힘근(장무지굴근)
7 Great saphenous vein 큰두렁정맥(대복재정맥)
8 Lateral malleolus of fibula 종아리뼈의 가쪽복사(비골의 외측과)
9 Medial malleolus of tibia 정강뼈의 안쪽복사(경골 내측과)
10 Peroneus (fibularis) brevis 짧은종아리근(단비골근)
11 Peroneus (fibularis) longus 긴종아리근(장비골근)
12 Peroneus (fibularis) tertius 셋째종아리근(제3비골근)
13 Posterior talofibular ligament 뒤목말종아리인대(후거비인대)
14 Posterior tibial artery and venae comitantes 뒤정강동맥과 동반정맥(후경골동맥과 반행정맥)
15 Saphenous nerve 두렁신경(복재신경)
16 Small saphenous vein 작은두렁정맥(소복재정맥)
17 Sural nerve 장딴지신경(비복신경)
18 Talus 목말뼈(거골)
19 Tendocalcaneus (Achilles tendon) 발꿈치힘줄(종골건)(아킬레스건)
20 Tibial nerve 정강신경(경골신경)
21 Tibialis anterior 앞정강근(전경골근)
22 Tibialis posterior 뒤정강근(후경골근)

샤르코발, pp.355~357 참조.

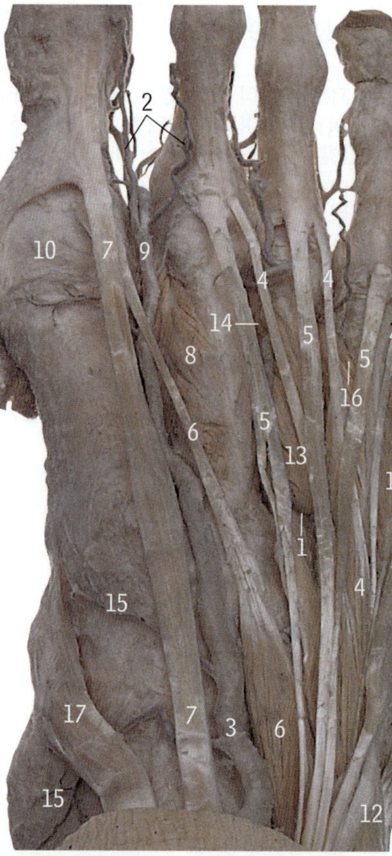

Ⓐ 오른발등부분

Dorsum of the right foot

1 Arcuate artery 활꼴동맥(궁상동맥)
2 Digital arteries 발가락동맥(지동맥)
3 Dorsalis pedis artery 발등동맥(족배동맥)
4 Extensor digitorum brevis 짧은발가락폄근(단지신근)
5 Extensor digitorum longus 긴발가락폄근(장지신근)
6 Extensor hallucis brevis 짧은엄지폄근(무지신근)
7 Extensor hallucis longus 긴엄지폄근(장무지신근)
8 First dorsal interosseous 첫째등쪽뼈사이근(제1배측골간근)
9 First dorsal metatarsal artery 첫째등쪽발허리동맥(제1배측중족동맥)
10 First metatarsophalangeal joint 첫째발허리발가락관절(제1중족지절관절)
11 Fourth dorsal interosseous 넷째등쪽뼈사이근(제4배측골간근)
12 Peroneus (fibularis) tertius 셋째종아리근(제3비골근)
13 Second dorsal interosseous 둘째등쪽뼈사이근(제2배측골간근)
14 Second dorsal metatarsal artery 둘째등쪽발허리동맥(제2배측중족동맥)
15 Tarsal arteries 발목동맥(족근동맥)
16 Third dorsal interosseous 셋째등쪽뼈사이근(제3배측골간근)
17 Tibialis anterior 앞정강근(전경골근)
18 Tuberosity of base of fifth metatarsal and peroneus (fibularis) brevis 다섯째발허리뼈바닥(제5중족골 저부)의 거친면(결절)과 짧은종아리근(단비골근)

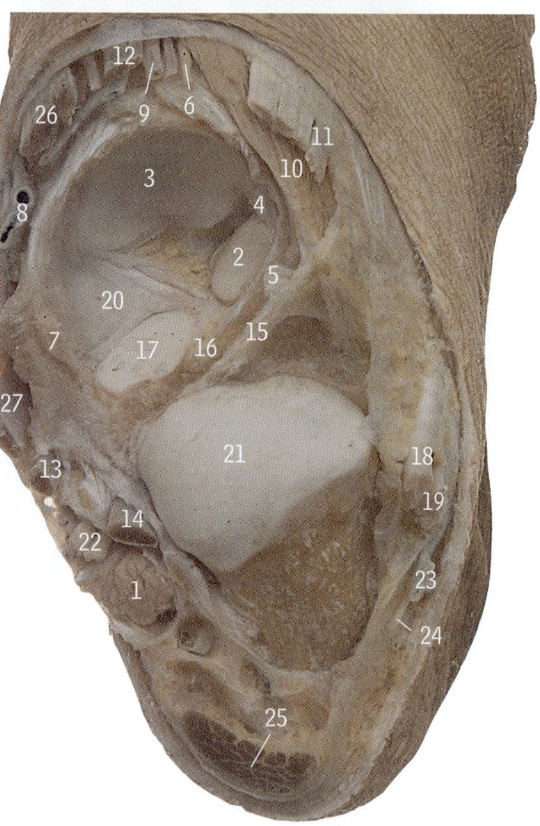

Ⓑ 오른목말발꿈치관절 및 목말발꿈치발배관절

Right talocalcanean and talocalcaneonavicular joints

목말뼈(talus, 거골)는 발꿈치뼈(calcaneus, 종골)(2,17,21), 발배뼈(navicular, 주상골)(3)와 바닥쪽 발꿈치발배인대(plantar calcaneonavicular(spring) ligament, 척측종주인대)(20)의 관절면을 보여 주기 위해 제거하였다.

1 Abductor hallucis 무지벌림근(무지외전근)
2 Anterior articular surface on calcaneus for talus 목말뼈(거골)에 대한 발꿈치뼈(종골)의 앞관절면
3 Articular surface on navicular for talus 목말뼈(거골)에 대한 발배뼈(주상골)의 관절면
4 Calcaneonavicular part of bifurcate ligament 두갈래인대의 발꿈치발배부분(이분인대의 종주부분)
5 Cervical ligament 목인대(경인대)
6 Deep peroneal (fibular) nerve 깊은종아리신경(심비골신경)
7 Deltoid ligament 세모인대(삼각인대)
8 Dorsal venous arch 발등정맥활(족배정맥궁)
9 Dorsalis pedis artery and vena comitans 발등동맥과 동반정맥(족배동맥과 반행정맥)
10 Extensor digitorum brevis 짧은발가락폄근(단지신근)
11 Extensor digitorum longus 긴발가락폄근(장지신근)
12 Extensor hallucis longus 긴엄지폄근(장무지신근)
13 Flexor digitorum longus 긴발가락굽힘근(장지굴근)
14 Flexor hallucis longus 긴엄지굽힘근(장무지굴근)
15 Inferior extensor retinaculum 아래폄근지지띠(하신근지대)
16 Interosseous talocalcanean ligament 뼈사이목말발꿈치인대(골간거종인대)
17 Middle articular surface on calcaneus for talus 목말뼈(거골)에 대한 발꿈치뼈(종골)의 중간관절면
18 Peroneus (fibularis) brevis 짧은종아리근(단비골근)
19 Peroneus (fibularis) longus 긴종아리근(장비골근)
20 Plantar calcaneonavicular (spring) ligament 바닥쪽발꿈치발배인대(척측종주인대)
21 Posterior articular surface on calcaneus for talus 목말뼈(거골)에 대한 발꿈치뼈(종골)의 뒤관절면
22 Posterior tibial vessels and medial and lateral plantar nerves 뒤정강혈관(후경골혈관)과 안쪽 · 가쪽발바닥신경(내 · 외척측신경)
23 Small saphenous vein 작은두렁정맥(소복재정맥)
24 Sural nerve 장딴지신경(비복신경)
25 Tendocalcaneus (Achilles tendon) 발꿈치힘줄(종골건)(아킬레스건)
26 Tibialis anterior 앞정강근(전경골근)
27 Tibialis posterior 뒤정강근(후경골근)

발목신경차단, 악성흑색종, 발목굴증후군, pp.355~357 참조.

임상의들은 발의 안쪽번짐(inversion, 내번)과 가쪽번짐(eversion, 외번)의 대부분이 일어나는 목말뼈(talus, 거골)의 아래에 위치하고 있기 때문에 목말발꿈치관절(talocalcanean joint, 거종관절)과 목말발꿈치발배관절(talocalcaneonavicular joint, 거종주관절)의 목말발꿈치부분을 합쳐서 목말밑관절(subtalar joint, 거골하관절)이라는 용어를 사용한다.

왼발목과 왼발 Left ankle and foot *인대*

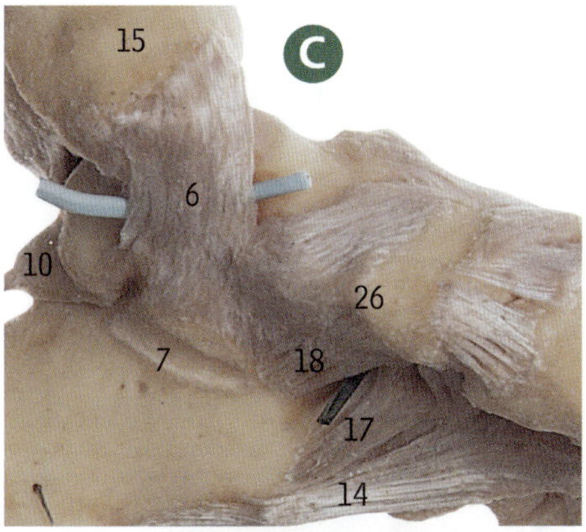

C 안쪽 모습 D 가쪽 모습 E 뒷모습

그림 C에서 안쪽복사(medial malleolus, 내측과)(15) 아래의 파란색 표시는 세모인대(deltoid ligament, 삼각인대)(6)의 얕은부분과 깊은부분 사이를 지나간다. 발배뼈(navicular, 주상골) 거친면(26) 아래의 파란색 표시는 바닥쪽발꿈치발배인대(plantar calcaneonavicular ligament, 척측종주인대)와 바닥쪽발꿈치입방인대(plantar calcaneonavicular ligament, 척측종입방인대)(17, 18) 사이를 주행한다.

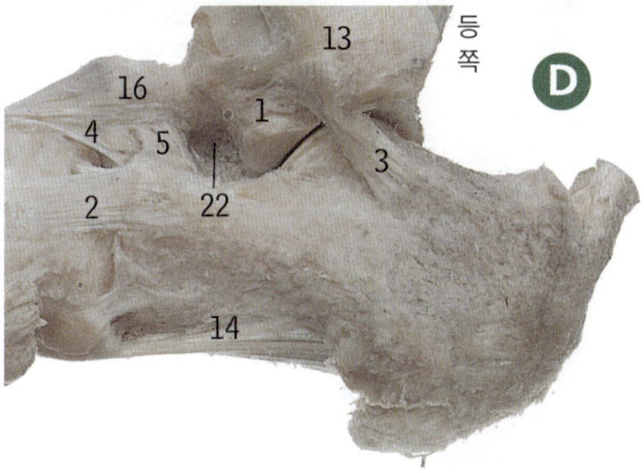

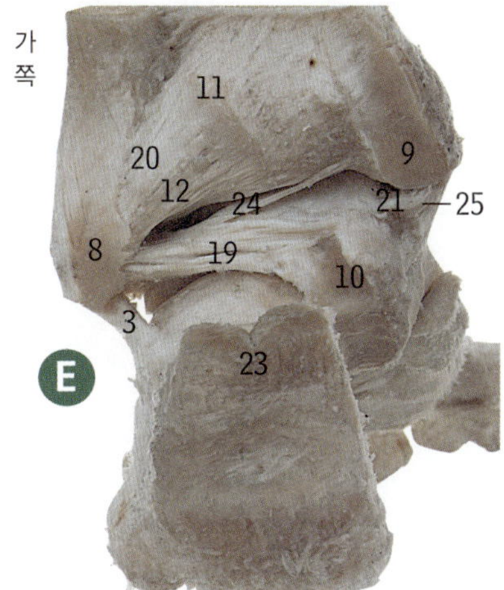

1 Anterior talofibular ligament 앞목말종아리인대(전거비인대)
2 Calcaneocuboid part of bifurcate ligament 두갈래인대의 발꿈치입방인대(이분인대의 종입방인대)
3 Calcaneofibular ligament 발꿈치종아리인대(종비인대)
4 Calcaneonavicular part of bifurcate ligament 두갈래인대의 발꿈치발배부분(이분인대의 종주부분)
5 Cervical ligament 목인대(경부인대)
6 Deltoid ligament 세모인대(삼각인대)
7 Groove below sustentaculum tali for flexor hallucis longus 긴엄지굽힘근(장무지굴근)의 주행을 위한 목말받침돌기(재거돌기) 아래 홈
8 Groove on lateral malleolus for peroneus (fibularis) brevis 짧은종아리근(단비골근)의 주행을 위해 가쪽 복사(외측과)에 있는 홈
9 Groove on medial malleolus for tibialis posterior 뒤정강근(후경골근)의 주행을 위해 안쪽 복사(내측과)에 있는 홈
10 Groove on talus for flexor hallucis longus 긴엄지굽힘근(장무지굴근)의 주행을 위해 목말뼈(거골)에 있는 홈
11 Groove on tibia for flexor hallucis longus 긴엄지굽힘근(장무지굴근)의 주행을 위해 정강뼈(경골)에 있는 홈
12 Inferior transverse ligament 아래가로인대(하횡인대)
13 Lateral malleolus 가쪽복사(외측과)
14 Long plantar ligament 긴발바닥인대(장척인대)
15 Medial malleolus 안쪽복사(내측과)
16 Neck of talus 목말뼈목(거골경)
17 Plantar calcaneocuboid (short plantar) ligament 바닥쪽발꿈치입방인대(척측종입방인대)
18 Plantar calcaneonavicular (spring) ligament 바닥쪽발꿈치발배인대(척측종주인대)
19 Posterior talofibular ligament 뒤목말종아리인대(후거비인대)
20 Posterior tibiofibular ligament 뒤정강종아리인대(후경비인대)
21 Posterior tibiotalar part of deltoid ligament 세모인대의 뒤정강목말부분(삼각인대의 후경거부)
22 Tarsal sinus 발목뼈굴(족근동)
23 Tendocalcaneus (Achilles tendon) 발꿈치힘줄(종골건)(아킬레스건)
24 Tibial slip of posterior talofibular ligament 뒤목말종아리인대의 정강뼈부분(후거비인대의 경골부)
25 Tibiocalcanean part of deltoid ligament 세모인대의 정강발꿈치부분(삼각인대의 경종부)
26 Tuberosity of navicular 발배뼈의 거친면(주상골의 결절)

F 왼발 Left foot *시상단면, 오른모습*

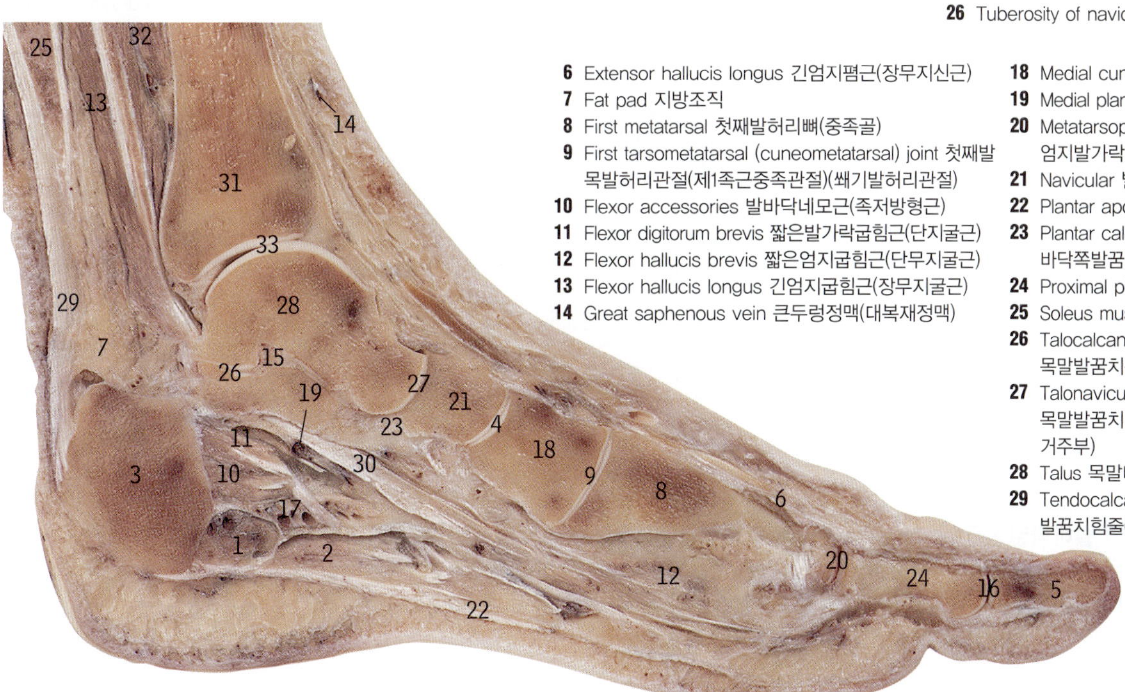

1 Abductor digiti minimi 새끼벌림근(소지외전근)
2 Abductor hallucis 엄지벌림근(무지외전근)
3 Calcaneus 발꿈치뼈(종골)
4 Cuneonavicular joint 쐐기발배관절(설주관절)
5 Distal phalanx 끝마디뼈(원위지절골)
6 Extensor hallucis longus 긴엄지폄근(장무지신근)
7 Fat pad 지방조직
8 First metatarsal 첫째발허리뼈(중족골)
9 First tarsometatarsal (cuneometatarsal) joint 첫째발목발허리관절(제1족근중족관절)(쐐기발허리관절)
10 Flexor accessories 발바닥네모근(족저방형근)
11 Flexor digitorum brevis 짧은발가락굽힘근(단지굴근)
12 Flexor hallucis brevis 짧은엄지굽힘근(단무지굴근)
13 Flexor hallucis longus 긴엄지굽힘근(장무지굴근)
14 Great saphenous vein 큰두렁정맥(대복재정맥)
15 Interosseous talocalcanean ligament 뼈사이목말발꿈치인대(골간거종인대)
16 Interphalangeal joint 뼈사이관절(지절관절)
17 Lateral plantar nerve and vessels 가쪽발바닥신경(외측 족저신경)과 혈관
18 Medial cuneiform 안쪽쐐기뼈(내측 설상골)
19 Medial plantar artery 안쪽발바닥동맥(내측 족저동맥)
20 Metatarsophalangeal joint of great toe 엄지발가락의 발허리발가락관절(무지의 중족지관절)
21 Navicular 발배뼈(주상골)
22 Plantar aponeurosis 발바닥널힘줄(족척건막)
23 Plantar calcaneonavicular (spring) ligament 바닥쪽발꿈치발배인대(척측종주인대)
24 Proximal phalanx 첫마디뼈(근위지절골)
25 Soleus muscle 가자미근(넙치근)
26 Talocalcanean (subtalar) joint 목말발꿈치관절(거종관절)(목말밑관절; 거골하관절)
27 Talonavicular part of talocalcaneonavicular joint 목말발꿈치발배관절의 목말발배부분(거종주관절의 거주부)
28 Talus 목말뼈(거골)
29 Tendocalcaneus (Achilles tendon) 발꿈치힘줄(종골건)(아킬레스건)
30 Tendon of flexor hallucis 엄지굽힘근의 힘줄(무지굴근의 건)
31 Tibia 정강뼈(경골)
32 Tibialis posterior muscle 뒤정강근(후경골근)
33 Tibiotalar part of ankle joint 발목관절의 정강목말부분(족관절의 경거부)

발목염좌, pp.355~357 참조.

왼발바닥 Sole of the left foot

Ⓐ 발바닥널힘줄

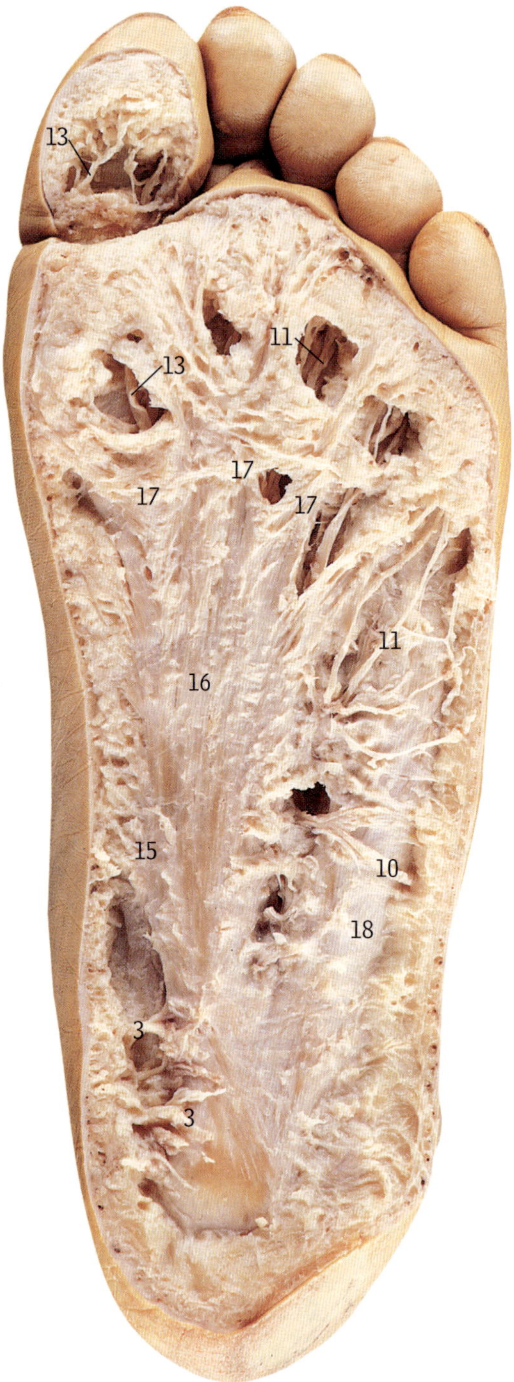

Ⓑ 얕은신경근육층

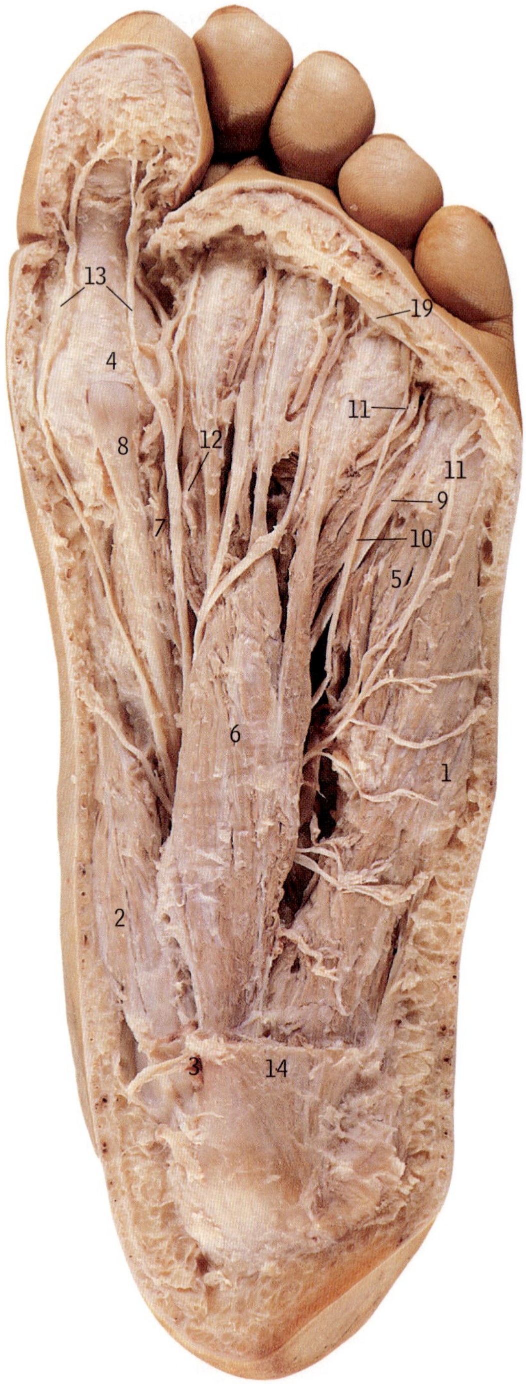

1 Abductor digiti minimi 새끼벌림근(소지외전근)
2 Abductor hallucis 엄지벌림근(무지외전근)
3 Calcaneal neurovascular bundle 발꿈치신경혈관다발
4 Fibrous flexor sheath 섬유성 굽힘근힘줄집(굴근건초)
5 Flexor digiti minimi brevis 짧은새끼굽힘근(단소지굴근)
6 Flexor digitorum brevis 짧은손가락굽힘근(단지굴근)
7 Flexor hallucis brevis 짧은엄지굽힘근(단무지굴근)
8 Flexor hallucis longus 긴엄지굽힘근(장무지굴근)
9 Lateral plantar artery 가쪽발바닥동맥(외측 족저동맥)
10 Lateral plantar nerve 가쪽발바닥신경(외측 족저신경)
11 Lateral plantar nerve, digital branches 가쪽발바닥신경(외측 족저신경), 발가락가지
12 Lumbrical 벌레근(충양근)
13 Medial plantar nerve, digital branches 안쪽발바닥신경(내측 족저신경), 발가락가지
14 Plantar aponeurosis 발바닥널힘줄(족척건막)
15 Plantar aponeurosis, overlying abductor hallucis 엄지벌림근(무지외전근)을 덮고 있는 발바닥널힘줄(족척건막)
16 Plantar aponeurosis, overlying flexor digitorum brevis 짧은손가락굽힘근(단지굴근)을 덮고 있는 발바닥널힘줄(족척건막)
17 Plantar aponeurosis, digital slips 발가락부분을 지나가는 발바닥널힘줄(족척건막)
18 Plantar aponeurosis, overlying abductor digiti minimi 새끼벌림근(소지외전근)을 덮고 있는 발바닥널힘줄(족척건막)
19 Superficial transverse metatarsal ligament 얕은가로발바닥인대(천횡중족인대)

발바닥부분의 피부를 제거하면 발바닥널힘줄(plantar aponeurosis, 족척근막)이 두꺼운 중앙, 발가락부분, 그리고 얇은 안쪽 · 가쪽부분과 함께 나타나는 것을 볼 수 있다.

발바닥널힘줄(plantar aponeurosis, 족척근막)의 깊은층에 얕은발바닥신경(superficial plantar nerve, 천족척신경)과 동맥 및 근육이 존재한다.

평발(편평발), 발바닥근막염(족저근막염), pp.355~357 참조.

왼발바닥 Sole of the left foot

C 짧은발가락굽힘근을 제거한 후 D 긴발가락굽힘근을 제거한 후

C

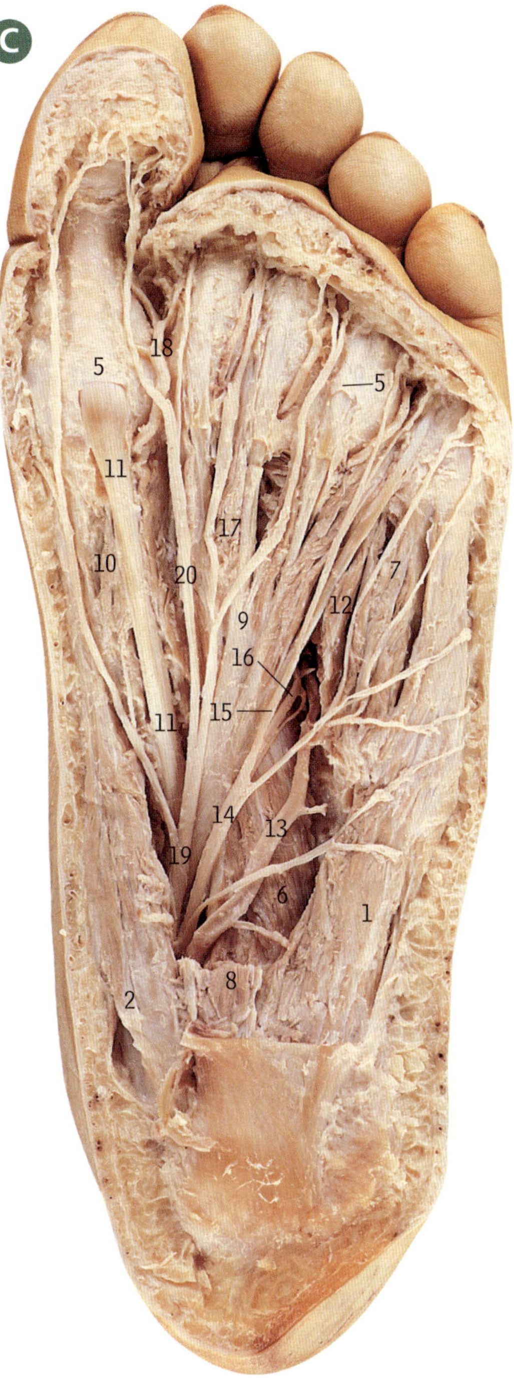

D

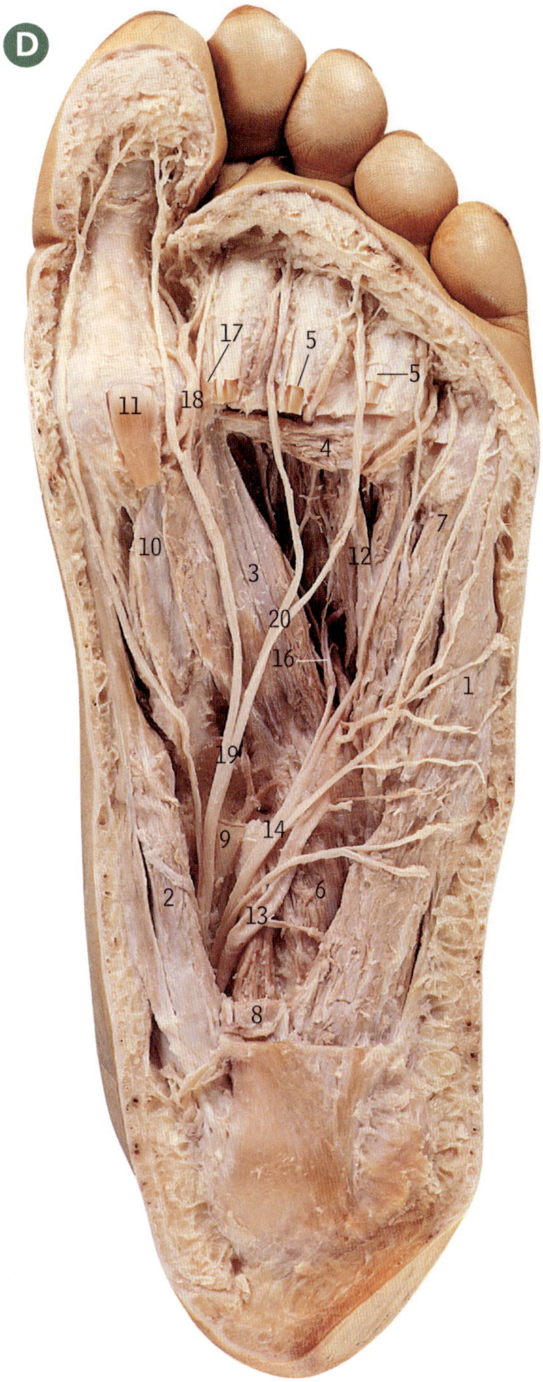

1 Abductor digiti minimi 새끼벌림근(소지외전근)
2 Abductor hallucis 엄지벌림근(무지외전근)
3 Adductor hallucis, oblique head 엄지벌림근(무지외전근), 빗갈래(사두)
4 Adductor hallucis, transverse head 엄지벌림근(무지외전근), 가로갈래(횡두)
5 Fibrous sheath, flexors 섬유성 힘줄집(건초), 굽힘근(굴곡근)
6 Flexor accessorius (Quadratus plantae) 보조굽힘근(부굴근)(발바닥네모근; 족저방형근)
7 Flexor digiti minimi brevis 짧은새끼굽힘근(단소지굴근)
8 Flexor digitorum brevis (cut) 짧은손가락굽힘근(단지굴근)(절단된 상태)
9 Flexor digitorum longus 긴손가락굽힘근(장지굴근)
10 Flexor hallucis brevis 짧은엄지굽힘근(단무지굴근)
11 Flexor hallucis longus 긴엄지굽힘근(장무지굴근)
12 Interossei 뼈사이근(골간근)
13 Lateral plantar artery 가쪽발바닥동맥(외측족저동맥)
14 Lateral plantar nerve 가쪽발바닥신경(외측족저신경)
15 Lateral plantar nerve, common digital branch 가쪽 발바닥신경(외측족저신경), 온발가락가지(총지가지)
16 Lateral plantar nerve, deep branch 가쪽발바닥신경(외측 족저신경), 깊은가지(심지)
17 Lumbrical 벌레근(충양근)
18 Medial plantar artery 안쪽발바닥동맥(내측족저동맥)
19 Medial plantar nerve 안쪽발바닥신경(내측족저신경)
20 Medial plantar nerve, common digital branch 안쪽발바닥신경(내측족저신경), 온발가락가지(총지가지)

발바닥펌근의 반응–바빈스키징후, pp.355~357 참조.

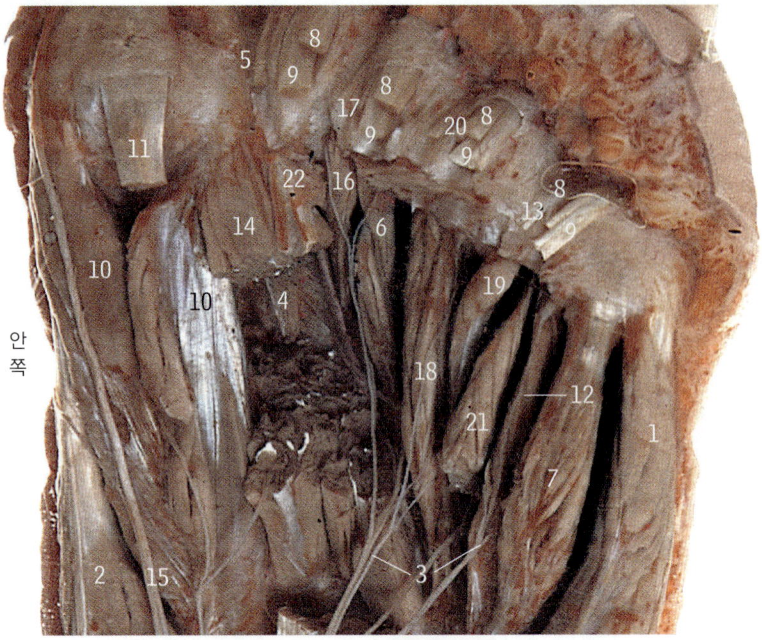

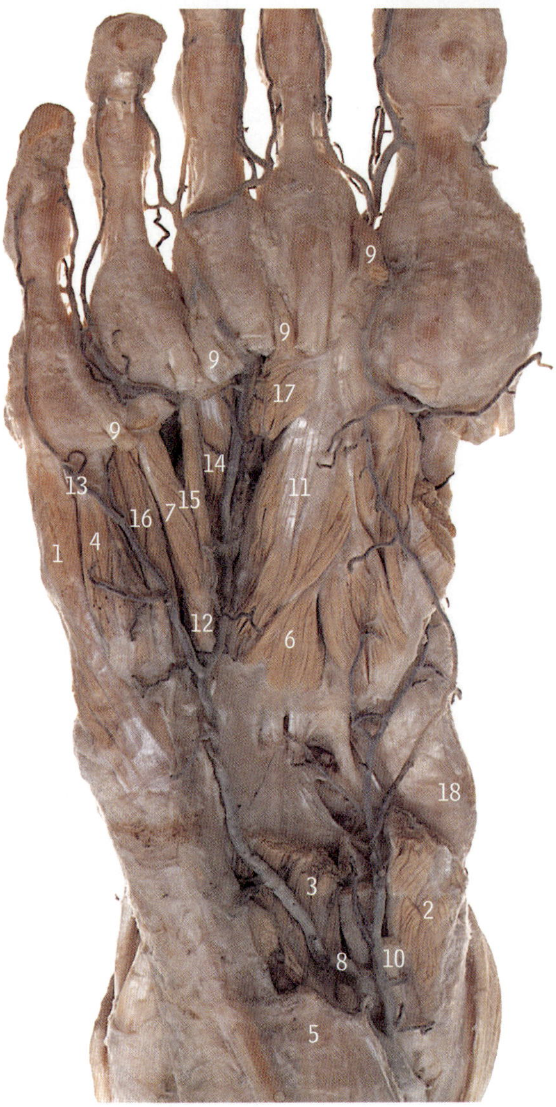

Ⓐ 왼발의 발바닥

Sole of the left foot *깊은근육, 뼈사이근*

1 Abductor digiti minimi 새끼벌림근(소지외전근)
2 Abductor hallucis 엄지벌림근(무지외전근)
3 Branches of deep branch of lateral plantar nerve
가쪽발바닥신경의 깊은가지(외측족저신경심지)의 분지
4 First dorsal interosseous 첫째등쪽뼈사이근(제1배측골간근)
5 First lumbrical 첫째벌레근(제1충양근)
6 First plantar interosseous 첫째바닥쪽뼈사이근(제1장측골간근)
7 Flexor digiti minimi brevis 짧은새끼굽힘근(단소지굴근)
8 Flexor digitorum brevis 짧은손가락굽힘근(단지굴근)
9 Flexor digitorum longus 긴손가락굽힘근(장지굴근)
10 Flexor hallucis brevis 짧은엄지굽힘근(단무지굴근)
11 Flexor hallucis longus 긴엄지굽힘근(장무지굴근)
12 Fourth dorsal interosseous 넷째등쪽뼈사이근(제4배측골간근)
13 Fourth lumbrical 넷째벌레근(제4충양근)
14 Oblique head of adductor hallucis 엄지모음근의 빗갈래(무지내전근의 사두)
15 Plantar digital nerve of great toe
엄지발가락의 바닥쪽 발가락신경(무지의 족저측지신경)
16 Second dorsal interosseous 둘째등쪽뼈사이근(제2배측골간근)
17 Second lumbrical 둘째벌레근(제2충양근)
18 Second plantar interosseous 둘째바닥쪽뼈사이근(제2장측골간근)
19 Third dorsal interosseous 셋째등쪽뼈사이근(제2배측골간근)
20 Third lumbrical 셋째벌레근(제3충양근)
21 Third plantar interosseous 셋째바닥쪽뼈사이근(제3장측골간근)
22 Transverse head of adductor hallucis
엄지모음근의 가로갈래(무지내전근의 횡두)

Ⓑ 오른발바닥

Sole of the right foot *발바닥활*

굽힘근힘줄쪽 깊은 곳에 존재하는 발바닥활(plantar arch, 족저궁)(12)은 발바닥네모근(flexor accessories, 족저방형근)(3)으로 이루어지며 이 발바닥네모근을 가로지르는 가쪽발바닥동맥(lateral plantar artery, 외측족저동맥)(8)을 보여주기 위해 굽힘근과 힘줄의 대부분은 제거하였다.

1 Abductor digiti minimi 새끼벌림근(소지외전근)
2 Abductor hallucis 엄지벌림근(무지외전근)
3 Flexor accessorius (quadratus plantae) 보조굽힘근(부굴근)(발바닥네모근; 족저방형근)
4 Flexor digiti minimi brevis 짧은새끼굽힘근(단소지굴근)
5 Flexor digitorum brevis 짧은손가락굽힘근(단지굴근)
6 Flexor hallucis brevis 짧은엄지굽힘근(단무지굴근)
7 Fourth dorsal interosseous 넷째등쪽뼈사이근(제4배측골간근)
8 Lateral plantar artery 가쪽 발바닥동맥(외측족저동맥)
9 Lumbrical 벌레근(충양근)
10 Medial plantar artery and nerve 안쪽발바닥동맥(내측족저동맥)과 신경
11 Oblique head of adductor hallucis 엄지모음근의 빗갈래(무지내전근의 사두)
12 Plantar arch 발바닥활(족저궁)
13 Plantar digital artery 바닥쪽발가락동맥(척측지동맥)
14 Plantar metatarsal artery 바닥쪽발허리동맥(척측중족동맥)
15 Second plantar interosseous 둘째바닥쪽뼈사이근(제2장측골간근)
16 Third plantar interosseous 셋째바닥쪽뼈사이근(제3장측골간근)
17 Transverse head of adductor hallucis 엄지모음근의 가로갈래(무지내전근의 횡두)
18 Tuberosity of navicular 발배뼈의 거친면(주상골의 결절)

왼발바닥 Sole of the left foot

C 인대와 힘줄

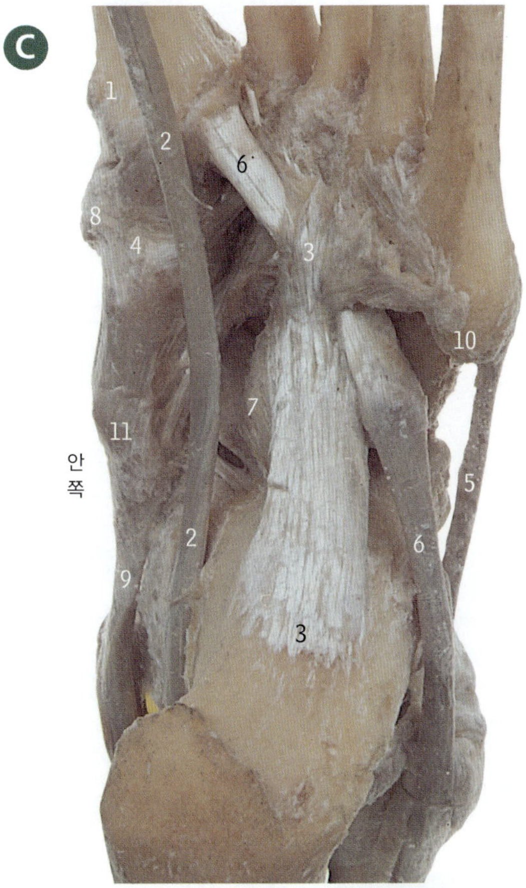

입방뼈(cuboid, 입방골)에 있는 홈(D6)과 긴발바닥인대(long plantar ligament, 장족저인대)(3)의 앞쪽 끝은 안쪽쐐기뼈(medial cuneiform, 내측설상골)(4)와 첫째발허리뼈(metatarsal bone, 중족골)(1) 쪽으로 주행하는 긴종아리근(peroneus longus, 장비골근)(6)에 대한 터널을 형성한다.

1 Base of first metatarsal 첫째발허리뼈의 바닥부(제1중족골의 저부)
2 Flexor hallucis longus 긴엄지굽힘근(장무지굴근)
3 Long plantar ligament 긴발바닥인대(장족저인대)
4 Medial cuneiform 안쪽쐐기뼈(내측 설상골)
5 Peroneus (fibularis) brevis 짧은종아리근(단비골근)
6 Peroneus (fibularis) longus 긴종아리근(장비골근)
7 Plantar calcaneocuboid (short plantar) ligament 바닥쪽발꿈치입방인대(척측종입방인대)
8 Tibialis anterior 앞정강근(전경골근)
9 Tibialis posterior 뒤정강근(후경골근)
10 Tuberosity of base of fifth metatarsal 다섯째발허리뼈바닥의 거친면(제5중족골 저부의 조면)
11 Tuberosity of navicular 발배뼈의 거친면(주상골의 조면)

일반적으로 스프링인대(spring ligament)라고 부르는 바닥쪽발꿈치발배인대(plantar calcaneo-navicular ligament, 척측종주인대)(D9)는 발에서 가장 중요한 인대 중 하나이다. 이 인대는 목말받침돌기(sustentaculum tali, 재거돌기)(D7)와 발배뼈(nevicular, 주상골)의 거친면(조면)(D16) 사이를 주행해서 안쪽에서 발목관절의 세모인대(deltoid ligament, 삼각인대)와 합쳐져 목말뼈(talus, 거골) 머리부분의 위쪽 면을 보강한다.

D 인대

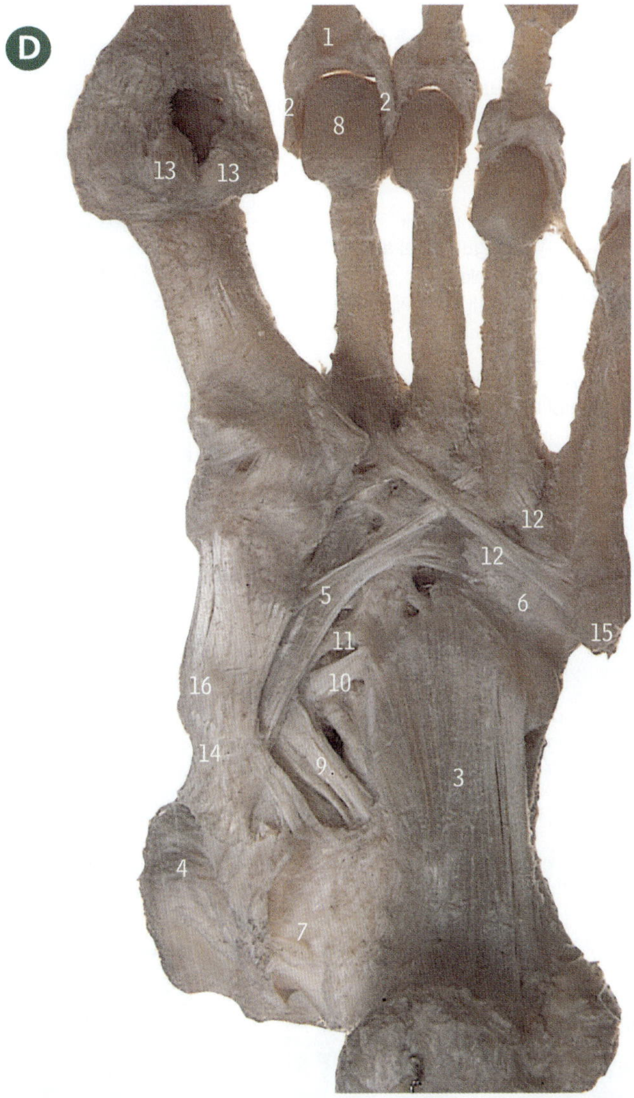

긴발바닥인대(long plantar ligament, 장족저인대)(3)의 앞쪽 끝은 입방뼈(cuboid, 입방골)에 있는 긴종아리근(장비골근, peroneus longus)에 대한 홈을 보여주기 위해 제거하였다.

1 Base of proximal phalanx 첫마디뼈 바닥(기절골의 저부)
2 Collateral ligament of metatarsophalangeal joint 발허리발가락관절의 곁인대(중족지절관절의 측부인대)
3 Deep fibres of long plantar ligament 긴발바닥인대(장족저인대)의 깊은섬유
4 Deltoid ligament 세모인대(삼각인대)
5 Fibrous slip from tibialis posterior 뒤정강근(후경골근)에서 나오는 섬유성부분
6 Groove on cuboid for peroneus (fibularis) longus 긴종아리근(장비골근)의 주행을 위해 입방뼈(입방골)에 있는 홈
7 Groove on sustentaculum tali for flexor hallucis longus 긴엄지굽힘근(장무지굴근)의 주행을 위해 목말받침돌기(재거돌기)에 있는 홈
8 Head of second metatarsal 둘째발허리뼈의 머리(제2중족골두)
9 Plantar calcaneonavicular (spring) ligament 바닥쪽발꿈치발배인대(척측종주인대)
10 Plantar cuboideonavicular ligament 바닥쪽입방발배인대(척측입방주인대)
11 Plantar cuneonavicular ligament 바닥쪽쐐기발배인대(척측설주인대)
12 Plantar metatarsal ligament 바닥쪽발허리인대(척측중족인대)
13 Sesamoid bone 종자뼈(종자골)
14 Tibialis posterior 뒤정강근(후경골근)
15 Tuberosity of base of fifth metatarsal 다섯째발허리뼈 바닥의 거친면(제5중족골 저부의 조면)
16 Tuberosity of navicular 발배뼈의 거친면(주상골의 조면)

1 Calcaneus 발꿈치뼈(종골)
2 Cuboid 입방뼈(입방골)
3 Fibula 종아리뼈(비골)
4 Head of talus 목말뼈의 머리(거골두)
5 Lateral cuneiform 가쪽쐐기뼈(외측 설상골)
6 Lateral malleolus of fibula 종아리뼈의 가쪽복사(비골의 외측과)
7 Lateral tubercle of talus 목말뼈(거골)의 가쪽돌기
8 Medial malleolus of tibia 정강뼈의 안쪽복사(경골의 내측과)
9 Medial tubercle of talus 목말뼈(거골)의 안쪽돌기
10 Navicular 발배뼈(주상골)
11 Region of inferior tibiofibular joint 아래정강종아리관절(하경비관절)의 부분
12 Sustentaculum tali of calcaneus 발꿈치뼈의 목말받침돌기(종골의 재거돌기)
13 Talus 목말뼈(거골)
14 Tibia 정강뼈(경골)
15 Tuberosity of base of fifth metatarsal 다섯째발허리뼈 바닥의 거친면(제5중족골 저부의 조면)

발목 Ankle Ⓐ *뒤 앞쪽으로 투사* Ⓑ *쪽투사*

*그림 B에서 가쪽면은 작은 발꿈치뼈돌기를 보여준다.

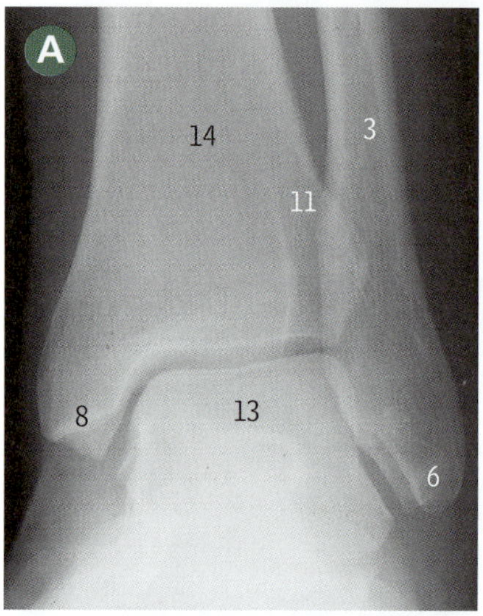

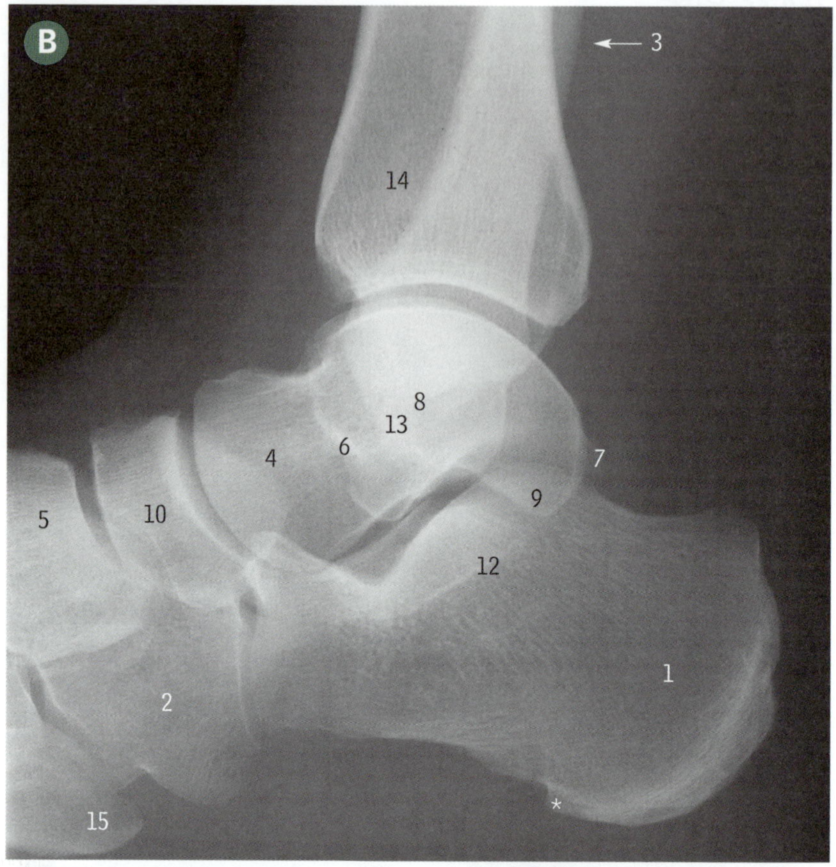

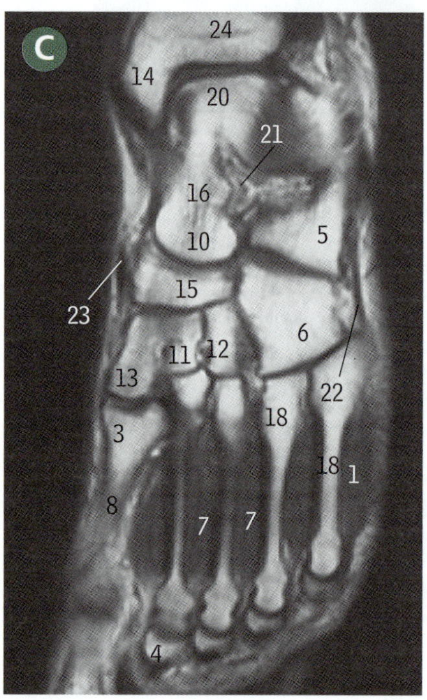

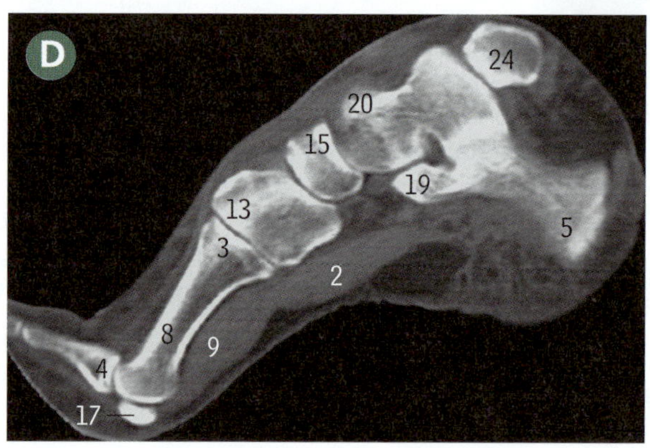

발 Foot

Ⓒ *사선의 축성 자기공명영상*
Ⓓ *엄지발가락의 시상면 컴퓨터단층촬영사진*

1 Abductor digiti minimi muscle 새끼벌림근(소지외전근)
2 Abductor hallucis 엄지벌림근(무지외전근)
3 Base of metatarsal 발허리뼈의 바닥(중족골의 저부)
4 Base of proximal phalanx 첫마디뼈 바닥(기절골의 저부)
5 Calcaneus 발꿈치뼈(종골)
6 Cuboid 입방뼈(입방골)
7 Dorsal interossei muscle 등쪽뼈사이근(배측골간근)
8 First metatarsal 첫째발허리뼈(중족골)
9 Flexor digitorum brevis 짧은발가락굽힘근(단지굴근)
10 Head of talus 목말뼈의 머리(거골두)
11 Intermediate cuneiform 중간쐐기뼈(설상골)
12 Lateral cuneiform 가쪽쐐기뼈(설상골)
13 Medial cuneiform 안쪽쐐기뼈(설상골)
14 Medial malleolus 안쪽복사(내측과)
15 Navicular 발배뼈(주상골)
16 Neck of talus 목말뼈의 목(거골의 경부)
17 Sesamoid bone in flexor hallucis brevis 짧은엄지굽힘근(단무지굴근) 안에 있는 종자뼈
18 Shaft of metatarsal 발허리뼈의 몸통(중족골의 골간)
19 Sustentaculum tali of calcaneus 발꿈치뼈의 목말받침돌기(종골의 재거돌기)
20 Talus 목말뼈(거골)
21 Tarsal sinus 발목뼈굴(족근동)
22 Tendon of peroneus (fibularis) brevis muscle 짧은종아리근의 힘줄(단비골근의 건)
23 Tendon of tibialis anterior muscle 앞정강근의 힘줄(전경골근의 건)
24 Tibia 정강뼈(경골)

포트골절과 기타 발목골절, pp.355~357 참조.

다리 Lower limb
임상사진

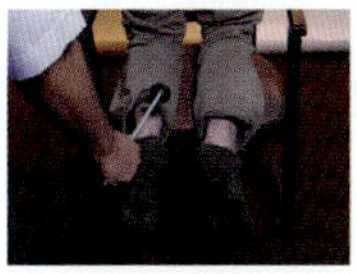
Achilles tendon tendocalcaneus reflex (ankle jerk)
아킬레스힘줄반사 (발목반사)

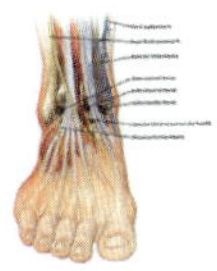
Ankle arthroscopy
발목관절경검사

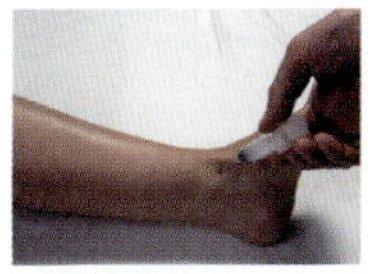
Ankle block
발목신경차단

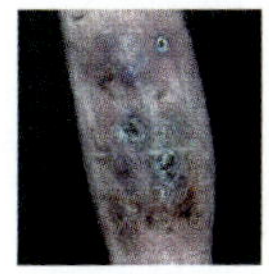
Ankle ulceration from varicose veins
정맥류로 인한 발목궤양

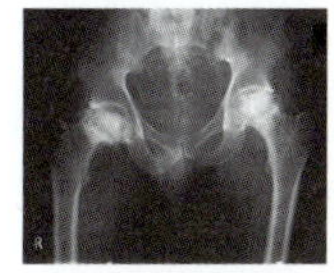
Avascular necrosis of the head of the femur
넙다리뼈머리(대퇴골두)의 무혈관괴사

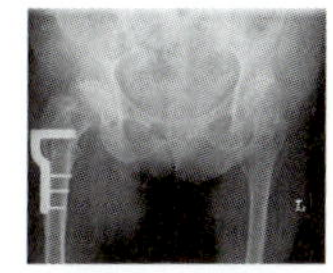
Avulsion fractures
찢김골절(열리골절)

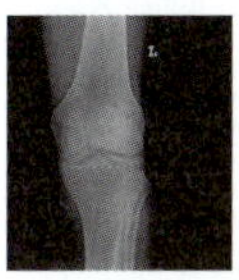
Bipartite patella
이분 무릎뼈(슬개골)

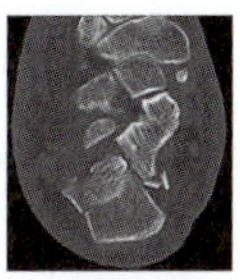
Calcaneal fracture
발꿈치뼈(종골) 골절

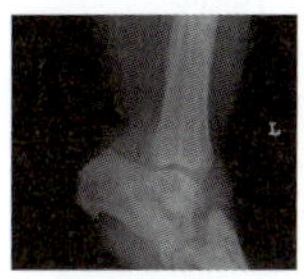
Charcot foot
샤르코발

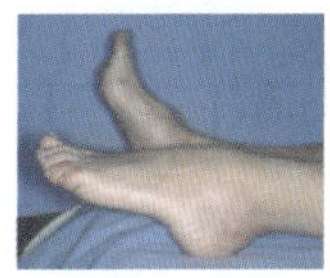
Common peroneal (fibular) nerve paralysis
온종아리신경마비 (총비골신경마비)

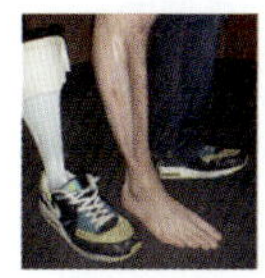
Compartment syndrome
칸증후군(구획증후군)

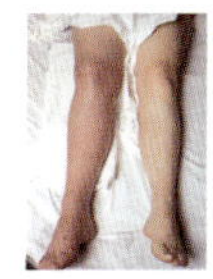
Deep vein thrombosis (DVT)
깊은정맥혈전증 (심부정맥혈전증)

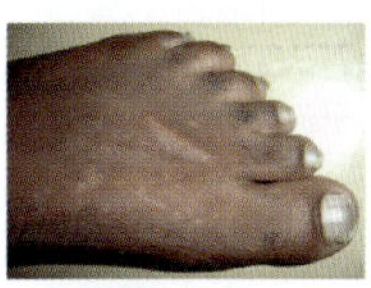
Digital abnormalities
발가락이상

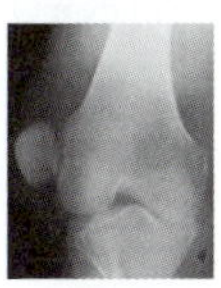
Dislocation of the patella
무릎뼈(슬개골) 탈구

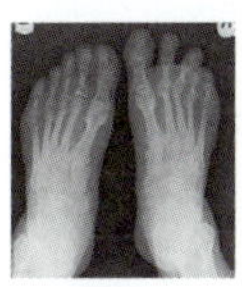
Dislocation of the toe
발가락의 탈구

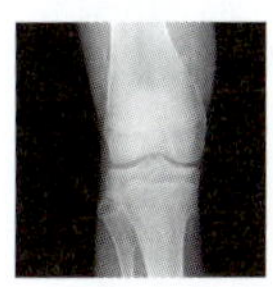
Exostoses femoral spurs 넙다리뼈 뼈돌출증 (대퇴골 외골증)

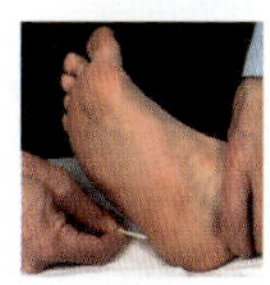
Extensor plantar response – Babinski sign 발바닥폄근의 반응 –바빈스키징후

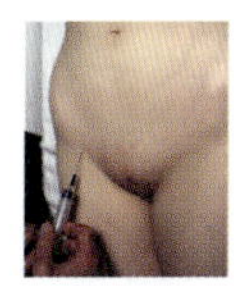
Femoral artery puncture
넙다리동맥(대퇴동맥)의 천자

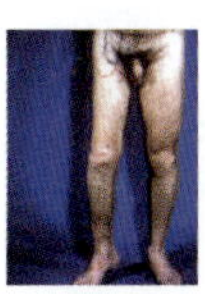
Femoral nerve paralysis
넙다리신경마비 (대퇴신경마비)

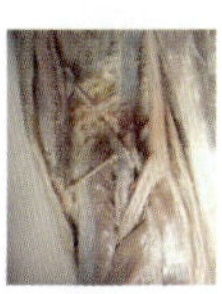
Femoropopliteal bypass
넙다리오금우회술

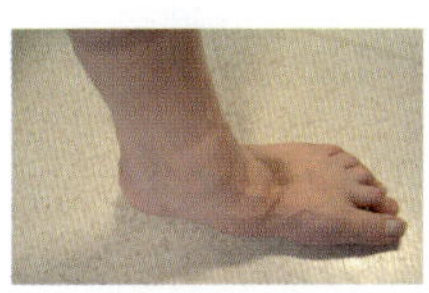
Flat foot (pes planus)
평발(편평발)

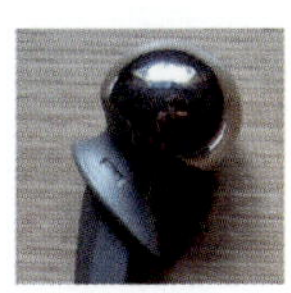
Fracture – femoral neck
넙다리뼈목 (대퇴골 경부)의 골절

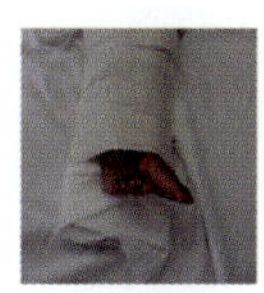
Fracture – femoral shaft
넙다리뼈몸통 (대퇴골 체부)의 골절

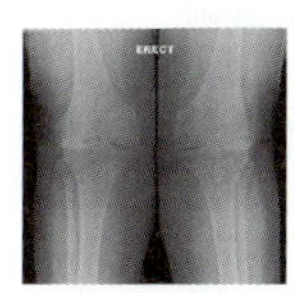
Genu valgum, genu varum
밖굽이무릎(외반슬), 안굽이무릎(내반슬)

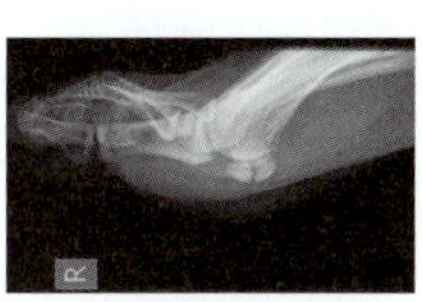
Hallux sesamoid fracture
엄지 종자뼈 골절

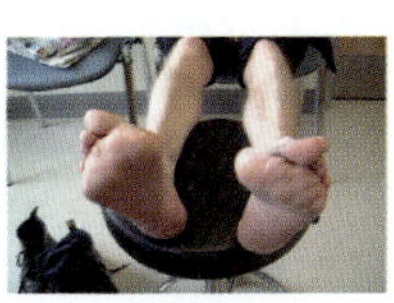
Hallux valgus
엄지발가락가쪽휨증 (무지외반증)

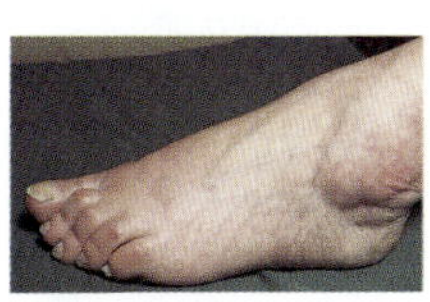
Hammer toe
망치발가락

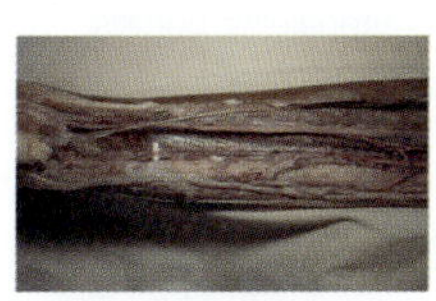
Intermittent claudication
간헐절뚝거림(간헐파행)

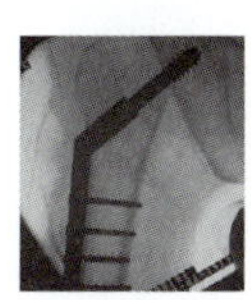
Intertrochanteric fracture – femur
넙다리뼈(대퇴골)의 돌기사이 골절

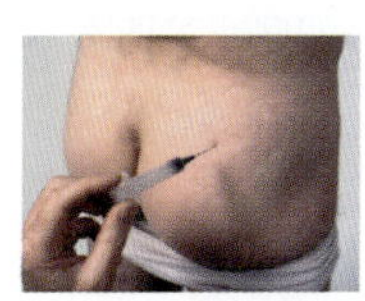
Intramuscular injection – gluteal region
근육내 주사–볼기부위

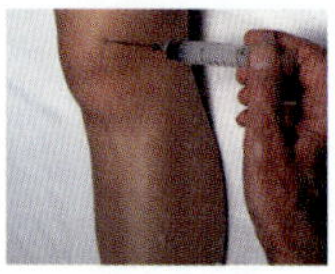
Knee joint aspiration and injection
무릎관절(슬관절)의 흡인과 주사

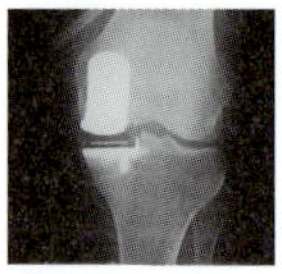
Knee joint replacement surgeries
무릎관절(슬관절)치환술

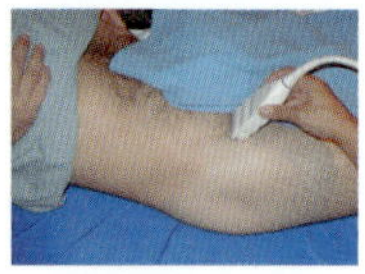
Lower limb bursitis
다리부위의 주머니염 (윤활낭염)

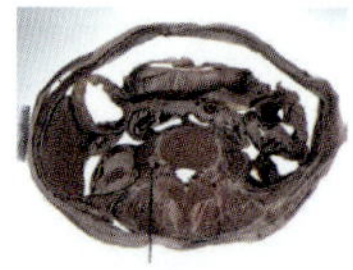
Lumbar plexus block
허리신경얼기차단 (요신경총차단)

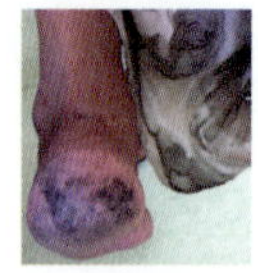
Malignant melanoma
악성흑색종

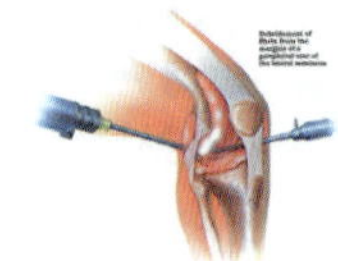
Meniscal tears
반달찢어짐

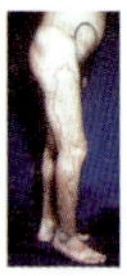
Meralgia paraesthetica
넙다리감각이상증 (이상 지각성 대퇴신경통)

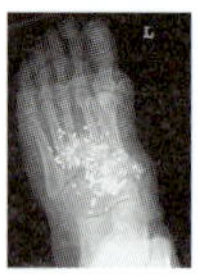
Metatarsal fractures
발허리뼈(중족골) 골절

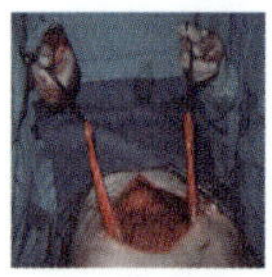
Muscular transposition
근육자리옮김술 (근육전위술)

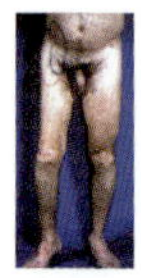
Obturator nerve paralysis
폐쇄신경마비

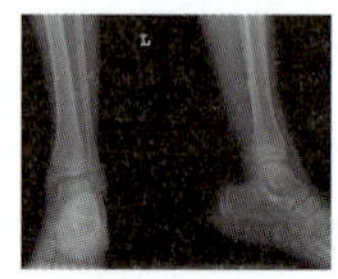
Os trigonum
삼각부골

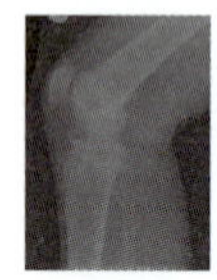
Osgood – Schlatter's disease
정강뼈거친면뼈연골증

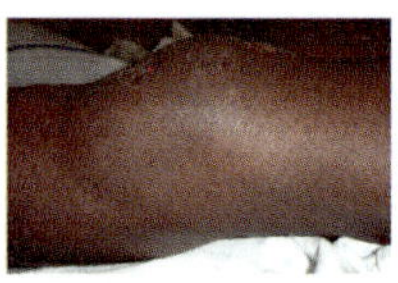
Patellar fracture
무릎뼈(슬개골) 골절

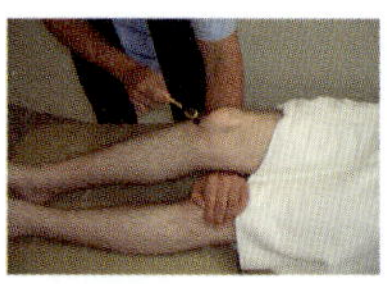
Patellar tendon reflex
무릎반사

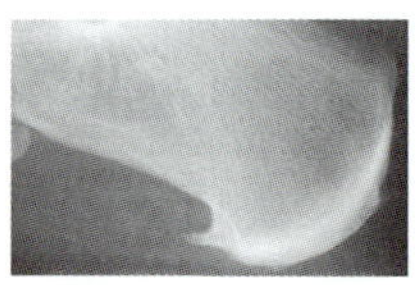
Plantar fasciitis 발바닥 근막염(족저근막염)

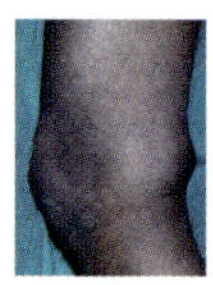
Popliteal artery aneurysm
오금동맥류(슬와동맥류)

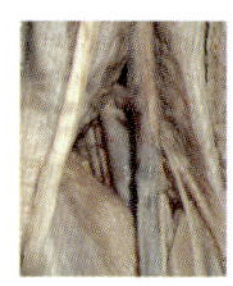
Popliteal (Baker's) cyst
오금낭

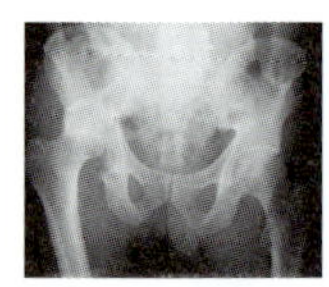
Posterior hip dislocation
엉덩관절(고관절)의 뒤탈구

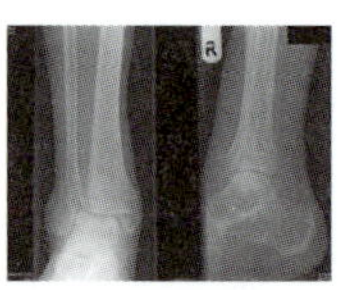
Pott's and other fractures of the ankle
포트골절과 기타 발목골절

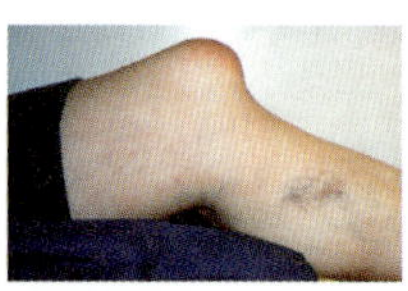
Prepatellar bursitis
무릎앞윤활주머니염 (슬개전낭염)

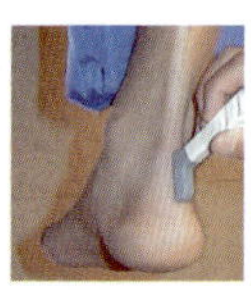
Rupture – Achilles tendon
아킬레스힘줄파열

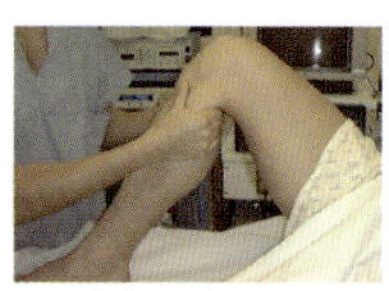
Rupture – anterior cruciate ligament
앞십자인대파열

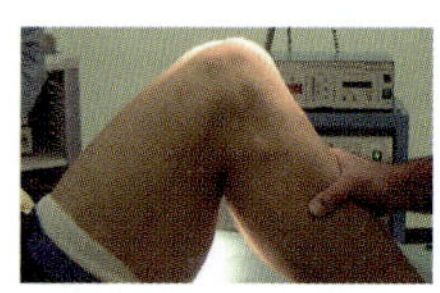
Rupture – posterior cruciate ligament
뒤십자인대파열

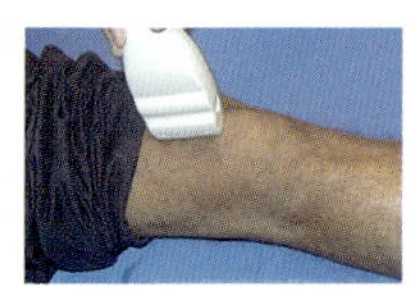
Rupture – quadriceps tendon
넙다리네갈래근힘줄 (대퇴사두근건)의 파열

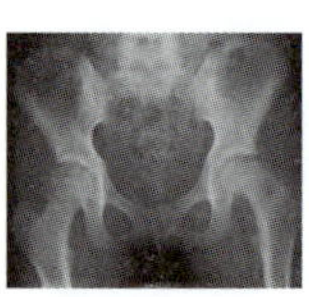
Slipped upper femoral epiphysis
위넙다리뼈끝분리증

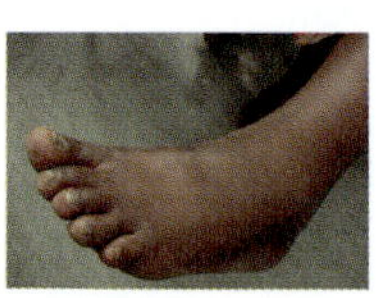
Sprained ankle
발목염좌

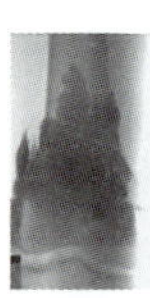
Suprapatellar bursitis
무릎위주머니염

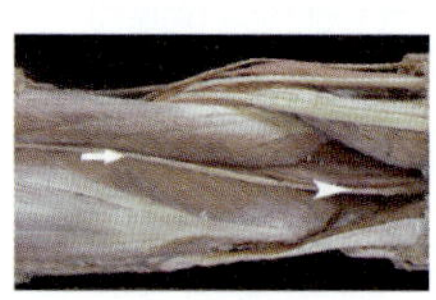
Sural nerve graft
장딴지신경이식 (비복신경이식)

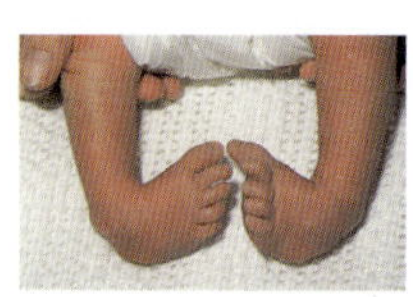
Talipes equinovarus (club foot)
발끝모음 조막발증 (내반첨족)

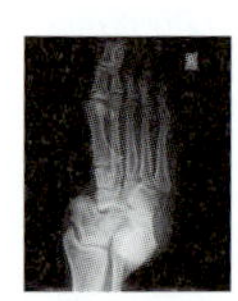
Tarsal dislocations
발목탈구

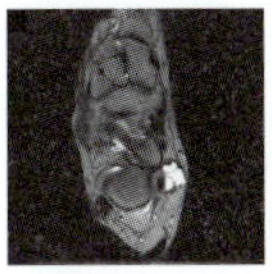
Tarsal tunnel syndrome
발목굴증후군
(족근관증후군)

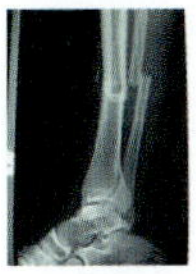
Tibial fractures
정강뼈(경골) 골절

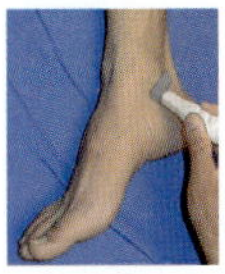
Tibialis posterior tendonitis
뒤정강근(후경골근)의
힘줄염

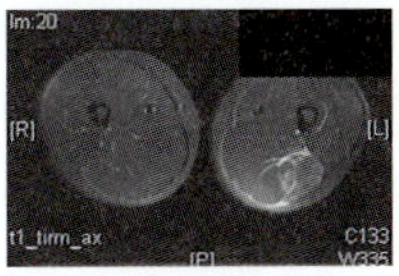
Torn hamstrings
넙다리뒤근육의 파열

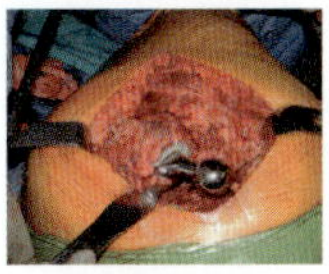
Total hip replacement surgery
엉덩관절(고관절)
전치환술

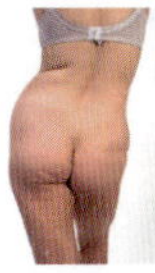
Trendelenburg's sign
트렌델렌버그징후

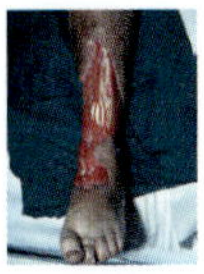
Ulceration of the leg
발의 궤양

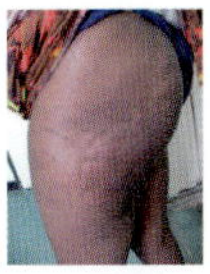
Varicella–zoster virus infection – lower limb
수두대상포진바이러스
감염–다리

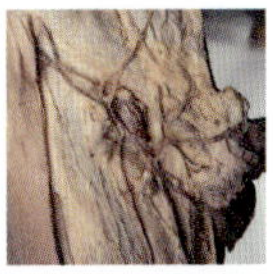
Varicose veins
정맥류

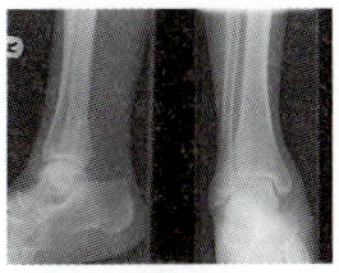
Vein harvest for coronary artery bypass grafting (CABG)
심장동맥우회술을 위한
정맥수집

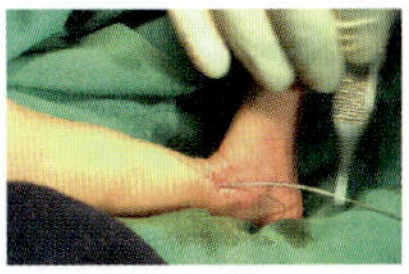
Venous cutdown
정맥절개

림프계통 Lymphatics

7

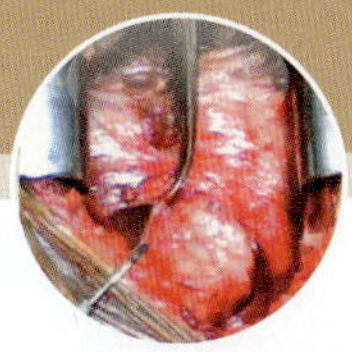
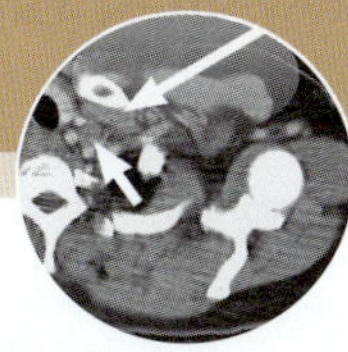
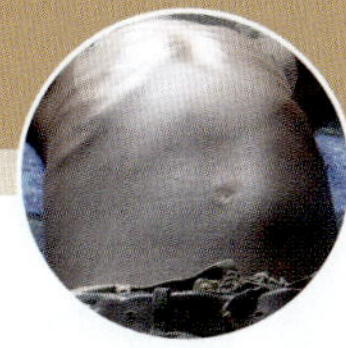
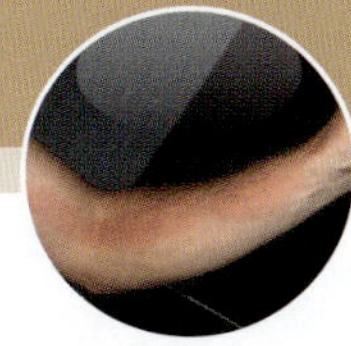

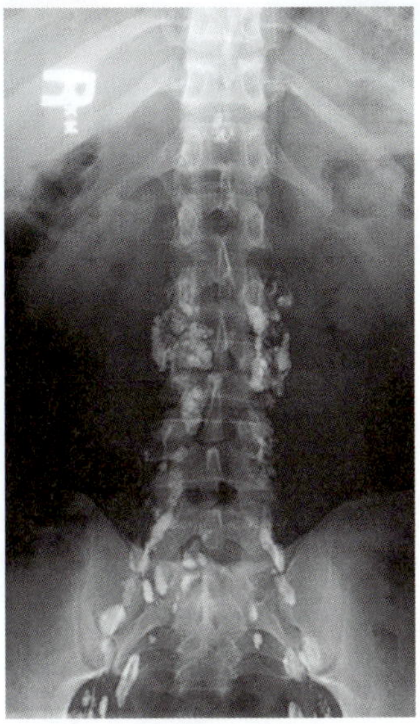

Lumbar spine–AP phase 2
허리뼈(요추)–앞뒤 위상 2

림프계통
Lymphatic system

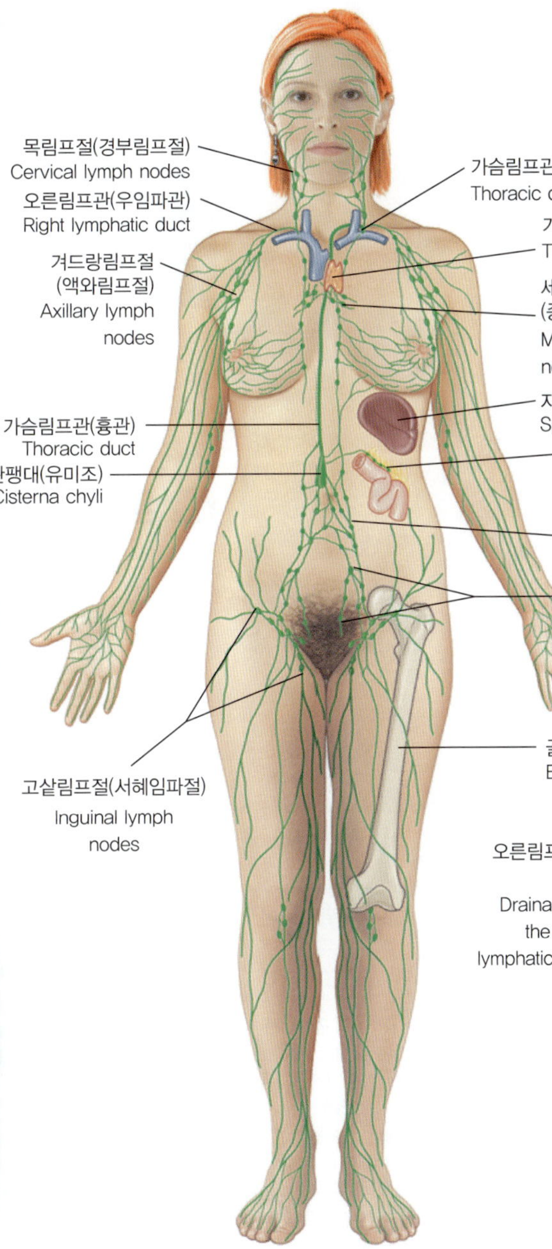

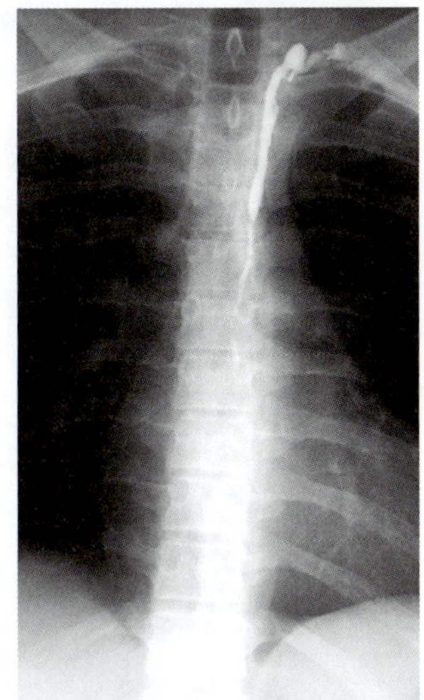

Thoracic duct termination in neck
목에 있는 가슴림프관(흉관)의 끝

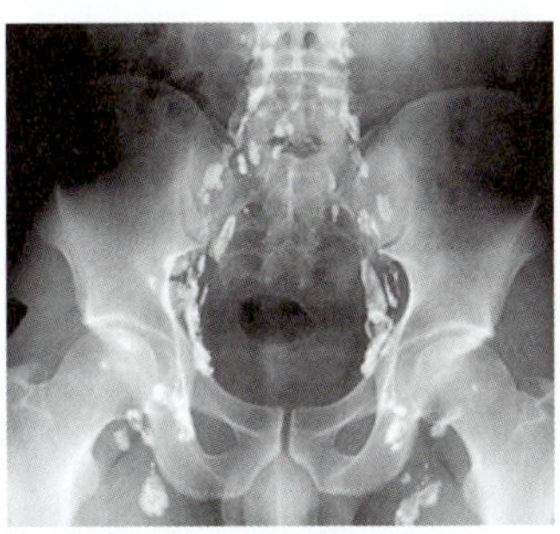

Pelvis–AP phase 2, NB nodes
골반–앞뒤 위상 2, 주요 림프절

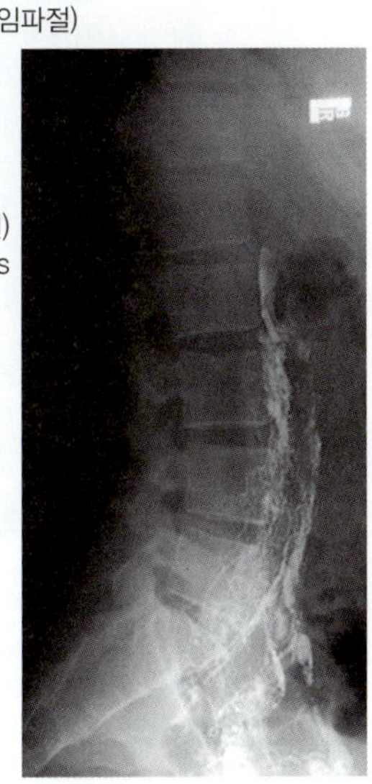

Lumbar spine–lateral
phase 1, NB vessels
허리뼈(요추)–가쪽
위상 1, NB 림프관

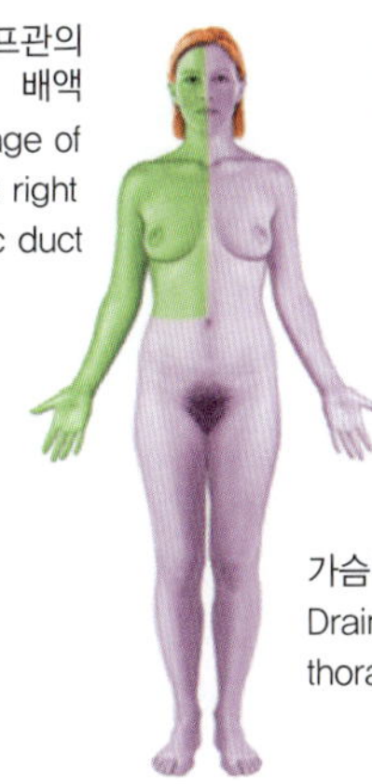

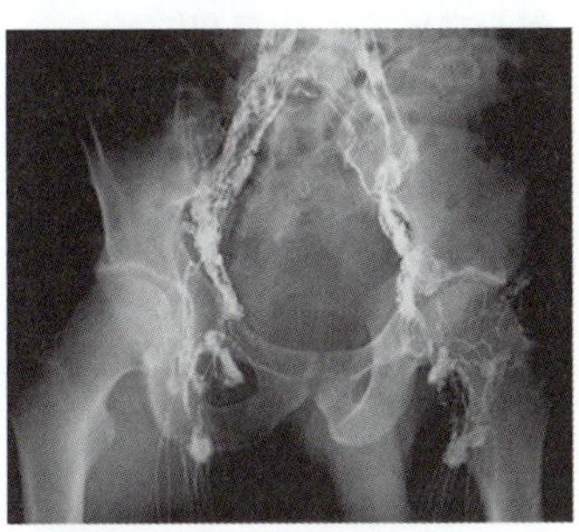

Pelvis–AP phase 1, NB vessels
골반–앞뒤 위상 1, 주요 림프관

조영제를 주입한 날에 촬영한 위상 1 사진에서는 림프관을 가장 잘 보여주는 반면, 약 48시간 후에 촬영한 위상 2 사진은 림프관(임파관)을 가장 잘 보여준다.

림프계통–메틸렌블르테스트, p.369 참조.

Ⓐ 가슴샘 Thymus

분리된 복장뼈 사이로 보이며 위쪽 앞의 세로칸에 있음

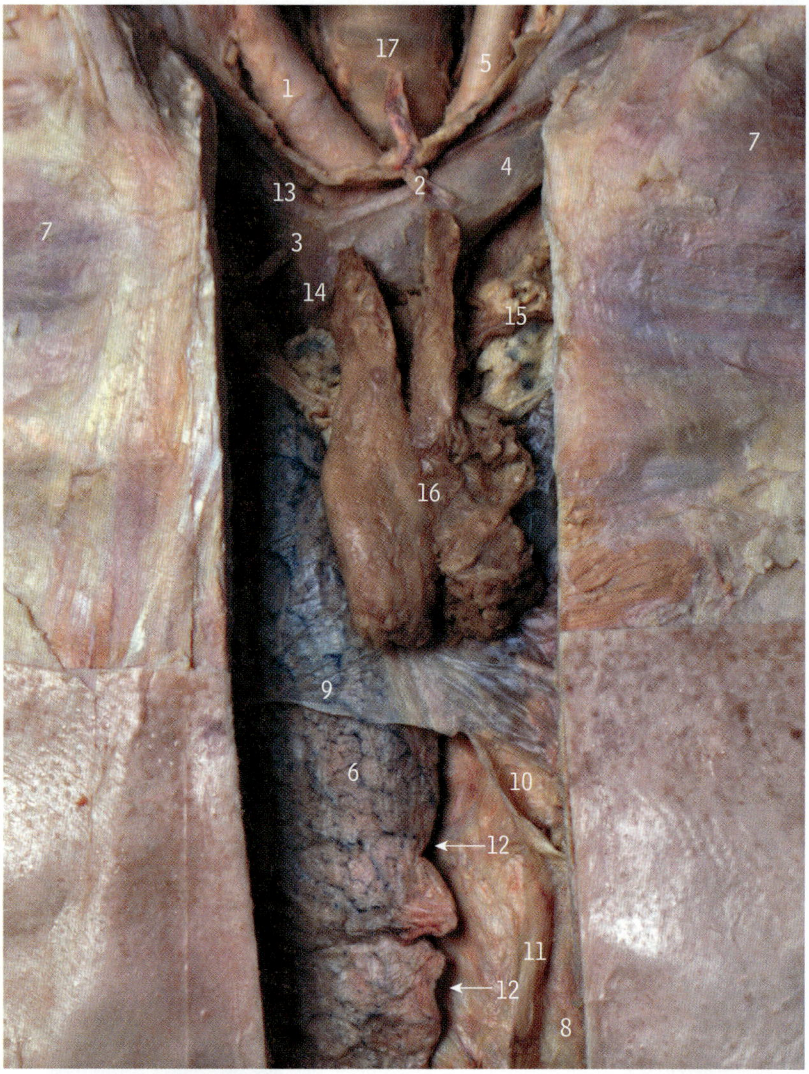

일반적으로 '편도'라 부르는 목구멍편도(palatine tonsil, 구개편도)는 유아기에 컸다가 후에는 크기가 점점 작아지는 림프 조직이다. 혀의 뒤(lingual tonsil, 설편도), 코인두(nasopharynx, 비인두)의 뒤벽에 있는 림프 조직과 귀인두관편도(tubal tonsil, 이관편도)가 합쳐져 소화관 및 호흡관의 위쪽 끝에서 반지형태의 보호성 림프조직(Waldeyer's ring)을 형성한다.

Ⓑ 어린이의 가슴 방사선사진

Chest radiograph of a child

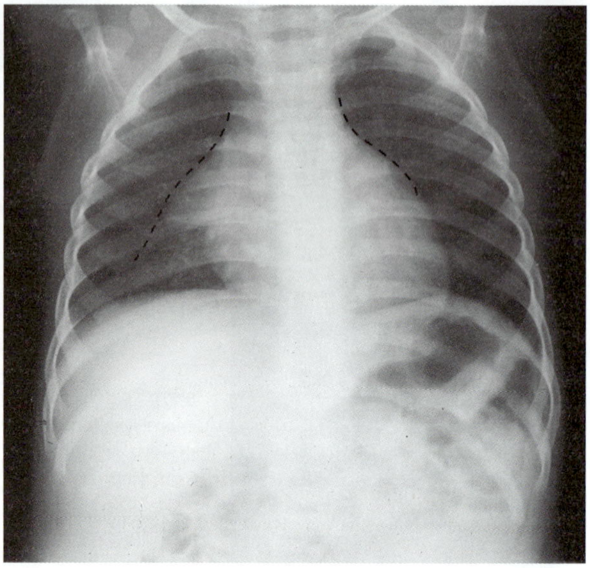

아이의 가슴샘(thymus, 흉선)은 가슴의 단순방사선사진으로 볼 수 있으며, 점선으로 나타낸 것처럼 그림은 스피네이크 세일(spinnaker sail; sail sign)을 나타낸다.

Ⓒ 목구멍편도 Palatine tonsils

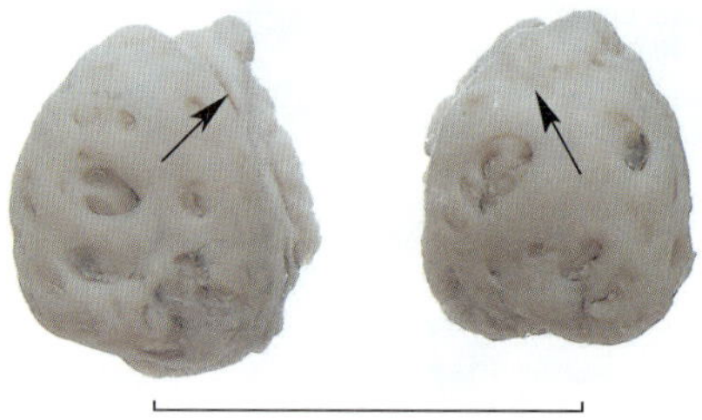

그림에서 조직의 안쪽 표면에 나타난 패인 자국들은 14세 아이로부터 수술 시 적출한 편도움(tonsilar crypt, 편도은와)의 입구부이다. 화살표는 편도안틈새(intratonsilar cleft, 편도내열)를 나타낸다.

1 Brachiocephalic trunk (artery) 팔머리동맥(상완동맥)
2 Inferior thyroid vein 아래갑상정맥(하갑상선정맥)
3 Internal thoracic vein, right 오른속가슴정맥(우내흉정맥)
4 Left brachiocephalic vein 왼팔머리정맥(좌완두정맥)
5 Left common carotid artery 왼온목동맥(좌총경동맥)
6 Lung, upper lobe right 오른위엽(우상엽)
7 Pectoralis major 큰가슴근(대흉근)
8 Pericardium, fibrous 심장막(심막)
9 Pleura 가슴막(흉막)
10 Pleura (cut edge of left sac) 왼주머니의 절개된 모서리의 가슴막(흉막)
11 Pleura (cut edge of right sac) 가슴막(흉막)(오른주머니의 모서리부분 절개)
12 Pleural cavity 가슴막공간(흉강)
13 Right brachiocephalic vein 오른팔머리정맥(완두정맥)
14 Superior vena cava 위대정맥(상대정맥)
15 Thymic vein draining into internal thoracic vein
속가슴정맥(내흉정맥)으로 흘러 들어가는 가슴샘정맥(흉선정맥)
16 Thymus gland (bilobed) 가슴샘(흉선)
17 Trachea 기관

가슴샘(흉선), 편도염, p.369 참조.

Ⓐ 목 해부 Neck dissection

목의 아랫부분에서 왼빗장밑정맥으로 들어가는 가슴림프관의 끝–왼쪽에서 본 사진

위쪽

오른쪽 / 앞

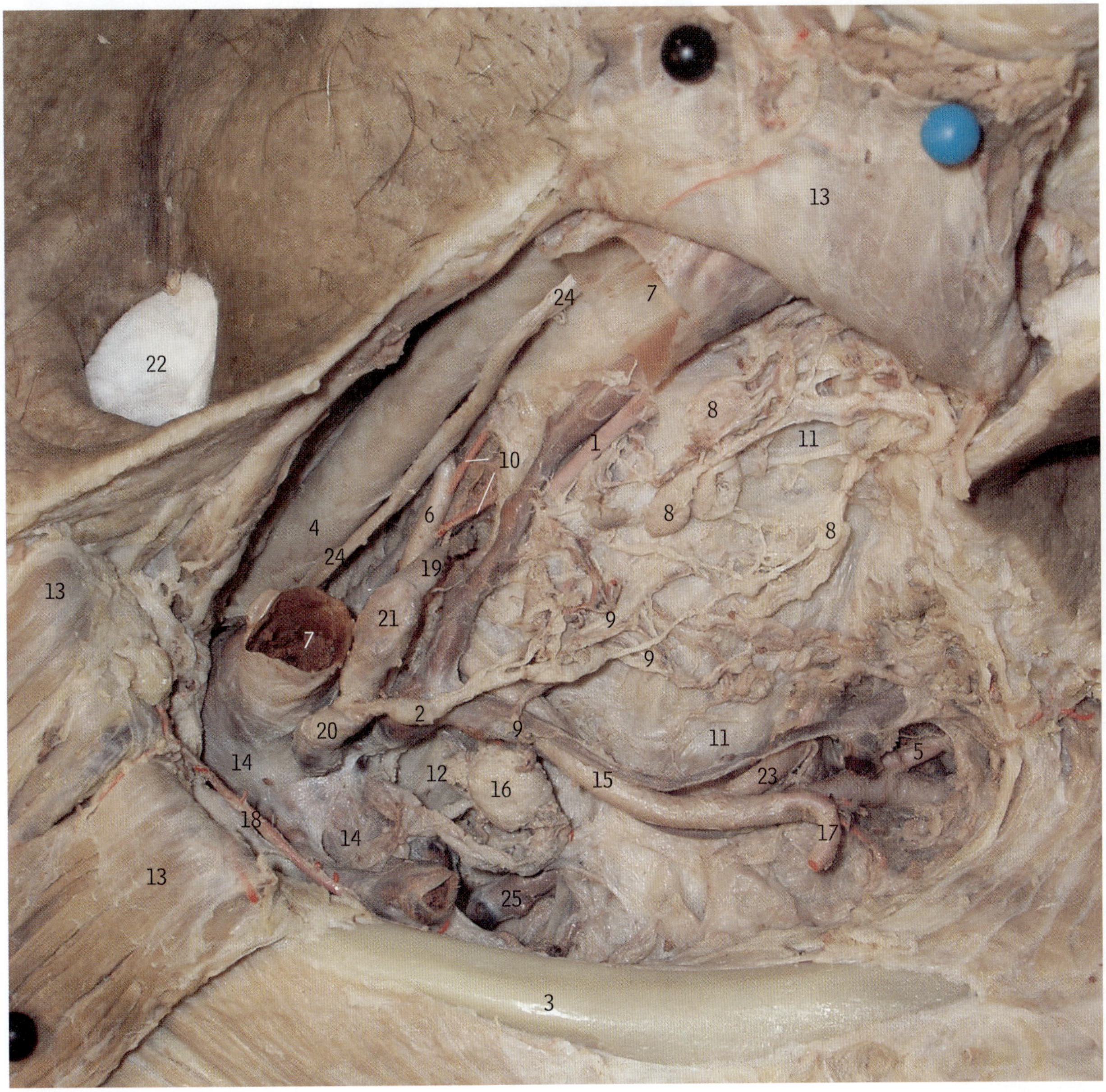

왼쪽 / 뒤

아래쪽

1 Ascending cervical artery and vein 오름목동 · 정맥(상행경동 · 정맥)
2 Cervical lymphatic trunk 목림프줄기(경부림프간)
3 Clavicle (left) 왼빗장뼈(좌쇄골)
4 Common carotid artery 온목동맥(총경동맥)
5 Dorsal scapular artery 등쪽어깨동맥(배측견갑동맥)
6 Inferior thyroid artery 아래갑상동맥(하갑상선동맥)
7 Internal jugular vein 속목정맥(내경정맥)
8 Lymph nodes, deep cervical chain 깊은목림프절사슬
9 Lymph vessel from node to cervical trunk 림프절(임파절)에서 목림프몸통(경부림프간)까지 이어지는 림프관
10 Muscular arterial branches to longus colli 긴목근(경장근)으로 가는 근육가지
11 Prevertebral fascia 척추앞근막(추전근막)
12 Scalenus anterior 앞목갈비근(전사각근)
13 Sternocleidomastoid(reflected and pinned) 젖혀서 핀에 고정된 목빗근(흉쇄유돌근)
14 Subclavian vein 빗장밑정맥(쇄골하정맥)
15 Superficial cervical artery 얕은목동맥(천경동맥)
16 Supraclavicular node (Virchow – enlarged) 빗장위림프절(쇄골상림프절)
17 Suprascapular artery 어깨위동맥(견갑상동맥)
18 Thoraco–acromial artery, clavicular branch 가슴어깨동맥(흉견봉동맥), 빗장뼈(쇄골)가지
19 Thoracic duct 가슴림프관(흉관)
20 Thoracic duct, termination 가슴림프관(흉관), 끝부분
21 Thoracic duct, ampulla 가슴림프관(흉관), 팽대부
22 Tracheostomy site (midline) 기관절개술부위
23 Transverse cervical artery and vein 가로목동 · 정맥(횡경동 · 정맥)
24 Vagus nerve 미주신경
25 Vertebral vein 척추정맥(추골정맥)

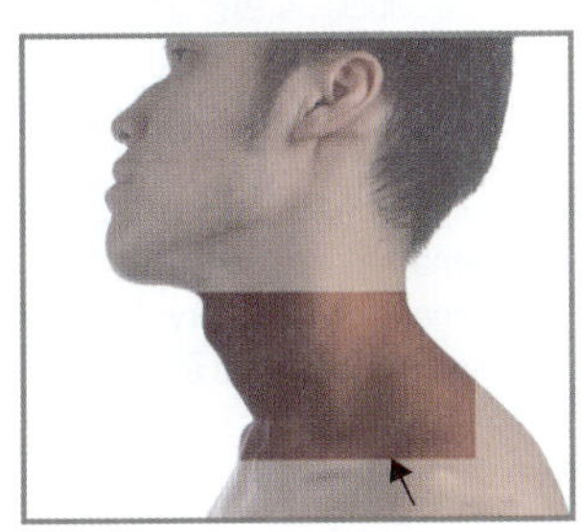

Ⓐ 가슴림프관

Thoracic duct 목부분

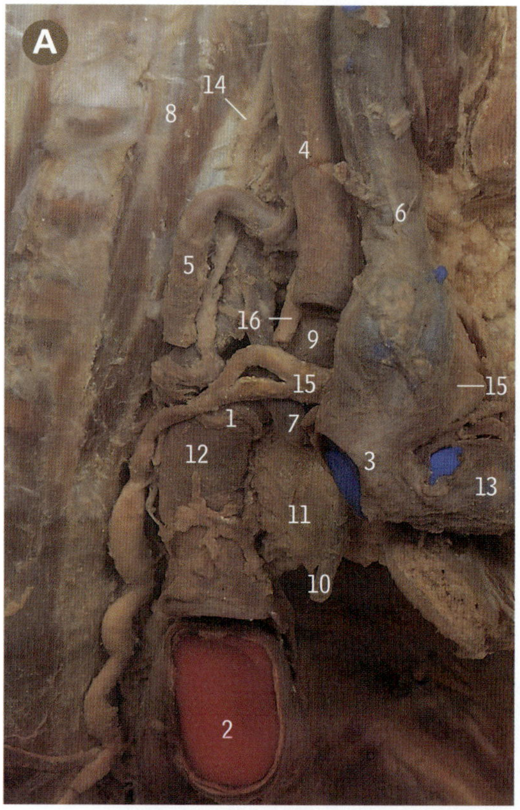

목의 왼쪽면을 깊이 절개하면 속목정맥(internal jugular vein, 내경정맥)(6)이 왼팔머리정맥(3)을 형성하기 위해 빗장밑정맥(subclavian vein, 쇄골하정맥)(13)에 합쳐지는 것을 확인할 수 있다. 가슴림프관(thoracic duct, 흉관)은 척추동맥(vertebral artery, 추골동맥)의 앞, 온목동맥(common carotid artery, 총경동맥)의 뒤로 지나가기 전에 두 개로 존재한다(그 중 아래 끝은 가슴림프관을 보여주기 위해 절개하였다)(4). 그 다음 가슴림프관은 어깨밑정맥(subclavian vein, 쇄골하정맥)(13)과 함께 정맥으로 흘러 들어가기 전에 속목정맥(internal jugular vein, 내경정맥)(6) 뒤로 주행한다.

1 Ansa subclavia 빗장밑신경고리(쇄골하고리)
2 Arch of aorta 대동맥활(대동맥궁)
3 Brachiocephalic vein 팔머리정맥(완두정맥)
4 Common carotid artery 온목동맥(총경동맥)
5 Inferior thyroid artery 아래갑상동맥(하갑상선동맥)
6 Internal jugular vein 속목정맥(내경정맥)
7 Internal thoracic artery 속가슴동맥(내흉동맥)
8 Longus colli 긴목근(경장근)
9 Origin of vertebral artery 척추동맥(추골동맥)의 시작부
10 Phrenic nerve 가로막신경(횡격막신경)
11 Pleura 가슴막(흉막)
12 Subclavian artery 빗장밑동맥(쇄골하동맥)
13 Subclavian vein 빗장밑정맥(쇄골하정맥)
14 Sympathetic trunk 교감신경줄기(교감신경간)
15 Thoracic duct 가슴림프관(흉관)
16 Vagus nerve 미주신경

Ⓑ 첫째날의 림프관조영사진

First day lymphangiogram

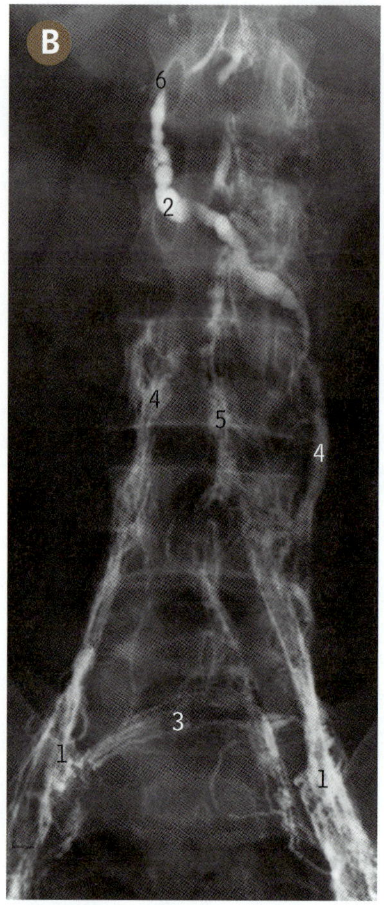

1 Common iliac vessels 온엉덩혈관(총장골혈관)
2 Cisterna chili 가슴림프관팽대(유미조)
3 Lumbar crossover 허리 교차
4 Para-aortic vessels 대동맥 주위 혈관
5 Pre-aortic vessels 전대동맥 혈관
6 Thoracic duct 가슴림프관(흉관)

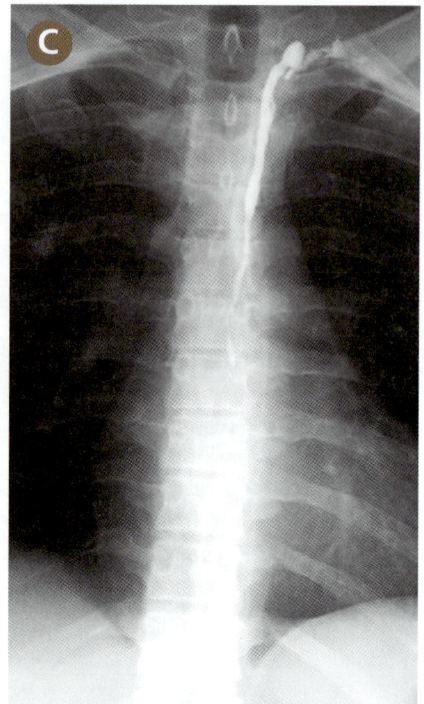

Ⓒ 가슴의 림프관촬영

Lymphangiogram of thorax

목에서 가슴림프관이 끝나는 부위
(왼속목정맥과 빗장밑정맥이 만나는 곳의 위부분에서 보인다)

비르효절, p.369 참조.

중등도 림프절병이 있는 오른겨드랑이

Right axilla with moderate lymphadenopathy

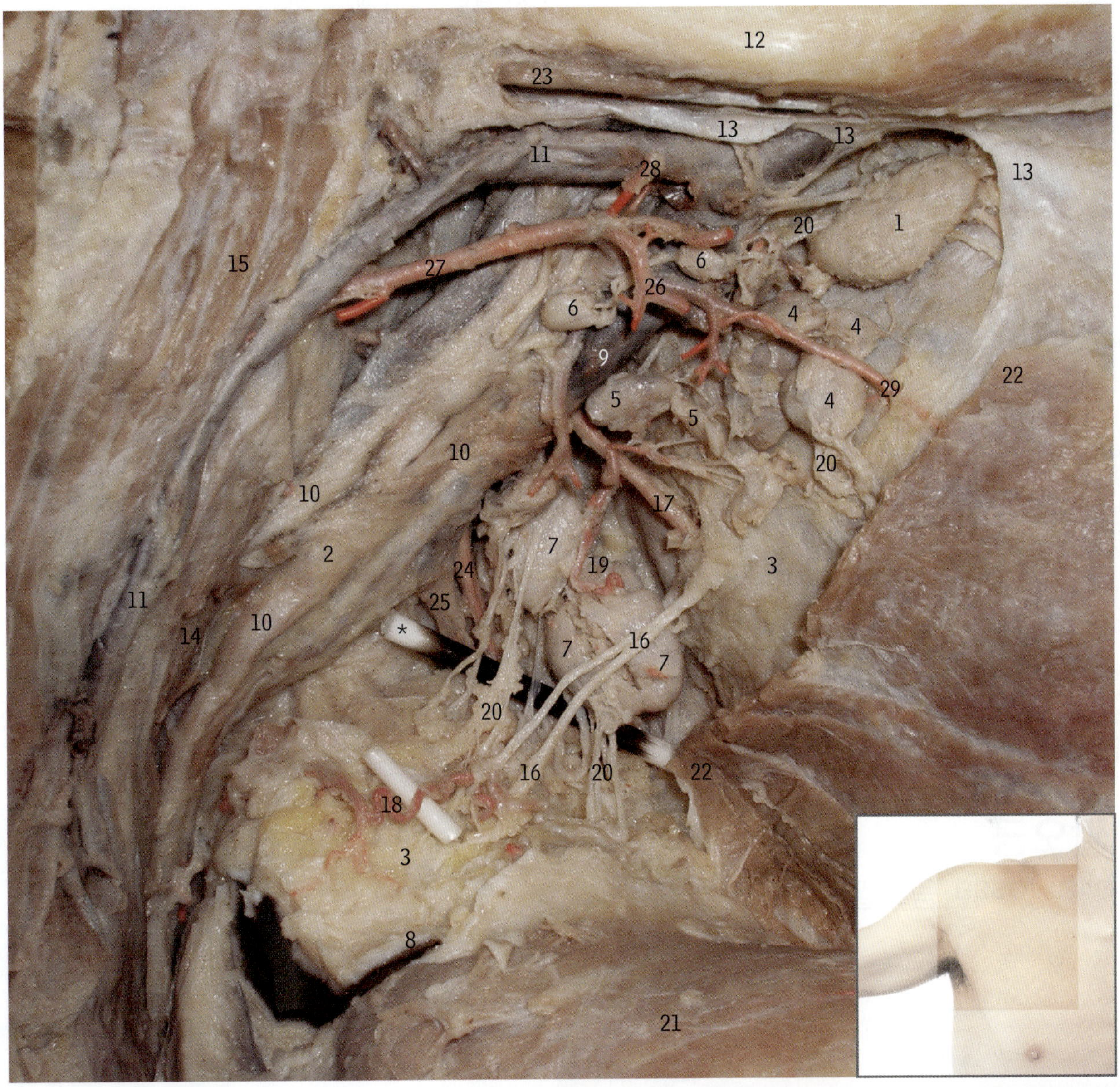

1 Apical node (infraclavicular – enlarged)
커져 있는 꼭대기림프절(첨임파절)

2 Axillary fascial sheath 겨드랑근막말이집(액와근막초)

3 Axillary fat 겨드랑(액와) 지방

4 Axillary nodes, anterior or pectoral group
겨드랑림프절(액와림프절), 앞쪽 또는 가슴부

5 Axillary nodes, central group
겨드랑림프절(액와림프절), 중심부

6 Axillary nodes, lateral group (normal)
정상인 가쪽겨드랑림프절(액와림프절), 가쪽부

7 Axillary nodes, posterior group (enlarged)
커진 겨드랑림프절(액와림프절), 뒤쪽부

8 Axillary skin 겨드랑(액와) 피부

9 Axillary vein 겨드랑(액와) 정맥

10 Brachial plexus within axillary sheath 겨드랑근막말이집(액와근막초) 안에 있는 팔신경얼기(상완신경총)

11 Cephalic vein 노쪽피부정맥(요측피정맥)

12 Clavicle 빗장뼈(쇄골)

13 Clavipectoral fascia (cut) 빗장가슴근막(쇄골흉근근막)

14 Coracobrachialis 부리위팔근(오훼완근)

15 Deltoid 세모근(삼각근)

16 Intercostobrachial nerve 갈비사이위팔신경(늑간상완신경)

17 Lateral thoracic artery 가쪽가슴동맥(외측흉동맥)

18 Lateral thoracic, axillary skin and sweat gland branches
가쪽가슴동맥(외측흉동맥), 겨드랑이 피부 및 땀샘(한선)가지

19 Lateral thoracic, nodal arterial branch
가쪽가슴동맥(외측흉동맥), 동맥성결절가지

20 Lymphatic vessels 림프관

21 Pectoralis major (reflected) 큰가슴근(대흉근)

22 Pectoralis minor 작은가슴근(소흉근)

23 Subclavius muscle 빗장밑근(쇄골하근)

24 Subscapular artery 어깨밑동맥(쇄골하동맥)

25 Subscapular vein 어깨밑정맥(쇄골하정맥)

26 Thoraco–acromial artery 가슴어깨동맥(흉견봉동맥)

27 Thoraco–acromial artery, deltoid branch
가슴어깨동맥(흉견봉동맥), 어깨세모근(삼각근)가지

28 Thoraco–acromial artery, clavicular branch
가슴어깨동맥(흉견봉동맥), 빗장뼈(쇄골)가지

29 Thoraco–acromial artery, pectoral branch
가슴어깨동맥(흉견봉동맥), 가슴가지(흉부가지)

겨드랑의 횡단 CT Axial CT

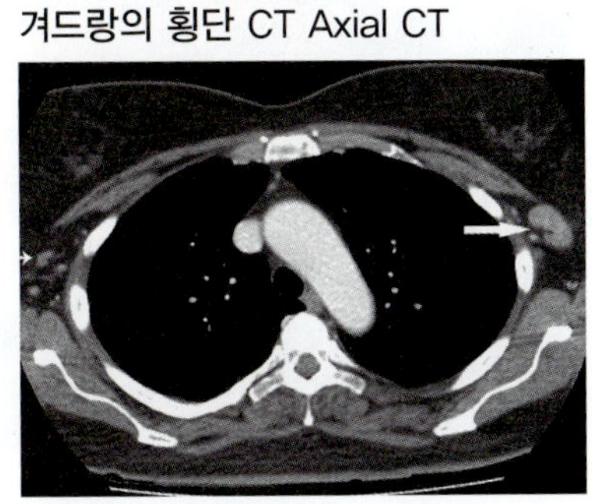

*화살표는 커진 림프절을 표시한 것이다.

유방암환자에서 겨드랑림프절(액와림프절) 절개, 림프관염, 림프부종, p.369 참조.

Ⓐ 오른겨드랑과 림프절

Right axilla and lymph nodes *앞모습*

큰가슴근(pectoralis major, 대흉근)(19)을 젖혔고 빗장가슴근막(clavipectoral fascia, 쇄골흉근근막)은 겨드랑동맥(axillary a., 액와동맥)과 팔신경얼기(brachial plexus, 상완신경총)를 싸고 있는 겨드랑집과 함께 제거하였다.

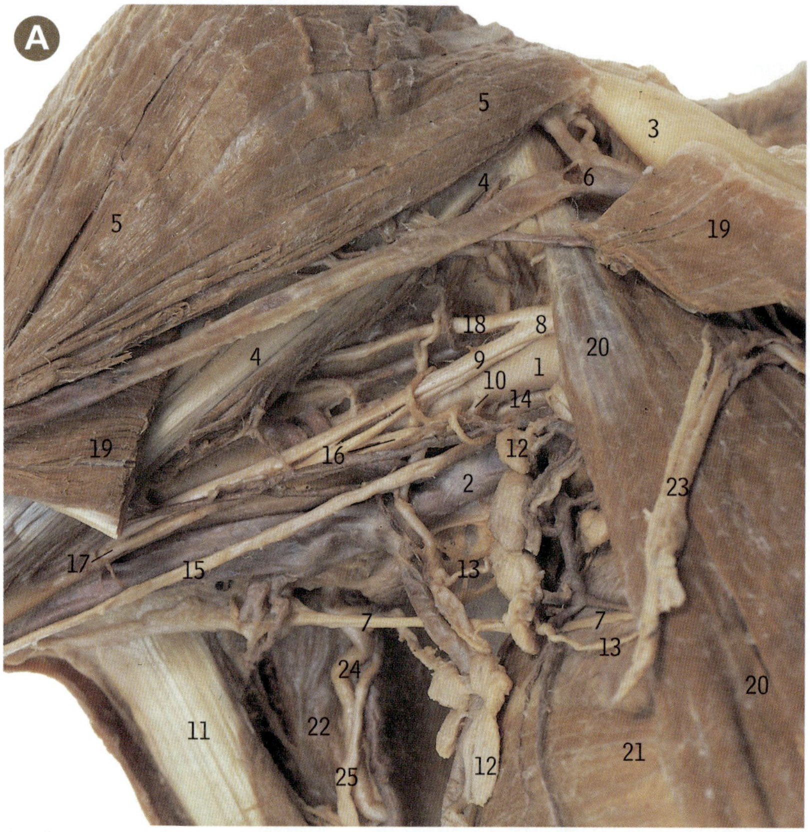

1 Axillary artery 겨드랑동맥(액와동맥)
2 Axillary vein 겨드랑정맥(액와정맥)
3 Clavicle 빗장뼈(쇄골)
4 Coracobrachialis 부리위팔근(오훼완근)
5 Deltoid 어깨세모근(삼각근)
6 Entry of cephalic vein into deltoid vein 노쪽피부정맥(요골측피부정맥)의 세모근정맥으로 진입
7 Intercostobrachial nerve 갈비사이위팔신경(늑간상완신경)
8 Lateral cord of brachial plexus 팔신경얼기(상완신경총)의 가쪽다발
9 Lateral root of median nerve 정중신경의 가쪽뿌리
10 Lateral thoracic artery 가쪽가슴동맥(외측흉동맥)
11 Latissimus dorsi 넓은등근(광배근)
12 Lymph nodes 림프절
13 Lymph vessels 림프관
14 Medial cord of the brachial plexus 팔신경얼기(상완신경총) 안쪽신경다발
15 Medial cutaneous nerve of arm 위팔의 안쪽피부신경
16 Medial root of median nerve 정중신경 안쪽뿌리
17 Median nerve 정중신경
18 Musculocutaneous nerve 근육피부신경(근피신경)
19 Pectoralis major 큰가슴근(대흉근)
20 Pectoralis minor 작은가슴근(소흉근)
21 Serratus anterior 앞톱니근(전방거근)
22 Subscapularis 어깨밑근(견갑하근)
23 Thoracoacromial vessels and lateral pectoral nerve 가슴봉우리동 · 정맥(흉견봉동 · 정맥)과 가쪽가슴근신경(외측흉근신경)
24 Thoracodorsal artery 가슴등동맥(흉배동맥)
25 Thoracodorsal nerve 가슴등신경(흉배신경)

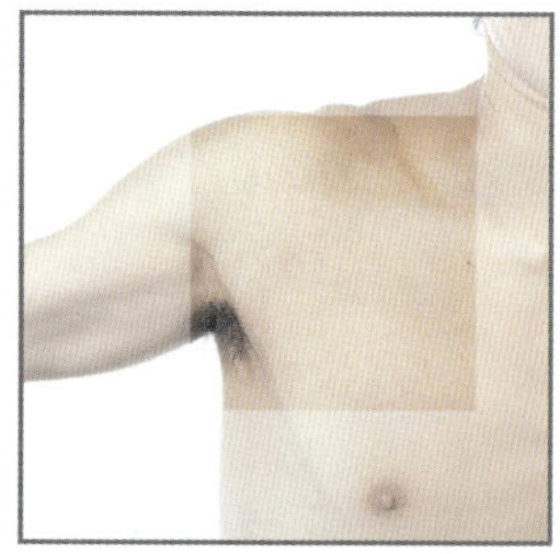

관상 CT Coronal CT*

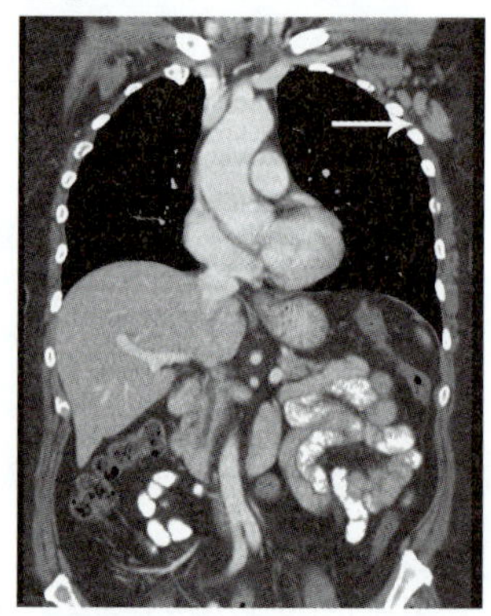

시상옆 CT* Parasagittal CT*

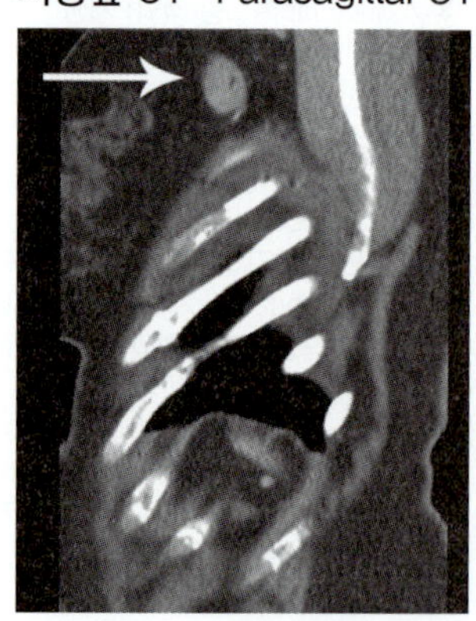

* 화살표는 겨드랑림프절이 커진 것을 표시한다.

Ⓑ 오른팔오금

Right cubital fossa *림프절*

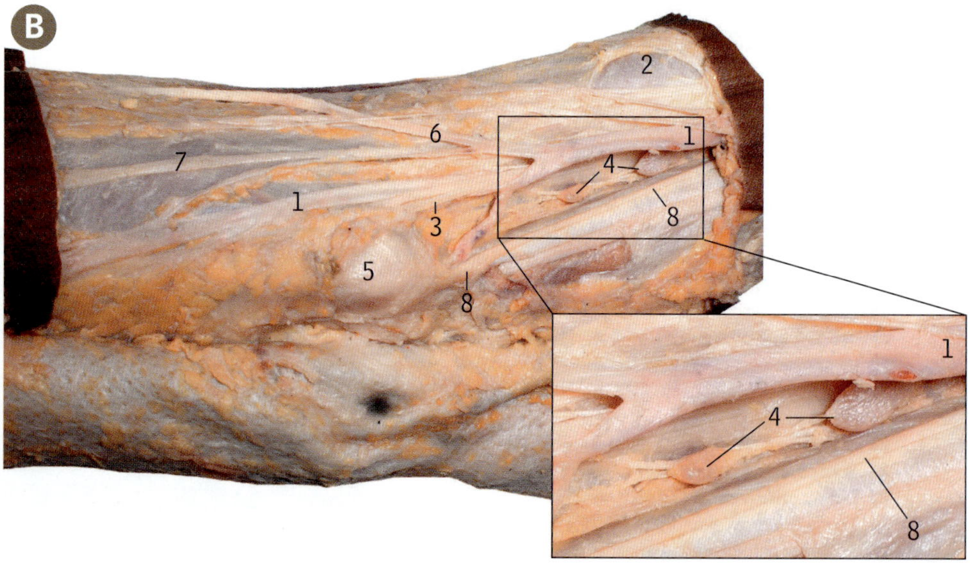

1 Basilic vein 자쪽피부정맥(척골측피부정맥)
2 Biceps brachii 위팔두갈래근(상완이두근)
3 Branches of medial cutaneous nerve of forearm 아래팔의 안쪽피부신경
4 Cubital lymph nodes 팔오금림프절
5 Medial epicondyle of humerus 위팔뼈(상완골) 안쪽위관절융기(내측상과)
6 Median cubital vein 팔오금중간정맥(정중주와정맥)
7 Median forearm vein 정중아래팔정맥
8 Ulnar nerve 자신경(척골신경)

뒤복벽의 위부분에 위치한 가슴림프관팽대
Cisterna chyli in posterior upper abdominal wall

벌어진 가로막의 오른다리를 유의한다.

왼쪽

위쪽

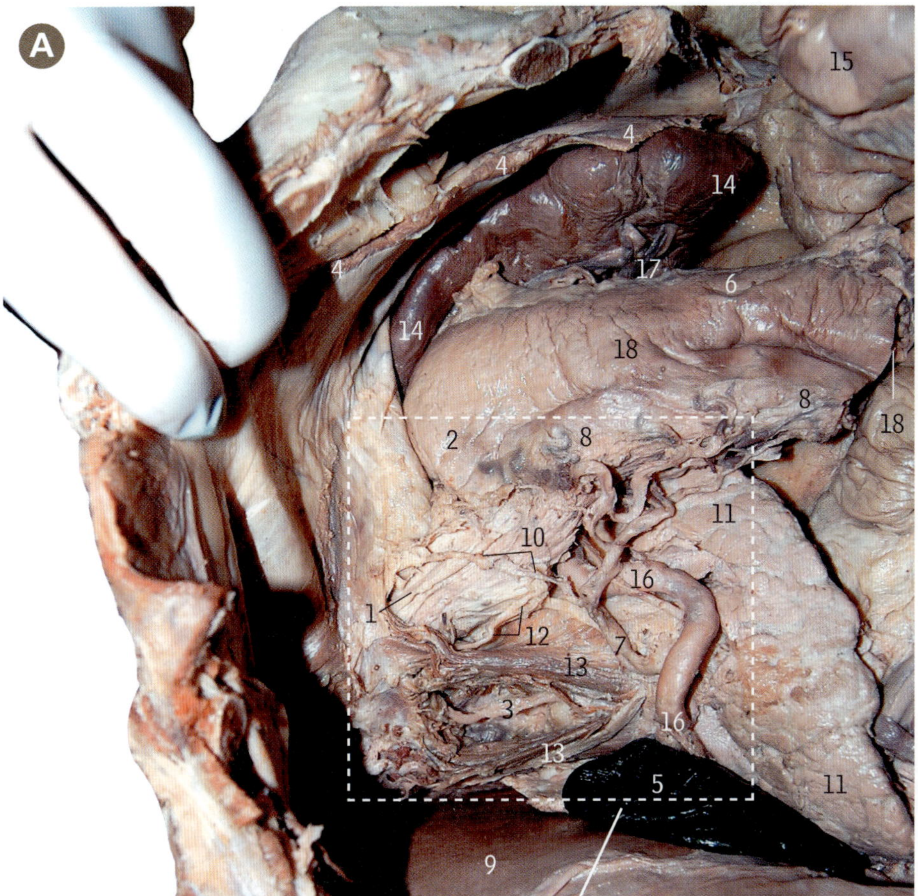

아래쪽

오른쪽

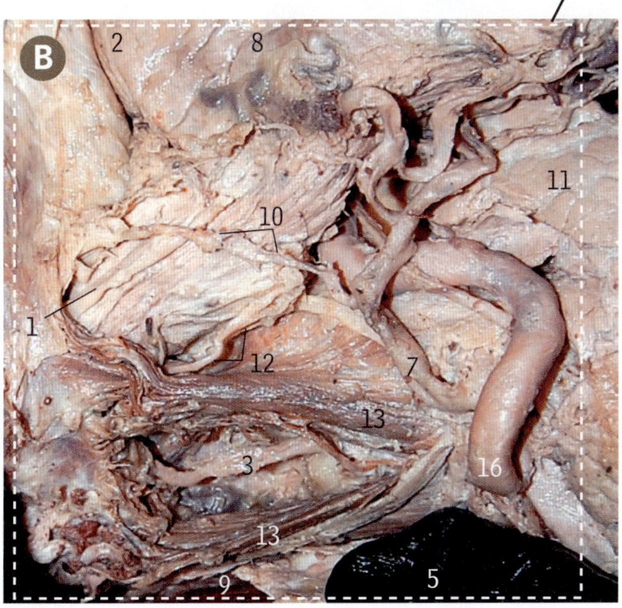

1 Anterior vagal trunk
앞미주신경줄기(전미주신경간)
2 Cardia of stomach 위의 들문(분문)
3 Cisterna chyli 가슴림프관팽대(유미조)
4 Diaphragm 가로막(횡격막)
5 Gall bladder 쓸개(담낭)
6 Greater curvature of stomach 위의 큰굽이(대만)
7 Left gastric artery 왼위동맥(좌위동맥)
8 Lesser curvature of stomach
위의 작은굽이(소만)
9 Liver 간
10 Oesophageal artery 식도동맥
11 Pancreas 이자(췌장)
12 Posterior vagal trunk
뒤미주신경줄기(후미주신경간)
13 Right crus of the diaphragm (split)
벌어진 가로막의 오른다리(횡격막의 우각)
14 Spleen 비장(지라)
15 Splenic flexure 지라굽이(비장곡)
16 Splenic artery 지라동맥(비장동맥)
17 Splenic hilum with splenic artery and vein
지라동·정맥(비장동·정맥)이 위치하는 지라문
18 Stomach (cut) 잘린 위

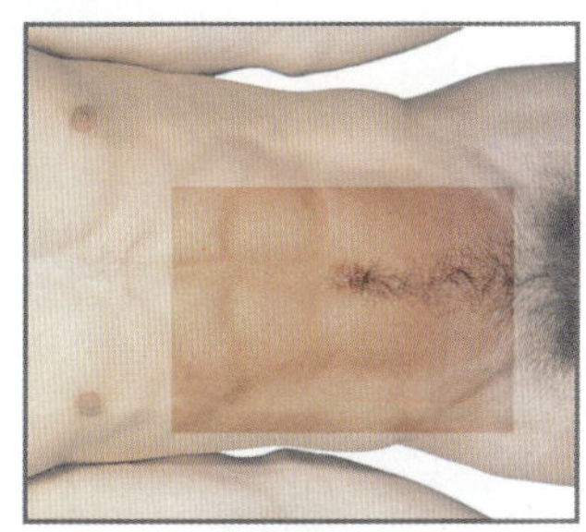

여성골반 Female pelvis *림프절병이 있는 정중시상면의 왼쪽 반*

NB: 뒤로 기울어진 자궁–정상형태

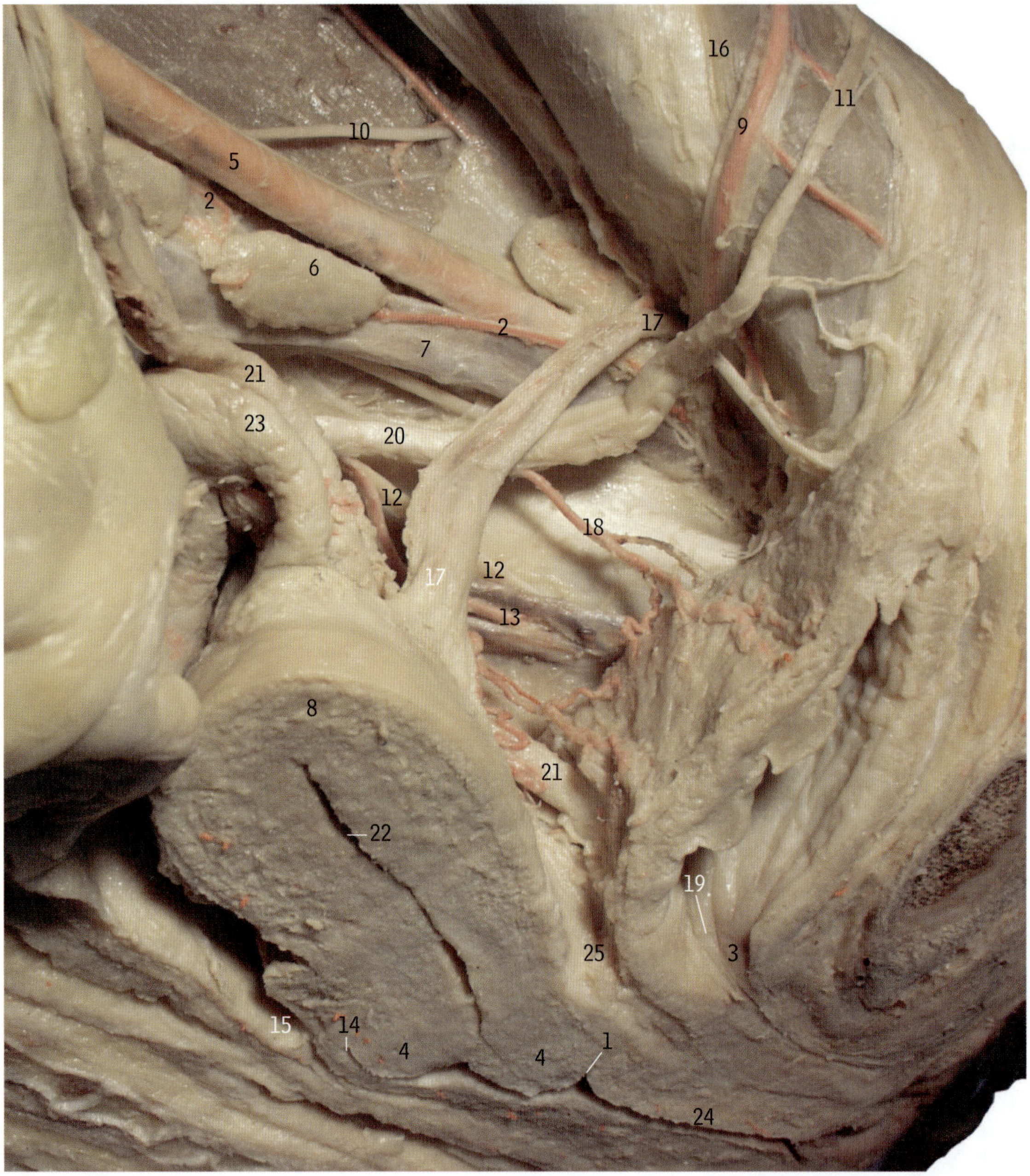

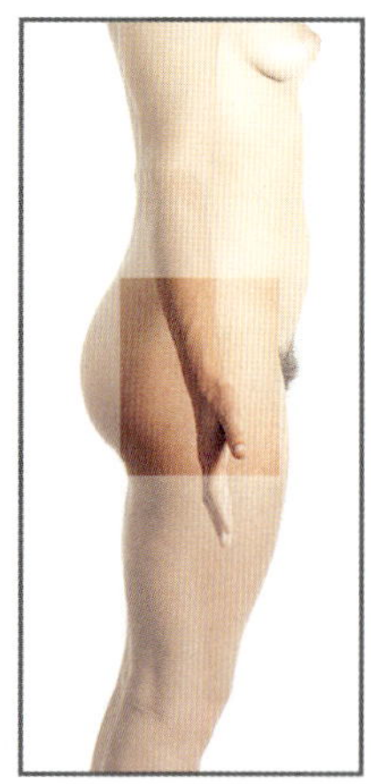

1 Anterior vaginal fornix 앞질원개(전질천장)
2 Arterial supply to lymph node 림프절에 대한 동맥공급
3 Bladder neck 방광목(방광경)
4 Cervix 자궁목부(자궁경부)
5 External iliac artery 바깥엉덩동맥(외장골동맥)
6 External iliac lymph node (enlarged) 바깥엉덩림프절(외장골림프절)(비대한 상태)
7 External iliac vein 바깥엉덩정맥(외장골정맥)
8 Fundus of uterus 자궁바닥(자궁저)
9 Inferior epigastric vessels 아래배벽혈관(하복벽혈관)
10 Lateral cutaneous nerve of the thigh 가쪽넙다리피부신경(외측대퇴피신경)
11 Medial umbilical ligament 안쪽배꼽동맥인대(내측제동맥삭)
12 Obturator nerve 폐쇄신경
13 Obturator vessels 폐쇄혈관
14 Posterior vaginal fornix 뒤질원개(후질천장)
15 Rectouterine peritoneal pouch 곧창자자궁오목(직장자궁와)
16 Rectus abdominis 곧은배근(복직근)
17 Round ligament of uterus 자궁원주름(자궁원삭)
18 Superior vesical artery 위방광동맥(상방광동맥)
19 Trigone of bladder 방광삼각부
20 Umbilical artery (remnant) 배꼽동맥(제동맥)(잔존부분)
21 Ureter 요관
22 Uterine cavity 자궁공간(자궁강)
23 Uterine tube (Fallopian) 자궁관(난관)(수란관)
24 Vagina 질
25 Vesicouterine peritoneal pouch 방광자궁오목(방광자궁와)

골반의 광범위한 림프절병 Gross lymphadenopathy of the pelvis

림프절과의 관계

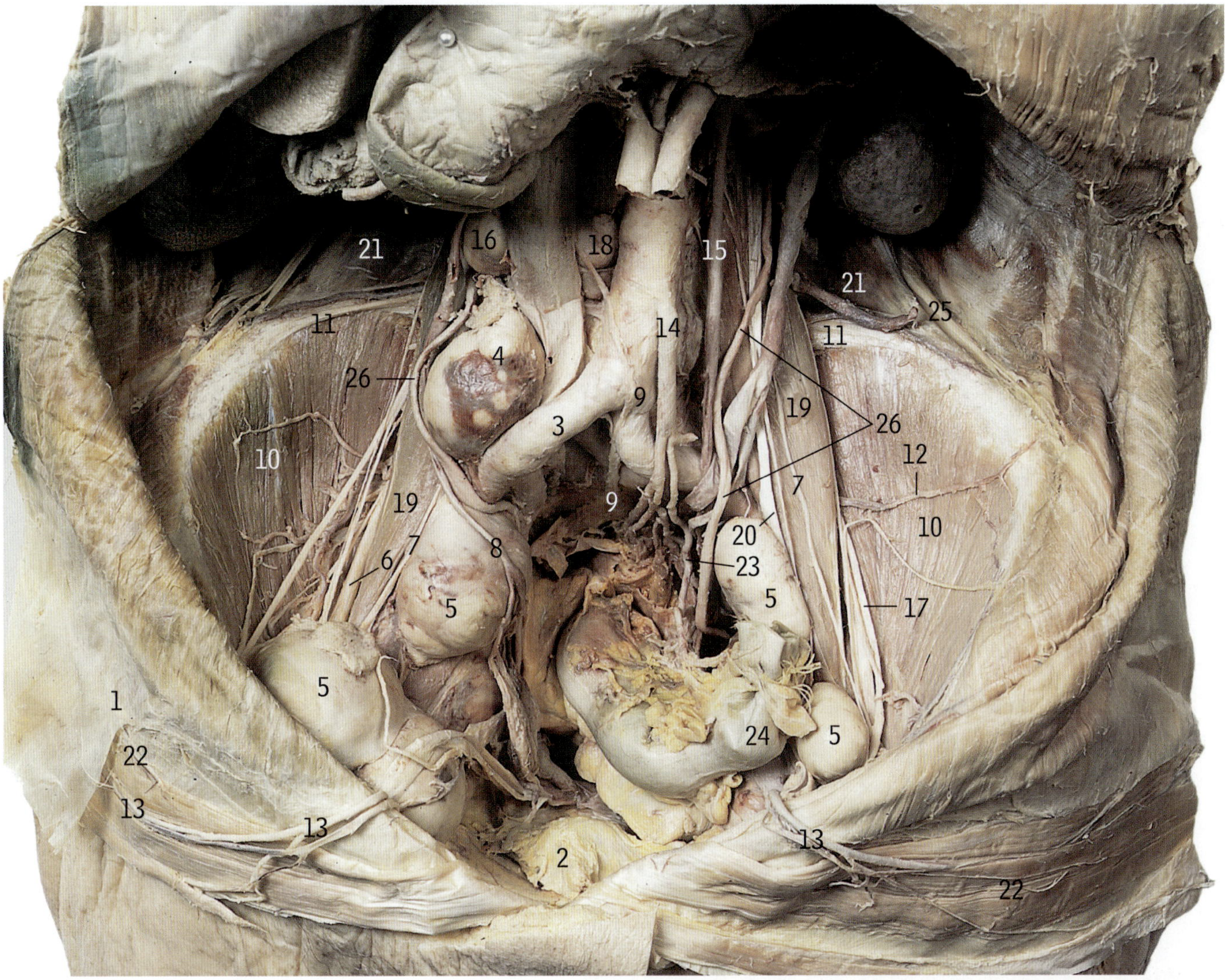

1 Arcuate line of posterior rectus sheath 뒤배곧은집의 활꼴선(후복직근초의 궁상선)
2 Bladder 방광
3 Common iliac artery 온엉덩동맥(총장골동맥)
4 Common iliac node (grossly enlarged) 온엉덩림프절(총장골림프절)(전반적으로 비대함)
5 External iliac node (grossly enlarged) 바깥엉덩림프절(외장골림프절)(전반적으로 비대함)
6 Femoral nerve 넙다리신경(대퇴신경)
7 Genitofemoral nerve 음부넙다리신경(음부대퇴신경)
8 Gonadal vein 생식샘정맥(성선정맥)
9 Hypogastric plexus, superior 아랫배신경얼기(하복신경총), 위쪽
10 Iliacus 엉덩근(장골근)
11 Iliolumbar ligament 엉덩허리인대(장요인대)
12 Iliolumbar vein 엉덩허리정맥(장요정맥)
13 Inferior epigastric vessels 아래배벽혈관(하복벽혈관)
14 Inferior mesenteric artery 아래창자간막동맥(하장간막동맥)
15 Inferior mesenteric vein 아래창자간막정맥(하장간막정맥)
16 Lateral aortic (right chain) node (enlarged) 가쪽대동맥림프절(외측대동맥임파절)(비대한 상태)
17 Lateral cutaneous nerve of thigh 가쪽넙다리피부신경(외측대퇴피신경)
18 Pre-aortic (aortocaval) node (enlarged) 대동맥앞림프절(대동맥전임파절)(비대한 상태)
19 Psoas major 큰허리근(대요근)
20 Psoas minor 작은허리근(소요근)
21 Quadratus lumborum 허리네모근(요방형근)
22 Rectus abdominis 배곧은근(복직근)
23 Sigmoid branches of left colic artery 왼잘록창자동맥(결장동맥)의 구불창자(S상결장)가지
24 Sigmoid colon 구불창자(S상결장)
25 Subcostal nerve 갈비밑신경(늑하신경)
26 Ureter 요관

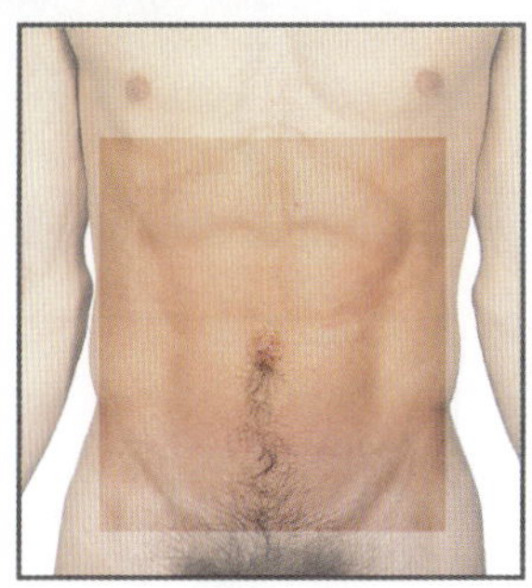

림프절병, 림프종과 지라종대(비장종대), p.369 참조.

넓적다리의 림프계와 얕은고샅림프절

Lymphatics of thigh and superficial inguinal lymph nodes

A 경미한 림프절병

가쪽

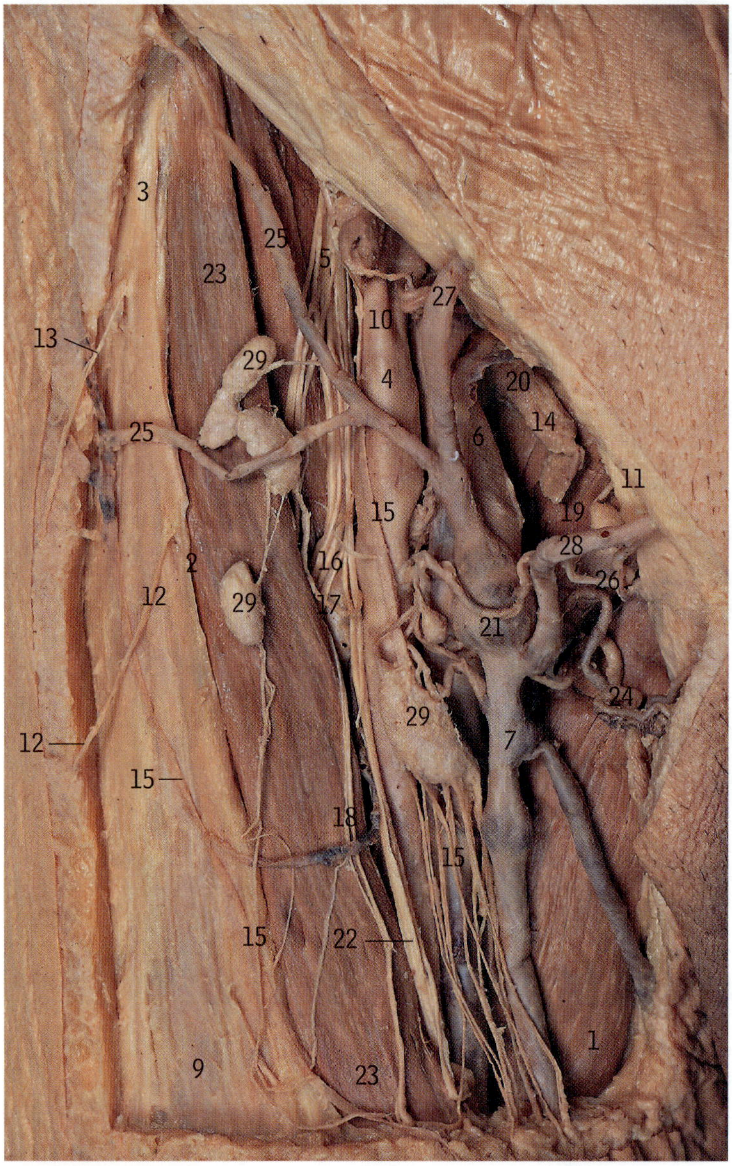

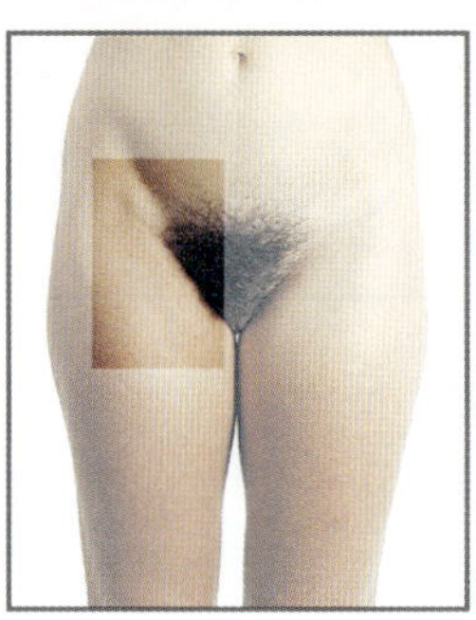

넓다리삼각부의 경계는 고샅인대(inguinal ligament, 서혜인대)(11), 넓다리빗근(Sartorius, 봉공근)(23)의 안쪽면과 긴모음근(adductor longus, 장내전근)(1)의 안쪽면이다.

넓다리관(femoral canal, 대퇴관)(20)은 안쪽구획에 넓다리정맥(femoral vein, 대퇴정맥)(6), 가쪽구획에 넓다리동맥(femoral artery, 대퇴동맥)을 포함하는 넓다리힘줄집(femoral sheath, 대퇴건초)의 안쪽부분이다. 넓다리신경(femoral nerve, 대퇴신경)은 힘줄집(sheath, 건초)에 포함되지 않고 가쪽에 존재한다.

밀로이병, 국한림프관종, 성병림프육아종, 코끼리피부병. p.369 참조.

B 중등도의 림프절병

오른위앞엉덩뼈가시(전상장골극)를 나타낸다.

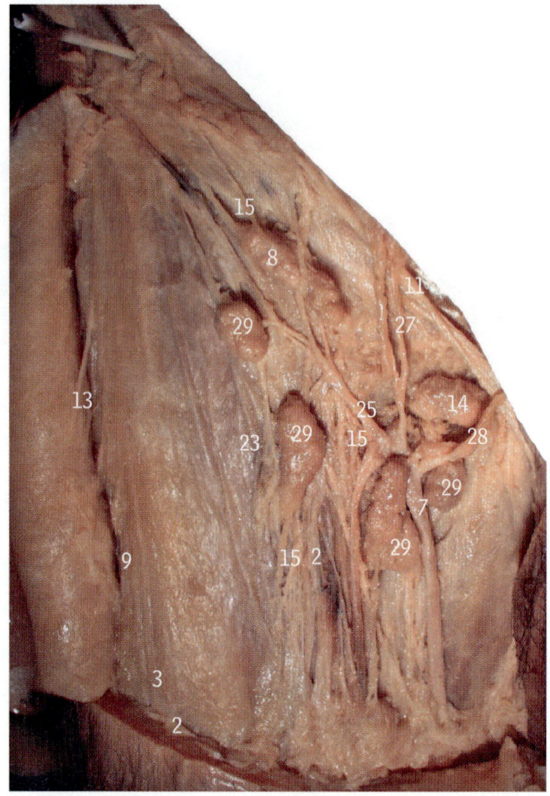

1 Adductor longus 긴모음근(장내전근)
2 Fascia lata, cut edge 넓다리근막(대퇴근막), 잘림
3 Fascia lata overlying tensor fasciae latae 넓다리근막긴장근(대퇴근막장근) 위에 있는 넓다리근막(대퇴근막)
4 Femoral artery 넓다리동맥(대퇴동맥)
5 Femoral nerve 넓다리신경(대퇴신경)
6 Femoral vein 넓다리정맥(대퇴정맥)
7 Great saphenous vein 큰두렁정맥(대복재정맥)
8 Horizontal chain of superficial inguinal nodes 얕은고샅림프절(천서혜임파절)의 수평사슬
9 Iliotibial tract overlying vastus lateralis 가쪽넓은근(외측광근)에 놓여 있는 엉덩정강띠(장경인대)
10 Inferior epigastric vessels 아래배벽혈관(하복벽혈관)
11 Inguinal ligament 고샅인대(서혜인대)
12 Intermediate cutaneous nerve of the thigh 넓다리의 중간피부신경
13 Lateral cutaneous nerve of the thigh 넓다리의 가쪽피부신경(대퇴의 외측피신경)
14 Lymph node (Cloquet) 림프절(임파절)(클로케림프절)
15 Lymph vessels 림프관(임파관)
16 Muscular branches of femoral nerve overlying lateral circumflex femoral vessels 가쪽넓다리휘돌이혈관(외측대퇴회선혈관)위에 있는 넓다리신경(대퇴신경)의 근육가지
17 Nerve to Sartorius 넓다리빗근(봉공근)으로 가는 신경
18 Nerve to vastus lateralis 가쪽넓은근(외측광근)으로 가는 신경
19 Pectineus 두덩근(치골근)
20 Position of femoral canal 넓다리관(대퇴관)의 위치
21 Saphena varix 두덩정맥(복재정맥)의 정맥류
22 Saphenous nerve 두렁신경(복재신경)
23 Sartorius 넓다리빗근(봉공근)
24 Scrotal veins 음낭정맥
25 Superficial circumflex iliac vein 얕은엉덩휘돌이정맥(천장골회선정맥)
26 Superficial external pudendal artery 얕은바깥음부동맥(천외음부동맥)
27 Superficial epigastric vein 얕은배벽정맥(천복벽정맥)
28 Superficial external pudendal vein 얕은바깥음부정맥(천외음부정맥)
29 Vertical chain of superficial inguinal lymph nodes 얕은고샅림프절(천서혜임파절)의 세로사슬

림프계통 Lymphatics
임상사진

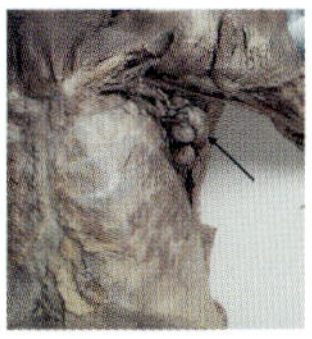

Axillary lymph node (sentinel node) dissection for breast cancer
유방암환자에서 겨드랑림프절(액와림프절) 절개

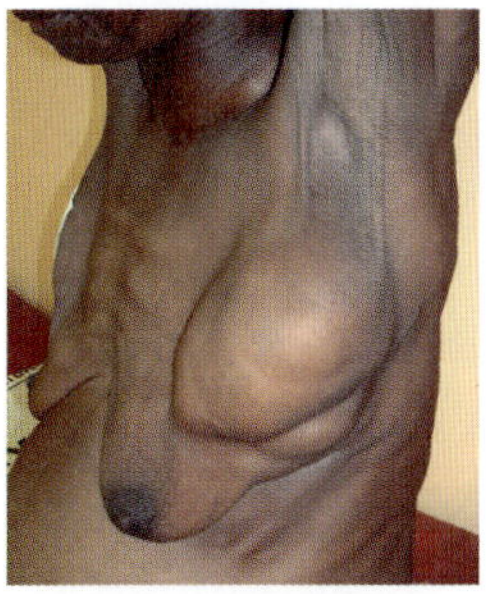

Axillary node enlargement
겨드랑림프절(액와림프절)의 부종

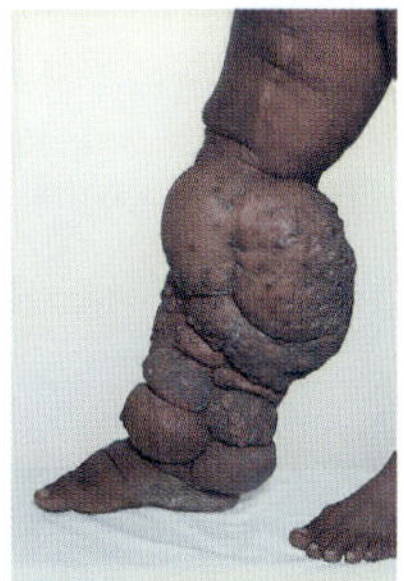

Elephantiasis
코끼리피부병

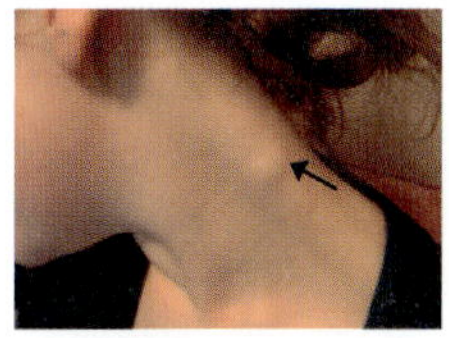

Lymphadenopathy
림프절병

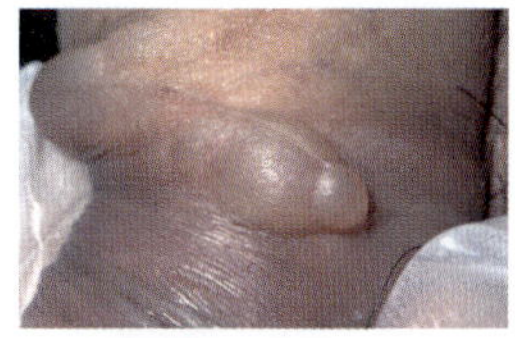

Lymphangioma circumscriptum
국한림프관종

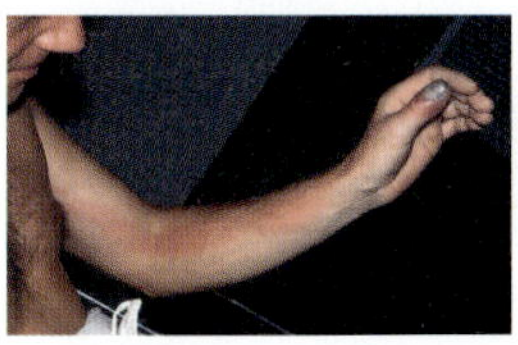

Lymphangitis
림프관염

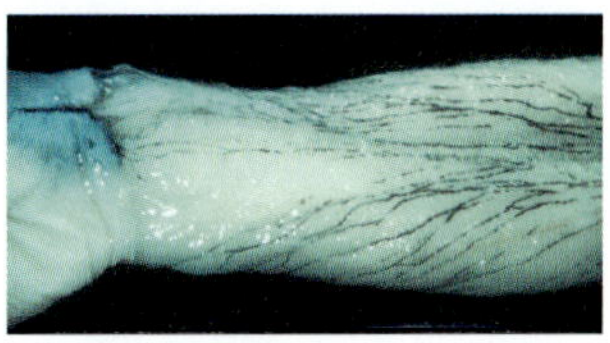

Lymphatic system – methylene blue test
림프계통–메틸렌블루테스트

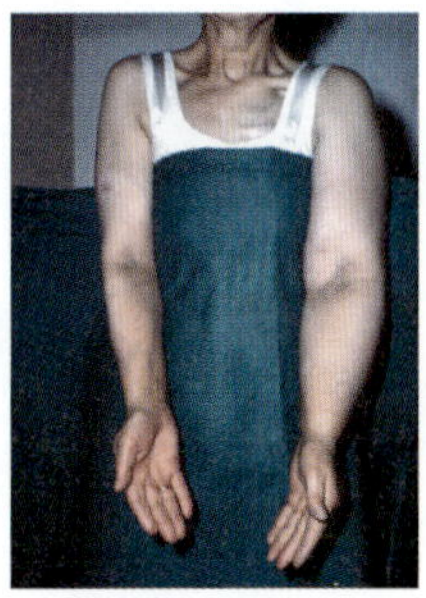

Lymphoedema
림프부종

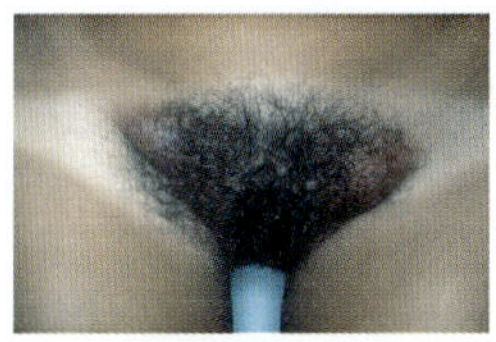

Lymphogranuloma venereum (LGV)
성병림프육아종

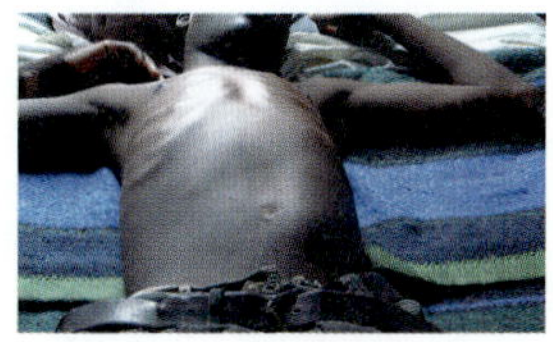

Lymphoma and splenomegaly
림프종과 지라종대(비장종대)

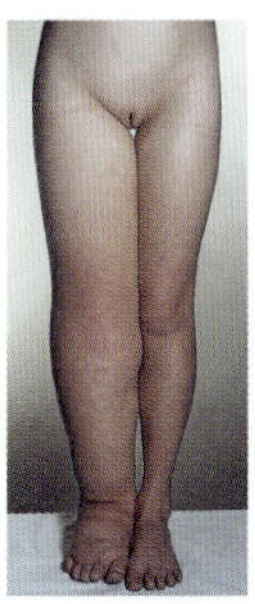

Milroy's disease
밀로이병

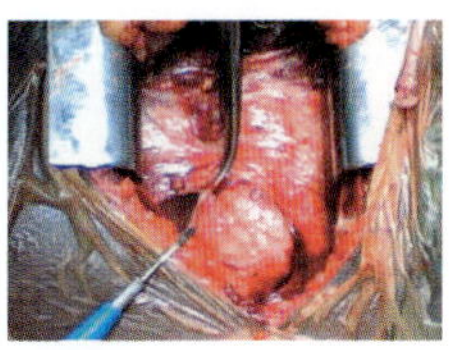

Thymus
가슴샘(흉선)

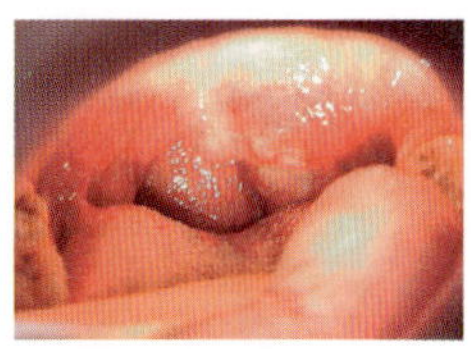

Tonsillitis
편도염

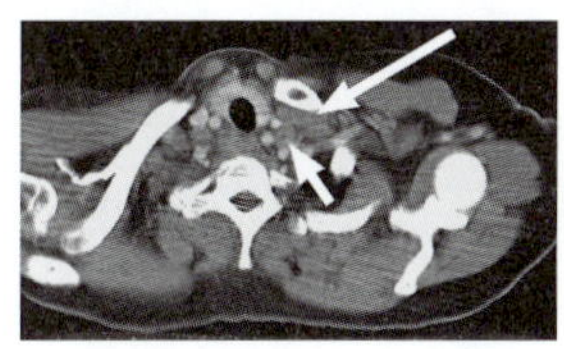

Virchow's node
비르효절

찾아보기

ㄱ

ㄴ

ㅈ

ㅊ

ㅋ

ㅌ

ㅍ

ㅎ

A

B

C

D

E

F

G

H

I

J

K

L

M

N

O

P

Q

R

S

T

U

V

W

Z